Dr H. Duret

Ex-chirurgien des hôpitaux de Paris,
Professeur de clinique chirurgicale à la Faculté libre de Lille.

Les Tumeurs de l'Encéphale

Manifestations et Chirurgie

AVEC 297 FIGURES DANS LE TEXTE

Paris, FÉLIX ALCAN, éditeur, 1905

LES TUMEURS DE L'ENCÉPHALE

COULOMMIERS

Imprimerie Paul BRODARD.

LES TUMEURS

DE L'ENCÉPHALE

MANIFESTATIONS ET CHIRURGIE

PAR LE

Dᴿ H. DURET

Ex-chirurgien des hôpitaux de Paris,
Professeur de clinique chirurgicale à la Faculté libre de Lille,
Membre correspondant de l'Académie de Médecine, de la Société de Chirurgie,
de la Société de Biologie, de la Société de Neurologie, etc.

Avec 297 figures dans le texte.

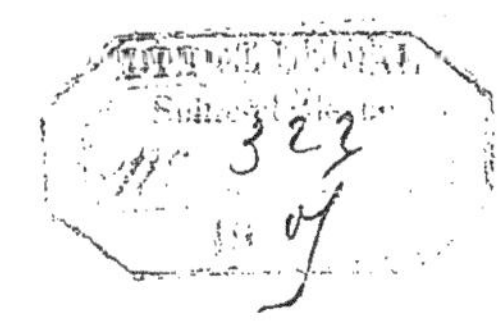

PARIS

FÉLIX ALCAN, ÉDITEUR

ANCIENNE LIBRAIRIE GERMER BAILLIÈRE ET Cⁱᵉ

108, BOULEVARD SAINT-GERMAIN, 108

1905

INTRODUCTION

Cet ouvrage est le développement du Rapport, que nous avons fait au Congrès Français de Chirurgie de 1903, sur la question qui nous avait été dévolue : « Les Tumeurs de l'Encéphale ».

Sur ce point spécial, important, et difficile, de la Chirurgie Cranio-encéphalique, les pays étrangers possèdent des ouvrages de grande valeur; tels, en Allemagne, les Traités de Bruns, d'Oppenheim, de Von Bergmann, et, en Amérique, celui d'Allen Starr, etc.

En France, la seule monographie que nous ayons, est la thèse inaugurale d'Auvray : il faut y joindre les Cliniques de Raymond, quelques chapitres du Traité de Broca et Maubrac, des Traités de médecine, et les documents contenus dans la *Chirurgie opératoire du système nerveux* et dans les trois volumes de la *Chirurgie nerveuse* de Chipault.

Il nous a paru opportun et utile de réunir en un seul ouvrage les connaissances acquises en divers pays à l'époque actuelle.

Les chirurgiens nous sauront gré de l'effort considérable entrepris pour leur mettre en mains des documents importants ; et les neurologistes excuseront les imperfections d'un auteur, éloigné par les circonstances du grand foyer d'études qu'est l'École de la Salpêtrière, mais dont ils n'ont ni méconnu, ni oublié les travaux sur la *Circulation des centres nerveux*, les *Localisations cérébrales* et les *Traumatismes cérébraux*.

L'ouvrage est divisé en QUATRE PARTIES.

La PREMIÈRE PARTIE renferme une étude originale du SYNDROME DES TUMEURS ENCÉPHALIQUES, de sa constitution, de ses variations, de sa pathogénie; et, d'autre part, la SÉMÉIOLOGIE GÉNÉRALE de ces néoplasmes, c'est-à-dire des troubles intellectuels, moteurs, sensitifs, sensoriels, qu'ils déterminent, par leur présence, au sein des centres nerveux; les troubles du langage, de l'équilibre, des réflexes; les troubles circulatoires, respiratoires, thermiques, sécrétoires; les symptômes révélés par la percussion, l'auscultation, l'exploration électrique, le cytodiagnostic, la radiographie, etc., y sont aussi étudiés.

La DEUXIÈME PARTIE est relative aux *manifestations* LOCALISÉES des néoplasmes cérébraux, aux TUMEURS DES LOBES :
Tumeurs des LOBES FRONTAUX, et leurs manifestations psychiques, convulsives, psycho-paralytiques, etc.; tumeurs de la RÉGION ROLANDIQUE OU SENSITIVO-MOTRICE, et de ses divers départements, avec considérations et tableaux statistiques sur les *centres sensitifs corticaux*; tumeurs du LOBE PARIÉTAL et troubles de la *sensibilité profonde*; du PLI COURBE, et l'*hémianopsie;* tumeurs du LOBE OCCIPITAL, et ses *troubles visuels et aphasiques*; tumeurs du LOBE TEMPORO-SPHÉNOIDAL, et ses *symptômes auditifs, olfactifs,* de l'*aphasie sensorielle*; tumeurs de la FACE INTERNE DES HÉMISPHÈRES; du CORPS CALLEUX; des NOYAUX INFRA-CORTICAUX (couches optiques, noyaux caudés, lenticulaires, capsules internes); des TUBERCULES QUADRIJUMEAUX et de la GLANDE PINÉALE; tumeurs du CERVELET, leur diagnostic régional et cantonal, et les troubles de l'équilibre dans la station et la marche, les signes de Babinski, etc.; et enfin, tumeurs de la BASE DU CRANE (étages antérieur, moyen, postérieur); tumeurs de l'*hypophyse*, du *ganglion de Gasser*, de la *paroi caverneuse*, des *nerfs auditifs*; tumeurs *para-*

bulbo-protubérantielles, *rétro-bulbaires*; tumeurs *cancéreuses* des RÉGIONS OSSEUSES, etc.

La TROISIÈME PARTIE est consacrée à la tâche la plus ardue du clinicien, au DIAGNOSTIC ; et on l'envisage aux divers points de vue *séméiotique, différentiel, topographique, spécifique*. On insiste plus spécialement sur le diagnostic des *tuberculomes*, des *syphilomes*, des *kystes hydatiques*, des *gliomes, sarcomes, angiomes*, etc.

Enfin, la QUATRIÈME PARTIE, divisée en cinq chapitres, s'occupe de la CHIRURGIE proprement dite des tumeurs encéphaliques : *historique, indications, procédés opératoires, tableaux statistiques, résultats*.

Nous avons insisté, avec documents à l'appui, sur les indications propres aux tuberculomes, syphilomes, kystes hydatiques, tumeurs malignes ou bénignes, etc.

Nos TABLEAUX STATISTIQUES renferment l'analyse sommaire de 400 cas de *tumeurs cérébrales, localisées par le diagnostic, et opérées*.

La bienveillance de nombreux neurologistes et chirurgiens ainsi que celle de leurs éditeurs nous a permis d'illustrer ce long travail de 300 figures relatives aux néoplasmes des *différentes régions de l'encéphale*; elles contribuent à e n rehausser la valeur.

Aussi, c'est pour nous un devoir d'adresser nos sincères remerciements à MM. les professeurs Bruns, Oppenheim, Von Bergmann, en Allemagne; et, en France, à MM. les professeurs Raymond, Déjerine, Dieulafoy, Brissaud, Ballet, Féré, Babinski, qui nous ont autorisé à emprunter des figures à leurs ouvrages; à M. Chipault, aux livres duquel nous devons beaucoup; à MM. Rochon-Duvignaud, Sourdille, Nageotte, Marion, Nimier, Collin, et aux directeurs, collaborateurs et éditeurs de la *Revue Neurologique*, des *Archives de Neurologie*, de l'*Iconographie de la Salpêtrière*, des

Archives générales de médecine, de la *Société Anatomique,* etc.

Nous espérons que M. Félix Alcan, notre éditeur, trouvera une juste récompense de sa sollicitude pour le livre, et de sa bienveillance pour son auteur.

MANIFESTATIONS ET CHIRURGIE

DES

TUMEURS DE L'ENCÉPHALE

PREMIÈRE PARTIE

MANIFESTATIONS EN GÉNÉRAL

Les neuropathologistes, qui, dans ces dix dernières années (1893-1904), se sont occupés des symptômes ou signes cliniques des *tumeurs de l'encéphale*, les ont diversement classés.

Peitavy distingue : des *symptômes généraux* et des *symptômes de localisation* (Th. Paris, 1893).

Auvray reconnaît : des *symptômes de compression générale* et des *symptômes de localisation* (Th. Paris, 1896).

Brissaud, dans le Traité de médecine de Charcot et Bouchard, décrit : des *symptômes constants,* qui sont le fait de la compression (tels la céphalée, les convulsions, l'affaiblissement intellectuel), et des *symptômes inconstants*, les uns liés à un trouble général de l'équilibre encéphalique (les vomissements, les vertiges et la stase papillaire), les autres en rapport avec une altération localisée de la substance cérébrale, et fournissant les principaux éléments du diagnostic topographique *(symptômes de localisation)*, 1894.

Raymond, dans ses magistrales Leçons cliniques de la Salpêtrière (1898), expose successivement à ses auditeurs les *symptômes de compression* des tumeurs cérébrales (symptômes communs à toutes les néoplasies de l'encéphale), et les *symptômes locaux,* imputables soit à l'irritation directe, soit à la désorganisation d'un territoire déterminé de l'encéphale, par la néoplasie (*diagnostic topographique*) [1].

Bruns (1897) et *Oppenheim* (1903), dans leurs monographies, admettent des *symptômes généraux* et des *symptômes locaux ou de foyer* (*Herdsymptômes*), particuliers à chacune des parties de l'encéphale.

Dans l'état actuel de la science, et pour répondre aux légitimes préoccupations du chirurgien appelé à opérer une tumeur cérébrale, il nous semble préférable de diviser, un peu autrement, notre étude. Le problème à résoudre, pour l'opérateur, est triple. Existe-t-il une tumeur cérébrale? Quel est son siège? Quelle est sa nature? Ce sont là les trois questions préalables qu'il doit résoudre.

L'*existence d'une tumeur cérébrale* lui sera révélée par un *ensemble de signes*, ordinairement associés, dans les néoplasies encéphaliques; — *son siège*, par les symptômes de localisation; — *et sa nature*, par les caractères de son évolution ou des accidents qu'elle peut présenter.

Dans une première partie, nous exposerons le SYNDROME ordinaire des tumeurs cérébrales, et leur SÉMÉIOLOGIE GÉNÉRALE; dans une seconde, leurs SYMPTÔMES de LOCALISATION; dans une troisième, les principales notions du DIAGNOSTIC; enfin, la quatrième partie aura pour objet les INDICATIONS et les *règles* du TRAITEMENT OPÉRATOIRE.

1. Raymond, *Cliniques sur les maladies du système nerveux*, 1898, t. III, p. 231.

CHAPITRE PREMIER

SYNDROME DES TUMEURS ENCÉPHALIQUES

Constitution du syndrome. — L'œdème papillaire et sa pathogénie. — Variations du syndrome; tumeurs latentes. — Sa valeur séméiologique. —
Pathogénie du syndrome : Théorie de la compression et de l'hypertension
intracrâniennes; la toxi-infection; l'œdème cérébral et l'irritation. —
Conclusions.

Comme pour la plupart des maladies complexes des viscères
importants, il existe, nous semble-t-il, dans les néoplasies cérébrales, — un SYNDROME, — c'est-à-dire un groupement fréquent de
signes cliniques qui aide à les reconnaître, et qui en constitue,
en quelque sorte, la *physionomie habituelle*.

Ce syndrome semble d'ailleurs avoir une *raison pathogénique
spéciale*. — La céphalée, les vomissements, les vertiges, les convulsions, l'affaiblissement ou la torpeur intellectuelle, les lésions
papillaires, et certains troubles du pouls et de la respiration en
sont les *éléments constitutifs* les plus communément admis.

Ce n'est pas que leur présence soit absolument constante.
Souvent, au contraire, plusieurs font défaut, ou sont modifiés,
atténués. Malgré cela, les traits principaux du schéma clinique
restent assez accentués pour qu'on ne s'y trompe pas. Le clinicien, qui les rencontre chez un malade, pense aussitôt à l'existence d'une tumeur cérébrale : il ne lui reste qu'à vérifier s'ils
ne peuvent être simulés par une autre affection de l'encéphale.

Il est d'ailleurs une autre raison, qui nous incite à faire une
étude toute particulière de ce *syndrome*; c'est que, pour la plupart des neuropathologistes, il est engendré par une cause unique,
la *compression cérébrale*. Nous verrons ce qu'il en faut penser.

Nous allons examiner successivement : sa *constitution*, les
modifications qu'elle peut présenter, sa *valeur séméiologique*, sa
signification pathologique et sa *pathogénie*.

I. — CONSTITUTION DU SYNDROME.

Nous avons déjà énuméré les principaux symptômes qui le composent ; présentons quelques considérations utiles pour chacun d'eux.

1. La CÉPHALÉE est un symptôme capital des tumeurs encéphaliques, souvent *initiateur*. Elle se signale par deux traits caractéristiques : la *ténacité* et l'*intensité*. Tantôt continue, tantôt rémittente, intermittente, ou par accès irréguliers, souvent nocturnes, principalement dans la syphilis, et quelquefois *paroxystiques*.

Elle est *profonde*, et se distingue de celle des *neurasthéniques* et des *dyspeptiques*, qui est superficielle et limitée au cuir chevelu ; de la céphalée des *hystériques*, qui est mobile, ou qui simule *le clou*, et s'accompagne des stigmates et autres phénomènes ; de la *migraine*, exactement dimidiée ; de l'*encéphalopathie saturnine*, qui n'est pas aussi vive, et à laquelle s'ajoutent souvent le liséré plombique, des coliques, de la constipation, et autres troubles. Seule, la *céphalée urémique* la simule réellement, par sa violence, sa fixité, et sa brusquerie d'apparition ; l'examen des urines écarte les doutes [1].

La céphalée des tumeurs est *diffuse*, c'est-à-dire occupe tout le crâne, ou *localisée*, et, dans ce cas, elle a l'importance d'un *signe de* LOCALISATION, selon Bergmann et Oppenheim, surtout si la pression et la percussion du doigt réveillent une douleur vive au siège qu'elle occupe [2]. Il serait nécessaire que cette question de la céphalée dans les tumeurs fût l'objet d'une étude spéciale et méthodique : nous savons seulement qu'elle est parfois *frontale*, dans les tumeurs des lobes antérieurs (quoiqu'elle puisse être aussi postérieure), et assez constamment *occipitale* et *violente*, dans les tumeurs du lobe occipital et du cervelet. Sa véhémence, dans ce dernier cas, s'explique aisément, parce que les productions morbides et les lobes cérébelleux sont bridés par une membrane fibreuse inextensible, et enfermés dans une loge

1. Voir P. Marie et G. Guillain, De la céphalée persistante des brightiques, et de la ponction lombaire (*Soc. méd. des Hôp.*, 1901, p. 427, 472).

2. Comme exemple de *céphalée localisée*, indiquant le siège de la tumeur, voir l'observation de Patel et Mayet (*Arch. de méd.*, 1900, p. 216). — Elle fut presque le seul signe de localisation conduisant Jaboulay à faire la trépanation.

osseuse étroite; la *roideur de la nuque* et l'*opisthotonos* cervical coexistent souvent.

La *céphalée* est *nulle* ou *peu accusée, si la tumeur est bénigne*, par exemple s'il s'agit d'un fibrome, ou *si elle occupe le centre ovale* : un sarcome ou un carcinome de la *convexité*, qui se propagent à la paroi crânienne, la rendent très vive, et appréciable à l'exploration. — Dans le cas de *tumeurs basales*, elle s'accompagne souvent d'irradiations douloureuses, de névralgies dans la face, par compression de la cinquième paire. — D'après le professeur Charcot, elle est quelquefois *oculaire*, par compression du nerf ophtalmique, ou lorsqu'un néoplasme s'étend à la cavité de l'orbite.

Bien que la *céphalée* soit un des symptômes *les plus constants* et *les plus fidèles* des néoplasmes encéphaliques, nous ignorons à peu près sa GENÈSE. — Est-elle purement irritative, et produite par la compression, ou la tension des nerfs de la dure-mère et des méninges ? Est-ce la substance nerveuse elle-même qui accuse sa souffrance ? Cette dernière cause semble peu probable, malgré l'hypothèse des *nervi-nervorum* et l'existence des nerfs vasculaires, puisque, chez les animaux, on peut dilacérer, extirper les régions corticales, sans qu'ils accusent une réelle douleur, pourvu qu'on n'approche pas de la base et des corps restiformes. — Bruns l'attribue à l'engorgement des espaces arachnoïdiens, et à l'hydrocéphalie interne : mais Oppenheim dit avoir vu de petites tumeurs, incapables de produire la distension, s'accompagner d'une céphalée intense[1]. D'autre part, souvent les accès douloureux de la céphalée s'accompagnent de vomissements et d'un état de stupeur plus profond, phénomènes qui seraient en rapport avec une augmentation de la pression cérébrale.

La pathogénie de la *céphalée* des néoplasmes intracrâniens trouverait peut-être quelques rudiments d'explication dans les résultats heureux *obtenus à la suite des ponctions lombaires*, par Marie et Guillain, dans la céphalée du mal de Bright; par Millian et Crouzon, dans certaines lésions cérébrales syphilitiques; et par Rochard, dans les douleurs céphaliques qui accompagnent certaines fractures du crâne[2]. L'évacuation d'une certaine quantité de liquide céphalo-rachidien a fait cesser les douleurs, au moins pendant quelque temps. — La céphalée, dans ces diverses circonstances pathologiques, paraît donc avoir pour cause, soit la congestion vasculaire, soit l'*hypertension* même du liquide céphalo-

1. Bruns, *Die Geschwulste des Nervensystem*, Berlin, 1897, p. 65.
2. P. Marie et Guillain (*Soc. méd. des Hôp.*, 1901, p. 420 et 480); Millian et Crouzon (*Soc. des Hôp.*, 1902, p. 122), et Rochard (*Soc. de chir.*, 12 fév. 1902).

rachidien. — Lubetzki admet que, chez les neurasthéniques, elle est le résultat de la vaso-dilatation de l'encéphale : la température du crâne est plus élevée chez ces malades que chez l'individu sain; et le maximum de la céphalée siège là où la température se montre la plus élevée[1].

D'après Bruns, *dans quelques cas spéciaux*, les tumeurs cérébrales ne donnent lieu à aucun accès de céphalée, soit pour la forme diffuse, parce que l'*hypertension* intracrânienne ne se produit pas; soit, s'il s'agit d'une douleur localisée, parce que le néoplasme n'est pas en rapport direct avec l'écorce ou ses membranes. — Il en est ainsi, en particulier dans les cas de petites tumeurs, ou lorsqu'elles sont subcorticales. — De même, souvent, *dans les tumeurs de la région rolandique*, les douleurs de la céphalée font défaut, parce qu'elles sont diagnostiquées et opérées avant que l'excès de pression se soit assez accentué pour les produire. Il en était ainsi dans deux cas opérés, l'un par Horsley, l'autre par Pel, où les malades, observés pendant neuf mois, n'eurent jamais de douleurs de tête (Bruns).

2. Les VOMISSEMENTS n'ont de valeur, dans la séméiologie des tumeurs cérébrales, que parce qu'ils font partie du syndrome, et offrent quelques caractères particuliers. Ils surviennent souvent au réveil, à l'occasion d'un mouvement, sans efforts, et par une sorte de régurgitation. Ils sont assez fréquents, puisque, d'après un relevé de 568 observations, Jacoby et Oppenheim les ont vus survenir dans un tiers des cas. C'est surtout dans les tumeurs de la fosse cérébrale postérieure et du cervelet qu'on les observe, et qu'ils se répètent avec ténacité. Ils sont ordinairement en corrélation intime avec les crises de céphalée et avec les vertiges, car ils ont la même origine. S'ils se manifestent surtout dans les tumeurs des régions postérieures, c'est que celles-ci exercent plus immédiatement une action compressive *sur les centres du vomissement, situés dans la moelle allongée* : ils constituent alors un syndrome de localisation, que Bruns considère comme presque pathognomonique. — Les vomissements des urémiques sont aussi accompagnés d'une céphalée intense : mais presque toujours existent, en même temps, un état saburral de la langue et des troubles dyspeptiques.

3. VERTIGES. — On peut, dans les tumeurs cérébrales, observer toutes les formes de vertiges. — Tantôt, il s'agit de *vertiges sensoriels*, par compression des nerfs ou de leurs faisceaux conduc-

---

1. Lubetzki, *Thèse de Paris*, 1899.

teurs, dans leur trajet intracrânien ou intraencéphalique, tels que les vertiges oculaires (visuels, optiques, ou oculo-moteurs), les vertiges de Ménière, les vertiges olfactifs...; ils sont alors symptomatiques d'affections localisées. — Tantôt, ce sont des vertiges d'*origine centrale, encéphalique* : vertiges *cérébraux proprement dits*, bulbo-protubérantiels, et cérébelleux surtout; nous nous en occuperons, plus spécialement, à propos de la séméiologie générale des tumeurs encéphaliques.

Nous n'envisageons ici que les *vertiges*, qu'on rencontre communément comme une des *manifestations* du *syndrome* des tumeurs de l'encéphale.

Dans la forme la plus légère, c'est le *vertige ténébreux* des anciens auteurs, qu'on observe : il est caractérisé par des troubles accusés de la vue, avec confusion des objets ou brouillard, et quelquefois sensation d'instabilité du corps. Ce n'est guère qu'un étourdissement, qu'un éblouissement.

Le plus communément, c'est le VERTIGE CÉRÉBRAL VRAI, qui forme un des éléments constitutifs du syndrome des tumeurs encéphaliques; et il est souvent en connexion intime avec les autres manifestations : céphalée, vomissements, torpeur, troubles papillaires. Il apparaît, principalement, dans les crises de céphalée, et est paroxystique. — Mais, quelquefois, il reste à l'état d'isolement. D'après une statistique récente d'Hitzig (1899) citée par Déjerine, dans 11 cas de tumeurs du *lobe frontal*, il y eut 7 fois du vertige; dans 6 de ces cas, il fut un symptôme initial; dans 3 cas, il se combina avec des maux de tête, des vomissements, souvent sous forme d'accès. Dans quelques cas, il s'accompagna d'ataxie statique. Dans 14 autres cas de tumeurs, ayant un siège différent, il y en eut 5 avec vertiges, et 3 fois les tumeurs occupaient la région rolandique, une fois le thalamus, et il y eut, en même temps, des attaques convulsives; une fois, la tumeur était dans le lobe sphénoïdal. Chez plusieurs de ces malades, la démarche était chancelante [1].

Expliquons-nous sur la *nature*, mal précisée dans les auteurs, du *vertige cérébral vrai* : car il diffère, par quelques traits, du *vertige cérébelleux*, et des autres formes de vertiges, en particulier du *vertige épileptique*, non absolument rare dans les néoplasies encéphaliques.

D'après Déjerine, qui adopte la définition de Guéneau de Mussy, « le vertige est un trouble cérébral, une erreur de sensation, sous

1. Déjerine, *Path. gén. de Bouchard* (*Séméiologie des maladies des centres nerveux*, t. V, p. 658).

l'influence de laquelle *le malade croit* que sa propre personne ou les objets environnants sont animés de *mouvements giratoires ou oscillatoires* »; j'ajouterai que souvent il s'accompagne d'un *trouble de la statique*, d'une perte réelle ou fictive de l'équilibre, de véritables oscillations ou titubations du corps, qui font tomber la malade.

D'après les études toutes récentes de Grasset et Bonnier, il y a, dans tout vertige, deux éléments principaux : 1° une sensation de *désorientation*, c'est-à-dire une sensation fausse de déplacement relatif des corps et des objets environnants; 2° une sensation de *déséquilibre* de notre corps, suivie ou non d'oscillations, ou de chute. — Le vertige est une *paresthésie* de l'*orientation* et de l'*équilibration*. — Ces définitions, sans doute, conviennent à la conception du vertige en général [1].

Lorsqu'il s'agit de vertiges, ayant leur origine dans les centres nerveux (néoplasmes, etc.), d'autres phénomènes se surajoutent. Il n'y a pas qu'une simple sensation vraie ou fausse de tournoiement, de perte de l'équilibre : d'autres éléments accessoires, qui ont leur origine dans le *trouble concomitant* des autres fonctions cérébrales, s'adjoignent, et caractérisent cette variété de vertige. C'est une obnubilation passagère de la conscience, quelquefois même une hallucination; des troubles de la vue (éblouissements, diplopie, les objets perdent leurs formes et leurs contours, deviennent nuageux); des troubles de l'ouïe (bourdonnements, tintements, ou perte passagère de l'ouïe); une asthénie générale du système musculaire, d'où les sensations de défaillance, de dérobement du sol, etc.; et, quelquefois, par action des centres nerveux corticaux ou infra-corticaux, quelques convulsions limitées, des spasmes, ou une attaque atténuée épileptiforme (*vertige épileptique de cause centrale*).

En effet, le *vertige épileptique*, ou vertige larvé de l'attaque épileptique, dont il est l'*équivalent*, s'observe à l'état isolé, dans les néoplasies cérébrales : Hitzig le signale 4 fois dans les tumeurs du lobe frontal, et 3 fois dans les tumeurs d'autres régions des hémisphères [2].

---

1. Grasset, *Maladies de l'orientation et de l'équilibration*, Alcan, Paris, 1901 ; P. Bonnier, *Vertiges*, biblioth. Charcot-Debove.

2. D'après Raymond, le vertige épileptique constitue, le plus souvent, ce qu'on appelle une *absence*. Il y a une perte subite de conscience très passagère, un brusque arrêt de l'activité cérébrale : le malade ne voit, n'entend, ni ne sent rien; et l'attaque terminée, il ne se souvient de rien. Quelquefois, l'attaque s'accompagne d'une chute, comme par une sorte d'*ictus apoplectiforme*, et de quelques manifestations convulsives circonscrites,

Le *vertige cérébelleux*, toujours très accentué, présente quelques-uns des caractères du vertige cérébral : mais il ressemble davantage au vertige de Ménière, et il s'accompagne d'une *ataxie statique* très marquée (titubation ébrieuse, nystagmus, etc.).

En résumé, le *vertige du syndrome commun* des tumeurs encéphaliques, a tous les caractères du *vertige cérébral proprement dit* : il est remarquable surtout en ce qu'il s'accompagne de crises de céphalée, de torpeur intellectuelle, de vomissements, parfois de titubation passagère, et qu'il est associé à des troubles visuels très accentués (diplopie, amblyopie, etc.), tenant à l'œdème concomitant de la papille. — Dans les cas graves, il est assez prononcé, assez persistant, pour constituer ce que Charcot appelle l'*état de mal vertigineux*, se répétant à des intervalles irréguliers, souvent périodiques, et précurseur d'une terminaison fatale [1].

4. CONVULSIONS. — Les *convulsions* font assez souvent défaut, dans les manifestations des tumeurs cérébrales, alors même que tous les autres signes du syndrome sont présents. Nous pourrions citer, à l'appui de cette proposition, de nombreux exemples; je rappellerai seulement le cas typique de ce maquignon (rapporté dans les cliniques de Raymond), qui eut une céphalée très violente, des vomissements faciles et fréquents, de la surdité, des vertiges, de l'hébétude, une démarche ébrieuse, de l'œdème de la papille, bref tous les éléments du grand syndrome ; il succomba à un énorme gliome du lobe temporal; *jamais, durant sa vie, il ne présenta le moindre mouvement convulsif*. — Dans une observation de Galavielle et Villard, on voit qu'un sarcome du volume d'un œuf de dinde, occupant le centre ovale des régions frontales, évolue avec tous les caractères du syndrome; le malade mourut, *sans jamais avoir eu de convulsions*. — Dans un cas rapporté par Beevor et Ballance, un homme de trente-cinq ans eut une paralysie progressive, qui envahit les membres du côté droit, et qui le rendit aphasique : il présenta de la céphalée, des vomissements, de la névrite optique, etc. Mais il y eut *absence complète de crises d'épilepsie*. Celles-ci, au contraire, apparurent après qu'on eut enlevé la tumeur, du volume d'une demi-orange, occupant la région sous-corticale de la partie supérieure des circonvolutions rolandiques [2].

déviation de la tête, contorsion de quelques muscles des yeux, de la face, tremblements, etc. (Raymond, *Cliniques*, V, p. 37 et p. 102.)

1. Voir le cas de Patel et Mayet (*Arch. de méd.*, 1900, p. 216).

2. Raymond (*Cliniques*, V, p. 13); Galavielle et Villard (*Arch. de neurol.*, 1895, II, p. 1; voir : tumeurs frontales); Beevor et Ballance (*Brit. med. Journ.*, 1895, p. 5, et *Rev. de neur.*, 1895, p. 473).

Le grand retentissement de la doctrine physiologique et pathologique des localisations cérébrales motrices explique la tendance de quelques esprits à associer trop étroitement l'idée de tumeur cérébrale à celle de convulsions localisées, d'épilepsie partielle.

Quoi qu'il en soit, les *convulsions*, dans les néoplasies encéphaliques, sont *très fréquentes*; et, à ce titre, elles méritent de figurer parmi les manifestations de leur syndrome général, d'autant plus que, pour certains auteurs, elles sont sous l'influence de la même cause pathogénique, la compression. D'après la statistique de Hirt, déjà ancienne, on peut évaluer à 50 p. 100, la proportion des tumeurs cérébrales, qui ont des manifestations convulsives. Nous la croyons plus considérable : *car on ne les rencontre pas uniquement dans les néoplasmes de la zone motrice*. Les crises motrices peuvent naître par diffusion, dans les cas où la lésion occupe une région voisine, ou même assez éloignée, ainsi que le prouve la relation bien connue du cas de Dieulafoy, à l'Académie de médecine (1902; fig. 17 et 18), celui du Crouzon à la Société anatomique (1902; fig. 96); et bien d'autres encore, en particulier, le fait plus ancien de Brissaud (1897), qui vit, comme *unique symptôme* d'une tumeur de la *région frontale*, une céphalée intense, et des crises d'épilepsie essentielle (fig. 14 et 15)[1]. — Les tumeurs *sous-corticales*, et celles de la *base*, dans quelques cas, produisent les mêmes effets[2]. Il n'est pas nécessaire que l'irritation de l'écorce soit absolument directe : elle se fait quelquefois par l'intermédiaire des fibres anastomotiques, commissurales, ou par des congestions à distance.

Toutes les *modalités* d'attaques convulsives ont été observées. La plus fréquente, de beaucoup, est l'*épilepsie Bravais-jacksonnienne* ou *localisée*; elle peut se borner à une simple *aura motrice*, au seul *signal-symptôme*, être *parcellaire*, *partielle*, *monoplégique*, *hémiplégique*, etc., ou se généraliser ensuite aux deux côtés du corps. Dans quelques cas, elle est simplement *tonique avec contracture primitive*, ou *sensitivo-motrice*, ou *purement sensorielle*; ou même, est réduite à ses seuls *équivalents psychiques* (Janet et Raymond), au moins au début de la formation néoplasique.

Mais, chose plus curieuse encore, des faits assez nombreux maintenant, et bien observés, nous ont révélé, dans ces derniers

---

1. Brissaud et Massary, Diagnostic d'une tumeur cérébrale, sans localisation possible (*Iconogr. de la Salp.*, 1897, p. 73). Voir aussi, plus loin, tumeurs de la région frontale, et figures 14 et 15.

2. Voir les cas de Packer (*Journ. of mental Science*, 1882, et *Arch. de Neurol.*, 1884, II, p. 204); Bouveret et Eparvier (*Lyon méd.*, 1884); Millian (*Soc. anat.*, 1896, p. 775); Touche (*Bull. Soc. anat.*, 1901, p. 291); Chipault (*Rev. neurol.*, 1893, p. 152).

temps, que certaines tumeurs cérébrales, qu'elles occupent ou non la zone motrice, se manifestent par des accès d'*épilepsie généralisée* d'emblée, et même par des accès d'*épilepsie essentielle tardive* (avec perte de connaissance, cri initial, morsure de la langue, émission involontaire d'urine, etc.), et même d'*épilepsie aiguë* (éclampsie), par auto-intoxication, ayant son point de départ dans le tissu néoplasique[1].

Les *rapports des crises convulsives* avec les autres phénomènes de notre syndrome général nous intéressent plus particulièrement, en ce moment. Dans nombre de cas, l'*épilepsie* en est assez *indépendante* : elle peut longtemps rester isolée (comme seul symptôme), et les autres éléments du syndrome ne pas apparaître (comme dans l'observation de Magalhaës Lemos, fig. 16), ou se manifester seulement à la fin, lorsque la masse néoplasique progresse, ou même rester toujours très atténués. Dans le cas déjà cité de Brissaud et Massary, les *seuls symptômes* furent d'abord des attaques, en tout semblables à celles de l'épilepsie essentielle, puis *de la céphalée*, mais pas de vomissements, pas de troubles visuels, ni de lésions papillaires, quoique le néoplasme fût assez considérable (sarcome de F^2 de 0,06 cent. sur 0,03[2]).

Dans nombre de cas, l'attaque épileptique, localisée ou généralisée d'emblée, *est la première en date*, quelquefois plusieurs mois, plusieurs années à l'avance. Dans le fait de Patel et Mayet, il y eut, au début, deux crises d'épilepsie généralisée, qui, *pendant tout le temps de l'évolution, ne se reproduisirent plus* : seuls, évoluèrent progressivemeut les phénomènes du syndrome[3].

Assez souvent, les *crises de céphalée* et *les attaques épileptiformes* s'associent étroitement, à l'*exclusion des autres symptômes*. Dans une observation d'Appert et Gandy (fig. 97-98), une petite tumeur, du volume d'une amande, encastrée dans le lobule para-central, donna lieu a de violents accès d'épilepsie aiguë (300 par jour), jusqu'à ce qu'elle fût enlevée : pendant tout le temps, la *céphalée* fut *d'une grande violence*, en rapport avec les crises[4]. — Chez le malade opéré par Monod, les attaques, du type crural, s'accompagnaient de perte de connaissance, *d'une céphalée vive et continue avec des exacerbations*, des vertiges, des bourdonnements d'oreille, des vomissements; mais la vue ne fut jamais altérée (tumeur du lobule paracentral)[5]. — Achard et

---

1. Cas de Brissaud et Massary (*loc. cit.*); de Magalhaës Lemos (*Iconogr. Salp.*, 1898, p. 20); de Dide (*Soc. anat.*, 1898, p. 217); de Dupré et Devaux (*Iconogr. Salp.*, 1901, p. 173), etc.
2. Voir fig. chap. des tumeurs du lobe frontal.
3. Patel et Mayet (*Arch. de méd.*, mai 1900, II, p. 216).
4. Appert et Gandy (*Arch. de méd.*, mai 1900, p. 581).
5. Monod, Cottet et Morelly (*Soc. anat.*, 1897, p. 901).

Weill virent, comme seuls symptômes, chez leur malade, des attaques de *vertige épileptique*, des absences, *avec des crises de céphalée violente*, siégeant au vertex surtout, avec exacerbations douloureuses; il y avait une paralysie de la III° paire (tumeur de 0,05 cent. sur 0,04 cent., occupant la partie antérieure du lobe temporal) [1]. — Une autre malade de vingt ans, observée par Marchand et Leuridan, avait des crises épileptiques, depuis l'âge de quatorze ans; elles revêtaient trois aspects : tantôt c'étaient des attaques de vertige épileptique, tantôt des accès de grand mal complets; tantôt, des crises d'hystérie : *il y eut des accès de céphalée*, mais pas d'autres troubles, jusqu'à ce qu'elle mourût dans le coma (kyste de la face interne de F^1 et du lobule para-central) [2].

La *conclusion ferme*, que nous voulons tirer de ces faits, que nous interpréterons plus tard, c'est que les convulsions observées dans les tumeurs encéphaliques sont *assez indépendantes des autres manifestations du grand syndrome clinique, quoique fréquemment associées avec elles*. Nous verrons, à propos de sa pathogénie, quelles déductions il convient d'émettre, à la suite de cette constatation importante.

5. Torpeur cérébrale. — Les neuropathologistes envisagent les troubles intellectuels, produits par les tumeurs de l'encéphale, d'une manière différente. Les uns, comme Peitavy, Grasset, exposent, en bloc, les effets des néoplasies sur l'état intellectuel.

D'après le premier de ces auteurs, ils consistent en troubles de l'intelligence, de la mémoire, de la personnalité. D'après le second, les troubles intellectuels *peuvent manquer* : on observe communément un affaiblissement progressif des facultés (lenteur des conceptions, diminution de la mémoire, facies endormi et stupéfié), allant même jusqu'à la démence : d'autres fois, ce n'est qu'un simple changement de caractère et des habitudes.

Brissaud dit que l'affaiblissement intellectuel est lui-même consécutif à la céphalée : il semble en être la conséquence. Il décrit ainsi l'état du patient : « le malade se tenant la tête dans les mains, immobile, indifférent à tout, absorbé dans la douleur profonde qu'il endure, ne parle plus, ne répond plus, ne quitte plus son lit ou son fauteuil, ne pense plus à se nourrir, et se laisse aller sous lui. En l'interpellant violemment par son nom, on le tire de son hébétude, mais il y revient aussitôt. »

Raymond parle d'abrutissement et de torpeur intellectuelles : « Au début, quand la scène pathologique est dominée par la

<hr>

1. Achard et Weill (*Soc. anat.*, 1898, p. 370).
2. Marchand et Leuridan (*Soc. anat.*, 1902, p. 673).

céphalalgie, la violence des maux de tête est telle, que l'attention du malade est, en quelque sorte, absorbée par la souffrance : il est comme abruti, et toute préoccupation lui est étrangère. Plus tard, lorsque les douleurs sont atténuées ou dissipées, il tombe dans un état de torpeur qui le rend indifférent à tout, même à ce qui se passe en lui, et qui bientôt dégénère en somnolence... Il en arrive à s'endormir, pendant qu'on lui parle, qu'il mange... etc. » (Voir fig. 83).

Ces descriptions sont exactes; mais, semble-t-il, elles s'adressent à des phases ou périodes de la maladie déjà accentuées. Il importerait de caractériser, si possible, d'un mot, l'action des tumeurs, sur *l'état intellectuel* des malades, *dès les premières phases*, afin que l'intervention fût hâtive, *et qu'on n'attendît pas que le mal soit confirmé.*

Le mot de « *torpeur cérébrale* » nous paraît convenir : car, d'après Littré, « la torpeur est un sentiment de pesanteur, avec une diminution de la sensibilité et du mouvement, allant parfois jusqu'à l'assoupissement; au figuré, c'est un état d'inaction de l'âme ». — C'est, selon nous, *au début des tumeurs, un affaiblissement des trois principales fonctions du cerveau* : intelligence, sensibilité, mouvement. — Quel que soit son degré, si minime soit-elle, *l'asthénie cérébrale* a de la valeur, au point de vue du diagnostic du *syndrome* qui nous occupe [1].

Bruns dénomme cet état « *Bennomenheit* », que les lexiques traduisent par le mot « *stupeur* ». « La stupeur, dit-il, est le principal symptôme psychique des tumeurs cérébrales. Elle est un élément précieux de leur séméiologie générale, et une suite de la *pression intracrânienne*, spécialement de *l'hydrocéphalie interne*. Elle croît avec la progression des tumeurs; et, d'après Jacobson, elle apparait de bonne heure, particulièrement dans les tumeurs de la base. » Il prend soin d'ajouter que la *stupeur* n'est pas *le seul trouble psychique* causé par les néoplasies cérébrales, qu'il en est d'autres importants, mais *particuliers à quelques cas*. Nous y reviendrons plus loin. Bruns dit encore que la stupeur est plus accusée dans les tumeurs du *lobe frontal*, parce qu'ordinairement celles-ci peuvent atteindre un développement considérable, avant que la mort ne s'ensuive [2].

---

1. Cet état de torpeur s'accompagne assez souvent, d'après Brissaud, Dupré et Devaux, d'un état de *puérilisme mental*. « C'est, dit Brissaud, un simple retour à l'enfance, moins la vivacité des impressions et la curiosité de l'enfant. » (*Traité de médecine.*) — « Caractère enfantin, puérilité des actions psychiques, marquée dans les réponses, l'intonation, la mimique. » (Dupré et Devaux.)

2. « La véritable caractéristique, chez notre malade, disent Dupré et Devaux,

Peu important, en ce moment, ces particularités; ce que nous avons voulu établir, par cette exposition des opinions des nosographes : c'est qu'un des éléments les plus caractéristiques du syndrome des tumeurs cérébrales est « *la torpeur* », ou l'*affaiblissement progressif des facultés du cerveau, avec un sentiment de pression intracrânienne*; c'est sa fréquente coexistence, au moins pendant les crises, *avec la céphalée* [1].

6. POULS. RESPIRATION. — Je ne parlerai ici du pouls et de la respiration que pour signaler les modifications qu'ils présentent, à certaines périodes de l'évolution des tumeurs cérébrales, modifications sur lesquelles insistent avec raison Peitavy, Raymond et Bruns. Ce dernier auteur fait observer qu'elles sont ordinairement en corrélation avec les autres symptômes de compression cérébrale, en particulier avec la *céphalée* et la *torpeur*. Elles font, pour ainsi dire, *partie intégrante* du syndrome. Le pouls est ralenti, irrégulier. Bruns dit qu'il peut descendre jusqu'à 30 pulsations par minute. — Les mouvements de la respiration deviennent aussi plus lents, plus profonds, assez souvent désordonnés, ou parfois prennent le type bien connu de Cheyne-Stockes. — Il existe encore d'autres modifications du pouls et de la respiration, mais elles sont en rapport avec le siège des néoplasmes; il en sera question ultérieurement [2].

II. — ŒDÈME DE LA PAPILLE. SA PATHOGÉNIE.

7. L'ŒDÈME DE LA PAPILLE OPTIQUE est, avec la céphalée, le *signe le plus constant*, le *plus précieux*, du syndrome des tumeurs cérébrales.

Les Allemands le dénomment *Stauungspapille*, engorgement de la papille, et les Anglais *Choked disk*, étranglement du disque optique. Il a été, très spécialement et complètement, étudié par

a été, ce que l'on rencontre souvent en pareil cas, ce qui est, pour ainsi dire, la note *psychopathique dominante* du tableau clinique des tumeurs cérébrales. C'est un état qui peut s'exprimer par les termes de *torpeur, d'engourdissement psychique, d'obnubilation intellectuelle*, et se traduit objectivement par l'immobilité relative du sujet, avec persistance des mouvements d'habitude, l'inertie du masque facial, une attitude et une expression mimique d'absolue indifférence : il semble que le mécanisme psychologique de cet état soit l'*inhibition des centres supérieurs* de la conscience intellectuelle et de l'activité volontaire, et la *seule persistance de l'activité automatique réglée surtout par les besoins intérieurs d'ordre végétatif* » (tumeur du lobe frontal du poids de 210 gr.).

1. Voir à cet égard les cas de Dupré et Devaux (*Iconogr. Salp.*, 1901, p. 173 et 354) et celui de Devic et Gauthier (*Arch. de méd.*, 1900, p. 745).

2. Ainsi que des modifications de la température.

les ophtalmologistes, qui, en le voyant, savent assez communément lire dans le fond de l'œil le diagnostic d'une tumeur encéphalique.

a) Pour montrer toute l'importance des études qu'ils ont entreprises, il nous suffira de citer, parmi les *anciens*, les noms de De Græfe (1860), de Manz (1865), d'Huglings Jakson (1863), de Bouchut, de Schwalbe (1870), de Warlomont et Dewez (1877), de Leber (1877), de Parinaud (1879), de Deutschmann (1887), de Schmidt Rempler (1889), Pfister (1890)[1]; et, parmi les *contemporains*, ceux de Oppenheim, Hirschberg, Adamkiewicz, Elschenig, Parinaud, Deyl, Gunn, Krauss, Épéron, Rohmer, Grosz, Welder, et Taylor[2]. Je mentionnerai également les thèses remarquables de Dupont (Nancy, 1898), de Jacqueau (Paris, 1896), et de Dupuy-Dutemps (Paris, 1900), et surtout les *très importants* mémoires de Rochon-Duvigneaud et de Sourdille[3].

1. De Graefe, Uber complication von Sehenerven entzundung mit Gehirnkrankeiten (*Arch. für Ophtalm.*, 1860); Manz, Hydrops vaginæ optici (*Klinik Monats. für Augen*, 1865); H. Jackson, Observation on defect of the sight in brain disease (*Ophtalm. Hosp. Reports*, 1863); Bouchut (*Atlas d'Ophtalm.*); Warlomont, Etiol. de la neuro-rétinite (*Ann. d'ocul.*, 1877); Schwalbe, Untersuch. uber die Lymbanhen des Auges (*Schultze Anal.*, 1870); Leber (*Arch. für Ophtalm.*, 1858); Deutschmann, *Uber neuritis optica*, Iéna, 1887; Schmidt Rimpler, Zur Entstehung des Stauungspapille (*Arch. für Ophtalm.*, 1869); Pfister (*Arch. für Ophtalm.*, 1890).

2. Oppenheim, Contribution à la pathol. des tumeurs cérébrales (*Arch. für Psychiatrie*, XXII, 1, et *Arch. de neurol.*, 1892, I, p. 98); — Hirschberg, Des troubles visuels par tumeur cérébrale (*Neurol. Centralblatt*, 1891, et *Arch. de neurol.*, 1892, II, p. 83); — Adamkiewicz, De la papille étranglée (*Neurol. Centralblatt*, 1892, et *Arch. de neurol.*, 1894, p. 483); De la soi-disant papille étranglée et sa valeur, comme signe d'augmentation de la pression intra-crânienne (*Zeit. für klinik Med.*, 1895, XXVIII, p. 18, et *Rev. de neurol.*, 1896, p. 112); — Elschenig, Uber die pathologische Anat. und pathogenese der sogenante Stauungspapille (*Arch. V. Graefe*, t. XLI, 2, p. 279, 293, et *Rev. gén. d'Ophtalm. de Dor et Meyer*, 1895, p. 498); — Deyl, Explication des lésions intra-oculaires dans les tumeurs cérébrales (*Soc. de méd. de Prague*, 1897, et *Rev. neurol.*, 1897, p. 659); — M. Gunn, Leçon clinique sur la névrite optique (*The clinical Journ.*, 3 nov. 1897, p. 23, et *Rev. neurol.*, 1898, p. 178); Krauss, Néoplasmes cérébraux, analyse de 16 cas (*The New-York med. Journ.*, 30 juillet 1898, et *Arch. de neurol.*, 1901, I, 252); — Epéron, Du pronostic de la papille étranglée (*Rev. de la Suisse rom.*, 1897, p. 94, et *Rev. de neurol.*, 1898, p. 249); — Rohmer, De l'influence de la craniectomie sur les lésions du nerf optique (*Rev. de méd. de l'Est*, 1898, p. 251); — De Grosz, Contribution à la pathol. du nerf optique (*Soc. hongr. des Sc. nat.*, 1er mars 1898, et *Rev. de neurol.*, 1898, p. 641); — Welder, Valeur des symptômes optiques et auditifs dans les tumeurs du cerveau (*Journ. of nerv. and mental disease*, août 1900, et *Arch. de neurol.*, 1901, II, p. 302); — J. Taylor, Névrite optique dans ses rapports avec les tumeurs cérébrales et la trépanation (*Ann. d'oculistique*, 1894), et névrite optique dans les tumeurs de la moelle (*Brain*, 1901, p. 532, et *Rev. de neurol.*, 1902, p. 1033).

3. Jacqueau, Troubles visuels dans les tumeurs du chiasma (Thèse Paris, 1896); — Dupont, De la névrite optique dans les affections cérébrales et cérébelleuses (Thèse Nancy, 1898); — Dupuy-Dutemps, Pathogénie de la stase papil-

b) On connaît les principaux caractères de cet œdème *de la papille optique*, qu'on désigne encore sous la dénomination de *stase papillaire*, de *papille étranglée*, etc. (Voir fig. 1, p. 17).

C'est d'abord un *trouble vasculaire* (phase de l'œdème et de la gêne circulatoire) qui se manifeste par le rétrécissement des artères, la tortuosité des veines, qui, dilatées, de calibre irrégulier, semblent faire un coude, sur les limites peu distinctes du disque optique; en même temps, on constate, sur celui-ci, l'apparition de fins vaisseaux, qui produisent une rougeur exagérée, diffuse; puis la papille semble se soulever, faire saillie, et l'œdème survient, qui lui donne un aspect trouble, une teinte grisâtre... Elle forme un véritable champignon, qui fait saillie dans la chambre postérieure, tandis qu'un léger *halo*, un trouble, estompe les vaisseaux jusque dans les régions voisines de la rétine; souvent la circulation est si gênée, qu'il se fait le long de l'arbre vasculaire de petites *hémorragies en flammèches*.

Dans une seconde période (phase de *sclérose* et d'*atrophie*), après un temps plus ou moins long, la papille s'affaisse, semble s'étaler, tandis que les artères, de plus en plus filiformes, apparaissent comme de fins filets blanchâtres; des stries blanchâtres d'atrophie et de sclérose, des plaques graisseuses de dégénérescence des foyers hémorragiques donnent au disque optique *l'aspect d'un astre qui s'éteint*; seules, les veines demeurent tortueuses et irrégulières.

Ces deux phases, admises par tous les ophtalmologistes, justifient les expressions de stase, d'œdème, d'étranglement de la papille, et de *névrite optique*. Cette dernière dénomination trouve, à son tour, son explication dans l'étude des lésions qui, ainsi que Schmitt et Manz les premiers l'ont établi (1860 et 1871), *s'étend aussi bien sur le cordon nerveux lui-même* que sur son expansion rétinienne; Rochon-Duvigneaud, Dupuy-Dutemps et Sourdille nous ont laissé de récentes et très précises descriptions de leurs altérations.

c) Lorsqu'il s'agit de *tumeurs cérébrales*, ordinairement, on trouve, à l'autopsie, de l'œdème du cerveau, de la dilatation, et de l'hydropisie des ventricules; le chiasma, les bandelettes et les nerfs optiques eux-mêmes sont augmentés de volume et parais-

laire dans les affections intracrâniennes (Thèse Paris, 1900); — Rochon-Duvigneaud, Contribution à l'étude de la névrite œdémateuse (*Arch. d'Ophtalm.*, 1895, p. 401); — Sourdille, Contribution à l'anatomie pathologique et à la pathogénie des lésions du nerf optique, dans les tumeurs cérébrales (*Arch. d'Ophtalm.*, 1901, 378, 441).

sent œdématiés. Mais les lésions des nerfs optiques, apparentes à l'œil nu, ont des aspects divers, selon qu'on considère leur portion rétro-bulbaire ou *intra-orbitaire*, où la lésion est toujours plus prononcée, et qui présente souvent un renflement piriforme, ampullaire, *rempli de liquide;* leur portion *canaliculaire* est resserrée dans les parois osseuses du canal optique, et leur portion *intracérébrale*, jusqu'au chiasma, est

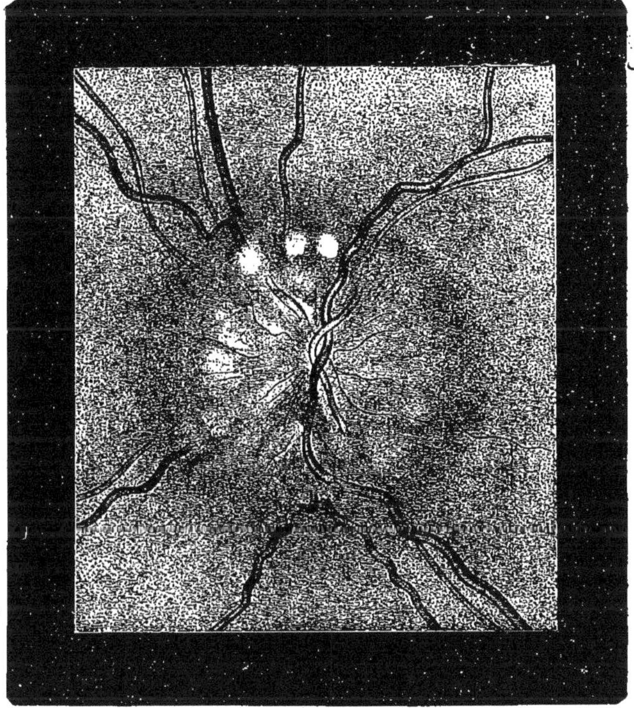

Fig. 1. — OEdème de la papille (d'après Oppenheim).

œdémateuse, comme celui-ci. — La *papille optique*, plus épaisse, plus saillante, renflée en champignon, est comme *hydrotomisée*. Bref, il s'agit, du moins dans la première phase, de lésions manifestement œdémateuses, analogues à celle que produirait une injection forcée dans la gaine des nerfs optiques, ou le reflux du liquide péricérébral, jusqu'à la papille (Voir fig. 1 et 4). Le microscope montre, en détails, les *gaines du nerf optique* distendues; l'arachnoïde est appliquée à la membrane durale, et le tissu sous-arachnoïdien, siège principal de l'œdème, offre de

larges mailles, des trabécules fines, comme étirées, parfois déchi-
rées, formant comme les débris d'une dentelle en lambeaux
(Voir fig. 2 et 3). L'œdème, s'il est accusé, se poursuit jusque dans
les cloisons interfasciculaires du nerf, qui offrent de nombreuses
vacuoles, surtout à la périphérie. La stagnation du liquide épan-
ché dilate aussi le cul-de-sac sous-arachnoïdien, au *niveau de la
lame criblée*, disposition qui a fait admettre aux anciens auteurs
l'existence d'une filtration à travers celle-ci, jusqu'à la *papille*.

Les altérations de cette saillie ont été bien décrites par Sourdille. La lame criblée est épaissie, augmentée de volume, de
concave est devenue convexe du côté rétinien; ses fibres antérieures ou choroïdiennes sont dissociées, prennent l'aspect de
faisceaux hydrotomisés, et débordent l'anneau choroïdien, comme
la tête d'un clou (fig. 4). Les capillaires, situés dans cette membrane, sont extrêmement distendus, prennent un aspect caverneux; et, fait important, *établissent une large communication* dérivative avec la circulation de la choroïde. — En avant de la lame
criblée, l'artère et la veine centrales et leurs branches, *au début*,
conservent leur aspect normal, et leur calibre n'est pas diminué.

C'est seulement à 5 ou 6 millimètres en arrière du globe oculaire, *dans la portion rétro-bulbaire*, que la veine *est aplatie et
réduite à une fente étroite*. C'est en ce point seulement, au moment
où la veine décrit un *coude* pour sortir de la gaine du nerf
optique, qu'aurait lieu la compression maximum, exercée par
l'œdème intravaginal, et les troubles circulatoires qui en résultent. — Ce fait avait déjà été signalé par Deyl en 1896, et a été
constaté par Dupuy-Dutemps et par Sourdille. Il tient sous sa
dépendance l'évolution de l'œdème papillaire; la gêne apportée
à la circulation par *cette striction de la veine* oblige le sang, qui
revient de la papille, à chercher une autre mode de retour; de là,
la distension, l'aspect caverneux du *réseau vasculaire de la lame
criblée*, qui lui offre une dérivation vers les vaisseaux choroïdiens, insuffisante cependant, puisqu'il se fait une transsudation
du sérum, un œdème, qui gonfle la papille, et lui donne son
aspect grisâtre.

Au milieu de tous ces troubles de la distension et de l'œdème,
que deviennent les *éléments nobles*, les fibres nerveuses du nerf
et de la papille? Les recherches des auteurs précités nous l'apprennent. Dans la *première phase*, les fibres nerveuses de la
rétine voisines de la papille, peu altérées, sont simplement
dissociées par l'œdème; celles du nerf, dans sa portion *intra-orbitaire*, présentent à la *périphérie du cordon*, sous forme de lunule
ou d'anneau, un état de décoloration rendu manifeste par les

réactifs, qui indique un commencement de dégénérescence, en même temps qu'il y a un léger degré d'hypertrophie et de multiplication des noyaux névrogliques; au centre, au contraire, les fibres sont intactes et se colorent bien. — Dans la portion *intra-canaliculaire*, au moment où le nerf traverse le conduit osseux de l'orbite, s'observe ordinairement le *maximum des lésions*, ainsi que l'avait déjà indiqué Elschenig, dans sa remarquable étude (*Arch. De Græfe*, 1895). — La *portion cérébrale* est œdématiée, et le chiasma hypertrophié, doublé de volume, à cause de la prolifération et de l'infiltration de la couche névroglique qui l'entoure, couche qui est une dépendance de la névroglie épendymaire du 3ᵉ ventricule. Sourdille prend soin de faire remarquer que le chiasma optique, dans ses 2/5 supérieurs, plonge dans la couche grise épendymaire de ce ventricule, et que celle-ci se prolonge en avant et en arrière de lui, par deux culs-de-sac (*recessus sus- et sous-optiques*, fig. 5). — Nous verrons qu'il utilise cette notion anatomique pour expliquer la propagation de l'œdème cérébral au nerf optique et à sa papille.

Quoi qu'il en soit, dans cette première phase de l'œdème papillaire, *phase qui dure parfois très longtemps*, les lésions de dégénérescence et d'atrophie des fibres nerveuses sont peu prononcées : on s'explique ainsi que, *malgré les grosses modifications* observées à l'ophtalmoscope, *la vision reste bonne* chez les malades porteurs de tumeurs cérébrales.

Il n'en est pas de même dans la *seconde phase*, heureusement assez souvent tardive, phase d'atrophie; on constate des dégénérescences des faisceaux nerveux et des scléroses névrogliques beaucoup plus accusées, sur lesquelles nous n'insisterons pas, car elles sont bien connues [1].

d) Il nous semble intéressant, maintenant, d'indiquer, en quelques mots, les opinions des auteurs et des expérimentateurs *sur la formation et la* GENÈSE *des œdèmes papillaires*, observés dans les tumeurs cérébrales. — Elles nous aideront à comprendre le mécanisme physiologique du syndrome général des néoplasies encéphaliques.

Nous ne nous arrêterons pas à la théorie primitive de Turck et de Von Græfe, attribuant l'œdème de la papille à la compression du sinus caverneux et de la veine ophtalmique par les tumeurs, puisque les recherches anatomiques de Sesemann ont établi que la veine ophtalmique a, dans l'orbite, de nombreuses ana-

---

1. L'amblyopie, le rétrécissement campimétrique du champ visuel, l'amaurose et la cécité en sont la conséquence : elles sont *précoces*, si la tumeur occupe la base et exerce une compression *directe* sur les *tractus optiques*.

stomoses avec les véines voisines, et, par l'intermédiaire de celles-ci, avec le système veineux de la face [1] : les injections faites dans la veine centrale de la rétine pénètrent aisément dans ce système ; le sang, qui revient de la papille, trouve donc facilement une voie de retour, si l'ophtalmique est oblitérée dans le crâne. La stase veineuse du début de l'œdème papillaire reconnaît évidemment d'autres causes. La théorie par action vaso-motrice de Brown-Séquard, H. Jackson, même rajeunie par Loring, Adamkiemwicz, et Dor, de Lyon, ne saurait suffire.

Trois grandes hypothèses, appuyées sur des faits expérimentaux et cliniques, se partagent le crédit des ophtalmologistes. Ce sont : — 1° la théorie de la *compression cérébrale*, ou de l'hydropisie de la gaine du nerf optique, par reflux du liquide céphalorachidien (Schmitt-Manz, Dupuy-Dutemps); — 2° la théorie *toxi-infectieuse* (Leber-Deustchmann·); — 3° la théorie de l'*œdème papillaire par rétention lymphatique*, due à l'œdème cérébral (Parinaud, Rochon-Duvigneaud, Sourdille).

1° *Théorie de la compression cérébrale, ou de l'hydropisie des gaines du nerf optique, par reflux du liquide céphalo-rachidien.*

Elle a eu pour origine deux faits anatomiques : l'un dû à Schmitt-Manz (1869-1870), que les gaines des nerfs optiques sont toujours distendues, dans les œdèmes papillaires (ce qu'ignorait Von Græfe); l'autre, établi par Schwalbe, à peu près à la même époque (1869), qu'il y a communication facile de l'espace intervaginal du nerf optique, avec l'espace sous-arachnoïdien du cerveau. — Schmitt, le premier, en tira cette conclusion, que, sous l'influence de l'augmentation de pression intracrânienne, déterminée par le néoplasme, le liquide sous-arachnoïdien était refoulé dans les gaines optiques, d'où compression du nerf et stase veineuse, refoulement de la lame criblée, œdème de la papille, etc. Schulten, soit en injectant des solutions salées dans les espaces péri-encéphaliques, soit en introduisant dans le crâne des masses demi-solides de cire et de gélatine, aurait produit un soulèvement de la lame criblée, un œdème de la papille visible à l'ophtalmoscope : mais cet œdème fut *peu accusé, transitoire, éphémère,* sans doute parce que l'action de l'agent compresseur, ne put être longtemps continuée, dans les expériences chez les animaux [2].

1. Sesemann, Die orbital Venen der Menschen und ihr Zusammenhang mit der oberflächlichen Venen des Kopfes (*Arch. f. anat. und Physiol.*, 1869).
2. Schulten, Untersuchungen uber dem Hirndruck (*Arch. f. klinik Chir.*, XXII).

Mais ce qui donne aujourd'hui de la faveur à la théorie de la compression et du refoulement du liquide céphalo-rachidien, ce sont les *heureux résultats* obtenus dans les interventions chirurgicales *décompressives* (ponction lombaire [1], trépanation décompressive), dans les néoplasmes et autres affections cérébrales.

Les faits sont déjà en nombre respectable, et l'on peut citer, à ce point de vue, les observations de Horsley, Miller, Albertoni et Brigatti, Bruns, Hahn, Vierordt, Wood, Murray, Taylor, Diana et Conway, Beevor et Ballance, Devic et Courmont, etc. [2].

1. Bernhardt, à la suite d'une ponction lombaire, constata le soir même la disparition de l'œdème papillaire (*Beitrage zur Diagnose und Behandlüng des Stauungspapille, Charité-Annalen*, 1895).

2. Horsley, le premier, signala au Congrès de Berlin (1890) la disparition de la névrite optique, à la suite de la trépanation pour tumeur cérébrale; Schalden-Miller (*Brit. med. Journ.*, juillet 1892), chez un enfant de huit ans, microcéphale avec contracture des extrémités, double papillite, cécité, voit ces troubles moteurs et oculaires disparaître, par une petite ouverture du frontal. — Albertoni et Brigatti : Gliome rolandique, céphalée, névrite optique bilatérale : complète disparition de la névrite optique, après l'ablation de la tumeur (*Arch. de neurol.*, 1894, I, p. 194) ; guérison constatée treize mois après (*Rev. de neurol.*, 1893, p. 323). — Bruns, au Congrès de Hanovre (1893), rapporte trois cas différents : dans le premier (glio-sarcome), la trépanation s'accompagna d'écoulement abondant de liquide céphalo-rachidien, et l'œdème papillaire rétrocéda complètement; dans le second (sarcome), l'œdème ne disparaît que trois mois après, lorsque se produit, sans cause apparente, un écoulement abondant de liquide cérébral; dans le dernier cas, il s'agissait d'un sarcome volumineux; la trépanation ne produisit aucun écoulement du liquide, mais la décompression survient, et l'œdème papillaire rétrocède (*Arch. de neurol.*, 1894, I, p. 459). — Hahn : amaurose de cause inconnue, guérie par une résection temporaire du crâne, à la Wagner (*Rev. de neurol.*, 1893, p. 277). — Vierordt : tubercule rolandique; l'œdème papillaire ne disparaît pas après une première trépanation ; une seconde intervention entraîne l'ablation du tubercule et, un an après, plus d'œdème (Cité par Devic et Courmont). — Murray, même résultat après une seconde intervention, pour gliome cérébral (*id.*), la névrite optique ne disparaît que progressivement, après l'ablation d'un sarcome (*id.*). — J. Taylor cite neuf faits très instructifs. Dans un groupe de trois cas, la névrite disparut complètement de un à quatre mois, après l'extirpation de la tumeur; chez l'un des sujets, la névrite récidiva avec la tumeur. Dans un second groupe de trois cas, la névrite disparut ou diminua par simple trépanation, sans ablation de la tumeur et malgré son accroissement. Dans un dernier groupe, il y eut deux cas où la névrite rétrocéda après ablation, et ne revint pas, malgré la récidive (on laissa ouvert l'orifice de trépanation); et, dans un dernier cas, un kyste fut ouvert, et la névrite disparut, ne revint pas, malgré une récidive volumineuse (cité par Devic et Courmont, et *Ophtalmic Soc. transact.*, vol. XIV). — Dana et Comvay, Tumeur fibreuse de 6 à 7 cm., occupant le centre du bras; après ablation, disparition de la névrite optique, constatée encore onze mois après (*Arch. de neurol.*, 1896, I, p. 76). — Beevor et Ballance : tumeur sous-corticale avec névrite optique, dans la région motrice, guérison par la trépanation (*Brit. med. Journ.*, 5 janv. 1895, et *Arch. de neurol.*, 1896, p. 59). — Devic et Courmont : Tumeur du volume d'un gros marron, dans le pied de F^1 et F^2, œdème de la papille, hémiplégie gauche, etc. Après l'ablation, l'œdème papillaire disparut des deux côtés, la parésie des membres diminua, et la céphalée guérit (*Rev. de méd.*, 1897, p. 169). Dans le cas de Patel et Mayet (*Arch. de méd.*, 1900, p. 216), les troubles visuels, caractérisés par une cécité complète à gauche, de la faiblesse à droite, un œdème de la papille très

D'après une statistique, publiée par Rohmer, à la Société de médecine de Nancy, en 1898, sur 108 cas de tumeurs cérébrales et cérébelleuses qu'il a pu réunir, et dans lesquels *on a pratiqué la craniectomie curative ou palliative* : 48 fois le résultat post-opératoire sur les nerfs optiques ne fut pas noté, 27 fois il y eut guérison, 17 fois amélioration, et 10 fois le résultat fut nul [1].

Il n'est pas jusqu'aux stases papillaires d'une autre nature, qui ne soient guéries par ce mode d'intervention. Babinski, en 1901, rapporte à la Société de neurologie de Paris l'histoire d'une dame, qui, après une chute de bicyclette, eut des céphalées croissantes, intolérables, une amblyopie par névrite optique double, des hémorragies rétiniennes. des vomissements, etc. Une large craniectomie fit disparaître complètement la céphalée, les vomissements et, quinze jours après, l'étranglement papillaire [2]. — Chesneau, dans un cas traumatique plus grave, obtint aussi, par la trépanation, quoique tardive, le retour à une vision presque normale [3].

Malgré ces succès, la théorie de la compression cérébrale et du reflux du liquide céphalo-rachidien a cependant rencontré des contradicteurs sérieux, en particulier Adamkiewicz. — Dans une première série d'expériences, cet auteur a démontré que les injections de liquides et l'introduction de substances solides dans la cavité crânienne des animaux est incapable de produire les phénomènes observés en clinique. Nous verrons plus loin ce qu'il faut penser de cette opinion. Dans une autre série de faits, il emploie les mêmes procédés de compression cérébrale, et porte son attention sur la papille : or, dans ces conditions, il n'a jamais pu déterminer d'œdème papillaire [4]. Si Schulten a obtenu des résultats, c'est qu'il a employé des pressions énormes, qu'on n'observe pas en clinique.

Parinaud et Deutschmann n'ont jamais réussi, dans les compressions expérimentales du cerveau, à produire l'œdème de la

marqué à gauche, ne disparurent pas, malgré la trépanation par Joboulay, tandis que la céphalée et les vomissements guérirent (tumeur du lobe frontal).

1. Rohmer, Influence de la craniectomie sur les lésions du nerf optique, dues à des lésions cérébrales (*Rev. médic. de l'Est*, 1898, p. 251).

2. Babinsky, *Rev. de neurol.*, 1901, p. 266.

3. Chesneau (*Chir. Ophtalm.*, 1901, et *Rev. de neurol.*, 1902, p. 501).

4. Adamkiewicz, La soi-disant papille étranglée, et sa valeur comme signe d'augmentation de la pression intracrânienne (*Zeit. für klin. Medicin Wien*, 1895, Bd. XXVIII, p. 28, et *Rev. neurol.*, 1896, p. 112). — L'auteur allemand attribue les altérations papillaires à l'action trophique des centres nerveux de l'organe de la vision. Il propose d'appeler désormais « la *Stauungspapille* » : névrite optique neuroparalytique, ou papille œdémateuse.

papille : s'il y a eu stase veineuse, il ne s'est agi que d'un phénomène transitoire, sans importance.

Enfin, les faits cliniques sur lesquels nous appellerons bientôt
l'attention laissent prise au doute : car, parfois, ces troubles
papillaires manquent dans les grosses tumeurs des hémisphères,
les plus capables de produire des phénomènes de compression ; et
au contraire, dans quelques cas, s'accusent, alors qu'il s'agit dè
très petites tumeurs.

2° *Théorie toxi-infectieuse.*

La théorie toxi-infectieuse repose sur ce fait expérimental que :
si, par les compressions artificielles exercées sur le cerveau, on
ne peut reproduire, chez les animaux, l'œdème papillaire tel qu'il
est en clinique, celui-ci survient facilement, au contraire, si l'on
pratique dans le crâne des *injections infectieuses.*

Leber, au Congrès de Londres, en 1881, fit remarquer que
la tuberculose méningienne s'accompagne d'œdème cérébral,
d'hydropisie ventriculaire, et d'œdème papillaire, comme les
néoplasmes encéphaliques, et émit l'idée que, sans doute, dans
ce dernier cas, les lésions observées dans l'œil avaient aussi leur
origine dans des *germes infectieux,* transportés avec le liquide
céphalo-rachidien jusque dans les gaines optiques.

En 1887, Deutschmann recherche expérimentalement la réalité
de cette hypothèse, par des injections intracrâniennes de pus tuberculeux : trois semaines après, il vit se déclarer un gonflement
papillaire, qui, après un laps de temps égal, se termina par une
névrite atrophique. — Parinaud avait déjà fait cette démonstration.

Mais, en est-il de même dans les tumeurs ? Deutschmann prétend que le liquide céphalo-rachidien charrie jusque dans les
gaines optiques des *bactéries* et des *toxines,* mais il oublie de
nous dire quelles espèces bactériennes produisent les tumeurs ;
il néglige de nous en déceler la présence dans les gaines du nerf
ou dans la papille. Les névrites optiques, qu'il produit dans ses
expériences, ont une évolution aiguë, aboutissent en quelques
semaines à l'atrophie : l'œdème papillaire des néoplasmes met
un temps considérable avant de produire de tels effets, et souvent
même n'occasionne pas d'altérations profondes. — Comment,
d'ailleurs, avec la théorie bactérienne, engendrant l'inflammation et la sclérose, expliquer la guérison spontanée, et les effets
heureux et rapides des trépanations décompressives ?

On a répondu que celles-ci, comme la laparotomie dans la
péritonite tuberculeuse, empêcheraient l'évolution des germes.

Rochon-Duvigneaud fait observer que les tumeurs *intraocu-*

laires ne produisent pas la papillite, alors qu'elle survient presque constamment dans les tubercules ou les gommes des procès ciliaires, où elle s'accompagne d'exsudats inflammatoires abondants. Pourquoi les tumeurs de l'œil auraient-elles seules le privilège de n'avoir pas de bactéries?

Nous savons, d'autre part, d'après les importantes recherches d'Elschenig, qui a examiné, à ce point de vue, 21 cas de tumeurs cérébrales, que, dans tous les cas, sauf un, il a rencontré des lésions de névrite optique, caractérisées surtout par des foyers diffus, un maximum de sclérose, *au niveau du canal orbitaire.* Ces névrites sont, selon lui, le résultat de l'irritation produite par la pénétration du liquide céphalo-rachidien infectieux ou irritant (Théorie chimique de Leber)[1].

Sourdille oppose les résultats de ses recherches, très précises : dans la plupart des cas de *Stauungspapille* qu'il a examinés histologiquement, il a purement et simplement constaté, comme *altération prédominante*, la *distension œdémateuse*; lorsque les lésions sont anciennes, on trouve une multiplication très marquée des cellules névrogliques des faisceaux du nerf, mais jamais les *infiltrations leucocytaires*, qui sont le caractère spécifique des infections. Or, ces scléroses névrogliques sont le résultat d'un tassement de la névroglie, causé par l'atrophie des éléments nobles, des tubes nerveux, dont la myéline a disparu; ils se voient dans tous les cas de dégénérescence des faisceaux nerveux.

Malgré ces objections, importantes d'ailleurs, la théorie *microbienne* ou *toxi-infectieuse* des tumeurs cérébrales ne nous semble pas à rejeter entièrement : nous montrerons, plus loin, qu'elle joue parfois un rôle important, dans les effets à distance, produits par les néoplasmes, et dans les phénomènes secondaires.

3° Théorie de l'œdème papillaire par rétention lymphatique
due à l'œdème cérébral.

Parinaud en est l'auteur[2], et il a été suivi par Rochon-Duvigneaud et Sourdille.

Ayant constaté que les injections colorées (bleu de Prusse), faites dans le crâne des lapins, pénètrent dans les ventricules cérébraux, dans les espaces sous-arachnoïdiens, et dans les gaines des nerfs optiques, mais ne produisent pas l'œdème de la papille, il a pensé que celui-ci *devait avoir une autre cause que l'hyper-*

---

1. Elschenig, Uber die pathologische Anatomie und Pathogenese des Sogenanten *Stauungspapille* (Von Græfe, *Arch.*, XII, 2, p. 179, 293 et *Rev. gén. d'Ophtalm.*, 1895, p. 498).
2. Parinaud, Thèse Paris, 1877, et *Annales d'oculistique*, 1879 et 1895.

tension. Il l'étudia, plus spécialement, dans la *méningite tuber-culeuse*, et dans les tumeurs cérébrales : dans 14 cas de méningite tuberculeuse et 1 cas de tumeur cérébrale, où il rencontra

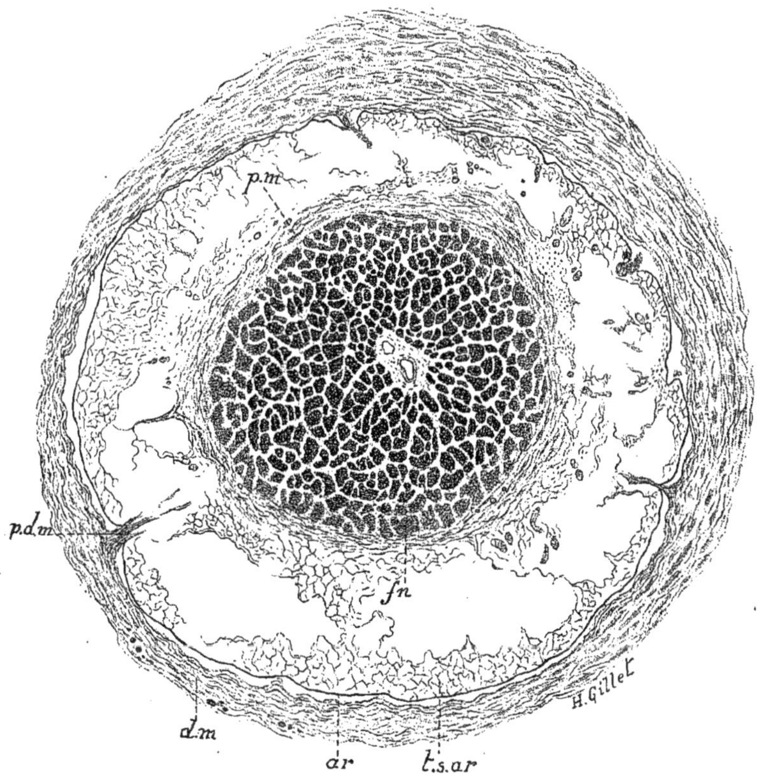

Fig. 2. — Coupe transversale du nerf optique et de ses gaines, fortement dilatées par l'œdème sous-arachnoïdien (Rochon-Duvigneaud); — *p. m.*, pie-mère ; — *t. s. ar.*, tissu réticulé sous-arachnoïdien, siège de l'œdème; — *ar*, arachnoïde, refoulée par les clous de la dure-mère (*p. d. m.*), qu'elle revêt comme d'une gaine isolante; — *d. m.*, dure-mère; — *f. n.*, faisceaux nerveux périphériques du nerf optique, dans lesquels la disparition presque complète de la myéline est révélée par l'absence de coloration noire.
Le nerf est fortement diminué de volume, par suite de l'atrophie incomplète, mais prononcée, de ses éléments nerveux. Bien que les faisceaux centraux du nerf optique renferment encore assez de myéline, pour avoir conservé la coloration noire caractéristique, il s'en faut que toutes leurs fibres nerveuses soient conservées.

l'œdème papillaire, il trouva, en même temps, de l'hydropisie ventriculaire, et de l'œdème sous-arachnoïdien; au contraire, dans 5 cas (4 méningites, 1 tumeur) où l'œdème *papillaire était absent*, il n'existait pas d'hydrocéphalie. Il vit, dans ce fait, une relation de cause à effet, et admit que l'œdème de la papille est lié à la coexistence de l'œdème cérébral. Sur le mécanisme même de l'œdème papillaire, il est peu explicite : il rejette l'hypertension, comme un facteur non indispensable, puisque dans les tumeurs de l'orbite, on observe de l'œdème papillaire, et cependant le liquide céphalo-rachidien n'intervient pas. Le nerf optique, dit-il, est une dépendance du cerveau; *l'œdème cérébral, produit une gêne lymphatique, qui s'étend jusqu'au nerf*. Il y a œdème du nerf, parce qu'il y a œdème du cerveau. L'atrophie, qui survient dans la seconde phase (névrite optique), est analogue à la phase atrophique et scléreuse, qu'on observe dans les membres, à la suite des œdèmes d'origine cardiaque ou rénale. Point n'est besoin de faire intervenir l'action microbienne : la stagnation du sérum est la cause irritante.

Ainsi que le fait remarquer Rochon-Duvigneaud,

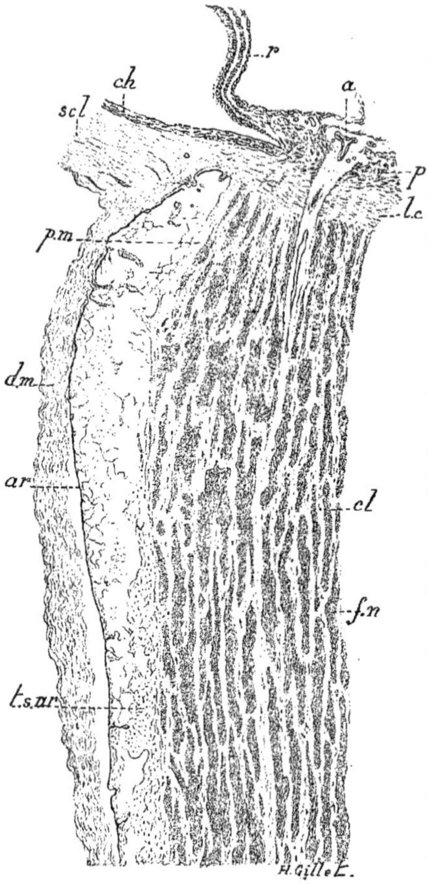

Fig. 3. — Coupe longitudinale du nerf optique, avec dilatation de ses gaines (Rochon-Duvigneaud); — *p. m.*, la pie-mère optique épaissie, par suite de la rétraction atrophique du nerf; — *t. s. ar.*, tissu sous-arachnoïdien dilaté par l'œdème; — *ar*, la gaine arachnoïdienne, fine membrane conjonctive d'un tissu dense et résistant, à surface externe lisse, glissant sur la gaine durale, à surface interne donnant insertion au tissu réticulé sous-arachnoïdien, ici développé et révélé par l'œdème, et allant d'autre part se continuer avec la pie-mère. On voit que l'arachnoïde est refoulée, de place en place, par des colonnes conjonctives en forme de *clous*, qui, émanées de la dure-mère, dépriment l'arachnoïde pour aller se fusionner avec la pie-mère. Elles jouent le rôle de *point de suture*, assurant l'homogénéité du système feuilleté des gaines optiques. L'arachnoïde, en se fusionnant avec la pie-mère au niveau de la lame criblée, ferme, en ce point, l'espace sous-arachnoïdien, et constitue un véritable cul-de-sac fermé.
d. m., gaine séparée de l'arachnoïde par un espace virtuel, et nullement tapissée à sa face profonde, par un feuillet spécial, qui représenterait le feuillet pariétal de l'arachnoïde; — *s. c. l*, sclérotique; — *ch*, choroïde; — *r*, rétine; — *a*, artère centrale, dont la gaine conjonctive est sclérosée; — *p*, le tissu papillaire épaissi; — *l. c.*, lame criblée — *c l.*, cloison conjonctive, séparant les faisceaux du nerf optique; — *f. n.*, fibres nerveuses.

le glaucome, qui est lui-même lié à des hypertensions et à des
rétentions de liquides, produit des altérations scléreuses dans
l'excavation de la papille, des synéchies dans la chambre antérieure, et il n'est pas de nature microbienne. L'œdème de la

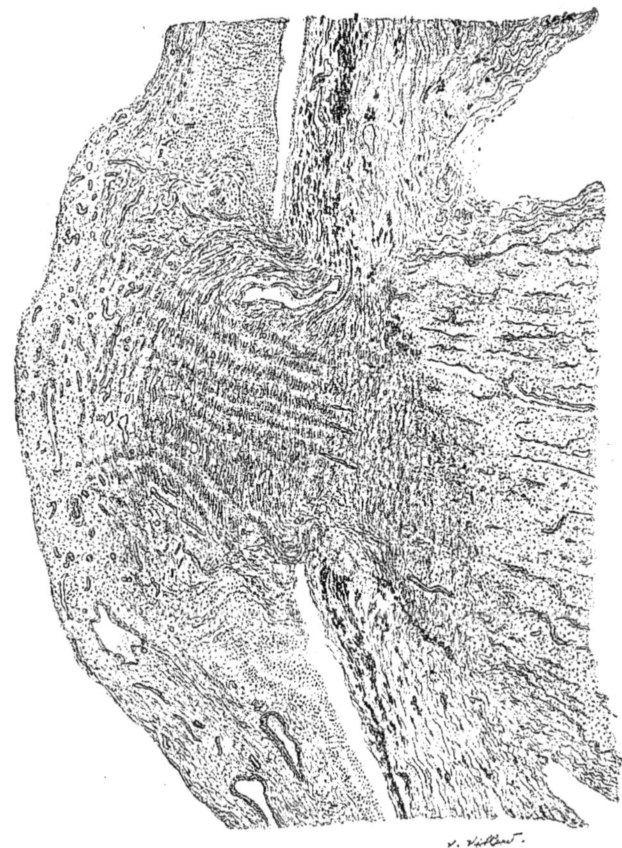

Fig. 4. — Coupe de la papille hypertrophiée et œdématiée. Région papillaire. (Sourdille.)

stauungspapille commence par la papille et le sac sous-arachnoïdien rétro-bulbaire, comme débute par les malléoles l'œdème
d'origine cardiaque; c'est à la phériphérie que se font d'abord
sentir les troubles de la circulation centrale : l'œdème se propage
ensuite le long du nerf optique et de ses gaines, et atteint le
chiasma. L'anneau scléral (larme criblée) et le canal optique (canal
osseux) jouent le rôle de liens constricteurs, de *multiplicateurs*,
selon le mot de De Græfe, et expliquent la dilatation souvent

\extrême de la portion rétro-bulbaire, intraorbitaire, du nerf (ampoule des gaines [1]).

Sourdille admet le fait fondamental de la théorie de Parinaud : la production de l'œdème papillaire par l'hydropisie ventriculaire et l'œdème cérébral, mais d'après un *autre mécanisme*, qu'il s'efforce de préciser. — La plupart des auteurs contemporains enseignent que l'œdème du nerf optique est le résultat de la

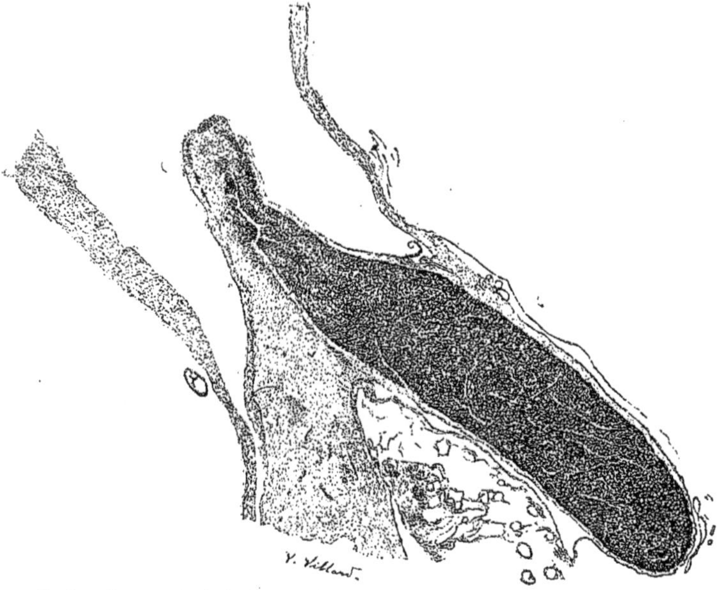

Fig. 5. — Coupe sagittale du IIIe ventricule passant par le milieu du chiasma. — Recessus sus et sous-optiques. (Sourdille).

compression du chiasma par la distension du troisième ventricule : c'est là *une hypothèse inadmissible*, car la compression du chiasma devrait produire de l'*hémiopie* et des *scotomes symétriques*, ce qui n'existe pas dans la *stauungspapille*. — Dans les cas que Sourdille eut l'occasion d'étudier histologiquement, il fut frappé de l'*hypertrophie considérable de la névroglie du chiasma*, hypertrophie se continuant avec celle de la paroi épendymaire du troisième ventricule.

Il se mit à étudier plus attentivement les rapports anatomiques du chiasma avec cette cavité : il vit, avec les anatomistes, que le chiasma, ainsi que nous l'avons indiqué déjà, fait dans

1. Rochon-Duvigneaud (*Arch. d'Ophtalm.*, 1895 et 1898).

ses deux cinquièmes supérieurs *partie intégrante* du ventricule;
qu'il est compris dans un dédoublement de sa paroi épendymaire,
qui se replie en avant et en arrière de lui, pour former les *recessus*
sus- et sous-optiques (fig. 5). Le chiasma se trouve ainsi environné
d'une couche de substance grise, qui se continue sur les nerfs
optiques pour leur former une gaine névroglique, pénétrant
entre les faisceaux du nerf pour constituer ses cloisons interfasciculaires.

Ces *connexions intimes* montrent que les moindres troubles circulatoires, les moindres lésions dans la paroi du ventricule se
propagent avec intensité au chiasma et aux nerfs optiques. Sur
les pièces anatomiques, c'est en effet une lésion descendante
qu'on observe, contrairement à ce qui est admis généralement.
Le chiasma est ordinairement doublé de volume, ainsi que la
partie intracrânienne des nerfs optiques : mais, au niveau du
canal optique, du trou optique principalement, existe un couloir
étroit et inextensible, où le nerf optique se trouve enserré comme
par un garrot; au delà, se produit, dans l'orbite, une dilatation
ampullaire.

L'artère et la veine centrales se trouvent comprimées : l'artère
résiste et reçoit le sang de la systole cardiaque; mais la veine se
dilate, et le sang qu'elle ramène du centre de l'œil, trouvant sa
voie de retour fermée, emprunte la voie *dérivative*, vers les vaisseaux choroïdiens, par l'intermédiaire du système vasculaire de
la lame criblée [1] (Wolfing-Leber).

Il n'en existe pas moins une *gêne* dans l'afflux du sang dans la
veine, d'où la transsudation et l'œdème papillaire : mais l'établissement de cette circulation collatérale *explique que la vision centrale se conserve longtemps encore*, et que, dans la plupart des
cas, *l'atrophie optique soit un phénomène tardif.*

Telles sont *les trois théories des ophtalmologistes.* — Il est probable que chacun des facteurs qu'elles invoquent (hypertension, toxi-infection, œdème propagé) joue un rôle plus ou moins
important, selon les circonstances et les périodes d'évolution des
néoplasmes; il nous semble cependant que les explications anatomo-cliniques de Sourdille rendent mieux compte du mode
d'apparition et de l'évolution de l'engorgement papillaire, de la
Stauungspapille des auteurs Allemands.

---

1. Sur les coupes histologiques, le réseau capillaire de la lame criblée
prend un aspect caverneux, angiomateux, et la projection de la lame criblée
en avant explique la forme en champignon de l'œdème papillaire. Le gonflement papillaire est, selon le mot de Sourdille : « l'expression clinique de
la circulation dérivative de la lame criblée ».

Nous reviendrons brièvement sur ces diverses hypothèses, à propos de la pathogénie générale du syndrome des tumeurs encéphaliques. Il est plus important, maintenant, de rechercher ce que la clinique nous enseigne sur le *degré de fréquence* de l'œdème papillaire, dans les néoplasmes cérébraux, et sur les circonstances où on l'observe le plus communément.

e) D'après les recherches de Reich, d'Annuske, d'Edmunds et Lawford, les ophtalmologistes et les neuropathologistes disent que l'œdème papillaire, ou la névrite optique, s'observent dans 80 p. 100 des cas de tumeurs des centres nerveux [1].

La statistique la plus récente et la plus importante est celle de Martin, qui comprend 600 cas de tumeurs intracrâniennes, et qui s'occupe du degré de fréquence, selon la nature et le siège des tumeurs encéphaliques. Quelle que soit leur nature histologique, les tumeurs donnent lieu aux lésions papillaires et optiques, dans une proportion qui varie de 60 à 86 p. 100 : elles sont fréquentes dans les gliomes, les kystes hydatiques, les carcinomes. Relativement au siège, on peut dire : que les lésions optiques sont constantes, dans les tumeurs des tubercules quadrijumeaux (100 p. 100); très fréquentes, dans les tumeurs du lobe pariéto-occipital et du cervelet (87 et 91 p. 100); présentes, dans plus de la moitié des tumeurs de la région motrice, et relativement rares dans les tumeurs du corps calleux, et absentes dans les tumeurs des pédoncules cérébraux. — Remarquons que, dans cette statistique, les néoplasmes des lobes frontaux donnent une proportion de 82 p. 100, et celles du centre ovale 60 p. 100. — Il est regrettable que l'auteur n'ait pas séparé les tumeurs susceptibles d'agir par compression directe sur les tractus optiques : telles les tumeurs de la base, des tubercules quadrijumeaux, de l'hypophyse, qui donnent lieu généralement à une atrophie papillaire rapide, et à d'autres troubles oculaires que ceux de la stase (hémiopies, scotomes).

Les tumeurs du cervelet agissent par un mécanisme spécial (compression de la veine de Galien, et hydropisie ventriculaire), et les tumeurs du lobe pariéto-occipital mettent en cause directement les *centres visuels corticaux*. — D'autre part, les néoplasmes, qui occupent les lobes frontaux, la région motrice, le centre ovale,

1. Reich, de Saint-Pétersbourg : 45 cas de tumeurs cérébrales, 41 fois névrite double, 1 fois névrite unilatérale, 3 fois pas d'altération (*Klinik Monatblatt*, t. XII); — Annuske : 43 tumeurs, 41 neuro-rétinites doubles, 1 neuro-rétinite unilatérale, 1 fois aucune modification (*Arch. f. Ophtalm.*, t. XIX); — Edmunds et Lawford, d'après l'analyse de 96 cas, trouvent 86 p. 100 de névrites optiques dans les tumeurs de la base, des ganglions et du cervelet, et seulement 46 p. 100 dans les tumeurs de l'écorce cérébrale (*Ophtalmic Review*, 1887).

n'ont qu'une action à distance, sans doute par l'intermédiaire du liquide céphalo-rachidien.

Dans le premier groupe de faits (tumeurs basales), la proportion des lésions oculaires serait de 80 à 95 p. 100, et dans le second (tumeurs de la convexité) de 60 à 70 p. 100[1].

f) *Oppenheim*, un des premiers, a mis en lumière toute l'importance de la fréquence des *lésions optiques*, pour le diagnostic des tumeurs cérébrales; il dit, qu'ayant constaté leur existence, il a pu faire le diagnostic avec certitude, dans 86 p. 100 des cas; et dans les 3 ou 4 cas, où il n'a pu être établi, elles n'existaient pas. L'engorgement de la papille est plus fréquent que la névrite optique : malheureusement, les symptômes oculaires ne sont pas toujours des signes du début[2].

Krauss, dans une étude analytique plus récente, a rencontré la névrite optique dans 11 cas sur 12, où le diagnostic a été fait exactement, et il classe ainsi, selon leur importance, les signes généraux des tumeurs : 1° céphalalgie, qui n'a jamais manqué; 2° névrite optique; 3° apathie mentale; 4° nausées et vomissements[3].

Wilder dit que *la névrite optique vient*, par rang d'importance symptomatologique, *immédiatement après la céphalée*. La fréquence en est très grande (104 fois sur 140 cas), environ 75 p. 100[4].

1. Martin, The localising value of optic neuritis, in intracranial tumours (*The Lancet*, 1897, t. II).

Statistique de Martin :

600 cas de tumeurs intracrâniennes.

SELON LA NATURE DU NÉOPLASME.			SELON LE SIÈGE.		
Tubercules	64	p. 100	T. du lobe frontal	82	p. 100
Sarcomes	74	—	— temporo-sphénoïdal..	75	—
Gliomes	82	—	— région motrice	59	—
Glio-sarcomes	73	—	— lobe pariéto-occipital.	91	—
Kystes séreux	72	—	— ganglions de la base.	75	—
Carcinomes	82	—	— corps calleux	38	—
Gommes	77	—	— centre ovale	60	—
Kystes hydatiques	86	—	— quadrijumeaux	100	—
			Hypophyse	69	—
			Pédoncule cérébral	0	—
			Protubérance et bulbe...	68	—
			Cervelet	87	—
			T. énormes sans localisation possible....	84	—
			— multiples	67	—

2. Oppenheim, Contribution à la pathologie des tumeurs cérébrales (*Arch. f. psychiot.*, XXII, 1, et *Arch. de neurol.*, 1892, p. 98).

3. Krauss, Analyse clinique de 16 cas de néoplasmes cérébraux (*The New-York med. Journ.*, 30 juillet 1898, et *Arch. de neurol.*, 1901, p. 252).

4. H. Wilder (*Journ. of nervous and mental disease*, août 1900, et *Arch. de neurol.*, 1901, II, p. 302).

g) S'il est vrai que l'*œdème papillaire* est un symptôme précieux pour le diagnostic des tumeurs encéphaliques, il a plus de valeur encore *s'il est associé à un des signes du syndrome* : car il se rencontre dans un bon nombre d'affections autres que les néoplasmes.

Il a été constaté dans la moitié des cas de méningites tuberculeuses (Parinaud), et il y a en même temps hydrocéphalie ventriculaire; il est rare, exceptionnel, dans les méningites aiguës (Dupuy-Dutemps), mais il s'observe dans les formes de *méningites séreuses* décrites par Quincke, et justiciables de la ponction lombaire [1]. — Il apparaît dans les tumeurs des parois de l'orbite, et est suivi rapidement d'atrophie optique, par compression directe du nerf. — Il a été constaté dans bon nombre d'abcès encéphaliques [2], dans la thrombose des sinus, dans l'apoplexie cérébrale, et même le ramollissement [3]; enfin, chez les paralytiques généraux, qui ont souvent de l'œdème méningé.

Mais la *confusion* de l'œdème papillaire des tumeurs avec celui de certaines *intoxications* est particulièrement facile, spécialement dans les cas d'*urémie*, dans le mal de Bright, où il est aussi accompagné d'une céphalée très vive. Il existe alors une stase papillaire, liée sans doute à l'œdème cérébral et à l'hydropisie ventriculaire, non rares dans ces circonstances (Raymond) : mais souvent, *les altérations rétiniennes, qui s'ajoutent*, et *leurs plaques exsudatives éclairent le diagnostic*. — Dans toutes ces papillites de cause infectieuse, on voit *une congestion des disques optiques*; mais elle ne rappelle que de loin la saillie grisàtre, en bouton, en champignon, de la papille des tumeurs cérébrales.

h) L'œdème papillaire est presque constamment *bilatéral*, dans les tumeurs cérébrales, mais souvent plus prononcé d'un côté que de l'autre. Sur 450 cas de névrites optiques, Martin n'a constaté l'*unilatéralité* que dans 18 cas.

La plupart des auteurs admettent aujourd'hui que la tumeur siège ordinairement du côté de l'œil atteint ou le plus atteint (Peitavy, Broca, Auvray, Martin) : mais il y a des exceptions.

---

1. Brusch, De la ponction lombaire dans l'hydrocéphalie chronique (*Zeit. klinik. Med.*, 1898), et Oppenheim (*Soc. de méd. de Berlin*, 1897).

2. D'après Broca (*Chir. cérébrale*); Logereau (Thèse, Paris, 1896), et Mac Ewen (*Sem. méd.*, 1889), on admet que la névrite optique est fréquente dans les abcès, *unilatérale*, et siège le plus souvent *du même côté que la lésion*.

3. Zacher, Ramollissement bilatéral et symétrique des lobes frontaux, avec névrite optique (*Neurol. Centralbl.*, XX, 1901, et *Archiv. de neur.*, 1902, II, p. 60).

Sur 55 cas de névrite unilatérale, la papille atteinte était située 39 fois du même côté que la lésion cérébrale, et 16 fois du côté opposé.

Gunn, dans ses leçons cliniques sur la névrite optique, dit : qu'il incline à croire que le disque optique le plus saillant est du même côté que la tumeur, si celle-ci occupe la partie anté- rieure de l'encéphale : au contraire, la papillite est plus accentuée du côté opposé de la tumeur, lorsque celle-ci est située dans la partie postérieure du cerveau ou du cervelet[1].

i) Les *troubles visuels*, par lesquels se signale la « Stauungs- papille », sont des plus variables.

Il n'est pas rare de voir la stase papillaire, même avec des altérations ophtalmoscopiques très accusées, persister pendant des mois, sans occasionner d'autre gène que des phénomènes passagers d'obnubilation de la vue.

Plus tard, quand les troubles de la vision s'accentuent, le champ visuel se rétrécit régulièrement, et concentriquement : l'am- blyopie est lentement progressive (Parinaud, Dupuy-Dutemps).

La cécité et l'amaurose ne s'observent qu'à la période de sclé- rose et d'atrophie, souvent tardive[2].

j) Les *circonstances cliniques*, dans lesquelles apparaissent les phénomènes visuels, chez les malades atteints d'*œdème de la papille* ou de *névrite optique* consécutive, doivent nous arrêter un instant : elles offrent des particularités, parfois singulières.

C'est ainsi qu'on peut voir se développer de très grosses tumeurs, dans les régions les plus diverses de l'encéphale, sans que jamais survienne l'œdème papillaire, ou des troubles visuels quelconques. Ceci est, *a priori*, en contradiction avec la théorie de la compression, de l'hypertension cérébrale, comme cause de la *Stauungspapille*; les plus grosses tumeurs devraient, par leur volume, restreindre davantage l'espace dévolu aux centres ner- veux. Je citerai quelques exemples :

Raymond, en 1893, relate avec détails l'histoire d'un énorme gliome neuro-formatif, ayant envahi les deux lobes frontaux : il existe des signes de stase papillaire, également développés des

---

1. Gunn (*The clinical Journ.*, 1897, et *Rev. de neurol.*, 1898, p. 178).

2. Ce qui distingue l'œdème papillaire des autres formes de névrite optique, c'est encore *qu'il peut se résoudre, en laissant la vision intacte*. — Dans les autres névrites, *l'affaiblissement de la vue apparait d'emblée*, dès le début; en même temps que les signes ophtalmoscopiques, il persiste et s'aggrave rapidement, et, même après guérison complète de la névrite, les lésions irré- parables, qui se produisent toujours, ne permettent qu'une amélioration limitée (Parinaud, Dupuis-Dutemps).

deux côtés : la vision est cependant conservée, dans une large mesure (*Arch. de Neurol.*, 1893, II, p. 273). (Fig. 70, 71, 72.)

Burr rapporte le cas, plus étonnant encore, d'une femme de quatre-vingt-six ans, démente, alcoolique, chez laquelle on ne remarqua jamais de troubles oculaires, ni des sens : la tumeur, ayant 10 centimètres de diamètre, avait perforé le frontal et l'ethmoïde, et envahi le lobe frontal, dans une grande étendue (*Amer. journ. of insanity*, avril 1891, et *Arch. de Neurol.*, 1892, p. 406).

Eskridge et Mac Naught trépanent un homme de trente-cinq ans, pour un kyste traumatique du lobe frontal très étendu, datant de vingt-cinq ans : « la vision était parfaite, et l'examen ophtalmoscopique ne révélait aucune altération de la rétine, ni du nerf optique » (*The New-York med. journ.*, juin 1895, et *Arch. de Neurol.*, 1896, I, p. 69).

Devic et Courmont, dans la *Revue de médecine* de 1897, rapportent un cas de volumineux gliome du lobe frontal, avec troubles divers (troubles intellectuels, céphalée, hémiplégie, etc.); à l'examen ophtalmoscopique, on constata un œdème papillaire bilatéral accusé; mais, il *n'y avait aucune diminution dans l'acuité visuelle.* Après la trépanation, faite par Jaboulay, qui enleva une tumeur du volume d'un gros marron, la céphalée et l'*œdème papillaire disparurent* (*Rev. de méd.*, 1897, p. 269).

Devic et Gauthier, chez une femme de cinquante-deux ans, qui mourut d'un gliome gros comme un œuf de poule, situé à la partie postérieure de la région frontale et dans le lobe sphénoïdal, virent se développer des crises de torpeur, d'automatisme, de l'hémiparésie droite totale, et seulement, dans les derniers jours, de la céphalée et des vomissements. « Le signe de la papille étranglée resta toujours absent » (*Arch. de méd.*, 1900, p. 745).

Brissaud et Massary, chez un homme de vingt-huit ans, observèrent des crises d'épilepsie généralisée, de le céphalée, mais « jamais le malade n'avait présenté de signes irrécusables de la compression, qui s'annonce par des troubles visuels, et que l'ophtalmoscope révèle fatalement un jour ou l'autre ». A l'autopsie, volumineux sarcome de la partie supérieure du lobe frontal (*Iconogr. Salpêtrière*, 1897, p. 73). (Fig. 14, 15.)

La région du cerveau, occupée par la tumeur, ne joue pas toujours un rôle prépondérant : ainsi, dans un cas d'Olliver et Williamson, une tumeur de la grosseur d'une demi-orange, qui occupait l'*aire rolandique*, fut enlevée avec succès : le malade avait une névrite optique, n'empêchant pas la vue (*Brit. med. Journ.*, 1898, et *Arch de Neurol.*, 1899, I, p. 164).

Pel trouva, à l'opération, une tumeur du volume et de la forme d'une châtaigne (fibrome), comprimant la région du centre du bras droit ; le malade n'eut jamais ni céphalalgie, ni vertiges, ni vomissements, et le fond de l'œil ne présenta aucune lésion à l'examen ophtalmoscopique (*Berlin. klin. Wochenschrift*, janvier 1894, et *Rev. de Neurol.*, 1894, p. 285). (Fig. 109.)

Reynier, chez un enfant de dix ans, enleva, en deux reprises, un kyste gliomateux de la partie inférieure des circonvolutions rolandiques : il y eut des crises jacksonniennes, « mais l'examen ophtalmoscopique, fait par Parinaud, fut négatif » (*Congrès de Chir.*, 1891, p. 110).

En 1897, chez un homme de quarante et un ans, Czerny enleva avec succès une tumeur de la partie supérieure de P^a, de 4 cm. 1/2 sur 3 cm. 1/2, accompagnée d'un kyste : le malade ne présenta ni céphalée, ni papille étranglée (*Munsch. Woch.*, 1891, p. 241, et *Rev. de Neurol.*, 1897, p. 290).

Wiener, chez un homme de vingt ans, pour une tumeur occupant les centres du membre supérieur, de la face et F^3, constata la perte de la vision dans un œil, et une papille à bords peu accusés (*New-York med. journ.*, 1898, et *Arch. de Neurol.*, 1900, p. 78).

Souques, dans un cas de gliome assez étendu du *pli courbe*, avec agraphie et hémiopie, fit constater par Parinaud une névrite optique double, avec étranglement et hémorragies. « Cependant l'acuité visuelle était presque normale » (*Rev. de Neurol.*, 1894, p. 65). (Fig. 117.)

Un gliome occupant le tiers du *corps calleux*, observé par Zaleski, donne lieu à des maux de tête, des vertiges, et à divers troubles de l'intelligence : or, l'accommodation était conservée et la vision normale (*Arch. de Neurol.*, 1900, I. 532).

Une tumeur isolée, occupant toute la couche optique (sarcome), causa de la céphalée, des convulsions généralisées, des parésies : mais il n'y avait ni hémianopsie, ni lésion du fonds de l'œil. A l'autopsie, on trouva cependant de l'hydrocéphalie (*Masing, St-Petersb. med. Woch.*, 1893, et *Rev. de Neurol.*, 1894, p. 10).

Les *lésions du centre ovale*, aussi bien que *celles du cortex*, donnent lieu à des troubles oculaires, ainsi qu'en fait foi l'observation de Wiener. Chez un enfant de sept ans, qui présenta des troubles parétiques des membres droits et *une névrite optique double*, mais pas d'attaques épileptiques, le médecin soupçonna une tumeur sous-corticale, voisine de la partie antérieure de la capsule interne : on trouva, à l'autopsie, un glio-sarcome, ayant envahi tout l'hémisphère et principalement la région frontale, le centre ovale, le corps strié, etc. (*Arch. de Neurol.*, 1900, p. 78).

Enfin, que les petites tumeurs puissent provoquer l'œdème

papillaire et des troubles visuels, les quelques faits, ci-après cités, l'établissent : tumeur du volume d'une noisette dans le noyau lenticulaire, ayant occasionné la cécité (cas de West, Brain, 1895, et *Arch. de Neurol.*, 1897, p. 59); petite tumeur du cervelet (Joffroy et Gombault, *Rev. de Neurol.*, 1900); tubercule de la couche optique, neuro-rétinite et cécité (Demange et Spillmann, *Presse méd.*, 8 février 1899), etc.

Tous ces faits, si variés, montrent que l'engorgement de la papille n'a aucune relation précise et constante avec le siège et le volume des tumeurs : la cause efficiente la plus apparente serait peut-être, ainsi que l'indique Parinaud, la coexistence de l'œdème cérébral, de l'hydrocéphalie interne. — Et encore, le cas de Masing, cité plus haut, semble faire exception.

k) Une dernière remarque est importante. Dans quelques cas, les troubles visuels et la « Stauungspapille » sont les *premiers en date* des troubles cérébraux, et quelquefois les *seuls existants*, pendant plusieurs mois. Il en était ainsi, dans l'observation de Dupré et Devaux (endothéliome du volume d'une orange refoulant le lobe temporal et le lobe orbitaire, comprimant l'insula). « Près d'un an avant, le malade remarqua que sa vue commençait à baisser, puis l'amblyopie fit des progrès, et, en six ou huit mois, devint très prononcée. Ayant reçu un fort traumatisme de la région naso-orbitaire, brusquement, l'*amaurose apparut*; et, à ce moment la céphalée et les troubles psychiques se manifestèrent » (*Iconogr. Salpêtrière*, 1901, p. 73 et 374).

Enfin les *troubles papillaires* ont une *allure des plus variables*, tantôt progressive, tantôt passagère, intermittente, ou brusque.

Ces variations sont surtout fréquentes, s'il s'agit d'un kyste ou d'une tumeur à évolution progressive ou variable. Brault et Lœper rapportent avec détails l'histoire d'une malade de soixante-cinq ans, chez laquelle on trouva un kyste du lobe temporo-occipital : les troubles débutèrent par des manifestions hystériformes, de l'hémianesthésie et du rétrécissement du champ visuel. Mais l'acuité visuelle resta un certain temps intacte; puis, peu à peu, la vision des objets devint moins nette. Les troubles étaient *bilatéraux*, et consistaient en un affaiblissement de l'acuité visuelle, et non dans l'hémianopsie, comme le siège de la tumeur eût pu le faire supposer. « On doit les mettre sur le compte, non de la destruction totale des nerfs optiques, disent les auteurs, mais bien les attribuer à l'œdème simultané des deux papilles. »

Ils ajoutent, avec Abadie : que l'*œdème papillaire est pathognomonique des tumeurs cérébrales*. « Les lésions de la papille sont les symptômes oculaires les plus fréquents, et, en même temps, les plus utiles, et les moins trompeurs... l'absence de lésions papillaires ne permet pas d'éliminer le diagnostic de tumeur cérébrale : *leur présence permet de l'affirmer* [1] ».

III. — VARIATIONS DU SYNDROME. TUMEURS LATENTES.

Le syndrome des néoplasies cérébrales n'a pas toujours la *même physionomie*, et les mêmes *allures cliniques*. Il faut, en quelque sorte, le considérer comme un ÉPIPHÉNOMÈNE *très fréquent, presque constant*, des tumeurs encéphaliques, plutôt que comme une manifestation nécessaire.

Il est précieux, par sa signification diagnostique, parce que son existence est fort rare dans les autres affections cérébrales, au moins à l'état complet.

Les troubles qui le caractérisent anatomiquement sont comparables à ceux qu'on observe, comme complications de certaines tumeurs des membres ou des viscères, lorsque, prenant un accroissement plus ou moins rapide, elles s'accompagnent de vascularisation, d'œdème, de chaleur locale, de fièvre des néoplasmes, etc.

Lorsqu'il est très prononcé, il a plutôt une signification pronostique sombre, ainsi que cela s'observe pour les tumeurs de la base et du cervelet.

Il importe que le chirurgien en *connaisse* et en saisisse les manifestations les plus diverses, les plus légères, afin qu'un diagnostic hâtif permette les *heureux résultats des interventions précoces*. — Aussi pensons-nous très utile d'en étudier les modifications, les *variations*, dans ce qu'elles ont de plus important.

D'après nos recherches, portant sur environ 130 cas, les mieux observés de ces dix ou quinze dernières années, les diverses *variations* ou modifications du syndrome des tumeurs cérébrales peuvent être étudiées sous les dénominations suivantes : syndrome accusé, précoce, complet, — atténué, incomplet ou partiel, — primitif ou secondaire, — retardé, — à manifestations inversées ou irrégulières, — vertigineux.

Nous considérerons aussi les cas où le syndrome est la *seule manifestation* de la tumeur; ceux où il est représenté uniquement par des crises convulsives ou épileptiques, et ceux où il est complètement absent.

Nous devrons ensuite parler des *tumeurs latentes*, c'est-à-dire n'ayant jamais donné lieu à aucune manifestation.

1. Brault et Lœper (*Arch. de méd.*, 1900, p. 257).

Enfin, dans le but d'élucider la pathogénie du syndrome, qui fera l'objet du chapitre suivant, nous étudierons le syndrome selon le volume, le siège, la nature, et l'évolution de la tumeur.

*a) Syndrome accusé ou précoce; syndrome complet ;
syndrome progressif.*

Il est généralement admis, par les neuropathologistes, que les tumeurs qui donnent lieu aux manifestations les plus accusées sont celles de la base de l'encéphale, des ganglions, et du cervelet, et les tumeurs volumineuses. — Comme nous le verrons plus tard, les *exceptions sont fort nombreuses.* C'est plutôt avec l'*ancienneté* et selon la *rapidité d'évolution* du néoplasme, que le degré d'intensité du syndrome se prononce.

Un bel exemple de syndrome *complet,* dans les tumeurs de la base, nous est donné dans les dernières cliniques de Raymond. Chez un jeune garçon de dix-sept ans, dans le cerveau duquel on trouva, à l'autopsie, un adénome polykystique assez volumineux, ayant distendu le chiasma, détruit la bandelette optique droite, le nerf olfactif, et refoulé le lobe sphénoïdal et le supra-orbitaire du frontal, il constata des crises journalières de céphalées diffuses, très intenses, avec tendances syncopales, vomissements fréquents, amaurose de l'œil droit, et œdème papillaire du gauche; il y avait tendance aux vertiges, impossiblité de se tenir debout; *seule la torpeur cérébrale semblait faire défaut*[1]. (Voy. Tumeur de la base.)

C'est dans ces cas de syndrome accusé ou complet, surtout à la phase terminale, qu'on pourra vérifier la justesse des descriptions de Brissaud et Raymond.

« Le malade, absorbé dans la douleur qu'il endure, se tenant la tête dans les mains, immobile, indifférent à tout, ne parle plus, ne répond plus, ne quitte plus son lit ou son fauteuil, ne pense plus à se nourrir, se laisse aller sous lui, etc. » (Brissaud).

« Plus tard, lorsque les douleurs se sont atténuées ou dissipées, le malade tombe dans un état de torpeur qui le rend indifférent à tout, même à ce qui se passe en lui. Cette torpeur peut dégénérer en somnolence... La perte de la vue, de l'ouïe, qui est habituelle à certaines tumeurs de la base, contribue encore à accentuer cet état de passivité intellectuelle, dans laquelle s'éteint insensiblement l'intelligence des malades, et qui aboutit au coma terminal » (Raymond). (Fig. 83.)

On trouvera des exemples très suggestifs de ces syndromes accusés, complets, dans lesquels la céphalée est intense et tenace,

---

1. Raymond, *Leçons cliniques*, V, 1901, p. 139.

paroxystique, les vomissements répétés, sans rapport avec l'alimentation, les vertiges fréquents, les lésions oculaires prononcées, et la torpeur profonde, dans une autre leçon clinique de Raymond (tumeur bilobée, coiffant chaque hémisphère cérébelleux, et comprimant la protubérance et le bulbe, chaque lobe ayant le volume d'une mandarine; fig. 11); de Doyen (kyste du cerveau soulevant les os du crâne, dans la région temporo-pariétale); de Bristowe (tumeur du volume d'une petite orange, dans l'extrémité antérieure du lobe temporal); de Dana et Conway (tumeur du centre du bras, malade guéri par la trépanation); d'Auclair (névrogliome diffus des circonvolutions temporo-sphénoïdales et du noyau caudé); d'Audéoud (tubercule du lobule paracentral; fig. 101-102); de Beevor et Ballance (sarcome du volume d'une demi-orange, sous la partie supérieure des circonvolutions centrales) ; de Rémond (de Metz), et de Bauby (tumeur du volume du poing, au bas de la scissure de Sylvius); d'Edwards (tubercule du volume d'une noix dans la couche optique); de River (tumeur de 5 cent. 1/2 sur 2 centimètres, à la face inférieure de l'hémisphère cérébelleux droit); de Devic et Courmont (gliome du volume d'un gros marron, dans la région frontale); de Codd (hydropisie et kystes du 4ᵉ ventricule); de Sabrazès et Cabanes (gliome des tubercules quadrijumeaux, ayant envahi la protubérance et le bulbe); de Libertini (tumeur du volume d'une noix dans l'hémisphère cérébelleux droit); de Lenoble et Aubineau (énorme tubercule de la couche optique chez un enfant; fig. 152); de Chalatoff (cancer du plexus choroïdien du 4ᵉ ventricule); de Long et Wiki (cysticerques multiples), etc. [1].

Dans les cas que nous venons de citer, le syndrome s'est plus ou moins rapidement constitué dans tous ses *éléments*, de manière à être complet. Mais il est des circonstances où il est subit ou *brusque* : Schule observa chez une jeune fille de seize ans, brusquement, l'apparition de vertiges, céphalées, vomissements; puis parésie du moteur oculaire commun, stase papillaire des deux

1. Raymond (*Cliniques*, III, p. 77 et 229); Doyen (*Congrès de chir.*, 1891, p. 120); Bristowe (*Arch. de neurol.*, 1880-1881, p. 142); Dana et Conway (*The New-York med. Journ.*, 1875, et *Arch. de neurol.*, 1896, I, p. 76); Auclair (*Soc. anat.*, 1896, p. 25); Audéoud (*Rev. méd. Suisse rom.*, 1893, et *Arch. de neurol.*, 1894, p. 198); Beevor et Ballance (*Brit. med. Journ.*, 1895, n° 5, et *Rev. de neurol.*, 1895, p. 473); Rémond et Bauby (*Arch. prov. de chir.*, 1894, II, 634, et *Rev. de neurol.*, 1895, p. 417); Edwards (*The Lancet*, 1895, p. 260, et *Rev. de neurol.*, 1895, p. 653); River (*Rev. de neurol.*, 1896, p. 672); Devic et Courmont (*Rev. de méd.*, 1897, p. 269, et *Rev. de neurol.*, 1897, p. 442); Codd (*Rev. de neurol.*, 1898, p. 305); Sabrazès et Cabanes (*Arch. d'Ophtalm.*, mars 1898); Libertini (*Annali di neurol.*, 1899, et *Rev. de neurol.*, 1900, p. 231); Lenoble et Aubineau (*Rev. de neurol.*, 1901, p. 1221); Chalatoff (*Journ. [clinique] russe*, 1901, p. 571, et *Rev. de neurol.*, 1901, p. 1168); Long et Wiki (*Rev. méd. Suisse rom.*, 1900, p. 375, et *Rev. neurol.*, 1901, p. 502).

yeux, démarche titubante; *évolution en un mois*, et mort dans le coma. A l'autopsie, glio-sarcome de la couche optique gauche, avec cavité kystique dans le noyau caudé[1].

Assez souvent, le syndrome est *progressif*, dans son évolution; il procède par phases, par périodes, et il existe des moments d'arrêt, de trêve. Les exemples en sont assez nombreux : Hill Grifitks et Steel Scheldon, ont observé les phases suivantes : 1re phase, névralgies intenses et céphalalgie occipitale paroxystique pendant plusieurs mois, nausées, vomissements, obscurcissement de la vue, et affaiblissement de l'ouïe; ces deux derniers symptômes étaient passagers, et se montraient surtout le matin; on pensa d'abord à de l'hystérie; puis (2e phase), un léger strabisme gauche vient indiquer quelque chose de plus grave; à l'ophtalmoscope, œdème et saillie de la papille des deux côtés. La santé générale, cependant, s'améliore. Mais, neuf mois plus tard (3e phase), lésions optiques aggravées, vomissements la nuit, titubation légère; puis, dix mois plus tard (4e phase), on constate l'abolition de la vue, du goût, de l'odorat, de la surdité à droite, et, graduellement, la malade meurt dans le coma. A l'autopsie : tumeur volumineuse ayant l'aspect d'un cervelet, sous les deux lobes frontaux antérieurs[2].

Nous pourrions citer, parmi les faits présentant des allures cliniques semblables : un cas de Marcel Labbé, où l'évolution dura *cinq années* (gliome des deux circonvolutions frontales internes des lobes frontaux, et partie antérieure du corps calleux; fig. 66, 67); — un cas de Vermorel et R. Marie (début huit mois avant par une faiblesse croissante de la vue; puis évolution en dix-huit mois, sarcome de F¹ et F², du volume d'un œuf de poule); — de Homen (F. de trente-quatre ans, ayant souffert pendant au moins deux ans de maux de tête de plus en plus intenses, accompagnés souvent de vomissements, de vertiges, parfois de syncopes; vue peu à peu affectée; coma. Sarcome pituitaire, de 6 centimètres sur 4 centimètres); — de Donath (H. dix-neuf ans, maux de tête et vertiges après traumatisme, ayant débuté à l'âge de dix ans; vers dix-neuf ans, ataxie cérébelleuse, signes du syndrome établis progressivement, mort subite; sarcome médullaire du vermis); — de Vægelin, de Fribourg (F. trente-six ans, pendant plusieurs années, délire religieux hypocondriaque, quelques vertiges et attaques syncopales; marche progressive des symptômes; mort huit ans après; tumeur de l'hypophyse du volume d'un œuf de

---

1. Schüle, *Neurol. Centralblatt*, 1899, p. 290, et *Rev. de neurol.*, 1899, p. 597.
2. Hill Griffiths et Steel Scheldon (*The Journ. of mental Science*, avril 1890, et *Arch. de neurol.*, 1893, II, p. 410).

poule); — de Hervé (cysticerques du cerveau ayant évolué de
vingt à trente-six ans); — de Cestan et Lejonne (tumeur du lobe
frontal droit, du volume d'une grosse orange, dilatation prononcée des ventricules (fig. 65) : 1re période, céphalée frontale
violente, de jour et de nuit; puis crises épileptiformes au nombre
de 5 à 6 par jour, et, après deux mois, vomissements, anarthrie,
parésie du bras et de la jambe; 2e période, trois à quatre
mois plus tard, les crises de céphalée et les attaques épileptiques diminuent peu à peu, mais la vue s'obscurcit progressivement; 3e période, troubles intellectuels très particuliers, très
marqués, et hémiplégie : mort dans un coma lent et progressif,
cinq à six mois plus tard [1]).

b) Syndrome atténué, incomplet ou partiel.

Dans le cas de syndrome atténué, incomplet ou partiel, trois
ou quatre des signes qui le constituent font défaut; il n'en persiste
que deux ou trois, ou même un seul; et cela, pendant l'évolution
entière de la maladie.

Dans le cas déjà cité de Brissaud et Massary (tumeur de F^1), il
n'y eut jamais, ni troubles oculaires, ni vertiges, ni vomissements, et l'intelligence demeura complète. « Il n'y eut jamais,
disent les auteurs, de signe irrécusable de la compression. » Le
syndrome fut uniquement constitué par la simple association de
la *céphalée* et de l'*épilepsie*. On crut même n'être en présence que
d'un cas d'*épilepsie essentielle*; et le malade succomba, dans un
état de mal permanent.

Chipault, en 1893, fit une trépanation infructueuse, pour un
gliome sous-cortical, du volume d'une cerise, dans F^2. La lésion
avait été caractérisée, d'une part, par des crises d'épilepsie
jacksonnienne, avec *auras* variables, et, d'autre part, pendant six
ou sept ans, par des migraines frontales violentes avec vomissements, revenant chaque semaine, durant une journée, et se calmant, d'ordinaire, la nuit [2].

Un tubercule très petit (volume d'un pois), observé par Lévaditi, dans la partie supérieure de la protubérance, derrière les
tubercules quadrijumeaux, donne lieu, chez un homme de
trente-huit ans, à de violentes douleurs de tête, douleurs diffuses,

<hr>

1. Marcel Labbé (*Soc. anat.*, 1896, p. 702); Vermorel et Marie (*Soc. anat.*,
1896, p. 162); Homen (*Rev. de neurol.*, 1893, p. 223); Donath (*Wien med.
Press.*, 1896. et *Rev. neurol.*, 1896, p. 671); Vœgelin (*Allg. Zeit. für Psych.*,
1897, p. 589, et *Rev. neurol.*, 1898, p. 108); Hervé (*Gaz. des Hôp. de Toulouse*,
1898, p. 210, et *Rev. neurol.*, 1898, p. 843); R. Cestan et Lejonne (*Arch. de
neurol.*, 1901, p. 846).
2. Chipault (*Rev. neurol.*, 1893, p. 152).

sans localisation précise, et à des crises d'épilepsie hémiplégique, sans autres phénomènes [1].

Hitzig, chez un alcoolique de quarante-huit ans, ouvrit par trépanation un kyste de la grosseur d'une pomme d'api, occupant la région du membre supérieur : la céphalée et les attaques épileptiformes furent les seuls symptômes; en particulier, l'examen ophtalmique fut négatif [2].

Bernheim, en se basant sur la céphalalgie persistante et sur des attaques d'épilepsie occupant le côté gauche de la face, fît, chez une femme de soixante et un ans, le diagnostic de tumeur du centre de la face; à l'autopsie on trouva, à la partie inférieure de F[a], un sarcome kystique [3].

Il serait facile de multiplier les exemples de cette association d'une céphalée tenace et des crises épileptiques, comme *seules manifestations* des néoplasies cérébrales : nous parlerons plus loin des tumeurs, qui ont, comme *unique* manifestation, des crises d'épilepsie.

Par contre, on trouve quelques observations où l'*unique symptôme* d'une tumeur cérébrale a été, pendant toute la vie, une *céphalée intense*. — Dans les *Bulletins de la Société anatomique* de 1899, Lantzenberg relate l'observation d'une femme de soixante-trois ans, apportée à l'hôpital dans un état de torpeur profonde; à l'autopsie, on put vérifier l'exactitude du diagnostic porté par Brissaud; car on trouva un myxo-sarcome assez volumineux, occupant le centre ovale des deux lobes frontaux, et la partie antérieure du corps calleux (fig. 73 à 75); outre un trouble profond de l'intelligence, devenu surtout apparent dans les derniers jours, la malade n'avait eu, comme phénomène prémonitoire, quelques jours auparavant, que des accès de tristesse, des bourdonnements d'oreille, *et de la céphalée* [4]. — Chez une jeune fille de dix-sept ans, dans le cerveau de laquelle Lévi et Lemaire trouvèrent près de 400 cysticerques, il n'y eut d'autres symptômes qu'une *céphalée nocturne et diurne opiniâtre*, et de la somnolence [5].

Bien souvent, les seuls symptômes généraux sont la *céphalée* et l'*œdème papillaire*. — Sommer, chez un homme de quarante-deux ans, à l'autopsie duquel il trouva un endothéliome de la dure-mère du volume du poing, comprimant T^1 et T^2, observa, outre

1. Lévaditi, Un cas de tubercule de la protubérance (*Rev. de neurol.*, 1899, p. 586).

2. Hitzig (*Rev. de neurol.*, 1899, p. 38).

3. Bernheim (*Rev. méd. de l'Est*, 1899, p. 184, et *Rev. neurol.*, 1899, p. 630).

4. Lantzenberg (*Bull. Soc. anat.*, 1899, p. 291).

5. Lévi et Lemaire, Un cas de ladrerie cérébrale (*Iconogr. Salp.*, 1901, p. 32).

de la paraphasie, *des maux de tête violents depuis vingt-cinq mois*, et la *papille étranglée*. Il y avait intégrité des fonctions motrices et optiques [1]. — Souques, dans un cas d'agraphie sensorielle, produite par un gliome volumineux du pli courbe, s'étendant jusque sous le lobule quadrilatère, signale, chez le malade âgé de vingt-trois ans, des accès de *céphalée vespéro-nocturnes* avec délire, et Parinaud constata de l'*hémiopie* et une *névrite optique double*, avec étranglement et hémorragies, bien que l'acuité visuelle fût presque normale [2].

Enfin les cas où *les principaux éléments du syndrome existent*, alors que les *lésions papillaires sont absentes*, se rencontrent assez fréquemment. Je citerai, au hasard, les faits : d'Eskridge et Naught (H. trente-cinq ans, céphalalgie, hébétude mentale, crises convulsives nombreuses; pas de troubles oculaires à l'ophtalmo-scope. Kyste traumatique de la région frontale), — d'Achard et Weill (sarcome du lobe temporo-occipital; il y eut tous les symp-tômes dits de compression, y compris un affaiblissement de la vision, mais l'examen histologique ne révèle aucune lésion des nerfs optiques), — de Masing (sarcome occupant toute la couche optique; pas de lésions du fond de l'œil), — de Lullum Wood Bathurst (kyste dermoïde du cerveau; vomissements fréquents, démence, aucun signe de névrite optique, liquide abondant dans les ventricules), — de Lannois et Pierret (kyste traumatique du volume d'un œuf de poule, siégeant sur la gouttière basilaire, et aplatissant le bulbe et la protubérance : céphalée, vertiges, vomis-sements, ataxie cérébelleuse; *pas d'œdème de la papille*), — de Porte (homme éprouvant depuis trois ans des céphalalgies violentes; démarche hésitante; torpeur, pendant quarante-huit heures tous les quinze jours, depuis trois mois; pas de vomissements, ni d'*œdème de la papille*. Mort par ictus. Tumeur du volume d'une mandarine, sous la partie inférieure du cerveau), etc. [3].

Dans les deux observations suivantes, les *troubles oculaires* furent, au contraire, les *deux seuls éléments* du syndrome, qui persistèrent. Dario-Galichi, dans un cas d'échinocoques com-primant le chiasma, vit la vue diminuer rapidement, et l'amau-rose devenir complète; mais, les symptômes principaux des

1. Sommer (*Jahr. f. Psych.*, 1893, et *Rev. neurol.*, 1893, p. 657).

2. Souques, Sur un cas d'agraphie sensorielle, gliome du pli courbe (*Rev. de neurol.*, 1894, p. 65).

3. Eskridge et Naught (*New-York med. Journ.*, 1895, et *Arch. de neurol.*, 1896, I, p. 69); Achard et Weill (*Bull. Soc. anat.*, 1898, p. 370); Masing (*Rev. neurol.*, 1894, p. 10); Lullum Wood et Bathurst (*Brit. med. Journ.*, 1895, et *Rev. neurol.*, 1895, p. 344); Lannois et Pierret (*Lyon méd.*, 1896); Porte (*Dau-phiné méd.*, 1898, p. 71).

tumeurs cérébrales manquaient. En raison de l'intensité et de la précocité des troubles oculaires, il diagnostiqua cependant une tumeur voisine du chiasma [1]. — Oppenheim (d'après Devic et Courmont) signale un cas où la *mélancolie* et la *Stauungspapille* furent les seuls signes d'une tumeur cérébrale [2].

Je n'insisterai pas sur les faits nombreux, où les vertiges, les vomissements, et la torpeur intellectuelle n'apparaissent pas, malgré le volume et l'importance des tumeurs cérébrales : ils sont suffisamment connus. Je pourrais plutôt signaler les cas où les phénomènes du syndrome disparaissent rapidement, pour faire place à un *sommeil prolongé*, comme dans le cas rapporté par Soca, où il dura pendant sept mois (tumeur du volume d'une orange, ayant détruit l'hypophyse et les parties environnantes). Nous reviendrons sur ces faits, à propos de la symptomatologie des tumeurs du lobe frontal [3].

Je ne ferai qu'indiquer les cas où le syndrome est *passager*, *transitoire*, *intermittent*; Jacobson (chez un enfant de cinq ans, hémiplégie gauche progressive, pas de convulsions, étranglement papillaire passager; tubercules cérébelleux et du noyau lenticulaire), — Wollenberg (le malade, ayant depuis plusieurs années des symptômes multiples de tumeur cérébrale, pendant les deux dernières années, présenta par périodes, un écoulement abondant de liquide céphalo-rachidien, jusqu'à 150 centimètres cubes en 12 heures; chaque fois, les symptômes de compression encéphalique disparaissent : double gliome du lobe occipital droit [4].

c) *Syndrome primitif, secondaire, tardif, inversé.*

C'est un fait curieux et digne de remarque que, dans un certain nombre d'observations, *le syndrome apparaisse d'abord, dans son entier complexus, avant les symptômes de localisation* : il ne semble pas qu'il en serait ainsi, si son existence était uniquement le résultat de la compression, et en rapport avec le volume de la tumeur.

Le syndrome, comme manifestation primitive, c'est-à-dire la *première en date*, des néoplasies encéphaliques, a été observé dans les cas suivants.

1. Dario-Galichi (*Gaz. Ospedale*, 1901, p. 159, et *Rev. neurol.*, 1901, p. 631).
2. Devic et Courmont (*Arch. de méd.*, 1900, p. 746).
3. Soca, Tumeur de l'hypophyse (*Iconogr. de la Salp.*, 1900, p. 101, 115).
4. Jacobson (*Arch. f. Psych.*, 1898, et *Rev. neurol.*, 1898, p 845); Wollenberg (*Arch. f. Psych.*, 1898, et *Rev. neurol.*, 1899, p. 213).

Bruns, dans une de ses observations, dit qu'il vit d'abord survenir des vomissements, de la céphalée, la papille étranglée; puis, de l'ataxie sous-corticale de Wernicke, et de l'*hémianopsie*. On diagnostiqua une tumeur, peut-être un tuberculo du *lobe occipital*. On opère sans trouver la tumeur; mais il s'écoule beaucoup de liquide céphalo-rachidien, et les symptômes généraux rétrocèdent, y compris la papille étranglée. Les symptômes localisateurs persistent; aggravation, *surdité verbale*, et hémiplégie droite. A l'autopsie, deux glio-sarcomes, l'un dans la substance blanche du lobe occipital, l'autre à l'extrémité postérieure de T¹ (¹). — Krauss rapporte l'observation d'un homme de trente-deux ans, qui fut malade pendant un an et demi : sa maladie commença par des maux de tête opiniâtres, des nausées, des vomissements, de la névrite optique double, qui permirent de poser le diagnostic de tumeur cérébrale; pas de paralysies; mais, plus tard, torpeur cérébrale progressive. On trouva dans le lobe frontal droit une tumeur large et dure, creusée d'un kyste, et occupant la partie moyenne des trois circonvolutions frontales horizontales. — Une tumeur de l'hypophyse, observée par Pékranz, donna lieu à de la céphalée, des vomissements, des convulsions et étourdissements, de l'œdème du visage et de l'albuminurie; plus tard, du côté de la vue, amaurose unilatérale, puis cécité. On avait cru d'abord à de l'urémie. — La symptomatologie fut la même dans un cas d'Agostini; et dans un autre de Babinski où, trois ans auparavant, la malade, une jeune fille de dix-sept ans, eut des céphalées violentes, et dans les derniers mois, des crises épileptiques et un affaiblissement de la vue. Il s'agissait, *dans ces trois derniers cas*, de tumeurs du corps pituitaire ².

Il n'est pas rare, d'autre part, de voir le syndrome apparaître *secondairement*, quand depuis un temps plus ou moins long, les phénomènes de localisation existent; il en résulte que parfois le diagnostic de *tumeur* cérébrale reste en suspens.

Il en est ainsi, en particulier, *pour les néoplasmes qui déterminent des troubles psychiques*. — Au Congrès de la Société de Psychiatrie allemande, en 1897, Thoma d'Illenau a insisté sur les phénomènes prodromiques, qui peuvent précéder l'apparition du syndrome. Ce sont souvent des symptômes de dépression, d'irascibilité, d'inaptitude au travail, d'incapacité de penser. Ce

---

1. Bruns, *Arch. de neurol.*, 1894, I, p. 459.
2. Krauss, *The journal of nervous and mental disease*, 1898, p. 189 et *Rev. neurol.*, 1898, p. 480. Pékranz (*Neurol. Centralblatt*, 1899, p. 202, et *Rev. neurol.*, 1899, p. 662); Agostini (*Rev. neurol.*, 1899, p. 451); Babinski (*Soc. et Rev. neurol.*, 1900, p. 531, et *Thèse Ovanoff*, Paris, 1892, avec fig.).

n'est que plus tard que la céphalée, les vertiges, les paralysies motrices ou les troubles de la vue, conduisent le malade dans un service de maladies internes ou d'ophtalmologie. Dans certains cas, cependant, les troubles psychiques sont au premier plan, et on dirige les malades vers les asiles d'aliénés... J'ajouterai qu'il en est ainsi pour certains épileptiques, qui ont des tumeurs cérébrales.

Thoma relate, à l'appui de son affirmation, trois faits très suggestifs : une malade présente d'abord des troubles anémiques, quelques attaques syncopales, de la dépression intellectuelle. On pense à la démence, et on la dirige vers l'asile : ce n'est que plus tard, que les symptômes généraux des tumeurs apparaissent. A l'autopsie, on trouva une tumeur dure, du volume d'un petit œuf, née au niveau du trou ovale, ayant envahi la substance blanche du lobe temporal. Une autre femme fut admise plusieurs années avant, et à plusieurs reprises, pour de la mélancolie et de la tendance au suicide; la stupeur, l'amaurose vinrent ensuite; gliosarcome du volume d'une pomme dans le lobe occipital. Dans un troisième cas, une femme de cinquante-deux ans entra pour des idées délirantes, des idées de persécution, des douleurs... puis survinrent des vertiges, des vomissements, de l'ictère, de l'élévation de température; tumeur du cervelet du volume d'un œuf [1].

S. West vit une tumeur du volume d'une noisette, située à la face externe du noyau lenticulaire, avoir *comme symptômes initiaux* des troubles sensitifs du bras et de la face : la malade devint plus tard hémiplégique, et perdit la vue par névrite optique [2].

Une tumeur de la dure-mère, du volume du poing, exerçant une compression sur la région inférieure des deux circonvolutions centrales, détermina des attaques et des parésies dans la face, la langue et les membres; *un an après*, la céphalée s'installa, et on constata une dilatation de quelques veines rétiniennes [3].

Vægelin rapporte un fait, qui se rapproche de ceux qui ont été cités par Thoma : une femme de trente-six ans fut atteinte pendant plusieurs années de délire religieux, d'hypocondrie, eut des vertiges et des attaques syncopales : elle mourut *huit ans après*, et on trouva une tumeur de l'hypophyse du volume d'un œuf de poule [4].

Une jeune femme présenta une atrophie considérable de la

---

1. Thoma d'Illenau (*Congrès de la Soc. psych. allemande, Arch. de neurol.*, 1897, I, p. 403).
2. S. West (*Brain*, 1895, et *Arch. de neurol.*, 1897, I, p. 59).
3. Syme (*Austral. med. Journ.*, 1895, p. 60, et *Rev. neurol.*, 1895, p. 475).
4. Vægelin (*Allg. Zeit. für Psych.* et *Rev. neurol.*, 1898, p. 108).

langue, de l'aphasie par paralysie des cordes vocales, des troubles de la déglutition; *quelques semaines après*, l'examen ophtalmoscopique permit d'affirmer l'existence d'une tumeur [1].

Un tubercule de la couche optique du volume d'une noisette, observé par Demange et Spillmann, se manifesta, au début, par des crises d'épilepsie jacksonnienne, puis, par de l'hémiplégie avec contracture, et de l'hémianesthésie : *dans les derniers mois seulement*, survinrent des signes d'atrophie papillaire [2].

Nous trouvons encore, dans la *Revue de neurologie*, deux cas de tumeurs (gliome, tubercule) de la couche optique, relatés par Miura, qui eurent une évolution symptomatique à peu près semblable [3].

Enfin, dans certaines circonstances, non absolument exceptionnelles, le syndrome mérite le qualificatif de *syndrome tardif*; car le néoplasme a accompli presque entièrement son évolution, ou existe depuis longtemps, *lorsqu'il survient*; la céphalée ordinairement si précoce, l'œdème papillaire, sont pour ainsi dire des *phénomènes terminaux*.

A l'appui de cette proposition, je citerai : les faits de Beevor et Ballance (ablation d'un sarcome du volume d'une orange, ayant, *sept mois avant l'apparition de la céphalée et de la névrite optique*, déterminé une hémiplégie progressive; guérison), — de Bouchaud (tumeur gliomateuse sous-corticale; à quinze ans, accès de monoplégie brachiale fugace, et, *quinze ans plus tard*, accès convulsifs), — de Bruns (tumeur du lobe frontal dans la substance blanche; apathie et somnolence, apparition tardive de la stase papillaire, *à l'approche de la mort*), — d'Estèves (kyste hydatique du lobe frontal; la céphalée et les vomissements, en même temps que les convulsions, se manifestent d'abord, puis l'hémiplégie; la névrite optique fut *tardive*; trépanation, guérison), — de Carle et Pescarolo (tumeur du volume d'un œuf extirpée sur F[3]; début par aphasie et convulsions; plus tard, douleur frontale, plus accentuée à gauche, et névrite optique), — de Devic et Ch. Gauthier (gliome kystique sur la moitié postérieure du lobe frontal et la partie antérieure du lobe sphénoïdal; la céphalée et les vomissements apparaissent seulement, *les derniers jours avant la mort*; jamais de papille étranglée), — de Becker (gliome du troisième ventricule; atrophie papillaire sans étranglement; *céphalée tardive*) [4].

---

1. Hervoet (*Gaz. méd. de Nantes*, 1898, p. 162).
2. *Presse médicale*, 1898.
3. Miura (Faculté de Tokio, *Rev. neurol.*, 1899, p. 282).
4. Beevor et Ballance (*Brit. med. Journ.*, 1895, et *Rev. neurol.*, 1895, p. 473);

En terminant, mentionnons, pour être complet, cette anomalie du syndrome, qu'on pourrait appeler le *syndrome inversé* ou *dissocié*, dans lequel les vomissements, la torpeur cérébrale ou la névrite optique, les vertiges, *précèdent à longue date* l'apparition de la *céphalée*. — Dupré et Devaux (endothéliome de 210 grammes dans la région temporo-frontale; les troubles oculaires précèdent de plus d'une année la céphalée, la torpeur, et les troubles psychiques; fig. 84, 85), — Franck, S'Madden (mélano-sarcome de la dure-mère sur Pᵃ et gyrus angulaire; vomissements, céphalée, dépression mentale, convulsions; en dernier lieu tout à fait, névrite optique), — Sépilli et Lui (gliome bilatéral des couches optiques; début par profonde torpeur psychique; plus tard, amblyopie bilatérale, vomissements, sanglots, bâillements, etc.), — Bruns (tumeur volumineuse, au niveau de la pariétale supérieure; début par dépression psychique, vertiges, névrite optique, puis troubles de la sensibilité, du mouvement, etc., puis le syndrome s'établit complètement; ramollissement œdémateux des régions subjacentes), — Kaplan (glio-sarcome du lobule fusiforme et du noyau lenticulaire; troubles du caractère; céphalée aiguë, accès psychiques, on croit à de l'hystérie; *Stauungspapille*. Mort six ans après) [1].

d) Syndrome réduit aux seules manifestations convulsives.

Les attaques convulsives sont les mieux connues des manifestations des tumeurs cérébrales, surtout depuis que la doctrine des localisations et la théorie Bravais-jacksonnienne ont mis en relief toute la valeur des convulsions localisées ou partielles. Il s'en faut de beaucoup, cependant, que toutes les tumeurs donnent lieu à ce symptôme : tantôt il n'existe pas; tantôt il n'est qu'un épiphénomène, un fait transitoire, parfois terminal, qui apparaît au milieu des autres signes du syndrome; tantôt, au contraire, *il constitue la seule expression clinique du néoplasme.*

Seuls, les faits de cette dernière catégorie nous arrêteront un instant; et nous citerons les quelques exemples suivants, où, avec

Bouchaud (*Journ. de neurol.*, Bruxelles, 1898, et *Arch. de neurol.*, 1899, p. 229); Bruns, *Neurol. Centralblatt*, 1898, p. 770, et *Rev. neurol.*, 1899, p. 139); Estèves (*Progrès méd.*, 1899, p. 479); Carle et Pescarolo (*Riforma medica*, 1901, et *Rev. neurol.*, 1901, p. 690); Devic et Ch. Gauthier (*Arch. de méd.*, 1900, p. 746, et *Rev. neurol.*, 1901, p. 501); Becker (*Arch. f. Psych.*, 1902, p. 50, et *Rev. de neurol.*, 1902, p. 691).

1. Dupré et Devaux (*Iconogr. Salp.*, 1901, p. 173); Franck, S. Madden (*Journ. of nervous and mental disease*, 1893, p. 125, et *Arch. de neurol.*, 1893, p. 110); Sepilli et Lui (*Rev. di Freniatria*, 1898, et *Rev. neurol.*, 1898, p. 844); Bruns (*Neurol. Centralblatt*, 1898, et *Rev. neurol.*, 1899, p. 139); Kaplan (*Rev. neurol.*, 1898, p. 400).

ou sans un peu de céphalée, on observa des phénomènes d'*épilepsie* : cas de Brissaud et Massary (épilepsie généralisée et céphalée, tumeur de F^1 ; fig. 14-15), — de Magalhaès Lemos (jamais de phénomènes du syndrome, *attaques d'épilepsie essentielle*; petit tubercule du lobule pariétal supérieur; fig. 16), — de Dide (homme de soixante-trois ans, démence *sénile, crises épileptiques tous les mois depuis trois ans* : il n'a eu ni vomissements, ni maux de tête; rien du côté de l'œil, il lit sans lunettes; sarcome angiolithique, du volume d'un œuf de pigeon, encapsulé dans les deux lobes frontaux), — d'Aldhibert, de Toulouse (femme de soixante-quinze ans; *convulsions et contracture du membre supérieur*; ni vertiges, ni vomissements, ni céphalée, intelligence conservée; sarcome du volume d'une grosse noix sur le pied de F^1, F^2, sur F^a, et même F^3), — de Reynier (enfant de dix ans et demi, *crises jacksonniennes*, intelligence vive, examen de l'œil négatif [par Parinaud]; kyste gliomateux de la partie inférieure de la région rolandique, opéré avec succès), — de Chipault (gliome du volume d'une cerise, dans F^3), — de Czerny (homme de quarante et un ans, *secousses cloniques de la jambe, du bras et de la face*; ni céphalée, ni papille étranglée; trépanation; sarcome kystique de la région motrice); — de Marchand (tumeur du lobule pneumo-gastrique du cervelet, ayant le volume d'une noix, et comprimant la protubérance et le bulbe. *Il n'y eut pas d'autres symptômes que les crises d'épilepsie,* d'abord rares, puis plus fréquentes. Ces symptômes précédèrent la mort de huit ans), — de Mousseaux, Gothard et Riche (malade de soixante-neuf ans apporté dans le coma, meurt quelques heures après; il n'avait jamais présenté *que des attaques convulsives,* que ses camarades attribuaient à des excès de boisson, et dont il se remettait complètement; kyste hydatique du volume d'un œut de poule, dans la région centrale et pariétale, allant jusqu'au voisinage des ventricules), — de Weber (femme de vingt-huit ans, *épileptique depuis l'âge de seize ans*, tumeur sarcomateuse du lobe occipital [circ. linguale et fusiforme]), — de Pelizzi (sarcome du volume d'un œuf de poule du lobe frontal; *attaques épileptiques, seul symptôme*)[1].

En réalité, les faits où *le seul symptôme* des tumeurs encéphaliques est les attaques convulsives sont peu nombreux. Le

---

1. Brissaud et Massary (*Iconogr. Salp.*, 1897, p. 73); Magalhaès Lemos (*ibid.*, 1898, p. 20); Dide (*Soc. anat.*, 1898, p. 217); Aldhibert, de Toulouse (*Rev. de chir.*, 1875, p. 158); Reynier (*Congr. de chir.*, 1891, p. 110); Czerny (*Arch. de neurol.*, 1897, p. 290); Marchand (*Congr. de neurol.*, et *Arch. de neurol.*, 1901, p. 784); Mousseaux, Gothard et Riche (*Iconogr. Salp.*, 1901, p. 19); Weber (*Rev. méd. Suisse rom.*, 20 mars 1900, et *Rev. neurol.*); Pelizzi (*Rev. de neurol.*, 1902, p. 565).

plus souvent, il existe en même temps de la céphalée, des vomissements, des vertiges, de l'œdème papillaire. On en pourrait
trouver d'autres cependant; mais le petit nombre de ceux que
nous avons signalés suffit à montrer : 1º que l'apparition d'accès
convulsifs, *n'est pas liée uniquement au siège de la tumeur* dans
la région motrice; puisqu'on les voit survenir pour des tumeurs
des régions pariétales, frontales, basales, cérébelleuses, protubérantielles, etc. ; 2º que cet élément du syndrome, en général, ne
reste à l'état *isolé* que pour les néoplasmes de *petit volume*, de formation récente (puisqu'il s'agit souvent de cas opérés), ou d'évolution lente (kystes, fibromes durs, etc.). — Nous chercherons plus
tard le mécanisme, la pathogénie des crises convulsives, dans les
néoplasies encéphaliques.

e) *Syndrome vertigineux.*

Je mentionnerai, sous ce nom, une forme assez rare du syndrome, qui ne se rencontre pas uniquement dans les tumeurs
du cervelet ou de l'appareil cérébelleux (protubérance, pédoncules), quoiqu'elle y soit bien plus fréquente. Au milieu des autres
signes du syndrome, *l'état vertigineux prédomine.* Ainsi Nikitin
rapporte l'histoire d'un malade, qui eut des attaques de vertiges,
suivies de convulsions et de pertes de connaissance fréquemment répétées, puis de paralysie, d'aphasie, etc. A la face externe
du lobe pariétal gauche, on trouve un kyste grisâtre, gros comme
une noisette. C'était un cas d'actynomicose [1]. De même, dans un
cas de Nicaise, *l'état vertigineux était continuel* (cysticerques de
l'encéphale) [2]. — Mais cet état est plus fréquent, plus accentué,
dans les tumeurs de la protubérance et du cervelet. Chez une
femme de quarante-deux ans, Touche trouva une tumeur en fer
à cheval sur le bord supérieur de la protubérance, comprimant
l'étage supérieur des pédoncules : outre les signes des lésions
protubérantielles, le symptôme le plus remarquable était les
accès de vertiges. « La malade éprouve, à chaque instant, des
sensations vertigineuses; il lui semble que le plancher monte et
descend, comme le pont d'un navire balancé par les vagues;
quand elle est couchée, elle a de la tendance à rouler en bas de
son lit, et quand elle veut marcher, fréquemment elle tombe sur
le dos [3]. »

1. Nikitin (*Deutsch. med. Wochens.*, 1900, p. 813, et *Rev. neurol.*, 1901,
p. 1116).
2. Nicaise (*Soc. anat.*, 1900, p. 249).
3. Touche (*Rev. neurol.*, 1901, p. 417).

f) Syndrome seul.

Le syndrome s'accompagne assez habituellement de troubles intellectuels, moteurs, ou sensitifs : un certain nombre de néoplasmes, cependant, évoluent entièrement, *sans autres manifestations que celles qui lui sont propres*; et cela, parfois, dans des conditions qu'on n'eut pas d'abord supposées.

Auclair, chez une femme, vit, trois mois seulement avant sa mort, apparaître une céphalée violente et les autres signes du syndrome : elle portait un névrogliome diffus des circonvolutions temporo-sphénoïdales, du noyau caudé et de la capsule interne [1].

Okynzic rapporte, dans les bulletins de la Société anatomique de 1902, un cas de gros tubercule isolé du cervelet, qui s'accompagna de céphalées occipitales violentes, de vomissements, de raideur de la nuque, et de rétinite œdémateuse. Il n'y eut jamais, contre toute attente, de titubation, ni de démarche ébrieuse [2].

Deux tubercules de la couche optique et du cervelet produisirent exclusivement de la céphalée, des vomissements, de la stase papillaire, de la cécité, de l'épilepsie jacksonnienne (intelligence très conservée) dans le cas de Spillmann et Nilus, et ces auteurs ajoutent : « Comment expliquer qu'avec des tumeurs multiples du cervelet, et une lésion volumineuse de la couche optique, il n'ait jamais existé de signe précis [3] ? »

g) Absence du syndrome.

Sur 130 cas de tumeurs encéphaliques récemment publiés, et que nous avons analysés, nous trouvons environ 30 observations, où le syndrome fait absolument défaut, soit une proportion d'environ 23 p. 100 : ce qui ne veut pas dire, cependant, qu'il y *ait absence de* TOUT SYMPTÔME.

Dans 12 cas, nous trouvons des *crises convulsives* plus ou moins accusées (pas de syndrome [4]).

Dans 6 autres cas, ce sont des *phénomènes paralytiques*, qui signalèrent la tumeur, mais il n'y eut pas de syndrome. Cas de Rochas (gliome du tiers moyen de l'hémisphère droit), — de

---

1. Auclair (*Soc. anal.*, 1896, p. 25).
2. Okynzic (*Soc. anat.*, 1902, p. 894).
3. Spillmann et Nilus (*Gaz. hebd.*, 1900, p. 1189, et *Rev. neurol.*, 1901, p. 305).
4. Cas déjà cités de Magalhaès, Aldhibert, R. Reynier. Marchand, Dide, Hitzig, Czerny, Paviot, Mousseaux et Vigouroux (*Arch. de neurol.*, 1901, II, p. 542); Cottet et Morelly (*Soc. anat.*, 1897, p. 907); Pel (*Rev. neurol.*, 1894, p. 285), etc.

Cestan (*hémiplégie droite* et *aphasie*; on croit à un ramollissement, et on trouve un fibrome du volume d'une mandarine, comprimant la région rolandique), — de F. Damville (*hémiplégie* qu'on
croit être due à une hémorragie, ou à un ramollissement; sarcome angiolitique du volume d'une noisette, derrière le pli
courbe), — Keen et Spiller (*parésie du bras droit et de la jambe,*
amnésie verbale; hémianopsie; ablation d'un endothéliome de la
circ. pariétale supérieure), — Klippel et Jarvis (*hémiplégie,* tremblements choréiques, excitations délirantes, mais pas de syndrome[1]).

On conçoit combien, dans ces circonstances, *le diagnostic avec
un foyer de ramollissement ou une hémorragie* doit rester obscur.

Dans un cas, la tumeur s'est signalée uniquement par des
troubles de la sensibilité, des hallucinations tactiles, des hypoesthésies. On crut à une *lésion irritative superficielle* de la région
du bras et de la face : tumeur de la grosseur d'une noix, logée
dans la partie moyenne du sillon de Rolando (Sciammana et Postempski)[2].

Plusieurs fois, *des troubles intellectuels, du délire, de l'hystérie, un sommeil prolongé* furent les seuls symptômes. Exemples : plusieurs petites tumeurs de nature épendymaire, en
particulier sur P^a (Cornil); — cas de Seavick (nervosisme, délire
de persécution, pas de syndrome; psammo-sarcome du ventricule
latéral), — Seavick (tumeur de la grandeur de la paume de la main
occupant le lobe frontal gauche; pas de troubles psychiques, ni
de syndrome, seulement accès de sommeil).

Bristowe signale expressément que le *syndrome manque* ordinairement, dans les tumeurs du corps calleux, et Solder mentionne le *caractère bénin des symptômes généraux,* et l'évolution
lente, dans les *anévrismes des artères cérébrales.* Enfin Koster
diagnostique de l'*hystérie,* dans un cas de tumeur du quatrième
ventricule, où il n'y avait ni céphalalgie, ni *Stauungspapille.* Et
Lorrain, pour un endothéliome de l'arachnoïde du volume d'une
grosse noix au niveau de F^3 et de l'insula, observe, en huit mois,
deux ou trois attaques apoplectiques, *sans syndrome*[3].

1. Rochas (*loc. cit.*); Cestan (*Soc. anat.*, 1899, p. 188); Fr. Damville (*Soc.
anat.*, 1902, p. 305); Keen et Spiller (*Journ. of nerv. and mental disease,*
1900, p. 241, et *Rev. neurol.*, 1901, p. 196); Klippel et Jarvis (*Rev. neurol.,*
1901, p. 1027).

2. Sciammana et Postempski (*Rev. neurol.*, 1901, p. 240).

3. Cornil (*Bull. Soc. anat.*, 1901, p. 561); Seavick (*Rev. neurol.*, 1893, p. 405);
Bristowe (*in* Devic et Paviot, *Rev. de méd.*, 1897, p. 967); Solder (*Rev. neurol.*
1893, p. 297); Koster (*Rev. neurol.*, 1897, p. 196); Lorrain (*Soc. anat.*, 1895,
p. 696).

h) Tumeurs latentes.

Par tumeurs latentes, nous entendons non seulement celles, où les signes du syndrome sont tous absents, et dont nous venons de parler, mais uniquement *les néoplasmes, qui pendant la vie n'ont donné lieu à* AUCUN TROUBLE CÉRÉBRAL.

C'est une croyance générale, que ces tumeurs occupent les régions dites latentes, silencieuses ou muettes, de l'encéphale, parce que leur réaction fonctionnelle paraît absolument inconnue, en particulier les lobes frontaux ou occipitaux. Aujourd'hui, on sait que les lésions des lobes frontaux donnent lieu à des troubles psychiques (nous l'établirons pour les néoplasmes); et que les lobes occipitaux sont loin de rester silencieux, puisque leurs lésions produisent l'hémianopsie, etc.

Nous avons trouvé environ 15 cas de tumeurs cérébrales, absolument latentes, sur 136, soit environ 10 à 11 p. 100.

Bullens rapporte qu'il a trouvé dans les registres de son asile cinq cas de sarcomes du cerveau, où on n'avait constaté aucun symptôme caractéristique de l'existence d'une tumeur [1].

Pour les *lobes frontaux*, nous mentionnerons : un cas de Burr (énorme tumeur de la dure-mère de 10 centimètres de diamètre [carcinome], occupant la face externe du lobe frontal droit, lui-même envahi en partie); — deux cas de Bouveret (tumeur du centre ovale des lobes frontaux, en avant des irradiations du faisceau pyramidal; à la phase terminale, et il y eut ictus apoplectique et paralytique); — Biroula, à l'autopsie d'un soldat mort de fièvre typhoïde, trouva un énorme kyste des méninges, occupant F1 et F2, et ne s'étant pas manifesté pendant la vie. — G. Muggia, chez un dément, tranquille et sociable, qui n'eut jamais de troubles de la parole, ni céphalée, ni affaiblissement de la vue, ni vertiges, ni vomissements, ni accès convulsifs, rencontra à l'autopsie une grosse tumeur de 102 grammes, occupant la fosse cérébrale antérieure, et comprimant de bas en haut les deux lobes frontaux.

Le cas le plus remarquable est celui du célèbre clinicien H. Benett (cité par Byrom-Bramwell), mort après une lithotomie. On trouva une tumeur du volume d'un œuf de poule, située entre

1. Bullens (*Journ. of mental Sciences*, janv. 1888, et *Arch. de neurol.*, 1890, p. 243); Burr (*Arch. de neurol.*, 1892, II, p. 406) ; Bouveret (*Nouv. Montpellier méd.*, 1896); Biroula (*Soc. de Psych. de Saint-Pétersbourg*, 1896, et *Rev. neurol.*, 1897, p. 206); G. Muggia (*Riforma medica*, 1902, p. 855, et *Rev. neurol.*, 1902, p. 941); Byrom-Bramwell (*Edimb. med. Journ.*, 1881, p. 72, et *Arch. de neurol.*, 1880-81, p. 589).

la dure-mère et les os, s'étant creusée une loge dans le tissu cérébral. Le pariétal était aminci; les circonvolutions aplaties et
déprimées : on ne trouva, ni congestion, ni ramollissement de la
substance nerveuse. *Jamais il n'y eut de symptômes*, et ceux-ci
n'eussent pas échappé au savant clinicien. La tumeur était sans
doute congénitale.

Les tumeurs des autres parties du cerveau peuvent aussi
demeurer *latentes*, comme le prouvent les faits suivants :

1° *Région rolandique*. – Roller de Brake : sarcome de 10 à 14 centimètres des os du crâne, compression des circonvolutions centrales, sans symptômes cérébraux. — Pigchini : sarcome endo-
thélial de la grosseur d'un œuf de poule, ayant comprimé et
atrophié la région rolandique; jamais de troubles, ni de la motilité, ni du fonctionnement cérébral.

2° *Région temporo-occipitale*. — Un malade de quarante-quatre
ans, atteint de troubles mentaux, et diagnostiqués paralysie générale, meurt dans le coma : on trouve un cholestéatome, du volume
d'une petite pomme, dans la substance des circonvolutions temporo-occipitales (Nettom).

3° *Ganglions de la base*. — James Rorie, chez une démente, qui
n'eut jamais ni céphalalgie, ni vomissements, ni troubles du
langage, ni convulsions, ni lésions de la sensibilité ou de la motilité, rencontra une tumeur occupant la place des ganglions de la
base, et celle du corps calleux.

4° *Cervelet*. — D'après Marchand, un malade, qui durant sa
vie n'eut jamais d'accès convulsifs, ni de troubles cérébraux,
était porteur d'une tumeur du volume d'une noix, au niveau du
lobule pneumo-gastrique du cervelet. — Nous avons déjà cité le
cas de Cathelin, qui trouve deux tubercules du cervelet, sans
manifestations, chez un enfant (fig. 148-149).

5° *Protubérance et bulbe*. — Perranda, trouve un lipome du
volume d'une noisette, chez un homme de trente-quatre ans;
aucun trouble n'avait été observé pendant la vie [1].

Comme conclusion, on peut dire que les tumeurs cérébrales
réellement LATENTES, c'est-à-dire sans aucune manifestation pendant la vie, *sont plutôt rares*, et qu'elles se rencontrent surtout
chez des *déments*, chez des malades qui occupent les asiles; de
plus, un certain nombre paraissent *congénitales*. Les progrès de

---

1. Roller de Bracke (*Arch. de neurol.*, 1891, p. 293); Pigchini (*Rev. de neurol.*,
1893, p. 221); Nettom (*Rev. neurol.*, 1898, p. 139); James Rorie (*Arch. de neurol.*, 1893, I, 463); Marchand (*Arch. de neurol.*, 1901, p. 269); Cathelin (*Soc.
anat.*, 1898, p. 566); Perranda (*Rev. neurol.*, 1898, p. 105).

la neuropathologie et du diagnostic en feront de plus en plus
une très grande exception.

*i) Relations du syndrome avec le volume, le siège, et la nature des
tumeurs cérébrales.*

L'hypothèse, généralement admise, que les troubles généraux
du syndrome sont le résultat de la compression cérébrale,
exercée par la tumeur, laisse supposer que plus la tumeur sera
volumineuse, plus les phénomènes observés seront accusés.

Il n'en est pas toujours ainsi, cependant. Nous avons relevé
11 cas de *petites tumeurs*, sises en différentes régions de l'encéphale, ayant donné lieu aux troubles du syndrome, d'une manière
très nette. Dans 10 autres cas, ceux-ci ne s'étaient pas manifestés.

Voici l'énumération des *petites tumeurs*, se rapportant à la première catégorie de faits : tumeur du volume d'une noisette, dans
le noyau lenticulaire; tubercules du même volume, dans le
pédoncule droit, dans le lobe paracentral, dans la couche optique
(2 cas), dans le cervelet. Petit kyste dans la région motrice, petit
fibrome du cervelet, etc.

Il semble que les lésions tuberculeuses solitaires soient, parmi
les néoplasmes de petit volume, ceux qui donnent lieu surtout
à des troubles intensifs.

Pour les *grosses tumeurs*, nous trouvons 23 cas *avec syndrome
accusé*; et, par contre, 24 cas où les troubles généraux *ont été peu
accentués ou nuls.*

Voici l'indication des tumeurs du *second groupe* : tumeur du
volume d'une grosse noix (région frontale); cas de Bennett déjà
cité; sarcome de 10 à 14 centimètres comprimant les circonvolutions centrales; tumeur de la dure-mère de 10 centimètres
ayant envahi, en partie, la région frontale; grosse tumeur du
centre ovale, occupant les ganglions de la base; tumeur de la
région frontale; gliome de la région frontale et du corps calleux;
gros tubercule de la couche optique; tumeur du volume d'une
mandarine dans la région rolandique; tumeur du centre ovale
et du lobe frontal; sarcome gros comme un œuf de poule, dans
la région rolandique; endothéliome de la dure-mère du volume
du poing; tumeur de la grandeur de la paume de la main, occupant tout le lobe frontal gauche; tumeur du volume d'un œuf de
poule dans le centre ovale; tumeur volumineuse du lobe frontal,
kyste dermoïde volumineux; tumeur du centre ovale; tumeur du
volume d'une mandarine dans le lobe frontal; tumeur grosse
comme une pomme dans la région temporo-occipitale; tumeur
du poids de 102 grammes dans la fosse cérébrale antérieure;

tumeur du lobule paracentral; kyste du volume d'un œuf de poule dans la région centrale et pariétale, allant jusqu'aux ventricules.

Le *siège de la tumeur* ne paraît pas avoir une influence absolue sur l'*apparition du syndrome*. Nous avons noté : 1° dans la *région frontale* : 11 cas sans troubles généraux, 7 cas avec syndrome; 2° dans la *région motrice*, 4 cas avec syndrome et 8 cas où il était absent (ordinairement il existait des crises convulsives); 3° pour les ganglions de la base (couche optique, corps strié) : 5 cas avec syndrome et 8 cas sans syndrome; 4° de même les tumeurs de la base, des ventricules, du cervelet, de la protubérance et du bulbe, les tumeurs de la dure-mère, nous ont fourni, dans des proportions diverses, des cas avec ou sans manifestations générales.

La *nature des néoplasmes* n'a pas une action constatée et manifeste, sur l'apparition de la céphalée, des vomissements, de la névrite optique, etc., quoique, cependant, les troubles généraux paraissent plus *communs*, dans les tubercules, les gommes, les gliomes, et les *néoplasmes à accroissement rapide*.

La CONCLUSION qui s'impose, après avoir constaté *cette variété d'allures, cette mobilité* dans la physionomie clinique du *syndrome*, son *absence de corrélation absolue* avec le volume, la nature et le siège du néoplasme, c'est :

1° qu'il ne constitue pas un phénomène absolument *adéquat* à l'existence des tumeurs encéphaliques;

2° qu'il n'est en réalité qu'un ÉPIPHÉNOMÈNE.

Il est, cependant, d'une grande importance en pathologie cérébrale, à cause de sa *grande fréquence* et de ses *caractères spéciaux* : c'est pourquoi il est indispensable de préciser, si possible, sa *valeur séméiologique* et sa *pathogénie*.

IV. — VALEUR SÉMÉIOLOGIQUE ET PATHOGÉNIE.

a) La *valeur séméiologique* du *syndrome* des néoplasmes cérébraux est considérable; *puisque c'est lui que recherchent surtout les cliniciens, quand ils veulent établir le* DIAGNOSTIC *d'une tumeur des centres nerveux.*

Elle a pour *bases principales* : 1° sa *grande fréquence*; 2° l'importance de ses *caractères distinctifs*, par rapport aux autres affections cérébrales.

1° *Fréquence.*

Sur 130 observations que nous avons parcourues, nous avons rencontré 90 fois la présence du syndrome; dans 40 cas, il faisait défaut. Nous pouvons donc admettre qu'il existe dans 70 p. 100 des cas observés : tantôt il apparaissait avec son complexus à peu près entier, 54 p. 100; tantôt il était réduit à quelques-uns de ses éléments, céphalée, œdème papillaire, etc., 16 p. 100.

Il ne faudrait pas conclure, cependant, que 30 p. 100 des tumeurs cérébrales n'ont aucune manifestation symptomatique; car nous avons trouvé, sur les 40 cas qui constituent cette proportion, 17 fois des phénomènes convulsifs, 7 fois des paralysies, et 4 fois des troubles intellectuels (torpeur, somnolence, délire, hystérie).

Dans 12 cas seulement la tumeur était *latente*, c'est-à-dire ne s'était pas manifestée, soit dans une proportion de 9 p. 100.

Krauss, dans un travail récent, analysant 16 cas personnels de tumeurs cérébrales, arrive aux conclusions suivantes : Chez tous les malades, il existait de la *céphalalgie*, tantôt diffuse, tantôt localisée; la *névrite optique* était présente dans 10 cas sur 12; *les nausées et les vomissements* furent observés 11 fois; l'*hébétude mentale et la dépression* 10 fois. Le *vertige*, qui passe pour un des symptômes cardinaux, était présent dans 6 cas, et absent dans 7. La *paralysie*, sous une forme ou sous une autre, a été notée 10 fois.

L'auteur précité classe ainsi les symptômes des tumeurs cérébrales, selon leur importance : 1° *Céphalalgie*; 2° *Névrite optique*; 3° *Apathie mentale*; 4° *Nausées et vomissements*. Enfin, à titre de symptôme spécial et localisateur, il faut ajouter : 5° la *paralysie*.

« Quant aux symptômes *précoces*, ajoute-t-il, ce sont ceux qu'on rencontre dans la NEURASTHÉNIE : la céphalalgie, l'inaptitude au travail intellectuel, les troubles de la digestion, l'irritabilité nerveuse, et le malaise général. — Mais le signe *décisif* sera toujours l'*étranglement de la papille* (Choked Disk), et l'*on peut faire, de cette lésion, le signe* PATHOGNOMONIQUE *des tumeurs cérébrales* [1].

En traitant de l'*œdème de la papille*, nous avons déjà indiqué que cette lésion oculaire s'observait, d'après les recherches de Reich, Annuske et Ed. Lawford, dans 80 p. 100 des cas de tumeurs des centres nerveux.

La statistique de Martin, qui a analysé 600 cas, relève une proportion de lésions papillaires qui varie de 60 à 80 p. 100, selon le siège et la nature des tumeurs cérébrales [2].

H. Wilder dit que la *névrite optique* vient, par rang d'importance symptomatique, *immédiatement après la céphalée*. Sa fré-

1. W. C. Krauss (*The New-York med. Journ.*, 30 juillet 1898, et *Arch. de neurol.*, 1901, I, p. 252).
2. Martin (*The Lancet*, 1897, II).

quence est très grande : elle a été trouvée 104 fois sur 140 cas de tumeurs cérébrales, soit dans environ 75 p. 100 des cas [1].

b) Caractères distinctifs.

Les caractères distinctifs du syndrome des néoplasies cérébrales sont *spéciaux*; et, lorsqu'il est accusé, les maladies du cerveau, avec lesquelles on peut craindre la confusion, sont peu nombreuses.

La *céphalée aiguë des urémiques*, l'*encéphalopathie saturnine*, peuvent aussi s'acompagner de vomissements, d'un certain degré de torpeur cérébrale, et de névrite optique : mais, dans ces circonstances, l'examen méthodique des urines (albumine, cylindres urinaires), et les antécédents, éclairent le diagnostic. Nous avons d'ailleurs indiqué que la *neuro-rétinite* des albuminuriques diffère par ses taches rétiniennes blanches, nettement limitées, de la névrite œdémateuse des tumeurs. C'est dans ces circonstances que la collaboration du médecin et du chirurgien est précieuse.

Les *abcès du cerveau*, s'ils sont aigus, s'accompagnent d'*élévation de température*; et, s'ils sont chroniques, auront eu comme point de départ une pyohémie, une suppuration du poumon ou d'autres organes, une lésion suppurative de l'oreille moyenne ou des cavités des sinus, ou, enfin, une ostéite suppurée de la base du crâne. Toutes ces lésions ont leurs caractères propres, et ne peuvent embarrasser le diagnostic du syndrome que dans certaines circonstances rares.

Les *méningites aiguës* se distinguent par l'élévation de température, le délire, et l'évolution rapide. La raie méningitique, le signe de Kernig, sont des éléments de diagnostic d'une valeur non négligeable.

Les *méningites chroniques*, circonscrites ou en plaques, peuvent simuler une tumeur; car on rencontre, *dans les deux cas*, la céphalalgie, la névrite optique double, les convulsions locales ou généralisées, et parfois des paralysies partielles. Mais la marche générale de l'affection, le pouls fréquent, puis lent, irrégulier, la céphalalgie moins limitée et moins intense, les hyperesthésies sensitives ou sensorielles, la photophobie, la constipation, la névrite optique moins accusée, la constatation de tubercules de la choroïde, de lésions tuberculeuses dans d'autres organes, les stigmates et les antécédents, aideront à reconnaître, qu'il ne s'agit pas d'une néoplasie cérébrale.

---

1. W. H. Wilder (*Journ. of nerv. and mental disease*, août 1900, et *Arch. de neurol.*, 1901, p. 302, I.

Nous n'insisterons pas sur ces affections, où le *syndrome* est plus ou moins simulé, car elles sont du domaine de la médecine; et, d'ailleurs, elles atteignent rarement le degré de figuration suffisant des éléments du syndrome pour conduire à une erreur d'interprétation *définitive* un esprit prévenu. C'est ainsi que Krauss affirme avoir fait le diagnostic de tumeur cérébrale dans 12 cas sur 13, en ce qui concerne le cerveau; et, dans tous les cas cérébelleux, il a été fait et confirmé [1].

On peut donc dire avec vérité : que la valeur séméiologique du SYNDROME des tumeurs cérébrales *est très grande*, et se trouve confirmée par *sa grande fréquence* et par la valeur réelle de ses *caractères distinctifs*.

V. — PATHOGÉNIE DU SYNDROME.

La *coexistence habituelle* des éléments du syndrome dans les néoplasies cérébrales a récemment conduit les pathologistes à rechercher le *lien anatomique ou physiologique* qui les unissait et en occasionnait l'apparition, dans des formes toujours à peu près semblables.

En d'autres termes, on s'est demandé pourquoi la céphalée, les vomissements, la torpeur cérébrale et l'œdème papillaire étaient associés, et caractérisaient ainsi les tumeurs cérébrales.

Les hypothèses et les recherches n'ont pas manqué, et de toutes, la plus communément admise, presque sans conteste, a été l'action de la COMPRESSION CÉRÉBRALE produite par la tumeur; mais, dans ces dernières années, on a, à juste titre, attribué une part importante, dans les manifestations observées, à la TOXI-INFECTION déterminée par les sécrétions internes des produits des néoplasmes, à l'ŒDÈME CÉRÉBRAL, et à l'IRRITATION.

Nous allons apprécier la valeur de ces hypothèses.

1° *La* COMPRESSION CÉRÉBRALE *dans les néoplasies intracrâniennes. Hypertension intracrânienne.*

a) *Considérations physiologiques et expérimentales.*

Dans notre travail sur « les Traumatismes cérébraux » [2], nous avons, un des premiers, étudié expérimentalement, par des injec-

---

1. Krauss (*The New-York med. Journ.*, 1898).
2. H. Duret, *Études expérimentales et cliniques sur les Traum. cérébraux* (Thèse, Paris, 1878).

tions d'eau, d'huile, de cire, *les effets physiologiques de la compression intracrânienne.*

Nous avons vu qu'elle produisait l'ANÉMIE *des centres nerveux,* que celle-ci s'accentuait de plus en plus avec l'excès de pression, jusqu'à la mort, survenant ordinairement, dès qu'elle dépassait la *tension artérielle.*

Chez un cheval, soumis à une pression cérébrale, le sang de la veine jugulaire revenait moins abondant; et, à l'hémodynamomètre, on observait une chute de la tension, descendant de 15 centimètres Hg à 4 ou 5 centimètres; cette faible tension représentait à peine le sang veineux, qui s'écoulait de la face.

Ces effets, d'sions nous, étaient tout à fait comparables à ceux obtenus par Couty, lorsqu'il suspendait le cours du sang dans l'encéphale, par des injections oblitérantes.

Il résultait encore, de nos nombreuses expériences, que les troubles produits dans les fonctions CÉRÉBRO-BULBAIRES, par une pression graduellement exercée à la surface des hémisphères cérébraux, consistaient :

1° en un ralentissement progressif du pouls, qui de 100 tombait à 40 ou 50 pulsations; et de la respiration, dont les mouvements étaient réduits de 16 à 10 par minute; en un abaissement de la température (*phénomènes bulbaires*);

2° en une dépression des facultés psychiques, l'animal tombant progressivement dans l'inconscience, l'apathie, la somnolence, et finalement dans le coma;

3° en l'engourdissement, la fatigue et la parésie musculaire, et enfin, dans la lenteur et, bientôt, l'extinction des impressions sensorielles et sensibles (*phénomènes cérébraux*).

On voyait aussi survenir l'abolition du réflexe cornéen, la dilatation de la pupille; dans quelques cas, les globes oculaires devenaient plus saillants, et étaient le siège d'une hypertension.

Or, cet affaiblissement graduel des fonctions cérébrales, *nous le voyons survenir dans les* TUMEURS ENCÉPHALIQUES, où il prend le nom de *torpeur cérébrale,* d'*état somnolent,* d'*obnubilation psychique*; et il s'accompagne de faiblesse musculaire, de parésie, d'hypoesthésie, etc. Parfois, il y a aussi lenteur du pouls, gêne de la respiration, surtout au moment des paroxysmes ou crises du syndrome. On peut observer des troubles pupillaires (mydriase ou myosis). Enfin, il n'est pas jusqu'au *nystagmus,* si ordinaire dans les tumeurs de la base et du cervelet, qui, ainsi que les phénomènes pupillaires, ne trouve son explication dans nos expériences : dans l'une d'elles, nous indiquions comme

l'ayant produit, la distension de l'aqueduc de Sylvius, et les
hémorragies miliaires qui s'y étaient associées et *occupaient la
région des nombreux noyaux de la troisième paire*, situés, comme
on le sait, près des parois de ce conduit [1]. La saillie des globes
oculaires, leur hypertension sont sous l'influence de l'*hypertension intracrânienne*, qui, ainsi que l'a indiqué Leyden, et que
l'ont constaté, avec l'ophtalmomètre, Hippel, Grunhagen, est en
corrélation directe avec la tension oculaire.

Celles de nos expériences qui réalisent le mieux les conditions
pathologiques, dans lesquelles se trouve le cerveau comprimé
par une tumeur, sont celles que nous avons faites avec des substances coagulables (cire, paraffine, à la surface des hémisphères, entre la dure-mère et l'os, ou dans l'arachnoïde). On y
voit, dans une figure empruntée à Pagenstecher, comment un
caillot de cire (ou une tumeur) comprime l'encéphale, aplatit
les circonvolutions,

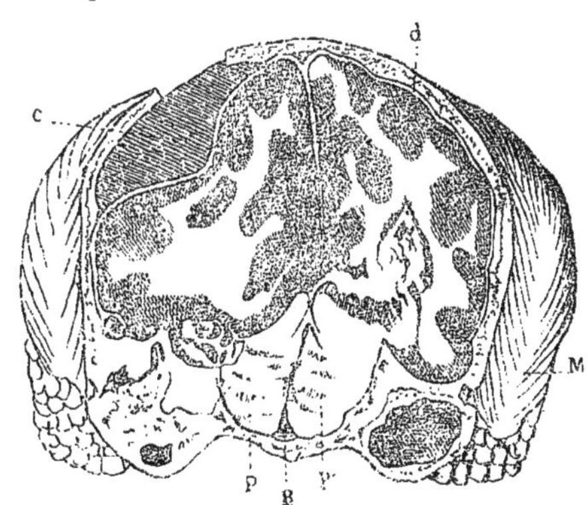

Fig. 6. — Compression exercée à la surface du cerveau
d'un chien, par une injection de 3 cent. cubes de cire.
Déformation de l'hémisphère, des ventricules et de la protubérance, (D'après Pagenstecher, in Duret, Traumatismes
cérébraux). — C, Caillot de cire comprimant. — PP, Déformation de la protubérance. — B, Aplatissement de
l'artère basilaire. -- M, Muscle temporal. — d, Dure-mère.

déprime les ventricules, et même, s'il est volumineux, comprime
et déforme la protubérance et le bulbe (fig. 6). On s'explique ainsi
comment un néoplasme, s'il est étendu, peut avoir une action à distance sur les nerfs, les vaisseaux, et les organes de la base, jusqu'à
gêner leurs fonctions, et faire refluer le liquide céphalo-rachidien
vers les lacs arachnoïdiens de la base et les gaines optiques [2].

Quant *aux troubles observés*, ils varient selon le volume de la
cire injectée. Si le caillot artificiel est volumineux, l'animal
tombe dans le coma, et meurt rapidement. — S'il est de moyen
volume (4 cent. cubes environ chez un chien de moyenne taille),
on observe un état soporeux, un affaiblissement musculaire progressif, un engourdissement de la sensibilité : l'animal succombe,

1. Duret (*Traum. cérébraux*, p. 182).
2. Dans plusieurs de nos expériences, nous avons observé de l'œdème
cérébral et de l'hydropisie des ventricules.

après quelques jours, dans un état de dépression de plus en plus prononcé. — Enfin, une petite injection de cire de 2 cent. cubes met l'animal dans un état d'apathie marqué : il est somnolent, mais il conserve la perception des impressions extérieures, dès qu'on l'excite un peu vivement; sa faiblesse musculaire est peu prononcée, et sa sensibilité, quoique amoindrie, est conservée. Si on enlève la cire comprimante, il recouvre sa connaissance et ses facultés.

N'est-ce pas là ce qui se passe, *lorsque le chirurgien, ayant pu enlever une tumeur qui comprime l'encéphale, on voit disparaître la torpeur, la céphalée, les vomissements et l'œdème papillaire?*

L'analyse expérimentale permet donc d'admettre, en définitive, que c'est *par le mécanisme de la compression cérébrale* que les tumeurs intracrâniennes produisent les troubles qui révèlent leur présence.

Il importe, cependant, de ne pas se hâter de considérer la démonstration comme absolue : car, même au seul point de vue expérimental, une difficulté se présente. D'après nos expériences et celles de Pagenstecher, le corps comprimant, pour produire ces effets, devrait avoir un volume qu'on peut estimer, chez l'homme, à 50 ou 60 centimètres cubes, et même à 120 centimètres cubes, *s'il s'agit d'injections intra-arachnoïdiennes* : or, les néoplasmes de ces dimensions ne sont pas fréquents, et nous voyons, en clinique, les phénomènes de compression se manifester avec de très petites tumeurs. (Voir nos études du syndrome.)

D'ailleurs, même en restant au seul point de vue de la pathologie expérimentale, les *contradicteurs de la théorie de la compression cérébrale* n'ont pas manqué.

Parmi les plus importants, il faut citer *Adamkiewicz*, qui, dès 1884, affirmait qu'il n'y avait pas de transmission de la pression par le liquide céphalo-rachidien, mais des phénomènes congestifs et inflammatoires qui, s'étendant de proche en proche, produisaient l'épilepsie partielle, l'hémiplégie, la céphalée, etc., par réaction des cellules nerveuses. « Jamais, disait-il, la tension n'augmente à l'intérieur de la cavité crânienne; le liquide céphalo-rachidien n'existe que dans la proportion où il est nécessaire pour remplir le vide laissé entre le crâne et le cerveau. »

Et il ajoutait, en 1898 : « La tension du liquide céphalo-rachidien n'augmente jamais au delà de ses limites physiologiques : si cela avait lieu, la mort s'ensuivrait. Elle dépend uniquement de celle des artères et des capillaires; et, dans les mouvements respiratoires, elle oscille à l'état normal, autour de son point d'équilibre. Le courant veineux commande le courant du liquide céphalo-rachidien. S'il y a augmentation de pression, celui ci fuit dans les sinus veineux, et en particulier dans les veines du crâne : car le diploé est un vaste réservoir veineux, formé de canaux rigides, incompressibles, assurant une voie de dérivation rapide au liquide céphalo-rachidien, qui y afflue des veines cérébrales [1]. »

Par contre, Adamkiewicz admet *la compressibilité de la substance cérébrale*, qui peut être réduite du 1/5 de son volume : et ce serait à cette compression que seraient dus les phénomènes observés : la céphalée, la torpeur, l'œdème papillaire, etc. « L'action exercée sur le cerveau par l'expansion de la tumeur, dit il, est comparable mécaniquement à celle qu'elle aurait sur toute autre partie du corps; elle ne diffère qu'en raison des fonctions propres du cerveau. »

Cette dernière proposition renferme une part importante de vérité : mais, selon nous, Adamkiewicz répudie à tort le *rôle du liquide céphalo-rachidien, comme agent de transmission et de diffusion de la compression, comme facteur de l'hypertension.* — S'il attribue une si grande importance à la compression de la substance nerveuse, c'est qu'il a *exclusivement* expérimenté sur des lapins, animaux dont le crâne, ne contenant qu'une faible proportion de liquide, *est presque à sec*; c'est encore qu'il s'est servi de *corps durs* (cailloux, fragments osseux, tiges de laminaire, etc.), qui ont pour effet une *attrition locale*.

Roncali et *Tillmann* ont eu recours à des procédés analogues, et *Bomba*, au Congrès de Rome, a fait observer, avec juste raison, que, dans ces expériences, il s'agit de compressions brusques, qui ne ressemblent que peu à l'action lente et graduelle des tumeurs [2].

Von Stockum (de Leyde), dans une communication au Congrès français de chirurgie en 1893, s'efforce d'établir, par une série d'expériences ingénieuses et assez complexes, que la cause des phénomènes « dits de compression cérébrale », est le résultat de l'anémie des hémisphères, produite par l'agent comprimant, et de troubles de la circulation du bulbe, ayant leur point de départ dans un centre vaso-moteur propre au cerveau. — Il ne

1. Adamkiewicz (*Wiener klinik*, 1884, et *Arch. de neurol.*, 1886, p. 210); Adamkiewicz : Ce qu'on appelle la pression cérébrale, le mouvement du liquide céphalo-rachidien dans le crâne, et la pression encéphalique (*Neurol. Centralblatt*, 1897, et *Arch. de neurol.*, 1898, II, 307).

2. Roncali (*Congrès it. de chir. et Rev. de chir.*, 1897, p. 344, et *Rev. de neurol.*, 1900, p. 274), et *Traité de la compressibilité de l'encéphale* (Dante Alligheri, Roma, 1898, 244 p. et 44 fig.); Tillmann (*Rev. de chir.*, 1901, p. 597).

semble pas qu'il ait précisé suffisamment l'*existence* et le *siège* de ce centre, et surtout l'influence considérable, qu'il lui attribue[1].

Von Bergmann est l'auteur qui, en Allemagne, a le plus complètement étudié, la pathogénie de la compression cérébrale : il a défendu avec tant de zèle, dit Van Stockum, la théorie expérimentale que Duret avait exposée, qu'elle y est connue sous le nom de théorie de Bergmann. Nous résumons, d'après son récent *Traité de Chirurgie cérébrale* (1899), ses opinions et ses recherches, fort intéressantes[2].

Selon l'auteur allemand, Adamkiewicz a confondu deux faits différents, la *compression* et l'*expression*; le cerveau, contenu dans une cavité hermétique, inextensible, ne saurait être *exprimé*, comme une éponge qu'on tient en main, et d'où les liquides s'écoulent librement. Les expériences de Grashey, faites au *piézomètre*, montrent que des pressions, qui feraient éclater le crâne, ne produisent aucune diminution de la substance cérébrale : celle-ci est presque incompressible[3]. Son opinion que la tension du liquide céphalo-rachidien, étant fonction de la tension sanguine, ne peut jamais dépasser celle des veines, est erronée. En effet, Bergmann et ses élèves, Cramer, Ziégler, Bayliss et Hill, ont pris la pression à l'origine de la veine jugulaire interne de gros animaux (chiens et veaux); elle s'est élevée en moyenne de 130 à 140 millimètres. Or Quincke, dans une hydrocéphalie acquise, Ricken dans un abcès du cervelet, Stadelmann dans une méningite tuberculeuse, ont trouvé, par la ponction lombaire, des chiffres bien supérieurs, variant de 300 à 700 millimètres d'eau. Dans une tumeur cérébelleuse, avec céphalée et *Stauungspapille*, on trouva 320 millimètres; et, dans une tumeur cérébrale avec atrophie des nerfs optiques et état de stupeur, 210 à 220 millimètres.

L'objection, en apparence la plus grande[4], faite à l'action *médiate* du liquide céphalo-rachidien par Adamkiewicz et ses partisans, Schmitzler, Reiner et Deucher[5], a été que, si par une

1. Von Stockum, de Leyde (Hollande), Sur la théorie de la compression cérébrale (*Congrès fr. de chir.*, 1893, p. 416).
2. Von Bergmann, *Die chirurgische Behandlung von Hirnkrankeiten* (Berlin, 1899; *Die Lehre von Hirndrucke*, p. 110).
3. A peu près comme l'eau. Grashey, Uber Hirndrucke und Hirncompressibilität (*Allg. Zeit. für Psych.*, Bd XLIII, p. 267).
4. Von Bergmann (*loc. cit.*, p. 123).
5. Reiner (*Wiener klinik Wochenschrift*, 1895, p. 371); Deucher (*Deutsch. Zeit. für Chir.*, 1893, p. 145).

ouverture aux espaces arachnoïdiens on laisse couler le liquide, on n'en obtient pas moins, par des injections de paraffine et d'huile, les phénomènes de la compression. — Von Bergmann donne, de ce fait, deux explications : 1° le cerveau, incompressible, tient le milieu entre les corps solides et liquides ; comprimé en un point, en même temps qu'il exprime le sang qu'il contient, il transmet lui-même les pressions dans tous les sens : il se déforme et s'aplatit ; 2° dans les expériences de Deucher, il faut *beaucoup plus de paraffine* pour obtenir des troubles de compression, comparables à ceux qui surviennent si le crâne est fermé ; avant qu'ils n'apparaissent, *il se passe plusieurs minutes*, tandis qu'ordinairement ils se produisent en quelques secondes. Dans les faits de Deucher, il s'agit d'*expression* plutôt que de *compression*, et on observe surtout des phénomènes de localisation.

Von Bergmann arrive aux conclusions suivantes : « Le développement et le complexus des symptômes appelés *compression cérébrale* est un processus particulier, typique, dans ses représentations cliniques et ses effets pathologiques. A l'état physiologique, l'expansion du sac dural et la résorption par la voie circulatoire suffisent à prévenir les effets d'une tension trop élevée du liquide céphalo-rachidien ; mais, *dans les cas pathologiques*, il se peut que les rapports, entre l'afflux et le reflux du même liquide, soient troublés ; et alors naissent les signes caractéristiques de la *compression cérébrale*. »

L'action médiate du liquide céphalo-rachidien, pour transmettre les pressions, apparaît manifeste lorsque, dans le *spina-bifida*, dans l'*hydrocéphalie*, on excerce une compression sur le sac pathologique : l'enfant, après quelques contractions, tombe dans la somnolence, puis dans une sorte de coma, avec arrêt de la respiration et lenteur du pouls, troubles qui se rapprochent singulièrement de ceux des compressions expérimentales.

Lorsqu'il s'agit d'une *tumeur cérébrale*, une question impérieuse se pose, cependant : comment le liquide n'est-il pas résorbé en quantité suffisante pour faire place ?... Que le liquide rachidien se résorbe rapidement et facilement, nos recherches et celles de Magendie, de Naunyn, de Schreiber, le démontrent : dans une de nos expériences sur un chien, nous avons vu, à la suite d'une injection dans la cavité arachnoïdienne, se résorber 583 grammes d'eau, en un quart d'heure, sous une pression de 15 centimètres de mercure [1].

---

1. H. Duret, *Traum. cérébraux*, p. 176 ; Naunyn et Schreiber (*Arch. f. exp. path. et Phesm.*, Bd XIV et Bd XXII).

Hill et Ziegler nous ont indiqué la voie de cette absorption [1] : en 10 secondes, les injections de ferrocyanure dans les lacs arachnoïdiens passent dans le sang, tandis qu'après une demi-heure, on n'en trouve pas encore dans les lymphatiques : l'importance de la *voie sanguine*, pour la résorption du liquide céphalo-rachidien, est donc considérable.

De ce fait, il résulte que, dans les néoplasmes, après un certain temps, il devrait s'établir un équilibre entre le flux et la résorption du liquide céphalo-rachidien. Toutefois, il importe de remarquer *que choses différentes sont l'état physiologique et l'état pathologique.*

Il est des *circonstances pathologiques* où la résorption du liquide rachidien se trouve diminuée ou empêchée : et cela arrivera surtout *lorsque existeront des altérations vasculaires*; puisque c'est ordinairement par la voie sanguine que s'opère la résorption. Il en est ainsi (Bergmann l'indique) dans les méningites tuberculeuses ou autres, où existent des exsudats, des dépôts, qui compriment les vaisseaux : l'œdème et l'hydrocéphalie interne sont fréquentes dans ces circonstances, en même temps qu'existent de la céphalée, de la torpeur, des vomissements, de l'œdème papillaire, etc.

b) *Lésions pathologiques.*

Mais ce qui explique mieux l'HYPERTENSION qui accompagne les néoplasmes cérébraux, ce sont les *altérations anatomiques*, et les modifications produites, dans la *statique* et la *dynamique* des organes intracrâniens. Les effets locaux et généraux de la compression s'y manifestent avec évidence.

Il faut lire, dans Bruns, les nombreux exemples, qu'il cite, de ces lésions : tumeurs de la convexité, des enveloppes, qui, comme certains fongus de la dure-mère, soulèvent en bosse les os du crâne et les perforent, *en même temps qu'elles compriment les circonvolutions, et s'y creusent une loge profonde*; tumeurs de la pie-mère à peu près indépendantes de la substance cérébrale, qui, comme dans un cas de Ballet, mesurent 10 à 12 centimètres, et réduisent les circonvolutions frontales à des bandes, à des lames minces, rendent l'*insula* méconnaissable, et, en même temps, aplatissent tellement l'hémisphère, qu'il est réduit à une lame de un à deux centimètres d'épaisseur, tandis que la cavité du ventricule latéral est entièrement effacée [2] (voir fig. 7); tumeurs

---

1. Hill et Ziegler (cités par Bergmann, p. 120).
2. Ballet (*Iconogr. Salp.*, 1902, p. 207).

médianes, qui repoussent la faux dure-mérienne, se creusent une loge et compriment la région motrice du côté opposé (fig. 8),

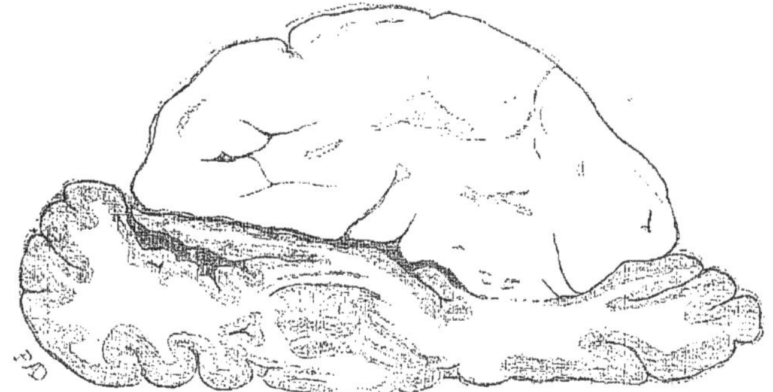

Fig. 7. — Sarcome du volume d'une orange, comprimant le lobe frontal gauche (Ballet).

donnant lieu à des symptômes trompeurs (Bruns); tumeurs centrales ou du centre ovale, qui dissocient la substance blanche, aplatissent de dedans en dehors les circonvolutions contre la paroi

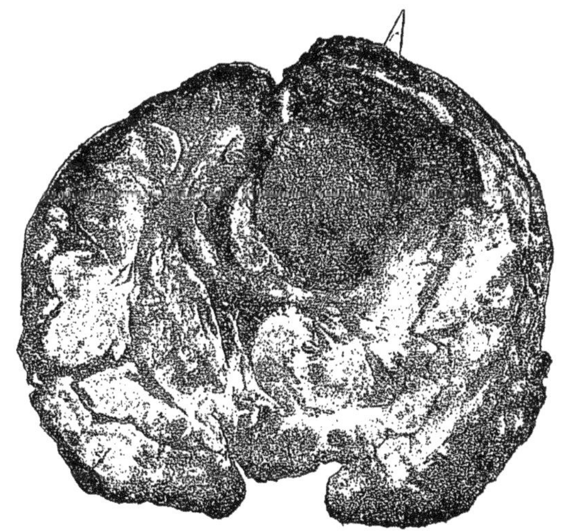

Fig. 8. — Sarcome intra-cérébral de l'hémisphère gauche (Bruns). Déplacement vers la droite. Foyer de ramollissement au voisinage de la tumeur.

crânienne, les réduisent à de minces lamelles, et comblent les ventricules (fig. 9)[1]; tumeurs de la base, qui déplacent, compriment, étirent la protubérance, le bulbe et leurs nerfs, jusqu'à

1. Voir le cas de Touche (*Soc. anat.*, 1899, p. 816).

les réduire à la moitié de leur volume, comme Bruns et Oppenheim

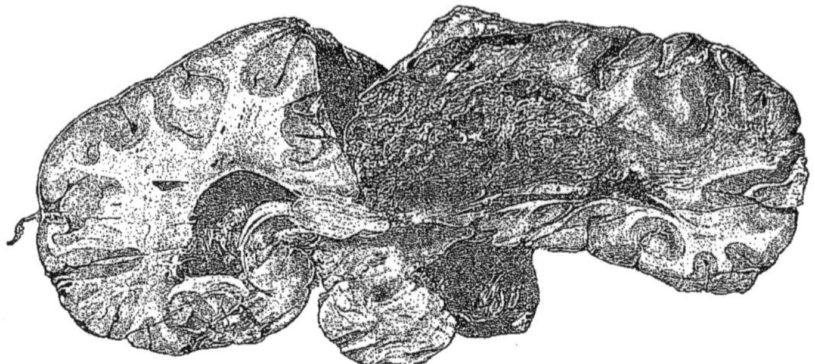

Fig. 9. — Déplacements et déformation du ventricule latéral droit, par une tumeur du précuneus (Oppenheim).

en citent des exemples ; et, comme on en trouvera un autre, remarquable, dans les cliniques de Raymond, où la protubérance se

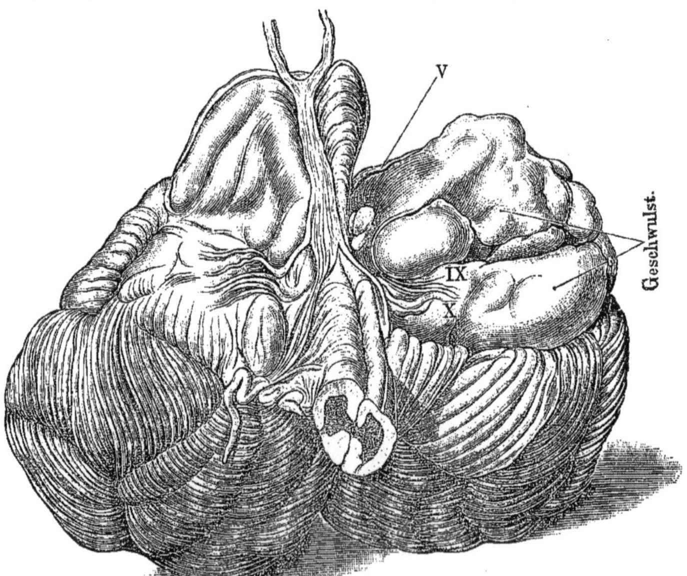

Fig. 10. — Compression de la protubérance par une tumeur du cervelet, probablement tumeur du nerf acoustique (Oppenheim).

trouvait écrasée entre les deux lobes d'une tumeur du cervelet [1]. Voir fig. 10 et 11, et diverses figures de ce volume.)

1. Raymond (*Cliniques*, III, p. 229, avec fig.).

Mais, à côté de ces *effets locaux* de la compression, il y a aussi une *action à distance*. Bruns a vu une tumeur du lobe frontal agir par compression jusque sur le cervelet : cet organe portait imprimé à sa face inférieure le pourtour du trou occipital. Weinland, dans un cas de tumeur du 4ᵉ ventricule, et Chiari, dans un cas d'hydrocéphalie chronique, ont trouvé une partie du cervelet et de la moelle allongée, engagée dans le canal vertébral. [1]

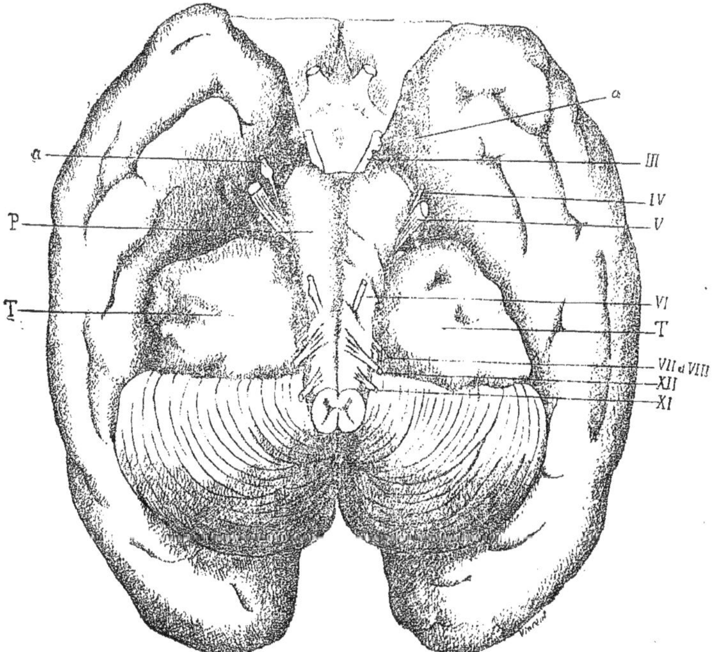

Fig. 11. — Tumeur bilatérale cérébelleuse, comprimant, de chaque côté, la protubérance qui s'est allongée dans le sens vertical (P). — T. T, tumeur ; — III. IV. V. VI. VII. VIII. XI. XII, nerfs crâniens. — VI, névrome du nerf de Wrisberg (Raymond).

P. Marie, Touche, Babinski ont signalé l'engagement des amygdales cérébelleuses à l'intérieur du trou occipital, dans des cas où la pression intracrânienne était augmentée (hémorragie de la couche optique, tumeurs, etc.) [2].

On conçoit combien, par ces déplacements, ces effacements, et ces compressions, se trouve gênée la circulation du liquide céphalo-rachidien, et *comment elle entre en hypertension*. L'effet est encore plus accusé dans les tumeurs du 4ᵉ ventricule (fig. 12), ou

1. Cités par Bruns.
2. P. Marie (*Rev. de neurol.*, 1900, p. 252).

des ventricules latéraux; dans celles qui compriment la veine de
Gallien, les plexus choroïdes, *organes d'absorption très actifs*, ou
qui ferment l'aqueduc de Sylvius, ou le trou de Magendie (Byrom-
Bramwell). Les cas n'en sont pas très rares, tels celui de Becker
(4e ventricule), de Meyer (3e ventricule), de Long et Viki (cysticerque, 4e ventricule), de Hensen (cysticerque du 4e ventricule,
produisant des accès de compression intermittents); de Chalatoff
(cancer du plexus choroïde du 4e ventricule), de Codd (où une
maladie kystique du 4e ventricule oblitéra le trou de Magendie,
et produisit une hydropisie ventriculaire considérable), de Hœs-

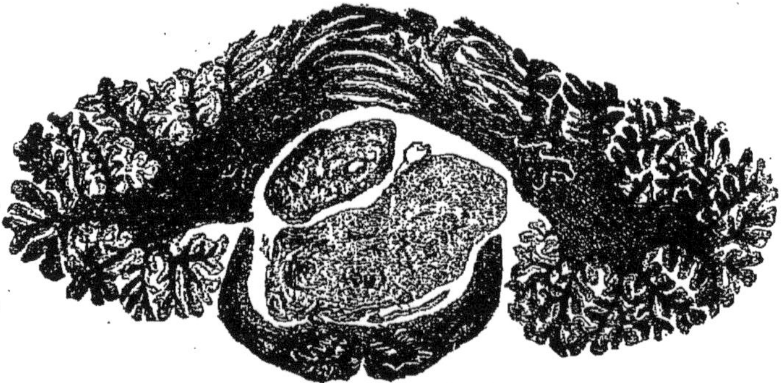

Fig. 12. — Gliome du 4e ventricule, chez un enfant; compression de la moelle allongée
et du cervelet (Bruns).

selin (où une tumeur de l'*épiphyse* cérébrale comprima, distendit
l'aqueduc de Sylvius, et dilata les ventricules [1]).

Ces *troubles de la circulation du liquide céphalo-rachidien*, ont
deux effets rapides : l'accumulation dans les espaces sous arachnoïdiens, et la stase ventriculaire. Il y a, selon l'expression
allemande, de l'*hydrocéphalie interne*. Celle-ci exerce d'abord son
action sur les parois ventriculaires, puis sur l'écorce; on trouve
les circonvolutions étalées, et les scissures effacées.

Ainsi que l'indique très bien Bruns, le crâne étant inextensible,
l'espace nécessaire aux tumeurs cérébrales est fourni d'abord, par
l'issue du liquide céphalo-rachidien dans les veines efférentes, et
vers la cavité rachidienne : « Mais cette déplétion de la cavité crânienne n'est possible qu'à un certain degré; quand celui-ci est

---

1. Becker, d'Aix (*Arch. f. Psych.*, 1902, et *Rev. neurol.*, 1902, p. 69); Meyer
(*Arch. f. Psych.*, 1899, et *Rev. neurol.*, 1900, p. 184); Hensen (*Deutsch. Arch. für
klinik Med.*, 1900, et *Rev. neurol.*, 1900, p. 412); Chalatoff (*Rev. neurol.*, 1902,
p. 1168); Long et Wiki (*Suisse rom.*, 1900, p. 375, et *Rev. neurol.*, 1901, p. 502);
Codd (*Rev. neurol.*, 1898, p. 305); Hœsselin (*Rev. neurol.*, 1897, p. 290).

atteint, le liquide reste immobile, subit une pression de plus en plus forte, et cette compression se transmet au cerveau, qu'il entoure de toutes parts; son influence se fait sentir partout; elle *agit surtout sur les capillaires*, et *cause une anémie de l'écorce, fait cesser les pulsations cérébrales*; et alors, surviennent des troubles de l'intelligence, depuis la torpeur, jusqu'au sopor le plus profond, le ralentissement du pouls, de la respiration, et des douleurs de tête générales... »

Ainsi se produisent les *troubles généraux*, le *syndrome des tumeurs cérébrales* : « On peut accepter aujourd'hui, avec certitude, dit encore Bruns, que, *dans la compression cérébrale généralisée, l'augmentation du liquide céphalo-rachidien et son hypertension, sont les principaux facteurs des symptômes* [1] ».

c) Faits cliniques.

Pour supprimer toute cause de doute sur le rôle important de la *compression cérébrale*, dans la production des phénomènes du syndrome des néoplasies cérébrales, il nous suffira de quelques citations, empruntées à la clinique.

Bregmann, de Varsovie, chez un enfant de neuf ans, sous l'influence de la compression par une tumeur du cervelet, vit se produire un éclatement des sutures du crâne, à la suite duquel des accès violents de céphalalgie et des vomissements fréquents disparaissent [2].

Wollenberg, Fremdenthal, et Mac Cashey ont rapporté des cas de tumeurs du chiasma, du lobe occipital, ou du cervelet, où, à la suite d'un écoulement spontané, abondant, de liquide céphalo-rachidien, par le nez, à travers la lame criblée ou les pertuis ethmoïdiens, les troubles de compression cessèrent subitement. Ils reparaissaient, si l'écoulement s'arrêtait [3].

La connaissance des effets de l'hypertension du liquide céphalo-rachidien a conduit à des tentatives thérapeutiques destinées à l'abaisser. A. Parkin, Danesley ont trépané l'écaille occipitale, et *drainé l'espace sous-arachnoïdien rétro-bulbaire* [4]. Raymond, Pothe-

---

1. Bruns (*loc. cit.*, p. 51 et 52). C'est *l'acceptation complète* de notre théorie (*Traumatismes cérébraux*, 1878).

2. Bregmann (*Zeit. für Nervenheil.*, oct. 1901, et *Rev. neurol.*, 1902, p. 1033).

3. Wollenberg (*Arch. f. Psych.*, 1898, et *Rev. neurol.*, 1899, p. 213); W. Fremdenthal (*The New-York med. Journ.*, 31 mars 1900, et *Arch. de neurol.*, 1901, II, p. 110); Mac Caskey (*The New-York med. Record*, mars 1900, et *Arch. de neurol.*, 1901, II, 308).

4. A. Parkin (*The Lancet*, 1er juillet 1893, et *Rev. neurol.*, 1893, p. 481, avec fig.); Danesley (*The Lancet*, 1902, et *Rev. neurol.*, 1902, p. 712).

rat, Broca, Chipault, et d'autres ont essayé, soit le drainage ventriculaire, soit la ponction lombaire.

Plus encore que les faits précédents, les bons effets de la TRÉPA-
NATION DÉCOMPRESSIVE, utilisée dans ces derniers temps, montrent
le rôle important de l'hypertension intracrânienne et du liquide
céphalo-rachidien, dans l'évolution des troubles cérébraux, produits par les tumeurs.

A propos de l'*œdème papillaire*, nous avons signalé les améliorations et les succès obtenus par cette intervention : diminution
ou disparition de la cécité, de l'amblyopie, de la céphalée, etc. Il
me suffira de rappeler les statistiques de Rohmer qui, sur
108 trépanations, releva 28 guérisons et 17 améliorations de la
névrite optique, et celles de son élève Dupont, qui, pour les
trépanations curatives, eut 60 p. 100 de guérisons et 18 p. 100
d'améliorations; et, pour les *trépanations palliatives*, 28 p. 100 de
guérisons et 43 p. 100 d'améliorations.

Nous ne possédons pas de statistique complète sur les résultats
de la trépanation décompressive : elle est particulièrement délicate à établir.

Le premier, Horsley en a montré toute la valeur par des exemples convaincants. Il opère un malade dans le coma, et de son
pied, celui-ci retourne chez lui, et ne meurt qu'un an après. —
Dans une autre circonstance, chez un homme qui avait des convulsions épileptiques, de la céphalée, des vomissements opiniâtres,
une tendance au roulement de droite à gauche, de la dyspnée,
phénomènes attribués à une tumeur des pédoncules cérébelleux,
il enleva la moitié de l'écaille occipitale; et les attaques de
dyspnée et de céphalée cessent pour longtemps, car l'amélioration dura deux ans.

A. Broca, avec son collaborateur Maubrac, a été chez nous un
des promoteurs de la *trépanation décompressive* : en 1896, ces
auteurs publiaient un travail dans les *Archives de médecine*, sur ce
traitement palliatif des tumeurs. Nous en extrayons deux faits :
l'un, personnel, où il enleva un tuberculome de la région rolandique; les troubles moteurs et la céphalée cessèrent; l'autre,
emprunté à Caton et Paul de Liverpool, qui, pour une tumeur
de l'hypophyse avec acromégalie, du volume d'une mandarine,
s'accompagnant de perte de la vision à droite, d'œdème papillaire
à gauche, et de surdité avec des céphalées intenses, firent une
large trépanation dans la région temporale droite; les douleurs
aiguës cessèrent et ne revinrent plus; et, pendant trois mois, le
malade eut une vie relativement supportable.

Dès 1888, Lucas-Championnière conseillait la trépanation exploratrice pour les tumeurs impossibles à atteindre, et Terrier se prononçait également en faveur du traitement palliatif. A cet égard, deux méthodes existent : celle qui laisse intacte la dure-mère est moins efficace contre les manifestations du syndrome ; l'écoulement d'une certaine quantité de liquide céphalo-rachidien s'est souvent montré favorable.

Von Bergmann, dans son *Traité de chirurgie cérébrale*, s'exprime ainsi : « Bien des trépanations et des résections crâniennes, qui ne permirent pas d'enlever les tumeurs, ont déterminé un amoindrissement des souffrances qui torturaient les malades. Des céphalées, qui les rendaient fous, des vomissements incessants, un œdème papillaire, qui leur occasionnait des troubles visuels, arrivant jusqu'à la cécité complète, disparurent : tous ces troubles, *qui dépendent d'une élévation de la pression intra-crânienne*, s'atténuent ordinairement, en même temps que les troubles fonctionnels, dus à l'irritation de la substance cérébrale[1] ».

L'auteur allemand cite de nombreux cas, empruntés à ses tableaux statistiques, où, par la *trépanation palliative*, disparurent la céphalée, la douleur, la somnolence, le coma, les vomissements, les convulsions, les troubles visuels, et même des phénomènes paralytiques. Le pouls lui-même fut influencé, et, dans une intervention, de 53 pulsations remonta à 83.

Le cas le plus intéressant est emprunté à Hahn : un garçon boucher ayant perdu l'odorat depuis trois ans, l'ouïe d'un côté, et la vue depuis une année, la mémoire très affaiblie, souffrait de céphalées atroces ; il fut trépané au niveau du lobe frontal ; car, en raison des symptômes observés et de sa profession, on croyait à un kyste hydatique. Par l'ouverture, le lobe cérébral fit une très forte saillie ; on fit une ponction sur la partie herniée, et, avec une seringue, on aspira environ 100 grammes de liquide. Il y eut disparition des maux de tête, retour de l'intelligence, et la vue s'améliora. Le patient put reprendre son métier, et cet état satisfaisant s'étant prolongé un an et demi, on admit que la cause de la maladie était une hydropisie ventriculaire, guérie par la ponction.

Tous ces faits, empruntés à la clinique, semblent justifier l'hypothèse que les troubles généraux des tumeurs encéphaliques sont *le résultat d'une* COMPRESSION DU CERVEAU, *qui les associe et les tient sous sa dépendance.*

1. Von Bergmann (*loc. cit.*, p. 347).

d) Objections.

Une telle opinion, cependant, ne saurait être admise sans réserves : car plusieurs difficultés se présentent.

Nous avons, antérieurement, suffisamment insisté sur les caractères instables, sur la *variabilité du syndrome*. — Pourquoi, dans des cas en apparence semblables, est-il tantôt incomplet, et réduit à quelques-uns des signes qui le constituent? Pourquoi tantôt précoce, tantôt tardif, tantôt inversé dans ses allures, tantôt entièrement absent?

Nous ne pouvons trouver l'explication de ces irrégularités, ni dans le volume, ni dans le siège, ni dans la nature des néoplasmes. De *très petites* tumeurs le font apparaître avec intensité; de *très grosses*, qui, par l'espace qu'elles occupent, devraient exercer une *compression prononcée*, et se manifester violemment, restent silencieuses.

La *compression*, ou, plus justement, l'*hypertension* intracrânienne, toute réelle qu'elle soit, *n'explique pas tous les cas observés* : de là, la nécessité de faire intervenir *d'autres facteurs pathogéniques*.

2° *Toxi-infection.*

Le premier essai de la théorie de la toxi-infection des tumeurs encéphaliques a été fait par Leber et Deutschmann, pour expliquer la fréquence de l'œdème papillaire.

En 1881, le premier auteur fait remarquer, que l'œdème cérébral et la *Stauungspapille* s'observent dans la méningite tuberculeuse, comme dans les néoplasmes; et qu'il est logique de supposer que l'*infection* joue le même rôle dans les deux cas.

Deutschmann, en 1887, réalise expérimentalement l'œdème papillaire, par les injections intracrâniennes de matières tuberculeuses.

Elschenig établit que les altérations des nerfs optiques ont les caractères des névrites infectieuses : un certain nombre d'ophtalmologistes adoptent ces idées pathogéniques.

La *seconde étape* parcourue, dans cette voie, est de date très récente, et a sans doute son origine dans la doctrine des *auto-intoxications*.

Il importe d'abord de préciser qu'il ne s'agit pas, dans les conceptions actuelles, d'une infection des tumeurs et des centres nerveux, par des agents microbiens et par leurs toxines. L'obscurité est profonde encore, sur le rôle des microbes ou des parasites, dans l'évolution des néoplasies. On sait seulement que les

microbes peuvent se montrer accidentellement, dans les néoplasmes cérébraux.

Il y a peu de temps encore, Stœrk appelait l'attention sur certaines infections cérébrales à PORTE D'ENTRÉE NASALE, s'opérant
par la large anastomose des lymphatiques des *parties supérieures
des régions olfactives, avec les lymphatiques sous-duraux*; et, ayant
déterminé, dans les cas qu'il a observés, des *psychoses cérébrales* [1].

Plus récemment, Olievero Bawayo étudiait les effets, sur le
cerveau, de l'inoculation des microbes du nez et des oreilles [2].

Mais tous ces microbes vulgaires ne sauraient déterminer que
des méningites, et non les troubles, si spéciaux, du syndrome des
tumeurs cérébrales.

La toxi-infection trouverait plutôt des points d'appui dans les
études contemporaines sur la pathogénie de la *cachexie carcinomateuse*, et des *troubles nerveux* qui l'accompagnent. Tout cancer
peut se généraliser dans les centres nerveux par la voie sanguine; et alors on observe des productions secondaires, soit
dans les méninges, soit dans les *plexus choroïdes* : ce n'est pas de
ces faits dont il s'agit.

Arrivé à la période de dépérissement, le carcinomateux dévore
ses propres tissus; il élimine, par ses urines, plus d'albumine
qu'il n'en ingère (Klemperer); et on peut trouver dans celles-ci
des *ptomaïnes*, des *bases organiques*, des *produits toxiques* (Griffith,
Elwald, Jacobson), qui doublent leur toxicité (F. Meyer), et qui
finissent par *encombrer l'organisme*, en raison de l'insuffisance
hépatique et rénale concomitante.

Ainsi est créée une *source d'intoxication* pour les *centres nerveux*.

Klippel, dans un important mémoire des *Archives de médecine*
(1899), a montré que les troubles de nutrition des carcinomateux ont leur origine dans les toxines fabriquées par les masses
cancéreuses, alors très développées; et c'est par leur action sur
les nerfs et les centres encéphaliques qu'il explique les troubles
nerveux observés : soit le coma final des cachectiques, soit les
troubles neuro-musculaires et les psychoses, qui apparaissent
dans la période d'évolution : délires, hallucinations, confusion
mentale, périodes d'apathie, difficultés de l'idéation, amnésies,
somnolences, troubles de la parole, analogues à ceux de la paralysie générale [1].

1. K. Stœrk, Infection cérébrale à porte d'entrée nasale (*Wiener med.
Wochens.*, 1895, et *Rev. neurol.*, 1895, p. 561).
2. Olievero Bawayo (*New-York med. Record*, 1901, I, p. 816).
3. Klippel, Les accidents nerveux du cancer (*Arch. de méd.*, 1899, p. 33).

Si les néoplasies lointaines peuvent avoir une action si funeste, sur les centres nerveux, à plus forte raison celles qui, intra-crâniennes, seront en contact avec eux, *agiront intensivement,* et *les imprégneront de leurs toxines.*

Certains faits viennent corroborer ces conceptions pathogéniques. Belisari, Dide et Saquépée, Pellegrini, ont établi, en certaines circonstances, la toxicité du liquide cérébro-spinal, chez les épileptiques et les paralytiques généraux : il tue les cobayes [1].

Maurice Faure et G. Ballet ont étudié les *lésions cellulaires corticales,* observées dans les troubles mentaux toxi-infectieux, chez les urémiques, les hépatiques, les tuberculeux, et les cancéreux : leur dégénérescence présente des caractères spéciaux, que l'on rencontre également *dans la substance grise des malades atteints de tumeurs encéphaliques* [1].

C'est ce qu'ont clairement établi Dupré et Devaux, dans leur mémoire très complet sur les endothéliomes des méninges [2]. Il s'agissait, dans le cas qu'ils ont étudié, d'une tumeur du volume d'une orange, ayant creusé une profonde loge dans la partie inférieure et postérieure du lobe frontal, et dans le lobe sphénoïdal : les circonvolutions voisines étaient refoulées, amincies, mais non envahies.

Les cellules pyramidales de la substance grise des circonvolutions, soit au voisinage de la tumeur, soit à distance, présentaient, très caractérisées, les lésions de la dégénérescence, qu'on rencontre dans toutes les toxi-infections des centres nerveux : gonflement, forme globulaire, chromatolyse, migration périphérique du noyau, atrophie des prolongements, etc. Sur certains points, elles étaient détruites par une *neurophagie* très intense des leucocytes, et peut-être des cellules de la névroglie.

Ces lésions cellulaires seraient *bien différentes* de celles de la *compression* cérébrale, qui, d'après Neumayer, amèneraient un

Voir aussi : Elholtz, Psychoses des cancéreux dans la cachexie carcinomateuse (*Wiener Jahrb. f. Psych.*, 1898, et *Rev. neurol.*, 1899, p. 639); A. Saenger (*Neurol. Centralbl.*, 1901, p. 1086, et *Rev. neurol.*, 1902, p. 1110); Siefert (*Rev. neurol.*, 1902, p. 1830).

1. Belisari, Toxicité du liquide céphalo-rachidien dans la paralysie générale (*Riforma medica*, 1899, et *Rev. neurol.*, 1899, p. 600); Dide et Saquépée (*Rev. neurol.*, 1901, p. 438); Pellegrini (*Riforma medica*, 1901, et *Rev. neurol.*, 1902, p. 198).

2. M. Faure, Sur les lésions cellulaires corticales observées dans 6 cas de troubles mentaux toxi-infectieux (*Rev. de neurol.*, 1899, p. 932, et *Presse médicale*, 14 juin 1899).

3. Dupré et Devaux (*Iconogr. de la Salp.*, 1901, p. 173 et 354, et Thèse Devaux, Paris, 1901).

ratatinement, et plus tard une atrophie extrême des corps cellulaires [1].

Partant de ce point de vue, similitude des lésions anatomiques
dans les intoxications et dans les néoplasmes, analogie des symptômes avec ceux observés dans l'urémie, le diabète, le saturnisme, etc. (leur malade, outre des troubles psychiques particuliers, avait présenté, très accusés, tous les phénomènes du
syndrome), les auteurs concluent :

Que l'*intoxication* doit prendre place *parmi les autres facteurs
pathogéniques*, pour expliquer les symptômes des tumeurs cérébrales.

Pour que la démonstration fût complète, il serait nécessaire
d'isoler ces *toxines néoplasiques*, et d'établir expérimentalement
leur action.

D'autre part, en clinique, les analogies des encéphalopathies
urémiques, diabétiques, saturnines et néoplasiques, sont loin
d'être absolues.

3° L'œdème cérébral et l'irritation.

a) L'œdème cérébral n'est pas rare, dans les auto intoxications
des centres nerveux d'origine viscérale, principalement dans
l'urémie.

Il est plus fréquent encore dans les néoplasmes encéphaliques,
où il se caractérise par la *replétion des lacs arachnoïdiens et des
sil ons*, et par l'*hydrocéphalie interne*, avec *dilatations des cavités
ventriculaires.*—Quel est son rôle dans la production du syndrome?

Nous avons déjà signalé la coexistence très fréquente de
l'œdème cérébral et de l'œdème papillaire, — et nous savons que
Parinaud a admis que le second était facteur du premier. Dans
14 cas de méningites ou de tumeurs, où la *Stauungspapille* existait, il a trouvé les lacs arachnoïdiens et les ventricules distendus
par du liquide : dans 5 cas où elle n'existait pas, il n'y avait pas
d'hydropisie intracrânienne. Rochon-Duvigneaud et Sourdille se
sont également fait les promoteurs de cette théorie assez soutenable.

L'*œdème cérébral* n'est pas très rare dans les maladies générales
(où le cerveau n'est pas primitivement en cause), puisque Keirle,
sur 600 autopsies, l'a rencontré 68 fois : il y a en même temps, dit

1. Neumayer, Lésions histologiques de l'écorce dans la compression du
cerveau (*Deutsch. Zeit. für Nervenh.*, 1896).

Preston, une pression excessive [1]. En outre des encéphalopathies toxiques (urémie, diabète, saturnisme), où on l'observe souvent, il constitue parfois une maladie spéciale, bien étudiée par Quincke, sous le nom de *méningite séreuse*. D'après Oppenheim, cette dernière affection prête à confusion avec les tumeurs cérébrales : car les symptômes, hémiplégie, aphasie, et même ataxie cérébelleuse, peuvent se rencontrer dans les deux cas [2].

Il n'existe pas, à notre connaissance, de statistique pour nous renseigner sur son degré de fréquence dans les néoplasies encéphaliques, et sur ses corrélations avec leur syndrome. Mais il se rencontre ordinairement dans les cas graves, avec une abondance extraordinaire, comme dans le cas de Prautois et Étienne, qui, chez un enfant atteint de sarcome diffus des ventricules, virent s'écouler à l'autopsie 300 grammes de liquide clair, en même temps que la surface des circonvolutions était revêtue d'une couche d'œdème tremblotante, comme de la gelée, et les ventricules distendus [3].

Sourdille a bien exposé un des modes d'évolution de l'œdème, dans les tumeurs cérébrales. — Il pense que celui-ci est d'abord *localisé*, et apparaît, *autour de la tumeur* par irritation, par vascularisation, comme il se produit dans tous les organes autour des tumeurs en voie d'évolution : c'est l'œdème collatéral de Virchow. De là, il se répand à la surface du cerveau, et il gagne les ventricules, où la névroglie épendymaire augmente de volume et sécrète le liquide ventriculaire, en proportion plus considérable, en raison de son hypertrophie.

Mais nous croyons que son mécanisme n'est pas univoque, et que l'hypertension, la compression et la gène circulatoire, occasionnés par le néoplasme, favorisent son extension et son abondance.

b) L'*irritation* a un rôle prépondérant, et bien établi dans une des manifestations du syndrome, je veux dire dans les convulsions et attaques épileptiques. Les recherches de Ferrier, de Franck, de Carville et Duret, et de bien d'autres, montrent le rôle important et les modes de diffusion de l'irritation, produite par l'action des courants électriques.

Dans les circonstances présentes, nous l'envisageons plus par-

----

1. Preston (*The Journ. of nerv. and mental disease*, 1894, p. 491, et *Rev. neurol.*, 1894, p. 584).

2. Oppenheim, *Congrès de Moscou*, 1897, et *Rev. neurol.*, 1897, p. 583.

3. Prautois et Étienne, Sarcome primitif des ventricules du cerveau (*Arch. de neurol.*, 1894, I, 270).

4. Sourdille, Pathogénie des lésions du nerf optique dans les tumeurs cérébrales (*Arch. d'Ophtalm.*, 1901, p. 464).

ticulièrement au point de vue des troubles vasculaires qu'elle détermine dans la région du néoplasme et à distance. Ceux-ci sont à la fois d'ordre mécanique et physiologique. Au voisinage des tumeurs existe fréquemment une congestion hyperhémique; et bientôt s'établit une circulation collatérale importante dans les systèmes artériels et veineux, surtout si la tumeur est de nature angiomateuse.

Il en était ainsi dans l'*endothéliome* de Dupré et Devaux, où trois branches artérielles, détachées de la sylvienne, assuraient la vitalité du néoplasme, tandis qu'un riche réseau veineux rampait dans son enveloppe, communiquant avec les veines méningées d'alentour, « dont il n'était d'ailleurs qu'un département considérablement amplifié et dilaté[1] ».

Cette vascularisation intensive, et souvent irrégulière des tumeurs, contribue à favoriser l'œdème, aggrave les symptômes, et augmente l'hyperexcitabilité cérébrale : car, ainsi que l'a établi expérimentalement Bechterew, *l'hyperhémie et l'inflammation exagèrent l'excitabilité de la substance grise, parfois jusqu'à la rendre sensible aux excitations mécaniques*[2].

4° CONCLUSIONS.

De cette étude, on peut conclure : que le SYNDROME des tumeurs cérébrales est sous la dépendance de facteurs pathogéniques *multiples* : HYPERTENSION INTRACRANIENNE, TOXI-INFECTION, ŒDÈME, IRRITATION et HYPERHÉMIE.

Tous ces phénomènes existent, à des degrés divers, dans tous les néoplasmes des autres organes du corps humain, ainsi que l'avait déjà indiqué Adamkiewicz.

Mais, quand la tumeur est *intracrânienne*, ils présentent une intensité et une variété d'allures *spéciales* : l'HYPERTENSION les *domine, et les régit plus particulièrement, à cause de la résistance de l'enveloppe osseuse.*

Si, dans certains cas, le SYNDROME est *incomplet*, c'est peut-être qu'un des facteurs étiologiques fait *défaut*, ou est *peu accusé*; s'il est *absent*, et que la tumeur reste *latente*, c'est sans doute à cause de sa *nature*, de son développement *lent*, et de l'*accoutumance*.

Les *petites* tumeurs agissent ordinairement par *irritation*; les *grosses, mécaniquement.*

1. Dupré et Devaux (*Iconogr. Salp.*, 1901, p. 560).
2. Bechterew (*Neurol. Centrabl.*, 1895, et *Arch. de neurol.*, 1896, 1, p. 54; *Rev. neurol.*, 1895, p. 436). Voir aussi Dido, Troubles circulatoires encéphaliques et phénomènes convulsifs (Thèse, Paris, 1900).

CHAPITRE II

SÉMÉIOLOGIE GÉNÉRALE

Troubles intellectuels; psychoses. — Troubles moteurs : convulsions et épilepsie; paralysies et contractures; atrophies. — Troubles moteurs des yeux. — Troubles moteurs fonctionnels. — Troubles de l'équilibre. — Troubles du langage. — Troubles de la sensibilité et des réflexes. — Troubles sensoriels. — Troubles divers, et moyens d'exploration. Percussion et auscultation. Ponction lombaire et cyto-diagnostic. Radioscopie et Radiographie.

Le SYNDROME, bien que la plus caractéristique, n'est pas l'unique manifestation des tumeurs cérébrales. — Il existe d'*autres troubles* du fonctionnement de l'encéphale; le médecin ou le chirurgien doivent en rechercher méthodiquement l'existence, pour assurer leur diagnostic.

Nous allons les indiquer sommairement, insistant spécialement sur quelques notions nouvelles. — Nous examinerons successivement : les *troubles intellectuels, moteurs, sensitifs*, et *sensoriels*; nous terminerons par l'exposition de quelques méthodes d'exploration récentes.

I. — TROUBLES INTELLECTUELS.

Nous rappellerons d'abord : l'affaiblissement et l'obnubilation intellectuels, le puérilisme, la torpeur cérébrale, déjà signalés comme parties intégrantes du *syndrome*, qui caractérise la plupart des tumeurs encéphaliques.

Mais il est des cas où se manifestent surtout des PSYCHOSES.

a) La plus fréquente est la *démence* : souvent *lente* et *progressive*[1], comme dans le cas de Dupré et Devaux (endothéliome des méninges de la région frontale), elle suit ordinairement le néoplasme dans son évolution[2].

Dans quelques cas, elle est *primitive*; le malade a une période

1. Voir aussi, plus loin, *Tumeurs du lobe frontal*.
2. Dupré et Devaux (*Iconographie de la Salpêtrière*, 1901, p. 193).

d'inquiétude, d'anxiété, de confusion mentale plus ou moins aiguë, d'excitation maniaque, et *des périodes de dépression*; plus tard, les signes du syndrome des tumeurs apparaissent[1].

On s'explique ainsi que, dans les asiles d'aliénés, un certain nombre de *déments et d'épileptiques soient porteurs de tumeurs cérébrales*. — Dans ce cas, il est utile de se rappeler la remarque de Nelson Teeter : « La folie, avec *céphalalgies violentes, persistantes, doit faire penser*, à une lésion grossière de l'encéphale, *peut-être à une tumeur*[2]. »

Raymond a étudié plusieurs de ces cas de *tumeurs cérébrales avec démence* : ils sont contenus dans la thèse de son élève Grandguillot, et dans plusieurs communications[3]. Il attribue la déchéance progressive de toutes les fonctions cérébrales supérieures, qui caractérise cet état, à l'altération et à la destruction des *fibres commissurales*, courtes et longues, qui relient entre eux les centres psychiques : aussi est-elle plus *fréquente* dans les *grosses tumeurs*, et dans celles qui occupent les *lobes frontaux*, ou *la partie antérieure du corps calleux*. — Ce serait, cependant, une erreur de croire que les troubles démentiels soient exclusivement propres aux régions antérieures du cerveau : on rencontre aussi des troubles psychiques comparables, pour des tumeurs occupant d'autres régions; tel le cas de Kaplan, où il s'agissait d'un glio-sarcome du lobe temporal[4].

Gianelli indique, toutefois, que pour les lobes autres que les frontaux, les *phénomènes mentaux se manifestent plus* TARDIVEMENT, et n'ont aucune valeur différentielle. « La perte des images mnémoniques verbales, auditives, et visuelles, provoque un état spécial de démence, dit-il, et indique respectivement, comme siège du néoplasme, le lobe temporal et la zone pariéto-occipitale gauches[5]. »

---

1. Voir Cas de Luhrmann (*Allg. Zeit. für Psych.*, et *Arch. de Neurol*, 1896, p. 314). Il s'agit d'un jeune homme syphilitique, qui, *plusieurs mois avant que les symptômes de foyer apparaissent*, eut des troubles psychiques intenses; inquiétude, anxiété, confusion aiguë, excitation maniaque, dépression, etc. Il fut enfermé, et quand déjà il était en voie de guérison de ses troubles psychiques, survinrent des maux de tête, des parésies, et des troubles de de la parole ; les symptômes disparurent par le traitement antisyphilitique.

2. Nelson Teeter (*Rev. Neurol.*, 1896, p. 306).

3. Raymond (*Soc. méd. des Hôp.*, Paris, 1892, et *Clinique*, III. — Grandguillot, (*Démence dans les tumeurs encéphaliques*, Thèse, Paris 1895).

4. Kaplan, Sur les troubles psychiques. dans un cas de tumeur du lobe temporal (*All. Zeit. für Psych.*, 1898, p. 957, et *Rev. Neurol*, 1898, p. 406). — Femme ayant présenté depuis 4 ans un changement de caractère, emportée, oublieuse, attaques épileptoïdes avec auras auditives; puis accès psychiques avec hallucinations de l'ouïe; parésie faciale, étranglement papillaire; hémianopsie; contractures de la jambe droite et tremblement épileptoïde, etc. Glio-sarcome des circonvolutions unciforme, fusiforme, et temporales; mort, après 6 ans.

5. Gianelli, Les effets directs et indirects des néoplasmes encéphaliques,

Dans ces circonstances, deux facteurs pathogéniques interviennent souvent : l'*hérédité* et la *toxi-infection*.

Les faits recueillis par Maurice Faure, et les lésions cellulaires, qu'il a constatées dans l'écorce, sont en faveur de cette dernière hypothèse [1].

b) Brault et Loeper, bientôt suivis par Devic et Gauthier, ont essayé de distinguer une forme particulière de psychose, *la psychose paralytique*, qui, associée à certaines autres manifestations du syndrome, révélerait la présence de tumeurs cérébrales.

Ces troubles psychiques, peu différents de ceux de beaucoup d'autres lésions du cerveau, consisteraient en phénomènes de dépression intellectuelle, affaiblissement de la mémoire et, parfois, troubles de la volonté et de l'émotivité, avec une marche plus ou moins rapide vers l'état démentiel; ils s'accompagneraient constamment de *paralysies*, de *parésies* d'un membre ou d'un côté du corps, ou d'*aphasies*.

D'après la lecture des observations de ces auteurs, il nous semble qu'il s'agirait plutôt d'un syndrome propre à certaines tumeurs du lobe frontal ou du lobe temporal, voisines de la région rolandique, qui, le plus ordinairement, empiètent profondément sur l'un ou l'autre de ces deux territoires [2].

c) Certaines tumeurs se présentent avec le tableau clinique de la *paralysie générale*, et, d'après Gianelli, ce fait indique que la néoplasie réside, très probablement, dans le lobe frontal [3]. — Inversement, il arrive quelquefois que certaines paralysies générales s'accompagnent de lésions des papilles, de surdité, de vomissements, de troubles visuels, et font croire à l'existence d'une tumeur (cas de Savage) [4].

d) D'autres néoplasmes, souvent à la période de début, ou plus tard, s'accompagnent de *troubles neurasthéniques* ou *hystériques*, comme dans les cas connus de Schœntal, d'Auvray, de Taylor, de Marchand et Leuridan [5] (fig. 103). Dans plusieurs de ces faits,

sur les fonctions cérébrales (*Polyclinico*, 15 juillet 1897, et *Rev. Neurol.*, 1898, p. 11).

1. Maurice Faure, Lésions cellulaires corticales, observées dans les cas de troubles mentaux toxi-infectieux (*Rev. Neurol.*, 1899, p. 932).

2. Brault et Loeper, Trois cas de tumeurs cérébrales à forme psycho-paralytique (*Arch. de médecine*, 1900, p. 745).

3. Gianelli (*loc. cit.*).

4. G. Savage, Paralysie générale simulant une tumeur cérébrale (*Journ. of mental science*, 1888, et *Arch. de Neurol.*, 1891, I, p. 122).

2. Schœntal (*Arch. de Neurol.*, 1891, I, p. 142). — Auvray (*Soc. Anat.*, février 1895); Taylor (*Boston med. journ.*, oct. 1899, cité par Braul et Lœper); Marchand et Leuridan (*Soc. Anat.*, 1902, p. 673).

on constata les stigmates de l'hystérie ; et une amélioration trompeuse a pu être obtenue par l'hydrothérapie ou la suggestion.

e) Enfin, je rapprocherai des troubles psychiques, observés dans les tumeurs cérébrales, les cas de *sommeil prolongé*, comme ceux de Seawick, Messinge, Stamens, Devic et Courmont, et de Soca, où il dura sept mois (tumeur de l'hypophyse)[1], et les faits

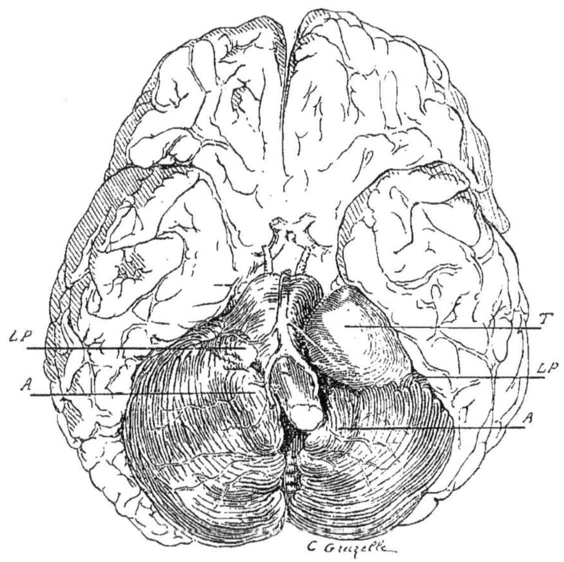

Fig. 13. — T. Tumeur du lobule du pneumo-gastrique. LP, Lobules du pneumo-gastrique. Le lobule gauche est des deux tiers moins volumineux que le lobule droit ; — A, amygdales (Trenel et Antheaume).

plus connus, où la tumeur s'est accompagnée d'*hallucinations*, ou d'accès d'*automatisme ambulatoire*.

Les *hallucinations* semblent plutôt être du domaine sensoriel ; mais, dans le cas de tumeurs cérébrales, elles s'accompagnent presque toujours de phénomènes délirants ou d'affaiblissement intellectuel : ce qui justifie que nous en parlions maintenant. Comme le fait observer Joffroy, « ce sont évidemment les sensations lumineuses ou auditives qui sont transformées en halluci-

1. Soca (*Nouvelle Iconogr. Salp.*, 1900, p. 101). Autres auteurs cités par Soca. Il s'agit 2 fois d'une tumeur de l'hypophyse, 1 fois tumeur du lobe frontal, 1 fois tumeur du corps strié. Ce sommeil n'est ni le coma, ni la narcolepsie, ni le sommeil hystérique. — Devic et Courmont (*Rev. de méd.*, 1897). — Seawich (*Rev. Neurol.*, 1893, p. 45).

nations ; mais il faut pour cela une aptitude délirante, et le centre cortical doit être préparé, *devenu hallucinogène.* »

Le plus souvent, la lésion occupe les centres sensoriels ; mais quelquefois elle en est assez éloignée. « L'hallucination, lorsqu'elle existe, dit Gianelli, indique une irritation du centre cortical sensoriel correspondant, sans qu'on puisse affirmer, avec une certitude absolue, la présence du néoplasme dans le voisinage immédiat de ce centre. »

Il s'agit : tantôt d'*hallucinations visuelles*, parfois terrifiantes, (cas de Christian, tumeur comprimant les nerfs optiques) — ou s'accompagnant de la vue de personnages, de zoopsies (Trenel et Antheaume, tumeur du lobule pneumogastrique du cervelet, fig. 13) ; — tantôt d'*hallucinations auditives* (Sérieux et Mignot, kystes hydatiques du cerveau, les uns occupant la région temporale ; Trenel, tumeur du lobe antérieur du cervelet ; Seglas et Londe, hallucinations de la vue et de l'ouïe avec délire d'auto-accusation, tumeur du corps calleux et des centres ovales) ; — tantôt *d'hallucinations olfactives* (cas de Siebert, tumeur dans la circonvolution du crochet) ; — et enfin *d'hallucinations tactiles* (Sciammana et Postempski, sensation d'un gros rat traversant la joue, tumeur du volume d'une noix, près du centre de la face et du bras). — Dans un cas relaté par Lamy, il y avait *hémianopsie avec hallucinations dans la partie abolie du champ visuel* ; plaque de méningo-encéphalite syphilitique, au voisinage de la scissure calcarine.

De ces observations, on peut conclure que, si la corrélation, entre le siège de la tumeur et le centre halluciné, n'est pas absolue, elle n'est cependant pas rare [1].

L'*automatisme ambulatoire* est considéré comme un des équivalents de l'attaque du mal comitial, à laquelle il succède souvent ; mais il s'accompagne presque toujours *d'amnésie et d'un certain degré d'inconscience* ; il existe aussi dans l'hébéphrénie, l'hystérie, la folie circulaire. — Il a été signalé dans plusieurs cas de tumeurs cérébrales : Devic et Courmont l'ont observé dans un cas de sarcome des deux premières frontales, opéré par Jaboulay, chez une femme, dont un des accès dura 3 heures ; elle marcha à travers la ville, et ne sut jamais ce qui s'était passé pendant le

1. Joffroy, Leçon clinique (*Arch. de Neurol.*, 1896, n° 2). — Gianelli (*loc. cit*). — Christian (*Société médico-psychologique* et *Arch. de Neurol.*, 1892, p. 84). — Trenel et Antheaume (*Arch. de Neurol.*, 1897, II, p. 1). — Serieux et Mignot (*Iconogr. Salpêtrière*, 1901, p. 39). — Trenel (*Soc. Anat. de Paris*, 1898, p. 388). — Seglas et Londe (*Rev. Neurol.*, 1898, p. 580). — Siebert (*Monat f. Psych.*, 1899, p. 8, et *Rev. Neurol.*, 1900, p. 1149). — Sciammana et Postempski (*Rivista di Neurolog.*, 1900, et *Rev. Neurol.*, 1901, p. 240). — Lamy (*Rev. Neurol.*, 1895, p. 129).

temps de sa déambulation. — Rezek parle d'une femme qui était prise soudainement d'impulsions à courir (*accès procursifs*) ; sarcome polymorphe primaire dans le noyau caudé, la capsule interne, le putamen, et l'insula) ; — Sabrazès et de Batz, dans un cas de cysticerques des méninges et des circonvolutions, après un attaque d'épilepsie, virent des accès procursifs, qu'ils comparent au *tournis* chez les moutons. — Cette singulière manifestation des néoplasmes n'a aucune valeur localisatrice bien établie [1].

Il en est de même de l'*apraxie*, ou impossibilité de commencer les actes les plus familiers, et que Rossolimo a signalée dans un cas d'endothéliome sphérique du lobe frontal [2].

II. — TROUBLES MOTEURS.

Les tumeurs encéphaliques affectent la MOTILITÉ, de bien des manières différentes. — Tantôt elles excitent les centres moteurs corticaux, et produisent des décharges de l'influx nerveux, qui réalisent les types, si divers, de *l'épilepsie*. — Tantôt elles *paralysent, contracturent*, et *atrophient* les groupes musculaires de la face, du tronc, des membres, et les muscles qui animent les globes oculaires, la pupille. — Tantôt, enfin, elles provoquent des *tremblements* (chorée, athéthose), ou *des troubles de l'équilibration*.

Dans certains cas, seuls, les *centres d'association fonctionnelle* sont atteints, sans qu'il y ait paralysie réelle des muscles, et il en résulte des syndromes particuliers ; tels ceux de *l'aphasie motrice*, la paralysie de la *convergence*, de la *déviation conjuguée de la tête et des yeux*, de la *paralysie labio-glosso-laryngée cérébrale*, etc.

1° *Convulsions et Épilepsie.*

Les CONVULSIONS, déterminées par les tumeurs des centres nerveux peuvent revêtir *tous les types connus de l'épilepsie.*

a) L'*épilepsie* ESSENTIELLE, avec son début brusque, cri initial, perte de connaissance, chute immédiate, roideur tétanique, convulsions toniques et cloniques, morsure de la langue, écume san-

---

1. Devic et Courmont (*Rev. de med.*, 1897, p. 289). — Rezek (*Jahr. f. Psych.*, 1897, et *Rev. Neurol.*, 1899, p. 136). — Sabrazès et de Batz (*Journ. de méd. de Bordeaux*, 1897, et *Rev. Neurol.*, 1897, p. 386). — Schultze, de Bonn, Contribution à l'étude des troubles de la conscience, automatisme ambulatoire comitial (*Zeit. f. Psych.*, 1899, et *Rev. Neurol.*, 1899, p. 419).

2. Rossolimo (*Soc. de Neurologie de Moscou*, et *Arch. de Neurol.*, 1891, p. 138). Voir aussi les faits de Lippmann (*Rev. Neurol.*, 1898, p. 228), et plus loin : *Tumeurs du lobe rolandique.*

guinolente, avec mictions involontaires, état stertoreux, amnésie, hébétude, et tous les phénomènes post-convulsifs bien connus. Le cas de Brissaud et Massary en est un exemple typique (fig. 14 et 15), ainsi que ceux de Magalhaës Lemos (fig. 16), H. Packer, etc. [1].

b) L'*épilepsie* PARTIELLE MOTRICE, ou BRAVAIS-JACKSONNIENNE, dont les caractères spéciaux ont été, à nouveau, bien précisés par Raymond dans ses *Leçons cliniques* [2]. L'attaque est précédée de

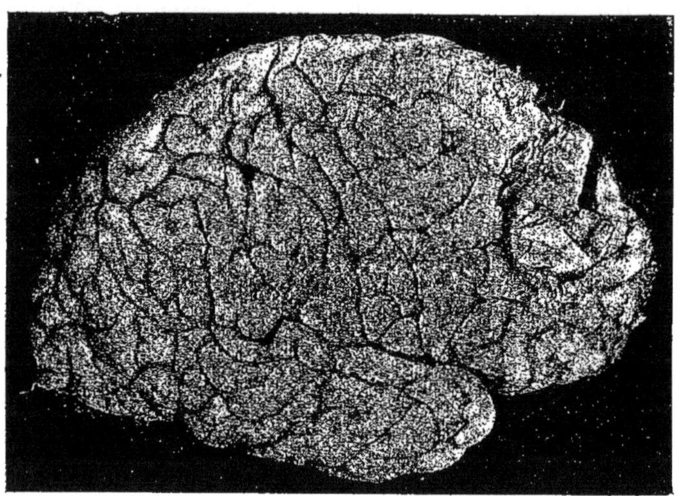

Fig. 14. — Sarcome du lobe frontal droit (Brissaud et Massary).

son AURA avertisseur, prénomitoire, *aura* motrice le plus souvent, quelquefois *aura* sensitive, sensorielle, vaso-motrice, ou psychique ; le malade ne perd pas connaissance, et il a le temps de se préserver de la chute, en cherchant un point d'appui ; il voit alors les secousses s'étendre de leur point de départ aux divers segments du membre atteint, à la face, au membre inférieur, à *toute une moitié* du corps et, parfois, *se généraliser*. La morsure de la langue est unilatérale, et s'observe surtout quand les muscles de la face participent aux spasmes convulsifs. Il n'y a pas d'évacuations involontaires, pas de phase stertoreuse, pas

1. Brissaud et Massary, Iconogr. Salpêtrière, 1897, p. 73 ; Magalhaes Lemos, Iconogr. Salpêtrière, 1898, p. 20. — H. Packer (*Arch. de Neurol.*, 1884, II, p. 204).

2. Raymond, L'épilepsie partielle, *Leçons cliniques*, V, 1901). — Voir aussi Siguier, Épilepsie Bravais-Jacksonnienne (*Thèse, Paris*, 1895), et Durand, Auras épileptiques (*Thèse, Paris*, 1896).

d'hébétude, pas d'amnésie consécutive, quand la connaissance est
conservée jusqu'au bout. — « Ce qui ne manque presque jamais,
ce sont les paralysies des muscles convulsés; paralysies flasques
et transitoires au début; mais, à force de se répéter, elles peuvent devenir durables, et se compliquer de contractures » (Raymond). — Nous insisterons seulement, quelques instants, sur les
trois points suivants, importants pour le diagnostic : *l'aura précurseur, la marche des convulsions*, et la *valeur séméiologique de*

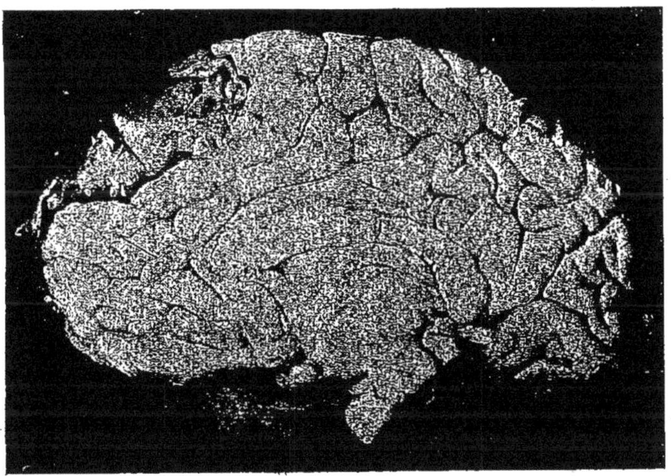

Fig. 15. — Sarcome du lobe frontal droit; face interne (Brissaud et Massary).

*l'épilepsie partielle, au point de vue de la localisation des néo-
plasmes.*

L'aura, *signal symptôme* des docteurs anglais, *son de la cloche
d'alarme* de Brissaud, présente cette importante particularité
qu'elle peut souvent servir à préciser le siège de la lésion épileptogène; c'est un phénomène *localisateur*. « Elle est, selon
Magnan, la traduction extérieure de la région cérébrale, sur
laquelle va tout d'abord porter la décharge épileptogène. » — Lorsqu'elle est *motrice*, elle consiste en quelques spasmes d'un doigt,
d'un orteil, des lèvres, des paupières, ou en une contracture, qui
progressent peu à peu vers les régions voisines, jusqu'à ce que
l'attaque éclate définitivement, en ses diverses phases toniques et
cloniques. — Nous n'avons pas à décrire ici les autres variétés
d'auras psychiques, sensitives, sensorielles, ou vaso-motrices, qui
consistent en des excitations tactiles, visuelles, olfactives, gustatives, auditives, vasculaires ou calorifiques, ordinairement loca-

lisées : elles ont une valeur analogue au point de vue de la localisation, mais moins précise, et moins généralement admise.

La connaissance du siège primitif, et de la progression de la marche envahissante des convulsions, est précieuse pour le diagnostic; car *leur* ÉVOLUTION *est en rapport avec la topographie des centres moteurs corticaux.*

En effet, les neuropathologistes distinguent trois *types principaux d'attaques convulsives* : les types *brachial, facial,* et *crural,*

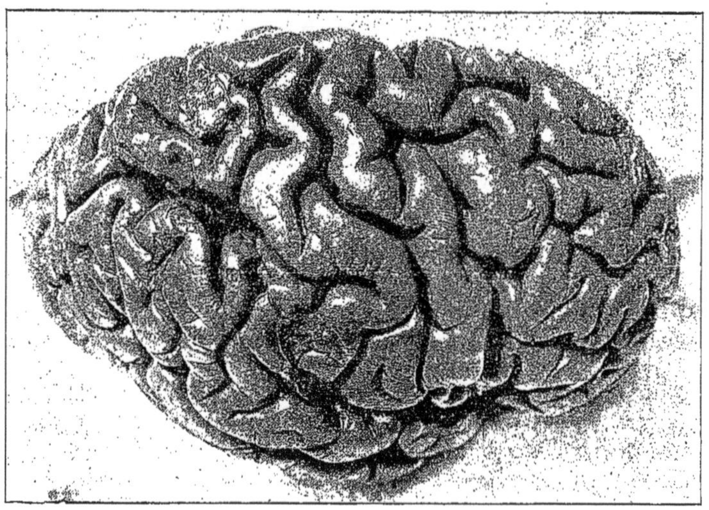

Fig. 16. — Tubercule solitaire du lobule pariétal supérieur droit (Magalhaës Lemos).

selon que les secousses commencent par le bras, la face, ou la cuisse. Elles peuvent *rester confinées* dans la région où elles sont apparues primitivement, ou se *généraliser* à tout un côté du corps, puis au côté opposé.

Quoiqu'il en soit, le siège primitif des convulsions indique le centre cortical lésé, en rapport avec le néoplasme. D'autre part, nous savons que, sur les circonvolutions rolandiques, les centres moteurs sont disposés dans l'ordre suivant : face, membre supérieur, membre inférieur, sur les portions inférieure, moyenne, et supérieure de la région (fig. 19).

Cette *doctrine de l'indication localisatrice fournie par le siège des auras et des convulsions* a été, dans ces derniers temps, l'objet d'une assez vive critique, — et *on a suspecté sa valeur séméiologique.*

Dans une communication à l'Académie de médecine, en octobre 1901, M. le professeur Dieulafoy rapporta l'histoire clinique d'un malade qui avait eu des accès d'épilepsie jacksonnienne, à la suite desquels il tomba en état de mal comitial, et mourut. On trouva, à l'autopsie, une gomme syphilitique du volume d'un petit œuf, *occupant l'extrémité antérieure du lobe frontal* (fig. 17 et 18). — Au niveau de la *région rolandique, on ne vit rien d'appréciable.* — Les convulsions occupaient, primitivement et principalement, le bras droit, puis envahissaient le côté correspondant; la paralysie consécutive avait le même siège. Si,

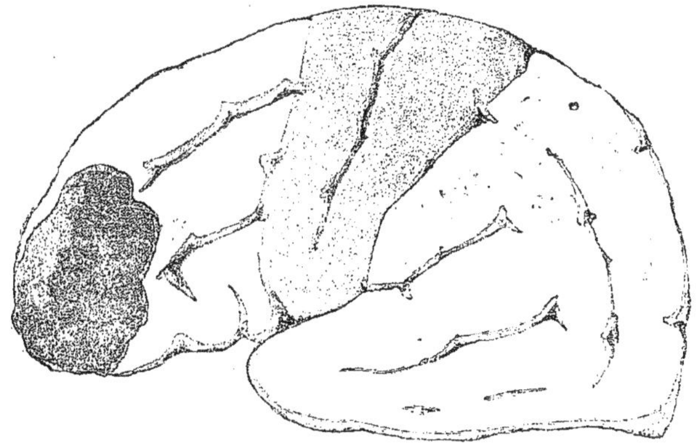

Fig. 17. — Tumeur syphilitique de l'extrémité antérieure du lobe frontal (Dieulafoy). — La partie ombrée au niveau du sillon de Rolando indique le siège de la zone motrice.

guidé par cette indication, un chirurgien avait trépané au niveau de la région motrice, il serait *tombé trop en arrière*, et n'eût pas trouvé la tumeur[1]. Et l'orateur, rapportant plusieurs faits comparables empruntés à Lépine, Faguet, et Lowitz, etc., en conclut, qu'en ce qui concerne les indications fournies par les *convulsions partielles, la doctrine des localisations cérébrales peut se trouver en défaut*, et qu'il existe deux variétés d'épilepsie jacksonnienne, l'une rolandique, l'autre frontale, que nous n'avons aucun moyen clinique de distinguer entre elles.

Nous ferons remarquer que, dans le cas relaté par le savant professeur, le type des convulsions n'a pas eu la netteté, la spécialisation, qu'on est en droit d'attendre dans les cas clairement localisateurs de l'épilepsie jacksonnienne : le point de départ ini-

---

1. Dieulafoy, Gomme syphilitique du lobe frontal, avec attaques d'épilepsie jacksonnienne; grave atteinte à la doctrine des localisations cérébrales (*Académie de médecine*, octobre 1901, p. 378, 587, 630, 666).

tial reste confus; et nous voyons l'attaque débuter, tantôt par un *mouvement de rotation de la tête et des yeux*, tantôt par des *spasmes de la face et des lèvres*, et c'est alors que le bras se convulse à son tour. Les convulsions sont violentes, se succèdent rapidement; leur gravité, leur extension, *accusent la souffrance de tout un hémisphère*. Quand une tumeur n'occupe pas la région motrice, ces attaques, qu'on pourrait appeler *terminales*, sont en rapport avec le trouble profond apporté aux fonctions de l'encéphale, par la compression, l'œdème collatéral, l'irritation et la toxi-infection; *leur valeur localisatrice est très amoindrie*. — Dans le cas de Dieulafoy, les convulsions ont été surtout prononcées à droite,

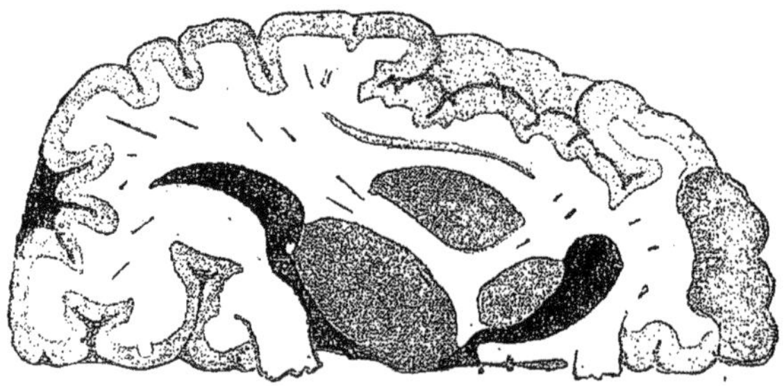

Fig. 18. — Tumeur syphilitique du lobe frontal (Dieulafoy). — Coupe horizontale, montrant l'étendue de la partie envahie par la gomme, à l'extrémité antérieure des circonvolutions frontales.

parce que la tumeur occupait l'hémisphère gauche : peut-être même existait-il, dans la région motrice, quelque lésion inaperçue ou disparue à l'autopsie (endartérite localisée, congestion, œdème, altérations cellulaires, etc.), qui expliquerait qu'elles aient été plus prononcées dans le bras droit; ou encore, ce fait serait-il dû à la prédominance fonctionnelle du bras, chez un typographe.

Quoiqu'il en soit, l'attaque éloquente et vive du brillant orateur a eu pour résultat d'appeler à nouveau l'attention sur ce fait peu connu : *que des convulsions, en apparence localisées, peuvent dans certains cas exceptionnels, induire en erreur le chirurgien, sur la* TOPOGRAPHIE *de la lésion principale*.

. Dans la discussion qui suivit, à la tribune académique, Pitres rappelle que, d'après les physiologistes, on peut provoquer des convulsions à début partiel, quel que soit le point de la surface cérébrale, où on place les électrodes; que, dans certains cas, les *convulsions localisées ne relèvent d'aucune altération appréciable des centres nerveux* (Ferrier, Nothnagel, Albertoni, Franck et Pitres); il en est ainsi chez les diabétiques, les urémiques, les

hystériques, etc.; souvent les altérations, qui surviennent au
voisinage de la région motrice, provoquent des convulsions localisées. « Bref, l'*épilepsie partielle* n'a de valeur localisatrice que
si elle se présente avec des caractères nets; que *si l'aura est bien
localisée*; que si *les convulsions se propagent lentement de la périphérie au centre*; que si *le malade reste conscient pendant leur
évolution*; et surtout, si *elles s'accompagnent de monoplégies pures
ou associées, persistantes*. »

Raymond, avec sa précision habituelle, cite des observations
personnelles, où des tumeurs développées au voisinage de la
région rolandique ou assez loin d'elle, *agissent à distance* sur la
zone motrice, et provoquent les convulsions localisées de l'épilepsie jacksonnienne, et même des paralysies (tel le cas de
Cestan et Lejonne, tumeur du volume d'une mandarine comprimant le lobe frontal; tel un fait personnel où un glio-sarcome
de la région rolandique comprime la région motrice du côté
opposé, et provoque des crises d'épilepsie jacksonnienne; telles
des tumeurs de la région sphénoïdale, de la protubérance, ou du
bulbe). Cette ACTION A DISTANCE est expliquée ordinairement par
l'action réflexe, par la propagation de la pression intra-crânienne,
s'exerçant d'une façon prépondérante sur la région rolandique.
— Les lésions paralytiques, elles-mêmes, n'ont de réelle valeur en
tant que *signe localisateur*, qu'autant qu'elles sont permanentes,
établies depuis un temps plus ou moins long : elles indiquent
une lésion de destruction, de déficit. Les paralysies *post-paroxystiques*, qui peuvent durer quelques heures, quelques jours, et
même plusieurs mois, n'ont pas de signification absolument certaine. Dans le cas de Dieulafoy, il s'*agissait précisément de paralysies post-paroxystiques*; *et le diagnostic topographique ne pouvait
être fait avec précision qu'au moment où seraient survenus les
troubles mentaux caractéristiques, et indicateurs d'une lésion du lobe
frontal*.

Lucas-Championnière, s'appuyant sur les faits nombreux de sa
grande pratique, estime qu'il serait regrettable d'attendre pour
agir que des paralysies localisées se soient établies : les lésions
seraient souvent trop avancées, irrémédiables. Rarement on a
l'occasion d'enlever une petite tumeur bien limitée, ayant provoqué une *crise bien nette* d'épilepsie jacksonnienne : c'est alors
une vraie chance. En général, l'indication d'une lésion limitée
est donnée par une *monoplégie*, suivant ou précédant une épilepsie jacksonnienne. La *contracture* est une indication aussi
fidèle, que la paralysie; la lésion ne siège pas nécessairement dans
la zone des centres moteurs : certaines tumeurs voisines de la
région rolandique, situées au-devant, au-dessus, au-dessous, ou

en arrière, donnent lieu, par compression de la région motrice, à des paralysies localisées. Un enfoncement osseux de la région frontale a pu produire des *troubles moteurs*, par action à distance, par tiraillement des adhérences; ceux-ci guérissent par la trépanation. D'ailleurs, *les indications de l'intervention sont multiples* : elle peut aussi avoir pour cause *des douleurs, des vertiges*; et, on obtient parfois d'heureux résultats dans des lésions très étendues de la convexité cérébrale, par *son action décompressive*. — L'épilepsie jacksonnienne *donne une indication générale assez satisfaisante*; et ce serait une erreur de renoncer au guide fourni par la doctrine des localisations, parce qu'il n'est pas toujours assez fidèle et assez précis. « Dans le cas de Dieulafoy, si on eût trépané au niveau de la région motrice, comme cela semblait indiqué, on eût peut-être trouvé un état congestif, un aspect rouge de la substance cérébrale, un œdème de l'arachnoïde ».

Les *conclusions*, qui nous semblent ressortir de la discussion académique, sont les suivantes :

1° *L'épilepsie jacksonnienne n'a qu'une valeur localisatrice relative*;

2° *Associée au syndrome, dont elle est souvent partie constituante, elle affirme l'existence d'une tumeur.*

3° Si elle est seule, *elle n'a de valeur localisatrice* que *si l'aura est très nette*, la *marche des convulsions lentement progressive*, et, *si le malade assiste, parfaitement conscient, à leur évolution.* Alors, elle peut révéler une tumeur de la région motrice, ou très voisine. — *Son importance est plus grande encore, si elle est accompagnée de paralysies motrices durables, et bien localisées*;

4° *Elle est parfois le résultat de l'action irritante ou compressive, d'une tumeur située au voisinage de la région motrice.* Alors, le diagnostic sera éclairci par certains troubles concomitants (troubles psychiques pour le lobe frontal, auditifs pour le temporal, sensitifs pour le lobule pariétal, visuels pour le lobe occipital, etc);

5° *Enfin, si la tumeur qui provoque l'épilepsie jacksonnienne, occupe un siège lointain (base de l'encéphale, cervelet, protubérance), les convulsions seront irrégulières, leur diffusion rapide, et, en général, les symptômes généraux de la compression auront déjà fait, quelque peu, leur apparition* (œdème de la papille en particulier); souvent, il s'agira de crises d'épilepsie *terminales*;

6° *Il importe de se rappeler que d'autres causes que les néoplasmes encéphaliques peuvent provoquer des attaques d'épilepsie jacksonnienne*, et non pas seulement des crises d'*épilepsie généralisée* (urémie, hystérie, méningite, abcès, épilepsie sine materia, etc.).

c) Épilepsie SENSITIVO-SENSORIELLE.

Bien que, dans cette forme d'épilepsie partielle, il s'agisse surtout de *troubles de la sensibilité*, nous croyons avantageux de la rapprocher de l'*épilepsie motrice*; car elle a avec elle de grandes analogies, par ses crises paroxystiques, par les spasmes atténués qui l'accompagnent, et aussi, parce qu'elle aboutit parfois à des convulsions généralisées. Dans les deux cas, il s'agit de phénomènes « de décharge » des neurones cérébraux, dont les territoires sont d'ailleurs assez voisins.

Les traits essentiels de l'*épilepsie* SENSITIVO-SENSORIELLE ont été d'abord esquissés par Charcot en 1887-88, et étudiés par Pitres en 1888-1892, puis, par Raymond, dans ses *Leçons cliniques* (1904). Delgrange a consacré à ce sujet une thèse intéressante, où il établit avec soin son individualité clinique [1]. Enfin, A. Fuchs, de Vienne, vient de publier onze observations, où sont étudiés les *accès jacksonniens sensitifs*. Nous relevons, en particulier, ces deux faits instructifs : que les accès sensitifs peuvent être provoqués par une lésion à distance, dont le siège est éloigné de l'écorce, et que jamais les symptomes moteurs *n'ont précédé* les phénomènes sensitifs, tandis que souvent les paresthésies sont suivies de phénomènes convulsifs [2].

Lorsque les manifestations de l'épilepsie sensitivo-sensorielle portent sur les organes de la sensibilité générale, les crises consistent : en des engourdissements douloureux, des fourmillements, des sensations de froid ou de chaleur (comme celles produites par de l'eau glacée ou chaude, qui coulerait entre cuir et chair), des effluves, des piqûres, ou des sensations très douloureuses de torsion et d'arrachement des membres. Ces sensations débutent aux extrémités, et remontent vers la racine des membres, *d'un côté du corps*.

Les crises sont paroxystiques, leur début subit, et leur durée de quelques secondes, de quelques minutes, rarement un quart d'heure. — Assez souvent, quelques spasmes limités, quelques contractions les accompagnent, et parfois tout se termine par une attaque convulsive. Le malade ne perd pas connaissance; mais il se plaint, après la crise, de céphalée, d'étourdissement; il se sent « tout drôle ».

1. Charcot, *Leçon du mardi*, 1887-1888. — Pitres, Étude de quelques équivalents cliniques de l'épilepsie partielle, 1888 (*Leçon clinique, Archives de Bordeaux*, 1892). — Raymond (*Cliniques*, V, 1901). — Delgrange (*Thèse, Paris*, 1894).

2. A. Fuchs (*Jarhb. f. Psych.*, 1900, p. 1, et *Rev. Neurol.*, 1902, p. 337).

Les attaques se répètent ordinairement un grand nombre de fois dans la journée. Chez un malade de Raymond, elles étaient si fréquentes, et accompagnées de sensations de torsion et d'arrachement du membre si violentes, qu'une trépanation fut faite par Doyen, qui procéda à l'extirpation du centre du membre supérieur : il n'y eut pas d'amélioration satisfaisante [1].

S'il s'agit de CRISES SENSORIELLES, les troubles varient avec l'organe atteint : pour l'*organe de la vision*, le malade éprouve des éblouissements, des irradiations colorées, des sensations lumineuses, et parfois il voit de véritables scotomes scintillants, comme ceux des crises de migraine ophtalmiques, très analogues d'ailleurs (Charcot et Féré) ; — *pour l'audition*, ce sont des bruissements, des bourdonnements, des sifflements, des cris ou des clameurs entendues ; — si l'*organe de l'olfaction* est en cause, les odeurs les plus diverses, souvent désagréables, sont perçues ; — si c'est *celui du goût*, des sensations d'amertume ou de sucré, un goût de cuivre ou d'encre, sont éprouvées, en même temps qu'existe parfois, une abondante sécrétion salivaire. — Ces divers troubles, se compliquent souvent d'*hallucinations*, d'*illusions*, et disparaissent soudainement, quand la crise se termine.

Dans les *néoplasmes encéphaliques, toutes ces variétés de l'épilepsie sensitivo-sensorielle, ont été observées*, et ont contribué à en révéler l'existence, et à en fixer le siège. Je citerai les observations d'Anderson (tumeur du lobe sphénoïdal, troubles du goût) ; de Jackson et Beevor (tumeur du même lobe et troubles de l'odorat) ; de Sander (tumeur comprimaut les tractus olfactifs) [2], et celles déjà indiquées de Christian, de Sérieux et Mignot, de Seglas et Londe, de Siebert, etc., où existaient, en même temps, des phénomènes hallucinatoires [3].

1. Raymond (*Cliniques*, V, 1901).
2. Anderson, *On sensory epilepsy. A case of basal cérébral tumor affecting the left temporo-sphenoidal lobe, and giving rise to a paroxysmal taote sensation and dreamy state* (Brain. 1887, p. 383). — Jackson et Beevor, *Case of tumor of the right temporo-sphenoidal lobe, bearing on the localisation of the sense of the smell, and on the interpretation of a particular variety of epilepsy* (Brain, 1887, p. 347). — Sander, Epileptische anfalle mit subjectiven geruchs empfindungen, bei zeistorung des linken tractus olfactorius, durch einem tumor (*Arch. f. Psych.*, Bd. IV, p. 234).
3. Voir chap. IV, *Tumeurs de la région rolandique*, et chap. V.

2° *Paralysies. — Contractures. — Atrophies.*
Lésions médullaires.

Paralysies.

Les neuropathologistes, avec juste raison, considèrent les *paralysies* comme un des symptômes *les plus localisateurs*, et les plus fidèles, surtout si elles sont *partielles* et *durables*. Mais encore

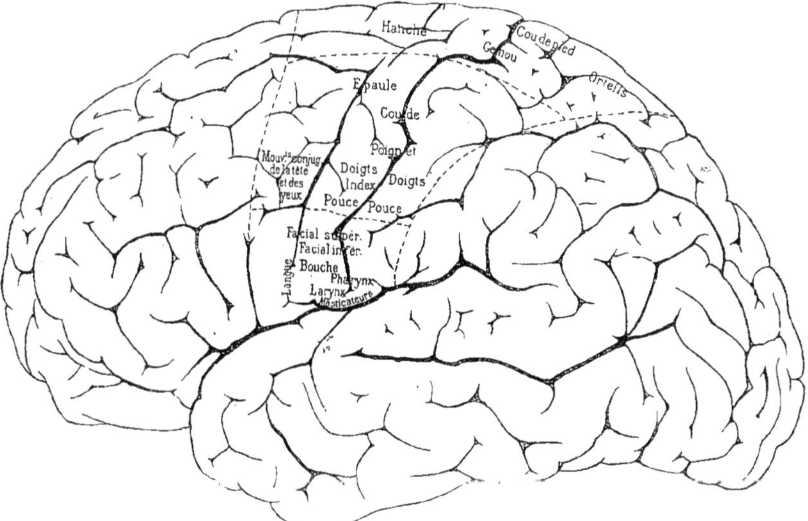

Fig. 19. — La zone motrice de l'homme d'après les recherches des chirurgiens américains et anglais (Keen, Mills, Nancrède, Horsley), etc. (Déjerine).

existe-t-il des difficultés d'interprétation, et des particularités utiles à connaître.

Celles qui succèdent aux crises convulsives, et sont *post-paroxystiques*, souvent transitoires, mal définies, *n'ont qu'une valeur localisatrice restreinte.*

Celles qui sont *primitives* et s'installent *d'emblée*, permettent une précision plus grande, pour le diagnostic. — Les néoplasmes qui les produisent occupent tantôt la surface, tantôt la profondeur de la substance nerveuse, *dans la zone motrice*, ou sur *les tractus nerveux qui en émergent*. — Ils peuvent agir aussi par action compressive lorsqu'ils sont situés dans *le voisinage*, et quelquefois même *à distance*, quand, très volumineux, ils exercent une action d'ensemble sur tout l'encéphale (déformation et compression de tout un hémisphère, par une tumeur de la base).

Suivant le *siège des tumeurs*, il y a lieu de distinguer : des paralysies *corticales, sous-corticales, capsulaires, pédonculaires, protubérantielles*, et *bulbaires*.

a) Les tumeurs *corticales* produisent des *monoplégies pures* ou *associées* du bras, de la jambe, de la face, et de la langue, dont nous parlerons à propos des néoplasmes rolandiens, et des *hémiplégies*, rarement complètes. — La monoplégie la plus fréquente adopte le *type brachio-faciale*. — *L'hémiplégie corticale*, rare dans les néoplasmes, s'accompagne souvent *d'aphasie motrice*.

Les *caractères propres de ces paralysies corticales* sont d'être

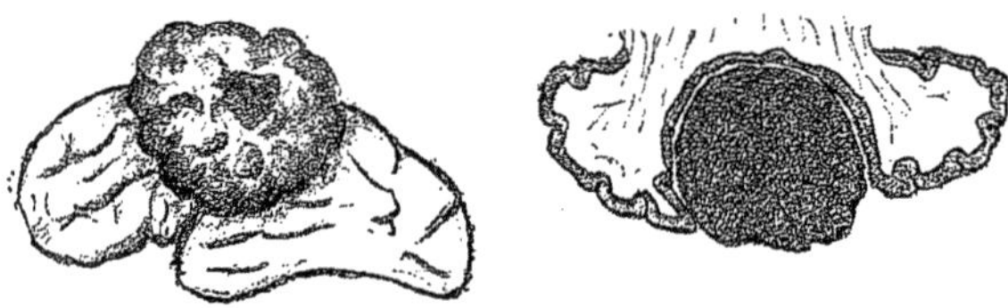

Fig. 20. — Tumeur cérébrale comprimant la zone rolandique gauche (R. Cestan).

précédées, ordinairement, d'attaques d'épilepsie *Bravais-Jacksonniennes*, et parfois *d'aphasies*; d'être progressives et lentes; de s'accentuer, après les diverses périodes d'accès paroxystiques; d'être moins profondes, moins accusées, *moins complètes* que celles qui accompagnent les lésions destructives (hémorragies, ramollissements, embolies par athérome, etc.); et enfin, *d'être souvent accompagnées de quelques-unes des manifestations du syndrome* (céphalée, œdème papillaire, etc.). -- Il est rare, par exemple, que la paralysie du membre supérieur soit telle, que tous ses mouvements soient suspendus; quelques-uns s'exécutent partiellement, et sans force; pour le membre inférieur, la *marche est rarement tout à fait impossible*. — Ce sont souvent des *parésies*, ou des *hémiparésies*.

Des exceptions existent cependant, et, dans quelques cas, on peut avoir sous les yeux le tableau d'une *vraie hémiplégie* cérébrale ordinaire. C'est ainsi que Cestan (fig. 20), chez une femme de cinquante-huit ans, de la Salpêtrière, observa une *hémiplégie droite permanente*, avec aphasie, bras en demi-flexion par contracture, impossibilité de se tenir debout, de marcher : elle avait été produite par une tumeur fibreuse du volume d'une mandarine (170 grammes), comprimant la zone rolandique : il y avait intégrité absolue des cellules corticales et de la voie pyramidale; les réflexes, cependant, étaient exagérés [1]. — Un cas singulier est celui de Zenner, où une hémiplégie *gauche* fut produite par un glio-sarcome de la zone motrice *gauche*, c'est-à-dire était située du côté de la lésion : il y avait *absence de décussation des pyra-mides* [2].

b) Les tumeurs *sous-corticales*, qui intéressent les expansions motrices, frontales, ou pariétales (fig. 21), venant des centres cor-ticaux (Pitres), s'accompagnent de *paralysies localisées*, comme les précédentes ; mais elles s'établissent ordinairement *plus silen-cieusement, progressivement* [3] (et non d'emblée) : elles se sont, cependant, dans un certain nombre de cas, accompagnées de crises *d'épilepsie partielle* (faits déjà cités de Packer, Bouveret et Eparvier, Millian, Touche, Chipault, etc.).

c) Les paralysies *capsulaires* des néoplasmes sont des *hémi-plégies* ou des *hémiparésies*, souvent accompagnées *d'hémianes-thésie*, par lésions du faisceau pyramidal moteur et du faisceau sensitif, dans le *segment postérieur* de la capsule interne (fig. 21). — La tumeur peut encore intéresser, séparément ou en même temps, le *faisceau géniculé*, et produire la *dysarthrie*, ou même une *paralysie pseudo-bulbaire*. — *L'absence d'aphasie vraie et d'épi-lepsie Bravais-Jacksonnienne peut aider à distinguer ces para-lysies des hémiplégies corticales* ; le développement progressif et l'absence d'ictus les séparent des hémiplégies par hémorra-gie ou ramollissement, ainsi que *l'existence des phénomènes du syndrome*.

Il importe, cependant, de signaler qu'un certain nombre de tumeurs cérébrales, les *gliomes* surtout, plus ou moins silencieux d'abord, se révèlent par des *ictus apoplectiques* et *paralytiques*. Il en était ainsi, en particulier, pour deux gliomes occupant la substance blanche des lobes frontaux, observés par Bouveret. Dans ces cas, l'évolution se fait *par des attaques successives et de gravité croissante*, fait plus rarement observé dans les cas d'hémor-ragie ou de ramollissement [4].

---

1. Cestan, Tumeur cérébrale, comprimant la zone rolandique gauche ; hémi-plégie permanente, accès d'épilepsie partielle, intégrité du faisceau pyra-midal (*Soc. Anat.*, 1899, p. 188, fig. 20).

2. Zenner (*Neurol. Centralb.*, 1893, p. 402, et *Rev. Neurol.*, 1898, p. 281).

3. Cas intéressant et récent de Gombault et Halbron. Hémiplégie droite *progressive*. Début par une monoplégie brachiale. Dépression intellectuelle. Attaque apoplectiforme. Vaste gliome sous-rolandique, envahissement du trigone et du corps calleux (*Rev. neurol.*, 1903, p. 741).

4. Bouveret, Ictus apoplectiques et paralytiques dans les tumeurs céré-brales (*Montpellier médical*, 1896).

d) Les *paralysies pédonculaires, protubérantielles, bulbaires* (fig. 21), causées par les néoplasmes, prennent la physionomie *d'hémiplégies* plus ou moins complètes, accompagnées ou non *d'hémianesthésies* (selon que le ruban de Reil, faisceau sensitif, est plus ou moins intéressé); elles se caractérisent par les diverses formes de *paralysies alternes*, constituant des syndromes particuliers, connus sous les noms de *syndrome de Weber*, de *Millard-Gubler*, de *Foville*, etc., et variant, selon que les nerfs de la IIIe, de la VIe, de la VIIe, et de la XIIe paire sont intéressés, et *du côté de la lésion*, tandis que *l'hémiplégie est croisée*. — Massary et Cestan ont, cependant, rapporté des cas *d'hémiplégie progressive* d'origine protubérantielle, sans que les nerfs de la protubérance soient intéressés, et par conséquent, *sans paralysie alterne* : il s'agissait d'un anévrysme sacciforme de la basilaire, comprimant uniquement le tractus moteur qui traverse le Pont, pour se rendre à la pyramide [1]. — Il existe des faits analogues, dans les cas de tumeurs communes du pédoncule, ou de la partie supérieure de la protubérance; mais ils sont plutôt rares.

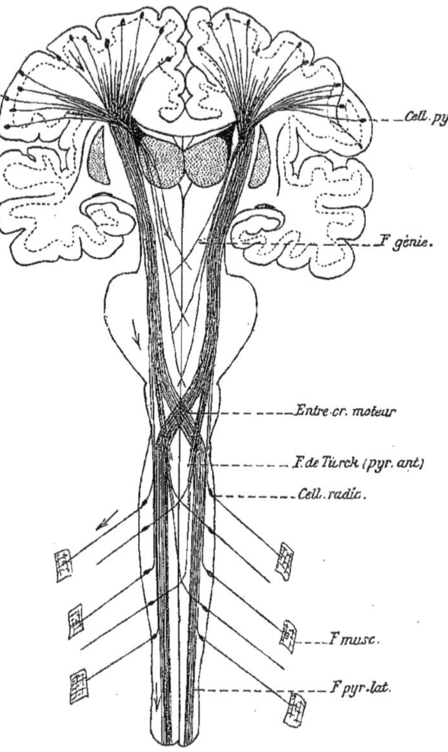

Fig. 21. — Champ moteur, avec ses deux ordres de fibres principales (Morat Doyon).

e) Ce n'est pas uniquement parce que les tumeurs occupent les *centres* et les *voies motrices* de l'encéphale, les détruisent, ou les compriment, que surviennent des troubles paralytiques. Ceux-ci sont parfois le fait de *lésions concomitantes*, qu'il faut signaler pour éviter les *erreurs de localisation*.

1. Cestan et Massary (*Soc. Anat.*, 1901, p. 489).

En 1896, Bouveret a appelé l'attention sur ces particularités [1]. Chez une femme de cinquante ans, alcoolique, qui avait eu, auparavant, quelques vagues symptômes de néoplasme cérébral (céphalée, faiblesse des membres, un peu d'incertitude de la démarche), il vit survenir, trois ans après, une paralysie faciale et une monoplégie brachiale : or, le néoplasme, trouvé à l'autopsie, occupait la partie supérieure de la deuxième temporale; mais il avait, dans les derniers temps, déterminé un *foyer de ramollissement, s'étendant jusque sous la région inférieure de la zone motrice*; aucune altération du système artériel. — Saqui, dans sa thèse (1899), a réuni un certain nombre de faits analogues : tuberculome de la couche optique très ancien, sans symptômes accusés; dans les derniers temps, hémiplégie et hémianesthésie, *foyer de ramollissement, occupant le bras postérieur de la capsule interne*. — Souvent, le néoplasme est resté absolument silencieux, quand apparaît une hémiplégie sans ictus; et on croit à un ramollissement, *sans néoplasme*. Dans un cas, on trouva un gliome de la région frontale, avec un ramollissement très étendu du centre ovale. Quelquefois, la paralysie est due à un *foyer hémorragique*, ou à un *foyer d'encéphalite avec suppuration*, comme dans quelques cas de tuberculomes; le pus contient uniquement des bacilles de Koch (Saqui).

Contractures.

Les paralysies localisées des tumeurs cérébrales sont d'abord FLASQUES; mais, comme dans les hémorragies et les ramollissements, après un espace de temps variable (de six semaines à trois mois), elles sont suivies de CONTRACTURES, occupant les régions *primitivement paralysées*, et devenant *permanentes*.

On observe aussi quelques cas de *contractures précoces*, et durables; ainsi, dans une observation d'Aimé Martin, pour un tubercule du volume d'un œuf de poule, chez un enfant de deux ans et demi, *ayant envahi le ventricule latéral* [2].

Le *mécanisme pathogénique* des contractures est variable. Nous avons remarqué qu'elles sont *prononcées*, quand le néoplasme occupe un siège voisin de la *capsule interne* (faits de Demange et Spillmann, de Castaigne [fig. 150, 151], de Grenet, etc., où les tumeurs siégeaient dans le noyau lenticulaire, et la couche optique) [3].

---

1. Bouveret (*Lyon médical*, 16 avril 1896). — Saqui, Lésions secondaires dans les tumeurs du cerveau (*Thèse, Paris*, 1899).

2. Aimé Martin (*Soc. Anat.*, 1897, p. 418). (Voir plus loin : tumeurs des n oyaux infra-corticaux).

3. Demange et Spillmann, Tubercule de la couche optique (*Presse méd.*,

La *dégénérescence du faisceau pyramidal* existait dans certains cas; dans d'autres, elle était absente. Ainsi Demange et Spillmann, Hoffmann, etc., l'ont constatée. Au contraire, Cestan, malgré de multiples recherches très précises, a vérifié l'intégrité de la voie pyramidale, et même celle des éléments nerveux de l'écorce motrice : il s'agissait d'un énorme fibrome, comprimant la région rolandique (fig. 20); la contracture était *très prononcée*, avec le bras en flexion et la jambe en extension [1].

Lésions médullaires.

Cependant, les *lésions médullaires* sont, en réalité, assez fréquentes dans les tumeurs cérébrales : le plus souvent, elles

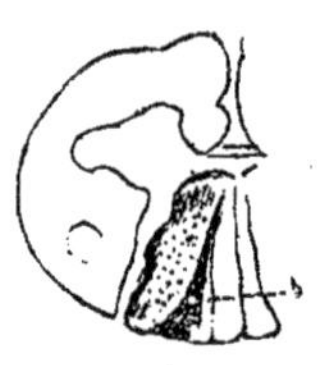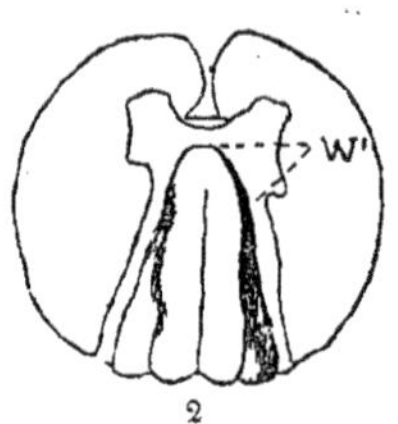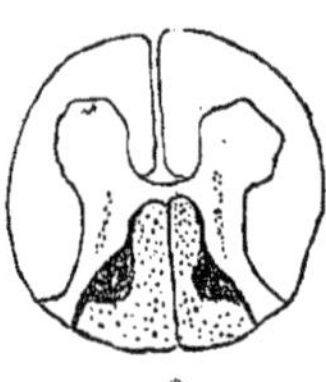

Fig. 22. — Dégénérescence de la moelle, dans les tumeurs cérébrales (Carl. Meyer). — 1, 2, 3, Coupes cervicale, dorsale, lombaire.

atteignent les *zones radiculaires postérieures*, et les *cordons postérieurs*, comme le témoignent les recherches de Mayer, de Schule, de Touche, d'Ursin, d'Hoffmann, etc. [2].

Batten et Collier ont examiné la moelle, dans un grand nombre de tumeurs encéphaliques, et ils ont constaté *la dégénérescence des cordons ou des racines postérieures* dans 65 p. 100 des cas : elle était accusée surtout à la *région cervicale* [3]. Ils attribuent les lésions à la *toxi-infection*, et surtout à l'hypertension cérébrale. Brielschwosky aurait, en effet, dans quelques cas, trouvé de la

8 fév., 1899). — Castaigne, Tubercule d'un volume dépassant celui d'une grosse noix dans le noyau lenticulaire, et comprimant la capsule interne (*Soc. Anat.*, 1897, p. 96). — Grenet, Sarcome du volume d'un œuf de poule du ventricule latéral gauche et du noyau caudé. Contracture des 4 membres (*Soc. Anat.*, 1897, p. 416).

1. Demange et Spillman (*loc. cit.*). — Hoffmann (*Rev. Neurol.*, 1901, p. 860). — Cestan; tumeur cérébrale comprimant la zone rolandique gauche; hémiplégie permanente (*Soc. Anat.*, 1899, p. 188).

2. Carl Meyer, Lésions médullaires dans les tumeurs cérébrales (*Jahrb. f. Psych.*, 1894, p. 410, et *Rev. Neurol.*, 1894, p. 717). — Schule (*Neurol. Centrabl.*, 1899, p. 290, et *Rev. Neurol.*, 1899, p. 597). — Touche (*Bull. Soc. Anat.*, 1902, p. 344). — Ursin (*Deutsch. Zeit. für Nervenheil.*, 1897, p. 170, et *Rev. Neurol.*, 1898, p. 481).

3. Batten et Collier (*Brain*, 1899, p. 473, et *Rev. Neurol.*, 1900, p. 320).

dilatation vasculaire, un *élargissement des mailles de la névroglie,*
et *une dilatation du canal épendymaire* [1].

D'après un travail récent de Nageotte, les lésions principales,
observées sur le système nerveux rachidien, dans les cas de
tumeurs cérébrales, portent sur deux points
principaux [2] :

1° Sur les *nerfs radiculaires postérieurs,* dans
leur trajet extra-médullaire, sur leur partie
moyenne, comprise entre le ganglion et leur
entrée dans la gaine arachnoïdo-durale. En
ce point, il n'est pas rare de rencontrer de
petites *nodosités inflammatoires,* simulant de
véritables néoplasmes. Là, on constate de la
périnévrite et de l'endonévrite fasciculaire ;
dans la traversée de ce nodule inflammatoire,
les *tubes nerveux* sont *altérés,* atteints de démyélinisation ; — mais les *cylindres-axes,* tuméfiés,
aréolaires, *ne sont pas détruits.* — Les mêmes
lésions, plus légères, existent sur les nerfs
radiculaires antérieurs (fig. 23, 24, 25, 26).

2° Dans la moelle épinière, les lésions commencent brusquement sur les fibres radiculaires, *dès qu'elles sont devenues intra-médul-*
laires, et ont quitté leur gaine de Schwan.
A l'aide de la méthode de Marchi, on constate
que toute la *région des racines postérieures* et
même les *faisceaux de Burdach et de Goll* sont
remplis de boules noires de démyélinisation.

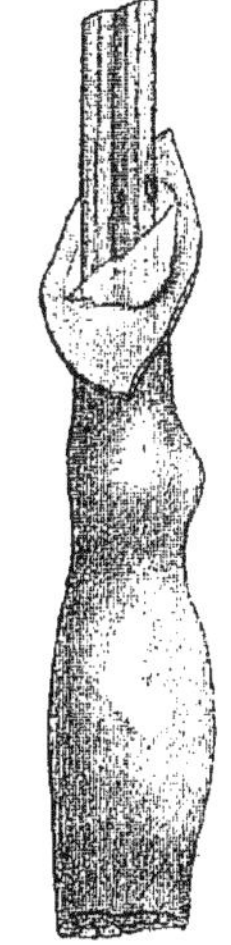

Fig. 23. — Ganglion et
nerf de la 1re sacrée, un
peu grossie. Au-dessus
du ganglion rachidien,
il existe une tuméfac-
tion, irrégulièrement
bosselée, qui répond au
foyer de névrite radicu-
laire transverse (Na-
geotte).

Ces diverses altérations ressemblent à celles
du *tabes légitime ou vrai,* par différents caractères : siège du début
sur les *nerfs radiculaires,* lésions des *filets radiculaires* et des
cordons postérieurs, etc.; mais, dans le tabes, les cylindres-axes
sont rapidement détruits par la sclérose. Ils résistent, au contraire, dans les tumeurs cérébrales ; ils se tuméfient, mais leur
continuité n'est pas interrompue ; le processus est *plus diffus,*
non systématisé à certains faisceaux élémentaires.

Quelle en est la cause? Nageotte ne se prononce pas sur le
point de savoir s'il est le résultat du changement de régime du
liquide céphalo-rachidien, ou de la toxi-infection provenant de la

1. Brielschwosky (*Neurol. Centralbl.,* 1901, et *Rev. Neurol.,* 1901, p. 998).
2. Nageotte, Sur la nature et la pathogénie des lésions radiculaires de la
moelle, qui accompagnent les tumeurs cérébrales (*Revue Neurologique,*
1904, p. 1).

tumeur. Il nous semble que le fait *du début constant de la lésion*

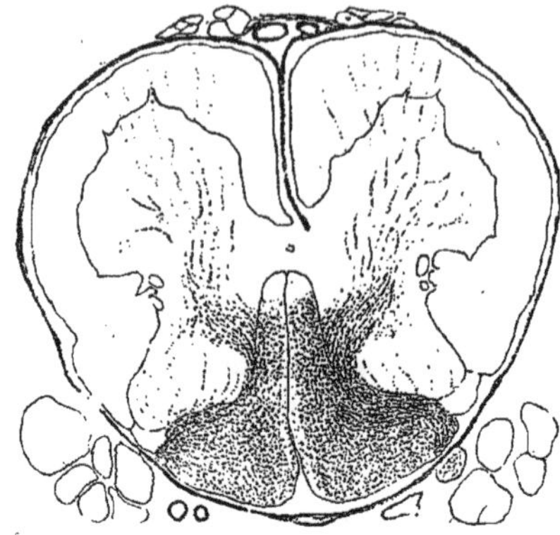

Fig. 24. — Coupe de la moelle, au niveau de la 1re sacrée. *Méthode de Marchi.* — Altération des trajets radiculaires postérieurs, intra-médullaires : cordon postérieur dans presque
toute son étendue, collatérales réflexes, faisceaux radiculaires verticaux de la corne postérieure. Intégrité relative de la zone radiculaire antérieure (fibres endogènes), intégrité
complète des zones de Lissauer. Légère dégénération rétrograde des racines antérieures
(Nageotte).

par la partie moyenne du nerf radiculaire, au *niveau du cul-de-sac
que forme sa gaine arachnoïdo-durale,* montre que l'*hypertension*

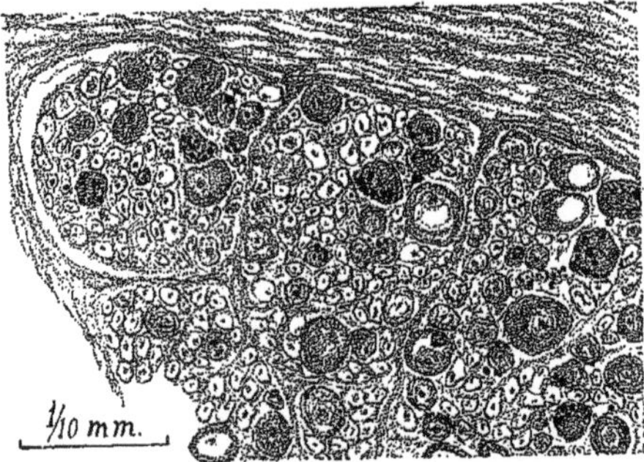

Fig. 25. — Fascicule du Ve nerf radiculaire lombaire, au niveau du foyer de névrite radiculaire
transverse. Tous les tubes sont altérés dans leur myéline et leur cylindraxe; quelques-uns
sont gonflés, vacuolisés, chargés de boules noires; la plupart sont démyélinisés (Nageotte).

et l'*intoxication secondaire* du LIQUIDE CÉPHALO RACHIDIEN jouent
un RÔLE PRÉPONDÉRANT [1].

1. D'après une leçon récente de Raymond, et un travail encore inédit de
Philippe et Lejonne, les lésions radiculaires primitives, dans les tumeurs
cérébrales, *consistent en une hydropisie de toute la région pré- et péri-gan-
glionnaire, consécutive à l'excès de tension du liquide céphalo-rachidien de la
grande cavité sous-arachnoïdienne.* (C'est la confirmation absolue de notre théorie

En tout cas, les lésions radiculo-médullaires nous rendent compte *des troubles de la* SENSIBILITÉ, des *altérations des* RÉFLEXES, et *des* CONTRACTURES, phénomènes pathologiques si fréquents dans les néoplasmes encéphaliques. — Ajoutons qu'il n'est pas rare de rencontrer, outre des contractures, des *phénomènes post-paralyti-ques,* tels que *des tremblements, de l'hémichorée,* ou de l'*hémiathé-those,* et même des *ataxies partielles* (cas d'Aimé Martin, Hoffmann, Raymond, Chipault, etc.[1]).

Atrophies musculaires.

L'ATROPHIE MUSCULAIRE ne fait pas défaut dans les monoplégies et les hémiplégies des tumeurs cérébrales. On a signalé d'intéressants exemples d'atrophie de la face, des membres, de la langue (cas de Demange et Spillmann, Grenet, Cestan, etc.); mais elle

sur la genèse du syndrome). — A l'état normal, l'espace sous-arachnoïdien se continue, en effet, jusqu'au ganglion, en envoyant des *diverticulums à travers les fascicules des racines rachidiennes,* de la racine postérieure en particulier. Ces diverticulums, virtuels dans les conditions ordinaires, *s'élargissent,* se *disloquent;* il y a, consécutivement, dissociation des tubes nerveux, dont la myéline et les cylindres-axes subissent les altérations, précédemment indiquées. — Ces altérations, d'après Raymond, se caractériseraient : par *l'abolition des réflexes rotuliens et achilléens* aux membres inférieurs, et par une diminution des réflexes aux membres supérieurs. On constate, en outre, comme autres symptômes, des altérations radiculo-médullaires : un peu d'incertitude dans la démarche, un peu de vacillement; la main est lente à saisir les objets. — Il y a, en outre, des irradiations douloureuses paroxystiques, des hyperesthésies dans les membres inférieurs, à la nuque, le long des bras; mais les douleurs sont moins vives et plus diffuses, que chez les

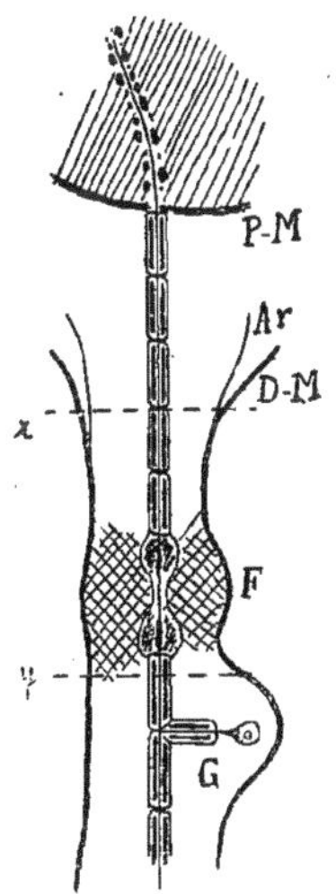

Fig. 26. — Schéma représentant la disposition des lésions, le long du neurone sensitif. La place du foyer de névrite radiculaire transverse, F, est indiquée par des hachures; — PM, Pie-mère; — Ar, arachnoïde; — DM, dure-mère; — G, ganglion; — *x* et *y,* limites supérieure et inférieure du nerf radiculaire (Nageotte).

ataxiques. — La malade, qui a fait l'objet de l'étude clinique de Raymond, et qui présentait ces altérations de la moelle et des racines, avait un sarcome de la région optique inférieure droite, comprimant le pédoncule cérébral correspondant, et les tubercules quadrijumeaux (amaurose, ophtalmoplégies, etc.). — A l'autopsie, on trouva les *ganglions rachidiens triplés de volume, ayant l'aspect de grosses amandes, allongées dans le sens antéro-postérieur* (Raymond, Tumeur cérébrale avec abolition des réflexes, *Arch. de Neurol.,* 1904, p. 1).

1. Aimé Martin, Hoffmann (*loc. cit.*). — F. Raymond, Hémiplégie sensitivo-motrice accompagnée de mouvements athéthosiques et ataxiformes, et d'une paralysie des mouvements associés des yeux; néoplasie tuberculeuse au voisinage des tubercules quadrijumeaux (*Congrès Intern. de médecine,* Section de Neurologie de 1900, et *Rev. Neurol.,* 1900, p. 19. — Chipault (*Arch. Neurol.,* 1900, p. 122).

n'a guère été étudiée. — On sait que dans l'hémiplégie vulgaire, cette lésion du système musculaire, quelquefois précoce, ordinairement lente et tardive, a été attribuée tantôt à la *dégénérescence des cellules antérieures de la moelle*, par propagation de la sclérose descendante des faisceaux pyramidaux (Charcot, Leyden, Pitres, Brissaud), tantôt à des *altérations névritiques* (Déjerine). — Kramer, dans un cas d'ostéome des membranes épi-cérébrales, *avec atrophie musculaire prononcée*, a constaté l'intégrité de la substance grise de la moelle, et *regarde l'atrophie comme de cause purement cérébrale*. C'est aussi l'opinion de Popoff, qui considère qu'il existe dans la région rolandique des *centres trophiques musculaires*, dont l'influence s'exerce par l'intermédiaire des cellules motrices de la moelle. D'après Schœffer, qui a examiné 23 cas d'atrophies post-hémiplégiques (tumeurs, etc.), il y aurait toujours lésions des cellules de la corne antérieure, par propagation des lésions descendantes du faisceau pyramidal, et par *action du neurone central affaibli sur le neurone périphérique*[1].

III. — TROUBLES MOTEURS DES YEUX.

(Paralysies, contractures, ophtalmoplégies, troubles des mouvements associés, de la pupille, de l'accommodation, etc.).

Les paralysies oculaires *isolées*, c'est-à-dire portant sur un ou plusieurs muscles quelconques des globes oculaires, ne s'observent pas dans les tumeurs corticales ou des hémisphères cérébraux, sauf quand la lésion est double, et *occupe les mêmes régions des deux côtés*. — Dans les lésions hémisphériques, on rencontre ordinairement des PARALYSIES DES MOUVEMENTS ASSOCIÉS.

Comme, au contraire, les *paralysies isolées* se voient dans les tumeurs *du mésocéphale et de la base*, nous croyons utile de les mentionner brièvement ici. — Elles sont dénommées OPHTALMOPLÉGIES, et on distingue des ophtalmoplégies *nucléaires, basilaires*, et *orbitaires*.

a) Les premières (*ophtalmoplégies* NUCLÉAIRES) apparaissent lorsque les noyaux d'origine de la IIIe, IVe et VIe paires sont intéressés. — Le malade présente alors, un *strabisme interne ou*

---

1. Kramer, Contribution à l'étude de l'épilepsie jacksonnienne et de l'atrophie musculaire d'origine cérébrale (*Jahr. f. Psych.*, XI, et *Arch. de Neurol.*, 1893, I, p. 90). — Popoff (*Moniteur de Neurol.*, et *Rev. Neurol.*, 1899, p. 465). — Schœffer (*Monat. f. Psych. and Neurol.*, 1897, p. 30, et *Rev. Neurol.*, 1898, p. 615.

externe, une modification dans la situation normale des globes oculaires, de la *diplopie*.

Si tous les muscles sont paralysés, il offre *le facies dit d'Hutchinson* : c'est-à-dire que les paupières supérieures sont tombantes, à cause de la paralysie du releveur ; le sujet a un air endormi, les yeux immobiles et fixes, la peau du front plissée, et les sourcils

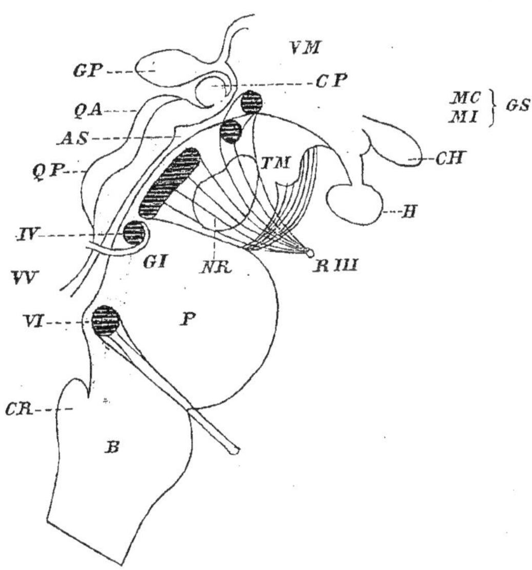

Fig. 27. — Région bulbo protubérantielle, et noyaux moteurs, oculo-moteurs (d'après Brissaud). Noyaux de l'oculo-moteur commun : — GS, groupe supérieur ; — MC, noyau du muscle ciliaire ; — MI, noyau du muscle irien ; — GI, groupe inférieur ; — R III, racine de la IIIe paire, après la traversée du noyau rouge, NR ; — IV, noyau du pathétique ; — VI, noyau de l'oculo-moteur externe ; — B, bulbe ; — P, protubérance ; — CR, corps restiforme ; — W. valvule de Vieussens ; — QP, QA, tubercules quadrijumeaux ; — AS, aqueduc de Sylvius ; — V, M, ventricule moyen ; — G, P, glande pinéale ; — CH, Chiasma ; — CP, commissure postérieure ; — H, glande pituitaire.

relevés, à cause du frontal et du sourcillier qui cherchent à remonter les paupières (Déjerine).

Ordinairement la paralysie est *extrinsèque*, c'est-à-dire que la *musculature interne* de l'œil (muscles ciliaire et constricteur de l'iris) *est épargnée* : car les noyaux des centres *accommodateurs* et *photo-moteurs* sont situés *plus haut* que les autres noyaux moteurs des muscles de l'œil : les premiers sont, en effet, proches de l'aqueduc de Sylvius, vers l'entrée du IIIe ventricule, tandis que ceux du moteur commun sont un peu au-dessous, et ceux du moteur externe, plus bas encore (voir fig. 27).

Il peut arriver, cependant, qu'il y ait aussi *ophtalmoplégie interne* : c'est lorsque la RACINE des nerfs moteurs est atteinte par

les progrès du néoplasme, *dans son trajet intra-protubérantiel.* —
Ajoutons que les paralysies oculaires d'origine méso-céphalique
sont rarement isolées, lorsqu'il s'agit de néoplasmes : il existe, con-
curremment, des troubles causés par les altérations concomitantes
des nerfs voisins (faciaux, trijumeaux, auditifs, etc.), et des faisceaux pyramidaux du ruban de Reil qui traversent la région :
ainsi sont constituées les diverses variétés de *paralysies alternes,*
et les divers syndromes qui les révèlent (*syndromes de Weber,
de Millard et Gubler, de Foville,* etc.). On trouve de nombreux
exemples de ces ophtalmoplégies et paralysies multiples, dans
les cliniques de Ray-
mond et Brissaud.

b) Lorsque les oph-
talmoplégies sont BA-
SILAIRES, la paralysie
est *totale,* et porte
sur la *musculature
interne et externe de
l'œil* : elles sont fré-
quentes dans les *tu-
meurs de la base,* à
cause de la compres-
sion exercée sur les
nerfs traversant les
parois du sinus ca-
verneux (fig. 28).

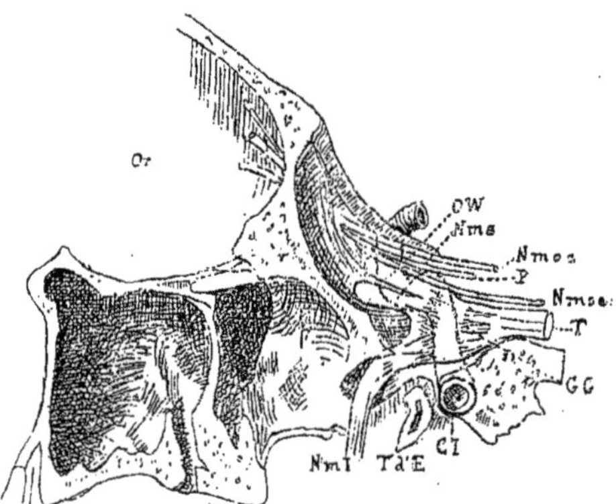

Fig. 28. — Rapport des nerfs oculo-moteurs et du sinus caverneux (Nimier). — N, moc., nerf oculo-moteur commun ; —
N, moe., oculo-moteur externe; — P, pathétique; — OW,
nerf ophtalmique de Willis; — Nms, nerf maxillaire supérieur; — T, trijumeau ; — GG, ganglion de Gasser; — Nmi,
nerf maxillaire inférieur; — CI, carotide interne; — T. d'E.,
trompe d'Eustache; — Or, orbite.

c) Dans l'*ophtalmo-
plégie* ORBITAIRE, il
existe assez souvent, en même temps, de l'ÉXOPHTALMIE, la tumeur
ayant pénétré dans la cavité de l'orbite (cas de Raymond et
Poirier)[1].

d) Indépendamment des paralysies isolées, des ophtalmoplégies,
on observe aussi, dans les lésions bulbo-protubérantielles, des
paralysies des MOUVEMENTS ASSOCIÉS *des yeux.* — C'est Parinaud
qui les a décrites le premier[2] : il les dénomme *paralysies supra-
nucléaires,* et en distingue quatre variétés : 1° paralysies des mouvements de latéralité; 2° des mouvements d'élévation et d'abaissement; 3° et 4° des mouvements de convergence et de divergence.

1. Raymond (*Cliniques,* III, 1898, p. 38-60). Voir plus loin : *Tumeurs de la
base.*
2. Parinaud (*Arch. de Neurol.,* 1883, I. p. 145).

Pour expliquer ces MOUVEMENTS ASSOCIÉS d'origine MÉSOCÉPHALIQUE, Parinaud invoque l'existence d'*un filet anastomatique* qui unit la VI⁰ et la III⁰ paires. — Grasset suppose un noyau mésocéphalique *supra-bulbaire*, où les *nerfs lévogyres* et *dextrogyres* venant des hémisphères (cocher qui conduit à deux de Foville), après entre-croisement, fortifient leur action en un nouveau neurone (fig. 29).

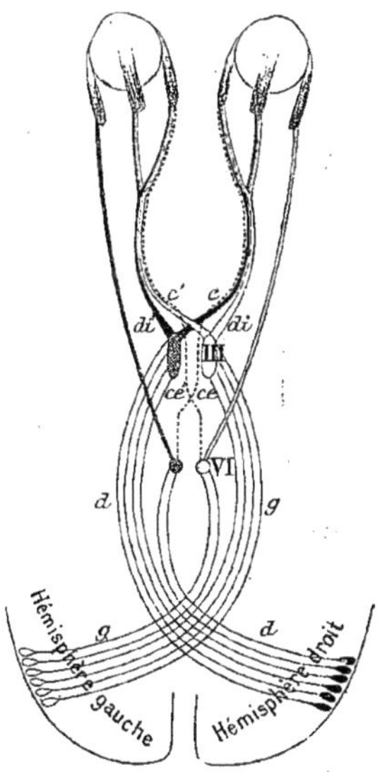

Ces hypothèses ne nous paraissent pas *indispensables*. Le fait des paralysies *des* MOUVEMENTS ASSOCIÉS des yeux, par *lésions bulbo-protubérantielles*, est certain; des tumeurs de la partie supérieure de la protubérance les ont produites (faits de Parinaud, de Raymond, de Cestan, etc. Les analyses micrographiques très précises de ces deux derniers neuropathologistes ont montré que les tumeurs avaient détruit les faisceaux descendants, qui *viennent de la corticalité*, ou les rubans de Reil, ou les faisceaux verticaux qui unissent les noyaux moteurs de la III⁰ et de la VI⁰ paires; et, parfois même, les noyaux eux-mêmes étaient indemnes (tubercules, sarcomes, gliomes, etc.) [1].

Remarquons encore que, dans les cas récents de Raymond, les globes oculaires n'étaient pas déviés (absence de strabisme), avaient au repos une position normale : *mais les mouvements de latéralité étaient impossibles*. — Donc, on peut dire que dans les lésions bulbo-protubérantielles, le plus souvent, les paralysies des mouvements associés des yeux existent *sans déviation*.

Fig. 29. — Nerfs hémi-oculo-moteurs dextrogyre et lévogyre. — Schéma montrant : 1⁰ L'entrecroisement sus-nucléaire total des fibres oculo-motrices, *d* et *g*, se portant d'un hémisphère aux noyaux du côté opposé. — 2⁰ L'entrecroisement sous-nucléaire partiel des filets de l'oculo-moteur commun (chiasma oculo-moteur de Grasset), et la constitution de son tronc : α, surtout par des filets directs venant du noyau du même côté *di,di″*; β, par des filets croisés provenant du noyau du côté opposé, *c-c′*; — par des filets croisés provenant du noyau du moteur oculaire externe du côté opposé, *ce-ce′* (d'après Nimier et Ferron).

1. Raymond (*Cliniques*, III, p. 208). — Raymond et Cestan, Trois cas de paralysies des mouvements associés des globes oculaires (*Rev. Neurol.*, 1901, p. 70), et Raymond, Néoplasies au voisinage des tubercules quadrijumeaux (*Rev. Neurol.*, 1900, p. 719). — Voir aussi v. Kornilow (*Deutsch. Zeit. f. Nervenh.*, 1903, p. 417, et *Rev. Neurol.*, 1904, p. 596).

e) Lorsqu'il s'agit de lésions ou tumeurs des HÉMISPHÈRES CÉRÉ-BRAUX (*corticalité* ou *fibres de projection*), les TROUBLES ASSOCIÉS des yeux ont un aspect clinique un peu différent : il s'agit, le plus souvent, de *paralysies avec* DÉVIATION par les muscles sains (strabisme, diplopie), ou de déviations primitives par *contractures*.

A ces déplacements des *axes oculaires* s'ajoutent souvent des DÉVIATIONS CONJUGUÉES DE LA TÊTE ET DU COU, et quelquefois de la *blépharoptose*. — Depuis que, en 1868, Prévost et Vulpian ont appelé l'attention sur les *déviations conjuguées des yeux, de la tête et du cou, dans les* LÉSIONS DES HÉMISPHÈRES, quelques progrès ont été accomplis.

Landouzy et Grasset ont établi cette loi importante, que : « *dans les lésions des hémisphères, en cas de déviation conjuguée, le malade regarde l'hémisphère lésé, s'il y a paralysie ; et les membres convulsés, quand il y a contracture* ». Ces deux auteurs ont essayé d'établir, que la *région corticale*, dont la lésion entraîne la *déviation conjuguée*, est le PLI COURBE.

Cette localisation nous semble trop restrictive. Aujourd'hui, il convient de reconnaître *plusieurs centres oculo-moteurs corticaux.* — Déjà Ferrier, Carville et Duret, avaient indiqué le pied de la 2e frontale, comme ayant ce pouvoir. — Bechterew, Luciani et Tamburini, et surtout Schäffer, ont démontré que, par l'excitation des divers points de la *zone visuelle occipitale*, on amène la *direction du regard*, vers divers points de l'espace (réflexe lumineux provoqué).

Il y a donc *un centre oculo-moteur postérieur*. — Ce dernier, n'est qu'un centre réflexe : par son intermédiaire, *c'est la rétine, qui commande, elle-même, ses déplacements* : par exemple, lorsqu'une lumière brillante se présente *à notre droite*, nous tournons de ce côté nos regards, d'une façon *consciente* et *involontaire*. — De même, dans *l'hémianopsie d'origine corticale* (lésions de la *scissure calcarine* et des parties voisines), le malade dirige son regard du côté visuel sain.

La DÉVIATION CONJUGUÉE DE LA TÊTE ET DES YEUX, dans les lésions du *pli courbe* (Landouzy, Grasset, Henschen, Wernicke) est de même nature : car, ainsi que l'ont démontré Déjerine et Vialet, on voit survenir l'hémianopsie, par lésion des fibres blanches sous-jacentes au pli courbe ; et, de plus, par compression de cette région (par une tumeur, par exemple), les fibres centrifuges, issues du centre visuel occipital, se trouvent excitées (déviation conjuguée des yeux), ou annihilées (même déviation et hémianopsie), *selon la profondeur de la lésion*.

Ces notions, que nous empruntons à l'intéressant mémoire de Joanny Roux, établissent, ainsi que des faits pathologiques assez nombreux, *qu'il y a un* CENTRE SENSORIO-MOTEUR POSTÉRIEUR, dans la région, que nous venons d'indiquer [1].

Le *centre antérieur* (pied de F²), déjà entrevu par Ferrier et par nous, étudié depuis par Mott et Schöffer, mérite plutôt le nom de SENSITIVO-MOTEUR : sa lésion fréquente, explique la déviation conjuguée de la tête et des yeux, dans l'hémiplégie vulgaire (corticale ou sous-corticale) ; — son existence se trouve démontrée par la physiologie ; puisque, par son excitation électrique, les physiologistes précités, obtiennent des mouvements de la tête et des

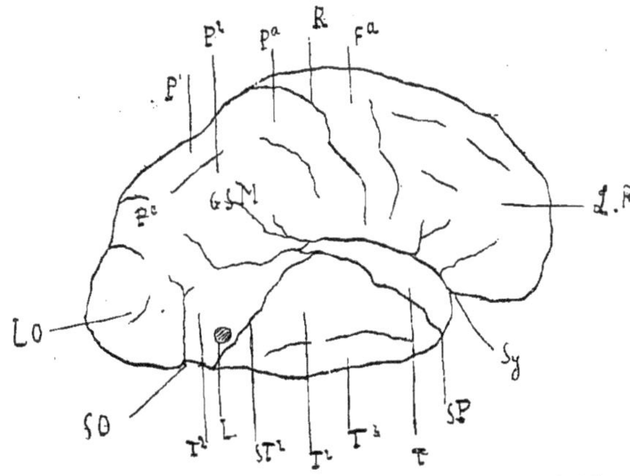

Fig. 30. — Tubercule du volume d'une noisette, dans la partie postérieure du lobe temporal droit (J. Heitz et X. Bender). — LF, Lobe frontal ; — Sy, Scisme de Sylvius ; — SP, sillon parallèle ; — T¹, T², T³, circonvolutions temporales ; — ST², sillon de la 2ᵉ temporale ; — L, lésion ; — SO, sillon occipital antérieur ; — LO, lobe occipital ; — Pᶜ, pli courbe ; — GSM, gyrus supra-marginal ; — Pˡ P², Circ. pariétales, — Pⁿ, pariétale ascendante ; — R, scissure de Rolando ; — Fᵃ, circ. frontale ascendante.

yeux ; par la pathologie ; et, par ce fait d'observation vulgaire que, lorsqu'un corps étranger pénètre dans l'œil, surviennent d'abord des mouvements purement réflexes, *auxquels se joignent bientôt des mouvements conscients et volontaires.* — D'ailleurs, les tendances actuelles sont que tous les *centres corticaux* sont de nature réflexe, que les zones sensitives et motrices sont à peu près superposées topographiquement ; il n'y a que des centres SENSITIVO-MOTEURS ; de même pour les régions sensorielles, des *centres* SENSORIO-MOTEURS.

Il existerait même un *troisième centre oculo-moteur cortical.* J. Heitz et X. Bender, dans un cas de crises jacksonniennes subintrantes, avec déviations de la tête et des yeux, trouvèrent, lésion unique, dans la partie postérieure du *lobe temporal* (T²),

1. Joanny Roux, Double centre d'innervation corticale oculo-motrice (*Arch. e Neurol.*, 1899, II, p. 477).

une tumeur du volume d'une petite noisette. Il s'agissait, dans ce cas, d'*un véritable signal symptôme* : les attaques débutaient, chaque fois, par une déviation conjuguée de la tête et des yeux (fig. 30)[1]. — Ferrier a obtenu également cette déviation conjuguée, par l'excitation de la première temporale; de même Schöffer. Cette excitation produisait évidemment une *sensation auditive*; car l'animal dressait ses oreilles, et tournait la tête et les yeux, comme nous le faisons lorsque nous prêtons l'oreille à un bruit lointain ou brusquement perçu (*centre* SENSORIO-MOTEUR AUDITIF).

Nous n'avons eu, jusqu'ici, en vue que les *mouvements de latéralité des yeux* : il en existe d'autres, cependant; et Grasset admet

[1]. J. Heitz et Bender, Un cas d'épilepsie jacksonnienne, débutant par la déviation conjuguée de la tête et des yeux, avec autopsie (*Rev. Neurol.*, 1901, p. 614). — Dans ces derniers temps, Touche a réuni cinq cas de déviations de la tête et des yeux, avec lésions encéphaliques diverses, suivis d'autopsie (*Rev. Neurol.*, 1902, p. 269, et *Soc. Anat.*, 1904, p. 291).

Bard, dans un article récent, attribue le *symptôme de Prévost*, dans les hémiplégies vulgaires, à la perturbation apportée dans l'*équilibre sensoriel* des deux hémisphères, par la lésion. Du côté de l'hémisphère atteint, il y a diminution de la fonction sensorielle, et, par conséquent, des *reflexes sensorio-moteurs*. Au contraire, les centres sensoriels de l'hémisphère opposé étant intacts, leurs réflexes sensorio-moteurs deviennent *prédominants*, et entraînent la déviation conjuguée de la tête et des yeux, du côté de la lésion. Ce fait explique l'instabilité et la variation du phénomène, selon les phases de l'hémiplégie. Il n'a pas de valeur au point de vue du diagnostic localisateur; mais il a de l'importance au point de vue du pronostic, puisqu'il varie avec la gravité de la lésion, et disparaît dans le coma profond. — L'hypothèse de Bard nous semble manquer de *substratum* anatomique; il n'est pas démontré que les lésions hémisphériques, qui s'accompagnent de cette déviation conjuguée, produisent, *dans tous les cas,* des troubles sensoriels, dont l'existence échapperait à une étude clinique insuffisante. Cependant, H. Dufour a rapporté à la Société de Neurologie deux cas de déviation conjuguée de la tête et des yeux, avec *hémianopsie* homonyme (lésion sensorielle), suite de ramollissement du lobe occipital. (*Rev. Neurol.*, 1904, p. 333). — Prévost considère cette déviation comme de même nature que les mouvements de *manège*, chez les animaux en expérience; et Murri, comme *un trouble cérébelleux à distance.* — Il vaut mieux admettre avec Prévost que, chez les hémiplégiques, nous n'avons aucune interprétation satisfaisante de ce phénomène. Il s'agit, d'ailleurs, d'un cas particulier, et toutes les déviations conjuguées n'ont pas la même origine (Prévost, *Cinquantenaire de la Société de Biologie*, Paris, 1900; Murri (*Revista di clinica medica,* 1900); L. Bard. De l'origine sensorielle de la déviation conjuguée des yeux avec rotation de la tête, chez les hémiplégiques (*Semaine médicale*, 1904, p. 9).

Tout récemment, le professeur Grasset a rapporté un cas de déviation, *en sens opposé, de la tête et des yeux* : paralysie d'un oculogyre et contracture du céphalogyre homonyme. Il s'agissait, chez un artério-scléreux, d'une grosse hémorragie occupant la couche optique et toute la partie correspondante de la capsule interne. Les *voies oculogyres et céphalogyres* passent dans la capsule interne : les premières auraient été détruites; et les secondes, irritées par la lésion, d'où contracture du céphalogyre homonyme : ce qui expliquerait que la déviation des yeux et la déviation de la tête se soient produites en sens opposé (*Sem. méd.*, 18 mai 1904, et *Rev. Neurol.*, 1904, p. 645). — Voir aussi Roussy et Gauckler : Déviation en sens opposé de la tête et des yeux (*Rev. Neurol.*, 1904, p. 63).

hypothétiquement *des centres* DIRECTEURS DU REGARD, pour les
mouvements de latéralité, pour les mouvements de haut en bas
(*suspiciens* et *despiciens*), des centres de convergence et de divergence. Parinaud avait signalé des paralysies et autres troubles
moteurs de ces divers mouvements : la topographie de leurs centres nous est totalement inconnue[1].

Les lésions des hémisphères peuvent produire des troubles plus
complexes encore, lorsqu'elles sont *bilatérales* (fait rare dans les
néoplasmes) : c'est ainsi que la lésion double des centres postérieurs (sensorio-moteurs) détermine l'abolition de tous les mouvements associés conscients (latéralité, convergence, accommodation, réflexe irien rapproché), tandis que les mouvements réflexes
inconscients sont conservés (réflexe irien à la lumière, réflexe
cliniquement produit par la sécrétion des larmes, qui dépendent
des noyaux méso-céphaliques), et même les mouvements volontaires du centre antérieur sensitivo-moteur (Joanny Roux).

Si les deux centres antérieurs (sensitivo-moteurs) sont lésés,
on observe une *opthtalmoplégie totale* pour les mouvements volontaires, avec conservation des mouvements réflexes : c'est l'*ophtalmoplégie pseudo-nucléaire* de Wernicke. Elle est ordinairement
associée à une paralysie *pseudo-bulbaire* d'origine corticale : en
même temps que la paralysie de la langue, des lèvres, de l'aphasie,
on observe l'abolition des *mouvements volontaires* des yeux (cas
de Tournier, Tilling, etc.[2]).

*Troubles moteurs des organes protecteurs et accommodateurs
de la vision (paupières, iris, muscle accommodateur). —
Blépharoptose. — Troubles de la pupille.*

Deux nerfs, et des centres correspondants, agissent dans les mouvements de protection du globe de l'œil : le nerf facial (VIIe p.)
pour l'orbiculaire, et le moteur oculaire commun (IIIe p.), pour
le releveur.

Les lésions de leurs centres bulbaires (paralysies nucléaires)
entraînent, pour le premier, l'impossibilité de la fermeture des
paupières, et, pour le second, l'impossibilité de relever la paupière supérieure (blépharoptose). — Depuis longtemps Gubler a
signalé la *paralysie de l'orbiculaire*, dans la paralysie alterne.

Lorsqu'il s'agit de paralysie, d'*origine cérébrale*, dans l'hémiplégie vulgaire, l'opinion la plus accréditée était que le facial

---

1. Voir Poulard : Paralysie des mouvements d'abaissement des yeux (*Rev.
Neurol.*, 1901, p. 157); et Raymond : Paralysie des mouvements de latéralité
et de convergence; néoplasie dans les tubercules quadrijumeaux (*Arch.
Neurol.*, 1900, II, p. 332).
2. Roux (*loc. cit.*, p. 192) et Grasset.

supérieur restait indemne, et que, par conséquent, l'orbiculaire n'était pas paralysé, pas plus, du reste, que le releveur. — Cette opinion, trop absolue, a été combattue, à nouveau, dans ces derniers temps, par Pugliese et Miraillé, qui ont montré qu'il y a toujours un certain degré de paralysie du facial supérieur, et même du moteur commun (releveur); mais qu'il faut savoir la chercher et la mettre en évidence [1]. — Quoiqu'il en soit, nombre de neuropathologistes admettent qu'il y a, dans l'écorce, pour le facial supérieur, *un centre distinct de celui du facial inférieur.* Landouzy et Grasset le plaçaient sur le *pli courbe.*

L'hypothèse de J. Roux est plus satisfaisante; le facial supérieur a un *double centre* : l'un postérieur, *rétro-rolandique (sensorio-moteur)*, avec les autres nerfs de l'œil, le facial étant un nerf protecteur de l'œil; l'autre *antérieur*, prérolandique *(sensitivo-moteur)*, avec les autres nerfs de la face, voisin de celui du facial inférieur. — De même, le releveur de la paupière aurait deux centres, l'un sur le pli courbe (signalé par Landouzy, Chauffart, Surmont, Lemoine, Éberter, etc.), *(centre sensorio-moteur)*; l'autre antérieur, *(sensitivo-moteur)* dans la région rolandique : ce serait lui qui serait lésé dans l'hémiplégie vulgaire avec *ptosis* (faits réunis par Miraillé).

Les *néoplasmes corticaux* pourraient donc entraîner des troubles paralytiques des organes protecteurs de la vision, lorsqu'ils occupent les centres précités. — Toutefois, d'après Joanny Roux, le *ptosis cortical*, dans la majorité des cas, aurait comme condition anatomique la *lésion simultanée des deux centres oculo-moteurs de l'hémisphère*; et, en réalité, dans les cas cités, il s'agit toujours de lésions étendues à la plus grande partie d'un hémisphère (Landouzy, Grasset, Chauffart, Surmont, Lemoine, etc.).

Pupille.

Les troubles moteurs de la pupille (*mydriase* et *myosis*) ne nous arrêteront par longtemps : car, en ce qui concerne les néoplasmes cérébraux, ils n'ont été l'objet, à notre connaissance, d'aucune étude spéciale. Il y a deux centres pupillaires connus : le centre cilio-spinal (dilatateur de la pupille), et le centre bulbaire (constricteur de la pupille). Ces dilatations et constrictions surviennent sous des influences diverses : excitants lumineux, accommodation et convergence, émotions et impressions psychiques. — Ce qu'il est important de retenir, pour le diagnostic du siège des

---

1. Miraillé (*Arch. de Neurol.*, 1899, p. 1). — Grasset (*Diagnostic des maladies de l'encéphale*, 1901). — Joanny Roux (*loc. cit.*).

néoplasmes, c'est que les TUBERCULES QUADRIJUMEAUX sont le *centre de réflexion* des impressions lumineuses, qui, amenées en ce point par le nerf optique, se portent vers les noyaux du bulbe (noyau du moteur commun), pour produire la *contraction de l'iris*. L'arc réflexe peut être interrompu par une lésion des nerfs optiques, du chiasma, des bandelettes optiques, des corps quadrijumeaux antérieurs, pour la *voie sensorielle*; ou par une altération des faisceaux de communication des *tubercules* avec le bulbe, le noyau moteur commun et son nerf, pour la *voie motrice*. — Selon la loi de Wernicke, admise par tous les neuropathologistes, une lésion des irradiations optiques, *en arrière des tubercules quadrijumeaux* (couche optique, capsule interne, et hémisphère), *n'interrompt pas le réflexe lumineux irien*[1].

Dans l'*hémiopie*, produite par une lésion d'une des bandelettes optiques, le réflexe lumineux irien *est suspendu dans la partie paralysée du champ visuel*. Il n'en est pas de même dans l'*hémianopsie de cause* CÉRÉBRALE (lésions du lobe occipital); et c'est là un bon caractère distinctif (Wernicke, Willbrand).

La contraction pupillaire, qui survient dans la *vision rapprochée*, et qui est associée aux mouvements d'accommodation et de convergence, ne donne lieu, au point de vue qui nous occupe, à aucune considération spéciale.

La réaction pupillaire à la douleur se fait sous l'influence du *centre cilio-spinal*, et fait partie de la symptomatologie des *maladies médullaires*.

Enfin, d'après Ferrier, il existerait, pour la pupille, un *centre supérieur* CORTICAL, que Piltz place à la jonction du lobe pariétal et du lobe occipital, près de la ligne médiane, chez le lapin[2]. Ce centre expliquerait ce qu'on appelle le *réflexe de l'accommodation volontaire* (réflexe de la représentation de Piltz), observé même chez des aveugles (mouvements de contraction de l'iris quand nous fixons, par la pensée et dans l'obscurité, un objet plus ou moins éloigné). — De ce centre, aussi, partirait l'impulsion pour les dilatations pupillaires, dans les émotions et impressions psychiques, et les *dilatations volontaires*, observées par Bechterew (1895), d'après Grasset. Le siège et l'existence de ce centre sont encore trop hypothétiques pour permettre quelques déductions au point de vue du diagnostic topographique des néoplasmes.

---

1. Une atrophie d'un seul des nerfs optiques par une tumeur ne détermine ni mydriase, ni inégalité pupillaire : mais, quand on met l'œil sain à l'abri de la lumière, la pupille de *l'œil amaurotique* ne [se contracte plus : car la *réaction consensuelle*, venant de l'œil sain, ne se fait plus.

2. Piltz (*Rev. Neurol.*, 1900, p. 593). — Bumke (*Centrabl. f. Nervenh.*, 1903, et *Rev. Neurol.*, 1904, p. 172).

Nystagmus.

Le *nystagmus*, quelquefois appelé *hippus*, est un *tremblement associé des yeux* : c'est un trouble du tonus musculaire ou nerveux, assez comparable, dans certains cas, aux tremblements post-hémiplégiques (chorée, athétose, ataxie, etc.). — Il y a un *nystagmus oculaire* dû aux altérations physiques des organes de la vision (taie de la cornée, altérations musculaires), et un *nystagmus congénital* [1].

Celui qui nous intéresse est d'*origine nerveuse* ; il semble fréquent dans les lésions des tubercules quadrijumeaux, des couches optiques, du bulbe, des corps restiformes et du cervelet. — Gadaud l'a signalé dans certaines lésions hémisphériques, *principalement du lobe occipital*. — Dans nos expériences sur la compression cérébrale, nous avons vu qu'il était survenu, à la suite d'un fin piqueté sanguin, des noyaux du moteur commun, au pourtour de l'aqueduc de Sylvius.

On conçoit que les tumeurs du cervelet le provoquent, soit comme trouble de l'équilibration des globes oculaires ; soit par compression des veines de Gallien, hydrocéphalie ventriculaire, et distension de l'aqueduc. Vulpian l'a déterminé par des lésions expémentales du IVe ventricule.

Ce trouble moteur, important cependant, n'a guère été étudié depuis la thèse de Gadaud (1869), les publications de Ravaud (1877), et les articles du *Dictionnaire* de Warlomont et Abadie (1879) : mieux connu, il fournirait peut-être des indications localisatrices. — Il y a un *nystagmus d'origine auriculaire*, par lésions de la caisse et du labyrinthe, ayant la même origine que celui du cervelet (troubles de l'équilibration et du tonus). — Enfin Naxera a appelé l'attention sur un *nystagmus de la corticalité*, comme phénomène *psychique*.

D'après Ravaud, le nystagmus est fréquent dans les tumeurs cérébrales, et il est souvent l'indice d'une lésion encéphalique matérielle [2].

---

1. Jacqueau en a décrit un cas remarquable, chez la mère et la fille. Il considère ce trouble comme héréditaire, et avec Knies, comme dû à l'insuffisance de l'innervation corticale des muscles volontaires des yeux (*Arch. de Neurol.*, 1903, I, p. 183).

2. Ravaud (*Essai clinique sur les nystagmus*, Coccoz, 1877). — Naxera (*Congrès de médecine tchèque*, 1901, et *Rev. Neurol.*, 1902, p. 942).

IV. — TROUBLES MOTEURS FONCTIONNELS.

Il ne faut pas penser que les lésions des hémisphères cérébraux, de la corticalité en particulier, donnent lieu toujours à de véritables *plégies*. Certains troubles paralytiques ou parétiques des *fonctions* peuvent révéler des tumeurs corticales ou sous-corticales, que je ne ferai que mentionner. — Déjà, dans nos recherches expérimentales avec Carville, en 1875, et dans une étude spéciale en 1880, nous insistions sur ce point, depuis confirmé en pathologie, que les localisations corticales sont *fonctionnelles*. — Nous avons signalé, aussi, ces troubles et ces paralysies des mouvements associés, à propos des mouvements associés des globes oculaires.

Pour chaque *groupe fonctionnel* systématisé dans l'écorce, l'action est double, directe et croisée. Chaque hémisphère représente un attelage à deux, absolument symétrique. — Pour que la paralysie prenne la forme d'une *plégie*, il faut *que la lésion soit double et porte sur les centres homonymes des deux hémisphères* : autrement, l'état paralytique n'apparaîtra qu'à propos de l'exercice de la fonction, et sera peu accusé. Il en est ainsi pour le facial supérieur, dans l'hémiplégie corticale vulgaire.

C'est à ce groupe de paralysies fonctionnelles qu'appartient la *paralysie pseudo-bulbaire* CÉRÉBRALE, sur laquelle Lépine, Brissaud et Raymond ont appelé l'attention dans ces derniers temps[1]. — Elle peut être produite par une lésion détruisant les *opercules frontal, rolandique* et *pariétal*, où sont localisés les mouvements des lèvres, de la langue, du masséter et du larynx (fig. 31); et elle se caractérise par une paralysie des lèvres, de la langue, du voile du palais, du masséter, et par des troubles de la mastication, de la déglutition et de la phonation; et souvent, par certains troubles psychiques concomitants. — Certaines lésions localisées du *noyau lenticulaire* (*putamen* spécialement) peuvent aussi la produire : elle n'apparaît manifestement, dans la plupart des cas, que si les *lésions sont doubles*, et occupent les deux hémisphères. Mais, d'après Brissaud, certaines *lésions unilatérales*, qui coupent les communications inter-hémisphériques ou bulbaires, peuvent la faire naître[2]. — Il est évident que des néoplasmes, occupant les

1. Brissaud, Paralysies pseudo-bulbaires cérébrales (*Leçons cliniques*, 1899, II, p. 295 et 315). — Raymond (*Leçons cliniques*, 1896, III, p. 436, et 1901, V, p. 311. — Halipré (*Thèse de Paris*, 1894).
2. La lésion occupe un siège qui correspond à peu près à l'angle externe du ventricule latéral, en avant, un peu en dehors de la réflexion des fibres calleuses.

régions indiquées de l'écorce ou des noyaux gris, peuvent se révéler par des symptômes de *paralysie pseudo-bulbaire*, ou engendrer le fait connexe *du rire et pleurer spasmodique* (Brissaud, Bechterew), et certaines *dysarthries*. Brissaud cite une

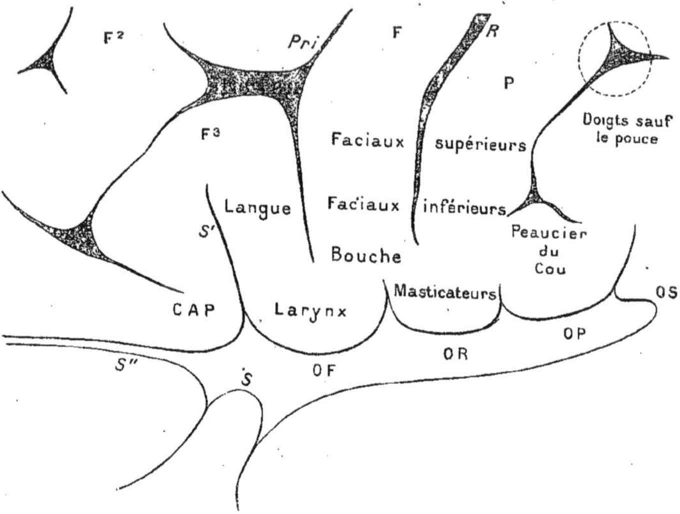

Fig. 31. — Région des opercules (Brissaud). — S, scissure de Sylvius; — S', branche verticale de Sylvius; — S", branche antérieure de Sylvius; — R, scissure de Rolando; — Pri, sillon frontal inférieur; — F, frontale ascendante; — P, circonvolution pariétale; — F², deuxième frontale; — F³, troisième frontale; — CAP, de la troisième frontale. — OS, Opercule du fond de Sylvius; — OP, opercule pariétal; — OR, opercule rolandique; — OF, opercule frontal.

observation où la *paralysie pseudo-bulbaire* fut produite par une gomme de la région, et guérit par un traitement antisyphilitique (p. 325).

V. — TROUBLES DE L'ÉQUILIBRE.

Les *troubles de l'*ÉQUILIBRE ne sont pas rares dans les tumeurs encéphaliques : leur analyse symptomatique a une réelle importance. — Elle s'est accrue depuis les études récentes de Grasset, de Bonnier, de Thomas, et autres[1], sur les conditions anatomophysiologiques de l'*équilibration*, et sur ses manifestations pathologiques.

1. Grasset, *Les maladies de l'orientation et de l'équilibre* (Bibliothèque scientifique internationale, Paris, F. Alcan, 1901, in-8°, 292 p.). — Bonnier, *Vertige* (Bibliothèque Charcot-Debove, 1900); *Orientation* (Scientia, 1900); *Oreille* (Encyclopédie Léauté); Le sens des attitudes (*Iconogr. de Salp.*, 1902, p. 146, et *Soc. de Biol.*, mars 1902). — Claparède (*Iconogr. de Salpétrière*, 1903, n° 2). — Thomas, *Le cervelet* (Thèse de Paris, 1897).

« L'équilibre, a dit Brissaud, dans ses cliniques, est une fonction à part. » — Elle emprunte le *concours associé* des organes de la *sensibilité* et de la *motricité* des centres nerveux. Pour que nous puissions maintenir notre corps en équilibre, à l'état de *repos* ou de *mouvement*, il faut que nous nous rendions compte de la position de ses divers segments, de sa situation dans l'espace, de ses rapports avec les objets environnants. — C'est une fonction de la *sensibilité kinesthésique*, ou, comme l'appelle Grasset, de l'*orientation*.

Les *excitations kinesthésiques* arrivent aux centres nerveux en suivant parallèlement, mais non constamment, *les voies de la sensibilité commune*, c'est-à-dire les cordons postérieurs de la moelle, les noyaux de Goll et Burdach dans le bulbe, le faisceau de Reil, dans la protubérance et le pédoncule; puis, la partie postérieure du bras postérieur de la capsule interne (fig. 32) [et la couche optique?], pour arri-

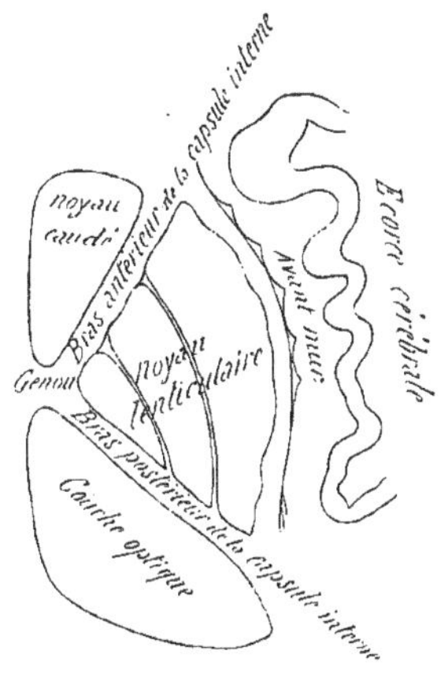

Fig. 32. — Capsule interne (d'après van Gehuchten et Grasset).

ver, par le centre ovale, à *la zone sensitive dans la corticalité*, superposée à la zone motrice, mais un peu plus étendue qu'elle, surtout en arrière, où elle couvre le lobe pariétal.

D'autres fibres *kinesthésiques* constituent, dans la moelle, le *faisceau ascendant cérébelleux*, montent par les pédoncules cérébelleux inférieurs, et, directement, atteignent l'écorce du cervelet (fig. 33).

Toutefois, dans maintes circonstances, l'équilibre du corps humain ne se maintient qu'*avec le concours des yeux*, et, pour la tête, *avec celui de l'appareil labyrinthique*. Les fibres kinesthésiques, qui viennent de ces organes ou de leurs appareils musculaires, se rendent dans les noyaux du Pont, dans les noyaux de Deiters et Bechterew du bulbe, et, de là, remontent aussi au cervelet par les pédoncules cérébelleux inférieurs. — Enfin, certaines fibres visuelles, *venant des tubercules quadrijumeaux*, se dirigent dans le même organe, par les pédoncules cérébelleux supérieurs (fig. 33).

Le *cervelet*, d'après Thomas, est donc, le *centre réflexe par excellence*, de l'équilibre : mais il en est d'autres encore, en particulier, le *noyau rouge*, qui occupe la calotte du pédoncule, derrière les tubercules quadrijumeaux, et qui est en relation avec le cervelet par les pédoncules cérébelleux supérieurs (fig. 33 et 34).

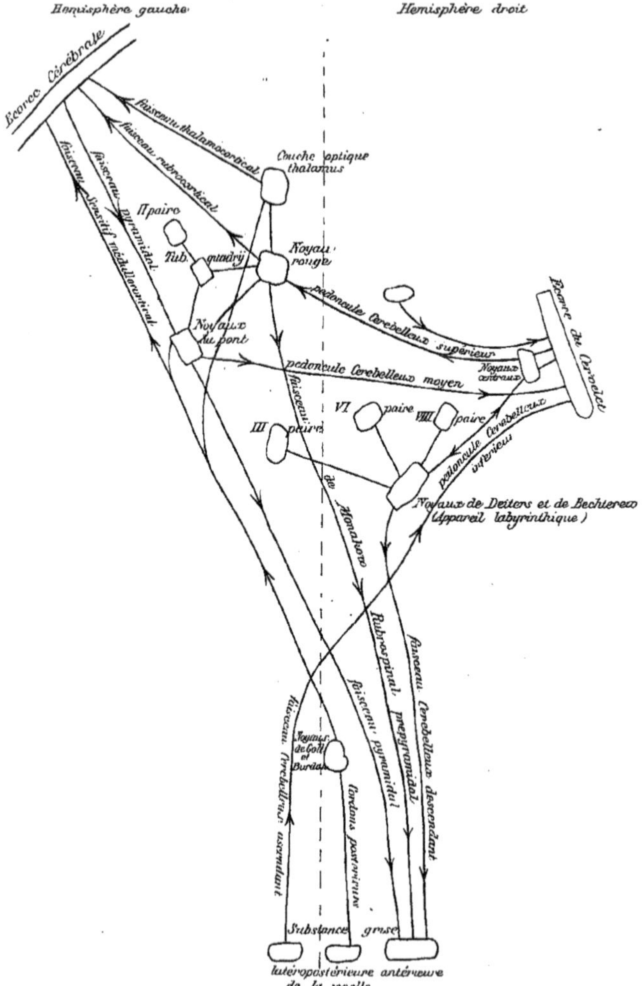

Fig. 33. — Appareil nerveux de l'orientation et de l'équilibre (Grasset).

Les *voies motrices de retour* se font, *pour la corticalité*, par le faisceau pyramidal, dont les fibres s'arrêtent dans les noyaux moteurs du Pont (pour la tête et la face), ou descendent jusqu'aux cellules des cornes antérieures de la moelle (pour le tronc et les membres). — D'autres fibres empruntent la voie *rubro-spinale* (faisceau de Monakow), c'est-à-dire descendent du NOYAU ROUGE [1] aux régions motrices médullaires; d'autres encore viennent de l'écorce cérébelleuse et des noyaux centraux (*noyau dentelé* et *noyau du toit de Stilurg*) par les pédoncules cérébelleux inférieurs (*faisceau cérébelleux descendant*, fig. 33).

A l'état habituel, l'équilibre est simplement UN RÉFLEXE SUPÉRIEUR, *qui coordonne un grand nombre de muscles ou de mouvements, à l'aide de centres nerveux associés.* — Grasset appelle

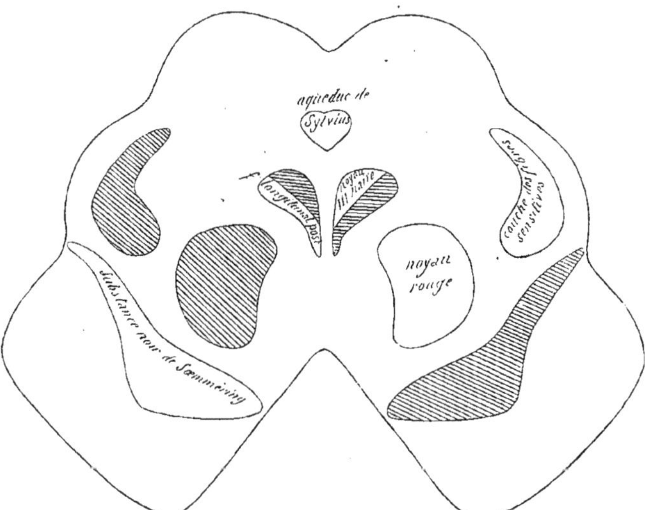

Fig. 34. — Le noyau rouge (d'après Van Gehuchten et Grasset); coupe du cerveau moyen, au niveau des éminences des tubercules quadrijumeaux.

POLYGONE AUTOMATIQUE DE L'ÉQUILIBRE l'ensemble de ces centres reliés les uns aux autres (fig. 35). Il occupe le mésocéphale, et comprend : le *cervelet*, le *noyau rouge*, les *tubercules quadrijumeaux*, les *noyaux de Deiters et de Bechterew*, les *noyaux du Pont*, etc. — Lorsque la volonté intervient (par exemple lorsque l'équilibriste se maintient sur la corde raide), elle le fait par l'intermédiaire des fibres excitatrices ou inhibitrices des faisceaux pyramidaux, qui agissent directement sur le polygone et sur la moelle épinière.

1. D'après Paulhan, le *noyau rouge* est un centre réflexe, pour transmettre les impressions de lumière aux muscles de notre corps, et les maintenir en une contraction constante, laquelle concourt à l'équilibre du corps. *sans l'intermédiaire de la volonté.* Les ataxiques, dont les voies de sensibilité sont interrompues, vacillent et tombent, lorsqu'on leur ferme les yeux (signe de Romberg).

On conçoit combien cet appareil si délicat, si compliqué, si étendu, doit être fréquemment intéressé dans les lésions cérébrales, et que : *ce n'est pas, uniquement, dans les tumeurs du cervelet que l'on observe des troubles de l'équilibration.*

On peut d'ailleurs constater les troubles les plus divers : *des vertiges, des astasies-abasies, des crises procursives, de l'automatisme ambulatoire, des mouvements de propulsion, de roulement, de manège, des sensations d'entraînement,* et surtout *des ataxies.* — Citons quelques exemples.

En 1887, Bernheim et Simon, de Nancy, ont rapporté l'histoire clinique de deux malades, qui éprouvaient des mouvements irrésistibles du corps, tels que mouvements de manège, tendance au recul, chute dans un sens déterminé (gliome du lobe pariétal inférieur, et tumeur fibro-plastique dans la scissure inter-pariétale).

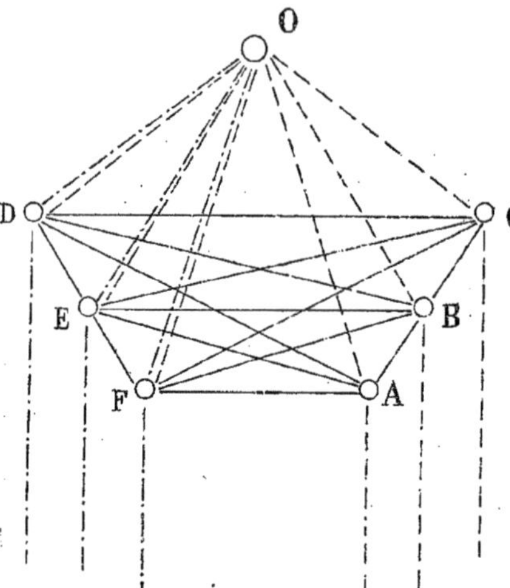

Fig. 35. — Polygone (inférieur) de l'équilibration automatique (Grasset). — O, écorce cérébrale ; — A, B, C, D, E, F, cervelet, noyau rouge, tubercules quadrijumeaux, noyaux de Deiters et Bechterew, noyaux du Pont.

Raymond, dans un cas de gliome neuroformatif des lobes frontaux, du volume d'une orange (fig. 36), chez une femme de quarante ans, vit la marche et la station rendues impossibles (par des oscillations, à droite et à gauche, en avant, en arrière, titubation), « qui rappelaient celles des tabétiques, lorsqu'on leur ferme yeux ; *mais, l'occlusion des paupières n'avait aucune influence* [1] ».

Schaffer, en 1899, signale que des phénomènes d'ataxie cérébelleuse accompagnent souvent les tumeurs de la partie antérieure et postérieure du *corps calleux* [2].

---

1. Bernheim et Simon, Sur les troubles d'équilibre dans deux cas de tumeurs du cerveau (*Rev. de méd. de l'Est,* 1887, et *Arch. de Neurol.,* 1890, p. 69). — Raymond, Un cas de gliome neuroformatif (*Arch. de Neurol.,* 1893, p. 273).

2. Schaffer, Les tumeurs des corps calleux et de la corne d'Ammon (*Arch. de Neurol.,* 1900, I, p. 307).

Les *astasies-abasies* ont été mentionnées dans les cas suivants :
Mongour (tubercule du vermis cérébelleux, 1894); Cœnas
(ostéome comprimant le lobule paracentral, 1895); et Trénel
(tumeur du volume d'une grosse châtaigne, comprimant le lobe

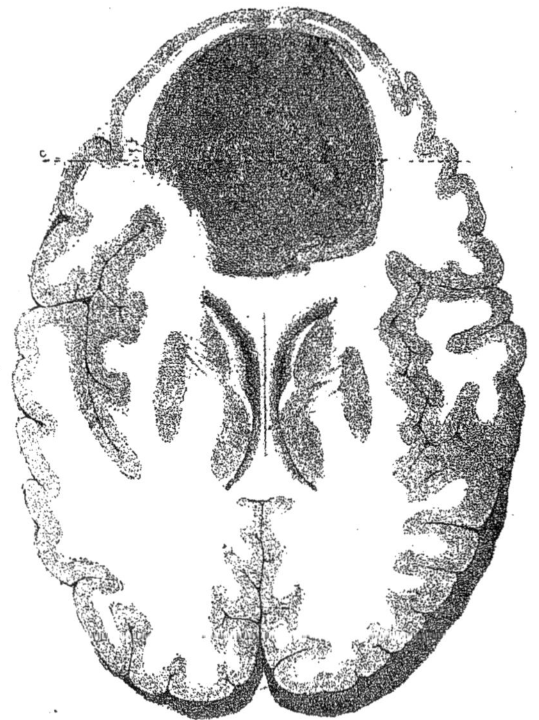

Fig. 36. — Gliome neuroformatif. Compression des deux lobes frontaux (Raymond).

droit du cervelet, 1868). La malade, mise « debout, se laissait choir,
et ne faisait aucun mouvement de marche; *elle pouvait parfaitement remuer tous ses membres, dans son lit*[1] » (fig. 37).

1. Mongour (*Soc. Anat.*, 1894, p. 290 et suiv.). — Cœnas (*Loire médicale*, 1895,
Rev. Neurol., 1895, p. 297). — Trenel, Tumeur du cervelet (*Soc. Anat.*, 1898,
p. 388). — D'après Bonnier, il existe des *astasies-abasies d'origine labyrinthique*,
quelquefois avec troubles papillaires concomitants (*Rev. Neurol.*, 1903, p. 359).
Cet auteur a décrit, sous le nom de *Syndrome du noyau de Deiters*, les
manifestations suivantes, qui s'observent à l'occasion des troubles périphériques de l'oreille, dans la phase labyrinthique du tabes, et dans certaines
*affections bulbo-protubérantielles : vertiges avec dérobement partiel ou total de
l'appareil de sustentation, et troubles oculo-moteurs réflexes, état nauséeux et
anxieux, phénomènes auditifs passagers, et manifestations douloureuses dans
le domaine du trijumeau* (*Soc. biol.*, 1902).

Le groupe le plus important est fourni par les ATAXIES. — On nomme ainsi des incoordinations motrices, dans lesquelles les mouvements normaux, réguliers, sont troublés par la superposition de mouvements irréguliers et pathologiques : exemple, l'ataxie bien connue du *tabes*.

La plus commune des ataxies, dans les néoplasmes encéphaliques, est L'ATAXIE CÉRÉBELLEUSE. — Bien décrite d'abord par Duchenne, de Boulogne, son étude a été reprise, dans ces derniers temps, par Thomas : « Le malade, au repos, élargit sa base de sustentation, marche suivant une ligne brisée, il festonne. Le corps se porte trop d'un côté ou de l'autre, et le malade chancelle,

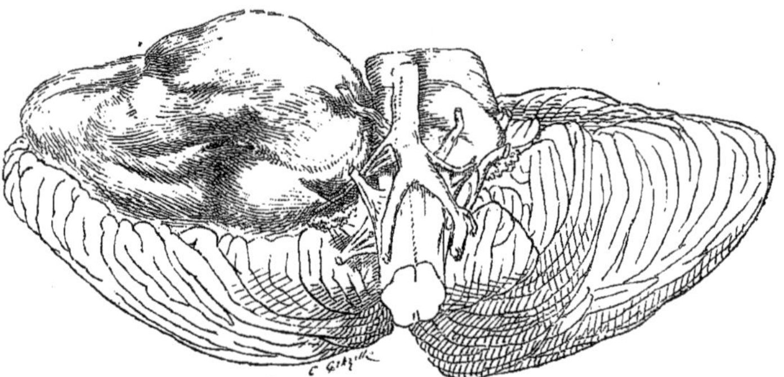

Fig. 37. — Tumeur du lobe droit du cervelet (Trenel).

titube... » Dans les tumeurs du cervelet, ou de ses pédoncules, cette *ataxie* est très fréquente, elle mérite alors le nom de « *titubation vertigineuse* »; car existe en même temps un état vertigineux. On l'appelle aussi « démarche ébrieuse ». — Elle diffère de l'ataxie des tabétiques par l'*absence du talonnement*, de l'*anesthésie*, et du *signe de Romberg*.

Dans les tumeurs des *hémisphères cérébraux*, on observe, le plus souvent, des *hémiataxies* des membres supérieurs, plus rarement des membres inférieurs; ou, des *hémi-tremblements*, des *latéropulsions*, des *entraînements*, etc. (cas de Bruns : tumeur du lobe frontal, en dehors de la zone motrice; de Burzio : gliome des lobes frontaux; de Touche : tumeur en fer à cheval de la protubérance; de Dercum : compression du bulbe et du cervelet par un chondro-sarcome; d'Anton : lésions de l'artère cérébelleuse droite, etc.) [1].

1. Bruns (*loc. cit.*). — Burzio (*Rev. Neurol.*, 1901, p. 96). — Touche (*Rev. Neurol.*, 1901, p. 447). — Dercum, Tumeur du bulbe ayant débuté par de l'ataxie et de l'astéréognose (*The journ. of Nerv. and mental desease*, 1899, p. 70, et *Rev. Neurol.*, 1900, p. 949). — Anton (*Rev. Neurol.*, 1902, p. 390).

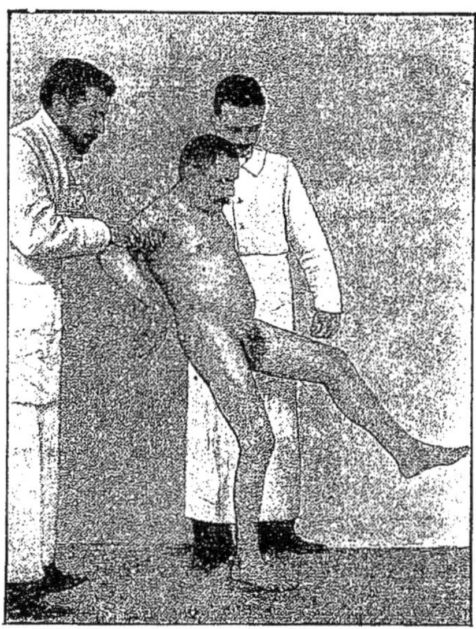

Fig. 38. — Asynergie cérébelleuse (Babinski). — Attitude du malade pendant la marche, soutenu par deux aides.

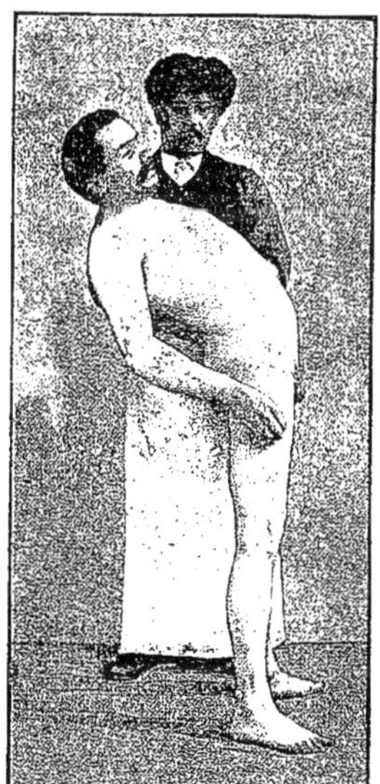

Fig. 39. — Asynergie cérébelleuse (Babinski). — Attitude du malade debout, cherchant à porter la tête en arrière, et à courber le tronc dans le même sens. en forme d'arc.

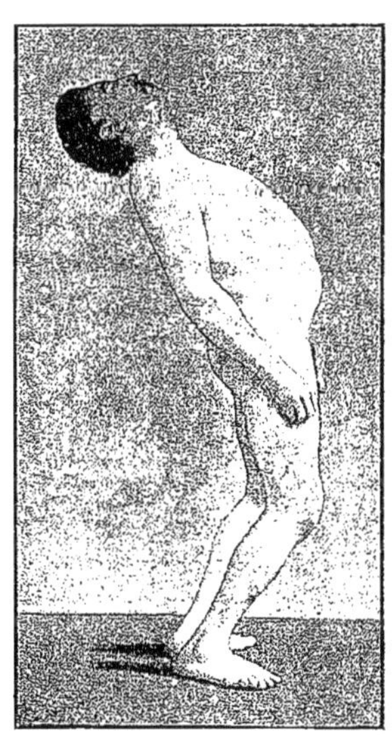

Fig. 40. — Attitude d'un sujet sain dans la station debout, cherchant à porter la tête en arrière et à courber le tronc en forme d'arc (Babinski).

Dans ces derniers temps, Babinski a décrit un *syndrome particulier*[1], qui caractériserait les lésions du cervelet ou de ses pédoncules : c'est l'ASYNERGIE CÉRÉBELLEUSE, et l'*hémiasynergie et l'hémitremblement cérébello-protubérantiel*. — Dans la première,

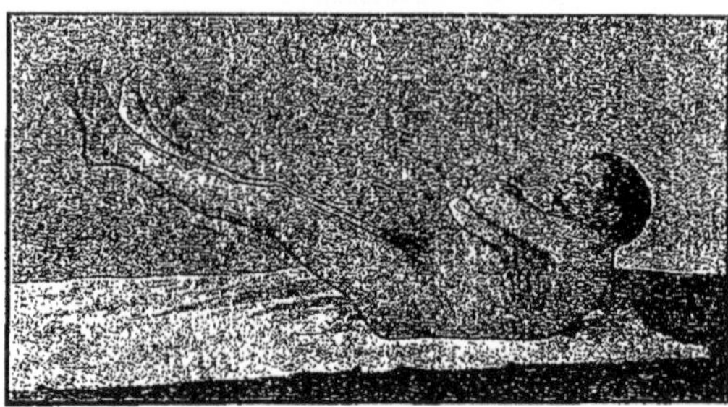

Fig. 41. — Asynergie cérébelleuse (Babinski). Le malade faisant effort pour se mettre sur son séant.

si le malade exécute un mouvement de marche, la partie supérieure du tronc ne suit pas le mouvement des membres inférieurs, et reste en arrière; il y a perturbation dans la synergie, qui doit exister entre les deux segments du corps (voir fig. 38 à 42). — Le second consiste essentiellement : pour le membre supérieur,

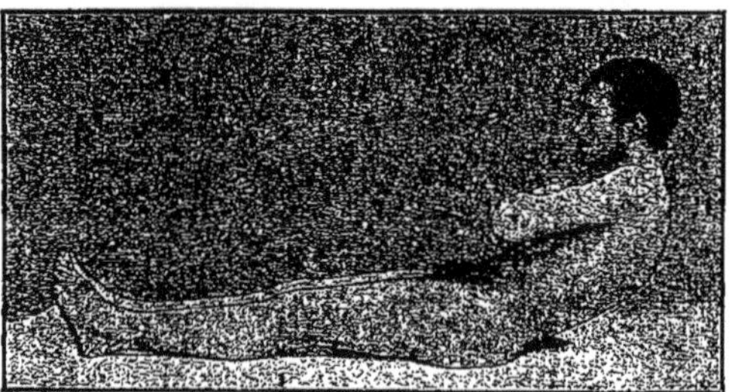

Fig. 42. — Attitude d'un sujet sain, dans le même mouvement.

en un *hémitremblement ataxique*; et, pour le membre inférieur, dans une asynergie musculaire des mouvements associés, (ceux-ci s'accomplissent avec brusquerie, et comme par détentes successives). Ces phénomènes existent *du même côté que la lésion*. — Dans les cas observés, on a trouvé : des nodules syphilitiques

---

1. Babinski, Hémiasynergie cérébelleuse (*Rev. Neurol.*, 1899, p. 806) et Hémiasynergie et hémitremblement d'origine cérébello-protubérantielle (*Rev. Neurol.*, 1901, p. 261), et Équilibre volitionel statique et cinétique (*Rev. Neurol.*, 1902, p. 470). — Voir aussi, chap. xii, Tumeurs du cervelet).

du bulbe envahissant les faisceaux olivaires, le noyau de Deiters
et le faisceaux de Gowers (Babinski et Nageotte) ; des tumeurs
des pédoncules cérébelleux (Babinski) ; une tumeur du lobe
cérébelleux droit, en arrière de l'olive (Vigouroux et Laignel-
Lavestine, etc.) [1].

Enfin, Raymond et Cestan, chez un homme de cinquante-sept
ans, qui, avec une hémiparésie et le syndrome de Weber, eut des
troubles d'incoordination, de la titubation dans la marche, un
tremblement statique et intentionnel du bras droit, de l'asynergie
cérébelleuse de la jambe droite, la parole scandée, etc., *trouvèrent un endothéliome, gros comme une noix, des* NOYAUX ROUGES.
On sait le rôle important attribué à ces noyaux, dans les fonctions d'équilibration, par différents auteurs : dans ce cas, les
fibres cérébelleuses supérieures étaient détruites, en même temps,
au moment où elles abordaient les noyaux rouges [2].

VI. — TROUBLES DU LANGAGE.

Les troubles du langage *causés par les tumeurs encéphaliques*
n'ont pas été, jusqu'à présent, étudiés avec tout le soin désirable,
pour un sujet si important : je veux dire qu'ils n'ont jamais
été l'objet d'une étude d'ensemble, insistant sur les caractères
propres qui les distinguent des troubles produits par les lésions
communes, hémorragies, ramollissements, etc. — L'existence
du syndrome ou de quelques-uns de ses éléments peut souvent
éclaircr le diagnostic : mais nous ignorons quelle est l'évolution la plus ordinaire des troubles du langage, dans les tumeurs.

Les neuropathologistes, depuis Wernicke, distinguent deux
grandes classes d'aphasies : 1° *les aphasies d'articulation ou
motrices,* 2° *les aphasies de compréhension ou sensorielles.*

Les lésions qui déterminent ces diverses variétés d'aphasie
occupent *trois régions* de l'encéphale, et ces localisations sont
admises par tous les auteurs :

1° Le pied de la 3e circonvolution frontale GAUCHE (pied de F [3])
pour l'*aphasie motrice corticale,* vraie ou de Broca (*centre des
images motrices d'articulation*);

1. Babinski et Nageotte, Hémiasynergie, latéropulsion, et myélite bulbaire ;
mémoire avec planches (*Iconographie Salpêtrière*, 1902, p. 492). — Vigouroux
et Laignel-Lavestine, Un cas d'hémiasynergie cérébelleuse avec autopsie
(*Rev. Neurol.*, 1902, p. 131).
2. Raymond et Cestan, Sur un cas d'endothéliome épithélioïde du noyau
rouge (*Rev. Neurol.*, 1902, p. 463). — Marie et Guillain, Un cas de lésion du
noyau rouge (*Iconogr. Salpêtrière*, 1903, p. 80).

2° La partie postérieure des 1re et 2e circonvolutions temporales *gauches* (T 1, T 2), pour la *surdité verbale* (centre des images auditives des mots de Wernicke);

3° Le pli courbe *gauche*, pour la *cécité verbale* (centre des images visuelles des mots) [1].

D'après Freud et Déjerine, ces trois centres constituent la ZONE DU LANGAGE, c'est-à-dire la portion de la corticalité où sont emmagasinées les *images du langage* (fig. 43). — « Placée le long de la scissure de Sylvius, elle décrit une sorte de fer à cheval ouvert

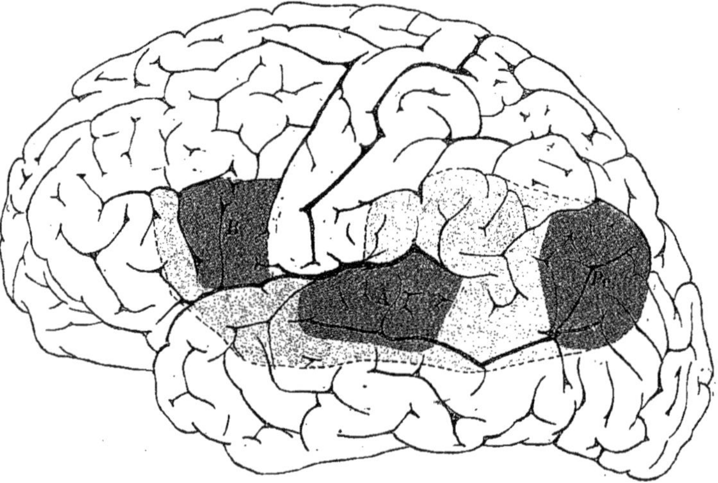

Fig. 43. — La zone du langage et ses trois centres d'images (Déjerine); A, centre de Wernicke, ou centre des images auditives des mots; B, centre de Broca, ou centre des images motrices d'articulations; Pc, centre des images visuelles des mots.

en haut, qui reçoit, dans sa concavité, la zone sensitivo-motrice. » — Elle occupe exclusivement L'HÉMISPHÈRE GAUCHE : les centres des images du langage (images motrices, auditives, visuelles), diffèrent en cela des centres de la motricité de la langue, des lèvres, du pharynx et du larynx, des centres de l'audition et de la vision commune, qui sont bilatéraux. Nous allons citer quelques exemples de *tumeurs de la zone du langage*, et fournir une indication sommaire des troubles qu'elles déterminent.

1. Charcot localisait la cécité verbale dans le lobule pariétal inférieur, avec ou sans participation du pli courbe, 1883. — Brissaud en a publié un cas avec lésion calcarinienne, sans altération de l'écorce pariétale (*Rev. Neurol.*, 1900, p. 757).

A. — *Aphasies d'articulation, ou motrices.*

On en distingue généralement deux variétés : *corticale vraie ou de Broca*, et *sous-corticale ou pure*.

Dans la première, le malade a perdu la possibilité de traduire sa pensée par la parole. Il n'est pas cependant paralysé des organes qui entrent en jeu dans l'acte de la parole (lèvres, langue, pharynx, larynx); mais, il ne sait plus prononcer que quelques grognements, quelques mots incomplets; le plus souvent, en même temps, il ne sait plus lire à haute voix ou mentalement (*alexie*); et souvent, il présente un certain degré de *cécité verbale* ou même *littérale* [1]. L'*audition* est toujours mieux conservée que la lecture ou la parole. L'*écriture*, spontanée ou sous dictée, est nulle ou très altérée (*agraphie*); la copie, par contre, est conservée. Bref, dans l'aphasie motrice corticale vraie, la fonction du langage est assez profondément altérée, *dans tous ses modes*, au moins au début.

Dans la variété *sous-corticale*, le malade ne peut émettre des mots, mais il a conservé leurs images commémoratives; il possède le *langage intérieur* dans toute son intégrité; et, il indique d'une façon quelconque (serrements de main, efforts d'inspiration) le nombre des syllabes des mots (Déjerine, Thomas) : l'*écriture* est aussi conservée (pas d'agraphie, d'après Lichteim, pas d'attaques épileptiformes, pas de troubles du langage des gestes).

Carle et Pescarolo ont récemment enlevé, par trépanation, une tumeur du centre de Broca (pied de F[3]), du volume d'un œuf : le malade, âgé de trente-huit ans, avait eu des convulsions, de l'*aphasie motrice*, quelques troubles psychiques, de la paralysie de l'hypoglosse, et une parésie du facial inférieur et des membres droits : l'aphasie guérit. Ce fait montre que, le plus communément, l'aphasie motrice s'accompagne de phénomènes paralytiques de la face et des membres, par compression ou envahissement des régions voisines de l'écorce [2].

---

1. Ces divers troubles, alexie, cécité verbale, agraphie, etc., qui accompagnent ordinairement l'aphasie motrice, sont dus, selon nous, à ce que très souvent le foyer pathologique de F[3] atteint les faisceaux de communication, qui unissent le centre de Broca aux autres centres du langage, comme cela est visible dans les coupes sériées, faites par Déjerine et son élève Bernheim (Thèse, Paris, 1900).

2. Carle et Pescarolo (*Riforma medica*, 1900, p. 196, et *Rev. Neurol.*, 1901, p. 690). — Voir d'autres exemples d'aphasie motrice, dans les néoplasmes, au chapitre des tumeurs de la région rolandique.

B. — *Aphasies de compréhension, ou sensorielles.*

Dans l'*aphasie* SENSORIELLE, l'image motrice de l'articulation des mots ne fait pas défaut : mais les *centres de réception* sont lésés, et la compréhension de la parole et de l'écriture est altérée (Déjerine). Ordinairement, dans les cas vulgaires, la lésion frappe d'abord les DEUX CENTRES des *images auditives* et des *images visuelles* DES MOTS : c'est ce qui a fait admettre par Wernicke et Déjerine qu'il n'y a *qu'une aphasie sensorielle*. Elle survient : par apoplexie, progressivement, ou par étapes (ces deux derniers modes sont propres aux tumeurs). Plus tard, il y a *prédominance de l'altération* des images auditives ou des images visuelles; on est alors en présence de la *surdité verbale* ou de la *cécité verbale* de Kussmaul; mais il ne s'agit plus que du reliquat de l'aphasie sensorielle primitive [1].

Le symptôme, qui frappe d'abord l'attention du médecin, est la SURDITÉ VERBALE (lésion de la partie postérieure des deux premières temporales T^1 et T^2). Le malade ne comprend plus les mots prononcés devant lui; et cependant, il *a conservé une ouïe assez fine, pour entendre les bruits les plus légers*. Il ne reconnaît que son nom, et se détourne quand on l'appelle fortement; mais, si on lui dit de se lever, de marcher, de s'asseoir, il ne comprend pas. La surdité verbale peut aussi porter sur les *chiffres* et sur les airs de chant (*amusie*).

Quand il y a, en même temps, CÉCITÉ VERBALE (lésion du pli courbe), l'aphasique sensoriel ne peut pas lire (*alexie*); les mots écrits ou imprimés n'ont pour lui aucun sens, il ne voit que du noir et du blanc. En général, il ne peut lire que son nom; il lit mieux les chiffres que les lettres, et souvent pas du tout les notes de musique (*cécité musicale*). — En même temps, l'écriture spontanée est abolie (*agraphie*), de même que l'écriture sous dictée (puisqu'il y a surdité verbale) : la *copie est servile*, c'est-à-dire qu'il ne peut transcrire un imprimé en manuscrit.

Les *aphasiques sensoriels* se reconnaissent aisément à ce trait caractéristique que, bien loin d'avoir perdu l'articulation des mots, ils sont *verbeux, loquaces* : mais, en général, leur langage est incompréhensible; ils sont atteints de *paraphasie*, c'est-à-dire qu'ils prennent souvent un mot l'un pour l'autre, ou de *jargono-*

---

1. Voir sur les *aphasies*, outre l'article de Déjerine (in *Traité* de Bouchard, 1900), et Grasset (*Diagnostic des maladies de l'encéphale*, 1901), les thèses récentes : de Miraillé (*Sur les aphasies sensorielles*, 1896), — de Bernheim (*L'aphasie motrice*, 1900), — de Le Pileur (*Cécité et surdité verbales pures*, Thèse, Paris, 1902), — le mémoire de J. Déjerine et A. Thomas (Contribution à l'étude de l'aphasie sensorielle, *Rev. Neurol.*, 1904, p. 805).

phasie. — Ces troubles de la compréhension du langage ne sont pas sans entraîner un état psychique particulier, une sorte de *confusion mentale,* qui est cause que, parfois, les malades sont pris pour des *aliénés.*

L'*aphasique moteur* ne parle pas, ne peut pas parler ; l'*aphasique sensoriel* parle mal et est incompréhensible, parce que les images motrices des mots qu'il a conservées ne sont plus réglées par le centre auditif, leur régulateur normal [1]. — Ajoutons que les *aphasies motrices s'accompagnent souvent d'hémiplégies* — et les *aphasies sensorielles, d'hémianopsie latérale droite,* par lésion concomitante des centres voisins.

Cette brève esquisse des *aphasies sensorielles,* que nous exposons d'après Déjerine [1], s'applique plus particulièrement aux lésions par hémorragie et ramollissement : elle convient aussi aux néoplasies, surtout si elles sont diffuses et interstitielles (gommes, tubercules, etc.) ; mais il y a des variétés nombreuses d'évolution. Citons quelques exemples.

Chez un malade, Bruns vit survenir d'abord une *alexie sous-corticale* de Wernicke avec *hémianopsie* droite ; puis, dans une seconde phase plus tardive, de la *surdité verbale* et de l'hémiplégie à droite ; à l'autopsie, on trouva deux glio-sarcomes, l'un dans la substance blanche du *lobe occipital* (lésion des faisceaux d'union du centre visuel des mots et du centre visuel commun) ; et l'autre, à l'extrémité postérieure de la 2ᵉ temporale (lésion du centre de l'audition verbale). — Dans un autre cas, Bruns observa

1. D'après Pick, de Prague, le centre auditif verbal est un centre *phréna-teur* du centre moteur du langage : lorsqu'il est très altéré, les malades sont atteints de *logorrhée,* de *bredouillement, de paraphasie* (aphasie sensorielle de Pick). — (*Congrès Intern. de médecine,* Paris, 1900, et *Arch. de Neurol.,* 1900, p. 325). Voir aussi : Touche, logorrhées de Pick (*Arch. gén. de méd.,* 1902, p. 183).
2. Les neuropathologistes distinguent plusieurs autres variétés d'aphasies, sur lesquelles nous ne pouvons insister : — 1° *Aphasies sensorielles : a.* la *cécité verbale pure,* dans laquelle la parole spontanée et sous dictée sont parfaites ; seule la compréhension de la lecture est atteinte, c'est-à-dire que la lecture à haute voix et la lecture mentale sont impossibles ; le malade est aveugle des mots (*Alexie sous-corticale*). D'après Déjerine, la lésion qui la produit altère les fibres qui unissent le centre des images visuelles des mots, au centre visuel commun (voir fig. 52) ; *b.* Dans la *surdité verbale pure,* le malade parle bien spontanément et peut lire à haute voix, car il a conservé l'articulation des mots et le centre visuel des mots ; mais, comme il est *sourd des mots,* il n'entend pas ce qu'on lui dit et ne peut le répéter. D'après Déjerine et Pick, il s'agit d'une lésion double des lobes temporaux, ou d'une lésion unique sous-corticale du lobe temporal (cas de Lippmann, 1898). D'après Le Pileur, la cécité et la surdité verbales pures feraient plutôt partie du groupe des *agnosies ;* — 2° *Aphasie optique* de Freud, dans laquelle le malade ne reconnaît pas les objets qu'on lui présente, à moins de les palper, flairer ou goûter ; elle se lie surtout à la cécité verbale ; — 3° *L'aphasie totale,* où des lésions très étendues occupent toute la zone du langage ; — 4° *L'aphasie amnésique* de Pitres (*Progrès médical,* 1898).

de la *surdité verbale*, sans hémianopsie : tubercule calcifié sarcomateux, occupant la base des deux circonvolutions temporales gauches (lésion du centre de l'audition verbale) [1]. — Codivilla, avec de l'hémiparésie et de l'hyperesthésie, observa de *l'alexie* et de *l'amnésie*, pour un kyste hydatique opéré, qui, occupant la région rolandique, comprimait le lobule pariétal inférieur [2]. — Mazurkiewicz, pour une tumeur des lobes pariétal et occipital *gauches*, progressant vers la capsule interne, constata de *l'aphasie sensorielle* : le malade ne pouvait copier, et le *langage des gestes* était fortement troublé [3].

Nous avons mentionné, ailleurs, l'observation de Mignot et Sérieux, qui, dans un cas de kystes multiples du cerveau, en trouvèrent quelques-uns occupant la région temporale (voir p. 286, fig. 131, 133). Ils avaient déterminé de la surdité corticale, avec paralexie, et hallucinations de l'ouïe [4]. — Enfin, Collins, dans un cas de destruction, par un kyste, de toute la couche blanche du lobe occipital, constata chez son malade *une cécité verbale et littérale complète*, sans cécité psychique pour les objets. Aucun désordre de la parole spontanée; le lobe temporal était sain. C'est un bel exemple d'aphasie visuelle sous corticale [5].

Ces quelques faits suffisent à montrer que les formes les plus variées d'aphasies sensorielles peuvent être des manifestations, utiles à connaître, des tumeurs encéphaliques, qui occupent les lobes temporaux ou occipitaux *de l'hémisphère gauche* [6].

C. — *De l'agraphie.*

Maintenant, une importante question se présente : existe-t-il un *centre spécial pour l'écriture*? Dans quelles conditions rencontre-t-on *l'agraphie*? — Selon le mot de Trousseau : « *les aphasiques moteurs* écrivent aussi mal qu'ils parlent ». — Mais nous avons indiqué que l'agraphie se rencontrait aussi dans *l'aphasie sensorielle*, où elle était même plus accusée que dans l'aphasie motrice; puisque les malades, dans ce dernier cas, ne pouvaient faire *qu'une copie servile.*

Pour un certain nombre d'auteurs (Charcot, Bernard, Bris-

---

1. Bruns (*Arch. de Neurol.*, 1894, I, p. 459).

2. Codivilla (*Rev. Neurol.*, 1895, p. 446).

3. Mazurkiewicz, Troubles du langage des gestes (*Jahr. für Psych.*, 1900, p. 514, et *Rev. Neurol.*, 1902, p. 408).

4. Sérieux et Mignot (*Rev. Neurol.*, 1901, p. 65).

5. Collins, A case of subcortical visual aphasia (*Journ. of mental desease*, 1898, p. 337, et *Rev. Neurol.*, 1899, p. 309).

6. On trouvera d'autres exemples, dans les chapitres des tumeurs de F3, du lobe temporal et du lobe occipital. — Il existe un certain nombre d'aphasies par lésions de *l'hémisphère droit*, chez les gauchers corrigés. (Joffroy, *Rev. Neurol.*, 1903, p. 113. — M. Le Fort (Thèse, Paris, 1903).

saud, Pitres, et récemment Bastian, 1898), il existe *un centre de l'écriture*, dans le pied de F² ; et c'est ce qui expliquerait que *l'agraphie* accompagne si fréquemment l'aphasie motrice. — Et, fait important pour nous, il est constant : *que bon nombre de tumeurs intéressant la région indiquée* (F²) *ont causé de l'agraphie très nette,* cas de Burney et Allen Starr (1895), d'Eskridge (1897), de Byrom-Bramwell (1899), de Godinier (1899) cités par Déjerine [1]. Mais les lésions étaient trop étendues, trop complexes, pour qu'on puisse en tirer une déduction utile, au point de vue physiologique pur.

On ne connaît pas de lésions *manifestement isolées,* du pied de F², *ayant déterminé l'agra-phie.* Wernicke, Kussmaul, Lichteim, Gowers, Bianchi, von Monakow, Déjerine, *n'admettent pas de centre spé-cial pour l'écriture* : celle-ci s'apprend par l'éduca-tion, longtemps après l'usage de la parole; et, pour écrire spontanément, il *faut toujours évoquer l'image visuelle des mots,* qui siège dans *le pli courbe.*

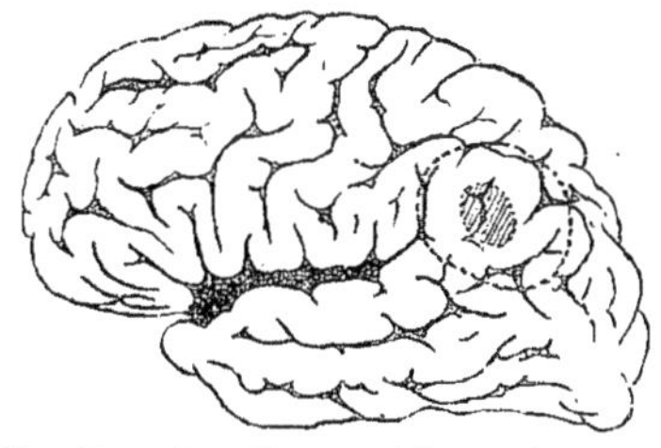

Fig. 44. — Agraphie sensorielle, causée par un gliome sous le pli courbe (Souques). — La partie centrale représente l'affleurement de la tumeur à la face externe de l'hémisphère. Le cercle périphérique indique la projection de la partie sous-corticale (non visible).

Il nous suffit d'ailleurs de savoir que *l'agraphie* se rencontre avec ses caractères particuliers, dans l'aphasie motrice et dans l'aphasie sensorielle.

Un beau cas *d'agraphie sensorielle,* par *cécité verbale,* est relaté par Souques (fig. 44). Chez un malade, qui eut un instant un léger degré d'aphasie motrice, *l'écriture resta seule impossible,* spontanée, ou sous-dictée. On trouva, à l'autopsie, un gliome volumineux, *situé sous le pli courbe,* et dans la substance blanche sous-jacente [2].

D. — *Dysarthries.*

A côté du groupe pathologique des aphasies, il faut placer celui des *Dysarthries* et *Anarthries,* qui consistent simplement, non dans une impossibilité plus ou moins complète de parler, mais dans *des difficultés de l'articulation des mots,* et qui s'accompagnent d'une paralysie des muscles de la phonation (langue,

1. Déjerine, in *Traité* de Bouchard, t. V, p. 450, 1900.
2. Souques, Agraphie sensorielle (*Rev. Neurol.,* 1894, p. 65). La destruction du pli courbe et des radiations optiques rendait compte de la *cécité verbale* et de l'*hémianopsie* concomitantes.

lèvres, voile du palais, etc.), paralysie qui fait défaut chez les aphasiques moteurs corticaux ou sous-corticaux. Dans ces cas, la parole est *lente, embarrassée, pénible, bredouillante*, ou présente un *caractère scandé, explosif*.

Les lésions qui déterminent ces dysarthries occupent : 1° les *opercules* rolandique ou frontal (où sont les centres psycho-moteurs de la langue, des lèvres, du larynx, etc. (fig. 31), et dont l'altération donne lieu très fréquemment à la *paralysie pseudo-bulbaire cérébrale* de Lépine; 2° les fibres blanches sous-jacentes du centre ovale; 3° le genou de la capsule interne, le faisceau interne du pédoncule cérébral, la protubérance, faits sur les-quels, dès 1884, Raymond et Artaud avaient appelé l'attention[1]; 4° les noyaux bulbaires. — La représentation corticale des *mouvements de la phonation* étant *bilatérale*, c'est surtout dans les *lésions doubles* que les dysarthries sont accentuées. Les exemples de tumeurs, occupant les *régions sus-indiquées*, ne sont pas rares (voir Raymond, *Cliniques, passim*).

VII. — TROUBLES SENSITIFS.

Les notions nouvellement acquises sur les CENTRES CÉRÉ-BRAUX DE LA SENSIBILITÉ, et sur leurs VOIES EFFÉRENTES, nous imposent quelques considérations sur les troubles sensitifs, engendrés par les néoplasmes.

Les anesthésies, dysesthésies, paresthésies et hypéresthésies d'une part; et, d'autre part, l'étude des altérations des divers modes de la sensibilité (impressions tactiles, thermiques, douloureuses), des phénomènes kinesthésiques, et de la stéréognosie, fournissent des indications qui ne manquent ni d'utilité, ni de précision, pour le diagnostic du siège et de la nature des lésions (localisations pathologiques).

A. — *Anesthésies.*

Les tumeurs du *bulbe*, de la *protubérance* et des *pédoncules* donnent lieu à des *hémianesthésies croisées*, lorsque les faisceaux sensitifs (rubans de Reil, faisceaux sensitifs de la partie interne du pédoncule) sont lésés. — Ces hémianesthésies sont ALTERNES (anesthésie de la face d'un côté, et des membres de l'autre) lorsque

---

1. Les *dysarthries* s'observent dans un grand nombre d'affections cérébro-bulbaires : hémorragies, ramollissements, paralysie labio-glosso-laryngée de Duchenne, paralysie bulbaire asthénique d'Erb, etc., mais alors les *phénomènes du syndrome des néoplasies cérébrales font défaut*.

les lésions intéressent à la fois le faisceau sensitif et la racine du trijumeau (Vᵉ paire). Raymond a consacré deux intéressantes leçons cliniques à l'étude des hémianesthésies alternes protubérantielles : il cite les cas de Nieden, de Bristowe, de Jolly, etc.,

où la lésion initiale était une tumeur (tubercule, glio-sarcome, etc.) [1].

Les *hémianesthésies* CENTRALES OU CAPSULAIRES revêtent une physionomie particulière qui suffit à les distinguer, et qui a été bien mise en lumière par Monakow, Déjerine, Long et plusieurs autres neurologistes. Il faut aujourd'hui abandonner l'idée de Charcot, trop absolue en ce qui concerne l'existence d'un *carrefour sensitif*, dans la partie la plus reculée du bras postérieur de la capsule interne. Il est exact que, là, se trouvent ramassées, en un faisceau unique, les *fibres sensitives centripètes*, qui vont à l'hémisphère, mais non les *fibres sensorielles*. En ce point, le trajet direct des fibres sensitives est

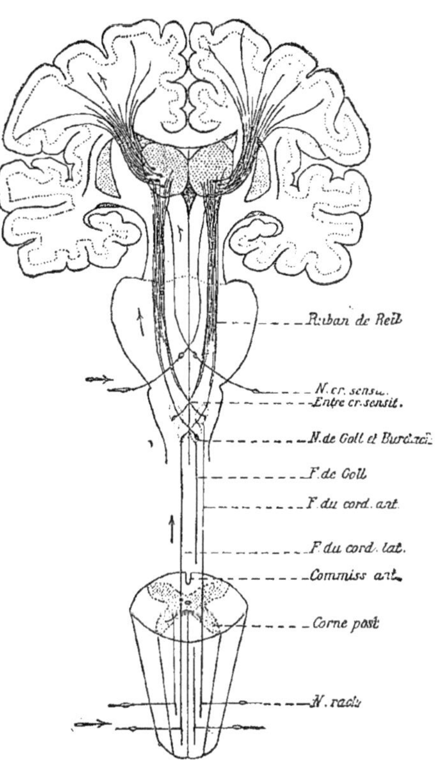

Fig. 45. — Champ sensitif avec ses deux ordres de fibres principales (Morat et Doyon).

interrompu, et la plupart pénètrent dans le noyau externe et inférieur de la couche optique, qui est, pour elles, un *neurone de relai*. D'autres fibres, se mélangeant aux fibres descendantes pyramidales, unissent ce noyau gris à l'écorce (fibres *thalamo-corticales*). Une tumeur de la région pourra produire de l'hémianesthésie par lésion de ces divers faisceaux sensitifs, soit au niveau, soit au-dessus de la couche optique; et, celle-ci sera accusée et persistante si le thalamus est atteint (Déjerine). — Le cas de

1. Raymond (*Leçons cliniques*, 1897, II, p. 625, 677).

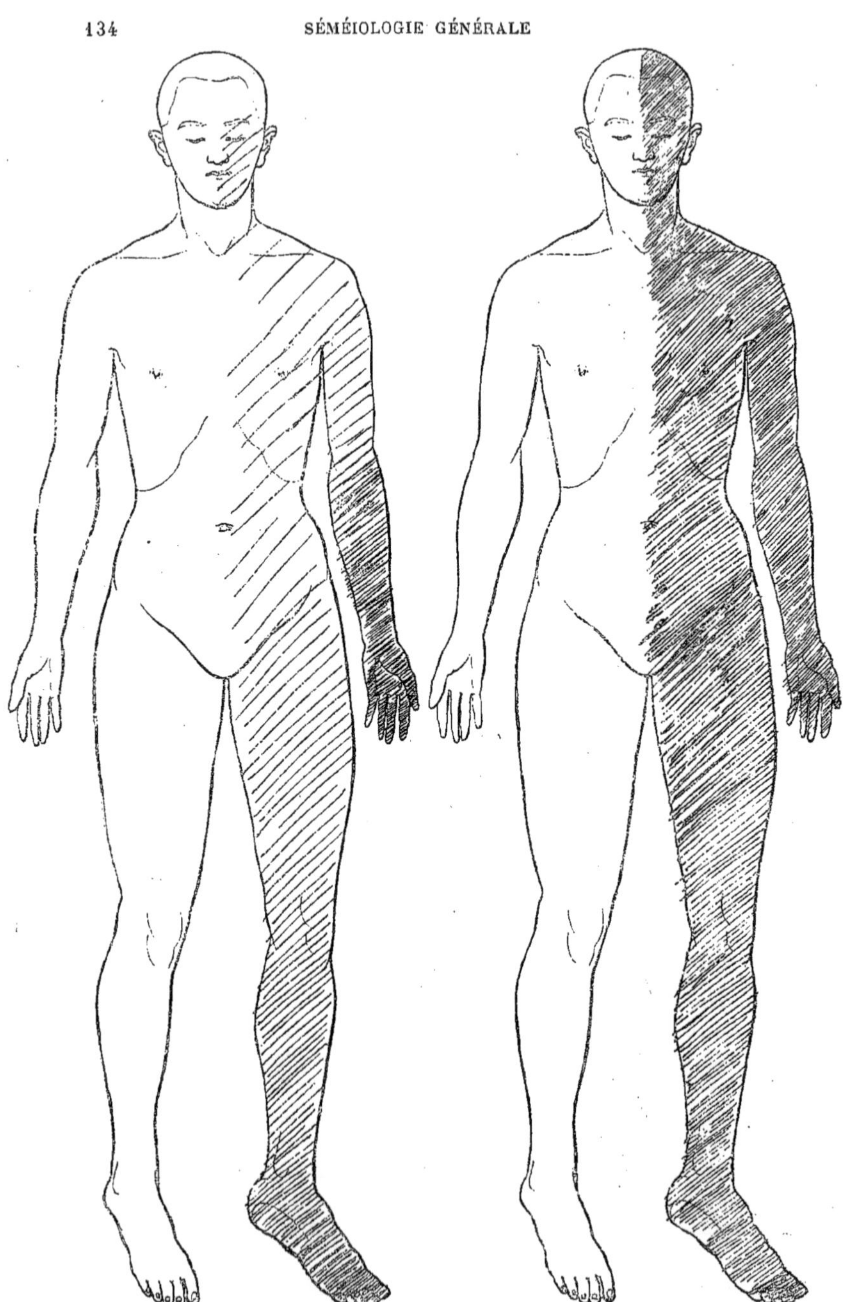

Fig. 46. — Hémianesthésie organique ou centrale, et hémianesthésie hystérique (H. Verger).

Demange et Spillmann, est un bel exemple de ces hémianesthésies : pour un tubercule de la couche optique avec ramollissement du centre ovale et de la partie postérieure de la capsule
interne, ils observèrent, entre autres symptômes, une hémiplégie
avec contracture, et une *hémianesthésie complète* à gauche[1]. —
De plus, l'hémianesthésie sera constamment associée à l'hémiplégie, à cause du mélange des fibres motrices et sensitives. —
Jamais, par contre, on n'observera d'*hémianesthésie sensorielle* :
car, seules les radiations optiques sont voisines, et il faut une
lésion assez étendue pour les atteindre; si elles le sont, l'*hémianopsie* s'ajoutera à l'*hémianesthésie* et à l'*hémiplégie*. L'hémianesthésie *organique* diffère donc essentiellement de l'hémianesthésie *hystérique*, à laquelle Charcot l'avait complètement assi-
milée (voir fig. 46).

Elle a, d'ailleurs, d'autres caractères distinctifs. Dans l'*hémianesthésie organique*, il n'y a jamais de perte absolue, complète de
de la sensibilité; et l'anesthésie, très accentuée aux extrémités,
(doigts, mains, avant-bras), va en s'atténuant vers la racine des
membres; elle est toujours plus prononcée au membre supérieur qu'à l'inférieur, qu'à la face ou au tronc, où elle est à peine
marquée. On n'observe pas d'anesthésies segmentaires (en gant,
en manchette, en manche d'habit), comme dans l'hystérie. —
L'anesthésie porte sur tous les modes de la sensibilité (tact, douleur, température), mais la *sensibilité cutanée est peu altérée*. Au
contraire, la SENSIBILITÉ PROFONDE (sens kinesthésique, des attitudes segmentaires, sens stéréognostique, etc.) *est plus gravement
atteinte*. Il existe souvent un certain degré d'incoordination des
mouvements, et un retard des sensations.

B. — *Troubles sensitifs par lésions du* CORTEX.

LES LÉSIONS CORTICALES peuvent donner lieu à des *troubles
sensitifs* (hémianesthésies, anesthésies en foyer), qui ont les plus
grandes analogies avec les précédentes, si bien que certains
auteurs les jugent identiques.

La connaissance des *localisations sensitives* de l'écorce cérébrale est de date relativement récente, bien que la physiologie eut ouvert la voie à la clinique, dès 1870, avec Fritsch et
Hitzig, et surtout avec Schiff et H. Munk. Celui-ci, en particulier, dès 1877, avait décrit à la surface de l'écorce cérébrale des
animaux une *zone* dont l'altération déterminait des troubles de
la sensibilité dans les membres (*Fühlsphäre*), et les organes des

____

1. Demange et Spillmann (*Revue de méd.*, 8 fév. 1899).

sens[1] : mais il nia l'action excito-motrice des régions corticales.

Cependant, dès 1880, R. Tripier, puis Allen Starr (1884), indiquaient la *superposition des paralysies et des anesthésies*, dans les membres frappés par lésion corticale. C'est surtout depuis les recherches anatomo-cliniques de Petrina, Lisso, Bastian, Dana, de Verger principalement (1897), de Déjerine et Long (1898), de Brissaud, etc., que les neuropathologistes sont d'accord *pour admettre l'existence d'une* ZONE SENSITIVO-MOTRICE CORTICALE[2]. — Quelques divergences existent sur ses *limites topographiques* : les uns la croient exactement superposable à la zone motrice (*zone*

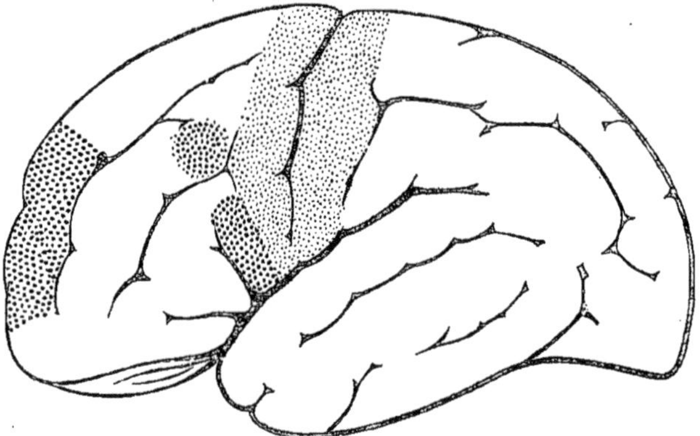

Fig. 47. — Topographie des centres corticaux sensitifs. Face externe (Raymond).

sensitivo-motrice) ; d'autres pensent qu'elle s'étend un peu en avant d'elle, sur le pied des première, deuxième et troisième circonvolutions frontales, et qu'elle la dépasse en arrière, sur la partie voisine des lobules pariétaux supérieur et inférieur. D'autres enfin lui donnent la topographie adoptée par Flechsig pour sa *sphère tactile* (Raymond, *Cliniques*)[3], et, dans ce cas, il faut joindre encore le *lobe limbique* (circonvolutions de l'Hippocampe et du Corps calleux), région regardée aussi par Ferrier, comme étant le centre de la sensibilité générale (voir fig. 47 et 48).

Quoiqu'il en soit, les *lésions de l'écorce* peuvent produire des HÉMIANESTHÉSIES, si elles sont étendues, ou des MONOANESTHÉSIES,

1. Voir H. Duret, Physiologie des localisations cérébrales en Allemagne (*Progrès médical*, 1898, et R. Blanchard, *Progrès médical*, 1899).

2. Pour tous ces travaux, voir l'important mémoire de Verger sur les troubles de la sensibilité générale, consécutifs aux lésions des hémisphères cérébraux chez l'homme (*Arch. de médecine*, 1900, novembre et décembre, p. 513, 641).

3. Raymond, Topographie des centres corticaux de la sensibilité générale (*Cliniques*, 1901, V. p. 89).

si elles sont limitées; et celles-ci sont toujours accompagnées de
paralysies ou de *parésies*, ayant la même localisation, puisque les
centres moteurs et sensitifs sont superposés : mais les troubles
sensitifs peuvent dominer ou être peu accusés, selon les circonstances pathologiques. Ainsi, une tumeur ayant produit une
monoplégie brachiale détermine, en même temps, une *anesthésie
du bras, plus accusée à la main et aux doigts.*

D'après Déjerine, les *caractères distinctifs de l'hémianesthésie
corticale,* d'avec l'hémianesthésie *centrale* ou *capsulaire,* résident
en ces différences : que la première est souvent accompagnée

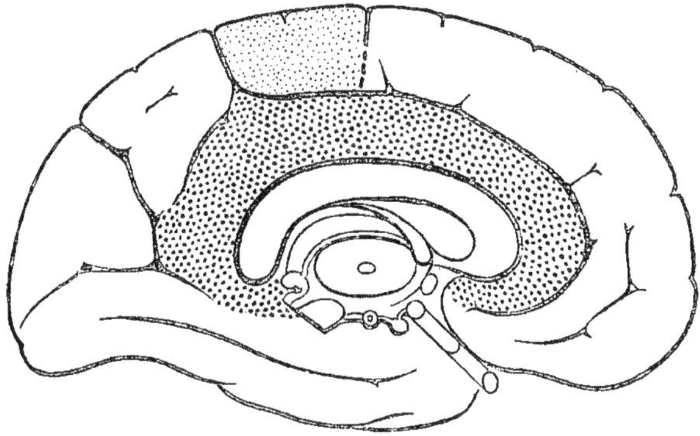

Fig. 48. — Topographie des centres corticaux sensitifs. Face interne (Raymond).

d'épilepsie jacksonnienne, d'aphémie, de surdité et de cécité
verbales, par lésions concomitantes ou extensives; en outre, les
lésions de l'écorce, *seules,* sont susceptibles de produire des
monoplégies, compliquées d'anesthésie.

Voici quelques exemples de néoplasmes, ayant causé des troubles de la sensibilité :

Lobe pariétal.

Bruns, chez un homme de cinquante-cinq ans, vit son affection
débuter par une hémianopsie droite; puis survinrent des *troubles
de la sensibilité,* dans la moitié droite du corps, surtout dans le
membre supérieur droit; perte du sens stéréognostique, du sens
de position, du tact, de la douleur; puis, impotence, *douleurs
névralgiques* du bras droit; enfin, *hémianopsie totale, aphasie sensorielle intense,* et ptosis droit. Durée dix-neuf mois; sarcome de
la dure-mère ayant envahi profondément la *circonvolution pariétale* supérieure gauche, ramollissement sous-jacent, œdème
collatéral, etc.

Franck Madden : Incoordination motrice du bras et avant-bras,

puis dans la main, à gauche; *sens tactile* très altéré, complètement perdu dans les doigts; perte du sens musculaire; de temps
à autre, ataxie marquée dans les mouvements; puis, les troubles
de la sensibilité augmentent dans le bras gauche; *douleurs paroxystiques.* Autopsie : sarcome métanique, ayant envahi la
pariétale ascendante, tout le lobe pariétal, et le lobe occipital du
côté droit.

Landon Carter Gray, chez un homme de trente-huit ans,
observa un affaiblissement de la jambe et du bras droit; pas de convulsions; *sensibilité tactile et à la douleur* légèrement diminuée;
à la température conservée; *sens musculaire* presque totalement
aboli. Sarcome, gros comme une noisette, *dans la profondeur* du
tiers moyen de la pariétale ascendante.

Darchschewitsch observa une *monoplégie* pure du bras, pour un
tubercule solitaire du tiers moyen de P^a. *La sensibilité gauche
était très diminuée dans tous ses modes*, surtout à la périphérie du
membre.

Ollivier et *G. Williamson*, pour une tumeur de l'aire rolandique, du volume d'une demi-orange, outre des convulsions et
de la paralysie, constatèrent de *l'anesthésie* et de *l'analgésie* du
bras et de la main, et une diminution de la sensibilité de la
jambe [1].

Autres régions. — Mais on peut voir des troubles de la sensibilité survenir aussi, quoique pour des raisons différentes, dans
d'autres régions que l'aire *pariéto-rolandique*. — Ainsi *Mackay*,
dans un cas de tumeur lenticulaire de 0,04 sur 0,02, comprimant
ces circonvolutions temporo-sphénoïdales en leur milieu, constata
une *anesthésie complète pour toutes les sensibilités*, à gauche. —
Thomas Ganill vit survenir une *anesthésie* presque complète du
bras gauche, pour un sarcome du tiers postérieur de la *circonvolution du corps calleux*. C'est là un rare exemple de localisation
sensitive du *lobe limbique*, favorable à la théorie de Ferrier, de
Flechsig, et de Raymond [2].

---

1. Voir plus loin, chapitres des tumeurs du lobe rolandique et du lobe
pariétal, et les tableaux des troubles de la sensibilité, qui les accompagnent.
2. Bruns (*Neurol. Centrablatt*, 1898, p. 770; *Rev. Neurol.*, 1899, p. 139; et
Arch. de Neurol., 1899, II, p. 494). — Franck Madden (*Jour. of nerv. and mental
desease*, 1893, p. 125; *Rev. Neurol.*, 1893, p. 110, et *Arch. de Neurol.*, 1893,
p. 40. — Landon Carter Gray, *Brain*, part. LIX et LX, et *Arch. de Neurol.*,
1893, p. 139). — Darksewitsch, Zur Frage von der Sensibilität storungen
beim Herderkrankungen des Gehirn (*Neurol., Centrablatt*, 1890, p. 716). —
Olliver et Williamson (*Brit. med. journ.*, 1898, et *Arch. de Neurol.*, 1899,
p. 164). — J. Mackay (*Brain*, 1895, et *Arch. de Neurol.*, 1896, I, p. 287). —
Thomas Ganill (*Brain*, part. LIX, et LX, et *Arch. de Neurol.*, 1893, p. 139).

C. — *Caractères spéciaux des troubles sensitifs dans les néoplasmes.*
Troubles KINESTÉSIQUES. — ASTÉRÉOGNOSE.

Verger, d'après ses nombreuses observations, dit : « Que dans
les *lésions organiques du* CORTEX *cérébral*, on observe souvent des
troubles par défaut : des *hypoesthésies*, des *hypoanalgésies*, plutôt
que des hyperesthésies. » — Mais, *dans les néoplasies*, ce sont
les HYPÉRESTÉSIES *qui dominent*, surtout au début, en même
temps que les phénomènes excito-moteurs (convulsions, etc.), —
et les *troubles subjectifs* sont surtout accusés : engourdissements,
fourmillements, irradiations douloureuses, envahissant successivement le pouce, les doigts, le poignet, le bras, la moitié du
visage, etc. — Comme marche l'*aura jacksonnienne*, les « ondes »
d'excitation sensitive, passent d'un *centre altéré* aux centres
voisins.

La SENSIBILITÉ TACTILE est émoussée, confuse ; il y a un retard
des sensations, un élargissement des cercles de Weber ; des
erreurs de localisation, un contact à l'extrémité étant toujours
reporté plus haut, vers la racine du membre. — Enfin, dans les
petites lésions de la région rolandique, il n'est pas rare de
constater des *troubles du toucher sans anesthésie* : c'est ce qu'on
dénomme la *paralysie tactile de Wernicke*, qui, d'après Brissaud,
serait caractéristique des lésions corticales [1]. — D'après Chatin,
on constaterait, du côté de la *sensibilité thermique*, des *thermo-
hypoesthésies*, superposables à l'hypoesthésie du tact, et souvent
des *paresthésies thermiques*, de telle sorte qu'un corps chaud soit
perçu froid [2].

Il faut ranger, parmi les manifestations des altérations corticales, les plus constantes et les plus caractéristiques, les *troubles de
la* SENSIBILITÉ PROFONDE, en particulier les troubles des *sensations
kinesthésiques* (sens musculaire, sens de la position, des attitudes
segmentaires, de la pression, etc.). Ils ont un parallélisme assez
fidèle avec les autres troubles de la sensibilité, et sont accusés
aux extrémités des membres (*akinésies des extrémités* de Verger) :
le malade ne peut, les yeux fermés, indiquer la position de sa
main, de ses doigts, si on les déplace ; il laisse tomber les petits
objets, qu'on lui met dans la main, etc. — Dans les cas de *néo-*

---

1. Celles-ci, d'après Wernicke, occuperaient le tiers moyen de la pariétale
ascendante ; et, d'après Williamson, le lobule pariétal supérieur.
2. Chatin, De la sensibilité thermique dissociée, chez les hémiplégiques
(*Arch. de méd.*, 1901, I, p. 53).

plasmes cérébraux, on pourra en constater l'existence. — Mais, assez souvent il s'agit, dans ces circonstances, de *phénomènes d'irritation de la fonction kinesthésique*, tels que : parésies transitoires, fatigues subites, crampes musculaires (*akinesia algera* de Mœbius), ou, fréquemment, de *phénomènes ataxiques*, dans les mouvements intentionnels...

Tous ces troubles sont *plus spéciaux* à la région *sensitivo-motrice*, ou à son voisinage; ils doivent prendre rang parmi les divers éléments du diagnostic localisateur (cas de Dana: sarcome comprimant le centre du bras et de la main, ayant déterminé, outre des phénomènes moteurs, des troubles de la sensibilité, du tact, et du sens articulaire et musculaire (*amnésie tactile*) [1].

A cet égard, une part très importante doit être réservée à la STÉRÉOAGNOSIE, telle qu'on la pratique aujourd'hui. — On sait qu'on désigne ainsi une fonction spéciale du cerveau, qui permet de reconnaître, les yeux fermés, le relief, la nature, la forme et le nom des objets placés dans la main, petits et grands, légers ou lourds. Elle suppose, comme le fait observer Gasne, la connaissance des sensations élémentaires, fournies par la sensibilité tactile (tact, pression, douleur, température, sensation kinesthésique, etc.).

En d'autres termes, selon Verger, la *perception stéréognostique* nécessite l'association de *plusieurs groupes de neurones sensitifs et sensoriels*, ayant pour but de faire *surgir dans la conscience une* IMAGE TACTILE. Or, comme on reconnaît aujourd'hui que dans les régions rolandiques se trouvent les *éléments récepteurs* des impressions tactiles et kinesthésiques des membres, il est logique d'admettre, au moins pour le membre supérieur, que l'*astéréognose de la main* indique une lésion ayant pour siège la partie moyenne des *circonvolutions centrales*. — Chipault, cependant, nie toute *valeur localisatrice* à la *stéréoagnosie*; car, dit-il, elle peut se rencontrer avec des lésions de parties plus ou moins voisines des régions pariétales ou frontales. — Telle n'est pas l'opinion de Verger, qui, remarquant que la *stéréoagnosie* nécessite la *collaboration de la sphère visuelle* dit que, lorsqu'elle se joint à des crises d'épilepsie partielle du bras ou de la jambe, ou à une parésie légère, il y a une grande probabilité pour que la lésion *se trouve en arrière*, et qu'il faille la chercher au niveau du centre moteur atteint, *vers la région pariétale voisine*. Il en fut

1. Dana, Localisation des sensations cutanées et musculaires, et de leurs mémoires. Étude de l'aire motrice du cerveau (*Journ. of nerv. and mental desease*, 1894, p. 961, et *Rev. Neurol.*, 1895. p. 232).

ainsi dans le cas déjà cité de Bruns, où *l'exploration stéréognostique* fut si habilement faite.

Si, au contraire, les troubles observés s'accompagnent de ce que Wernicke et Finkelburg appellent *l'asymbolie tactile* (dans laquelle un objet reconnu quant à son état physique et sa forme ne l'est pas quant à sa signification), il sera naturel de penser que *c'est du côté de la partie voisine du lobe frontal* qu'il faut rechercher la lésion.

Ainsi, la *stéréoagnosie* pourra se joindre aux autres méthodes d'exploration de la sensibilité, pour les contrôler, les corroborer, les suppléer, dans le diagnostic du siège des tumeurs[1].

VIII. — TROUBLES DES RÉFLEXES.

Les ressources, à l'heure présente, fournies *par l'examen des* RÉFLEXES TENDINEUX ET CUTANÉS, dans le diagnostic des tumeurs encéphaliques, se bornent à l'utilisation de quelques notions générales.

Déjerine dit : que dans les lésions localisées, à évolution lente (telles les tumeurs), qui atteignent la convexité dans la région motrice, il est de règle de trouver une *exagération des réflexes*. La raison en est qu'elles suppriment souvent *l'action modératrice ou inhibitrice du faisceau pyramidal*, sur les cellules des cornes antérieures de la moelle. L'arc réflexe secondaire se trouve intercepté dans sa voie de retour.

D'après Crocq, la destruction expérimentale de l'écorce cérébrale *provoque l'exagération des réflexes tendineux, et abolit définitivement les réflexes cutanés* : les premiers emprunteraient la *voie courte*, et auraient des centres infra-corticaux, ne dépassant pas le mésocéphale; les seconds pourraient suivre la *voie longue*, jusqu'au cortex[2].

En d'autres termes, selon Von Gehuchten, les *réflexes cutanés* (abdominal, crémastérien, plantaire, etc.) *sont liés à l'intégrité de la voie cortico-spinale*, leur arc se fermant dans l'écorce. — Quant aux *réflexes tendineux* (achilléen, rotulien, du poignet, du coude, ou de l'épaule, etc.), ils se développent dans un arc, *qui se ferme dans le noyau rouge, et ils sont liés à l'intégrité de la voie rubro-spinale* (voir fig. 33 et 34).

Il résulterait de ces données physiologiques que les TUMEURS

1. P. Gasne, Sens stéréo-agnostique (*Iconogr. Salpêtrière*, 1898, n° 1). — Chipault (*Gaz. des Hôp.*, juin, 1902). — H. Verger, Valeur séméiologique de la stéréo-agnosie (*Rev. Neurol.*, décembre, 1902).

2. Crocq (*Congrès Internat. de méd. de Bruxelles*) et Jendrassik (de Budapest), Sherrington (de Liverpool), Rapports sur la nature des réflexes tendineux (*Congrès Intern. de méd.*, Section de Neurologie, Paris, 1900).

CORTICALES OU SOUS-CORTICALES, produiraient *une altération ou une abolition des réflexes cutanés : les réflexes tendineux ne seraient atteints que par des lésions* INFRA-PROTUBÉRANTIELLES. Mais, en pathologie clinique, les faits sont plus complexes [1].

Au point de vue qui nous occupe, *l'exploration des réflexes* rendra principalement des services pour *vérifier l'intégrité des* CORDONS MÉDULLAIRES, fréquemment altérés dans les néoplasies cérébrales, ainsi que nous l'avons indiqué plus haut (voir fig. 22 à 26 et p. 100).

1° Lorsqu'il s'agira de lésions du *faisceau moteur pyramidal*, en raison de la suppression du rôle modérateur des lobes cérébraux, on constatera l'existence du *réflexe en extension du gros orteil*, accessoirement des autres orteils, de Babinski [2], ou le *tibialisphenomen* de Strumpell : souvent, il y aura, en même temps, exagération des réflexes rotuliens. — Il en était ainsi chez le malade dont Raymond a rapporté l'histoire à l'Académie de médecine, lors de la discussion de Dieulafoy (observ. de Cestan et Lejonne) : celui-ci était porteur d'une tumeur du lobe frontal, qui, par compression de voisinage, amena une hémiplégie permanente droite, *avec exagération des réflexes tendineux, signe des orteils en extension* de Babinski, etc.) [3]. — Chudzinski pour un autre néoplasme cérébral, trouva les réflexes tendineux forts, et les plantaires, faibles [4].

2° Si les *cordons postérieurs sont altérés*, on constatera, comme dans l'ataxie tabétique, *l'atténuation* ou *l'abolition des réflexes rotuliens*, et *l'irrégularité des réflexes cutanés*.

Dans une observation d'Hoffmann, de Dusseldorf, il y eut *abolition bilatérale des réflexes tendineux*, pour un gliome de l'hémisphère droit : on trouva une dégénérescence secondaire des faisceaux pyramidaux, à laquelle se joignait une dégénérescence d'une certaine étendue des cordons postérieurs [5].

Le fait récent de Raymond est des plus instructifs. Chez une

1. Lenormand, dans ses *Recherches anatomo-pathologiques*, constate que la destruction des parties supérieures du névraxe (corticalité, noyaux sous-corticaux, protubérance) entraîne l'*exagération des réflexes tendineux* : les *réflexes cutanés*, quoique affaiblis, peuvent persister (*Thèse de Paris*, 1902, Localisation des réflexes). — Voir aussi Marinesco, Étude sur le phénomène des orteils (*Rev. Neurol.*, 1903, p. 489). — Babinsky, Réflexes en éventail (*Rev. Neurol.*, 1903, p. 1205). — Fraenkel et Collins (*Med. Rec.*, déc. 1903, et *Rev. Neurol.*, 1904, p. 432). — Réflexe de la jambe d'Oppenheim (*Rev. Neurol.*, 1904, p. 589). — Réflexe achilléen et du tibial antérieur (Front. tap.). — Walton et Paul (*Rev. Neurol.*, 1904, p. 831).

2. D'après Von Gehuchten et autres, le réflexe de Babinski est un réflexe purement pathologique, dû à l'hyperexcitation de la substance grise de la moelle, à sa diffusion, et non à un réflexe physiologique.

3. Raymond (*Acad. de méd.*, 1901, II, p. 630).

4. Chudzinski, Antagon. des réflexes tendineux et cutanés (*Thèse, Paris*, 1902).

5. Hoffmann, de Dusseldorf (*Zeit. für Nervenheil.*, 1900, p. 259, et *Rev. neurol.*, 1901, p. 860).

femme de vingt-quatre ans (sarcome de la région optique inférieure droite, avec compression du pédoncule cérébral correspondant et des tubercules quadrijumeaux voisins), il y eut : *abolition complète, absolue, des réflexes tendineux* (achilléens et rotuliens
pour les membres inférieurs ; du poignet, du coude et de l'épaule,
pour les membres supérieurs). — C'est là, évidemment, un *fait
exceptionnel*, car, le plus souvent, dans les tumeurs cérébrales,
les réflexes tendineux seraient exagérés, irréguliers, mais *non
abolis*[1]. — Aussi Raymond n'hésite-t-il pas à attribuer ce fait
pathologique, si particulier, *aux altérations des cordons postérieurs et racines postérieures de la moelle*, celles-ci étant elles-
mêmes le résultat de la compression cérébrale et de l'hypertension du liquide céphalo-rachidien (constatée d'ailleurs par la
ponction lombaire). Les recherches anatomo-pathologiques de
Philippe et Lejonne montrèrent les gaines arachnoïdiennes des
nerfs radiculaires (racines postérieures) distendues en forme de
grosses amandes, par le liquide céphalo-rachidien. Les lésions
se poursuivaient jusque dans les *diverticules intrafasciculaires*
des espaces arachnoïdiens, qui pénètrent dans les racines nerveuses : la réaction au Marchi *démontrait la dégénérescence très
accusée des fibres nerveuses des racines et des cordons postérieurs.*
Ainsi s'expliquaient l'*abolition des réflexes tendineux* et les autres
phénomènes pseudo-tabétiques présentés par le malade[2].

En résumé : *les néoplasmes cérébraux donnent lieu, le plus ordinairement, à* L'EXAGÉRATION DES RÉFLEXES TENDINEUX, *au moins
au début, et à* L'ALTÉRATION OU A LA DISPARITION DES RÉFLEXES
CUTANÉS. — Mais, dans les cas où l'hypertension intra-crânienne est prononcée et ancienne, les phénomènes de compression accusés, on peut assister à la *disparition progressive et à*
L'ABOLITION DES RÉFLEXES TENDINEUX, *par suite des lésions radiculo-médullaires concomitantes.*

Il serait intéressant, dans les cas de tumeurs de la base ou
même de la convexité, de poursuivre la recherche des réflexes
jusque dans le domaine de la tête et de la face (réflexe de l'orbiculaire de Bechterew, réflexe sus-orbitaire de Mac Carthy, réflexes
jugal, mandibulaire, pharyngien, etc.). On a trouvé ces réflexes
altérés, dans les cas de tumeurs du ganglion de Gasser, et dans
la paralysie pseudo-bulbaire corticale[3].

1. Cette exagération des réflexes tendineux dans les néoplasmes cérébraux,
quand elle existe, est, comme nous l'avons indiqué, le résultat de la suppression de l'action inhibitrice du cerveau.
2. Raymond, Tumeur cérébrale avec abolition des réflexes tendineux
(*Arch. de Neurol.*, 1904, p. 1).
3. Bechterew (*Neurol. Centralbl.*, 1901, p. 930, et *Rev. neurol.*, 1902, p. 454,

Il est plus important encore d'explorer le RÉFLEXE IRIEN, soit à la lumière (méthode de Dupont, etc.), soit pour la convergence et l'accommodation.

Dans le cas de *cécité par tumeur encéphalique*, si le réflexe irien *lumineux* est conservé, la lésion sera au delà des centres primaires optiques (tubercules quadrijumeaux), *dans l'hémisphère*. — S'il est disparu, elle siégera au niveau des tubercules quadrijumeaux, sur les bandelettes ou les nerfs optiques. — On sait, d'autre part, que le *signe de Wernicke* (réaction hémiopique de la pupille), sert, dans l'*hémianopsie*, à juger si celle-ci est le résultat d'une altération des *bandelettes optiques*, ou si elle est survenue par lésion *des radiations optiques du centre ovale*, ou de *l'écorce visuelle, dans la région calcarino-occipitale*. Dans le premier cas, il est aboli, si *on éclaire la moitié du champ visuel atteint d'hémiopie*; dans le second, il persiste.

Les *réflexes palpébraux* peuvent être intéressés, de la même manière que les réflexes iriens lumineux : ils sont conservés, si la lésion est au delà des centres primaires (dans le cortex par exemple), ou supprimés si elle occupe la périphérie[1].

IX. — TROUBLES SENSORIELS.

1° VISION. — Nous avons déjà eu l'occasion de nous occuper des troubles de la vision, presque constants, dans les tumeurs cérébrales, et de leur rôle prédominant dans les phénomènes du SYNDROME : au début, l'œdème de la pupille laisse la vision à peu près intacte, mais bientôt il se complique de dégénérescence, de névrite et d'atrophie optiques : alors surviennent les troubles graves de l'*amblyopie*, avec *rétrécissement concentrique du champ visuel*, et, enfin, la *cécité progressive*.

Mais il est d'autres manifestations importantes des néoplasmes, du côté de l'appareil visuel : ils surviennent lorsque sont atteints directement les CENTRES CÉRÉBBAUX de la vision, ou leurs *conducteurs*.

Si la tumeur altère la *courte portion intracrânienne* du nerf optique, elle produit des troubles caractérisés par leur *uni-latéralité*, et consistant principalement en une *amblyopie avec rétré-*

1027, et *Arch. de neurol.*, 1904, I, p. 237). — Mac Carthy (*Philadelphie med. Journ.*, 1902, et *Rev. neurol.*, 1902, p. 1073 et 1904, p. 342); *Arch. de neurol.*, 1904, p. 56.

1. Dans les affections qui s'accompagnent du symptôme cérébelleux, la sensibilité étant intacte, les réflexes sont conservés et assez souvent exagérés. Chez l'animal, l'ablation d'un hémisphère cérébelleux augmente le réflexe tendineux du côté correspondant (Thomas, Russell).

cissement progressif du champ visuel, plus accusée et *plus rapide* que dans les cas où elle agit à distance, et allant jusqu'à la *cécité* ou l'*amaurose.*

A u de'à, sur le *chiasma,* sur les *bandelettes,* sur les *centres ganglionnaires et corticaux,* les néoplasmes déterminent des *hémia-*

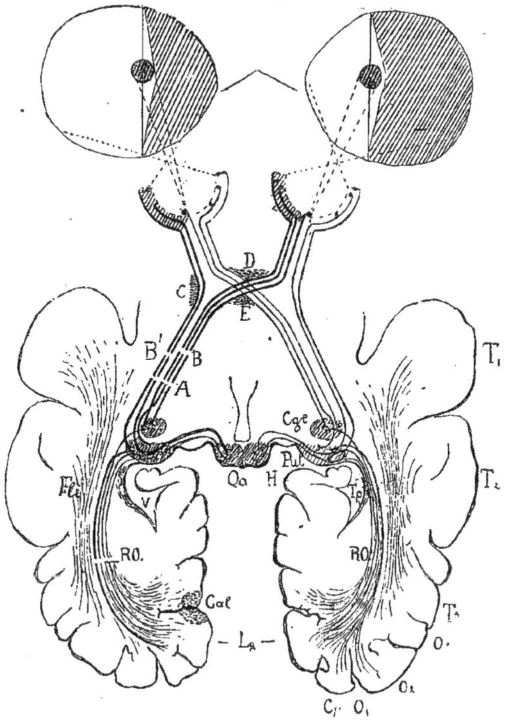

Fig. 49. — Variétés d'hémianopsies (Raymond). — Cge, corps genouillé externe ; — Pul, Pulvinar ; — Qa, Tubercules quadrijumeaux ; — H, Hippocampe ; — V, Ergot de Morand ; — Tp, Tapetum ; — RO, radiations optiques ; — Fli, faisceau longitudinal inférieur ; — Cal, scissure calcarine ; — Cu, Cuneus.

Lésions : — En Cal et RO, hémianopsie corticale ou sous corticale, bilatérale, et homonyme ; les malades n'en ont pas conscience ; gêne pour lire. — Manifestations associées : cécité verbale, surdité verbale, aphasie optique, aphasie motrice (aphémie) ; quelquefois, hallucinations de la vue, et hémiplégie motrice.

En Cge ou Pul, hémianopsie bilatérale homonyme ; les malades en ont conscience, voient noir dans les parties hémianopsiques du champ visuel. — Manifestations associées : pas de troubles du langage, tout au plus dysarthrie ; assez souvent, hémiplégie motrice, hémianesthésie sensitivo-sensorielle, troubles athétosiques, choréiformes, et ordinairement, réaction pupillaire hémianopsique.

En A : hémianopsie de même nature ; mais les manifestations associées diffèrent ; elles sont en rapport avec la lésion concomitante du pédoncule cérébral (Hémiplégie motrice ; plus rarement, hémianesthésie, et compression des nerfs crâniens avoisinants (Ire, IIIe, IVe et V^e paires).

En B, E ou D, hémianopsie bitemporale.

En B' ou C, hémianopsie nasale.

nopsies de caractères différents selon leur siège (fig. 49, 50), — et qu'on distingue surtout *par la coexistence de* TROUBLES ASSOCIÉS.

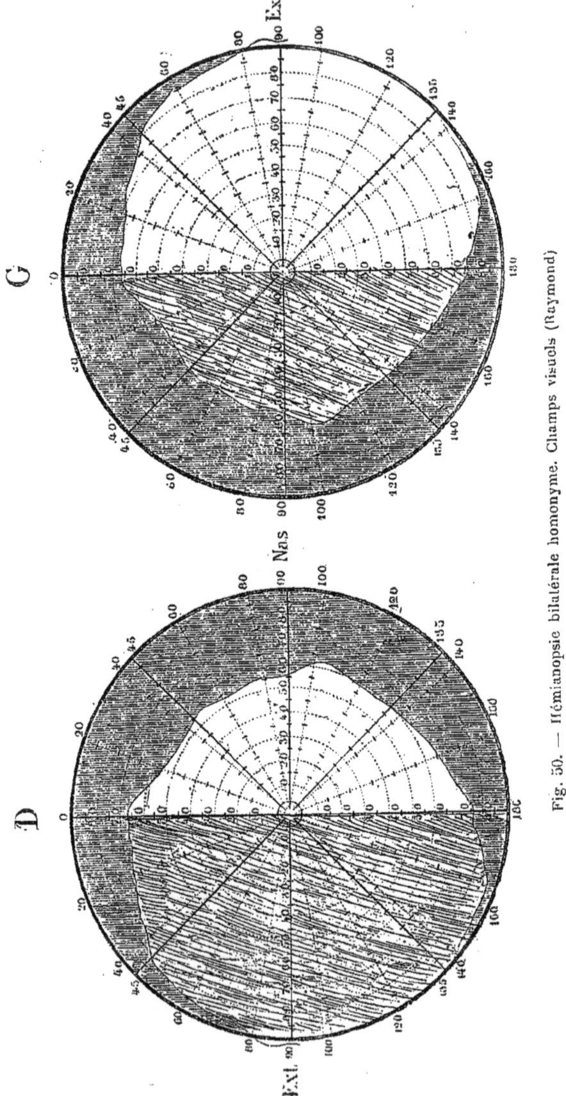

Fig. 50. — Hémianopsie bilatérale homonyme. Champs visuels (Raymond)

On appelle BASALES les *hémianopsies* du *chiasma* et des *bandelettes optiques*. — Si une bandelette optique est détruite dans toute son épaisseur; l'hémianopsie est *homonyme*; mais se distingue par l'association fréquente d'une *hémiplégie motrice*, plus rarerement d'une *hémianesthésie* par lésion concomitante du pédoncule qu'elle contourne, et par des compressions paralytiques des nerfs voisins : *oculo-moteur commun, olfactif, trijumeau, nerf ophtalmique de Wilis*, etc. — Si la lésion siège dans l'angle *antérieur* ou *postérieur* du chiasma, elle produit une *hémianopsie bitemporale*. — Si elle occupe un angle latéral, l'*hémianopsie est unilatérale et nasale*. — Ces particularités résultent de la disposition anatomique des faisceaux directs et croisés des nerfs optiques (fig. 49).

Les *hémianopsies* par lésions des CENTRES PRIMAIRES (corps genouillé externe, pulvinar, et tubercule quadrijumeau antérieur), dites encore *hémianopsies intermédiaires*, sont semblables aux précédentes : elles s'en distinguent seulement en ce qu'elles s'accompagnent d'une *hémianesthésie* très marquée, par compression de l'extrémité postérieure du bras postérieur de la capsule interne (compression du faisceau sensitif; fig. 49).

Lorsque les néoplasmes occupent l'*écorce* ou les *faisceaux blancs* du *lobe occipital*, c'est encore une *hémianopsie* qu'on obtient (HÉMIANOPSIE CORTICALE) : il importe d'insister, quelques instants, sur ses caractères propres et les phénomènes associés, qui l'accompagnent.

C'est à Munk, qu'on doit les premières notions expérimentales sur le siège des *centres de la vision*, dans les lobes occipitaux (1898) — et, quelques années après, en 1886, Seguin, de New-York, réunissait 48 observations cliniques, où des lésions pathologiques du *lobe occipital*, chez l'homme, avaient déterminé des *troubles visuels*, des HÉMIANOPSIES[1]. Entre autres, son mémoire renferme cinq cas de *tumeurs* des couches optiques ou du lobe occipital, qui eurent ces effets.

Mais c'est surtout aux remarquables travaux anatomo-pathologiques de Monakow, d'Henschen, de Déjerine et Vialet, que nous devons des renseignements précis sur les CENTRES et les VOIES OPTIQUES, dans le *tronc cérébral* et dans le *lobe occipital*[2].

Les centres des *perceptions visuelles* occupent la *face interne* du lobe occipital, principalement la SCISSURE CALCARINE (fig. 51, 52) : certains auteurs leur attribuent le *cuneus*, le *lobule lingual*, et même un peu le *lobule fusiforme*; d'autres les limitent aux *lèvres de la scissure*, principalement à l'inférieure, et à la partie voisine du lobe lingual (Brissaud)[3].

1. Séguin, Contrib. à l'hémianopsie d'origine centr. (*Arch. de Neur.*, 1886, I, 176).
2. Voir thèse Vialet, *Les centres cérébraux de la vision*, Paris, 1893.
3. Brissaud, Les fonctions visuelles et le cuneus (*Ann. d'oculistique*, 1893).

Henschen localise la VISION CENTRALE dans la *partie antérieure*
de la scissure.calcarine : c'est là qu'aboutiraient les fibres provenant de la MACULA[1]. Un fait, relaté par Dor et emprunté à
Henschen, précise d'une manière *très suggestive* le siège du
centre de la vision : une balle logée dans la scissure calcarine,

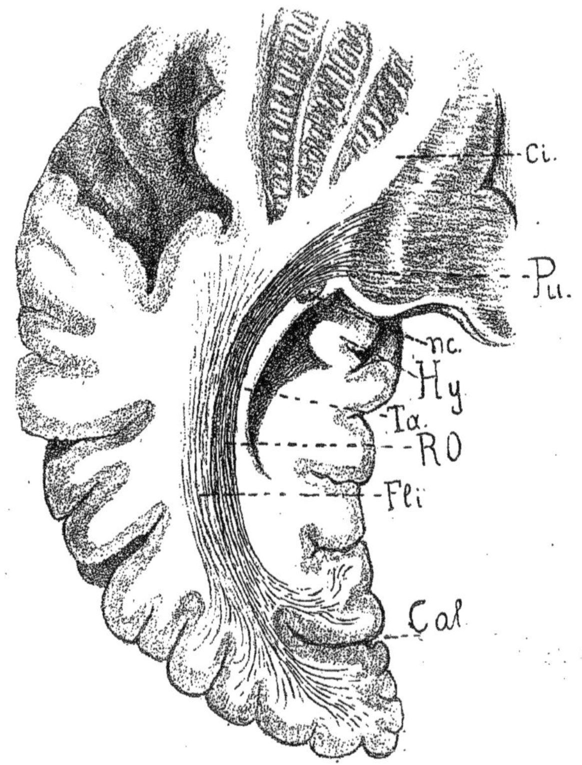

Fig. 51. — Section horizontale du lobe occipital, radiations optiques (Raymond).
Ci, Capsule interne ; — Pu, pulvinar ; — Nc, noyau caudé ; — Hy, Hippocampe ; — Ta, tapetum ;
— RO, Radiations optiques ; — Fli, faisceau longitudinal inférieur ; — Cal, scissure calcarine.

reconnue cliniquement et démontrée par la radiographie, fut
extraite : les troubles visuels cessèrent aussitôt[2].

Sur la *face externe* du lobe occipital existeraient les centres, où
s'emmagasineraient les *souvenirs visuels* (d'après Willbrand,
Wernicke, Monakow, Déjerine, etc.). — Leur destruction entraî-

1. Henschen, Sur les centres optiques cérébraux (*Rev. d'ophtalmol.*, 1894,
p. 337, et *Congrès Internat. de Paris*, 1900. Section d'ophtalmologie, et *Semaine
médicale*, 1903, p. 125).
2. Dor, Centre cortical de la vision (*Lyon médical*, 1898, p. 235).

nerait la CÉCITÉ PSYCHIQUE (Munk); c'est-à-dire, que le malade serait dans l'impossibilité de reconnaître les objets les plus usuels, qu'il semble voir pour la première fois, bien qu'il ait conservé la perception visuelle brute.

En avant, et non loin, se trouve *dans le pli courbe*, le centre de la *mémoire visuelle des mots*, dont la lésion engendre la CÉCITÉ VERBALE.

On conçoit *que ces différents centres puissent être atteints simultanément par les néoplasmes de la région*. Alors, les *hémianopsies*, caractéristiques des lésions corticales du centre visuel, se compliquent de CÉCITÉ VERBALE ou d'APHASIE SENSORIELLE, s'il s'agit de l'HÉMISPHÈRE GAUCHE.

Mais ces *troubles associés* des diverses HÉMIANOPSIES CORTICALES trouvent mieux encore leur explication, quand on connaît les *voies parcourues* par les *fibres visuelles*, et leurs *relations avec les centres voisins.*

Celles-ci, venant de leurs *centres primaires* (corps genouillé externe, pulvinar, tubercules quadrijumeaux antérieurs), forment un faisceau épais, qui se dirige dans la partie *rétro-lenticulaire* de la *capsule interne*, et qui, s'incurvant, contourne les faces externe et inférieure de la *corne occipitale* du ventricule latéral, pour s'épanouir en éventail, dans la *scissure calcarine* et vers les circonvolutions de la face interne, et même externe, du lobe occipital (*radiations optiques de Gratiolet*, fig. 51). Des fibres d'union traversent les *forceps major* et *minor*, la partie inférieure du bourrelet calleux, et vont au centre occipital, du côté opposé.

D'autres se dirigent, transversalement ou obliquement, de l'écorce occipitale interne aux *plis de la face externe* (centres psychiques visuels), au *pli courbe* (centre de la mémoire visuelle des mots), aux *circonvolutions temporales* (centres auditif verbal et commun), et même jusque dans la partie inférieure du lobe frontal, dans la *circonvolution de Broca* (*faisceau occipito-frontal*; voir fig. 52).

Ces données précises de l'anatomie expliquent que les tumeurs du lobe occipital, qui compriment et détruisent les faisceaux d'association, produisent outre l'*hémianopsie* la *cécité verbale* (*Alexie*), la *surdité verbale*, l'*agraphie*, et les différentes formes d'*aphasie sensorielle*, et même des *troubles d'aphasie motrice*, — *si le foyer pathologique est à gauche.*

De même, par la connaissance de ces diverses connexions, on se rend compte de certains troubles particuliers, accompagnant parfois les *hémianopsies*; tels la *perte de la mémoire topographique* et de la *faculté de se diriger*, les troubles de l'orienta-

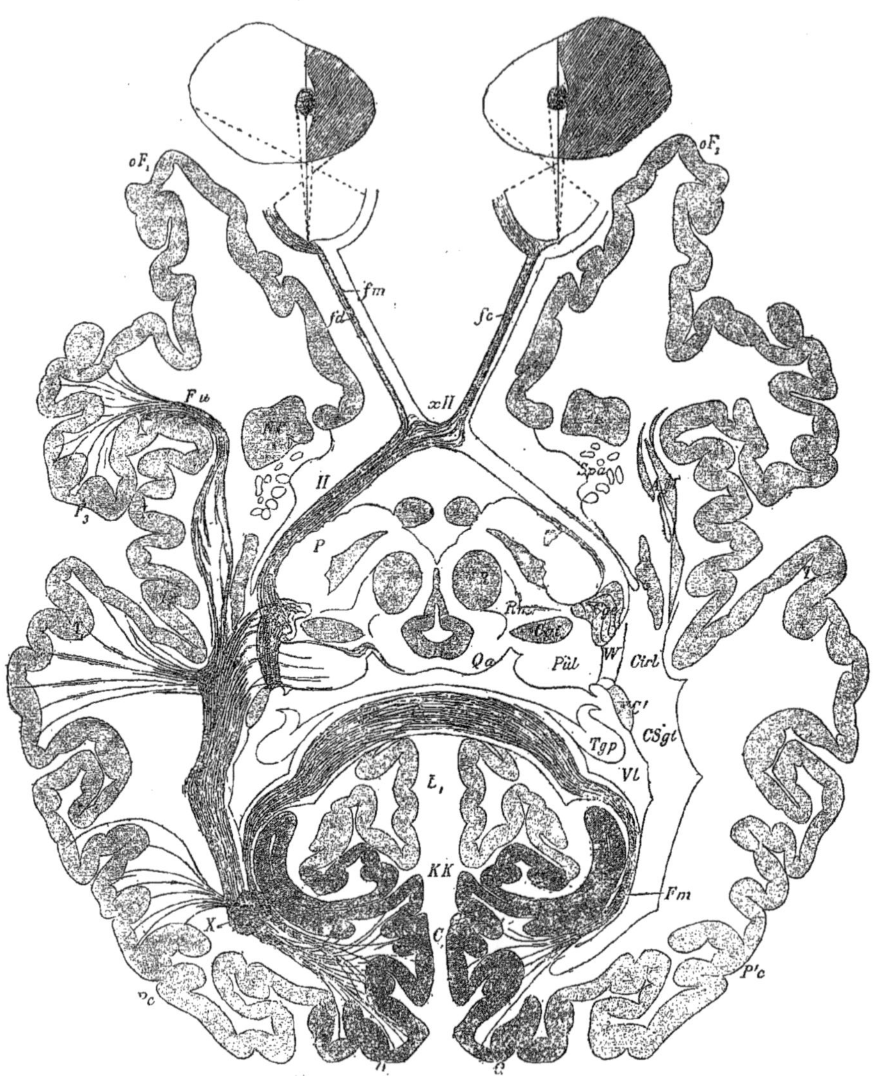

Fig. 52. — Les voies conductrices de la vision : appareil visuel central ou intra-cérébral, et appareil visuel péri phérique. Connexions de la zone visuelle corticale avec la zone du langage (Déjerine). — La partie antérieure des hémisphères a été écartée, afin de montrer le segment antérieur de l'appareil visuel : bandelettes optiques, chiasma, et nerfs optiques. La zone X, teintée au gris, représente la localisation de la lésion, dans la cécité verbale pure.

AM, avant-mur; — C, cuneus; — Cc, corps calleux (bourrelet); — Cge, Cgi, corps genouillés externe et interne; — Cirl, segment rétro-lenticulaire de la capsule interne; — F₃, centre de Broca; — F'₃, troisième circonvolution frontale droite; — fc, faisceau croisé ou nasal; — fd, faisceau direct ou temporal; — fm, faisceau maculaire du nerf optique; — Fm, forceps postérieur ou major du corps calleux; — Fu, faisceau uncinatus, réunissant la zone de Wernicke (T₁), à la zone de Broca F₃; — Ia, Ip, circonvolutions antérieures et postérieures de l'insula; — K, scissure calcarine; — L₁, première circonvolution limbique; — NC, noyau caudé; — NC', queue du noyau caudé; — NR, noyau rouge; — O₁, première circonvolution occipitale; — OF₁, face orbitaire de la première circonvolution frontale; — P, pied du pédoncule cérébral; — Pc, pli courbe; — P'c, pli courbe droit; — Pul, pulvinar; — Qa, tubercule quadrijumeau antérieur; — Rm, ruban de Reil médian; — Spa, substance perforée antérieure; — T, T', centre de Wernicke et première circonvolution temporale droite; — Tgp, pilier postérieur du trigone; — Vl, carrefour ventriculaire; — W, zone de Wernicke; — II, bandelette optique; — xII, chiasma des nerfs optiques.

tion[1]; et on s'explique certains *scotomes scintillants*, et les *singulières hallucinations visuelles* qui occupent exclusivement le champ hémianopsique, privé de vision[2].

La *cécité corticale* ou complète n'existe guère dans les néoplasmes : car elle est le résultat de lésions bilatérales, symétriques, chaque moitié de la rétine étant localisée dans les deux hémisphères. Ce n'est donc pas à de véritables aveugles qu'on a affaire (à moins que les lésions papillaires de compression ne soient très avancées).

L'allure clinique des *hémianopsiques* a été bien caractérisée par le professeur Raymond : « L'hémianopsie d'origine corticale ou sous-corticale, dit-il, est toujours *bilatérale* et *homonyme*; en d'autres termes, elle intéresse les deux moitiés, gauches ou droites, des *champs visuels*. Les malades n'en ont pas conscience, dans la plupart des cas : il leur arrive de faire des faux pas, de se heurter aux obstacles qu'ils rencontrent sur leur chemin; et, pour se mettre en garde contre leur maladresse, ils ont l'habitude de tourner la tête vers le côté occupé par la zone hémianopsique[3] ».

Un objet ou un corps lumineux, placé dans la moitié atteinte (temporale ou nasale) du champ visuel, n'est pas perçu; mais la *réaction pupillaire* à la lumière *reste très nette* (signe de Wernicke).

Pic, qui, dans un mémoire intéressant, a relevé 12 cas d'*hémianopsie* par *tumeurs* du lobe occipital, estime que dans la somme totale des hémianopsies, celles qui sont produites par des néoplasmes entrent dans la proportion de 1/10. L'*hémianopsie corticale néoplasique* n'est donc pas très rare. Elle s'accompagne souvent des lésions de la *Stauungspapille*, et sà constatation est d'une importance majeure, pour le diagnostic des tumeurs cérébrales.

L'*examen campimétrique* devra être fait aussitôt que possible, le syndrome pouvant n'exister à l'état de pureté que pendant quelques jours, au cours de l'évolution progressive des néoplasmes[4].

2° AUDITION. OLFACTION. GUSTATION. — Les *troubles de l'audition*, dans les tumeurs cérébrales, revêtent les formes cliniques

---

1. Touche attribue la *perte de la mémoire topographique* aux lésions du lobule fusiforme. Touche, Essai de localisation de la mémoire topographique (*Presse méd.*, 1901, p. 304, et M° Dide et Botcano, *Rev. Neurol.*, 1902, p. 676; 1 observation personnelle et 10 recueillies dans les auteurs).

2. Hallucinations visuelles, cas de Lamy (*Rev. Neurol.*, 1895, p. 120).

3. Raymond, Sur trois cas d'hémianopsie (*Arch. de Neurol.*, juin 1902, II, p. 433).

4. Pic, Contribution à l'étude de l'hémianopsie corticale dans les tumeurs cérébrales (*Rev. d'ophtalmologie*, 1894, p. 145).

suivantes : *surdité, hypoacousie, paracousie, bruits subjectifs, hallucinations, vertiges, surdité verbale*, etc. — Les lésions qui les engendrent occupent : les *lobes cérébraux*, les *tubercules quadrijumeaux postérieurs*, la *protubérance*, et le *bulbe*, ou atteignent directement le *nerf auditif*, à la base du crâne.

Les deux observations suivantes nous montrent bien la nature des troubles observés, dans les lésions hémisphériques, lorsque le *centre de l'audition* et ses *fibres de projection* sont atteintes.

Luhrmann cite le cas d'un orateur, atteint de tumeur syphilitique du lobe temporal (dont il guérit) : il eut d'abord des erreurs de mots dans ses discours en public; puis, il entendit des *bruits très gênants dans l'oreille droite*, devint paraphasique, paragraphique, sans troubles nets d'articulation; il eut des attaques convulsives, débutant par un beuglement monotone et perçant : ces attaques étaient précédées et accompagnées *d'un fort bruit dans l'oreille droite*, pourtant intacte, ressemblant au son vibrant d'une lame métallique, ou d'une crémaillère[1].

Sérieux et Mignot, dans un cas de paralysie générale à *forme sensorielle*, observèrent des *hallucinations de l'ouïe*, alternant avec des accès de *surdité verbale* et d'*aphasie sensorielle*, avec jargonophasie, cécité verbale, etc. On trouva une plaque de méningoencéphalite d'une intensité exceptionnelle, recouvrant le tiers postérieur de la première temporale, et la partie voisine de la circonvolution marginale (centres de l'audition, etc.)[2].

Cozzolino dit que, dans les cas de tumeurs des *lobes cérébraux*, on peut observer le SYNDROME OTITIQUE : bruits subjectifs, vertiges, marche incertaine, et surdité homolatérale, bilatérale, ou croisée. Ces phénomènes otitiques s'observent aussi dans les tumeurs du *bulbe*, de la *protubérance*, et même des *pédoncules*. — Les tumeurs des *tubercules quadrijumeaux* ont provoqué de la *surdité* uni- ou bilatérale, dans la moitié des cas. — Quant aux tumeurs du *cervelet*, la triade : *surdité, vertiges*, et *ataxie cérébelleuse*, les caractérise (SYNDROME ACOUSTICO-VERTIGINEUX[3]).

Ces troubles s'expliquent aisément par les relations connues des racines de la *branche vestibulaire* de l'auditif, et des fibres descendantes *cérébelleuses*, avec les noyaux de Deiters et de Bechterew, dans le bulbe (voir fig. 33) : *par ces centres bulbaires,*

---

1. Luhrmann (*Neurol. Central.*, 1896, p. 209, et *Arch. de Neurol.*, 1897, p. 451, *Rev. Neurol.*, 1897, p. 578). — On sait combien les *auras auditifs* et les troubles de l'ouïe sont fréquents dans l'épilepsie (Voir Féré, *Épilepsie et Épileptiques*, F. Alcan, 1890. Surdité et épilepsie, *Soc. de Biol.*, 1898). — Weill, Troubles de l'appareil auditif chez les épileptiques (*Thèse, Paris*, 1899).
2. Sérieux et Mignot (*Soc. de Neurol.*, 1902, et *Rev. neurol.*, 1902, p. 350).
3. Cozzolino, Syndromes otitiques et acoustico-vertigineux, dans les tumeurs de l'encéphale (*Riforma medica*, 1898, p. 305, et *Rev. neurol.*, 1898, p. 365).

il y a connexité entre le labyrinthe et le cervelet, pour les fonctions de la station, de l'équilibration, et de l'orientation [1].

En dehors de cet effet direct des tumeurs encéphaliques sur les *organes auditifs*, il existe aussi une *action à* DISTANCE. Il semble qu'elle devrait s'exercer, plus ou moins, *dans tous les cas, comme résultat de l'hypertension intra-crânienne* : mais l'absence de recherches fait qu'on ne la découvre pas.

Certains faits cliniques, relatés par Collet, dans un mémoire intéressant sur les troubles auditifs des tumeurs cérébrales, la mettent en réelle évidence : des *altérations du conduit auditif interne, du nerf auditif et du labyrinthe* ont été rencontrées dans un certains nombre de cas d'hydrocéphalie aiguë ou chronique ; et c'est là une des causes de la *surdi-mutité* des hydrocéphales [2].

Politzer, chez un jeune homme ayant une paralysie des membres, une *cécité et une surdité complètes*, produites par un ostéosarcome de la selle turcique, trouva, outre l'hydrocéphalie et la dilatation des ventricules, *une dilatation du conduit auditif interne, au triple de ses dimensions*; l'acoustique et le *facial étaient réduits à de minces faisceaux filiformes, et il y avait des altérations labyrinthiques*.

Steinbrugge, chez un garçon de douze ans, dans un cas de tumeur de la glande pinéale, trouva des *lésions labyrinthiques accusées* : dépression de la membrane du Reissner, inflexion des piliers de Corti, et destruction des cellules de l'organe de Corti ; extravasations sanguines dans le nerf cochléaire.

Moos a vu des lésions analogues : hémorragies dans le conduit auditif, le nerf auditif, le ganglion spiral et le limaçon, pour une *tumeur du cervelet* qui comprimait le nerf de la VIIIe paire.

Gradenigo admet la *fréquence des lésions des nerfs acoustiques* dans les tumeurs cérébrales, mais elles ne se traduisent pas toujours par des troubles appréciables, en clinique; il y aurait *stase lymphatique* du nerf cochléaire, au moment où il traverse la lame criblée du conduit auditif *interne*, et production d'un œdème, *comparable en tous points à l'œdème papillaire de l'œil* (papillite, *Stauungspapille* du nerf auditif) [3].

---

1. Voir Bonnier, Thomas, Egger (*Soc. de Biol.*, 1898) et Raymond (*Cliniques*, III, p. 298).

2. Collet, Troubles auditifs de l'hydrocéphalie et des tumeurs cérébrales (*Province médicale de Lyon*, 1897, p. 293 et 301), et Encyclopédie Léauté.

3. Gradenigo (*Congrès otologique de Bruxelles*, 1883, p. 219). — Souques a récemment relaté l'histoire d'un homme de quarante ans, qui présenta les symptômes généraux d'une tumeur cérébrale; et ceux-ci duraient depuis cinq mois, la cécité était presque complète, quand apparurent des *troubles auditifs* : bourdonnements dans l'oreille gauche, puis dans la droite, qui

Enfin, dans d'autres cas, les troubles auditifs sont produits par l'intermédiaire de la stase des plexus veineux de la base du crâne, par action des nerfs trophiques, sensibles, ou moteurs, des osselets (facial et trijumeau) ; et il surviendrait des contractures réflexes, des paralysies, des atrophies et, par suite, des *troubles de l'accommodation et des fonctions auditives*[1].

Les troubles OLFACTIFS et GUSTATIFS sont des *hallucinations*, des *anosmies*, des *agueusies*, bien connues dans les cas de lésions bulbaires ou de tumeurs basales; mais sur lesquelles notre ignorance des centres corticaux des organes sensoriels correspondants ne nous permet pas, à l'heure présente, d'importantes considérations[2].

X. — TROUBLES DIVERS. MOYENS D'EXPLORATION.

Des lésions graves, qui, comme celles des néoplasies cérébrales, s'attaquent aux sources même de la vie, ne semblent pas devoir exister sans retentissement sur les *fonctions générales de l'économie : circulation, respiration, calorification, sécrétions*, etc. A ce point de vue, nos connaissances sont peu développées, mais quelques brèves remarques sont nécessaires.

CIRCULATION.

Nous avons déjà parlé des modifications du pouls et de la respiration, dans les *crises du* SYNDROME (ralentissement, irrégularité, etc.).

Certaines néoplasies s'accompagnent de *tachycardie* ou de *bradycardie* (tumeurs pituitaires, etc.).

aboutirent, en quelques mois à une *surdité bilatérale complète*. Il survint en même temps des troubles de l'équilibre consistant en des dérobements des jambes brusques et passagers. On crut à un néoplasme péri-bulbaire; mais l'autopsie découvrit un vaste gliome du lobe préfrontal. Souques croit pouvoir attribuer les troubles auditifs à l'hypertension cérébrale et à des lésions *labyrinthiques*; malheureusement l'examen des organes auditifs internes fait défaut. (*Rev. neurol.* juillet, 1904, p. 727.)

1. Babinsky a signalé, récemment, que la résistance au *vertige auriculaire voltaïque* était plus grande chez les malades atteints de tumeur cérébrale : mais, après la ponction lombaire, celui-ci survient avec de plus faibles courants. Ce fait semble montrer que la pression du *liquide labyrinthique* est liée à celle du liquide céphalo-rachidien. D'où le rachicentèse, comme traitement de certains troubles auriculaires. (*Soc. Neurol.* in *Rev. neurol.*, 1904, p. 776.)

2. Sicard indique qu'il existe souvent des *troubles olfactifs*, par hypertension céphalo-rachidienne dans les tumeurs cérébrales; dans quatre cas, après la ponction lombaire, l'odorat revint, et persista quelques jours. (*Rev. neurol.*, 1904, p. 776.)

C'est ainsi que, dans un cas cité par Pitres, la malade avait des crises de palpitations, de sifflements d'oreille, de la pâleur et de l'anxiété, pendant cinq à dix minutes : ce clinicien considère ces *accès de tachycardie* comme les équivalents d'accès épileptoïdes, d'autant que le patient avait parfois des accès jacksonniens vrais[1].

Au point de vue qui nous occupe, nous devons également mentionner ici un phénomène propre aux *néoplasmes des régions bulbo-protubérantielles* : LE POULS LENT PERMANENT, ou mieux, selon Brissaud, LE POULS RARE PERMANENT. S'il est vrai que, le plus habituellement, il est symptomatique de la maladie de Stockes-Adam (artério-sclérose des artères bulbaires, avec crises syncopales, épileptiformes, ou apoplectiformes), il peut se montrer aussi, très manifeste, dans les *lésions* et *tumeurs du bulbe*, où il présente une *valeur diagnostique de tout premier ordre* — La rareté des pulsations peut être grande, et tomber à 30, 25 et même 16 par minute. Cette *bradycardie* n'est, le plus souvent, qu'un des symptômes présentés par le malade. Comme dans la maladie de Stockes-Adam, celui-ci est souvent victime de crises *syncopales, convulsives,* ou *apoplectiques.* En même temps existent des paralysies dues à l'altération des troncs nerveux voisins : *paralysies faciales* complètes, *auditives* (hypoacousie, troubles subjectifs); névralgies de la 5ᵉ paire; abolition des *fonctions gustatives, paralysie oculo-motrice*, etc., et enfin, *ataxie cérébelleuse.* — La *céphalée* et la *stase papillaire,* quand elles sont présentes, fixent le diagnostic.

Il en était ainsi chez deux malades de Brissaud, atteints l'un de syphilis, l'autre de tuberculose bulbaire. Le premier succomba, et on trouva une gomme englobant les nerfs de la VIIIᵉ, IXᵉ et Xᵉ paires, les pédoncules cérébelleux moyens, et s'étendant profondément jusqu'au vermis. Le diagnostic topographique avait été porté exactement pendant la vie. — Dans un autre cas, où le symptôme de Stockes-Adam existait, Halipré trouva des thromboses multiples des petites artères intra bulbaires[2].

En somme, le *pouls lent permanent,* accompagné de crises syncopales, de paralysies des nerfs crâniens, des phénomènes du syndrome, *est symptomatique d'une tumeur bulbo-protubérantielle.* Il est le résultat d'une altération du nerf pneumogastrique, ou de son noyau bulbaire.

1. Pitres (*Arch. de méd. de Bordeaux,* 1894, p. 97, et *Rev. neurol.,* 1894, p. 259).
2. Brissaud (*Leçons cliniques,* 1899, II, p. 340-375). — Halipré (*Soc. de Neurol.,* in *Rev. Neurol.,* 1902, p. 543).

RESPIRATION.

Les troubles respiratoires, *en dehors des phénomènes du syndrome*, s'observent aussi dans les tumeurs encéphaliques. Ils sont fréquents dans les *tumeurs du bulbe, et souvent y revêtent le type Cheyne-Stockes*. Ils se voient aussi dans les *tumeurs du cervelet*, comme H. Jackson et Russell en rapportent un exemple, où la malade avait de la paralysie des muscles inspirateurs, de la scoliose, et mourût dans un accès de suffocation. Il ne pouvait s'agir d'un effet de compression à distance[1]. — Enfin il semble que, dans certaines circonstances, les néoplasies des *lobes cérébraux* soient susceptibles de produire des troubles respiratoires persistants. Gianelli indiquait récemment que la stimulation de l'*aire corticale*, chez *le chien, au niveau du sillon crucial*, provoque des troubles respiratoires; et il distingue un *centre inspirateur* et un *centre expirateur* des régions corticales[2].

TEMPÉRATURE.

La recherche de la *température centrale*, ou *locale*, dans les néoplasmes cérébraux, n'a été l'objet d'aucune étude suivie, à notre connaissance; et cependant, un tel travail serait fécond en résultats importants.

Il y a lieu, en effet, de considérer plusieurs circonstances pathologiques : 1° la température, dans les crises du syndrome et les attaques apoplectiformes; 2° la température, aux différentes phases de l'évolution des néoplasmes; 3° la température, selon leur nature histologique et leur situation topographique.

Les *crises du syndrome* ne sont pas sans analogie avec les états apoplectiformes communs. Quand il ne survient pas de convulsions, il y a au moins des phénomènes momentanés d'hypertension cérébrale, des vertiges, des vomissements, une augmentation de la stupeur, de la somnolence, de la parésie, faits comparables aux phénomènes de l'attaque apoplectiforme, dans les lésions cérébrales anciennes. Or, les recherches de Charcot, de Bourneville, et celles, plus récentes, de J.-B. Guyon, montrent qu'il y a, dans ces cas, une ascension thermique rapide, presque immédiate, dans laquelle le thermomètre monte jusqu'à 40 ou 41[3].

---

1. H. Jackson et Russell, *Brit. med. journal*, 1903, et *Arch. de Neurol.*, 1894, p. 481.

2. Gianelli, *Journ. de Neurologie*, 1900, et *Revue de Neurol.*, 1901, p. 496.

3. Guyon, *De l'hyperthermie centrale consécutive aux lésions de l'axe cérébro-spinal* (Thèse, Paris, 1893). — Voir aussi Reicher, Effets des lésions de certaines parties du cerveau sur les processus calorifiques (*Univ. med. Magazine*, et *Rev. neurol.*, 1894, p. 166), — et Stevens (*The Lancet*, 1893, et *Rev. neurol.*, 1894, p. 108).

Dans le travail déjà ancien de Ladame, il est dit qu'il existe une élévation de température dans les tumeurs cérébrales (1865) [1].

Si des crises épileptiques surviennent, l'élévation thermique se fera, semble-t-il, comme dans l'épilepsie vulgaire (Bourneville, etc.), surtout si se trouve constitué un *état de mal* plus ou moins prolongé : dans ce dernier cas, sans doute, l'élévation thermique a un *pronostic* semblable. Il en fut ainsi dans le cas de Marchand et Leuridan, pour un kyste du lobule paracentral, chez une jeune fille de vingt ans, qui dans les dernières 36 heures eut 260 crises épileptiques; la température s'éleva à 40°5, et au moment de la mort, elle atteignit 41°5 [2].

Il nous semble, également, que la thermométrie pourrait fournir quelques éclaircissements sur l'évolution, le pronostic, et peut-être la situation topographique des néoplasmes. — Nous savons, en effet, que les hémorragies du noyau caudé, des ventricules et de la base donnent lieu à une élévation thermique, plus accentuée et plus rapide. Il s'agit alors d'une véritable *hyperthermie*, qui, peut-être aussi, se rencontre dans quelques néoplasmes de ces régions. Les expériences, si nombreuses, des physiologistes que Guyon cite dans sa thèse, et qu'il contrôle, semblent établir l'*action thermogénique* des centres nerveux, et l'existence de *centres thermiques* dans ces régions, bien que leur siège précis ne puisse être fixé d'une manière incontestable.

Enfin, en ce qui concerne les tumeurs cérébrales, il faut tenir compte encore de *l'état toxi-infectieux* admis par beaucoup, et de l'existence possible d'une *fièvre des néoplasmes*.

Nous aurons d'ailleurs l'occasion de revenir sur la nature de l'*hyperthermie*, qu'on observe après l'ablation des néoplasmes, sous des influences encore peu connues.

SÉCRÉTIONS.

Les troubles des *sécrétions* ne sont pas rares dans les tumeurs encéphaliques. On a signalé l'écoulement de salive par la commissure labiale, et des *sialorrhées* dans les lésions des nerfs de la base et du bulbe.

La *polyurie*, le *glycosurie* et le *diabète* ont été observés, surtout dans les tumeurs de l'hypophyse et du bulbe. Caselli a montré que, chez les chiens auxquels on élève l'hypophyse, la

1. Ladame, *Symptomatologie und diagnostik der Hirngeswulste*, Wurzbourg, 1865, *in* thèse de Guyon, p. 30.
2. Marchand et Leuridan (*Bull. Soc. Anat.*, 1902, p. 673).

glycosurie est constante; et Schlesinger a apporté la confirmation clinique du fait, en notant la glycosurie chez les acromégaliques, et dans les tumeurs de la pituitaire sans acromégalie [1].

L'observation de Marinesco, rapportée par Franck à l'Académie de médecine, montre qu'une lésion du plancher du IVe ventricule (glio-sarcome), atteignant les centres de la sécrétion urinaire, a produit d'abord une polyurie insipide; et, quand elle a gagné les centres qui président à la fonction du sucre, elle a transformé le *diabète insipide* en *diabète sucré* [2].

Frankel a noté, dans deux cas de tumeurs cérébrales, la *chute partielle*, et un *changement de teinte des cheveux*, du côté du néoplasme. On sait, d'ailleurs, que les cheveux grisonnent partiellement, dans certains cas de tuberculomes et de syphilomes cérébraux [3].

PERCUSSION.

Les auteurs anglais et allemands attribuent une assez grande valeur à la PERCUSSION *des os du crâne*, pour le diagnostic des tumeurs cérébrales.

Bruns indique qu'elle peut fournir deux ordres de renseignements utiles : l'un relatif à la sensibilité des os du crâne; l'autre, dépendant de la transformation du son normal en un *son pathologique*.

La percussion doit être faite, méthodiquement, *avec le medius*, places par places, et être directe ou indirecte, d'abord doucement, puis en augmentant progressivement.

La percussion *avec le marteau* est plus douloureuse, et produit des bruits surajoutés : elle peut servir, cependant, à mieux marquer les sons pathologiques.

Dans beaucoup de cas, la douleur perçue par le malade donne des renseignements utiles; et même, quand il sera en état de stupeur, la contraction des traits du visage est significative.

Lorsque la *sensibilité est étendue à toute la voûte*, elle indique seulement l'*hypertension intra-crânienne*.

Si elle est *limitée*, et concorde avec les autres signes observés, elle montre que la tumeur a irrité les enveloppes, au voisinage du point où elle se trouve. — Si elle est très précise, elle peut

1. Caselli, Hypophyse et glycosurie (*Rivista di freniatria*, 1900, p. 120, et *Rev. neurol.*, 1900, p. 905).
2. Franck et Marinesco, Un cas de diabète insipide (*Acad. de méd.*, 1900), — et voir Ozenne, Syphilome cérébral. Accès de glycosurie (*Gaz. des Hôp.*, 1894, p. 63, et *Rev. neurol.*, 1894, p. 69).
3. Franckel (*Allg. f. Psych.*, 1896, et *Rev. neurol.*, 1896, p. 459).

révéler le foyer pathologique; et, dans un cas d'Hitzig-Bramann, elle s'accompagna d'un œdème localisé [1].

La *sensibilité des os du crâne* peut encore être explorée par un *autre procédé* que celui de la percussion, et cela à divers points de vue : c'est à l'aide des VIBRATIONS DU DIAPASON, selon la méthode de Egger-Déjerine : dans un cas de tumeur à *siège bulbo-protubé-rentiel*, comprimant le trijumeau à gauche, et le ruban de Reil,

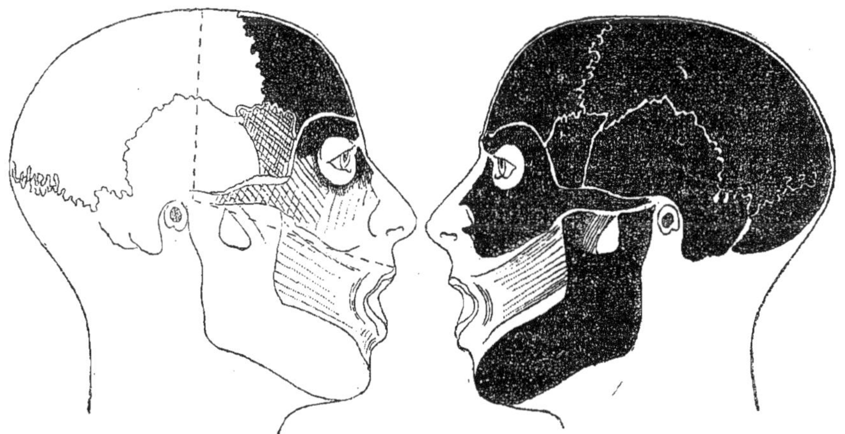

Fig 53. — Hémianesthésie des os du crâne par l'exploration au diapason, selon la méthode d'Egger-Déjerine. — Tumeur comprimant le nerf trijumeau, à gauche.

et ayant produit une hémianesthésie faciale, ces auteurs consta-tèrent une *hémianasthésie absolue des os du crâne* (voir fig. 53) [2].

Quelquefois, dit Bruns, la douleur se révèle mieux *à la pres-sion* qu'à la percussion : il en est ainsi, en particulier, lorsque, dans les tumeurs de la fosse cérébrale moyenne, on explore la *voûte du pharynx*. — La douleur à la pression peut aussi exister dans les cas de tumeurs sous-corticales.

Ce sont les auteurs anglais, en particulier Mac Ewen, qui, les premiers, ont appelé l'attention sur l'importance des *change-ments de* TONALITÉ des os du crâne à la percussion, et qui ont parlé du *son tympanique* et du *bruit de pot fêlé*. — D'après Bruns, les bruits pathologiques sont remarquables, surtout chez

1. Bechterew a indiqué récemment la sensibilité exagérée de l'apophyse zygomatique à la percussion, dans les affections basilaires du cerveau (*Rev. neurol.*, 1903, p. 700).

2. Egger, De la sensibilité du squelette, explorée par le diapason (Trav. du lab. de Déjerine, *Rev. neurol.*, 1902, p. 549). — Dans les cas où la sensi-bilité osseuse est conservée, le malade a la sensation de trépidation de son os exploré, par l'application du diapason vibrant à sa surface.

les enfants, à partir de l'âge de trois ans, lorsque les fontanelles
sont fermées (de quatre à douze ans).

On observe souvent un bruit plus sonore, d'une tonalité plus
élevée, et quelquefois même le *bruit de* POT FÊLÉ, qui tient, soit
à un amincissement des os du crâne, soit à l'écartement et à la
disjonction des sutures, par l'hypertension cérébrale. Dans
l'appréciation des résultats, il faut tenir compte de l'état d'ouverture et de fermeture des cavités buccale et nasale : le mieux est
de donner à la bouche le degré d'ouverture nécessaire, pour prononcer la voyelle *ou*.

En général, le *son tympanique* indique l'amincissement, l'ostéoporose des os du crâne. Il peut être *général* ou *localisé*; et, dans
ce dernier cas, il a une certaine valeur, puisque Bruns a pu
ainsi *fixer le siège précis d'une tumeur du lobe frontal*, fait vérifié
à l'opération.

En tout cas, il faut retenir surtout que le *tympanisme* se produit si l'os est aminci, s'il a subi une modification atrophique :
car alors, les vibrations sont plus fortes que quand le crâne est
épais; ou, d'après le professeur de physique Kohlkrausch, parce
qu'au niveau de la dépression les vibrations générales du crâne
sont interrompues et changent de nature; *c'est plutôt un signe
d'altération de l'os, qu'un signe de localisation des tumeurs*.

Dans une intéressante communication à l'Académie de médecine, en 1899, MM. Gilles de la Tourette et Chipault ont appelé
l'attention sur les *résultats de la percussion du crâne*, sur les
variations de tonalité qu'elle présente selon l'âge, le sexe, les
régions du crâne, les divers sujets, et les états pathologiques.
Plus l'épaisseur est grande, plus le son est *mat*; cette diminution de sonorité *est parfois localisée*; elle renseigne exactement
le chirurgien sur les difficultés qu'il éprouvera à traverser les
os, dans les *trépanations* et les *craniectomies*, — Parmi les faits
relatés, signalons les suivants. Dans un cas, avant une trépanation décompressive pour néoplasme supposé, *tonalité très claire*;
à ce niveau, on constate 3 mm. d'épaisseur, au lieu de 5 mm. à
l'état normal. — Sur un crâne de petit volume, *matité générale
exceptionnelle*, trépanation pour épilepsie essentielle dimidiée :
paroi très épaisse de 9 mm. au lieu de 5 mm., tissu dur, sans
diploë; — dans un troisième cas, *matité localisée sur la région
pariétale gauche*, dans une étendue de 5 à 6 cent.; l'intervention
fut très laborieuse, car il fallut traverser une épaisseur de 25 mm. :
il s'agissait d'une véritable hyperostose localisée. — Ces faits
probants montrent les services que peut rendre la percussion
méthodique.

Mais, relativement aux résultats de la percussion, dans les cas d'augmentation de la densité *des parties intracrâniennes* (tumeurs superficielles, épanchements sanguins), les auteurs déclarent qu'ils n'ont, jusqu'à présent, constaté qu'une influence légère sur la tonalité des os du crâne à la percussion, et que des recherches ultérieures sont nécessaires. Ils ont aussi obtenu le *bruit de pot fêlé* dans une fracture avec écartement; et un *son plus clair* sur les crânes ouverts par une trépanation ou une craniectomie [1].

AUSCULTATION.

Il semblerait que les seules tumeurs susceptibles de donner des bruits anormaux à l'auscultation soient les *anévrismes des artères de la base.* Il n'en est rien, et on peut entendre des *souffles* et des *bruits pathologiques* dans des tumeurs *très vasculaires*, ou même dans des tumeurs sans vaisseaux, qui compriment les artères de la base. Il en était ainsi, en particulier, dans un cas cité par Bruns, où le bruit d'abord constaté par Oppenheim fut longtemps après perçu par lui; il disparut dans les deux dernières années de l'existence du malade : il s'agissait d'un glio-sarcome du chiasma (représenté dans la fig. 8, p. 47 de l'ouvrage de Bruns, et dans la fig. 23, p. 219 de celui d'Oppenheim), qui comprimait l'artère communicante postérieure.

L'intensité des bruits perçus varie considérablement : tantôt on les entend à distance, tantôt il faut les rechercher soigneusement; mais, dit Bruns, dès qu'on connaît leur rythme, on les retrouve facilement. — Le bruit est continu, ou intermittent; il est parfois entendu par le malade, qui, dans certains cas, en est obsédé.

Remarquons que ces bruits *pathologiques* sont tantôt répandus à la surface du crâne, tantôt parfaitement localisés; tantôt en avant dans le territoire de la carotide, tantôt en arrière dans celui de la vertébrale : souvent la compression de la carotide en modifie la tonalité. — Oppenheim indique que, chez les anémiques, souvent le souffle carotidien se prolonge à l'intérieur du crâne, *cause d'erreur* dont il faut tenir compte.

MÉTHODE GRAPHIQUE. — EXPLORATION ÉLECTRIQUE DU CORTEX.

Mouraview applique un tambour de Marey sur une tumeur de la région occipito-cervicale, et enregistre, en même temps, *par la méthode graphique*, les battements de la tumeur, du pouls, et de la respiration : leur concordance lui assure qu'il y avait pénétra-

1. Gilles de la Tourette et Chipault, De la percussion méthodique du crâne : contribution au diagnostic crânio-encéphalique (*Trav. Neurol.*, Chipault, IV° année, p. 206, 1899).

tion, et que les symptômes observés étaient bien le résultat d'un prolongement intracérébral[1].

Dans une étude très documentée, Lucien Lamarcq[2] relève les *faits d'exploration électrique du* CORTEX chez l'homme; et il cite plusieurs cas où on se trouvait en présence de *tumeurs encépha-liques*. Les mouvements obtenus sont caractéristiques, toujours coordonnés, et ne peuvent être produits autrement. — La méthode, si l'on se sert de courants très faibles et d'aiguilles fines et stérilisées, révèle la topographie des centres, leur état d'intégrité, et n'offre pas de danger. — Elle nous semble utilisable, lorsqu'après la trépanation, en l'absence de lésions superficielles, on soupçonne l'existence d'un néoplasme occupant le centre ovale; souvent, dans ce cas, la *réaction attendue ne se produit pas, parce que les conducteurs du centre excité sont interceptés par la tumeur.* — En un mot, l'exploration électrique permet de *vérifier l'intégrité des centres psycho-moteurs et de leurs conducteurs; elle fixe la topographie de la région explorée.* — Fréquemment, les chirurgiens anglais et américains ont recours avec succès aux renseignements fournis par cette méthode de recherches.

PONCTION LOMBAIRE. — CYTODIAGNOSTIC.

Les résultats, obtenus dans d'autres affections cérébro-spinales, ont donné l'espoir que l'examen du liquide céphalo-rachidien, recueilli par la ponction lombaire, pourrait fournir des éléments utiles au *diagnostic des néoplasmes de l'encéphale.* L'analyse chimique, cryoscopique, et surtout cytologique, peut-être même le chromo-diagnostique, semblaient devoir être utilisés d'autant plus aisément, qu'il y a hypertension et abondance du liquide céphalo-rachidien.

Or, les recherches de A. Sicard, portant sur 9 cas de tumeurs cérébrales, dont 3 gliomes avec autopsie, lui ont donné des résultats négatifs[3]. Il en a été de même d'ailleurs, dans 3 cas de tumeurs de la moelle.

---

1. Mouraview (Soc. de Neurol. de Saint-Pétersbourg, et *Rev. neurol.*, 1898, p. 400).

2. Lucien Lamarcq, Les centres moteurs corticaux du cerveau humain, déterminés d'après les effets de l'excitation faradique des hémisphères cérébraux de l'homme (*Arch. cliniques de Bordeaux*, 1897, p. 491 et 508).

3. A. Sicard, Le liquide céphalo-rachidien, Encyclopédie Léauté, 1902.

Babinski et Nageotte ne trouvent pas d'éléments cellulaires dans le liquide de 7 cas de tumeurs cérébrales (*Soc. méd. des Hôp.*, année 1902). — Dans un cas douteux, Laignel trouve une proportion légèrement exagérée de ces éléments 1,5 par cent. cube, le chiffre normal étant de 0,05 (*Soc. des Hôp.*, 1901). — Achard et Loubry signalent quelques lymphocytes et le point cryoscopique à 0,58 (*Soc. des Hôp.*, 1901). — Lereboullet rencontre quelques lymphocytes (*Soc. de pédiatrie*, 1901).

Il est cependant des circonstances où l'examen cytologique du liquide céphalo-rachidien est avantageux :

1° Dans les cas de *complications méningées, non rares dans les néoplasmes* : la présence de *polynucléaires* dans les formes aiguës, celles de *mononucléaires*, de *lymphocytes*, dans les formes peu accusées, renseigneront sur l'importance de l'épiphénomène [1]. Parfois, le liquide aura perdu de sa transparence, présentera un aspect floconneux, opalescent, jaunâtre, hémorragique, jaune verdâtre (chromo-diagnostic de Sicard) [2]. Wolf, dans sa thèse, rapporte un cas de *sarcome du nerf auditif* avec généralisation intracrânienne, qui donna lieu à quelques phénomènes méningés, (raideur de la nuque, signe de Kernig, rétraction de l'abdomen, raie méningitique, etc.). On trouva, dans le liquide, par centrifugation, quelques rares éléments, figurés par des lymphocytes et des mononucléaires, signes d'irritation méningée subaiguë manifeste [3].

2° La *méningite tuberculeuse*, qui accompagne ou complique les tuberculomes cérébraux, s'accusera par la présence, presque exclusive, des *lymphocytes*, tandis que dans les *méningites cérébro-spinales aiguës*, on trouve plutôt des *polynucléaires.*

Dans ces cas, l'*inoculation* aux animaux rendra d'utiles services. D'autre part, Rocher et Dupont, dans deux cas, ont essayé l'inoculation de *tuberculine*, pour juger, par les phénomènes réactionnels, de la nature tuberculeuse ou syphilitique de néoplasmes dont les symptômes cliniques avaient révélé l'existence [4].

Dans ces examens cytologiques du liquide céphalo-rachidien existent parfois des causes d'erreurs : car Loubry a cité l'histoire d'un homme trouvé sans connaissance dans la rue; la ponction lombaire donna un dépôt léger dans le liquide, et des leucocytes assez abondants, sans être confluents. On pensa à des accidents méningés : l'autopsie révéla une tumeur du lobe droit du cervelet, très ramollie [5].

3° Dans un cas d'*hémiplégie syphilitique*, avec céphalées vives, Widal a constaté une *lymphocytose abondante*, et Balzer fait remarquer qu'il y a souvent méningite syphilitique dans les syphilomes cérébraux [6].

1. Voir les cas de Simon (*Soc. anat.*, 1902, p. 379), et celui d'Okynzic (*Soc. anat.*, 1902, p. 894).
2. Sicard, Chromo-diagnostic du liquide céphalo-rachidien (*Presse med.*, 1902, p. 901).
3. Wolf, *Des éléments de diagnostic tirés de la ponction lombaire* (Thèse, Paris, 1901, p. 76).
4. Rocher et Dupont (*Rev. neurol.*, 1900, p. 763).
5. Loubry (*Soc. méd. des Hôp.*, 1901, p. 745).
6. Widal (*Soc. des Hôp.*, 1902, p. 113).

4° Dans les *méningites infectieuses*, bactériennes, surtout dans les formes ambulatoires, on trouve fréquemment une *polynucléose marquée*, tandis que, dans la *méningite tuberculeuse*, c'est la *lymphocytose* qu'on observe.

5° L'élément *infectieux* étant admis comme fréquent dans les néoplasmes, il semble que l'examen cytologique, doive révéler certaines modifications, microbiennes ou autres. Mais, d'après

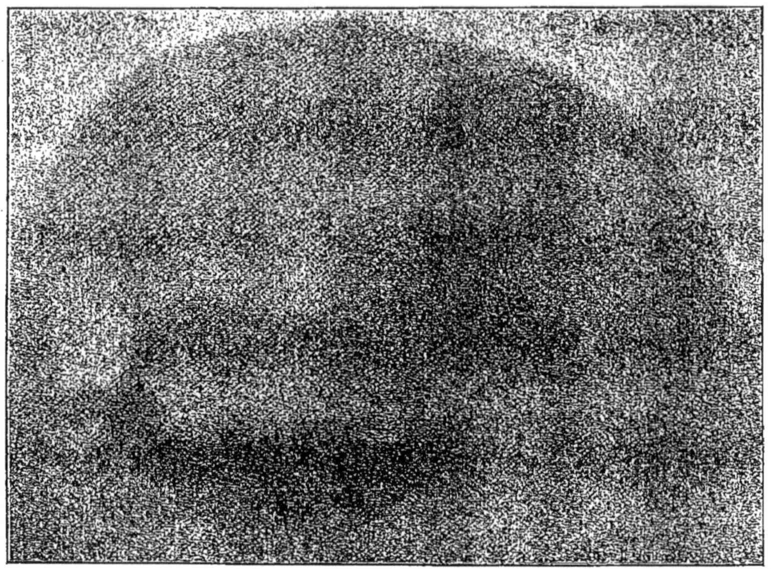

Fig. 54. — Tumeur cérébrale, telle qu'elle apparaît, par la radiographie chez le sujet vivant (Mills et Pfahler). A remarquer : les contours du crâne, l'implantation des cheveux, les tables externes et internes du crâne, le diploë; les os de la face, les sinus frontal, sphénoïdal, ethmoïdal ; les cellules mastoïdiennes et la base du crâne ; les saillies et dépressions du crâne, en avant des circonvolutions frontales. L'ombre projetée par la tumeur se voit entre la suture fronto-pariétale et l'artère méningée postérieure.

M. Faure et Laignel-Lavestinne, chez les aliénés, sauf le cas de méningite, on ne trouve pas d'agents microbiens; il s'agit simplement de toxi-infection [1].

6° Hartmann, dans un cas de symptômes cérébraux diffus, avec signes de néoplasme, reconnut un cysticerque de l'encéphale; car, par une ponction lombaire, il obtint une petite masse gélatineuse [2].

1. Faure et Laignel-Lavestinne (*Rev. neurol.*, 1904, p. 839).
2. Hartmann (*Wiener Vochenschrift*, mai 1903, et *Rev. neurol.*, 1903, p. 470).

Bien que la cytologie du liquide céphalo-rachidien soit encore
à ses débuts, il semble que la ponction lombaire ne saurait manquer d'apporter d'utiles éclaircissements, dans les néoplasmes
cérébraux, au point de vue du diagnostic, des complications, et
des indications opératoires. — Nous verrons que Raymond, Broca
et autres, ont essayé de traiter par la ponction lombaire ou ventriculaire les phénomènes d'hypertension qui accompagnent les

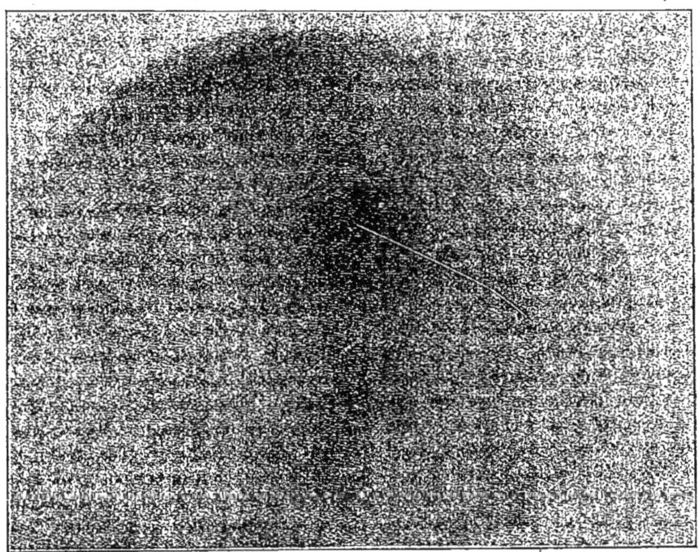

Fig. 55. — Tumeur introduite dans la région motrice d'un cerveau frais, sur le cadavre
(Pfahler). La photographie montre : le contour du crâne, le méat auditif ; les cellules mas-
toïdes ; les sutures fronto-pariétale et pariéto-occipitale, et l'artère méningée moyenne.
L'ombre très dense de la tumeur correspond exactement à la scissure de Rolando : l'espace clair qui environne le néoplasme indique l'absence de tissu cérébral.

néoplasmes cérébraux : les résultats n'ont pas été encourageants.
Magazzini a récemment affirmé que la ponction lombaire peut
entraîner le collapsus et la mort subite, dans les tumeurs
du lobe occipital, du cervelet, et du bulbe[1]; mais, semble-t-il,
avec quelques précautions, ces accidents pourraient être évités.

EXAMEN RADIOSCOPIQUE ET RADIOGRAPHIQUE.

Les recherches de Chipault et Londe (1897), de Reynier et
Glover (1898), sur la *radiographie* du crâne et de l'encéphale, les

1. Magazzini (*Zeitschrift für Nervenheil.*, 1900, p. 1, et *Rev. neurol*, 1902,
p. 500).

résultats précis obtenus par Rémy et Contremoulins dans la recherche des projectiles encéphaliques par la radiographie (1898), semblaient indiquer que, peut-être, les rayons de Röntgen pourraient décéler les néoplasmes cérébraux [1].

Dès 1897, au Congrès de Moscou, Henschen relata plusieurs cas de *tumeurs cérébrales*, où le diagnostic clinique put être vérifié par la radiographie. — En octobre 1897 également, Obici et Pollici obtinrent une radiographie très nette d'une tumeur cérébrale.

En 1895, Oppenheim, chez un malade présentant les symptômes cérébraux d'une tumeur de l'hypophyse, constata, par les

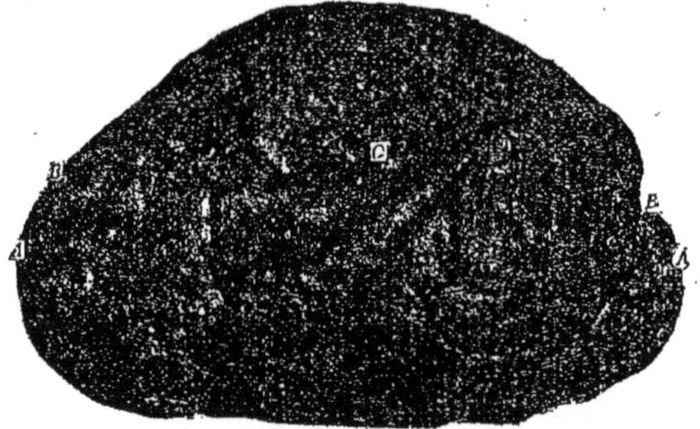

Fig. 58. — Photographie de la face latérale de l'hémisphère gauche, montrant la cavité C, où une portion de la tumeur a été enlevée (Mills et Pfahler). Les lignes BB et AA indiquent le lieu des sections horizontales représentées, dans les figures suivantes.

rayons de Röntgen, que la selle turcique était plus large et plus profonde que normalement [2].

Dans ces deux dernières années, des résultats positifs ont été obtenus par Pfahler et Deaver, puis par Mills et Pfahler (fig. 54 à 58).

Ces derniers diagnostiquèrent, cliniquement, une tumeur sous-corticale du lobe pariétal, ayant produit des troubles de la motricité et de la sensibilité, avec une hémianopsie homonyme droite, comprimant le bras postérieur de la capsule interne et les radiations optiques [3]. Plusieurs radiographies, accompagnées d'un

1. Chipault et Londe, Application de la radiographie à la chirurgie du système nerveux (*Acad. de méd.* et *Trav. de Neurol. clin.*, 1897). — Reynier et Glover, Étude de radiographie du crâne et de l'encéphale (*Trav. neurol.*, de Chipault, 1898). — Rémy et Contremoulins, Détermination par la radiographie, du siège des projectiles dans la tête (*Trav. neurol.* de Chipault, 1898).

2. Henschen (*Rev. neurol.*, 1897, p. 584). — Obici et Pollici (*Rev. neurol.*, 1898, p. 140). — Oppenheim (*Rev. neurol.*, 1899).

3. Mills s'exprime ainsi : « Le diagnostic de *tumeur* fut établi d'après les symptômes généraux; et, en raison de la coexistence de la *paralysie motrice*, de l'*affaiblissement de la sensibilité cutanée*, de l'*astéréognose*, de l'*hémianopsie*,

soigneux repérage, confirmèrent le diagnostic; et, par l'opération, on *tomba exactement sur la tumeur*, qui, très volumineuse, ne put être que partiellement enlevée.

Mills, en septembre 1902, localisa par l'examen clinique une

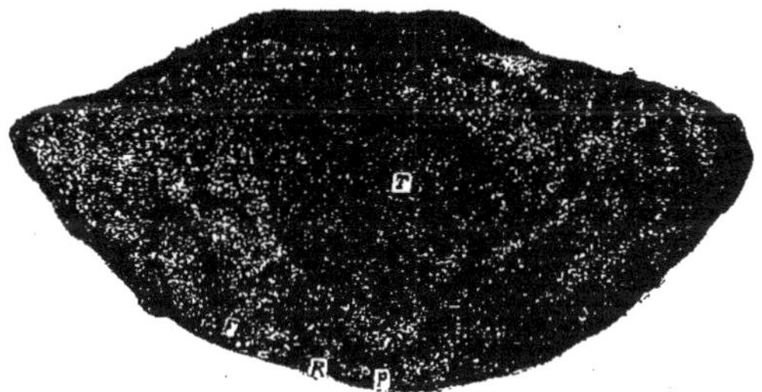

Fig. 57. — Photographie de la coupe horizontale faite selon la ligne BB : — T, tumeur; — F, sillon précentral; — R, scissure de Rolande; — P, sillon interpariétal.

tumeur volumineuse de la région rolandique; il vit, à la radiographie, une légère ombre, anormale, d'environ 3 pouces de

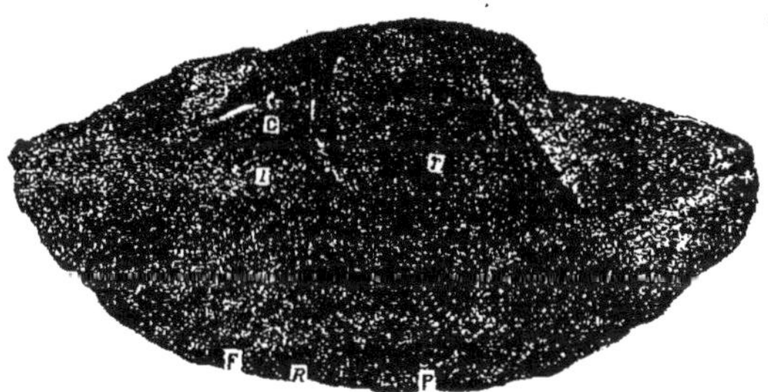

Fig. 58. — Photographie de la coupe horizontale faite 2,5 cm. au-dessous de la précédente, en AA. Elle représente la partie inférieure de la tumeur, qui, dans ce point, a subi la dégénérescence kystique. — T, tumeur; — C, tête du noyau caudé; — 1, segment antérieur de la capsule interne; — F, sillon précentral; — R, scissure de Rolando; — P, sillon interpariétal.

diamètre, au niveau de la scissure de Rolando. Une autre fois encore, il reconnut une gomme de la région motrice.

on pense que ces troubles étaient dus à une tumeur solide, assez volumineuse, sous-corticale, siégeant principalement dans la *région pariétale*, avec extension possible à l'*aire motrice*, et envahissement ou compression du *segment postérieur de la capsule interne*, au voisinage des ganglions de la base. »

L'opération n'ayant pu être faite que partiellement, le malade succomba peu après. A l'*autopsie*, comme le montrent les figures ci-jointes (fig. 57 à 59) on constata l'existence d'une vaste tumeur sous-corticale, repoussant, mais n'envahissant pas la couche optique et la capsule interne. Elle occupait surtout la substance blanche des *circonvolutions pariétales supérieures et inférieures*, et de la *partie moyenne de la pariétale ascendante*.

Enfin, plus récemment, Fitzig redressa une localisation erronée, pour une tumeur que les symptômes indiquaient comme devant siéger du côté gauche de la fosse cérébrale postérieure. Au contraire, la radiographie donna une ombre à droite : l'opération et l'autopsie montrèrent que la tumeur occupait le côté droit du lobe occipital.

Pfahler a fait des expériences radiographiques sur le cadavre, en introduisant des tumeurs dans les cerveaux frais ou conservés par des liquides durcissants; et il a vu que celles-ci projetaient une ombre parfaitement reconnaissable (voir fig. 55).

Ces quelques faits, recueillis dans les publications récentes, nous permettent donc d'espérer que, par les progrès de la technique, la radiographie contribuera, dans un avenir prochain, à la localisation des néoplasmes encéphaliques [1].

1. Pfahler et Deaver (*Philadelphia med. Journ.*, sept. 27, 1901, p. 687). — Mills (*Philadelphia med. Journ.*, février, octobre et novembre, 1902, *Rev. Neurol.*, 1902, p. 687, et 1903, p. 472). — Fitzig (*Médecine moderne*, 15 avril 1903).

DEUXIÈME PARTIE

LES MANIFESTATIONS LOCALISÉES.
TUMEURS DES LOBES

Les MANIFESTATIONS DES TUMEURS ENCÉPHALIQUES, quel que soit leur siège, peuvent revêtir *trois aspects cliniques* différents, qui souvent se combinent, ou s'associent.

Elles se révèlent par des symptômes de LOCALISATION, — DE VOISINAGE, — OU D'ACTION A DISTANCE.

Les premiers sont les résultats des troubles physiologiques, *des centres directement atteints.*

Les seconds sont produits par *l'altération* ou la *réaction* des *centres voisins.*

Et les troisièmes sont l'effet de la *compression ou de l'irritation*, *exercée sur une des parties éloignées de l'encéphale, ou sur l'encéphale tout entier.*

Dans ce dernier cas, les *signes du syndrome* sont installés et progressent.

Lorsque cette période d'évolution est définitivement caractérisée, les interventions chirurgicales ont des chances moins heureuses.

Nous trouverons, précisément, dans l'étude qui va suivre, sur *les tumeurs des* LOBES FRONTAUX, des exemples très démonstratifs de ces *trois modes d'action des néoplasmes.*

CHAPITRE III

TUMEURS DES LOBES FRONTAUX

Les fonctions des LOBES FRONTAUX sont encore entourées
d'obscurités. — Comme ils n'existent guère chez les animaux, les
recherches expérimentales sont sans résultats précis.

Bien que nous n'entendions ne nous occuper ici que de la
région des lobes antérieurs, qui se trouve *en avant du sillon pré-
rolandique*, qu'on appelle communément aujourd'hui LOBE PRÉ-
FRONTAL (fig. 60), laissant à la *zone motrice* la circonvolution
frontale ascendante (Fᵃ), qui lui appartient réellement, il faut
noter que, d'après les physiologistes, on trouve, dans cette
région (voir fig. 59) :

1° *Un centre pour les mouvements du tronc* (partie postérieure de
la première frontale, F¹);

2° *Un centre pour les mouvements de la tête et du cou* (partie
postérieure de la deuxième frontale, F²); là aussi existerait le
centre de l'agraphie de Charcot;

3° *Divers centres* à topographie incertaine, pour *les déviations
de la tête et des yeux*, pour *l'occlusion des paupières* (muscle orbiculaire, facial supérieur), *pour le releveur des paupières* (moteur

oculaire commun), et, selon certains auteurs, un *centre pupillaire cortical...*

Il existe des faits positifs où des lésions de déficit et des tumeurs ont déterminé des troubles moteurs correspondants.

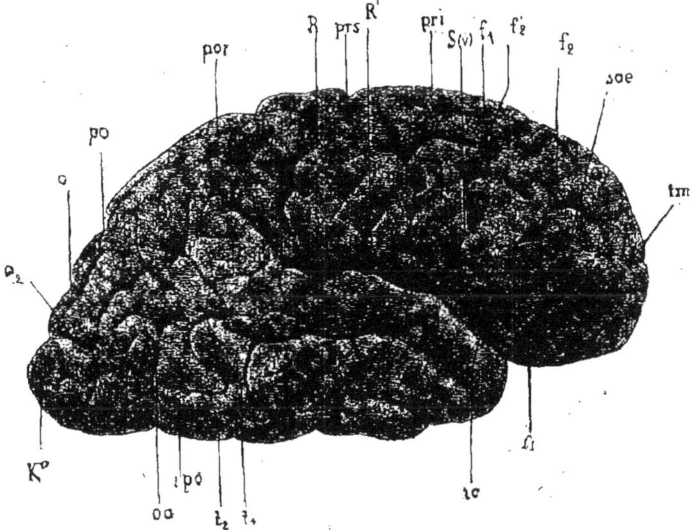

Fig. 59. — Face externe de l'hémisphère droit (Déjerine), d'après la photographie d'une pièce durcie dans l'alcool : — F₁ F₂ F₃, première, deuxième, troisième circonvolutions frontales ; — C, cap de la troisième circ. frontale ; — f₁ f₂, premier et deuxième sillons frontaux ; — f′₂, sillon de la deuxième circ. frontale ; — f₃, troisième sillon frontal ou incisure en H ; — Fa, circ. frontale ascendante ; — fm, sillon fronto-marginal ; — Gsm, gyrus supra-marginalis ; — I, insula ; — ic, incisure du cap ; — io, sillon interoccipital ; — ip, sillon interpariétal ; — ipo, incisure pré-occipitale ; — K″, éperon inférieur de la scissure calcarine ; — O₁ O₂ O₃, première, deuxième, troisième circ. occipitales ; — o₂, deuxième sillon occipital ; — oa, sillon occipit. antérieur ; — oF₁ oF₂ oF₃, partie orbitaire des circ. frontales ; — OpF₃, opercule frontal ; — OpP₂, opercule pariétal ; — OpR, opercule rolandique ; — P₁ P₂, première, et deuxième circ. pariétales. — Pa, circ. pariétale, ascendante ; — Pc, pli courbe — po, scissure pariéto-occipitale ; — por, sillon post-rolandique ; — pri, sillon prérolandique inférieur ; — prs, sillon prérolandique supérieur ; — R, R′, sillon de Rolando interrompu par un pli de passage superficiel (Y), siégeant au voisinage de l'opercule rolandique ; — S (v), branche verticale de la scissure de Sylvius ; — soe, sillon orbitaire externe ; — T₁ T₂ T₃, circ. temporales ; — t′, sillon parallèle ; — t′₁ t′₂, ses branches verticales ; — t₂, deuxième sillon temporal ; — Y, pli de passage superficiel interrompant la scissure de Rolando.

Il y a donc un *empiétement*, très notable, de la zone psycho-motrice, sur le lobe frontal[1].

---

1. D'après Bechterew (Recherches sur les singes), dans la moitié postérieure du lobe frontal se trouvent : les centres moteurs des yeux et de la tête, des muscles frontaux, des mouvements des oreilles, de l'orbiculaire des paupières, des centres d'élargissement des pupilles, et de la respiration (in *Rev. de neurol.*, 1898).

Dans le fonctionnement du lobe frontal, ces *divers mouvements* ne sont que des faits accessoires : son rôle principal serait d'ordre PSYCHIQUE.

Il représente le *centre d'association antérieur de Flechsig*, une de ces régions de l'encéphale où ne vont pas directement les *fibres de projection*, mais où se rendent en grand nombre les *fibres d'association*, et où sont recueillies, emmagasinées, les images mnémoniques des diverses sensations, récentes ou anciennes, où elles sont comparées entre elles, et où se forme le

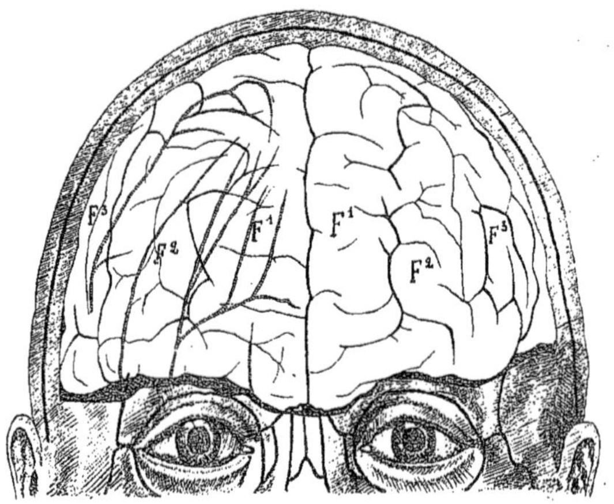

Fig. 60. — Région préfrontale (Nimier).

substratum anatomique de l'intelligence et du savoir humains (Van Gehuchten).

D'après *Flechsig*, le *centre frontal* intéresse surtout la *personnalité* : il règle la participation aux événements extérieurs ou intérieurs, qui concernent l'individu. — Sa lésion supprime l'*attention active*, et provoque l'*indifférence complète*, change de fond en comble le *caractère* [1].

Selon Bianchi, qui a expérimenté sur le cerveau des singes, le lobe frontal serait un organe où les *produits sensoriels et moteurs* des différentes zones de l'écorce viendraient se coordonner et se

---

1. Flechsig, La localisation des facultés psychiques, spécialement des impressions sensorielles de l'homme (Analyse in *Rev. de neurol.*, 1897, p. 292, et *Congrès int.*, 1900).

fondre ; et, de cette fusion, naît ce qu'on appelle : le *tonus psychique* de l'individu. — L'extirpation produit la désagrégation de la personnalité, l'incapacité de la formation par séries des groupes d'images et de représentations, et la disparition du jugement et de la critique[1].

Un certain nombre d'observations récentes, recueillies avec plus de soin, et relatives à des néoplasmes des lobes frontaux, s'accordent assez bien avec ces conceptions des physiologistes[2].

Bruns n'admet pas que les *troubles psychiques* fassent spécialement partie du groupe symptomatique des tumeurs du lobe frontal, car la localisation des fonctions psychiques, dit-il, n'est pas possible, puisqu'elles nécessitent le concours de toutes les actions des centres nerveux. — Il réduit à trois leurs symptômes caractéristiques :

1° *La tendance aux plaisanteries* (Witzelsucht) ;

2° L'*ataxie frontale*, qu'il différencie, par quelques traits secondaires, de l'ataxie cérébelleuse ;

3° Les *convulsions ou paralysies des muscles du tronc, des mouvements associés de la tête et des yeux.*

Oppenheim, dans sa dernière édition, s'exprime ainsi : « Les statistiques récentes ne donnent pas de résultats certains, mais elles montrent qu'on peut constater, dans nombre de cas bien observés, qu'au moins au début les tumeurs des lobes frontaux donnent lieu à des *altérations intellectuelles et à des psychoses.* Mais c'est aussi un fait que les anomalies psychiques se voient dans les néoplasmes des autres territoires cérébraux ; ce qui constitue une difficulté du diagnostic, quoique, *dans les tumeurs des lobes frontaux, ces troubles apparaissent* PLUS TÔT, *avant que les autres manifestations cérébrales de l'hypertension se soient accusées.* — La plupart des auteurs qui se sont occupés de cette question parlent dans le même sens, et disent que, dans les *symptômes de localisation du lobe frontal,* il faut comprendre les *troubles psychi-*

---

1. Bianchi, Les fonctions des lobes frontaux (Congrès de Rome, in *Rev. de neurol.*, 1894, p. 331).

2. Il existe d'autres régions de l'encéphale, dont le rôle est important dans le fonctionnement psychique, en particulier, le *grand centre d'association postérieur,* placé entre les sphères visuelles, tactiles et auditives ; et que, d'après Flechsig, on trouve très développé chez *les hommes doués d'une intelligence supérieure.* C'est aussi l'opinion de Clapham, qui prétend que la valeur intellectuelle des lobes occipitaux est très grande (*Journ. of mental Science* et *Rev. neurol.*, 1901, p. 636). — Nous verrons qu'on observe aussi des perturbations psychiques importantes, mais *d'une nature un peu différente,* dans les néoplasmes des régions temporo-sphénoïdales et occipito-pariétales.

ques (Ferrier, Allen Starr, Knapp, Raymond, Gianelli, etc.). Allen Starr, surtout, semble très énergique dans cette opinion. Dans un cas, qu'il a observé avec Mac Burney, où les troubles psychiques constituaient la localisation d'une tumeur cérébrale, qui fut trouvée dans le lobe frontal, à l'endroit indiqué, il dit : « C'est le premier cas où *l'intervention a été guidée, si nettement, par l'existence de* TROUBLES PSYCHIQUES. »

« Bien que ces investigateurs, ajoute Oppenheim, aient été heureux dans leur diagnostic, je ne saurais assez faire remarquer que les altérations psychiques ne peuvent être admises comme un fondement certain de localisation, qu'avec la plus grande réserve. C'est d'ailleurs l'opinion de Bruns [1] ».

Williamson, qui a étudié 50 cas de tumeurs des lobes frontaux, après avoir exposé qu'ils sont le siège des centres moteurs de la tête et des yeux du côté opposé, des muscles du dos et de la station debout, des centres de l'attention, et de certaines fonctions psychiques supérieures, dit que les symptômes les plus communément observés, dans les néoplasies frontales, sont : la céphalée, souvent frontale; la percussion locale douloureuse; une névrite optique double, plus prononcée du côté malade; une abolition du sens de l'odorat; l'ataxie de Bruns; l'abolition des réflexes rotuliens (dans 20 p. 100 des cas); des convulsions souvent généralisées; et des parésies de la face, du bras, et de la jambe, par *extension de voisinage à la zone motrice*. — Quant aux troubles de la mentalité, ils consistent en dépression et déchéance intellectuelles, perte de l'attention, de la mémoire, état semi-comateux, une grande tendance à dormir, quelquefois une gaieté anormale (12 p. 100; Jastrowitz, Oppenheim, Bruns) [2], ou une irritabilité mentale avec violence (Welt), et la lenteur des processus psychiques (Lloyd) [3].

Gianelli apprécie ainsi les effets des néoplasmes encéphaliques, sur les fonctions mentales : « Plus on voit au premier plan se manifester, dès le début des accidents, les troubles psychiques, la torpeur, et l'arrêt intellectuel, *plus on doit tendre à admettre le siège de la tumeur dans le lobe frontal*, et plus particulièrement *dans la* ZONE PRÉFRONTALE : les tumeurs qui siègent dans les autres lobes peuvent produire des troubles psychiques; mais ils sont

1. Oppenheim, *Die Geschwulste des Gehirns*, Wien, 1902, p. 99.
2. Bruns, *Die Geschwulste des Nervensystem*, Berlin, 1897, p. 94.
3. Williamson, Symptomatologie des lésions (abcès et tumeurs) intéressant la région préfrontale du cerveau (*Brain*, 1896, et *Arch. de neurol.*, 1897, II, p. 146, et *Rev. neurol.*, 1896, p. 707).

PLUS TARDIFS. Les troubles psychiques indiquent l'*altération des éléments corticaux* : les symptômes de paralysie générale, les idées de grandeur, la tendance à l'enfantillage, les altérations du caractère montrent que les lobes frontaux sont en cause [1]. »

Il nous semble qu'en restant dans ces *généralités*, sur la symptomatologie des lobes frontaux, ainsi que les auteurs précédents, en se contentant d'apprécier le degré de la fréquence des manifestations des néoplasmes, on n'apporte pas des documents assez précis, pour guider l'intervention chirurgicale; il faut aller plus loin, dans les tentatives de localisation; car, selon leur siège, leur volume et leur marche évolutive, les tumeurs frontales *ont des réactions différentes.*

a) TUMEURS FRONTALES, AVEC CONVULSIONS ÉPILEPTIQUES SEULEMENT.

Il y a d'abord un groupe de tumeurs des lobes frontaux qui (chose inattendue pour un grand nombre, mais bien mise en lumière par la communication de Dieulafoy) ne se manifestent que par des crises *d'épilepsie partielle,* ou *d'épilepsie généralisée,* comme si elles occupaient la zone motrice, et dont cependant elles sont éloignées. — Ce sont, en général, des tumeurs de petit ou médiocre volume, qui naissent des méninges et se creusent une cavité dans le lobe frontal, ou qui, situées primitivement en pleine substance blanche, sont dures et assez bien limitées. En dehors des crises et d'un peu de céphalée, *il n'y a pas d'autres symptômes* [2].

---

1. Gianelli, Effets directs et indirects des néoplasmes encéphaliques sur les lobes frontaux (*Policlinico,* 15 juillet 1897, et *Rev. de neurol.,* 1898, p. 11). — Voir aussi Phelps (*Amer. journ.,* 1902) et P. Schuster, *Rev. neurol.,* 1904, p. 479.

2. On observe, plus qu'ailleurs peut-être, dans les lobes frontaux, un certain nombre de tumeurs qui semblent LATENTES. — Comme exemple, je citerai le cas récent de Charvet et Bancel (*Lyon médical,* 10 avril 1904). Chez leur malade agé de cinquante-six ans, robuste, il y eut quelques phénomènes prémonitoires : cinq ans avant, puis trois mois avant, des douleurs dans les membres inférieurs, qualifiées de sciatiques, et trois ans avant, deux crises épileptiformes, modifications du caractère, devenu triste, préoccupé dans les derniers mois, douleurs de tête. A l'autopsie : à la face inféro-antéro-externe de l'hémisphère gauche, tumeur volumineuse, de forme à peu près circulaire, ressemblant à une calotte hémisphérique appliquée sur le lobe frontal; gliome névroglique. En somme : tumeur volumineuse, dont l'évolution reste absolument cachée pendant très longtemps, et se manifeste très tardivement par des troubles intellectuels sans précision, et des symptômes de compression cérébrale; absence d'aphasie, malgré la destruction complète de F_3. — On peut encore mentionner les faits de Bendandi (énorme endothéliome comprimant les deux lobes frontaux; Chipault, III, p. 336), — de Durante (Chipault, III, p. 245), — de Muggia (voir plus loin, fig. 68, 69).

Tels sont les cas de Vidal (petit fibrome du volume d'une noi-

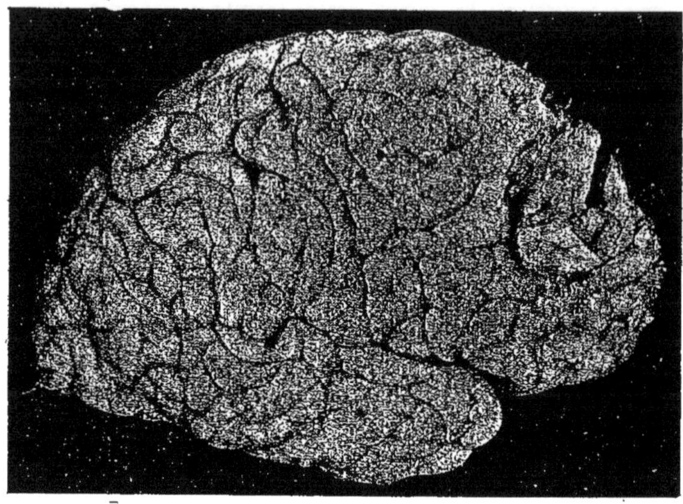

Fig. 61. — Sarcome d'origine pie-mérienne, occupant la circonvolution frontale supérieure, et en partie la deuxième frontale. Face externe de l'hémisphère (Brissaud et Massary).

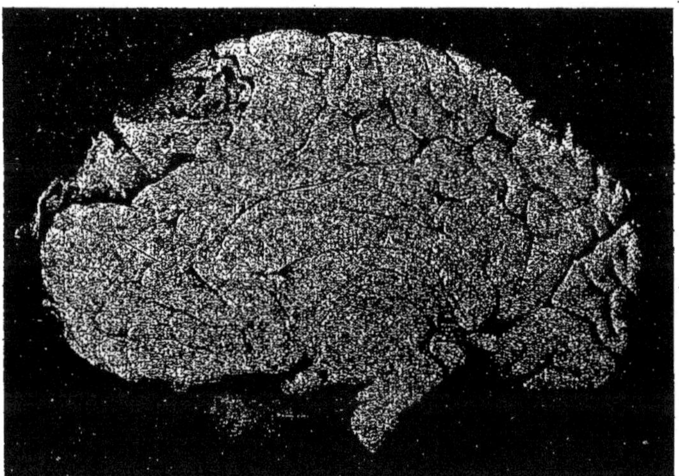

Fig. 62. — Même tumeur, aplatissant la face interne de F$_1$, dans laquelle elle s'est creusé un lit. Dimensions de la tumeur : 6 cm. sur 3 cm. (Brissaud et Massary).

sette, ayant déprimé le lobe frontal); de Schœntal (gliome vasculaire de la substance blanche, crises hystériformes améliorées par l'hydrothérapie); de Brissaud et Massary (sarcome globocellu-laire de F¹, face externe et interne; uniquement, pendant sept mois : céphalées et crises d'épilepsie généralisées (voir fig. 61 et 62); de Danillo (gomme ayant détruit totalement F¹ et F², pas d'abaissement des facultés mentales, uniquement crises d'épilepsie); d'Hitzig (qui trépane sur la *région motrice*, pour une tumeur du lobe frontal ayant causé des attaques d'épilepsie jacksonnienne); de Lannelongue et Cassaet; de Lucas-Championnière; de Lépine et de Dieulafoy (gomme du volume d'un petit œuf, à l'extrémité antérieure du lobe frontal (voir fig. 17 et 18)[1].

b) TUMEURS AVEC TROUBLES MOTEURS DE VOISINAGE. TUMEURS FRONTIÈRES.

Un autre groupe est constitué par des tumeurs qui exercent une *action de voisinage* sur la *zone motrice*, ou même qui EMPIÈTENT sur elle : les crises d'*épilepsie partielle* et les *paralysies motrices* dominent la symptomatologie. — Ce sont des TUMEURS-FRONTIÈRES.

Aldhibert, par une large trépanation sur la région motrice, recherche une tumeur qui donne lieu à des crises convulsives, sans perte de connaissance, dans le membre supérieur droit; l'intelligence est conservée, la vue nette; il ne trouve pas la tumeur; et l'autopsie montre qu'il s'agissait d'un sarcome du volume d'une grosse noix, dans le *pied des deux premières frontales*.

Chipault ne trouve pas davantage un gliome du volume d'une cerise, situé à un demi-centimètre de profondeur, dans la substance blanche de F². La tumeur avait agi périphériquement, sur tous les centres du voisinage, en haut sur le centre de rotation de la tête et du tronc, en arrière sur ceux du bras (convulsions, paralysies et contractures), et, en bas, sur ceux de la face (tiraillement des commissures, etc.).

Lucas-Championnière, plus heureux, enleva une tumeur de F¹, F² (partie antérieure); du volume d'une mandarine, qui avait donné lieu à des crises localisées dans le membre supérieur. (*Soc. de chir.*, 1903, p. 384.)

---

1. Vidal (*Congrès de chir.*, 1902, p. 348); Schœntal (*Arch. de neurol.*, 1891, p. 142); Brissaud et Massary (*Iconogr. de la Salp.*, 1897, p. 73); Danillo (*Rev. de neurol*, 1895, p. 599); Hitzig (*Rev. de neurol*, 1896, p. 521); Lépine (*Rev. de méd.*, 1896); Lucas-Championnière (*Acad. de méd.* et *Rev. de chir.*); Dieulafoy (*Acad. de méd.*, oct. 1901).

Dans certains cas, les crises convulsives font défaut, ou sont rares (surtout si le néoplasme occupe la substance blanche); et on constate seulement, par action de voisinage, des *paralysies* (ptosis, paralysies de la face, du bras, plus rarement de la jambe).

Dans les tumeurs des lobes frontaux qui ne se manifestent que par de la céphalée et des crises d'épilepsie, comme s'il s'agissait de tumeurs de la région motrice, le chirurgien n'a d'autres ressources, comme signes de localisation, que la céphalée et la douleur à la percussion, si elles sont localisées; *mais souvent il lui faudra faire une large craniectomie, qui découvre, à la fois, la région rolandique et les circonvolutions antérieures* [1].

c) TUMEURS DE F¹ et F².

Les convulsions, paralysies, ou contractures, qui intéressent les muscles du tronc, les muscles rotateurs de la tête et du cou, les muscles de certains mouvements associés des yeux, de l'orbiculaire et du releveur, doivent incliner le diagnostic *vers le siège d'un néoplasme dans la région frontale.*

C'est ainsi que Knecht, pour un gliome du volume d'un œuf de pigeon dans F¹ et F², à gauche, observa un *emprosthotonos* (convulsions), puis une paralysie (par compression directe des nerfs de la base) de l'oculomoteur externe gauche, de la moitié droite de la langue, et du voile du palais [2].

Or, c'est précisément sur F¹, circonvolution marginale, qu'Horsley et Schöffer placent le *centre des mouvements du tronc.*

De même Guldenarm, pour un gliome de F¹ et F², dit : « que, quand son malade était debout, le tronc était infléchi à gauche, et en arrière [3] ».

Oppenheim a vu des convulsions toniques avec *emprosthotonos et opisthotonos*, de la raideur de la nuque, dans un cas de tumeur des deux premières circonvolutions frontales; et, dans un cas de tuberculome géant du lobe frontal, Bruns observa une *torsion de la colonne vertébrale*, durable et tonique, avec concavité gauche [4].

Dans le cas de Chipault (gliome dans F²), le malade, au moment

---

1. Aldhibert (*Rev. de chir.*, 1895, p. 159); Chipault (*Rev. de neurol.*, 1893, p. 152).
2. Knecht (*Arch. de neurol.*, 1884, p. 337, obs. III).
3. Guldenarm (*Chir. nerv. de Chipault*).
4. Bruns (*loc. cit.*, p. 97).

des crises, *tournait la tête vers l'épaule gauche*, et tout le corps vers la gauche[1].

Irwing Neff observa, dans les crises de sa malade, une série de spasmes cloniques, affectant primitivement le côté droit de la face et du cou, ainsi que la langue (sarcome du lobe frontal gauche)[2].

Aldhibert, dans son cas de gliome situé dans F¹ et F², vit survenir des spasmes et des contractions dans le membre supérieur du côté opposé, et crut d'abord à une tumeur du centre du bras ; la trépanation fut infructueuse : les *mouvements de rotation de la tête et des yeux* eussent dû appeler son attention vers F¹ et F² (3).

Dans les cas de Lépine, de Brissaud et Massary, de Cassaet[4], de Ballet (fig. 63, 64), où les tumeurs occupaient les premières frontales, on nota aussi, soit au début, soit dans le cours de crises, *une déviation de la tête et du cou*, fait qui ne se rencontre pas aussi fréquemment dans les tumeurs des autres parties du lobe frontal.

Hébold, pour un sarcome de la forme et du volume d'une pomme, ayant détruit la partie moyenne des deux premières frontales, vit son malade garder *une attitude permanente de la tête et de la face, dans une sorte de flexion en avant, avec rotation constante à droite*[5].

Vidal remarque des *spasmes du sterno-mastoïdien*, au début de la crise. — Cocuvilla, dans un cas d'épilepsie jacksonnienne avec *convulsion spéciale du sterno-mastoïdien* et du *trapèze gauches*, trouva un *foyer de ramollissement* sur le pli de l'anastomose antérieure de F² et F³ (6).

Mais le fait le plus démonstratif est celui de B. Silva : chez un homme de soixante-treize ans, ayant depuis l'âge de cinquante ans des crises convulsives, l'accès débute par un sentiment de frayeur (aura psychique) et le plissement du front; puis le patient tourne les yeux en bas et à droite, et clôt les paupières; la commissure droite des lèvres est tirée en dehors et en haut; la *tête tourne de gauche à droite et s'étend en arrière; les muscles du cou se contractent*, l'épaule se lève, le bras se fléchit; survient alors la phase clonique de l'accès, avec la même distribution. Il y a là, en réalité, *la mise en jeu successive de tous les centres moteurs*,

---

1. Chipault (*loc. cit.*).
2. Irwing Neff (*Arch. neurol.*, 1895, p. 300, et *Rev. de neurol.*, 1895).
3. Aldhibert (*Rev. de chir.*, 1895, p. 158).
4. Cassaet (*Arch. clin. de Bordeaux*, 1895, n° 9, et *Rev. de neurol.*, 1896, p. 27).
5. Hébold (*Arch. de neurol.*, 1886, II, p. 232). — Höningen considère les troubles dans l'action des muscles du tronc du côté opposé, comme ayant une certaine valeur, au point de vue du diagnostic (*Rev. de neurol.*, 1900, p. 632).
6. Cocuvilla (*Gaz. heb.* de 1900, p. 673).

que nous avons indiqués comme disséminés *sur le lobe préfrontal*. Or, il s'agissait d'un petit kyste *de 5 ou 6 millimètres*, plein
de sérosité, occupant le pied de la frontale moyenne, et irritant,
en bas, le centre cortical du facial supérieur, puis du facial inférieur; en haut et en avant, les centres des mouvements de la
tête, du tronc et des yeux; en arrière, ceux de la main et du bras.
Les régions du corps dominées par ces centres, entraient en contraction pendant les accès, mais seulement après la contraction

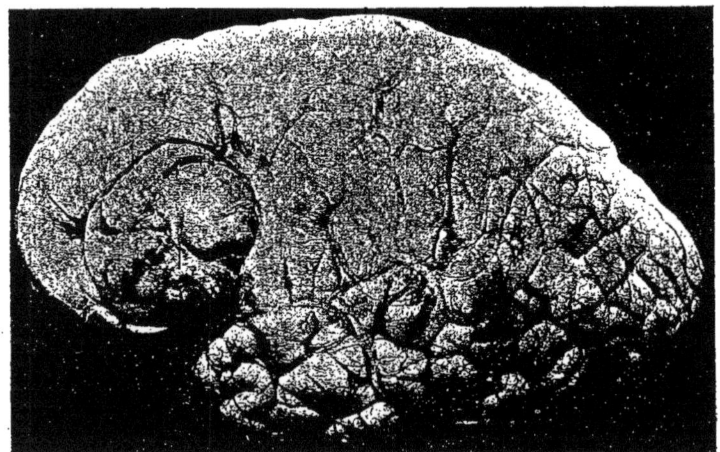

Fig. 63. — Tumeur gliomateuse du lobe frontal gauche (G. Ballet et A. Delille). Elle a
refoulé en haut et en arrière, F₃, qui est aplatie, et forme une bordure étroite; elle est du
volume d'une grosse noix (bradyphasie, dysarthrie, etc.).

des muscles (frontal et orbitaire), dépendant de la branche supérieure du facial[1].

On peut conclure de ces faits : que les *tumeurs de la partie
postérieure de la frontale supérieure peuvent donner lieu à des
troubles dans les muscles du tronc*, et que *celles de la frontale
moyenne en produisent dans les mouvements de la tête et du cou.* —
Dans cette région, elles peuvent également déterminer une paralysie de l'orbiculaire palpébral et du ptosis (paralysie du releveur).

---

1. B. Silva, Un cas d'épilepsie jacksonnienne; contribution à l'étude de la
localisation du centre du facial supérieur (*Policlinico*, 1898, p. 373, et *Rev. de
neurol.*, 1898, p. 889). « Il est à noter que pendant les accès le front se plissait
des deux côtés, et que les deux orbiculaires des paupières se fermaient :
c'est que chacun des centres corticaux du facial supérieur contribue aux
mouvements de l'un et l'autre côté. »

C'est sur le pied de F² que Charcot et les autres avaient placé un des centres, pour les *images motrices de l'écriture* : dans plusieurs des observations, relatives aux néoplasmes de cette partie du lobe frontal, nous avons relevé la mention de troubles *paragraphiques* : mais peut-être faut-il les attribuer à une action sur les centres, tout à fait limitrophes, de la main et du bras [1].

Enfin, certains auteurs mentionnent des troubles de la *motilité*

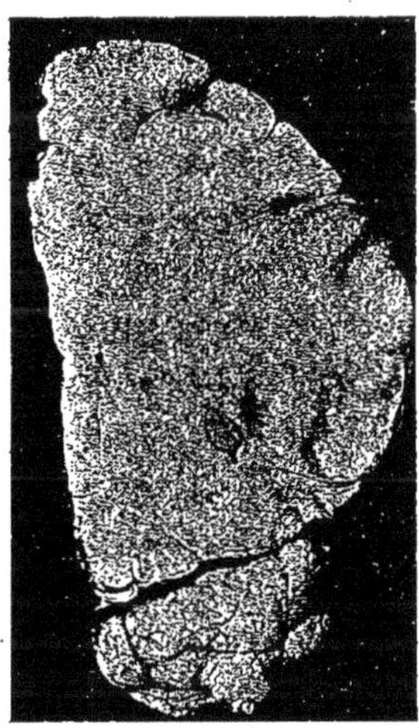

Fig. 61. — Tumeur gliomateuse du lobe frontal gauche (G. Ballet et A. Dellile). — Coupe de l'hémisphère passant par la tumeur. Elle fait corps avec la substance de l'hémisphère, est absolument incluse dans la substance blanche ; plus trace du cortex, dans lequel elle semble avoir son origine.

de la pupille [2]; d'autres signalent des paralysies de la *musculature du globe oculaire* (cas d'Eiselberg, sarcome de F² et F³) et du *ptosis* [3].

d) TUMEURS DE F³ (PARTIE ANTÉRIEURE ET MOYENNE).

Les tumeurs, situées sur la partie moyenne de la troisième circonvolution frontale occasionnent souvent des *troubles de la*

1. Pour un kyste sarcomateux de F², Rossolimo, entre autres phénomènes, observa de l'amnésie, de la paragraphie, et de l'hypocondrie (*in* Chipault, *Gaz. des hôp.*, 1893, p. 141).

2. Obs. de Tamburini et Obici (*Rev. de neurol.*, 1897, p. 607). Blanchi avait déjà indiqué ce symptôme, dans les *lésions expérimentales* des lobes frontaux.

3. Eiselberg, Sarcome de F² et d'une partie de F³ (*in Chir. nerv.* de Chipault, p. 679).

parole; mais ce n'est pas ordinairement de l'*aphasie motrice* qu'on observe d'abord, c'est plutôt de la *paraphasie*, de la *dysarthrie*, du *bredouillement*, et de la lenteur de la parole (*bradyphasie*), par action de voisinage [1].

Oppenhein dit que, dans les tumeurs du lobe frontal, souvent les paroles sont *chuchotées* (aphasie laryngée, aphasie d'intonation), mais qu'il *n'y a pas ordinairement d'aphasie vraie*.

Chez le malade de Cestan et Lejonne [2], les crises d'épilepsie jacksonnienne débutaient toujours par de l'*anarthrie* (énorme

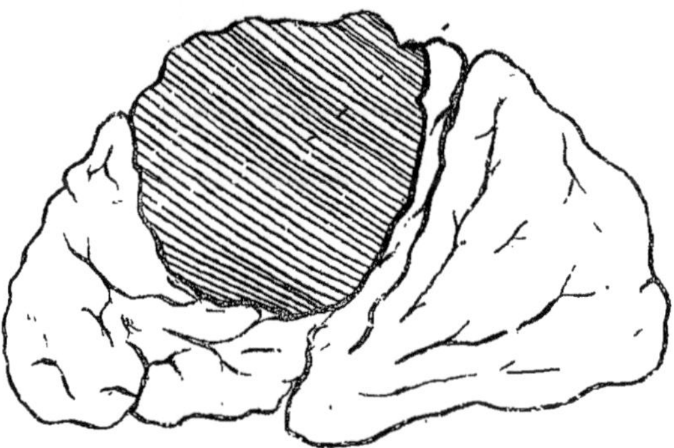

Fig. 65. — Tumeur du lobe frontal du volume d'une grosse orange (Cestan et Lejonne). — Sarcome, pie-mérien occupant les 2/3 postérieurs de F_1, F_2, et le pied de F_3, recouvrant et comprimant Fa, une partie de la face interne de F_1, avec noyau secondaire du volume d'une amande dans F', à droite (face interne).

tumeur comprimant F¹, F² et Fª, refoulant fortement F³; voir fig. 65).

Rossolimo a observé un cas d'*aphasie amnésique* [3].

Cependant l'*aphasie motrice vraie* apparaît et se développe progressivement quand les tumeurs sont destructives, pénétrantes, et envahissent la substance nerveuse jusqu'au pied de F³. Il en était ainsi dans les cas I et II de Brault et Lœper [1]

1. Voir, à cet égard, l'obs. I de Ballet, fig. 63 et 64 (gliome de la grandeur d'une pièce de 5 francs [6 cm. sur 5 cm. et demi et 3 cm. d'épaisseur], situé à la partie postéro-inférieure du lobe frontal, et ayant comprimé et aplati F³ qui forme autour de la tumeur une bordure étroite; la tumeur occupe la substance blanche, est pénétrante, et détruit l'écorce, voir fig. 64). « La parole était difficile, traînante, et le malade articulait péniblement les mots. » Au contraire, le malade de l'obs. II (voir fig. 81 et 82), qui portait, dans la même région, une tumeur beaucoup plus grosse (volume d'une orange), n'avait pas d'aphasie; il s'agissait d'un néoplasme des *méninges* (*Iconogr. de la Salp.*, 1902, p. 201). — Voir aussi les observations de A. Testi (*Rif. med.*, janv. 1904) et R. Marini (*Gaz. degli Ospedali et delle cliniche*, janv. 1904). Anal. in *Rev. neurol.*, 1904, p. 377.

2. Cestan et Lejonne (*Rev. de neurol.*, 1901, p. 846).

3. Rossolimo (*Rev. de neurol.*, 1897, 423).

(sarcome fasciculé de F² et F³, ayant détruit tout le pied de F³
voir fig. 86 et 89).

e) TUMEURS DU LOBULE SUPRA-ORBITAIRE.

Les tumeurs des *faces supra-orbitaires* des lobes frontaux
méritent quelques remarques. Leur symptomatologie se rapproche assez bien de celles des tumeurs de la fosse cérébrale
antérieure, *qui se révèlent par l'action compressive qu'elles exercent
sur les nerfs olfactifs, optiques* et *moteurs des yeux.*

L'énorme endothéliome de Dupré et Devaux (du poids de
210 grammes), qui s'était creusé une loge dans les circonvolutions supra-orbitaires, avait eu, comme *première manifestation,*
une *amblyopie bientôt suivie d'amaurose et de cécité absolue, sept
mois avant* que les autres accidents (troubles psychiques, hémiparésie faciale, *paralysie du moteur oculaire commun*) n'apparus-
sent[2] (fig. 83 et 84).

Bruns, pour une tumeur de la même région, mais *située dans
la substance blanche,* constata *une hémiplégie variable,* de la *paraphasie,* puis de l'*aphasie motrice,* de l'amblyopie, et *la paralysie
des nerfs qui entrent dans l'orbite* (ptosis, paralysie de la sixième
paire)[3].

f) TUMEURS DE LA FACE INTERNE DU LOBE FRONTAL.

Les tumeurs de la face interne du lobe frontal, si *elles siègent à
la partie postérieure de la frontale interne* (face interne de F'), provoquent des convulsions ou des paralysies dans le *membre inférieur,* par action sur le *lobule paracentral* (cas de Guldenarm et
de Winkler, *Chir. nerv., Chip.,* p. 714).

Si elles sont situées plus avant, elles n'ont donné lieu, dans les
cas de Brissaud et Massary (fig. 61 et 62)[4], de Marcel Labbé
(fig. 66 et 67), qu'à des crises d'*épilepsie généralisée* plus accusées
du côté opposé à la tumeur, ce qui permet de diagnostiquer
l'hémisphère atteint, et peut-être le *siège frontal,* si la céphalée

1. Brault et Lœper (*Arch. de méd.,* 1900, I, p. 257).
2. Dupré et Devaux (*Iconogr. Salp.,* 1901, p. 173).
3. Bruns (*Neurol. Centralb.,* 1898; *Arch. de neurol.,* 1899, p. 493, et *Rev.
neurol.,* 1899, p. 139). — Voir aussi Auerbach. (*Deutsch. f. Nervenh.,* 1902,
p. 312, et *Rev. neurol.,* 1904, p. 541).
4. Brissaud et Massary (*Iconogr. de Salp.,* 1897, p. 73); Marcel Labbé (*Soc.
anat.,* 1896, p. 702). Dans le cas de Labbé, il y avait en outre des vertiges et
des troubles psychiques significatifs.

et la percussion sont localisées près de la ligne frontale médiane, comme il en existe des exemples.

En tout cas, la céphalée persistante élimine l'hypothèse d'*épi-*

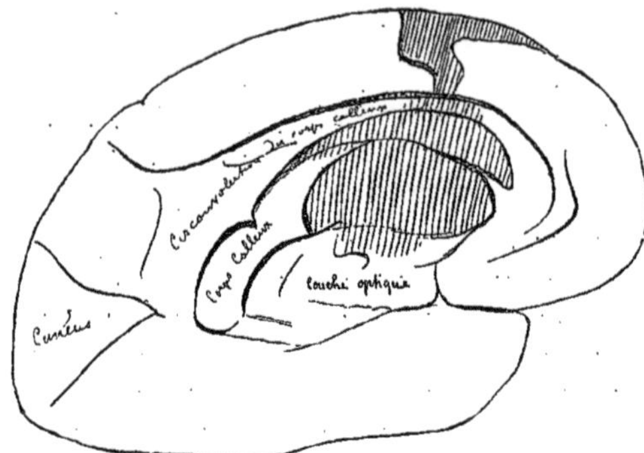

Fig. 66. — Gliome, s'étendant à peu près symétriquement, dans les deux hémisphères céré-braux (Marcel Labbé). La tumeur commence un peu au-dessus de la couche optique : elle envahit la moitié antérieure du corps calleux, la face interne de F¹, et, franchissant le bord supérieur de l'hémisphère, elle occupe la moitié antérieure des trois premières cir-convolutions frontales (crises d'épilepsie, bradhyphasie, etc.)

lepsie essentielle vraie, — et *l'absence de paralysie consécutive aux crises d'épilepsie indique que la région motrice n'est pas directe-ment en cause.*

Quelquefois, l'action de ces tumeurs médianes s'étend à l'hé-

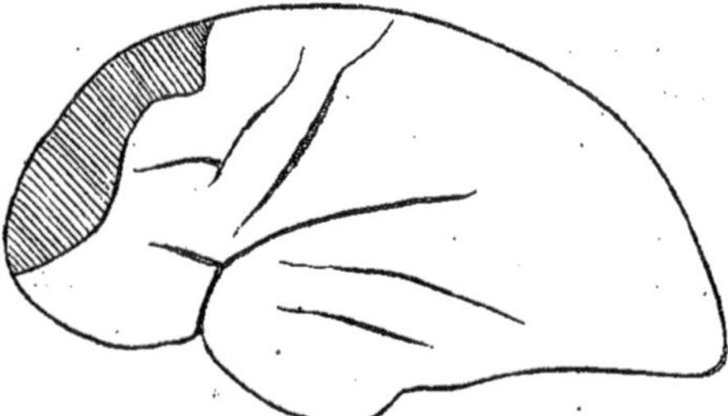

Fig. 67. — Même tumeur (Marcel Labbé). Face externe, où elle s'étend sur la moitié antérieure des trois circonvolutions frontales.

misphère du côté opposé, sur un lieu symétrique, soit par com-pression, soit parce que les deux hémisphères sont envahis. Gul-denarm tenta l'ablation d'une tumeur de ce genre, disposée symétriquement dans les deux lobes frontaux (partie postérieure et moyenne de F¹ et de F² et face interne de F¹, des deux côtés) : le malade avait des *attaques prédominant tantôt à droite, tantôt à*

gauche, et parfois suivies de monoplégies brachiales transitoires;
en outre, elle offrit de *l'ataxie frontale*, titubait aisément, et était dans un *état démentiel*. Le diagnostic exact avait été fait préalablement[1].

A la *partie inférieure de la face interne*, si les néoplasmes sont en avant, entre les deux *gyri recti*, et de petit volume, ils ne produisent que des crises d'épilepsie généralisée comme dans le cas de Dide; ou même, elles demeurent *latentes* comme dans l'observation de Muggia. Il s'agissait, dans ce dernier cas, d'une tumeur du poids de 120 gr. qui,

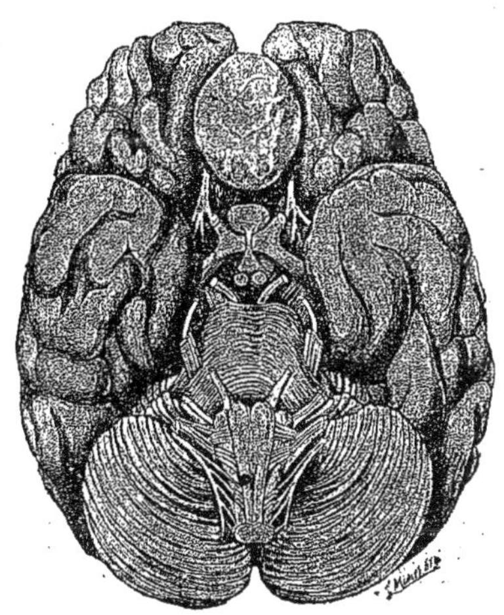

Fig. 68. — Tumeur de la dure-mère de la lame criblée de l'ethmoïde, comprimant les deux lobes frontaux, vus par la base (Muggia).

ayant pris naissance sur la dure-mère de la lame criblée de l'éthmoïde, pénétrait entre les deux *gyri recti*, qu'elle envahissait

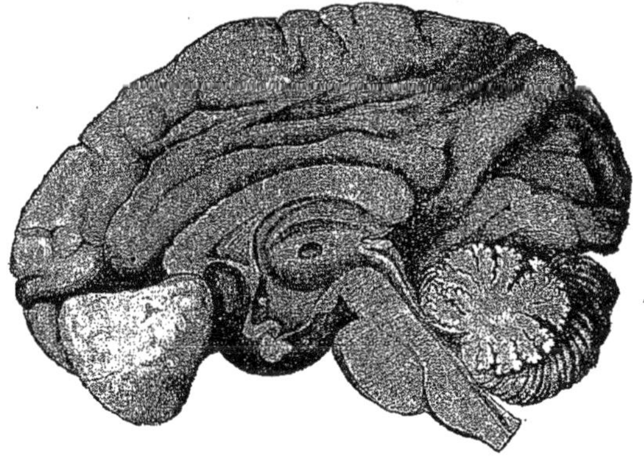

Fig. 69. — Tumeur de Muggia vue par la face interne des hémisphères.

dans leurs deux quarts moyens; sur la section sagittale, on voyait que le néoplasme intéressait également les deux hémisphères, détruisant en partie la circonvolution frontale interne, et compri-

1. Guldenarm et Winkler (*Chir. nerv.* de Chipault, 1902, p. 717).

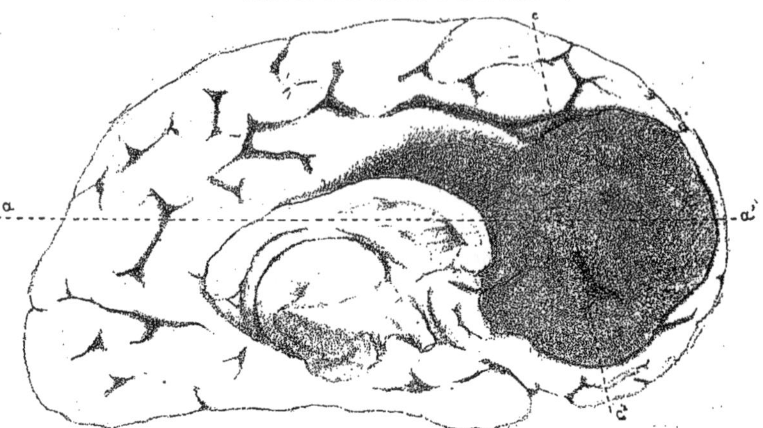

Fig. 70. — Gliome neuro-formatif du lobe frontal (Raymond). — La tumeur est coupée suivant le plan médian ; son prolongement en arrière dans la circonvolution crêtée ; sa cavité centrale.

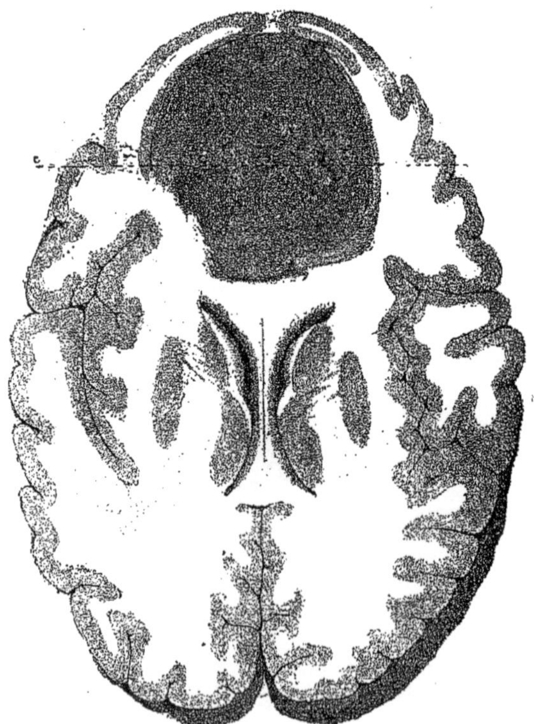

Fig. 71. — Gliome neuro-formatif du lobe frontal (Raymond). La tumeur, vue sur une coupe pratiquée suivant la ligne aa′ de la figure précédente ; compression des deux lobes frontaux.

mant fortement le gyrus fornicatus (voir fig. 68 et 69). *Il y eut absence de troubles généraux de compression et de troubles psychiques.*

Situés plus en arrière, les néoplasmes empruntent la symptomatologie des tumeurs voisines du chiasma (compression des nerfs optiques, des bulbes olfactifs, etc.); et, si elles sont volumineuses, elles donnent lieu à des troubles psychiques (cas de Wægelin) [1].

A la *partie moyenne du lobe frontal* (face interne), entre ces deux situations extrêmes, *en avant du bec du corps calleux,*

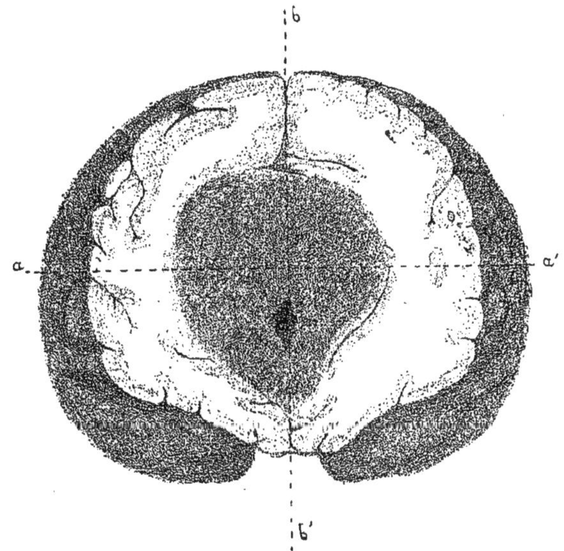

Fig. 72. — Gliome neuro-formatif (Raymond). La tumeur vue sur une coupe transversale suivant la ligne co', fig. 71.

qu'elles respectent ou envahissent, les tumeurs ne donnent lieu d'abord qu'à des crises épileptiformes sans caractères spéciaux; mais, avec les progrès de leur évolution, elles déterminent de la *perte de la mémoire, des troubles psychiques et ataxiques* (cas

1. M. Dide (*Soc. anat.*, 1898, p. 217). Tumeur du volume d'un œuf de pigeon, immédiatement en arrière de l'apophyse crista-galli, et s'arrêtant à quelques millimètres en avant du chiasma des nerfs optiques. — Muggia (*Riforma medica*, 1902) et Chipault (*Chir. nerveuse*, III, 1903, p. 292). — Wægelin (*Rev. de neurol.*, 1898, p. 108) : délire systématique religieux, idées mystiques, puis dépression et mélancolie. Tumeur du volume d'un œuf de poule, ayant comprimé les circonvolutions voisines.

remarquable de Raymond, gliome neuro-formatif du volume d'une orange[1]; voir fig. 70, 71, 12). — La progression de ces tumeurs se fait à droite et à gauche, dans la substance blanche des hémisphères, symétriquement; puis elles atteignent par envahissement les noyaux de la base et la capsule interne : il en résulte des hémiparésies, des hémiplégies, parfois même des troubles moteurs des deux côtés du corps, des paralysies des quatre membres (cas de Richter, d'Orazio d'Alloco[2]).

g) Tumeurs du centre ovale (lobe frontal).

Les tumeurs qui débutent d'emblée au centre de la substance *blanche* du lobe frontal, pendant un temps assez long, peuvent

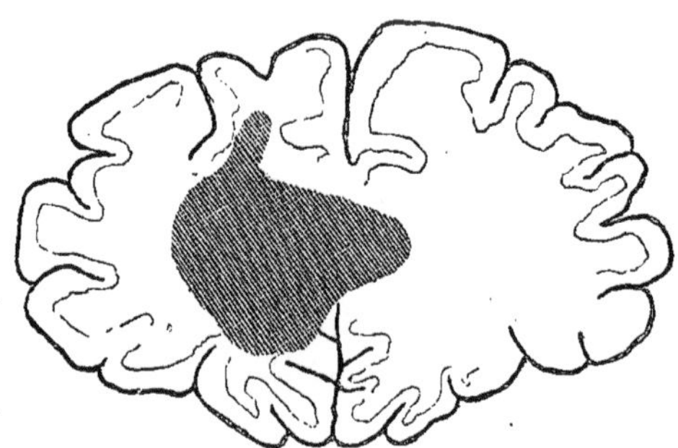

Fig. 73. — Myxo-sarcome des lobes frontaux (Lantzenberg). Coupe préfrontale des deux hémisphères. Dans le lobe frontal gauche, la tumeur empiète principalement sur la substance blanche, et ne dépasse pas les limites de la couronne rayonnante. Le lobe droit est peu envahi. Tumeur en partie énucléable.

rester à peu près silencieuses, et *ne déterminent pas d'abord d'attaques convulsives*. Mais dès qu'elles atteignent un certain volume, *les troubles psychiques s'accusent, en même temps que les troubles paralytiques se manifestent*.

Il en était ainsi chez le malade de Lantzenberg et Brissaud (sarcome de la substance blanche des lobes frontaux, plus volumineux à gauche; céphalée, diminution de l'intelligence, paraparésie des membres, plus intense aux membres supérieurs qu'aux inférieurs (voir fig. 73, 74, 75)[3]; et aussi, dans celui de Galavielle et Villard (tumeur du volume d'un œuf de dinde en

---

1. F. Raymond, Un cas de gliome neuro-formatif (*Arch. de neurol.*, 1893, II, p. 273).

2. Richter (*Arch. de neurol.*, 1884, II, p. 83), et Orazio d'Alloco (*Rev. de neurol.*, 1902, p. 863).

3. E. Lantzenberg (*Soc. anat.*, 1899, p. 291).

plein centre ovale : troubles intellectuels précoces, troubles

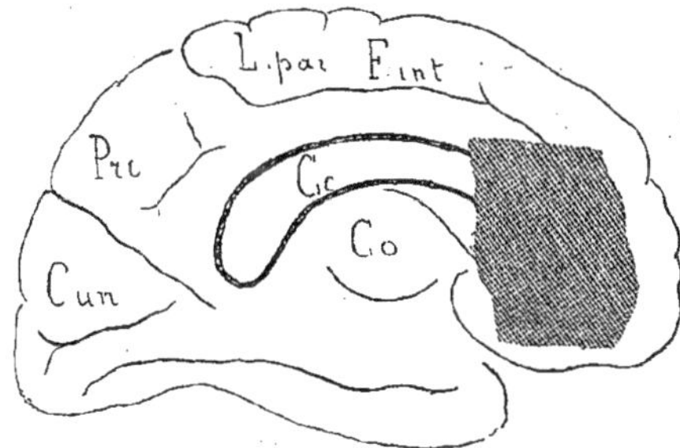

Fig. 74. — Myxo-sarcome des lobes frontaux (Lantzenberg). Face interne du lobe gauche. La tumeur intéresse la circonvolution frontale interne gauche. et la partie antérieure du corps calleux et de la circonvolution gauche adjacente.

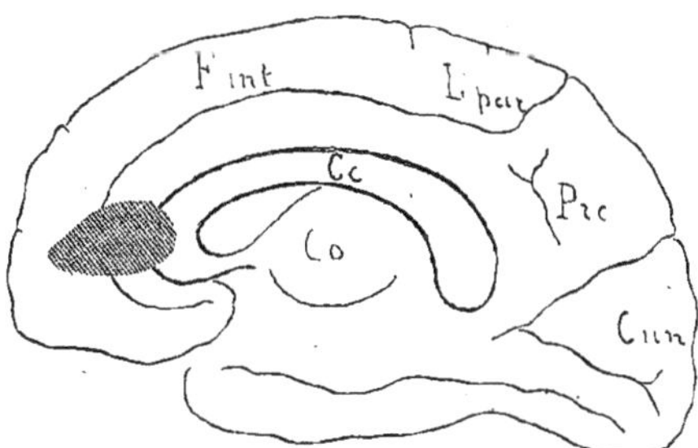

Fig. 75. — Myxo-sarcome des lobes frontaux (Lantzenberg). Face interne de l'hémisphère droit. La tumeur figure une bande antéro-postérieure, horizontale, au niveau de la frontale interne, et du genou du corps calleux.

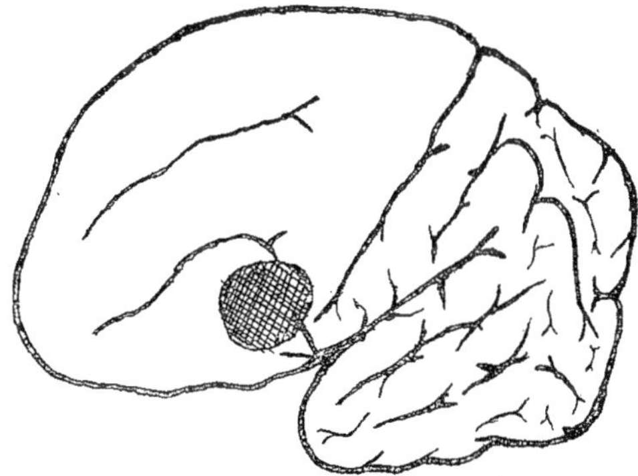

Fig. 76. — Sarcome volumineux du lobe frontal, ayant débuté dans la substance blanche. Configuration extérieure de l'hémisphère gauche (Galavielle et Villard).

moteurs d'abord intermittents, puis permanents, constitués par une parésie, puis une hémiplégie droite, etc.; voir fig. 76, 77, 78 et 79) [1].

En résumé, dans les *tumeurs du centre ovale des lobes frontaux*, les *troubles moteurs sont* TARDIFS, *intermittents, irréguliers, peu*

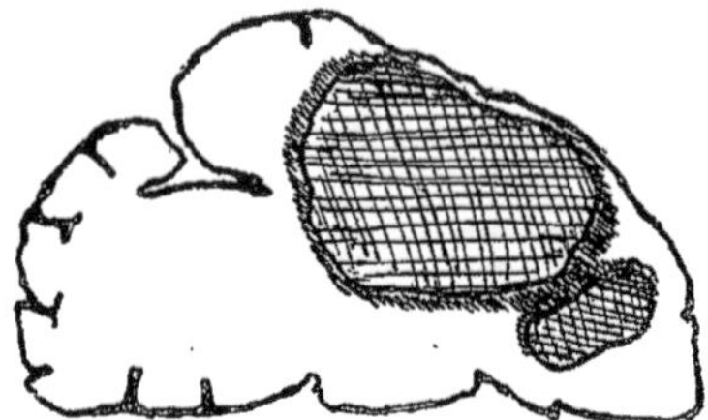

Fig. 77. — Sarcome du lobe frontal. Coupe vertico-transversale à 5 cm. de la corne frontale gauche (Galavielle et Villard).

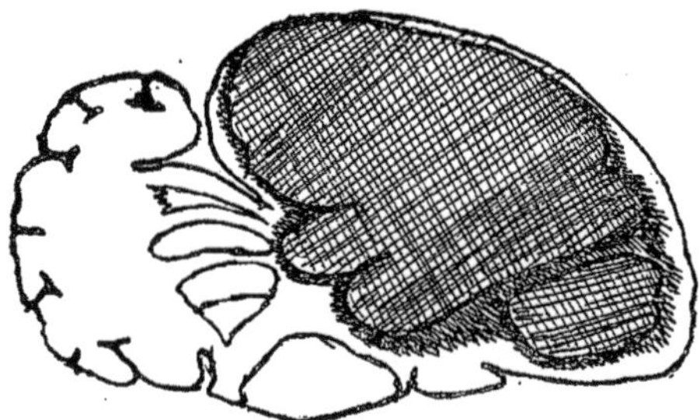

Fig. 78. — Coupe vertico-transversale à 7 cm. de la corne frontale (Galavielle et Villard).

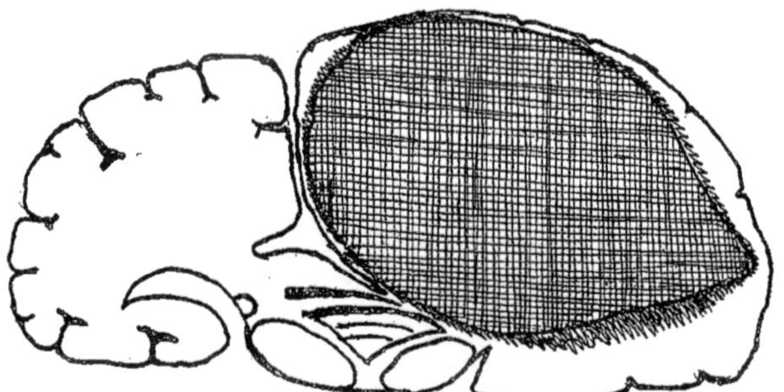

Fig. 79. — Coupe schématique de Flechsig. montrant la tumeur sectionnée horizontalement, au point où elle a atteint son maximum de développement (Galavielle et Villard).

1. Galavielle et Villard (*Arch. de neurol.*, 1895, p. 1). — De même Wiener, chez un enfant de sept ans, trouva de la parésie de la face et des membres droits, sans attaques épileptiformes, pour un gliome occupant toute la substance blanche de l'hémisphère, et ayant détruit le centre ovale, le corps strié, et la caspule interne.

accusés ; mais ils sont ordinairement précédés des *phénomènes du* SYNDROME, *et de* TROUBLES INTELLECTUELS.

D'après Bayerthal, la STUPEUR et l'*état démentiel*, précédant l'exagération de la pression intra-crânienne, parlent pour une *localisation profonde*, et contre une localisation corticale ou voisine de l'écorce; il en est de même des troubles de l'équilibre et des troubles pupillaires, s'ils sont précoces [1].

h) GROSSES TUMEURS SUPERFICIELLES.

Les grosses tumeurs, qui compriment une large étendue du lobe frontal, qui refoulent l'écorce sans la détruire, parfois

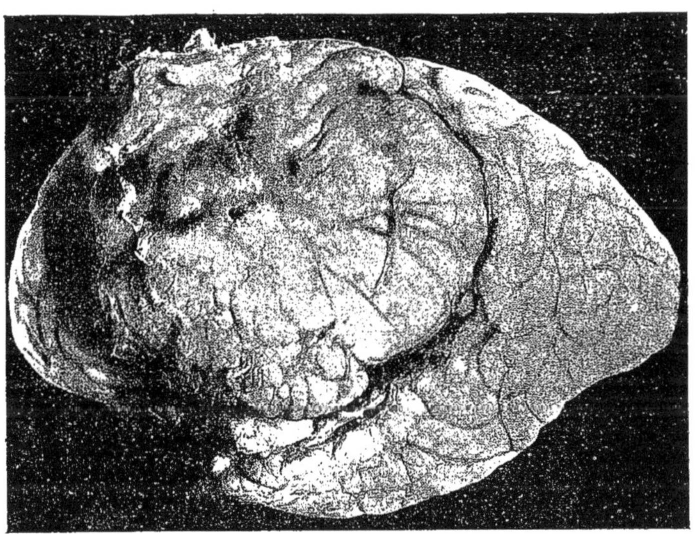

Fig. 80. — Énorme sarcome du volume d'une orange, comprimant le lobe frontal gauche (G. Ballet et A. Delille). Dimensions : 12 cm.. 10 cm., et 5 cm. à 6 cm. d'épaisseur. La tumeur recouvre la partie postérieure des trois circonvolutions frontales. Vers le bord supérieur de l'hémisphère. elle ne laisse qu'une bande étroite de 2 cm. représentée par F1 et la partie supérieure de Fa, Pa. En arrière, elle recouvre P3, et s'étend jusqu'au lobule du pli courbe; en bas, elle recouvre en partie T1. Tumeur non adhérente à la substance grise des hémisphères par ses bords. On peut les soulever, et constater qu'elle n'est fixée que par un pédicule.

demeurent en partie latentes, comme dans le cas de Dupré et Devaux; elles ne donnent lieu qu'à de la dépression et de l'obnubilation intellectuelles, à de l'amaurose; puis, vers la fin, surviennent quelques convulsions, quelques parésies tardives.

1. Bayerthal (*Arch. f. Psych.*, 1902, p. 323, et *Rev. Neurol.*, 1903, p. 212).

Mais, le plus souvent, *elles finissent par causer des troubles moteurs* : cas de Cestan et Lejonne (attaques d'épilepsie Bravais-

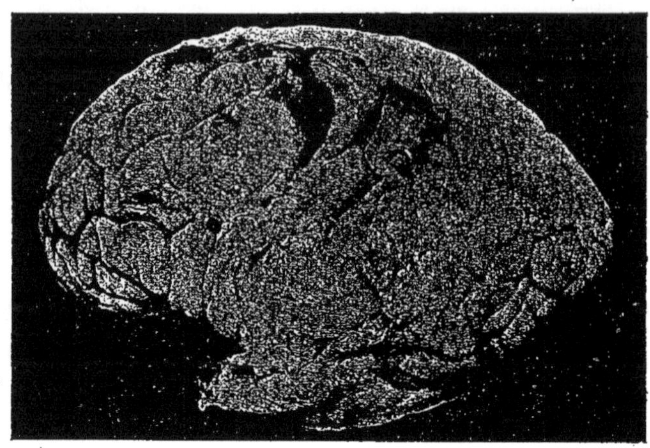

Fig. 81. — La tumeur a été enlevée. Toute la région rolandique est déprimée. L'opercule rolandique a subi un aplatissement considérable, et est réduit à une lame mince d'un demi-centimètre, et le lobe de l'indula est méconnaissable (Ballet et Delille).

jacksonnienne, hémiplégie sans aphasie; tumeur du volume d'une grosse orange; voir fig. 65); cas II de Ballet et Delille (tumeur énorme de 12 cm. de diamètre, épilepsie jacksonnienne, paralysie

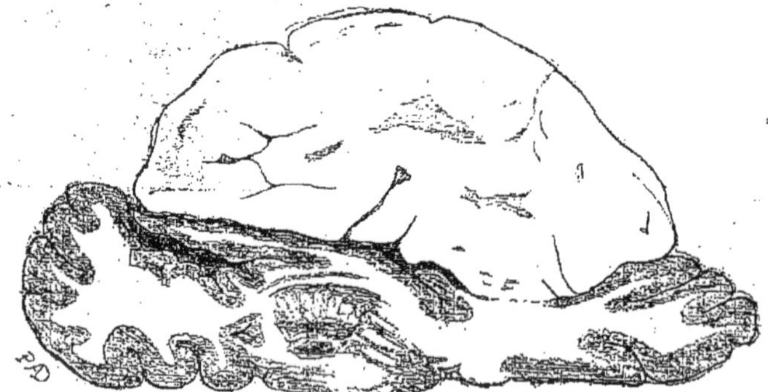

Fig. 82. — Sarcome du lobe frontal (G. Ballet et A. Delille). Coupe de l'hémisphère et de la tumeur, passant par son pédicule d'insertion. Aplatissement considérable de l'hémisphère.

faciale, puis hémiplégie incomplète, sans aphasie; voir fig. 80, 81, 82) ; cas d'Orazio d'Alloco, où survint à la fin une paralysie des quatre membres.

Ces paralysies s'expliquent aisément par la compression qu'exercent les tumeurs volumineuses sur les irradiations motrices de la capsule interne, ainsi qu'on peut très bien le constater sur la figure de Ballet, où l'hémisphère entier a subi un aplatissement considérable [1] (voir fig. 82).

i) VARIÉTÉS ET CARACTÈRES DES TROUBLES MOTEURS DANS LES TUMEURS DU LOBE FRONTAL.

La *déduction qui s'impose*, à la suite de cette étude sur la localisation des tumeurs dans les lobes frontaux, c'est que *les troubles moteurs* y sont *beaucoup plus fréquents qu'on ne le suppose communément*; qu'ils y apparaissent sous de nombreux aspects, tantôt sous la forme convulsive, tantôt sous la forme parétique, ou même paralytique.

Ces *troubles moteurs* sont les uns SPÉCIAUX *à la région frontale* (tronc, tête, cou, yeux, etc.); les autres sont le résultat d'une *action de voisinage* sur la *région motrice*, ou sur la *capsule interne*.

Les caractères les plus généraux qui peuvent aider à les différencier des troubles moteurs *propres à la zone rolandique* tiennent à ce que, dans nombre de cas, ils sont *tardifs, — variables, — intermittents, — moins accentués*, que dans les lésions de la région motrice.

Ils sont, dans nombre de cas, accompagnés ou précédés *de troubles psychiques importants*, sur lesquels nous devons maintenant insister quelque peu.

j) TROUBLES PSYCHIQUES.

Les *troubles* PSYCHIQUES des tumeurs frontales apparaissent sous trois aspects : tantôt ils ne sont que l'épanouissement et l'exaltation des phénomènes du *syndrome*; — tantôt ils s'établissent à l'état de *psychoses vraies*; — tantôt ils offrent des *particularités caractéristiques*.

1° *Torpeur cérébrale.*

Dans le premier cas il s'agit uniquement de la diminution lente et progressive de toutes les fonctions cérébrales : intelli-

---

1. Dupré et Devaux, Endothéliome du volume d'un œuf, du poids de 110 gr. (*Iconogr. de la Salp.*, 1901, p. 73); Custan et Lejonne (*Rev. de neurol.*, 1901, p. 846); Ballet et Delille (*Iconogr. Salp.*, 1902, p. 207); O. d'Alloco (*Rev. de neurol.*, 1902, p. 864). — Voir aussi Cuylits (*Bull. Soc. med. ment. Belgique*, fév. 1903).

gence, mouvement, sensibilité ; c'est la *torpeur cérébrale*, propre
à toutes les tumeurs, que nous avons décrite à propos du *syndrome* (voir fig. 83).

La *diminution de l'intelligence* se traduit, ordinairement, par la
perte progressive de la mémoire, de l'attention, par la lenteur des

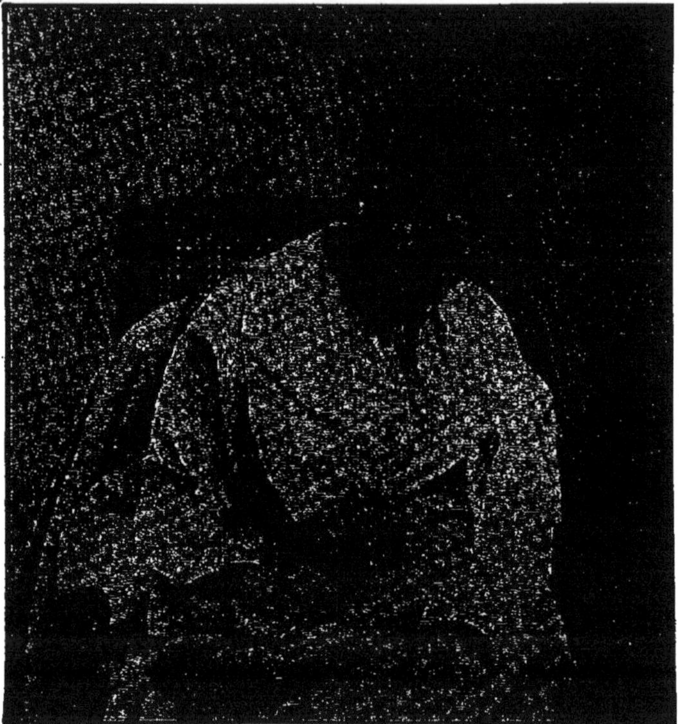

Fig. 83. — Torpeur cérébrale (Raymond).

conceptions, la lourdeur de la pensée, la lenteur de la parole,
l'apathie, l'indifférence, et un état d'obnubilation et de somnolence ; en même temps survient un affaiblissement des sensations, des impressions émotives, et une faiblesse croissante des
mouvements. L'observation de Dupré et Devaux est un bel
exemple des troubles psychiques, dans les néoplasies cérébrales,
en même temps que de leur marche rapide ; et quelques traits
particuliers paraissent propres aux tumeurs du lobe frontal ou
voisines : « Le malade, calme et inactif, passe ses journées dans
une attitude d'indifférence, de torpeur, d'hébétude, dont on ne

le tire que par l'appel de son nom, par l'invitation aux repas, par
des questions sur sa santé...; il répond avec lenteur, sur un ton
uniforme... Entièrement perdu dans la nuit de son cerveau visuel

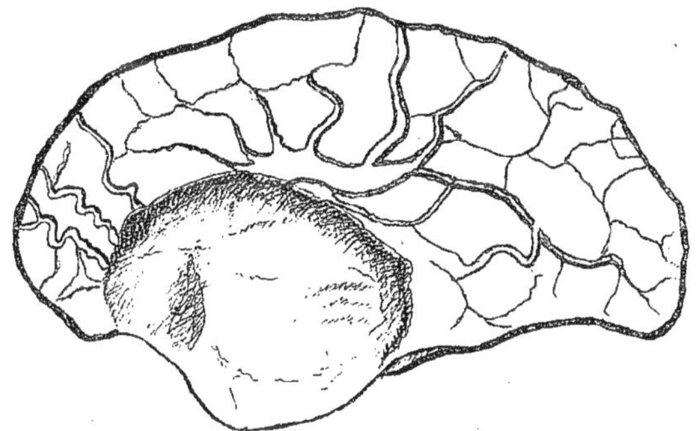

Fig. 84. — Endothéliome de 210 gr. comprimant, de bas en haut, le lobe frontal
(Dupré et Devaux), vu par sa face externe.

et psychique, il semble, lorsqu'on l'appelle, s'éveiller, prêter
l'oreille à une voix connue, et faire effort pour saisir le sens de
paroles lointaines... La mémoire semble aussi complètement disparue... toute activité spontanée de l'intelligence et de la volonté
fait défaut... seule persiste l'*activité* AUTOMATIQUE : il mange et dort

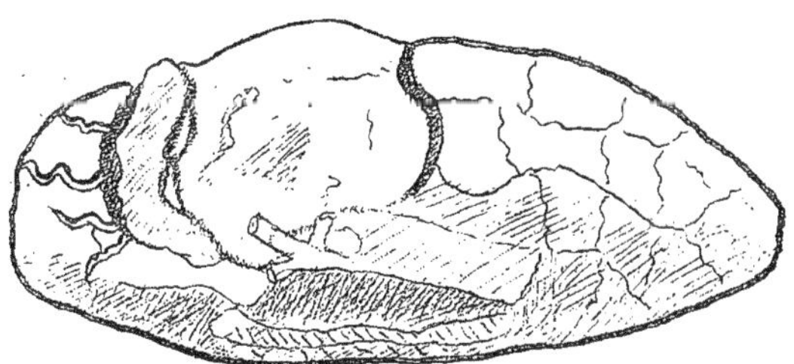

Fig. 85. — Endothéliome de Dupré et Devaux (face inférieure).

bien, passe son temps à fumer; et parfois, comme un véritable
somnambule, se promène dans les salles, dans les cours... Cette
torpeur, cette obnubilation intellectuelle se traduisaient objectivement par l'immobilité relative du sujet, avec persistance des
mouvements d'habitude, par l'inertie du masque facial, une attitude ou une expression mimique d'absolue indifférence, ou de
concentration méditative prolongée, sans processus d'idéation
correspondants. » — (Il s'agissait, d'une grosse tumeur de

210 grammes, comprimant de bas en haut tout le lobe frontal [1];
voir fig. 84 et 85.)

On peut trouver des exemples de cette variété de troubles
psychiques dans les observations de Galavielle et Villard (voir
fig. 76 à 79), d'Eskridge et Naught, de Williamson, de Ballet
(voir fig. 63, 64 et 80, 81, 82), de Lantzenberg (voir fig. 73,
74, 75), de Nicaise, de Rossolimo, de Tamburini et Obici, de
Porte, de Cestan et Lejonne (voir fig. 65), d'Orazio d'Alloco [2]. —
Le malade de l'observation II de Ballet « était triste, somnolent,
et avait peine à articuler les mots » ; — la patiente de Lantzenberg
(tumeur du centre ovale, s'étendant dans les deux lobes frontaux ;
fig. 73 à 75) « était constamment couchée sur le dos, dans un
état de torpeur ; il fallait trois sommations impératives pour en
obtenir un mouvement ; elle comprenait cependant, mais ses
réponses, comme ses mouvements, étaient lentes, difficiles à
obtenir ; elle les faisait du bout des lèvres, et d'une voix très
faible (voix chuchotante d'Oppenheim)..., elle avait une attitude
fatiguée, résignée, indifférente à tout. » — Le malade de Porte
était sujet à des accès intermittents de torpeur intellectuelle,
durant trois ou quatre jours, puis il recouvrait son état mental,
pour retomber ensuite (tumeur du volume d'une mandarine
dans le lobe frontal). De même, celui d'Eskridge et Naugt
avait de longues périodes de rémissions. — La malade de
Cestan et Lejonne eut une première phase de torpeur cérébrale,
et une seconde, où elle offrit des phénomènes psychiques particuliers.

Tamburini et Obici ont observé deux tumeurs, *à développement
opposé*. Dans la première, les troubles psychiques apparurent,
sept mois avant les autres symptômes (parésies, etc. ; tumeur *de la
substance blanche du* LOBE FRONTAL); dans la seconde *survinrent
d'abord* les caractères somatiques (paralysies motrices, etc.,
tumeur de la *région* ROLANDIQUE, ayant envahi, consécutivement,
le lobe frontal).

Ces deux derniers faits montrent bien *toute l'importance de*
L'ORDRE D'ÉVOLUTION *des symptômes, pour le diagnostic du siège*
FRONTAL *ou* ROLANDIQUE, *des tumeurs encéphaliques.*

1. Dupré et Devaux (*Iconogr. de la Salp.*, 1901, p. 173).
2. Galavielle et Villard (*Arch. de neurol.*, 1895, II, p. 1); Eskridge et Naught
(*Arch. de neurol.*, 1896, p. 69); Williamson (*Arch. de neurol.*, 1897, II, p. 146);
Ballet (*Iconogr. de la Salp.*, 1902, p. 201); Lantzenberg (*Soc. anat.*, 1899,
p. 291); Nicaise (*Soc. anat.*, 1897, p. 423); Rossolimo (*Rev. neurol.*, 1897, p. 423);
Tamburini et Obici (*Revue neurol.*, 1897, p. 607); Porte (*Rev. de neurol.*, 1898,
p. 677); Cestan et Lejonne (*Rev. neurol.*, 1901, p. 846); Orazio d'Alloco (*Rev.
neurol.*, 1902, p. 459); Devic et Courmont (*Rev. de méd.*, 1897, p. 269).

Il s'en faut cependant que, dans tous les cas, l'observation de troubles psychiques (torpeur intellectuelle) AUTORISE le *diagnostic* DU SIÈGE FRONTAL des tumeurs ; tout néoplasme encéphalique est susceptible de les provoquer, *après un temps plus ou moins long,* soit parce que les phénomènes d'hypertension ou de compression s'exercent en même temps sur les lobes frontaux, soit par action à distance [1]. « Avant de se prononcer, il importe de tenir compte des symptômes accessoires, et aussi de ceux qui font défaut [2]. »

Les tumeurs des autres régions de l'encéphale, qui donnent lieu plus communément à des troubles psychiques, occupent les *territoires d'associations postérieurs* de Flechsig. Mais, d'après Gianelli : « pour les tumeurs qui siègent sur d'autres lobes (que les lobes frontaux) et en d'autres régions de l'encéphale, les troubles psychiques se manifestent à *un temps plus ou moins éloigné du début de la maladie*; en particulier, la perte des images mnémoniques verbales, ou bien auditives et visuelles, produit un état spécial de démence, plus grave dans les premiers cas que dans le second, et indique respectivement, comme siège du néoplasme, le lobe temporal gauche et la zone pariéto-occipitale gauche ».

Quoi qu'il en soit, la plupart des neurologistes sont d'accord pour admettre que, dans les NÉOPLASMES FRONTAUX, l'*apparition des troubles psychiques est précoce, hâtive, et leur évolution rapide et intensive.* — « Plus les phénomènes psychiques (torpeur et arrêt intellectuel) se manifestent au premier plan des accidents morbides, plus on doit tendre à admettre comme siège de la tumeur le *lobe frontal*, et plus particulièrement la *zone préfrontale* » (Gianelli) [3].

---

1. Il existe encore d'autres facteurs, que nous avons signalés : l'œdème, les ramollissements collatéraux et la toxi-infection.

2. D'après Burr. « Il y a d'*importantes relations entre la région frontale* et les *fonctions psychiques*; mais cela ne veut pas dire qu'elle soit le *centre psychique* ». (Philadelphia, *Med. Journ.*, janv. 1903, et *Rev. Neurol.*, 1903, p. 764.)

3. Les autres faits pathologiques sont en concordance. Zacher rapporte un cas de *ramollissement* ayant détruit complètement les *deux moitiés antérieures des lobes frontaux*; les troubles moteurs, sensitifs, et de la parole furent transitoires; *il n'y eut pas de symptômes de déficit somatiques*; mais on constata des phénomènes psychiques persistants. Ce furent : 1° un trouble de l'attention entraînant l'amnésie; 2' l'oubli de soi-même; 3° l'inémotivité; 4° l'esprit de saillie; 5° l'insouciance (*Arch. de neurol.*, 1902, II, p. 60). — Lavista, d'Arundo, Ventra, ont rapporté, dans ces derniers temps, des faits de traumatismes étendus des lobes frontaux, qui s'accompagnaient de troubles psychiques et de psychoses des plus démonstratifs. Lavista (*Arch. neurol.*, 1897, II, p. 519); Arundo (*Arch. de neurol.*, 1894); Ventra (*Rev. de neurol.*, 1900, p. 413). Dans le cas de Ventra, les lobes frontaux, traversés par un coup de fusil, étaient flasques et comme vidés : le malade eut l'intelligence amoindrie, des changements de caractère des plus curieux au point de vue qui nous occupe. — Les faits d'*agénésie* des lobes frontaux, sans troubles de

2° *Psychoses vraies.*

Dans les tumeurs du lobe frontal, la plus fréquente des psychoses est la DÉMENCE. — Nous en avons parlé dans la symptomatologie générale, et nous n'insisterons pas. Mentionnons seulement que Raymond, un des premiers, en 1892, a appelé l'attention sur cette manifestation des néoplasmes cérébraux : d'après lui et son élève Grandguillot, elle apparaît surtout lorsque les tumeurs occupent les régions sous-corticales, les centres blancs, *et détruisent les fibres tangentielles, les fibres commissurales longues et courtes, et, supprimant la coordination des divers centres corticaux, pour les opérations psychiques, amènent ainsi la déchéance progressive de toutes les facultés* (voir fig. 86).

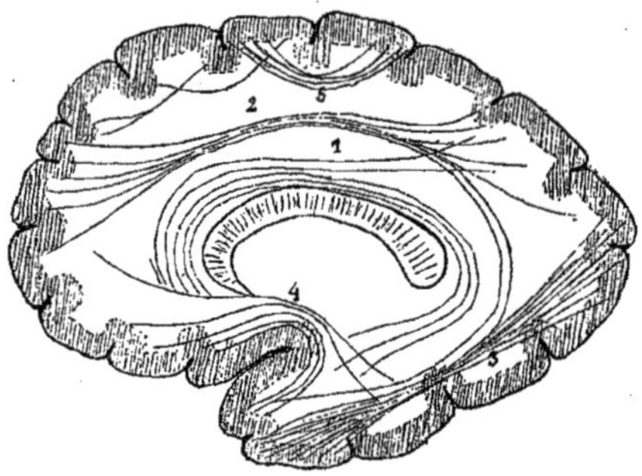

Fig. 86. — Schéma des fibres commissurales intrahémisphériques (Nimier, d'après Déjerine). — 1, faisceau longitudinal de la circonvolution limbique (cingulum); — 2, faisceau longitudinal supérieur (fasciculus arcuatus); — 3, faisceau longitudinal inférieur; — 4, faisceau unciforme; — 5, fibres arquées ou arciformes.

Souvent, celle-ci s'accuse, et progresse avec l'évolution des néoplasmes, plus accentuée lorsqu'ils sont volumineux, ou lorsqu'ils déterminent des ramollissements périphériques.

Thoma d'Illenau attribue une grande importance aux *antécédents mentaux* des malades, et dit qu'on peut observer des *psychoses*, quel que soit le siège des tumeurs : il cite trois cas de tumeurs des lobes temporal, occipital, et du cervelet, ayant déterminé respectivement : de l'affaiblissement intellectuel, de la mélancolie avec éléments paranoïaques, de la paranoïa. Or, tous ces malades étaient des *héréditaires*, des *anormaux* [1].

Malgré cette influence indéniable, dans quelques cas, de l'hérédité, il faut bien reconnaître que dans les néoplasies frontales, la démence, la mélancolie, la paranoïa, la confusion mentale *ont*

l'intelligence (tel celui si remarquable de Dide), prouvent simplement que les régions psychiques s'étendent en dehors des lobes frontaux (*Rev. de neurol.*, 1901, p. 459). — Voir aussi Mac Donald (*Arch. de neurol.*, 1903, II, p. 63).

1. Thoma d'Illenau (*Arch. de neurol.*, 1897, p. 403). — Voir aussi : Levavassort (Th., Paris, 1903); Omnièzinski (Th., Paris, 1903); E. Muller (*Zeit. f. Nervenh.*, 1903, p. 378).

une FRÉQUENCE *toute spéciale*, et souvent précèdent l'apparition des phénomènes du syndrome, ou de la localisation [1].

Dans d'autres circonstances, les psychoses des tumeurs revêtent, à s'y méprendre, les allures de la PARALYSIE GÉNÉRALE, comme dans le cas de Percy Smith, où le malade eut de la dilatation des pupilles, des troubles de l'écriture, de la parole, du tremblement des mains, des convulsions épileptiformes, et une démence progressive, avec la perte générale du pouvoir moteur. Des cas comparables sont relatés par Rezek, et plus récemment par E. Cornu [2].

3° *Troubles psychiques particuliers.*

Dans ces derniers temps, plusieurs auteurs allemands et français ont décrit un certain nombre de troubles psychiques, *ayant une allure particulière*, et qui se rencontreraient principalement dans les *tumeurs des lobes frontaux*.

Déjà en 1894, Brissaud signalait dans son article du *Traité de médecine* que les malades porteurs de tumeurs cérébrales, en même temps que leur intelligence s'affaiblissait de plus en plus, présentaient un *caractère enfantin*, « un simple retour à l'enfance, moins la vivacité des impressions et la curiosité de l'enfant ». — Ce PUÉRILISME PSYCHIQUE était très marqué chez le malade de Dupré et Devaux : il se manifestait dans les réponses, dans l'intonation, dans la mimique, et peut-être dans l'objet des préoccupations, et la nature des désirs. Le langage était impersonnel, rempli de locutions et de formules enfantines, l'expression du visage niaise et pleine de gaucherie : on aurait pu dire, selon une expression familière, que le malade *bétifiait*.

---

1. Voir à cet égard les observations suivantes : Burr, Démence (*Arch. de neurol.*, 1892, p. 406); Raymond, *id.* (*Arch. de neurol.*, 1893, II, p. 272); Irwing Neff, *id.* (*Arch. de neurol.*, 1895, I, p. 300); Lurhmann, *id.* (*Arch. de neurol.*, 1896, II, p. 314); Thoma, *id.* (*Arch. de neurol.*, 1897, p. 403); Erskine, *id.* (*Arch. de neurol.*, 1902, p. 141); Wood, *id.* (*Rev. de neurol.*, 1895, p. 344); Lépine, *id.* (*Rev. de neurol.*, 1896, p. 13); Vaegelin, Délire systématique religieux (*Rev. de neurol.*, 1898, p. 406); Cestan et Lejonne (*Rev. de neurol.*, 1901, p. 846); Orazio d'Allocq (*Rev. de neurol.*, 1902, p. 453); Bruns (*Rev. de neurol.*, 1899, p. 139); Launois (*Rev. de neurol.*, 1899, p. 763); Patel et Mayet (*Arch. de méd.*, 1900, II, p. 216); Guldenarm, Rotgans et Winkler, Gohl et Jacobi (*Chir. nerv.*, de Chipault, 1902, p. 677-683). — D'après F.-S. Bolton, le degré d'*atrophie cérébrale* chez les aliénés, est en rapport avec leur démence (*Brain*, 1903, et *Rev. neurol.*, 1904, p. 537).

2. Percy Smith (*Arch. de neurol.*, 1890, p. 248); Rezek (*Rev. de neurol.*, 1899, p. 136); E. Cornu (*Iconogr. Salp.*, 1904, p. 107).

Leonora Welt a signalé des alternatives de *dépression avec tristesse, hypocondrie, lypémanie, mélancolie, suivies de périodes d'excitation* et de *violence*, de *délire*, d'*hallucinations*, de *délire furieux*. — Le malade de Patel et Mayet avait de violents *accès de colère*, sans motifs, brisait ses assiettes, bouleversait son lit[1].

D'autres ont du *délire de persécution*, et des *tendances au suicide*, qui s'accroissent avec les progrès du néoplasme (Devic et Gauthier[2]).

Jastrowitz, Oppenheim, Bruns, ont indiqué, comme un symptôme assez caractéristique, et plusieurs fois rencontré par eux, la *jovialité*, le *caractère jovial* (höniger), et la *manie de plaisanter*. Jastrowitz désigne sous le nom de « *Witzelsucht* », l'état d'esprit de ces malades; ce qui veut dire qu'ils ont de la tendance à faire le bel esprit, mais leurs saillies ne sont pas, en général, d'un caractère très élevé : ce sont de simples jeux de mots. Un malade de Bruns, au moment où on le portait sur la table d'opération, lui disait : « Ah, mais non! si vous croyez trouver dans ma tête un grand philosophe, vous faites erreur? » — Jastrowitz appelle encore *moria*, ces alternatives de torpeur et de gaieté, présentées par ces malades[3].

Le *fait le plus remarquable peut-être*, ce sont les PHASES DIVERSES dans lesquelles se succèdent les *troubles psychiques* : elles montrent les liens qui les unissent à l'*évolution des néoplasmes*.

La malade de Cestan et Lejonne (fig. 65), qui n'avait aucun antécédent héréditaire ou personnel, eut, un certain temps, des phénomènes de compression, de la torpeur, pendant lesquels elle se plaignait constamment; et plus tard, lorsque ceux-ci eurent cessé, elle se trouva dans un état d'*euphorie* remarquable, ne proférait plus de plaintes sur sa maladie, ayant toujours l'air heureuse et souriante, contraste frappant avec sa profonde déchéance intellectuelle[4]!

Brault et Lœper[5] ont décrit, sous le nom de tumeurs à *forme* PSYCHO-PARALYTIQUE, des néoplasmes du cerveau, qui se manifestent, à la fois, *par des troubles* PSYCHIQUES *et des* PARALYSIES,

1. Patel et Mayet (*Arch. de méd.*, 1900, p. 226).
2. Devic et Gauthier (*Arch. de méd.*, 1900, p. 745).
3. D'après Raymond, cette *moria* consiste dans l'association de la débilité mentale jointe à un état d'excitation gaie.
4. Cestan et Lejonne, Troubles psychiques dans un cas de tumeur cérébrale (*Rev. de neurol.*, 1901, p. 866).
5. Brault et Lœper, Trois cas de tumeurs cérébrales à forme psycho-paralytique (*Arch. gén. de méd.*, 1900, I, p. 257).

et qui, en général, simulent assez bien, par leur développement
lent et progressif, des *ramollissements* cérébraux ou un état de
DÉMENCE PARALYTIQUE. — Ordinairement, il n'existe pas de phé-

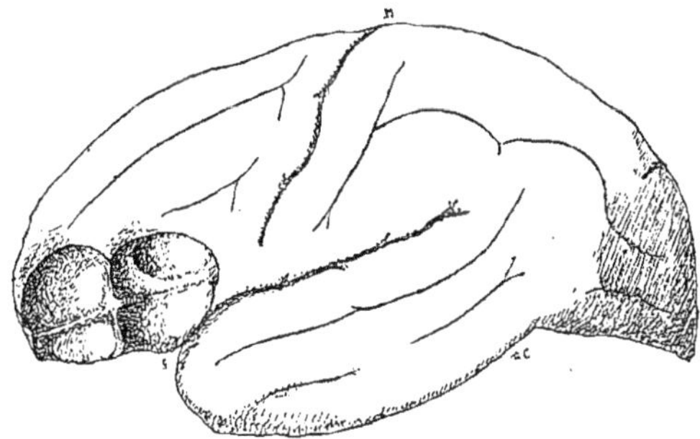

Fig. 87. — Sarcome de l'hémisphère gauche (Brault et Lœper). — Il occupe F3, la partie
antérieure de F2, et empiète sur la face orbitaire, jusqu'au gyrus rectus. Troubles psycho-
paralytiques : hémiplégie droite progressive, aphasie, et obtusion intellectuelle. Le lobe
frontal est détruit jusqu'à l'extrémité antérieure de la capsule interne, mais les noyaux
gris ne sont pas entamés.

nomènes convulsifs, et les *signes du syndrome* sont absents, ou peu
accusés. — Les *paralysies* s'établissent *lentement, sourdement, par
degrés*, et *semblent suivre, dans leur évolution, les progrès du néoplasme* : elles consistent en des parésies, monoplégies, hémiplégies,

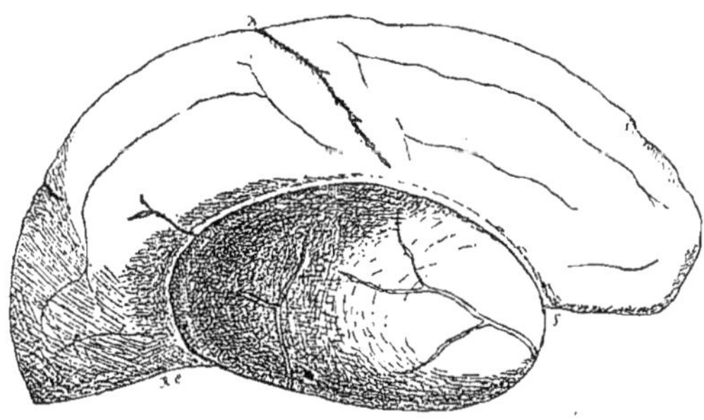

Fig. 88. — Kyste hydatique de l'hémisphère droit (Brault et Lœper). — Troubles psycho-paralytiques : phénomènes parétiques, puis contracture du bras gauche en demi-flexion et
pronation ; obnubilation intellectuelle et surdité verbale ; hémianesthésie gauche complète.
Lésions : destruction de la partie postérieure de la capsule interne au niveau du carrefour
sensitif, du pôle postérieur du noyau extra-ventriculaire, d'une partie de T1, et du faisceau
temporo-occipital.

et aphasies motrices : il existe quelquefois des hémianesthésies.
— Les *troubles psychiques* sont variables, précèdent ou accompagnent les phénomènes moteurs : ils n'ont aucun caractère
spécial, et consistent, le plus souvent, en des amnésies, de la
dépression intellectuelle, de la stupeur, de l'hébétude, de la confusion mentale, etc. — Les malades peuvent être également des

délirants, des hallucinés, avoir des accès de tristesse et de gaieté

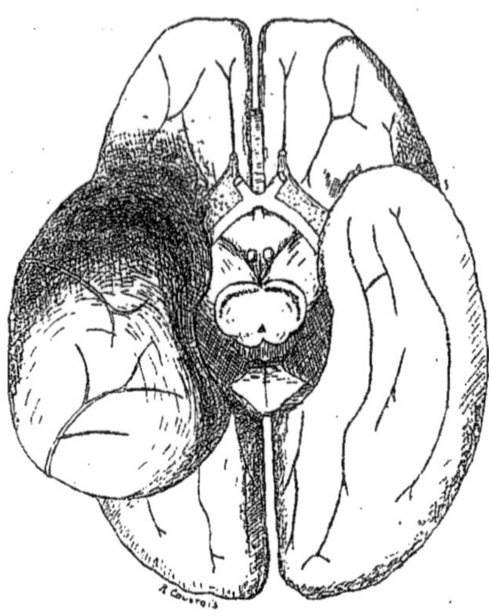

Fig. 89. — Même tumeur. Face inférieure de l'hémisphère (Brault et Lœper).

insolites, des crises de larmes, etc.; ils présentent en un mot le tableau symptomatique de certains *ramollis.*

Ces *troubles psycho-paralytiques* sont analogues à ceux que nous avons signalés déjà, dans les tumeurs des lobes frontaux,

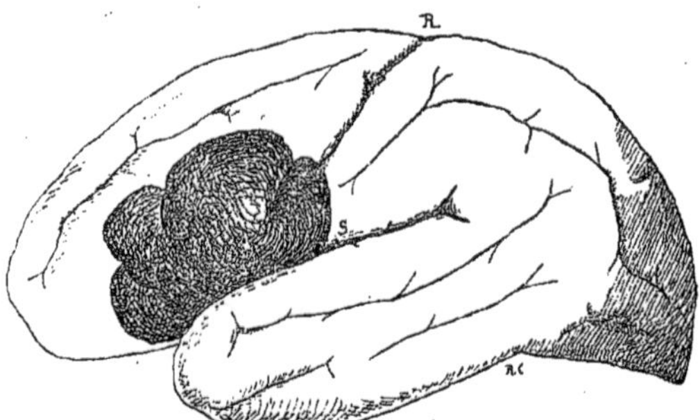

Fig. 90. — Glio-sarcome de l'hémisphère gauche (Brault et Lœper). — Troubles psycho-paralytiques : hémiplégie droite et aphasie; puis, contracture du membre supérieur droit,
amnésie, crises de larmes, confusion mentale. — Tumeur du volume du poing, ayant
détruit le pied de F_3, de Fa, et de F_2. Atrophie de la substance grise sous-jacente;
capsule interne et noyau lenticulaire fortement comprimés.

où les troubles psychiques s'associent aux phénomènes moteurs, ou restent distincts des précédents, ou les suivent (voir fig. 87, 88, 89, 90).

Il est cependant deux considérations importantes, qui s'im-

posent, après la lecture du travail de Brault et Lœper : 1° dans
les cas indiqués, les lésions étaient pénétrantes, et produisaient
les paralysies, lorsqu'elles atteignaient, dans la profondeur, les
irradiations motrices ou sensibles de la capsule interne; 2° le
siège de la plupart de ces néoplasmes était la *région frontale* ou
dans son voisinage. Il en était ainsi dans deux observations de
Brault et Lœper, dans celle de Vermorel et Marie, de Devic et
Courmont, de Taylor, etc. (cités par Brault et Lœper), de Devic
et Gauthier, et de Lannois et Porot, etc. [1].

D'où cette conclusion, importante pour le diagnostic : *que les
néoplasmes, qui présentent l'association psycho-paralytique, siègent
le plus souvent dans le lobe frontal, aux confins de la zone motrice.*
— *Ce sont des* TUMEURS-FRONTIÈRES [2].

j) ACCÈS DE SOMMEIL PROLONGÉ. AUTOMATISME AMBULATOIRE;
PHÉNOMÈNES PROCURSIFS.

Ces manifestations, dont nous avons déjà parlé suffisamment
à propos de la *symptomatologie générale* (voir p. 83), se sont montrées très fréquentes, dans les *néoplasmes frontaux* : mais il ne
semble pas que cette localisation ait une valeur constante [3].

k) ATAXIE FRONTALE.

Bruns insiste avec prédilection sur ce symptôme, qu'il considère comme important. Dans un cas, il lui permit de faire le
diagnostic du siège de la tumeur; le malade fut opéré, et guérit.

---

1. Devic et Gauthier (*Arch. de méd.*, 1900, II, p. 765). Les exceptions sont :
un kyste hydatique de la région temporo-sphénoïdale, comprimant la partie
postérieure du lobe frontal (Brault et Lœper), un sarcome de la région
pariétale sous-corticale du volume d'une mandarine, s'étendant jusque sous
la frontale ascendante (Touche, *Soc. anat.*, 1899, p. 816). — Lannois et Porot
(*Lyon méd.*, oct. 1902).

2. D'après une observation récente de E. Cornu (*Iconogr. Salp.*, 1904, p. 107).
On peut observer les mêmes troubles *psycho-paralytiques*, en cas de *tumeur
centrale* du lobe frontal, intéressant les irradiations capsulaires. L'affection,
chez une femme de 36 ans, avait évolué en 15 mois; elle présentait : 1° des
troubles moteurs : parésie et maladresse des membres; 2° des *troubles psychiques* : affaiblissement intellectuel progressif; 3° des *troubles de la parole*;
et elle finit par tomber dans un état démentiel. A l'autopsie, tumeur du
volume d'une noix, de consistance osseuse, logée dans le lobe frontal sur la
pointe du noyau caudé, atrophie cérébelleuse et bulbo-médullaire. En raison
de la parésie des membres, du tremblement marqué de la langue et des
lèvres, des hésitations de la parole, on avait cru d'abord à une paralysie
générale, compliquée d'hémispasme facial rebelle, sans crises apoplectiformes
et épileptiformes.

3. Cas récent de T.-P. Cawen. Sommeil de huit mois pour volumineuse
tumeur des lobes frontaux. (*Journ. of. ment. sc.*, avril 1902, et *Arch. de
neurol.*, 1903, p. 442.)

Dans un autre cas, au contraire, il induisit Hitzig en erreur : en raison des troubles ataxiques, celui-ci crut à une tumeur du cervelet, trépana sur l'occiput; en réalité, il s'agissait d'une tumeur du lobe frontal [1]. — Il existe d'autres faits semblables.

L'ataxie frontale consiste, essentiellement, en un trouble de l'équilibre, dans la marche et la station debout.

Le malade ne décrit pas aussi nettement des zigzags, ne titube pas de la même manière que dans les lésions cérébelleuses; mais, lorsqu'on le met debout, il oscille à droite et à gauche, et il tombe, si on ne le retient. Il paraît affecté d'*astasie-abasie*, comme dans le cas de Cœnas (ostéome de la faux de la dure-mère, comprimant le lobule paracentral) et celui de Raymond, Alquier et Courtellemont (kyste dermoïde du lobe frontal).

Dans d'autres cas, il se sent attiré en arrière, comme le malade de Marcel Labbé [2] (fig. 66, 67).

Noeli et Wernicke attribuent cette ataxie à une *faiblesse des muscles* du tronc.

C'est aussi l'opinion de Bruns, *qui n'admet guère une ataxie vraie, mais une parésie des muscles du tronc, et quelquefois de la tête et du cou, qui trouble la démarche, et empêche de garder l'équilibre.* Il rappelle que Munk a placé dans les lobes frontaux, les centres des muscles du tronc; et qu'il attribue le grand développement de ces lobes, à leur rôle dans la station debout. Horsley et Schöffer ont aussi placé le centre des muscles du tronc, chez le singe, sur la première circonvolution frontale (circonvolution marginale) : on conçoit que, si une tumeur occupe cette région, elle agisse sur les deux côtés à la fois, et trouble l'équilibre à droite et à gauche.

D'ailleurs, nous savons, d'après Oppenheim et Bruns, que les tumeurs de cette région, déterminent de l'emprosthotonos et de l'opisthotonos. Dans un cas de tubercule géant du lobe frontal, Bruns vit survenir une torsion de la colonne vertébrale, durable et tonique, à convexité gauche.

Il n'est pas toujours facile de distinguer l'*ataxie frontale* de l'*ataxie cérébelleuse*; Bruns insiste minutieusement sur les signes différentiels : mais il nous semble que, le plus souvent, le diagnostic sera basé sur les troubles concomitants. — Quoi qu'il en

---

1. Hitzig (*Thérapeut. Wochens.*, 1896, et *Rev. neurol.*, 1896, p. 521).

2. Cœnas (*Loire méd.*, 1895, et *Rev. neurol.*, 1895, p. 299). — Marcel Labbé (*Soc. anat.*, 1896, p. 702). Voir les observations de Lépine, Burr, Eiselberg, Patel et Mayet, Ballet (*loc. cit.*). — Raymond; sa malade avait des *chutes* par faiblesse des jambes; plus tard, *démarche spasmodique* (*Rev. neurol.*, 1904, p. 635). — A rapprocher le syndrome IMMOBILITÉ, indiqué dans un cas, chez l'homme, par Dor, et observé par les vétérinaires. (*Soc. de med. de Lyon*, 1902, et Th. Bergès, Lyon, 1904.)

soit, il semble que l'*ataxie frontale* doive être considérée comme
un signe de localisation.

CONCLUSIONS.

Si nous jetons un coup d'œil d'ensemble sur la symptomatologie des tumeurs du lobe frontal, nous voyons qu'elle offre
une COMPLEXITÉ *de manifestations plus grande qu'on ne le pense*
communément.

On observe, fréquemment, des crises convulsives d'ÉPILEPSIE
PARTIELLE ou d'ÉPILEPSIE GÉNÉRALISÉE, — des parésies, *des* PARA-
LYSIES *de diverses natures,* suivies de contractures; elles sont le
résultat d'une *action du voisinage,* sur les centres moteurs, ou
sur les *irradiations de la capsule interne.*

Dans quelques cas particuliers, *les troubles* MOTEURS *sont* SPÉ-
CIAUX *au lobe frontal* (paralysies des mouvements du tronc, de la
tête et du cou, de la tête et des yeux, de la pupille).

On constate aussi assez souvent des *troubles du* LANGAGE (paraphasies, paragraphies, anarthrie, aphasie motrice), — des *troubles*
INTELLECTUELS *variés* : torpeur, psychoses, ataxie frontale.

Il est très important de tenir compte de l'ORDRE D'ÉVOLUTION
de ces symptômes :
1° Si les troubles *psychiques* ont débuté, précédé les troubles
moteurs, la tumeur a un siège frontal;
2° Elle peut occuper la région motrice, s'ils sont *consécutifs* et
dus à l'action de voisinage, sur la région frontale, de la *tumeur*
rolandique.
3° Enfin, s'ils sont contemporains, accusés dans les deux sens, si
on est en présence des *troubles* PSYCHO-PARALYTIQUES décrits
par Brault et Lœper, la *tumeur est à cheval sur les deux régions,* ou
dans la zone tout à fait limitrophe (*tumeur-frontière*), ou encore a
envahi profondément la substance blanche, jusqu'à atteindre les
expansions motrices capsulaires.

CHAPITRE IV

TUMEURS DE LA RÉGION ROLANDIQUE
OU SENSITIVO-MOTRICE

Caractères généraux : troubles du syndrome; spasmes et convulsions, leurs
caractères typiques; paralysies et contractures secondaires, et primitives;
causes d'erreur; tumeurs-frontières, etc. — Petites tumeurs superficielles
des méninges, hyperexcitabilité convulsive et sensitivo-sensorielle. —
Tumeurs de la région rolandique supérieure, et du lobule paracentral
(membre inférieur). — Tumeurs de la région moyenne, son étendue
(membre supérieur). — Tumeurs de la région rolandique inférieure (face,
langue, mâchoires, etc.), et de F³; formes symptomatiques de l'aphasie
d'origine néoplasique. — Troubles de la sensibilité dans la région des
membres supérieur et inférieur, de la face, et dans les tumeurs des lobules
pariétaux; tableaux statistiques. — Tumeurs occupant plusieurs départements de la zone motrice, grosses tumeurs. — Conclusions.

Les *manifestations* des tumeurs de la RÉGION ROLANDIQUE (fig. 91)
ont un intérêt particulier; car, au point de vue du *diagnostic
topographique,* elles offrent, ordinairement, un caractère de précision satisfaisant; et, d'autre part, elles sont *assez facilement accessibles.* De fait, jusqu'à présent, la grande majorité des interventions a eu lieu dans cette région. Dans nos tableaux statistiques,
sur 344 *opérations curatives,* 214 ont eu pour champ d'action la
région motrice, soit 63,52 p. 100 (voir plus loin).

A. — Caractères généraux.

L'évolution des tumeurs rolandiques, lorsqu'elle s'accomplit
librement, parcourt, dans la plupart des cas, *plusieurs* PHASES
distinctes, quoique non toujours séparées par des périodes régulières.

Ce sont les phases des *spasmes* et *convulsions* — des *paralysies*
et des *contractures,* — de l'*atrophie musculaire;* — souvent, interviennent des *troubles de la sensibilité.* — Enfin, se surajoutent, en
cours d'évolution, et surtout dans les périodes terminales, les
phénomènes du *syndrome.*

SYNDROME.

C'est un fait remarquable, qui ressort de la lecture des observations, que pendant un laps de temps souvent fort long, et remontant parfois à plusieurs mois, à plusieurs années, les *troubles*

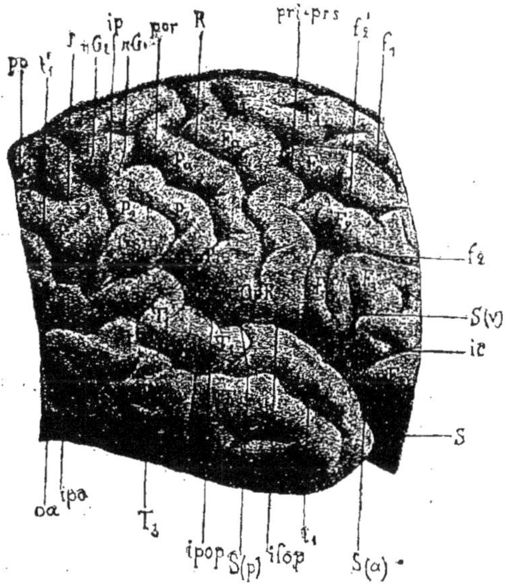

Fig. 91. — Région des scissures de Sylvius et de Rolando. Circonvolutions frontale et pariétale ascendantes, etc. (Déjerine). — C, cap de F_3; — F_1, F_2, F_3, première, deuxième et troisième circonvolutions frontales; — f_1, f_2, premier et deuxième sillons frontaux; — f'_2, sillon de la deuxième circ. frontale; — Fa, circ. frontale ascendante; — Gsm, circ. marginale supérieure; — ic, incisure du cap; — ifop, incisure frontale de l'opercule; — ip, sillon inter-pariétal; — ipo, incisure pré-occipitale; — ipop, incisure pariétale de l'opercule; — j, incisure de Jensen; — Oa, sillon occipital antérieur; — OF_3, partie orbitaire de la 3e circ. frontale; — OpP_2, opercule pariétal; — OpR, opercule rolandique; — p_1, p_2, 1re et 2e circ. pariétales; — Pa, circ. pariétale ascendante; — pF_3, pied d'insertion de F_3; — po, scissure pariéto-occipitale; — por, sillon post-rolandique; — pri-prs, sillons prérolandiques inférieur et supérieur; — πG_1, premier pli vertical de Gromier; — πG_2, deuxième pli vertical de Gromier; — R, scissure de Rolando; — S, Scissure de Sylvius; — S(a), sa branche antérieure; — S(p), sa branche post.; — S(v), sa branche verticale; — T_1, T_2, T_3, circ. temporales; — t, sillon parallèle; — t_1, sa branche verticale.

généraux n'existent pas, ou se réduisent à des crises de céphalée, ou à des convulsions.

C'est là une condition favorable, dont il faut savoir profiter dans l'intérêt du malade; le médecin doit hâter son diagnostic; et, s'il est possible, ne pas attendre qu'il soit confirmé par l'apparition de l'œdème papillaire, des vomissements, des vertiges, et de tout le *cortège symptomatique du syndrome*; les caractères des crises convulsives, si elles sont nettement localisées, selon ce que nous avons indiqué ailleurs, doivent suffire. A cette première période, les interventions sont ordinairement suivies de succès [1].

Les malades, porteurs de tumeurs rolandiques, gardent long-temps la *lucidité intellectuelle* ; l'affaiblissement psychique, qui dès le début accompagne les crises, n'est pas durable. — La *torpeur cérébrale*, le plus souvent, survient peu à peu, à la suite d'attaques épileptiques répétées, et seulement dans les périodes termi-nales, lorsque la tumeur a acquis un volume déjà considérable.

Il faut faire exception, cependant, pour les tumeurs diffuses, profondes, à évolution rapide, et lorsqu'il y a œdème, toxi-infec-tion, comme dans certains tuberculomes et syphilomes infectants. — Nous savons que, dans les tumeurs des *lobes frontaux*, au contraire, la torpeur cérébrale est *précoce*, et *s'accuse rapidement*.

SPASMES ET CONVULSIONS.

Lorsqu'il s'agit de *néoplasmes rolandiens*, les premières con-vulsions (ou spasmes) sont précédées souvent d'une *aura sensitive et motrice* (zone *sensitivo-motrice* du cerveau). — Elle consiste en fourmillements, frémissements, irradiations douloureuses, parfois vives comme des éclairs, ou en une *paresthésie*.

Rarement l'aura est *intellectuelle*, comme dans un cas de Korteweg, où, avant l'attaque convulsive, le malade était, pen-dant quelques instants, envahi par des réminiscences vives de voyages, de personnages connus, etc. [2] (voir fig. 92, 93). — Dans un autre cas, l'aura consistait en des crises d'*aphasie subite et transitoire*.

Dans la plupart des cas, l'*aura est purement motrice*, et con-siste dans un spasme, une contraction tonique ou clonique d'un petit nombre de muscles : au membre supérieur, c'est un mou-vement d'opposition du pouce, de flexion ou d'extension des doigts ; de même, pour les orteils, au pied ; à la face, il s'agit d'un tiraillement de la commissure, de blépharospasmes, de secousses dans la langue. On a vu parfois la crise être précédée de secousses du sterno-mastoïdien, de spasmes du peaucier. C'est le *signal-*

---

1. Il existe quelques cas rares, où une tumeur assez volumineuse, a pu évo-luer sans syndrome (cas de Pel et Korteweg).

2. Korteweg, Van Eyk et Winkler (*in* Chipault, *Chir. nerveuse*, 1, 1902, p. 698).

symptôme des auteurs anglais, le son de la *cloche d'alarme* de Brissaud.

Les choses peuvent en rester là, *au début des néoplasmes*[1]. — Le plus souvent, les secousses se généralisent aux divers segments du membre primitivement atteint. Mais, ce qui crée l'*importance*

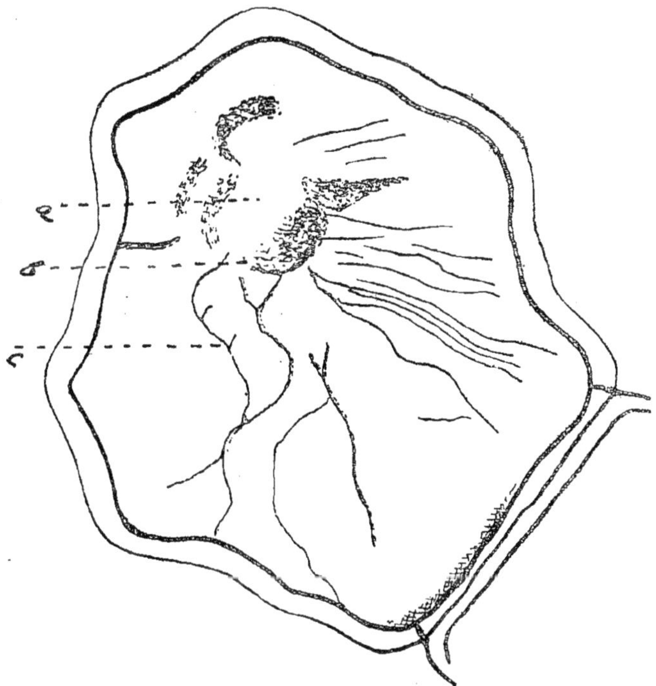

Fig. 92. — Cicatrice vasculaire duro-piale. Aspect de la dure-mère (Korteweg, van Eyk et Winkler, in *Chirurgie nerveuse* de Chipault); attaques épileptiformes fréquentes; auras intellectuelles, par réminiscences vives, etc.

du *signal-symptôme*, c'est que son lieu d'apparition est *en rapport exact avec le* SIÈGE *cérébral du néoplasme*.

Les neuropathologistes ont créé *trois types* de convulsions localisées : les types FACIAL, BRACHIAL, et CRURAL (Raymond).

1. C'est ainsi que, chez un malade de Raymond, opéré par Doyen (gliome des centres du membre supérieur), on vit des spasmes. des mouvements involontaires dans deux doigts, index et médius, de la main droite; puis celle-ci, 7 ou 8 fois par jour, se tordait, se redressait; ensuite les convulsions envahissaient le bras. (*Cliniques*, V, 1901, p. 3.)

L'observation de Reynier offre un bel exemple de la première variété : un enfant de dix ans et demi, porteur d'un gliome kystique de la partie inférieure de la région *rolandique*, éprouva des crises de picotements des muqueuses buccale et nasale, avec sécrétions exagérées; cinq ou six fois par jour, la bouche et la langue étaient déviées à droite; la tête se mettait en rotation du

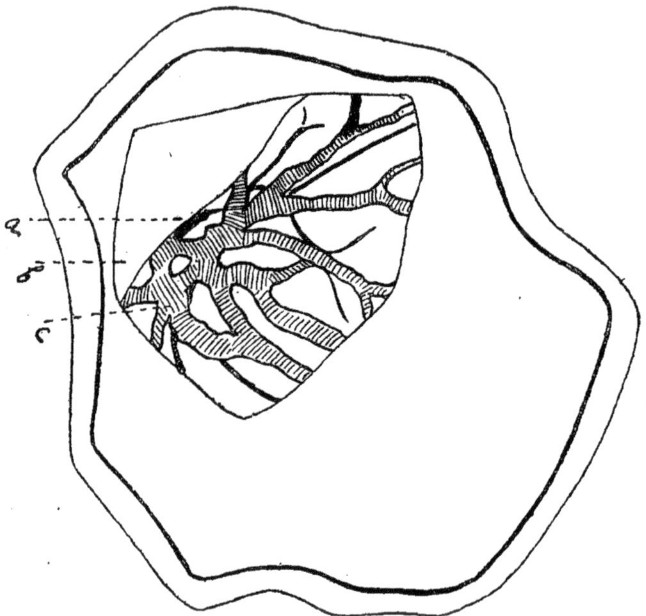

Fig. 93. — Cicatrice vasculaire duro-piale (voir fig. 92). — Aspect de la pie-mère (Korteweg, Van Eyk, et Winkler, *id.*).

même côté, puis le bras droit s'élevait devant la figure, en flexion, adduction, et la paume tournée en dehors[1].

Horsley, pour un tubercule de la *zone-moyenne* ou *brachiale* des circonvolutions rolandiques (centre du pouce), vit survenir des mouvements d'opposition du pouce et de l'index, qui gagnèrent ensuite le poignet, le coude et l'épaule.

Aux *membres inférieurs*, les orteils se mettent en flexion, le pied en extension, et la jambe se raidit.

Il est remarquable de voir avec quelle précision, quelle fidélité, les secousses, dans leur ascension vers la racine des membres,

1. Reynier, *Congr. Chir.*, 1891, p. 110.

suivent l'*ordre topographique* des *entres, disposés sur le cortex
rolandique,* même celui des centres secondaires, qui nous ont
été révélés par Horsley et Schäffer, dans leurs expériences chez
les singes. Ainsi, le pouce, le poignet, le coude et l'épaule
sont envahis successivement, dans le membre supérieur (voir
fig. 94).

La même évolution s'observe lorsque les convulsions passent
d'un membre à un autre : du membre inférieur, elles gagnent le
membre supérieur, puis la face; ou, du membre supérieur, elles

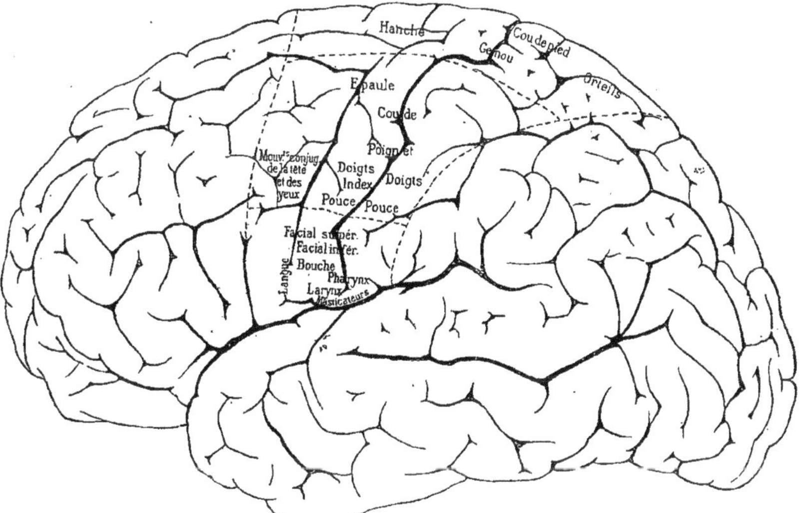

Fig. 94. — La zone motrice de l'homme, d'après les recherches des chirurgiens américains
et anglais Keen, Mills, Nancrède, Horsley, etc. (Déjerine).

se portent à la face, et ensuite descendent dans le membre inférieur. Elles restent DIMIDIÉES d'abord, c'est-à-dire *limitées à un
des côtés du corps,* dont elles mettent les diverses parties en contracture, en même temps ou successivement (*phase tonique*), ou
qu'elles agitent de mouvements alternatifs de flexion et d'extension (*phase clonique*).

Cet *ordre régulier,* dans la succession des mouvements convulsifs, est important à constater; car, s'IL SURVIENT QUELQUE
IRRÉGULARITÉ, il y a lieu de supposer que la tumeur qui les provoque n'a que *des relations* INDIRECTES avec la zone motrice; et
qu'il s'agit d'un *phénomène d'irritation à distance.*

Lorsqu'elles *atteignent la tête et le cou,* et provoquent une *rota-*

tion de la tête, une *incurvation du tronc*, une *déviation conjuguée de la tête et des yeux*, il est vraisemblable qu'elles sont voisines *des centres* de ces mouvements, c'est-à-dire *du pied des deux premières frontales.*

Si *la face n'est pas prise*, et si les troubles restent limités aux membres, le néoplasme occupe la *partie supérieure* de la zone motrice (cas d'Appert et Gandy, petit fibrome à la partie supérieure de R.; de Guldenarm, etc.; voir fig. 97, 98, 99, 100).

Les crises de convulsions, qui restent localisées à un membre ou à la face, ou qui sont dimidiées, s'*accompagnent rarement de perte de connaissance.*

Il en est autrement lorsqu'elles passent du côté opposé du corps : elles simulent alors, à s'y méprendre, des attaques d'*épilepsie essentielle.*

Il est d'ailleurs un certain nombre de néoplasmes des centres moteurs, qui déterminent des crises d'épilepsie GÉNÉRALISÉE D'EMBLÉE[1]; je citerai, par exemple, les faits de Magalhaës Lemos (tubercule du volume d'un pois dans le pied de P^1, très près de P^a, fig. 114, p. 253); de Struppler (angiome, gros comme une noisette, siégeant dans la partie supérieure de R)[2].

Dans quelques cas, il est noté qu'*une ou plusieurs crises d'épilepsie généralisée* ont précédé les *convulsions localisées*, ou alternent avec elles (cas de Coyon et Cestan, plusieurs tumeurs); de Rémond et Bauby, de Brugelius et Berg[3].

Un point intéressant à élucider, c'est de savoir par quel mécanisme physiologique les attaques convulsives *passent du* CÔTÉ OPPOSÉ *du corps.*

Quelques faits peuvent aider dans cette recherche : c'est presque toujours *par des secousses du membre inférieur du côté opposé* que commence la généralisation. Chez un enfant de 6 ans, Wertheim observa des mouvements spasmodiques des orteils *droits*, gagnant la jambe et le bras, où ils commencent par les doigts. Quelques mois plus tard apparaissent des convulsions à *gauche*, soit isolées, soit associées à celles du côté opposé; on enlève, *à gauche*, un sarcome du volume d'un œuf de poule dans le centre des

---

1. En général, cependant, les crises d'épilepsie *généralisée d'emblée*, sont un signe d'irritation diffuse de l'encéphale, se propageant à la zone motrice; leur point de départ est parfois éloigné, à la base, ou dans un autre lobe. Quand on les observe, il faut penser que, probablement, le *néoplasme n'habite pas la zone rolandique.*

2. Magalhaës Lemos, *Iconographie Salp.*, 1898, p. 20; Struppler, *Rev. neurol.*, 1901, p. 236.

3. Coyon et Cestan, *Soc. anat.*, 1899, p. 260; Rémond et Bauby, *Rev. neurol.*, 1895, p. 417; Brugelius et Berg, *Rev. neurol.*, 1896, p. 254.

membres inférieurs; le malade étant mort, on trouve *symétrique-ment*, au même endroit, dans l'hémisphère *droit*, un second sarcome de la même grosseur[1]. — Les tumeurs situées près de la *grande scissure interhémisphérique*, en particulier dans le lobe paracentral, donnent lieu, assez souvent, à des CRISES BILATÉ-RALES, tantôt d'un côté, tantôt de l'autre, quelquefois des deux côtés à la fois.

Il semble donc que la propagation de l'irritation épileptogène se fasse *par voie de transmission directe* (au niveau de la scissure inter-hémisphérique), par *contact* ou *conduction*, comme s'il s'agissait d'un courant électrique.

PARALYSIES ET CONTRACTURES.

Les PARALYSIES, produites par les tumeurs rolandiques, succèdent ordinairement aux convulsions jacksonniennes.

Elles sont d'abord *transitoires, post-épileptoïdes*, et occupent le siège des convulsions; elles durent alors quelques heures, quelques jours, et parfois plusieurs mois; puis elles disparaissent, pour revenir à une crise nouvelle; et, enfin, s'installer définitivement[2].

Ce n'est d'abord qu'une fatigue, une faiblesse dans les membres; puis, pendant longtemps, une *parésie*, et enfin, une *paralysie* véritable.

Il est rare, d'ailleurs, que l'impotence fonctionnelle soit aussi accusée que dans les lésions hémorragiques ou les ramollissements; longtemps, *quelques mouvements sont conservés* dans les doigts, dans l'avant-bras, dans l'épaule; la jambe se traîne, fauche un peu, steppe, et *peut encore servir à la marche*.

Ces paralysies ne sont jamais *aussi* FLASQUES que dans les lésions destructives ordinaires.

Elles s'accompagnent bientôt d'une *contracture*, d'abord légère, puis plus accusée; au membre supérieur, flexion des doigts, de la main, du coude, le bras étant plus ou moins collé au tronc; au membre inférieur, raideur du pied, de la jambe en extension, quelquefois équinisme.

A cette période, on constate généralement un certain degré d'*atrophie* des muscles et des tissus, visible à l'œil, à la mensuration. .

1. Wertheim, Salomonsen et Korteweg, *Chir. nerveuse* de Chipault, 1902, I, p. 681.

2. Cas récent de Lannois et Paviot (kyste gliomateux) : c'est seulement après dix ans de crises convulsives, que survient l'hémiplégie (*Rev. neurol.*, 1903, p. 772).

Ce n'est pas, cependant, dans tous les cas sans exception, que l'évolution des troubles moteurs, causés par les néoplasies rolandiques, affecte cette *marche régulière*; et que les convulsions, les paralysies et les contractures se succèdent *méthodiquement*, en un temps plus ou moins long.

On peut signaler des faits assez nombreux, *où les paralysies et les contractures sont* PRIMITIVES.

Beevor et Ballance, pour un glio-sarcome de la partie moyenne des circonvolutions rolandiques, virent, un an avant l'intervention, une *paralysie* débuter au cou-de-pied, gagner le membre de bas en haut; sept mois plus tard, la main fut prise, et rapidement après, toute l'extrémité supérieure; cependant, persistaient au membre supérieur quelques faibles mouvements des

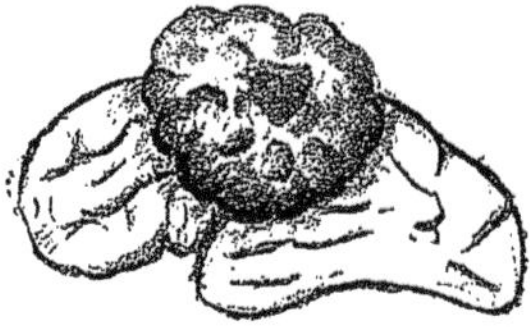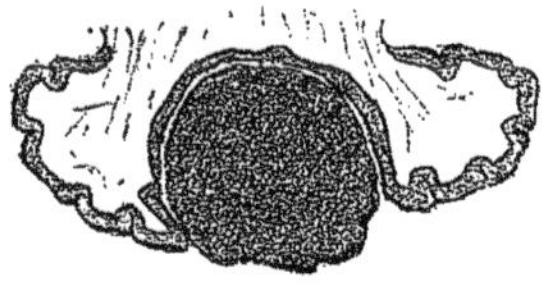

Fig. 95. — Tumeur cérébrale, comprimant la zone rolandique gauche. Hémiplégie permanente, etc. (R. Cestan).

doigts et du coude, et au membre inférieur, quelques mouvements du genou et de la hanche; il *n'y eut jamais de convulsions*.

Chez une vieille femme de cinquante-six ans, une hémiplégie progressive avec aphasie fut seule à signaler l'existence d'une tumeur fibreuse de la dure-mère, du volume d'une mandarine (Cestan, voir fig. 95).

C'est par un début insidieux et des phénomènes paralytiques (parésie faciale droite et aphasie, puis paralysie du bras droit et hémiplégie) que se manifesta un *neurogliome* du volume d'une mandarine, né en F³, et ayant envahi toute la région motrice et le corps opto-strié. Il n'y eut que deux crises convulsives (Cœlos).

Nous pourrions citer des faits analogues de Graser, de Wayenburg et Wœstermann, de Guldenarm et Winkler, de Le Dentu; de Gombault et P. Halbron, où l'hémiplégie progressive, pour un gliome du centre de l'hémisphère sous Pᵃ, éveillait l'idée d'un ramollissement, etc. [1].

---

1. Bewor et Ballance, in Chipault, *Travaux neurol.*, I, p. 52, et *Arch. de Neurol.*, 1896, p. 2; Cestan, *Soc. anat.*, 1899, p. 188; Cœlos, *Soc. anat.*, 1900, p. 1029; Graser, *Sarcome et épithéliome kystique*; *paralysie de l'annulaire et de l'auriculaire de la main droite, puis de la main entière, et un mois après, de la jambe droite*, Rev. neurol., 1895, p. 458; Wayenburg et Wœstermann, *Sarcome fuso-cellulaire de la zone motrice*; *paralysie de la jambe, parésie du bras, aphasie motrice incomplète*; Guldenarm et Winkler, *Poche veineuse*,

Les *contractures* PRIMITIVES se sont aussi montrées dans quelques cas.

Dans l'observation de Macé, quinze jours après le début des accidents, les doigts se fléchissent en griffe dans la main droite; l'avant-bras est en flexion et ne peut être étendu, le membre accolé au tronc (tumeur de la partie supérieure de P^a et de P^2, jusqu'au pli courbe, du volume d'un œuf).

Sœlan, pour un fibrome gros comme une noisette, sur le tiers moyen de P^a, observa une *contracture* de la main et des doigts gauches, avec sensation de tremblement du bras et de la jambe; il est vrai qu'il existait en même temps une pachy-méningite périphérique.

Klippel et Jarvis, chez un malade de soixante-dix-sept ans, ayant eu une blessure du pariétal, constatèrent, un an après, des crises douloureuses dans le pied, la jambe, et le bras, et le côté gauche de la face, suivies de *contractures passagères* dans les mêmes parties; quelques mois après, *les contractures devinrent permanentes*, dans le bras et dans la jambe, puis, une hémiplégie leur succéda; en même temps, il existait un tremblement choréique fasciculaire. A l'autopsie, on trouva une tumeur de 5 à 6 cent., occupant la partie postérieure et interne de F^1, le lobule paracentral, et la partie supérieure des deux circonvolutions centrales.

Guerra vit survenir un cas de *trismus primitif* des mâchoires, pour un tubercule solitaire du bas des circonvolutions rolandiques[1].

Les *contractures*, qui *succèdent aux paralysies motrices*, sont attribuées, généralement, à la *dégénérescence des irradiations sous-jacentes du faisceau pyramidal* (voir plus haut : altérations médullaires, p. 100).

Il semble bien qu'il n'en est pas toujours ainsi, car, chez la malade de Cestan, déjà mentionnée, survint une contracture qui la faisait ressembler absolument à une *vieille hémiplégique* ordinaire : mais, malgré des recherches méthodiques, on ne *trouva aucune dégénérescence des faisceaux blancs*. — Il serait utile, dans l'examen anatomique des tumeurs encéphaliques, de procéder à des coupes histologiques méthodiques, selon le mode de Déjerine; on obtiendrait ainsi plus de clarté sur la valeur symptomatologique des phénomènes observés.

monoplégie crurale, in Chipault, *Chir. nerv.*, 1902, I, p. 708 et p. 693; Le Dentu, *Infiltration gommeuse de la partie supérieure de la zone motrice*, th. Auvray, 1896, p. 316; Gombault et Halbron, *Soc. de Neurol.*, in *Rev. neurol.*, 1903, p. 741.

1. Macé, *Soc. anat.*, 1894, p. 857; Sœlan, *Arch. de neurol.*, 1886, p. 233; Klippel et Jarvis, *Rev. neurol.*, 1901, p. 1027; Guerra, *Rev. neurol.*, 1894, p. 272.

CAUSES D'ERREUR.

1° Malgré l'importance qu'on attribue à juste titre à *l'existence de convulsions et de paralysies localisées*, pour le diagnostic des tumeurs de la région motrice des hémisphères cérébraux, il est cependant un certain nombre d'*erreurs*, faciles à commettre.

Nous avons déjà eu l'occasion de relater le cas célèbre de Dieulafoy, où, pour une tumeur gommeuse du volume d'un petit œuf, occupant l'extrémité antérieure du lobe frontal, survinrent

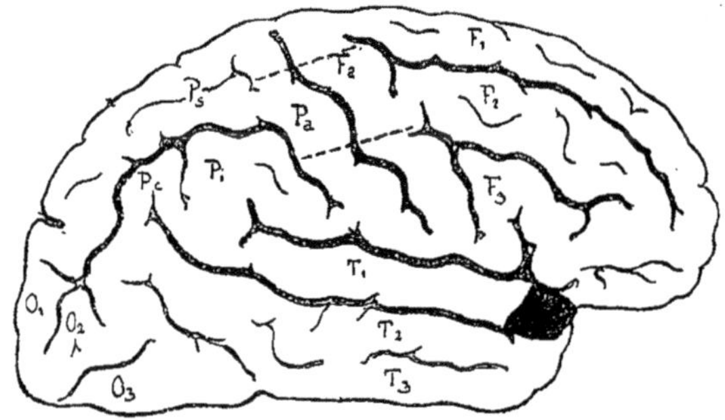

Fig. 96. — Épilepsie jacksonnienne du type facio-brachial. Pas de lésions de la région rolandique; plaque de méningite chronique de la pointe du lobe temporal (O. Crouzon).

des accès d'épilepsie jacksonienne, localisés dans les membres (voir fig. 17 et 18, p. 89).

Aldhibert, trépanant trop en arrière, ne trouva pas une tumeur de 4 cent. qui occupait le pied des deux premières frontales, et avait donné lieu à des attaques d'épilepsie partielle, *parfaitement localisées dans le membre supérieur*, et suivies de paralysies.

De même, Lannelongue et Cassaet cherchèrent vainement dans la région motrice moyenne une gomme de 0,02 cent. d'épaisseur, qui avait donné lieu aux mêmes symptômes, et occupait le tiers postérieur de F².

Devic et Courmont observèrent une hémiplégie pour une tumeur de F¹ et F².

Magalhaës Lemos, chez un malade qui avait une aura douloureuse, très caractéristique, dans la jambe, et des crises d'épilepsie, trouva un petit tubercule dans le pied de la *première pariétale*, tout près de son insertion sur Pª (voir fig. 114).

Crouzon vit survenir des attaques d'épilepsie jacksonienne dans la face et les membres du côté gauche; on fit une trépanation sur la région motrice, qui ne donna aucun résultat; il s'agissait d'une plaque de méningite à la pointe du *lobe temporal*, contiguë à la région rolandique (voir fig. 96).

Dans tous ces cas, il s'agit de tumeurs occupant, dans les lobes *frontal, pariétal, temporal*, une *région* LIMITROPHE de la zone motrice (TUMEURS-FRONTIÈRES).

Certains *faits secondaires*, mieux appréciés, eussent pu *tenir le diagnostic en suspens*; dans le cas de Dieulafoy, les attaques d'épilepsie jacksonnienne offraient des *variations* dans le mode de début et de propagation; le malade d'Aldhibert avait des convulsions dans la tête, le cou et les yeux, ce qui eût pu suggérer la pensée que la tumeur intéressait F^1 et F^2; enfin, dans le cas de Magalhaës, les crises d'épilepsie étaient généralisées d'emblée, et il y avait des *troubles sensitifs spéciaux* (paresthésies de la jambe), *qui accusaient le lobule pariétal supérieur*.

2° D'autre part, les tumeurs des lobes *frontal, temporal, pariétal*, qui exercent une compression sur les *irradiations de la capsule interne*, et produisent des *monoplégies* et des *hémiplégies*, en même temps que des crises d'épilepsie généralisée, *peuvent en imposer*. — Tels, les faits de Devic et Courmont (tumeur de F^1 et F^2), de Bruns (tumeur de la région frontale inférieure), de Mills et Pfahler (tumeur *sous-corticale* de la région pariétale sous P^1, P^2 et P^a, comprimant la capsule interne dans sa moitié postérieure, *hémiplégie, hémianopsie, et un peu d'hémianesthésie* [fibro-sarcome]; de Theohari (tumeur des deux temporales inférieures et du lobule fusiforme, ayant produit une *hémianesthésie* et une *hémiparésie* incomplète).

3° Il existe enfin quelques faits rares, où les convulsions et paralysies localisées *se sont manifestées du côté de la lésion*; il s'agit, en général, de tumeurs qui, voisines de la scissure interhémisphérique, irritent l'hémisphère opposé (cas de Mills, Guldenarm, etc.).

Zenner, pour un gliome de la zone motrice *gauche*, vit survenir des convulsions et des troubles paralytiques *à gauche*; il y avait absence de décussation des pyramides [1].

1. Aldhibert, *Rev. de Chir.*, 1895, p. 158; Cassaet et Lannelongue, *Arch. clin. de Bordeaux*, 1895; Devic et Courmont, *Rev. de Méd.*, 1897, p. 269; Magalhaës Lemos, *Iconogr. Salpêtr.*, 1898, p. 20; Crouzon, *Soc. anat.*, 1902, p. 145; Bruns, *Rev. neurol.*, 1899, p. 139; Mills et Pfahler (*Philadelphie medical journal*, février 1902, p. 268); Théohari, *Soc. anat.*, 1897, p. 239; Zenner, *Rev. neurol.*, 1898, p. 281.

B. — PETITES TUMEURS SUPERFICIELLES DES MÉNINGES.

Les petites tumeurs superficielles des méninges, souvent pédiculées, mobiles, qui pendent à la surface de la région motrice, la titillent (comme les polypes, la muqueuse utérine), l'excitent, et produisent une *hyperexcitabilité*, tout à fait remarquable. Ce sont des décharges incessantes des *neurones corticaux*, produisant des *convulsions* et des *troubles sensitifs*, intenses, et répétés.

Appert et Gandy, pour un *fibroïde du volume d'une cerise*, appendu sur le lobe paracentral, ont assisté, pendant plusieurs jours, à des crises d'épilepsie jacksonnienne, se répétant toutes les 3 ou 4 minutes, jusqu'à atteindre 300 par jour (voir fig. 97, 98).

De même, Struppler vit des crises d'épilepsie subintrantes chez une femme de quarante-huit ans, pour un petit *angiome*, gros comme une noisette, de la partie supérieure du sillon rolandique, — et, chez un jeune homme de dix-neuf ans,

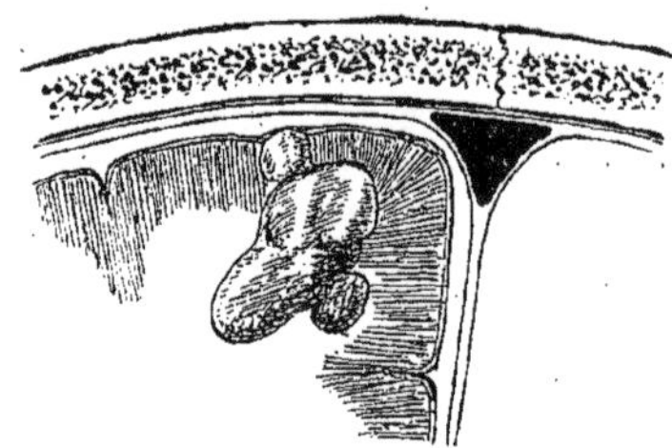

Fig. 97. — Fibroïde calcifié du volume d'une cerise sur le lobule paracentral (Appert et Gandy). Coupe transversale (grandeur nature). Elle montre la situation de la tumeur, enclavée en plein lobule paracentral, affleurant la surface de la substance corticale, sans adhérence aucune avec la dure-mère.

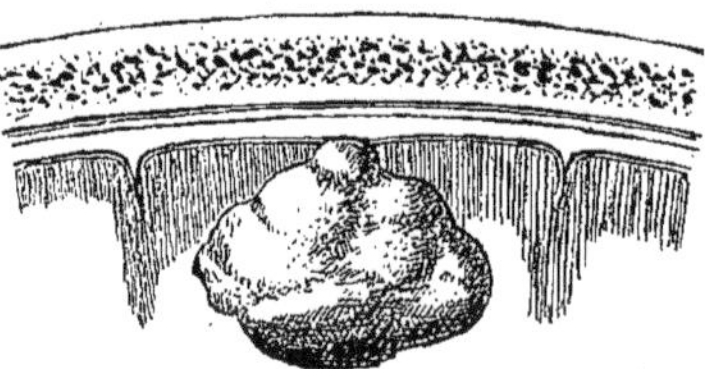

Fig. 98. — Même fibroïde (Appert et Gandy). Coupe antéro-postérieure (grandeur naturelle). Elle permet de voir la forme ovoïde de la tumeur et son aspect lobulé.

pour un petit *fibrome calcifié* (de 0,05 à 0,06 cent.), situé à l'extrémité supérieure de la région motrice, les attaques convulsives occupèrent le pied et la jambe, puis le membre supérieur, se répétèrent *depuis l'âge de seize ans*, à certaines époques, jusqu'à 6 fois par heure (Guldenarm et Winkler; voir fig. 99 et 100).

Les *troubles de la sensibilité* ne sont pas moins remarquables : — Friedländer et Schlesinger, pour une petite tumeur de la grandeur d'une pièce de vingt francs, sur la région motrice, signalent des *paresthésies intenses* de la langue, de la face, de la main, du bras droit, de l'ataxie et des troubles du sens musculaire dans le membre supérieur, précédant et accompagnant les spasmes des mêmes parties.

Sciammana et Postempski, pour une tumeur de la grosseur d'une noix, logée dans le tiers moyen de R, observent des *paresthésies* de la face et du bras, des *aphasies transitoires* très intenses.

Rotgans, Hers et Winkler, Guldenarm, Lenz et Winkler, Korteweg, Van Eyk et Winkler, pour des angiomes veineux, des dilatations variqueuses de l'écorce, de petit volume, voient survenir des *crises d'épilepsie sensorielle*, plus accusées que dans les cas ordinaires.

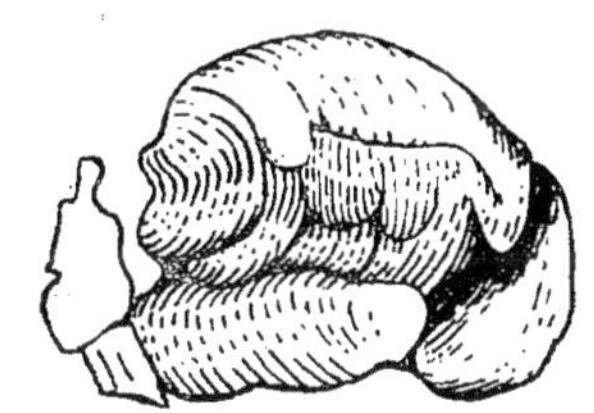

Fig. 99. -- Tumeur calcifiée des circonvolutions motrices, extirpée par le Dr Guldenarm (Chipault, *Chirurgie nerveuse*).

Il s'agit parfois de crises de *douleurs*, de *névralgies violentes*.

Si la petite tumeur est voisine du lobe frontal, on observe de *l'irritabilité du caractère*, et des *troubles psychiques* concomitants, des *auras intellectuelles* (faits de Sissin, Renssen et Winkler, de Korteweg, Van Eyk et Winkler; voir fig. 92 et 93).

Si, au contraire, elle siège sur le *lobule pariétal*, auprès de P[a],

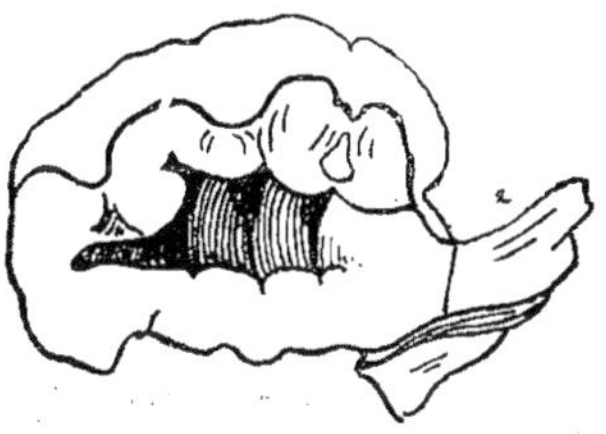

Fig. 100. — Tumeur calcifiée de Guldenarm et Winkler (*id.*).

les crises d'hyperesthésie et les troubles de la sensibilité se surajoutent. plus spécialement à des crises d'épilepsie généralisée, comme dans le fait de Magalhaës Lemos[1].

C. — Tumeurs de la région rolandique supérieure, et du lobule paracentral (Membre inférieur).

Les tumeurs de la *région rolandique* SUPÉRIEURE (1/4 sup.), voir fig. 104, 105, et du *lobule* PARACENTRAL, s'annoncent par des convulsions, des paralysies, des paralysies avec contractures, des

<hr>

1. Appert et Gandy, *Arch. de Méd,* 1900, I, p. 581; Struppler, *Rev. neurol.,* 1901, p. 236; Guldenarm et Winkler, *Chir. nerv. de Chipault,* 1902, I, p. 702; Friedländer et Schlesinger, *Rev. neurol.,* 1898, p. 299; Sciammana et Postempski, *Rev. neurol.,* 1901, p. 240; Rotgans, Hers et Winkler, *Chir. nerv. de Chipault,* 1902, I, p. 694; Guldenarm, Lenz et Winkler, *id.,* p. 697; Korteweg, Van Eyk et Winkler, *id.,* p. 698; Sissin, Renssen et Winkler, *id.,* p. 676; Magalhaïs Lemos, *Iconogr. Salpétrière,* 1898, p. 20.

troubles de la sensibilité (et quelques autres symptômes dont nous parlerons), *localisés* ou *prépondérants, dans le* MEMBRE INFÉRIEUR.

D'abord, les *convulsions.* — Elles précèdent, *généralement*, pendant un temps variable, des semaines, des mois, et même des années, les paralysies ; rarement elles occupent exclusivement le membre inférieur ; mais elles y *débutent*, y sont *plus prononcées, plus tenaces, plus étendues.* Si elles gagnent le bras, elles se bornent d'abord à quelques contractions, et parfois agitent le côté correspondant de la face, par quelques secousses.

Mac Even, chez une fillette de sept ans, enleva à la partie supérieure de la pariétale ascendante un tubercule gros comme une

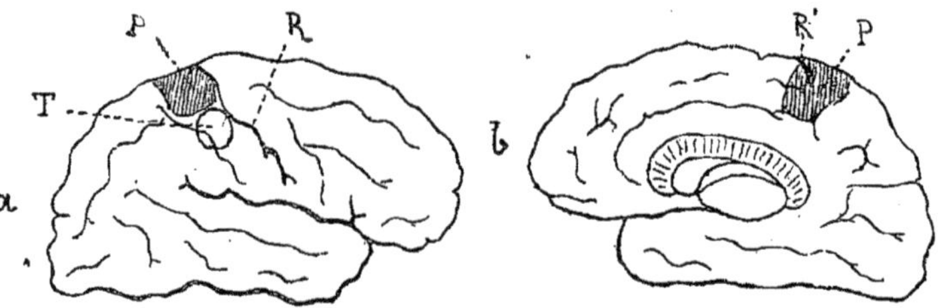

Fig. 101, 102. — Tubercule de la grosseur d'une noix dans le lobule paracentral (Audeoud) : — *a*, face externe ; — *b*, face interne de l'hémisphère droit ; — T, couronne du trépan ; — RR', scissure de Rolando ; — P, lésion tuberculeuse occupant le lobule paracentral et la partie supérieure de la pariétale ascendante. — Paresthésies et convulsions dans le pied.

noisette, qui donnait lieu à des accès épileptiformes, suivis de paralysies ; la malade éprouvait d'abord une douleur intense dans le gros orteil, qui restait ensuite en hyperextension pendant cinq minutes ; puis les convulsions s'étendaient au pied, à la jambe, et dans tout le côté.

Heidenhain, de Worms, enleva avec succès un tubercule du *lobule paracentral*, s'étant manifesté par des attaques d'épilepsie, de paralysie du membre inférieur gauche, suivies de quelques secousses cloniques dans le bras.

Comme Souques et J.-B. Charcot l'ont démontré, les *tuberculomes* sont *fréquents* dans le *lobule paracentral*, puisque, dans leur intéressant mémoire, ils ont pu en rassembler 13 cas, contre 5 au membre supérieur et à la face. Dans le cas qu'ils rapportent, le malade avait depuis quinze mois des accès d'épilepsie jacksonnienne, débutant par le *membre inférieur* gauche, tantôt restant limités à ce membre, tantôt se généralisant du côté gauche, suivis de *monoplégies crurales*, transitoires, puis permanentes (mais incomplètes), dans la phase ultime de la maladie[1].

Dans le cas bien connu de Péan, ce chirurgien fit, à deux reprises, avec succès, l'ablation d'un fibro-lipome, qui occupait la *partie supérieure* de la région rolandique; le malade avait des crises subintrantes, qui débutaient par un spasme douloureux du gros orteil, suivies de roideur du membre inférieur; puis, survenaient dans le membre des secousses cloniques, qui se propageaient au bras et à la face; la perte de connaissance se produisait, et les attaques se généralisaient.

Le malade de Monod (tumeur du volume d'une mandarine à la face interne de l'hémisphère, dans le lobule para-central droit) avait depuis trois ans des crises nerveuses de douleurs, dans les membres du côté droit; il survint des convulsions (suivies de parésies) toniques et cloniques, s'étendant à tout le côté, mais *commençant par le pied droit*, gagnant le pied *gauche* et le bras du même côté.

Nous voyons, de même, les convulsions gagner *l'autre côté du corps*, dans les observations de Wertheim, Salomonsen et Korteweg, de Guldenarm, Lenz et Winkler, de Marchand et Leuridan.

Ce fait n'est pas dû à une simple propagation irritative, mais à l'action de la tumeur, qui, *située près du plan médian*, agit sur l'hémisphère opposé[1].

Dans le fait de Wertheim, une tumeur du volume d'un œuf existait symétriquement, du *côté opposé*, dans le lobule paracentral (elle finit d'ailleurs par produire de ce côté une contracture). Une autre fois, une tumeur volumineuse faisait saillie à la *face interne* de l'hémisphère, et irritait la région paracentrale opposée (cas de Dallas et Mongeri)[2].

Dans quelques faits, les convulsions, au lieu de gagner le bras et la face, ont produit des contractions dans le *tronc*, le *cou*, un *mouvement de rotation de la tête du côté opposé*; il faut penser alors à la propagation possible du néoplasme vers la partie pos-

---

1. Mac Even, in th. Auvray, 1896, p. 324; Heidenhain, *Rev. de Chir.*, 1901, II, p. 598; Audeoud, *Suisse romande*, 1893, et *Rev. neurol.*, 1894, p. 198. *Tubercule gros comme une noix dans le lobule paracentral; crises de paresthésies et convulsions du pied* (voir fig. 101, 102); Souques et J.-B. Charcot, *Soc. anat.*, 1891, p. 374; Monod, Cottet et Morelly, *Soc. anat.*, 1897, p. 907; Wertheim, Salomonsen et Korteweg, *Chir. nerv. de Chipault*, 1902, I, p. 681; Guldenarm, Lenz et Winkler, *id.*, 697.

2. Wertheim, Salomonsen et Korteweg (Chipault, *Chir. nerv.*, I, p. 681); à la fin, le membre inférieur gauche était contracturé dans l'extension, et le membre inférieur droit, parétique, les deux pieds en équin. Des deux côtés, atrophie des muscles. — Dallas et Mongeri (Chipault, *Chir. nerv.*, II, p. 613).

térieure de F¹ et F². — C'est ainsi que chez la femme malade de Marchand et Leuridan, au moment des crises, on voyait *la tête portée en haut et du côté gauche, la face et les muscles du cou* animés de mouvements cloniques : or, il s'agissait d'un kyste sous-cortical, *occupant le 1/3 postérieur de la frontale interne* et *le lobule paracentral du côté gauche* (voir fig. 103). Le pied droit ne pouvait être levé de terre et le membre inférieur paralysé, décrivait un mouvement de faux, tandis que le membre inférieur gauche était en contracture et le pied, en extension continue, en varus, ne reposait sur le sol que par la tête des métatarsiens [1].

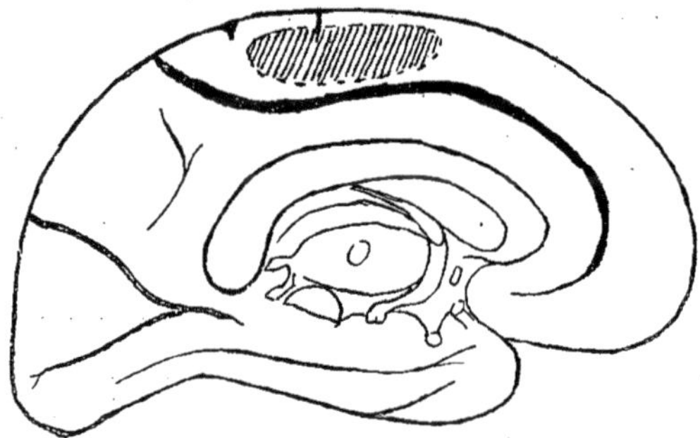

Fig. 103. — Kyste sous-cortical du lobule paracentral et du 1/3 postérieur de la frontale interne (Marchand et Leuridan).

Le plus souvent, les *paralysies* succèdent, comme d'ordinaire, aux attaques convulsives, et s'établissent peu à peu ; parfois, il s'écoule plusieurs mois, plusieurs années, avant qu'elles soient permanentes (voir Raymond, *Cliniques*, III, p. 1 et 28). Elles consistent en monoplégies plus ou moins complètes, *limitées à la cuisse*, quelquefois avec parésie du bras. Dans d'autres cas, il y a simplement une hémiplégie *plus accentuée au membre inférieur*.

Les faits, où *les paralysies apparaissent d'emblée*, sans être précédées d'aucun phénomène convulsif, ne sont pas rares : faits de Carter Gray, de Korteweg et Winkler, de Wayenburg et Wœstermann, etc. [2].

Plus souvent encore, au moment de l'intervention, on est en présence d'un membre inférieur *contracturé* et *paralysé*, tout à la

---

1. Marchand et Leuridan, Kyste du lobule paracentral, monoplégie curale et épilepsie généralisée (*Bull. Soc. anat.*, 1902, p. 673 ; voir fig. 103).

2. Raymond, *Cliniques*, III, p. 1 et 28 ; Carter Gray, *Arch. de Neurol.*, 1893, p. 139 ; Korteweg et Winkler, *Chir. nerv.* de Chipault, I, p. 675 ; Wayenburg et Wœsterman, *id.*, p. 708.

fois; ordinairement la jambe est en extension, et le pied en équinisme, quelquefois des deux côtés, comme dans le cas déjà cité de Wertheim.

Il faut rapprocher de ces *troubles moteurs* observés dans le membre inférieur, dans le cas de tumeur de la région rolandique supérieure, la *perturbation dans la station et la marche*, avant que la paralysie ne se soit établie, lorsqu'il n'existe qu'un simple

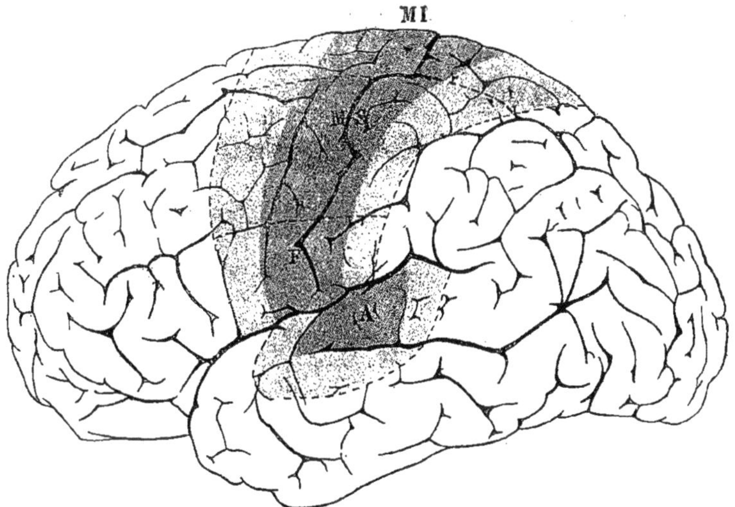

Fig. 104. — Les centres sensitivo-moteurs et sensoriels de la face externe de l'hémisphère chez l'homme (Déjerine) : — Ac, centre cortical de l'audition ; — F, centre de la face ; — MS, centre du membre supérieur ; — MI, centre du membre inférieur.

affaiblissement, ou même sans le moindre trouble parétique apparent. Il est dit : que le malade est chancelant, titube, qu'il a une démarche vacillante qui fait croire à l'ivresse, ou qu'il est affecté d'*astasie-abasie*[1].

Il y aurait donc parfois une *titubation rolandique*, opposée à *l'ataxie frontale* ou à *l'ataxie cérébelleuse*. On le conçoit, puisqu'il s'agit de lésions des centres des membres inférieurs : elle diffère par quelques traits.

Lorsqu'ils existent, les *troubles de la sensibilité*, dans le membre inférieur, sont souvent très caractéristiques, et ont, dans plu-

1. Cas de Patel et Mayet, de Raymond, *Cliniques*, III, p. 29 ; de Guldenarm et Winkler ; de Dallas et Mongeri, de Cœnas (ostéome de la dure-mère comprimant le lobule paracentral droit) (*Rev. neurol.*, 1895, p. 299, et *Loire médicale*).

sieurs cas, servi à établir le diagnostic et à justifier l'intervention (voir fig. 104, 105).

On a, parfois, observé des *crises d'épilepsie sensorielle*, dans le pied et la jambe. C'est ainsi que, dans un cas de Rotgans, Hers et Winkler (angiome de la pie-mère sur la zone motrice), le malade, âgé de trente et un ans, voyait, depuis plusieurs années, ses attaques commencer par la vision d'étincelles, une sensation de picotements dans le pied gauche, s'irradiant vers le tronc et le bras; il ne perdait jamais connaissance, et n'avait pas de mou-

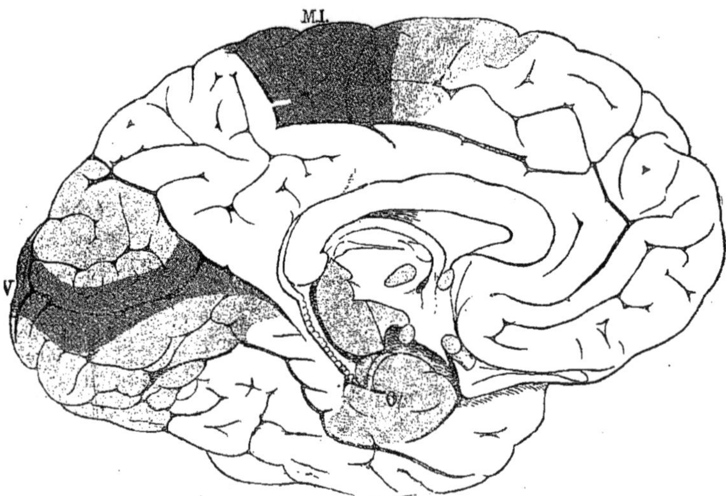

Fig. 105. — Les centres sensitivo-moteurs et sensoriels de la face interne de l'hémisphère cérébral de l'homme (Déjerine). — MI, Centre cortical du membre inférieur; — O, centre cortical de l'olfaction; — V, Centre cortical visuel.

vements; c'est seulement vers la vingt-quatrième année que se produisirent, accompagnant les sensations sus-indiquées, des mouvements du gros orteil, durant une demi-heure. Après, il y eut de nombreuses attaques, survenant tous les cinq, dix, et quinze jours, et *limitées au pied gauche*[1].

Steele, chez un homme de quarante-quatre ans, rapporte que, quatre ans auparavant, survint une vive douleur dans le mollet droit, suivie de flexion des orteils. Ces crises reparurent toutes les semaines; au bout d'un an, elles s'étendaient à tout le côté droit du corps; parésie du membre inférieur droit; ablation, avec succès, d'une tumeur fibreuse de 2 onces[2].

Enfin, dans nombre d'observations, on signale des hypoesthé-

1. Rotgans, Hers et Winkler, *Chir. nerv.* de Chipault, I, 1902, p. 694.
2. Steele, *Rev. neurol.*, 1895, p. 418.

sies, des hyperesthésies, des paresthésies, des anesthésies, des douleurs, des névralgies, dans le membre inférieur (voir plus loin, p. 238, tableaux des troubles de la sensibilité).

D. — TUMEURS DE LA RÉGION MOYENNE (MEMBRE SUPÉRIEUR).

Tantôt des *convulsions localisées*, tantôt des *monoplégies*, ont, dans la plupart des cas, guidé le médecin et le chirurgien vers le *diagnostic localisateur* des tumeurs de *la partie moyenne* de la région rolandique (voir fig. 104, 105).

Je citerai comme exemple de diagnostic, *à l'aide des convulsions localisées*, les cas de Horsley et de Broca. Le premier, chez un malade qui présentait des crampes du *pouce* et de l'*index* gauches, des convulsions cloniques d'opposition, deux à trois fois par jour, depuis trois ans, et parfois de grandes attaques, enleva un tubèrcule du centre du pouce, avec un peu de la substance voisine : le malade n'eut plus d'attaques, mais garda un peu de faiblesse dans le mouvement d'opposition. — Le second chirurgien extirpa, dans la même région, un kyste diagnostiqué par Charcot, chez un enfant atteint de monoplégie spasmodique infantile du bras, avec crises d'épilepsie jacksonnienne, ayant leur point de départ dans le pouce [1].

Ces *convulsions localisées* peuvent exister dans les cas où la tumeur occupe exclusivement la *substance blanche* de la région, témoin le fait de Vierordt-Czerny, qui enlevèrent un gros tubercule solitaire du poids de 205 grammes, *après avoir incisé le cortex*; il avait donné lieu à des crises d'épilepsie jacksonnienne, à point de départ dans le membre supérieur gauche [2].

Il importe, toutefois, de rappeler que les tumeurs des régions tout à fait voisines peuvent, en apparence, donner lieu *aux mêmes convulsions localisées, et qu'il y a là une cause d'erreur*. Il est vrai que dans le cas d'Aldhibert, que nous avons présent à l'esprit, la tumeur siégeait dans le *lobe frontal*, mais avait considérablement aplati la *frontale ascendante*; à certains moments, les convulsions débutaient par le membre supérieur; mais, dans d'autres, elles se manifestaient d'abord par un mouvement de rotation de la tête, dont on eût pu tenir meilleur compte [3].

1. Horsley, *Arch. de Neurol.*, 1886, II, p. 396 ; Broca, *Congrès de Chir.*, 1891. — Cas récent de Dreyfus-Brissac. Tuberculome du centre du membre supérieur, du volume de la dernière phalange du pouce, ayant causé, depuis quatre ans, des crises jacksonniennes et des céphalées intenses. Ablation avec succès par Tuffier (*Soc. de chir.*, 1903, p. 543).

2. Vierordt-Czerny, *Rev. neurol.*, 1895, p. 445.

3. Aldhibert, *Rev. de Chir.*, 1895, p. 158.

Ordinairement, c'est après un nombre de crises plus ou moins grand que la *paralysie* s'établit peu à peu (cas de Dana et Conway convulsions unilatérales, commençant par le bras; deux ans après, *parésie du deltoïde*, des *extenseurs* et *fléchisseurs* de *l'avant-bras*; la pronation et la supination sont presque impossibles; sarcome de la partie moyenne et inférieure des circonvolutions rolandiques).

Mais on peut voir la paralysie *survenir d'emblée*; ainsi, dans un cas de Graser, l'annulaire et l'auriculaire de la main droite se *paralysent*; plus tard, c'est le tour du médius, et bientôt tout le membre supérieur est atteint : incision d'un kyste de la région, et retour des mouvements de la main.

Quelquefois la *contracture* est *précoce* et *primitive* : Soelan, pour un petit sarcome d'un centimètre de diamètre, au niveau de la pariétale ascendante, vit des *contractures de la main et des doigts* du côté gauche, accompagnées de sensations de tremblement dans le bras et la jambe, du même côté.

Un *fort appoint*, pour le diagnostic, est apporté par les *troubles de la* SENSIBILITÉ, lorsqu'ils *coexistent topographiquement avec les troubles moteurs*. Le fait est assez fréquent.

Raymond observe des crises *sensitivo-motrices* intenses, pour un angiome de la pie-mère du volume d'une orange, opéré par Chipault, et des *crises de douleurs* violentes dans le bras, pour un tuberculome étalé de la région; dans les cas de Postempski, de Coyon et Cestan, il y eut une *monoplégie motrice* et *sensitive* du bras *superposées* [1].

Dans le fait de Carter Gray (sarcome gros comme une noisette, sous-cortical, dans le tiers moyen de P^a), il n'y a pas d'accidents convulsifs; mais la *sensibilité tactile et à la douleur* sont légèrement diminuées dans le bras, et le sens musculaire est presque totalement aboli. — Heidenhain opère avec succès un sarcome kystique occupant le centre moteur du bras, à droite, qui avait donné lieu à des *paresthésies*, *anesthésies* de la main gauche, puis à la *paralysie* et à la perte du *sens musculaire* (voir plus loin, p. 238, troubles de la sensibilité, tableau, etc.).

A la main et au membre supérieur, organes délicats de la préhension, *il importe d'étudier, plus en détail, les troubles si variés de la*

---

1. Dana et Conway, *in* Chipault, *Trav. neurol.*, l, p. 115; Graser, *Rev. neurol.*, 1895, p. 358; Sœlan, *Arch. de Neurol.*, 1886, p. 233; Postempski, *Rev. de Chir.*, 1892, p. 887; Coyon et Cestan, *Soc. anat.*, 1899, p. 260.

SENSIBILITÉ, car on se procure ainsi d'importants renseignements.

Shaw et Bush enlevèrent un sarcome subcortical d'un pouce
de diamètre, qui s'étendait sous la pariétale ascendante et le
pied de F', chez un malade *qui avait perdu la sensibilité dans le
cou, le bras et la jambe gauches*, avec absence des notions de
position de son membre (astéréognose); il existait des attaques
convulsives.

Sciammana et Postempski, outre des convulsions du bras,
signalent des hallucinations, des *paresthésies*, et de la difficulté
à accomplir les mouvements délicats des doigts, puis des *hypoesthésies tactiles, thermiques, et douloureuses.*

De même Van Eiselberg constate la diminution des *sensations
tactiles* et la perte du *sens stéréognostiques* et de la notion de
position des membres [1] (voir Steréognosie, p. 140).

Une dernière considération importante : les *centres des membres
supérieurs* occupent la partie moyenne de la zone motrice (voir
fig. 104); et, en raison des fonctions si nombreuses et si importantes du bras, leur AIRE *est fort étendue*; il faut, ainsi que
Raymond l'a indiqué, leur attribuer au moins les 2/4 moyens de
la zone motrice. Comme ils correspondent en haut, en bas, en
avant et en arrière, à des *départements différents*, les troubles
fonctionnels du bras, dans les néoplasmes qui les occupent, *restent rarement isolés.* Il s'y ajoute des troubles transitoires ou
permanents, du côté du membre inférieur, de la face, etc. —
Nous reviendrons sur ce point, à propos des tumeurs, qui occupent plusieurs départements de la zone motrice.

E. — Tumeurs de la région rolandique inférieure
(face, langue, machoires, etc.), — et de F³.

Quelques notions préliminaires sur la *topographie anatomique*,
et la distribution des centres de la région sont indispensables
voir fig. 106).

Le quart inférieur de la scissure de Rolando sert de *ligne de
repère* et *d'axe central.* En avant, nous voyons la partie inférieure
de Fª; et, en arrière, la partie inférieure de Pª. *Au-dessous* de la
scissure, un pli de passage réunit ces deux circonvolutions. Sur

---

1. Carter Gray, *Arch. de Neurol.*, 1893, p. 139; Heidenhain, *Rev. de Chir.*,
1901, p. 598; Shaw et Bush, *Rev. neurol.*, 1895, p. 25; Sciammana et Postempski,
Rev. neurol., 1901, p. 240; Van Eiselberg, Harmanidès et Winkler, *Chir. nerv.
de Chipault*, 1902, I, p. 715.

la circonvolution antérieure se branche le pied de F³ ; sur la postérieure, le pied de P².

Le *bord inférieur* de ces circonvolutions limite, en haut, la *scissure de Sylvius*, où elles constituent ce qu'on a appelé l'*opercule d'Arnold*. D'après Brissaud, auquel nous empruntons ces détails [1], ce dernier peut être divisé en trois parties distinctes, auxquelles il donne les noms d'*opercules frontal, rolandique,* et *pariétal*.

Le centre *facial supérieur* occupe la partie inférieure de F⁴ et

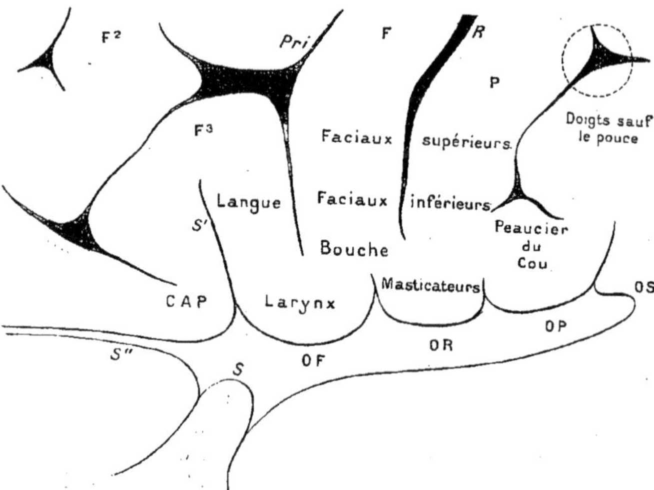

Fig. 106. — Région des opercules (Brissaud). — Localisations dans l'opercule d'Arnold ; — S, scissure de Sylvius ; — S', branche verticale de Sylvius ; — S", branche antérieure de Sylvius ; — R. scissure de Rolando ; — Pri, sillon frontal inférieur ; — F", frontale ascendante ; — P, circ. pariétale ; — F₂, deuxième frontale ; — F₃, troisième frontale ; — CAP, de la troisième frontale ; — OS, opercule du fond de Sylvius ; — OP, opercule pariétal ; — OR, opercule rolandique ; — OF, opercule frontal.

P⁴, de chaque côté du sillon R. Le centre *facial inférieur* est au-dessous de lui. Le centre des mouvements de la *langue* correspond au pied de F³, et ne peut être isolé, à *gauche*, de la localisation de l'*aphasie motrice* ; celui de la *bouche*, est au-dessus des opercules frontal et rolandique. La localisation des muscles du *larynx* correspond à l'opercule frontal, celle des *masticateurs*, à l'opercule rolandique, et celle des *peauciers du cou*, à l'opercule pariétal.

D'après nos recherches, il y a lieu de faire *deux groupes* des tumeurs de la région : les unes intéressent les centres de la face,

1. Brissaud, *Leçons cliniques*, t. II, p. 316.

de la bouche, de la langue, et quelquefois des masticateurs. — Pour les autres, c'est le *cap*, et la *partie postérieure de F³*, quelquefois l'*insula*, qui sont en question; et il existe des troubles du *langage*. — Dans nombre de cas, les altérations néoplasiques envahissent simultanément les deux régions.

1° *Centres de la face. — Région des caps et des opercules.*

Les observations de tumeurs n'intéressant que les *centres faciaux* sont rares; le plus souvent, le bras est en même temps atteint. Ce fait montre, une fois de plus, la *grande extension corticale du centre brachial.*

Martinez Vargas, cité par Brissaud, observa un cas de *paralysie faciale* avec paralysie de la langue, chez un enfant de quatorze ans, pour un tubercule de l'opercule rolandique gauche[1].

Le cas de Mac Ewen, relaté dans la thèse d'Auvray, est aussi un exemple de localisation exacte : il s'agissait d'un jeune homme de vingt-deux ans, ayant jusqu'à cent accès dans les vingt-quatre heures de convulsions épileptiformes, *limités* aux muscles de la moitié droite de la face et au peaucier du même côté. On fit l'ablation d'un kyste, gros comme une noisette, logé dans la substance grise et blanche de la partie inférieure de la frontale ascendante; guérison[2].

Dans une de ses cliniques, Raymond relate l'histoire d'une femme de trente-neuf ans, qui, pendant un certain temps, ressentit des *tiraillements dans la langue, dans la face,* eut la parole embarrassée, fut atteinte d'une *paralysie faciale gauche* des plus nettes, avec la langue fortement déviée à droite, tandis que la *salive s'écoulait* par la commissure gauche, en abondance; il diagnostiqua une tumeur localisée *dans les centres faciaux,* près de ceux du bras (à cause de certains phénomènes inhibitoires dans le membre supérieur). A l'autopsie, on trouva précisément un *gliome* situé dans la région operculaire, au-dessous de l'extrémité de la scissure rolandique (voir fig. 107, 108).

L'enfant de dix ans et demi, opéré par Reynier, longtemps avant l'intervention, eut des *sensations de picotements* autour de la bouche, accompagnées de pâleur de la région, puis des picote-

---

1. Dans les néoplasmes de cette région, on n'observe guère de paralysies pseudo-bulbaires (labio-glosso-laryngée cérébrale), parce que, pour les produire, les lésions doivent être *bilatérales*; mais certains symptômes indiqués, tels que les accès de rire et de pleurs spasmodiques, la tendance au larmoiement, la perte de la salive, et les troubles de la parole et de la déglutition, sont sous la dépendance de lésions analogues.

2. Auvray, th., Paris, 1896, p. 322.

ments dans la bouche et dans la langue; à ces phénomènes de *nature sensible*, s'en ajoutèrent aussitôt d'autres d'*ordre moteur* : bouche et langue déviées à droite, pâleur du visage; puis les convulsions s'étendirent au bras qui s'élevait, et enfin, elles se

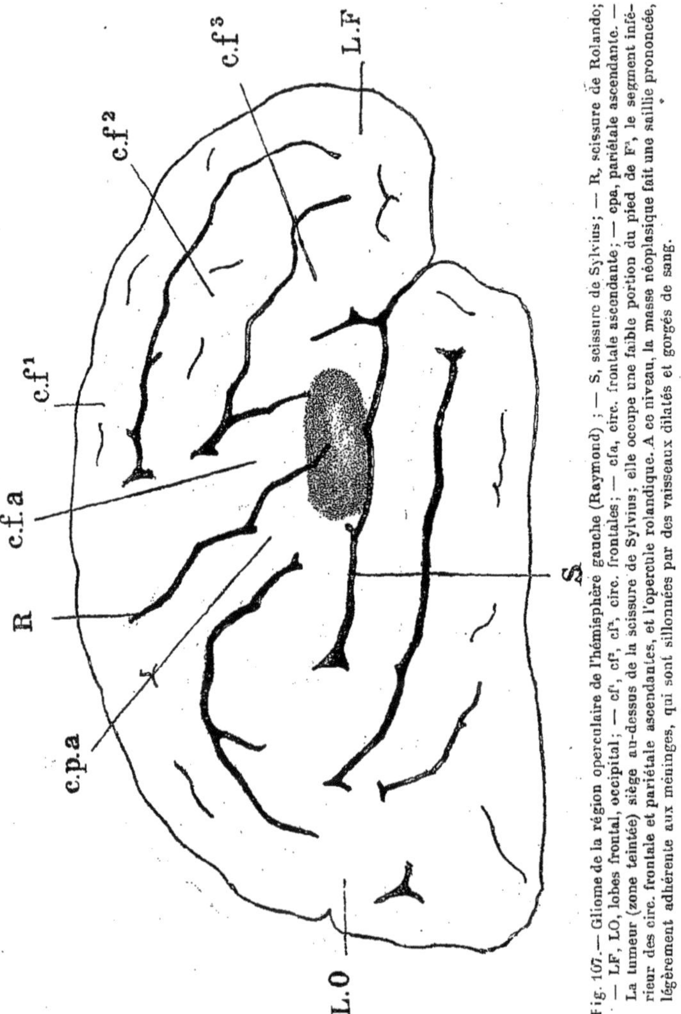

Fig. 107. — Gliome de la région operculaire de l'hémisphère gauche (Raymond) ; — S, scissure de Sylvius ; — R, scissure de Rolando; — LF, LO, lobes frontal, occipital; — cf¹, cf², cf³, cire. frontales; — cfa, cire. frontale ascendante; — cpa, pariétale ascendante. — La tumeur (zone teintée) siège au-dessus de la scissure de Sylvius; elle occupe une faible portion du pied de F³, le segment inférieur des cire. frontale et pariétale ascendantes, et l'opercule rolandique. A ce niveau, la masse néoplasique fait une saillie prononcée, légèrement adhérente aux méninges, qui sont sillonnées par des vaisseaux dilatés et gorgés de sang.

généralisèrent. Charcot diagnostiqua une *épilepsie sensitivo-motrice*, symptomatique d'un néoplasme siégeant à la partie inférieure de la région rolandique; à ce point précis, la tumeur fut rencontrée et enlevée par Reynier.

Dans les observations de Millian (tubercule au pied de F[a], P[a]), de Friedländer et Schlesinger, de Sciammana et Postempski, de Poirier, de Chwostek, de Wiener, on constata aussi des troubles convulsifs, très accusés dans la face, mais le bras participa, etc.

Les *troubles sensitifs* ne sont pas moins caractéristiques que les moteurs ; nous avons déjà cité les picotements douloureux de la

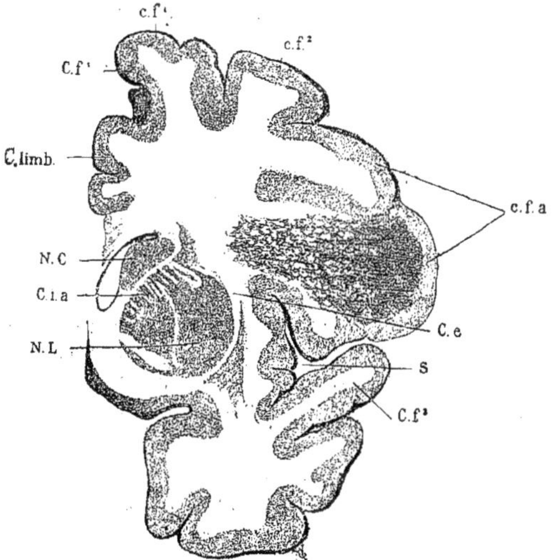

Fig. 108. — Coupe vertico-transversale passant par la tumeur précédente (Raymond). — S, scissure de Sylvius ; — NC, noyau caudé ; — NL, noyau lenticulaire ; — Cia, segment antérieur de la capsule interne ; — Ce, capsule externe ; — Ct¹, 1ʳᵉ circ. temporale ; — Cfa., circ. frontale ascendante ; — Cf¹, Cf², circ. frontales ; — C. limb, circ. limbique. — La tumeur (zone teintée) se présente sous la forme d'un coin, dont la base périphérique détruit une partie de la circonvolution frontale ascendante, en déterminant une saillie marquée à ce niveau ; dont la pointe s'enfonce dans le centre ovale, sans atteindre la capsule interne. Le tissu de la tumeur n'est pas homogène, mais creusé de nombreuses vacuoles.

bouche, des lèvres et de la langue, observés par Reynier. La malade de Sciammana et Postempski avait des *hallucinations tactiles* (sensation d'un gros rat, qui de la commissure traversait la joue), de l'hyperesthésie thermique, tactile et douloureuse ; le malade de Friedländer et Schlesinger avait des *paresthésies* de la moitié droite de la langue (sensation de brûlure se répandant de la pointe vers la base), de la joue, de la main, et du bras droit.

Puis viennent les *paralysies* (je parle des cas *où elles sont primitives*) : Laveran, homme de quarante-sept ans, *hémiplégie faciale* ;

rien aux membres, quelques troubles du langage; sarcome du volume d'une pomme d'api à la partie inférieure de F³, P³. — Syme: engourdissement, puis paralysie de *la face et de la langue du côté droit*; puis aphasie complète et parésie du bras droit; tumeur du volume du poing, dans la partie inférieure de F³, et la partie postérieure de F², F³. — Bernheim : deux convulsions, *hémiplégie faciale*, sarcome dans la moitié inférieure de F³. — En terminant, je mentionne un cas de *trismus*, signalé par Guerra, pour un tubercule solitaire du quart inférieur du fond de la scissure rolandique droite [1].

2° *Tumeurs de la partie postérieure de F³.*

Les tumeurs de la partie postérieure de la *troisième circonvolution frontale* donnent rarement lieu à des symptômes ISOLÉS d'*aphasie motrice*, comme on les rencontre dans les lésions de déficit; le plus souvent s'ajoutent des troubles *parétiques* de la face, du membre supérieur, et des troubles *psychiques*.

Il faut d'ailleurs se garder d'une localisation trop étroite, des images motrices verbales, dans le pied de F³. Le centre de Broca comprend peut-être, encore, les parties les plus voisines de l'insula; et varie d'étendue selon les individus. Les observations publiées récemment par Touche montrent que les troubles de l'aphasie motrice se rencontrent non seulement dans les lésions du cortex, mais aussi dans celles de la capsule externe (7 cas), de la capsule interne (3 cas), et même du genou du corps calleux (1 cas) [2].

Dans les néoplasies, ce n'est pas toujours de l'aphasie motrice complète qu'on observe, mais des *aphasies partielles* : aphasie amnésique, bradyphasie, paraphasie, impossibilité d'articuler certains mots, quelquefois de l'anarthrie, ou de la dysarthrie. Assez fréquemment se joignent des *troubles de l'écriture* ou de l'*agraphie*, et des perturbations du *langage des gestes* (Mazurkiewicz) [3].

L'APHASIE MOTRICE n'a de réelle valeur *localisatrice*, pour une tumeur de la troisième circonvolution, *que si elle est* LA PREMIÈRE EN DATE.

---

1. Raymond, *Cliniques*, III, 1898, p. 28; Millian, *Soc. anat.*, 1896, p. 775; Friedländer et Schlesinger, *Rev. neurol.*, 1898, p. 209; Sciammana et Postempski, *Rev. neurol.*, 1901, p. 240; Poirier, *Angiome*, in th. Auvray, p. 333; Chvostek, *Arch. de Neurol.*, 1884, p. 339; Wiener, *Arch. de Neurol.*, 1900, p. 78; Laveran, *Soc. de méd. des hôp.* et *Rev. neurol.*, 1893, p. 368; Syme, *Rev. neurol.*, 1895, p. 475; Guerra, *Rev. neurol.*, 1894, p. 272; Bernheim, *Rev. méd. de l'Est* et *Rev. neurol.*, 1899, p. 630.

2. Touche, *Arch. de Méd.*, 1901, p. 326.

3. Mazurkiewicz, *Rev. neurol.*, 1902, p. 408.

Si elle *reste* PARTIELLE *et* INCOMPLÈTE, il y a lieu de soupçonner que la tumeur est *au voisinage*, et qu'il s'agit de phénomènes de compression ou de propagation.

Un bel exemple d'*aphasie motrice*, pour tumeur de F³, nous est fourni par Carle et Pescarolo. Le malade, homme robuste de trente-huit ans, avait vu les phénomènes morbides se développer dans l'ordre suivant : convulsions, aphasie motrice et altération psychique, paralysie de l'hypoglosse droit, parésie du facial inférieur droit; à peine une trace de parésie des membres du côté droit; à cela, il faut ajouter la douleur frontale, dans les premiers temps plus accentuée à gauche, et la névrite optique. Les auteurs enlevèrent une tumeur (gliome) de la grosseur d'un œuf, située dans F³; les symptômes rétrocédèrent, en particulier l'aphasie, qui s'améliora peu à peu dans la suite [1].

Brugelius et Berg, pour une gliomatose kystique de la partie inférieure de la précentrale (Fᵃ) et de la partie postérieure de F³ à gauche, assistèrent à des attaques épileptiformes avec perte de connaissance; à la troisième attaque, il y eut des spasmes de la face, et après l'attaque, de l'*aphasie*; celle-ci s'accentua de plus en plus, et il s'y ajouta de l'*agraphie*, de la stase papillaire, de la parésie des membres, et de la déviation de la langue. Les troubles s'atténuèrent après l'opération; mais deux mois après, la mort survint [2].

Rossolimo, pour un kyste voisin de F³, observa comme premiers phénomènes des *troubles de la parole*, puis de l'*amnésie*, et de la *paragraphie* (kyste sur Fᵃ et pied de F³) [3].

---

1. Carle et Pescarolo. Le malade était souvent dans un état de stupeur, de mutisme absolu, et avait des accès procursifs dans la chambre. Il répondait lentement à son nom. Son *aphasie*, d'abord variable d'un jour à l'autre, devint une *aphasie motrice* absolue. Il ne pouvait ni écrire, ni répéter les mots, ni lire à haute voix. La lecture mentale persistait un peu; il prononçait lentement les mots. — Après l'opération, un peu de contracture persiste dans les membres droits, il marche avec un bâton. *Un mois après* : la parole s'améliore rapidement chaque jour; il reste bradyphasique; son caractère est devenu gai, et il n'a plus d'attaques d'épilepsie. La céphalée cesse et le fond de l'œil redevient bon. — *Trois mois après*, existait encore une légère déviation de la langue, de la faiblesse du bras droit. L'*amnésie verbale* persiste; mais il s'exprime facilement; bradyphasie, mais pas de dysarthrie. Il peut maintenant lire à haute voix; mais la lecture mentale reste affaiblie, car il ne comprend pas ce qu'il lit. Écriture spontanée impossible (*Riforma medica*, 1901, I, p. 196, et *Rev. neurol.*, 1901, p. 690).

2. Brugelius et Berg, *Rev. neurol.*, 1896, p. 1540. — Voir aussi Wiener, *Arch. de Neurol.*, 1900, p. 28. H., 20 ans, attaques d'aphasie avec raideur tétanique de la face et du bras; puis, parésie faciale droite; aphasie motrice; syndrome prononcé; tumeur sur le centre du bras et de la face, intéressant F³. Ne peut être enlevée à cause des hémorragies.

3. Rossolimo, *Rev. neurol.*, 1894, p. 487.

Sissin, Renssen et Winkler : chez un malade, douleur et œdème fugace de la face deux ans avant; douleur de la jambe gauche;

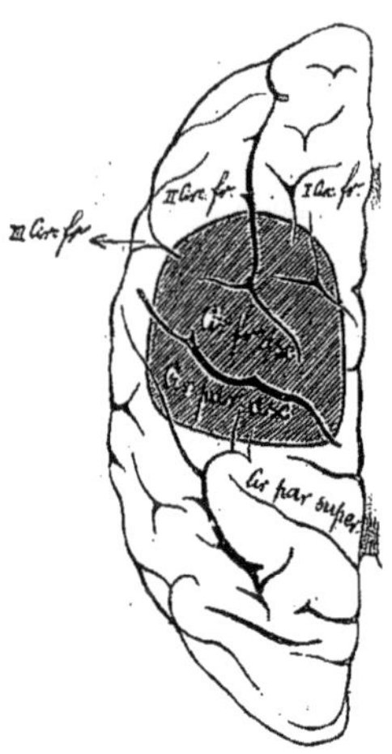

Fig. 109. — Fibrome de la région motrice; situation exacte (Pel et Korteweg).

lecture impossible, céphalée, démence légère, irritabilité, puis, *aphasie motrice complète*, paralysie de l'angle de la bouche et hémiplégie droite; tumeur de F², et partie inférieure de F³ du volume d'un petit œuf de poule, qui tombe d'elle-même, au moment de l'opération; guérison.

Lorrain : endothéliome du volume d'une grosse noix, près de l'insula; après plusieurs attaques, hémiplégie et *aphasie motrice*.

Pel et Korteweg (voir fig. 109 et 110) : F., quarante-six ans; crises *commençant par de l'aphasie*, du nystagmus, des mouvements du pouce droit s'étendant aux doigts, au coude, à la face, et à la jambe droite; *paraphasie*, et *aphasie* amnésique partielle. Plus tard, parésie du facial droit, du bras avec contracture du coude;

atrophie des muscles du bras et de l'épaule, œdème de la main, etc.; énucléation d'une tumeur adhérente à la pie-mère, fibrome

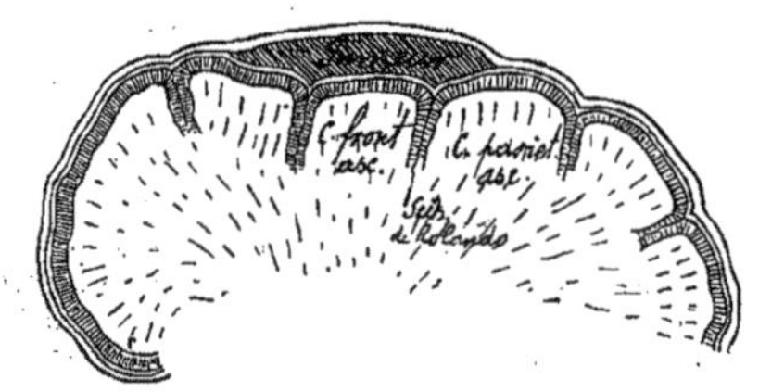

Fig. 110. — Tumeur de Pel et Korteweg. Coupe verticale antéro-postérieure de l'hémisphère gauche, passant au niveau de la tumeur, montrant l'affaissement des circonvolutions frontales et de la pariétale ascendante.

de 0,06 cent. sur 0,05 cent. sur Fᵃ et pied de F³, et sur partie postérieure de F¹ et F²(¹).

Nous aurons encore à revenir, sur les troubles du LANGAGE dans les néoplasmes, à propos des tumeurs des lobes pariétal et temporal.

1. Sissin, Renssen et Winkler, *Chir. nerv.* de Chipault, 1902, I, 676; Pel et Horteweg, *id.*, 678 et *Rev. Neurol.* 1894, p. 285; Lorrain, *Soc. anat.*, 1895, p. 696.

F. — TROUBLES DE LA SENSIBILITÉ.

Nous ne pouvons, vu l'état actuel de la physiologie expérimentale et de la neuropathologie sur les *centres corticaux de la sensibilité*, nous abstenir d'insister, quelques courts instants,.

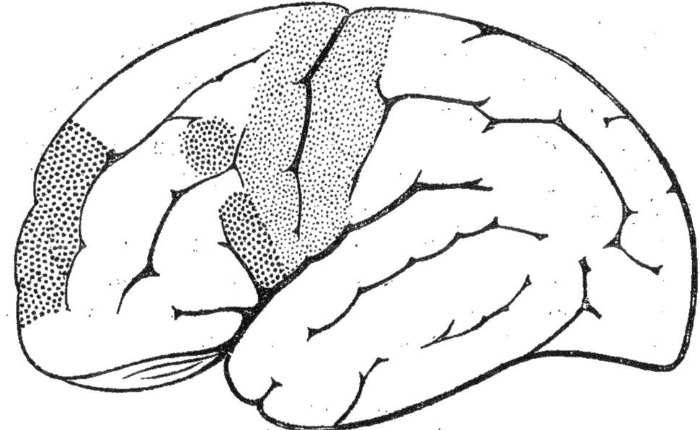

Fig. 111. — Topographie des centres corticaux sensitifs, face externe (Raymond).

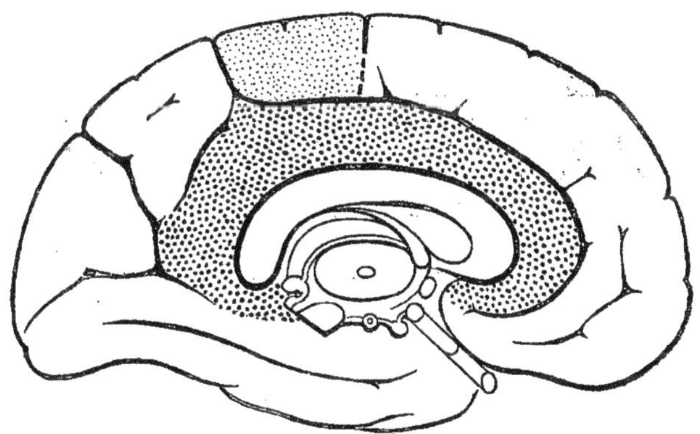

Fig. 112. — Topographie des centres corticaux sensitifs, face interne (Raymond).

sur les troubles qu'elle présente, *dans les tumeurs des* RÉGIONS MOTRICES, bien que nous ayons déjà donné leurs caractères généraux dans un chapitre précédent (voir p. 132). Ils sont plus fréquents qu'on ne le pense généralement, puisqu'on les trouve expressément mentionnés et étudiés plus de 60 fois, sur 130 observations de tumeurs rolandiques, que nous avons parcourues. — Ils ont une VALEUR LOCALISATRICE INDÉNIABLE; car nous les avons rencontrés dans les néoplasmes des divers *départements psycho-moteurs* (jambe, bras et face), et avec une distribution correspondant exactement à la *topographie corticale*. De telle sorte que la *région*, dite psycho-motrice, mérite à bon droit le nom de région SENSITIVO-MOTRICE.

Le tableau ci-dessous parle aux yeux et montre clairement qu'il y a corrélation complète entre le siège occupé par les tumeurs de la région motrice et la *distribution* des troubles sensitifs à la surface du corps. Plus encore que les *lésions de déficit*, les néoplasmes vérifient, *pathologiquement*, la conception contemporaine sur la *topographie* des centres sensitifs corticaux (H. Munk, Flechsig, Raymond, Verger, etc.).

Ajoutons que, dans bon nombre d'opérations pour ablation de tumeurs, l'écorce cérébrale ayant été plus ou moins lésée, *les troubles sensitifs* et, en particulier, les *troubles de la* SENSIBILITÉ PROFONDE, *de la stéréognose, se sont montrés très accusés et très précis.*

Plus tard, nous verrons qu'en arrière, la *zone corticale de la sensibilité* dépasse la zone motrice et *s'étend sur les lobules pariétaux*, ainsi qu'en font foi nos tableaux, qui se décomposent ainsi :

TROUBLES DE LA SENSIBILITÉ.

—

1° Membre inférieur	12 cas.
2° — supérieur	35 —
3° Face	7 —
4° Lobules pariétaux	11 —
TOTAL	65 cas.

TABLEAUX

SUR

LES TROUBLES DE LA SENSIBILITÉ

DANS LES TUMEURS CORTICALES

N° D'ORDRE	INDICATIONS BIBLIOGRAPHIQUES	TROUBLES DE LA SENSIBILITÉ	SIÈGE DE LA TUMEUR
		I. — Membre inférieur.	
1	Audeoud (*Rev. neurol.*, 1894, p. 298).	Fourmillements de la plante du pied gauche, et crises convulsives, débutant par des secousses dans le pied; trépanation infructueuse.	Tubercule du volume d'une noix, partie interne et supérieure du lobe paracentral (voir fig. 102).
2	Czerny et Vierordt (*Rev. neurol.*, 1895, p. 445).	Engourdissement des orteils gauches; plus tard, paresthésie gauche.	Tubercule de 205 gr. au niveau du centre cortical de la jambe droite.
3	Steele (*Rev. neurol.*, 1895, p. 418).	Vives douleurs dans le mollet, et mouvements de flexion des orteils.	Tumeur du 1/3 supérieur de R.
4	Mareau (Chipault. *Trav. neurol.*, III, p. 110).	Crampes dans les orteils du pied droit; sensation douloureuse de chaleur dans le petit orteil et le petit doigt (aura), sensibilité diminuée dans le membre supérieur.	Grosse tumeur comprimant la région motrice.
5	Monod, Collet et Morelly (*Soc. anat.*, 1897, p. 907).	Crises de douleurs dans les membres droits.	Sarcome du volume d'une mandarine dans le lobule paracentral.
6	Klippel et Jarvis (*Rev. neurol.*, 1904, p. 1027).	D'abord fourmillements bras et jambe gauches; puis jambe gauche œdématiée et douloureuse; sensibilité intacte, mais vives douleurs névralgiques du membre inférieur gauche, partant du talon, où se produit une escharre de 5 cm.	Tumeur dans partie supérieure de $F^{p}P^{a}$ et lobe paracentral.
7	Guldenarm et Winkler (Chipault, *Chir. nerv.*, 1902, I, p. 681).	Perte du sens musculaire et de la sensibilité dans la jambe. Hypoesthésie du côté gauche.	Poche veineuse du volume d'une noix, près du sinus sagittal, sur partie supérieure de $F^{a}P^{a}$.
8	Rotgans, Hers et Winkler (Chipault, *Chir. nerv.*, 1902, I, p. 696).	Sensations de picotements au pied, s'irradiant sur le tronc et le bras gauche. Crises d'épilepsie sensorielle. D'abord pas de mouvements convulsifs.	Angiome de la pie-mère, partie supérieure des circonvol. rolandiques.
9	W. Lezynski et F. Glass (*Med. Record*, 1901, II, 485).	Depuis 2 ans, crampes et spasmes douloureux dans le mollet et la jambe gauches suivis d'impuissance momentanée. Puis attaques, faiblesse, et parésie du membre.	Endothéliome de la partie supérieure de la région motrice, adhérent au sinus longitudinal. Ablation, guérison.
10	Postempski (Chipault, *Chir. nerv.*, 1903, III, p. 826).	Depuis 3 ans, membre inférieur parésié, et sensibilité diminuée à droite, ainsi qu'au membre sup. Atrophie musculaire, etc.	Kyste séreux de R. communiquant avec le ventricule, du vol. d'un œuf. Guérison.
11	Spadari (Chipault, *Chir. nerv.*, 1903, III, p. 329).	Anxiétés dans le membre inférieur. Convulsions, atrophie, etc.	Sarcome de zone R. Guérison.
12	Durante (Chipault, *Chir. nerv*, 1903, III, p. 332).	Faiblesse des membres droits, et sensations paresthésiques dans tout le côté, commençant sous forme d'accès, par le gros orteil. Astéréognose. Sensibilité diminuée. Troubles psychiques, etc.	Sarcome comprimant la partie supérieure de la région motrice, du poids de 150 gr. Guérison.
		II. — Membre supérieur. (*ou membre supérieur et inférieur*).	
1	Darkschewitsh, 1890.	Sensibilité gauche, très diminuée dans tous ses modes, surtout à la périphérie du membre.	Tubercule solitaire du 1/3 moyen de P^{a}.
2	Carter Gray (*Rev. neurol.*, 1893, p. 139).	Sensibilité tactile et à la douleur légèrement diminuée, à la température conservée. Sens musculaire presque totalement aboli.	Sarcome du volume d'une noisette, sous-cortical, à la jonction des 2/3 supérieurs de P^{a}.
3	Albertoni et Brigatti (*Rev. neurol.*, 1893, p. 323).	Après opération, apparition de troubles sensitifs (il n'y en avait pas auparavant); sensibilité tactile, thermogène, douloureuse, troublées dans toute la moitié gauche du corps, excepté la face.	Ablation d'un gliome du volume d'un œuf de poule, dans la région motrice. Guérison pendant 13 mois après.
4	Rossolimo (*Rev. neurol.*, 1894, p. 487).	Œdème et cyanose de la main. Abaissement de la température.	Kyste hydatique.
5	Krönlein (in Chipault. *Trav. neurol.*, I, p. 207).	Engourdissement passager de la main droite. Sudations exagérées main et avant-bras.	Tubercule du volume d'un œuf dans partie moyenne et sup. de R.
6	Riegner (*id.*, p. 131).	Fourmillements du bras droit. Sensibilité absente sur partie inf. avant-bras et main. Sensibilité à la piqûre, au pinceau électrique, au froid, au chaud, émoussées. Le malade, les yeux fermés, ne reconnaît pas les objets, qu'on lui met dans la main.	Sarcome du cortex, s'enfonçant dans la substance blanche des régions motrices.

N°s D'ORDRE	INDICATIONS BIBLIOGRAPHIQUES	TROUBLES DE LA SENSIBILITÉ	SIÈGE DE LA TUMEUR
7	Webster (Chipault, *Trav. neurol.*, I, p. 143).	Diminution de la sensation tactile des doigts gauches.	Tumeur diffuse partie moyenne de R.
8	Macé (*Soc. anat.*, 1894.)	Deux doigts insensibles à la main droite, puis douleur du poignet, de l'avant-bras, en même temps, un peu de rougeur et de gonflement; on croit à du rhumatisme.	Sarcome ovalaire du volume d'un œuf de poule, sur moitié supérieure de F^aP^a, jusque vers P^a.
9	Lorrain (*Soc. anat.*, 1895.)	Sensibilité abolie du côté droit paralysé.	Près de F^3, sur partie supér. et infér. de l'insula, tumeur du vol. d'une grosse noix. Ramollissement étendu.
10	Codivilla (*Rev. neurol.*, 1895, p. 446.)	Hémi-hyperesthésie droite.	Kyste hydatique de la région rolandique.
11	Shaw et Bush (*Rev. neurol.*, 1896, p. 27.)	Après une attaque, perte de toute la sensibilité du cou et jambe g.; perte des notions de position dans le bras. Anesthésie et analgésie g. surtout à l'épaule.	Tumeur de 4 cent. dans 1/3 moyen de F^a.
12	Beevor et Ballance, 1896 (Chipault, *Trav. neurol.*, I, 188.)	Sensations tactiles mal localisées dans les membres droits; contacts légers non sentis; localisation imparfaite des contacts, tantôt trop bas, tantôt trop haut; troubles plus marqués sur le bras, l'épaule, et la main, qu'à l'avant-bras.	Tumeur du 1/3 moyen de F^aP^a.
13	Dana et Conway (*Rev. neurol.*, 1896, p. 76.)	Violentes douleurs dans le bras g. Sensations pénibles des doigts g. précédant les convulsions (aura sensitive). Diverses sensibilités diminuées dans le bras gauche. Après l'opération, troubles divers des sensibilités.	Sarcome des régions inférieures des circonvolutions centrales.
14	Raymond, 1898 (*Cliniques*, III, p. 21).	Fourmillements bras et jambe, et dans tout le côté: cris : « ma jambe! ma jambe! ».	Tumeur cherchée par Chipault, non trouvée.
15	Raymond, 1900 (*Clin.*, IV, p. 2).	Grandes attaques d'épilepsie motrice devenant de plus en plus rares, et remplacées par des attaques d'épilepsie sensorielle; douleurs d'engourdissement avant-bras et main, sans convulsions. Hyperalgésie du bras droit.	Angiome du volume d'une 1/2 orange sur les 2/4 moyens de F^aP^a, empiétant sur le 1/4 inférieur.
16	Raymond, 1900 (*Cliniques*, IV, p. 18).	Attaques convulsives de la main g. précédées de violentes douleurs dans le poignet et les doigts, plutôt nocturnes. On est obligé d'immobiliser la main et l'avant-bras, sur une attelle.	Tuberculome étalé sur F^a, et pieds de F^1, F^2, F^3.
17	Raymond (*Cliniques*, V, 1901, p. 1).	Après l'opération, main gauche parésiée, fourmillements du petit doigt; sensibilité tactile altérée sur les derniers doigts et leurs métacarpiens; sensibilité articulaire abolie au petit doigt; perte du sens stéréognostique de la main, qui est en paralysie flasque.	Ablation d'une portion d'un gliome par Doyen, à la partie moyenne des circonvolutions centrales.
18	Oliver et Williamson (*Arch. de Neurol.*, 1899, p. 165).	Depuis deux ans, piqûres dans le côté droit du corps; sensation d'eau chaude coulant sur la peau; anesthésie et analgésie, au niveau du bras et de la main gauches. Diminution de la sensibilité à la jambe.	Sarcome de la grosseur d'une demi-orange, sur l'aire motrice.
19	Id.	Sensibilité émoussée sur le membre supérieur, peau de la main en moiteur (paralysie bras et jambe).	Tumeur de la région motrice.
20	Estèves (*Rev. neurol.*, 1899, p. 184).	Diminution de la sensibilité tactile, et anesthésie à droite.	Kyste hyd. dans le lobe frontal, comprimant le lobe moteur.
21	Duret et Delobel (*Rev. neurol.*, 1901, p. 763).	Douleurs avec crises névralgiques. Irradiations dans le membre supérieur droit, au cou et à la face.	Tumeur du volume d'une orange sur la partie moy. de la faux de la dure-mère.
22	Sciammana et Postempski (*Rev. neurol.*, 1901, p. 240).	Hallucinations tactiles (gros rat traversant la joue); ictus avec paresthésie du côté droit de la face, et dans le bras droit. Hypoesthésie tactile, thermique et douloureuse du bras droit, surtout dans la paume de la main, et la pulpe des doigts.	Tumeur grosse comme une noix, dans le sillon R, tiers moyen.
23	Korteweg et Winkler. (Chipault, *Chir. nerv.*, I, 1902, p. 675).	Sensibilité tactile, musculaire et thermique, atténuées à gauche.	Tumeur du volume d'une pomme, dans la région motrice droite.
24	Pel et Korteweg (*id.*, p. 678).	Début par un engourdissement de la pointe des doigts de la main droite.	Tumeur du cortex située au niveau du centre du bras (fig. 109, 110).
25	Jacobi, Gohl et Winkler (*id.*, p. 679).	Perte du sens musculaire dans la main.	Tumeur au-dessus du genou du sillon R.
26	Guldenarm, Lenz et Winkler (*id.*, 697).	Douleurs intenses des 2ᵉ et 3ᵉ doigts de la main g. (aura très douloureux).	Angiome du cortex moteur, partie moy. de F^aP^a.

N^{os} D'ORDRE	INDICATIONS BIBLIOGRAPHIQUES	TROUBLES DE LA SENSIBILITÉ	SIÈGE DE LA TUMEUR
27	Rotgans et Winkler (Chipault, *Chir. nerv.*, 1, 1902, p. 695).	H. 22 ans. A 14 ans, accès de picotements et tiraillements dans bras et jambe dr. Plus tard, sensibilité cutanée diminuée à l'extrémité des doigts droits.	Angiome racémeux des circonvolutions rolandiques.
28	Guldenarm et Winkler (*id.*, 702).	Diminution de la sensation de poids dans la main et l'index droits. Ne sent rien, quand on change la position des doigts.	Tumeur calcifiée de la partie moyenne des circ. rolandiques (fig. 99, 100).
29	Stokvis, Eberson et Korteweg (*id.*, p. 712).	Engourdissements et picotements du pouce, de l'index gauches; lourdeur de jambe g. Engourdissements dans territoire du facial; jambe cyanosée et froide, main sujette à une sudation exagérée.	Glio-sarcome (120 gr.) de la région motrice.
30	Van Eiselberg, Hermanidès et Winkler (*id.*, p. 715).	Engourdissements dans la main g. Dans les doigts, sensation tactile diminuée; il ne reconnaît pas les objets qu'on lui met dans la main, les yeux étant fermés : de même, il ne sait pas reproduire les mouvements exécutés à droite.	Sarcome diffus, sur partie inférieure et moyenne de F^a et P^1, et dans l'hémisphère.
31	Thomas Ganill (*Arch. Neurol.*, 1893, p. 139).	Anesthésie presque complète du bras g. avec hémiplégie, après attaques convulsives.	Sarcome faisant saillie au 1/3 post. de la *circ. du corps calleux*.
32	Carter Gray (*Arch. Neurol.*, 1893, p. 139).	Sensibilité tactile et à la douleur diminuée à droite, sens musculaire presque totalement aboli.	Sarcome, du vol. d'une noisette, sous-cortical, dans le 2/3 sup. de P^a.
33	De Paoli (Chipault, *Chir. nerv.*, 1903, III, p. 331).	Sensibilité tactile diminuée dans tout le côté g. sauf le pied.	Tubercule de la zone motrice dr.
34	Postempski et Mingazzini (*Chir. nerv.*, 1903, III, p. 345).	5 ans avant, paresthésie au niveau de la joue droite. Hyperesthésie tactile, thermique et douloureuse, surtout dans le bras droit, etc.	Myxome pie-mérien, au niveau de la région rolandique gauche.
35	Bird (in Chipault, *Chir. nerv.*, 1903, III, p. 942).	Crises épileptiques précédées de roideur de l'angle g. de la bouche; démangeaisons dans le pouce et avant-bras. Ensuite, convulsions généralisées.	Gliome volumineux, région rolandique.

III. — *Face.*

N^{os} D'ORDRE	INDICATIONS BIBLIOGRAPHIQUES	TROUBLES DE LA SENSIBILITÉ	SIÈGE DE LA TUMEUR
1	Reynier. (*Congr. de Chir.*, 1891, p. 110.)	Longtemps avant, picotements autour de la bouche avec pâleur de la région; puis picotements dans la bouche et dans la langue.	Gliome kystique, partie inférieure de F^a P^a.
2	Syme (*Rev. neurol.*, 1893, p. 475).	Engourdissement de la langue et du côté droit de la face, au moment des crises.	Tumeur du volume du poing, partie inférieure de F^a et postérieure de F^2, F^3.
3	Friedländer et Schlesinger (*Rev. neurol.*, 1898, p. 299).	Paresthésie de la moitié droite de la langue, de la joue, de la main et du bras droits. Ataxie et troubles du sens musculaire dans membre supérieur droit.	Tumeur comprimant la partie inférieure de R, et adhérente au cortex.
4	Sissin, Renssen et Winkler (Chipault, *Chir. nerv.*, 1902, I).	Douleurs, œdème fugace de la face, un au avant; douleur dans la jambe g.	Tumeur intéressant F^2, F^3, et partie inférieure de F^a.
5	Raymond (*Cliniques*, IIi, p. 28).	Tiraillements dans la langue, dans la face, avec la parole embarrassée.	Gliome de la région operculaire, au-dessous de l'extrémité inf. de R. (voir fig. 107, 108).
6	Sciammana et Postempski (déjà cités dans le bras).	Hallucinations tactiles dans la face, et paresthésie de la face.	Tumeur 1/3 moyen de R.
7	Postempski et Mingazzini (déjà cités au bras).	Paresthésie au niveau de la joue droite et hyperesthésie tactile, thermique et douloureuse dans le membre supérieur droit.	Myxome de la région rolandique gauche.

IV. — *Lobules pariétaux* (P^1 et P^2, Pc).

N^{os} D'ORDRE	INDICATIONS BIBLIOGRAPHIQUES	TROUBLES DE LA SENSIBILITÉ	SIÈGE DE LA TUMEUR
1	Bernheim et Simon (*Rev. méd. de l'Est*, 1887, p. 137).	Astéréognose très marquée de la main gauche.	Tumeur du lobule pariétal inférieur.
2	Franks' Madden (*Rev. neurol.*, 1893, p. 110).	Perte complète de la sensibilité au tact, à la douleur, dans la main g., surtout dans l'index. Perte du sens musculaire avec ataxie marquée. Convulsions avec paresthésies du bras.	Gliome kystique sur P^a, P^1, P^2, et gyrus angularis (Pc).
3	Bruns (*Arch. de Neurol.*, 1899, II, p. 493, et *Rev. neurol.*, 1899, p. 139).	Troubles de la sensibilité dans la moitié dr. du corps, surtout membre sup. dr. Perte du tact, du sens stéréognostique, du sens de position, du sens de la douleur. Hémianopsie dr. totale.	Fongus de la dure-mère, ayant comprimé tout le lobule pariétal supérieur gauche.
4	Magalhaès Lemos (Iconogr. Salpêtrière, 1898, p. 20.	Auras débutant par une sensation de roideur, une crainte (*raceia*) dans la jambe gauche; puis sensations de jambe tordue, avec hallucinations, cris de douleur, délire, etc. Perte du sens de position, du sens musculaire, dans le membre.	Petit tubercule calcifié, du volume d'un pois, dans le *lobule pariétal supérieur*, tout près de son insertion sur P^a (voir fig. 114).
5	Raymond (*Cliniques*, 1901, V, p. 121).	Engourdissement de la main g.; maladresse à manier les petits objets (triage des lettres, employé des postes); sensibilité superficielle intacte, mais perte	Diagnostic probable du professeur : tumeur du lobule pariétal inférieur.

Nᵒˢ D'ORDRE	INDICATIONS BIBLIOGRAPHIQUES	TROUBLES DE LA SENSIBILITÉ	SIÈGE DE LA TUMEUR
		de la sensibilité profonde (notions de poids, des attitudes, incomplètes); plus tard, thermo-anesthésie, puis anesthésie dans main, et 2/3 inf. de l'avant-bras. Sensibilité musculaire et articulaire abolies. Crises sensitivo-motrices.	
6	Negro et Oliva (*Rev. neurol.*, 1898, p. 36).	Électrisation légère de l'écorce, chez une jeune fille (centre du bras); fourmillements, irradiant des doigts vers la racine du bras; plus tard, anesthésie (tact, douleur, chaleur) de la main et 1/3 inf. avant-bras, pendant trois semaines.	Expérience chez une jeune fille, non endormie.
7	Mills, Keen et Spiller (*Brit. med. Journal*, 1901, p. 196).	Sensations de picotements et lourdeur du bras droit, survenant par accès; ataxie du bras; altération de toutes les formes de la sensibilité; perte complète du sens musculaire. Hémianopsie droite partielle.	Tumeur de P¹, localisée cliniquement, et enlevée par l'opération.
8	Mills et Pfahler (*Rev. neurol.*, 1902, p. 687, et *Philadelphia med. Journ.*, 1902, p. 268).	Anesthésie marquée du bras, presque nulle à la jambe. Hémianopsie homonyme.	Fibro-sarcome volumineux dans P¹ et P² et partie moyenne de P³ (fig. 118, 121).
9	Guldenarm et Winkler (Chipault, *Chir. nerv*, 1902, p. 704).	Picotements dans le bras gauche, et, peu à peu, dans jambe g. Cette sensation devient permanente. Puis, sensation tactile perdue dans les doigts gauches, et diminuée dans le 1/2 supérieur du bras. Perte des notions de position des doigts g., et thermo-anesthésie.	Gliome kystique de P¹ et P² du volume d'un œuf de poule. Récidives successives.
10	Korteweg, Rotgans et Van Meelle (*id.*, p. 710).	Paresthésies surtout dans les doigts, contact mal localisé sur le bras et le pied droits. Position des doigts et mouvements passifs, non perçus. Après l'opération, hémi-hyperesthésie.	Sarcome fuso-cellulaire diffus du pli courbe.
11	Guldenarm et Winkler (*id.*, p. 718).	Hémianesthésie droite absolue pour contact, chaleur, froid, douleur. Fréquentes contractures douloureuses du bras droit.	Gliome occupant la totalité de l'hémisphère gauche, surtout les lobes occipitaux, temporaux, et pariétaux.

G. — Tumeurs occupant plusieurs départements de la zone motrice. Grosses tumeurs.

Il est évident que les tumeurs qui occupent *plusieurs départe-ments* de la zone motrice doivent se manifester par des troubles associés, propres à chacune des parties envahies : membres infé-rieur et supérieur (type cruro-brachial); membre supérieur et face (type brachio-facial); langage, membre supérieur, et face (type brachio-facial, avec aphasie).

Les exemples de ces combinaisons abondent.

Albertoni et Brigatti, après des attaques d'épilepsie jackso-nienne et généralisée, voient une paralysie progressive et lente envahir les membres supérieur et inférieur, en même temps que surviennent de la céphalée et de la névrite optique bilatérale, (gliome du volume d'un œuf de poule, sur les régions motrices).

Pel et Korteweg : d'abord faiblesse des membres supérieur et inférieur, puis bras parésié et cuisse envahie, six mois après; atrophie des deux membres; il se joint des troubles de l'équilibre, et, par voisinage, de la paraphasie, et une déviation de la langue (gliome de 5 cm. sur 6 cm., sur la partie moyenne de la région rolandique; voir fig. 109 et 110).

Dans le cas de Krönlein, pour un gros tubercule du volume d'un œuf de poule, dans la partie moyenne et inférieure de P^3, le bras et la face sont atteints.

Ces exemples suffisent, et il est inutile d'insister.

Il est plus important, pour la précision du diagnostic, de suivre l'ORDRE D'ÉVOLUTION, de progression, et le *mode d'envahissement* des centres voisins.

Dans le cas de Beevor et Ballance, la paralysie *débuta au cou-de-pied*, un an avant leur opération, gagnant le membre de bas en haut; sept mois plus tard, la main droite est prise, et, très rapidement, toute l'extrémité supérieure; parole paresseuse; puis, surviennent des crises de vomissements, de la céphalée, de la névrite optique et de l'hébétude (gliome du volume d'une demi-orange, *dans la partie supérieure de la région rolandique*).

De même Klippel et Jarvis, pour une tumeur de la partie supé-rieure des circonvolutions rolandiques et du lobule paracentral, virent des tremblements et autres troubles *débuter dans le pied*, s'étendre à la jambe, puis au bras, et *rester plus accusés au membre inférieur*, où surviennent des névralgies violentes et une escarre.

Dans le cas de Wertheim, les troubles paralytiques occupent *le membre inférieur droit*, puis le supérieur; et, après un certain temps, s'étendent au côté opposé, de telle sorte que les *quatre membres sont atteints* (tumeur double, symétrique, dans les deux départements supérieurs de la zone rolandique).

Comme exemples de types d'*évolution brachio-faciale* ou *facio-brachiale*, je citerai les suivants : une malade de Celos présente de l'*aphasie* en mars 1900, avec *paralysie faciale* ; en mai, le bras droit est tout à fait paralysé ; en août, la jambe droite est frappée ; *hémiplégique*, elle meurt le 30 novembre. A l'autopsie, tumeur du volume d'une mandarine, qui a envahi toute la corticalité motrice, et l'a détruite.

Jacobi, Gohl, et Winkler enlèvent une tumeur qui occupait le genou (commissure inférieure du sillon de Rolando), chez une femme, qui, en septembre 1897, après des crises convulsives caractéristiques, avait une *monoplégie brachiale gauche* ; en octobre, la langue se paralyse peu à peu, ainsi que la jambe, et *elle devient hémiplégique.*

Enfin, cas d'Eiselsberg, Hermanidès et Winkler : convulsions, il y a quatre ans, dans le *côté gauche de la face*, et *troubles aphasiques* ; les années suivantes, convulsions de la face et de la langue surtout ; puis, celles-ci s'étendent au bras, à la jambe ; les *paralysies suivent la même marche* (tumeur, ayant débuté dans la partie inférieure des circonvolutions centrales, pour envahir profondément les parties voisines de l'hémisphère).

Presque toutes les tumeurs progressives et envahissantes aboutissent à la *paralysie d'un* CÔTÉ DU CORPS, avec ou sans participation de la face, avec ou sans aphasie ; et le diagnostic, avec les *hémiplégies* des hémorrhagies et des ramollissements, ne peut se faire que par les *caractères* LENTS *et* PROGRESSIFS de l'envahissement, et par les constatations de *quelques-uns des signes du* SYNDROME.

De plus, *dans le dernier cas, les convulsions ne sont pas habituelles.*

Il faut se garder de penser que les tumeurs qui produisent des HÉMIPLÉGIES *occupent toujours la région motrice.*

Devic et Courmont ont constaté une *hémiplégie*, pour une tumeur du *lobe frontal* (région supérieure) ; de même Bruns, pour un néoplasme de la *région supra-orbitaire*.

Mills en a vu survenir une, pour une tumeur du *lobe pariétal* (occupant P¹ et P², et la partie moyenne de P³, dans la substance blanche).

Theohari a constaté la même *hémiparalysie* pour une tumeur des *dernières temporales* et de l'*hippocampe.*

Dans les deux premiers cas, on peut invoquer la *compression
de la zone motrice* ou de l'*expansion de la capsule interne*; dans ce
dernier, il s'agissait d'une compression du *pédoncule cérébral*,
ayant produit en même temps de l'*hémianesthésie*.

Tous ces faits montrent combien il serait désirable que
l'examen anatomique des néoplasmes et des régions intéressées
fût fait par coupes sériées, selon le mode usité par Déjerine[1].

Les GROSSES TUMEURS sont généralement de *date ancienne*, ou
ont *évolué rapidement*; elles se caractérisent, d'une part, par des
paralysies étendues, complètes, profondes, par des *hémiplégies*
avec participation de la face, et *aphasie motrice*; elles sont compliquées de *contractures* (main en griffe, bras fléchi; jambe en
extension; pied en équinisme), et d'*atrophies musculaires*, de
troubles trophiques, etc. D'autre part, les *céphalées sont violentes*,
paroxystiques, les vomissements répétés, la *cécité* est plus ou
moins complète, l'*intelligence* amoindrie, abolie, et le malade
dans un état d'*hébétude* et de *torpeur*. Bref, tous les signes du
syndrome s'accusent de plus en plus, et des phénomènes de compression, du côté des *nerfs de la base*, font leur apparition (strabisme, perte de la vue, de l'ouïe, de l'odorat; paralysie faciale *du
côté de la tumeur*).

Dans quelques cas, à certaines périodes de l'évolution, on croit
à une *paralysie générale*, à cause des tremblements, de la faiblesse progressive, de la titubation, etc. (Rémond et Bauby).
Quelquefois, il existe des crises de *coma*.

Les interventions, dans ces circonstances, voient leurs chances
de succès diminuer de plus en plus. Cependant, même à ce degré,
des opérateurs sont intervenus par la trépanation curative ou
décompressive; Czerny a enlevé une tumeur de 205 gr., Stokvis
et Korteweg une de 120 gr., ainsi que Wayenburg et Wœstermann. Baudet, Guldenarm et Winkler, ont attaqué un néoplasme
de 210 gr. sans réussir à l'enlever en entier[2].

---

1. Albertoni et Brigatti, *Rev. neurol.*, 1893, p. 323; Pel et Horteweg, *Chir.
nerv.* de Chipault, 1902, p. 670; Krönlein, *Trav. neurol.* de Chipault, I, p. 107;
Beevor et Ballance, *id.*, I, 108; Klippel et Jarvis, *Rev. neurol.*, 1904, p. 1027;
Wertheim *Chir. nerv.*, I, 681; Celos, *Soc. anat.*, 1900, p. 1029; Jacobi,
Gohl, etc., *Chir. nerv.*, I, 679; Eiselsberg, *id.*, p. 715; Devic et Courmont,
Rev. neurol., 1897, p. 442; Bruns, *Rev. neurol.*, 1899, p. 139; Mills, *Rev. neurol.*,
1902; Theohari, *Soc. anat.*, 1897, p. 239.

2. Rémond et Bauby, *Rev. neurol.*, 1895, p. 417; Diller, *Rev. neurol.*, 1895,
p. 479; Czerny Vierordt, *Rev. neurol.*, 1895, p. 445; Stokvis, Wayenburg, Baudet
(*in* Chipault, *loc. cit.*).

CONCLUSIONS.

Le *vaste* EMPIRE, occupé sur les hémisphères cérébraux par la ZONE SENSITIVO-MOTRICE explique : *que les manifestations des tumeurs qui s'y développent présentent les variétés les plus nombreuses, et les allures les plus diverses.*

Pour arriver à un diagnostic suffisant, *il faut étudier avec soin,* non seulement les *divers symptômes moteurs et sensitifs* qui les révèlent; mais encore considérer leur DATE D'APPARITION, — leur ORDRE D'ÉVOLUTION, — leurs rapports avec la TOPOGRAPHIE DES CENTRES CORTICAUX.

Et se souvenir constamment que les *troubles sensitivo-moteurs peuvent avoir une* AUTRE ORIGINE, souvent décelable, heureusement, par quelques symptômes spéciaux, en rapport avec la région où ils résident.

CHAPITRE V

TUMEURS DU LOBE PARIÉTAL

Les fonctions du lobe pariétal et données anatomo-cliniques. — Tumeurs
des lobules pariétaux supérieur et inférieur; monoplégies de voisinage;
les troubles de la sensibilité profonde, retentissement sur les centres des
membres supérieur ou inférieur; — L'Apraxie; — Blépharoptose et déviations de la tête et des yeux. — Tumeurs du lobule et du pli courbe : l'hémianopsie, l'alexie, l'agraphie et l'aphasie sensorielle. — Grosses tumeurs. —
Synthèse.

Les recherches que nous avons faites sur les tumeurs du LOBE
PARIÉTAL nous permettent de dire : qu'en l'état actuel de nos connaissances, elles peuvent être diagnostiquées, dans la plupart des
cas, avec une sûreté assez grande, assez constante, pour permettre une intervention hâtive, *seule réellement* EFFICACE.

De fait, nous voyons Raymond, dans une de ses cliniques, en
présence des symptômes offerts par le malade, affirmer l'existence d'une tumeur pariétale, et Mills suggère à Keen une intervention, qui *réussit pleinement*.

Au point de vue qui nous occupe, il convient de distinguer,
dans le lobe pariétal, *trois parties* :

1° Le *lobule pariétal supérieur*, à large implantation sur la
moitié supérieure de la *pariétale ascendante*, et *son annexe* de la
face interne de l'hémisphère, le *lobule quadrilatère*.

2° Le *lobule pariétal inférieur*, qui, en avant, se fixe par *un pied
étroit* sur l'extrémité inférieure de la pariétale ascendante. — La
scissure interpariétale sépare les deux lobules.

3° Le *lobule du pli courbe* et le *pli courbe*.

L'expérimentation et, plus encore, la clinique montrent que le
lobule pariétal supérieur a des fonctions en rapport avec les *phénomènes de la sensibilité tactile*, et surtout avec la *sensibilité profonde*.

Le *lobule inférieur* et le *pli courbe* jouent, *en outre*, un rôle important dans les *fonctions du* LANGAGE, en particulier dans la *vision des mots*, et par conséquent dans la LECTURE et l'ÉCRITURE. — Aussi bien que les lésions destructives des hémorragies et des

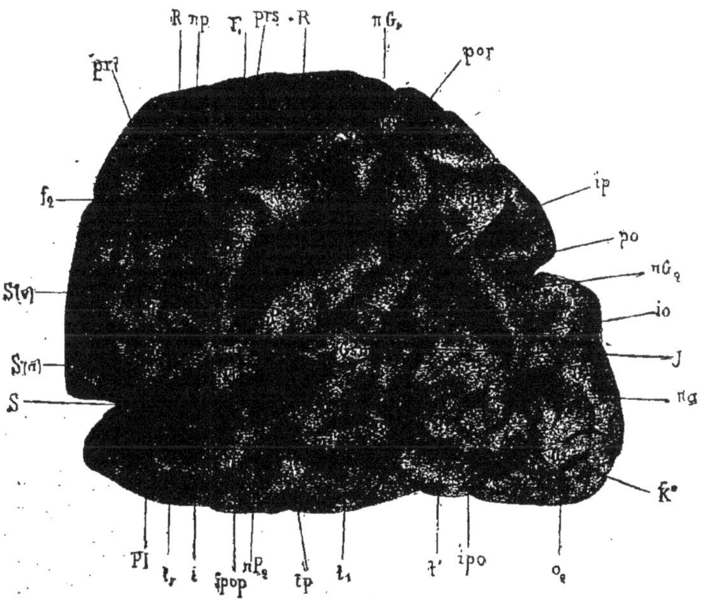

Fig. 113. — Lobules pariétaux, et sillon inter-pariétal. Face postérieure et externe de l'hémisphère gauche (Déjerine).

D, gyrus rectus d'Ecker ; — F₁, F₂, F₃, 1ʳᵉ, 2ᵉ et 3ᵉ circ. frontales ; — f₂, 2ᵉ sillon frontal ; — F₃ (c) cap de la 3ᵉ circ. frontale ; — Fa, circ. frontale ascend. ; — Gsm, Gyrus supra-margin. ; — i, sillon de l'insula ; — Ia, insula antérieure ; — io, sillon inter-occipital ; — Ip, insula postérieur ; — ip, sillon inter-pariétal ; — ipo, incisure pré-occipitale ; — ipop, incisure pariétale de l'opercule ; — j, incisure de Jensen ; — K", épieron inférieur de la scissure calcarine ; — O₁, O₂, 1ʳᵉ et 2ᵉ circonv. occipit. ; — O₂, 2ᵉ sillon occipital ; — OF₃, partie orbitaire de la 3ᵉ circ. front. ; — OpF₃, opercule de la 3ᵉ circ. front. ; — OpP, opercule pariétal ; — OpR, Opercule rolandique : — P₁, 1ʳᵉ circ. pariétale ; — P₂, 2ᵉ circ. pariétale ; — Pa, circ. pariétale ascendante ; — Pc, pli courbe ; — PI, Pôle de l'Insula ; — pF₃, pied d'insertion de la 3ᵉ circ. front. ; — po, scissure pariéto-occipitale ; — por, sillon post-rolandique ; — pri, sillon prérolandique inférieur ; — prs, sillon prérolandique supérieur ; — πd, pli anastomotique profond du sillon interoccipital ; — πG₁, πG₂, premier et deuxième plis verticaux de Gromier ; — πP₂, pied d'insertion profond de la circ. pariétale inférieure ; — πp, pli de passage interrompant la scissure de Rolando ; — R, scissure de Rolando ; — S, scissure de Sylvius ; — S (v), branche verticale de la scissure de Sylvius : — T₁, T₂, 1ʳᵉ et 2ᵉ circ. temporales ; — t₁, sillon parallèle ou 1ᵉʳ sillon temporal ; — t, branche verticale du sillon parallèle ; — Tp, circonv. temporale profonde ; — tp, sillon temporal profond.

ramollissements, les tumeurs de cette région de l'encéphale font apparaître *certaines variétés d'*APHASIE SENSORIELLE ou de *compréhension*. Celles-ci offrent alors quelques caractères distinctifs.

D'autre part, nous savons que l'existence, au voisinage du pli courbe, des *irradiations optiques*, explique que sa lésion entraîne parfois des HÉMIANOPSIES (fig. 126, 128).

Dans ce même pli, ou à son voisinage, Grasset et Landouzy ont placé un centre pour *les* MOUVEMENTS ASSOCIÉS *des globes oculaires* (centres *directeurs du regard* de Grasset, centres *sensorio-moteurs postérieurs* de J. Roux), et un autre pour les *mouvements simultanés de la* TÊTE *et des* YEUX.

Enfin, le *releveur des paupières* et aussi l'*orbiculaire*, organes *protecteurs* de l'œil, seraient, dans certaines conditions, soumis à l'action de *cette partie du cortex*, dont la lésion expliquerait, d'après Landouzy, Chauffart, Lemoine, Surmont et Herten, l'apparition de certaines BLÉPHAROPTOSES (Ptosis cortical).

Le diagnostic topographique des *néoplasmes pariétaux* se déduit de ces données anatomo-cliniques.

TUMEURS DU LOBULE PARIÉTAL SUPÉRIEUR (P [1]).

La manifestation la plus caractéristique des tumeurs du LOBULE PARIÉTAL SUPÉRIEUR réside dans des TROUBLES DE LA SENSIBILITÉ, surtout de la SENSIBILITÉ PROFONDE [1].

Il s'y joint des *troubles convulsifs et paralytiques*, pour peu que les néoplasmes soient rapprochés de la *pariétale ascendante*, ou assez volumineux pour la comprimer.

Un bel exemple de cette symptomatologie, nous est fourni par Bruns, qui observa, chez un malade âgé de de cinquante-cinq ans, des *troubles* de la *sensibilité* dans la moitié droite du corps, surtout *dans le membre supérieur*, caractérisés par la perte des *sensations tactiles* et *douloureuses*, et du sens *stéréognostique* et de *position* des doigts et, plus tard, par des *douleurs névralgiques* : en même temps, il y avait impotence du bras droit, parésie de la jambe, titubation. Dans une période ultérieure, la tumeur progressant, il y eut une *hémianopsie droite totale*, des symptômes d'*aphasie sensorielle*, et un *ptosis* de l'œil droit. Il s'agissait d'un fongus de la dure-mère, ayant détruit le *lobule pariétal supérieur gauche*. Bruns était arrivé au diagnostic en remarquant que la tumeur progressant avait produit : en avant, de l'*hémiparésie*

---

1. Oppenheim s'exprime ainsi : « C'est dans cette région que les troubles sensitifs sont ordinairement le plus accentués, en particulier, les troubles de la *sensibilité profonde* et de la *stéréognose*, auxquels s'associent des *phénomènes ataxiques*, et c'est un élément du diagnostic localisateur, très important ». (*Die Geschwulste der Gehirns*, p. 116, 1902.)

droite; en arrière, de l'*hémianopsie*; et, en bas, de l'*aphasie sensorielle*. Le pli courbe n'était pas atteint, puisqu'il *n'existait pas d'alexie*[1].

Le cas de Raymond est remarquable par l'analyse délicate et précise qu'il en présente dans ses *Leçons cliniques*. Il s'agit d'un employé des postes, qui eut d'abord des engourdissements dans la main gauche, et qui, ne pouvant faire le mouvement d'opposition du pouce, devint d'une maladresse insigne dans le triage des lettres; chez lui, la *sensibilité profonde* surtout était atteinte; et ses troubles s'accentuèrent de plus en plus, jusqu'à faire perdre à la main les notions de poids, de position, de température; jusqu'à la rendre hypoesthésique et ataxique. dans les mouvements. Les signes classiques d'une tumeur s'étant peu à peu développés. Raymond n'hésita pas à en fixer le siège dans le *lobule pariétal supérieur*. Il existait, en même temps, une paralysie associée des mouvements de latéralité des globes oculaires[2].

Dans l'observation de Mills et Spiller, survinrent, par accès, des sensations de picotements, de lourdeur, des phénomènes ataxiques, dans le bras droit surtout; puis, la sensibilité cutanée s'altéra dans toutes ses formes, et le sens musculaire se perdit : il s'y joignit un peu de parésie du membre, de l'amnésie verbale, etc. — Keen, le diagnostic étant posé, opéra, et enleva un endothéliome kystique, comprimant l'écorce de P[1]; le malade guérit peu à peu, et, trois mois après, était dans son état normal[3].

Les tumeurs du LOBULE QUADRILATÈRE (*Precuneus*), dépendance du lobule pariétal supérieur, située à la face interne de l'hémisphère, s'annoncent par des troubles de compression du *centre visuel* (cuneus) et du cervelet sous-jacent, c'est-à-dire par de l'*hémianopsie* et des *symptômes cérébelleux*. Oppenheim en rapporte et en figure un bel exemple dans son Traité (p. 125, fig. 18).

Si la tumeur est petite, superficielle, voisine de la région motrice, et met en jeu l'hyperexcitabilité du *cortex*, on peut voir survenir uniquement des crises d'épilepsie généralisée, à accès fréquents, comme dans le fait de Magalhaès Lemos (fig. 114); mais, là encore, le diagnostic topographique eût été possible, en raison de l'*aura toute spéciale* que présentait le malade : il éprouvait, chaque fois, des *fourmillements*, un engourdissement, une sensation *motrice* de la jambe; il eut, parfois, des *hallucinations*, qui

1. Bruns (*Arch. de neurol.*, 1899, II, p. 493).
2. Raymond (*Cliniques*, V, 1901, p. 121).
3. Mills, Keen et Spiller (*Rev. neurol.*, 1901, p. 196).

lui faisaient demander à son médecin de redresser sa jambe, « qu'on lui avait tordue, prétendait-il ». En outre, bien qu'il n'existât pas le moindre degré de parésie, le *sens musculaire* était totalement perdu, à tel point que le malade ne savait plus où se trouvait sa jambe, lorsque, lui ayant fermé les yeux, on la déplaçait. Il mourut en *état de mal*, et on trouva un petit tubercule, du volume d'un pois, dans le pied de P[1], tout près de son insertion à Pa[1].

A propos de la symptomotologie générale des tumeurs encéphaliques, nous avons indiqué que, d'après beaucoup d'auteurs,

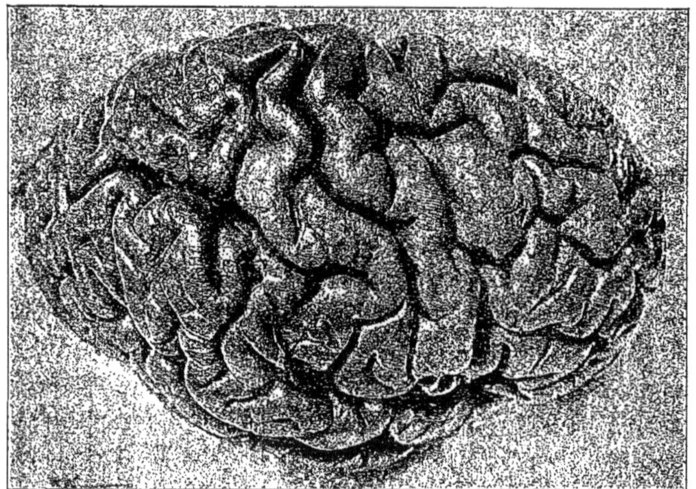

Fig. 114. — Tubercule solitaire du lobule pariétal supérieur droit (Magalhaès Lemos).

la *zone sensitive* CORTICALE, dépasse nettement en arrière la *zone motrice*, et, en particulier, s'étend sur *le lobule pariétal supérieur* (Nothnagel, Flechsig, Bechterew, Raymond, etc.). D'autre parts à propos des néoplasmes de la zone rolandique, nous avon, établi un tableau des cas de tumeurs des lobules pariétaux, ayant produit des *troubles* de la SENSIBILITÉ.

A ces phénomènes moteurs des membres, à ces troubles de la sensibilité superficielle et profonde, peuvent se joindre, dans quelques cas, des *troubles de l'incoordination*, de la *titubation*, qui font penser, au moins transitoirement, à une *altération cérébelleuse*. —Il en était ainsi dans une observation de Raymond, où

1. Magelhaès Lemos (*Iconograph.*, *Salpêtrière*, 1898, p, 20).

chez une jeune femme âgée de vingt-deux ans, on trouva un kyste pathologique volumineux du centre ovale, probablement d'origine tuberculeuse, ayant détruit le tiers supérieur de Fa, Pa, et *tout le lobule pariétal supérieur* (fig. 115, 116). Il y eût, en définitive, une *hémiplégie* avec *contracture* des membres gauches, une *hypoesthésie* correspondante, et une *atrophie des nerfs optiques*, surtout du côté droit. Cette dernière lésion s'expliquait par l'hydropisie ventriculaire très accentuée. Il n'y eût jamais de convulsions. Mais le fait, qui nous intéresse, consistait en ce que,

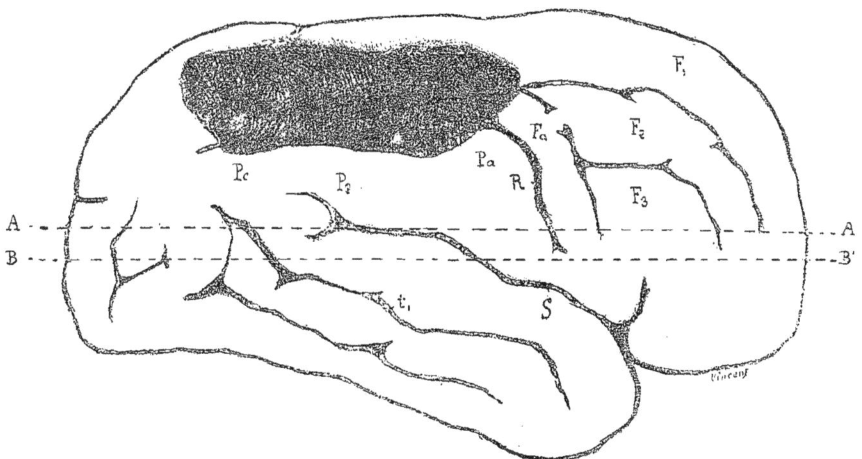

Fig. 115. — Kyste pathologique, probablement d'origine tuberculeuse, occupant la partie supérieure de F*a*, P*a*, et ayant détruit tout le lobule pariétal supérieur. Phénomènes d'ataxie cérébelleuse (Raymond).

pendant une longue période du début (l'évolution avait duré dix-huit mois), il y eut de la *titubation*, de l'*incoordination motrice du membre inférieur surtout, très accusée*; dès que la malade essayait de marcher, la *jambe gauche était projetée dans tous les sens*. Ce phénomène était si prononcé que, parmi diverses hypothèses, Raymond émit celle de l'existence d'une tumeur cérébelleuse, voisine de la face inférieure du cervelet, et comprimant les faisceaux moteurs et sensitifs, dans la traversée de la protubérance, près de son bord supérieur. De violentes névralgies sus-orbitaires avaient coexisté au début, et semblaient indiquer une compression de la V° paire, voisine du siège supposé du néoplasme. En réalité, l'autopsie établit que l'hypothèse d'une lésion du centre ovale, dans la partie de la *région motrice* correspondant au membre inférieur ou aux fibres qui en partent, *était la seule véritable*. Comme nous l'avons d'ailleurs indiqué, la titubation, l'incoordination

motrice peuvent s'observer dans les tumeurs de la région rolandique, surtout dans la partie qui correspond aux centres des membres
inférieurs : il est rare, d'ailleurs, qu'elles soient aussi prononcées,
aussi persistantes, que dans les cas de tumeurs du cervelet[1].

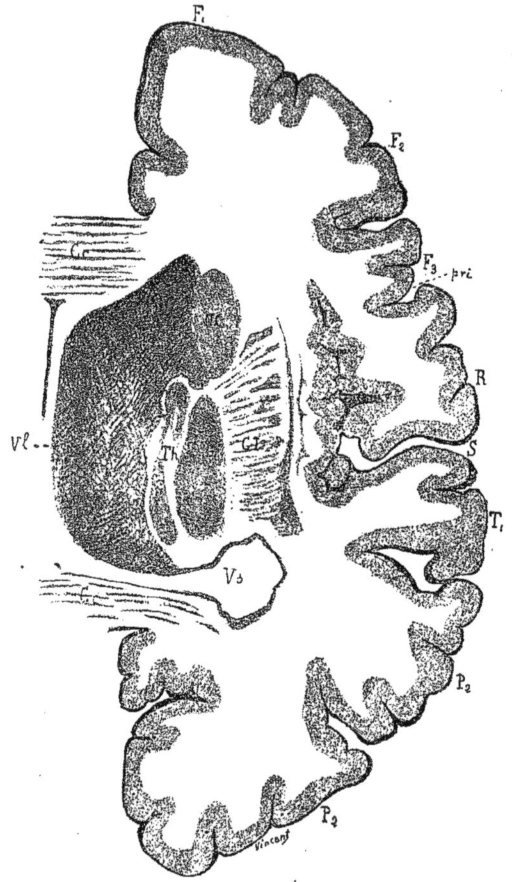

Fig. 116. — Coupe horizontale et antéro-postérieure du kyste précédent, passant par BB',
(Raymond). — Th, couche optique; — Vl, ventricule latéral, dont on voit la corne sphénoïdale V₃, très dilatée ; — CI, Capsule interne, — F₁, F₂, F₃ circonvolutions frontales ; —
R, scissure de Rolando ; — S, scissure de Sylvius ; — T₁, première temporale ; — P₂, P₂,
deuxième lobule pariétal.

En résumé : les tumeurs du lobule pariétal supérieur s'annoncent par *des troubles de la* SENSIBILITÉ SUPERFICIELLE, *et surtout*
PROFONDE, et quelquefois par des *monoplégies* des membres

1. Raymond, *Clinique*, III, 1898, p. 99 à 126.

inférieur ou supérieur, par action sur la région motrice voisine, (tumeurs-frontières).

Ce fait, des troubles moteurs dans un membre, entraîne quelquefois à des erreurs opératoires, comme dans le cas de Stacker et Nugent (cité Par Oppenheim [1]). — On cherche le néoplasme dans la zone motrice ou de Rolando, et on ne l'y trouve pas : il faut, dans ce cas, se porter un peu plus en arrière, vers le lobule pariétal supérieur.

2° TUMEURS DU LOBULE PARIÉTAL INFÉRIEUR (P²).

Dans la partie de ce lobule, voisine des centres rolandiques, s'étend aussi la *sphère sensitive* (Fühlsphäre), de Munk et Flechsig, — et, en raison de la grande surface occupée par le centre moteur du bras, on peut dire que, dans plus de la *moitié inférieure et antérieure du lobe pariétal*, en cas de lésion de cette partie, *on observe surtout des* TROUBLES DE LA SENSIBILITÉ ET DE LA MOTRICITÉ DU MEMBRE SUPÉRIEUR.

L'existence et la disposition de la ZONE SENSIBLE CORTICALE a été bien établie, ainsi que nous l'avons indiqué, par les recherches expérimentales et cliniques de Verger (voir p. 135).

Negro et Oliva, chez une jeune fille endormie, électrisant légèrement l'écorce, au niveau des centres du membre supérieur, lui firent éprouver des fourmillements, irradiant des doigts vers la racine du membre; après l'opération, la main resta parésiée et anesthésiée (tact, douleur, chaleur, sens musculaire), pendant trois semaines.

Walton et Paul ont insisté sur la valeur toute spéciale de l'ASTÉRÉOGNOSE, pour le diagnostic des tumeurs de la région rolando-pariétale : c'est quelquefois, disent-ils, le SEUL SYMPTÔME qui puisse indiquer le point où il faut trépaner. — On sait que la *stéréoagnosie* consiste dans la faculté d'apprécier, les yeux fermés, la forme géométrique des corps, et de reconnaître les objets placés dans la main : elle nécessite l'intégrité de la sensibilité superficielle et *profonde*, souvent abolie dans les lésions néoplasiques des régions, dont nous nous occupons en ce moment [2] (voir p. 140).

Dans une observation de Bernheim et Simon, la malade eût d'abord une paralysie lente et progressive du bras et de la jambe,

---

1. Stacker et Nugent, *in* Oppenheim, Dublin (*Journ. med. sciences*, octobre 1890).

1. Verger (*Arch. de méd.*, 1900, p. 513, 641), voir p. 135. — Negro et Oliva (*Rev. neurol.*, 1898, p. 436). — Walton et Paul (*Rev. neurol.*, 1902, p. 456).

des troubles de la voix, mais *pas d'hémianopsie* : l'*astéréognose* fut
très marquée dans la main gauche; il y eut déviation de la tête
et des yeux du côté droit, c'est-à-dire du côté de la lésion. Celle-
ci était une tumeur assez exactement limitée au *lobule pariétal
inférieur*[1].

Oppenheim range aussi, parmi les *manifestations propres aux
tumeurs des lobules pariétaux*, certains troubles moteurs spéciaux,
considérés comme des *paralysies psychiques* (Nothnagel, Kraft-
Ebing, Bruns). Les membres, par exemple le bras, ne sont pas
paralysés, mais le malade ne peut s'en servir; ils sont comme s'ils
n'existaient pas : le patient cependant, *au commandement*, peut
contracter ses muscles, et étendre cette extrémité.

Ce symptôme constitue L'APRAXIE, selon le sens qui lui a été
attribué par Liepemann[2], c'est-à-dire que les membres d'un côté
du corps ne peuvent exécuter, volontairement, des mouvements
adaptés à un but. Il s'agirait d'un mélange d'ataxie et de paralysie
psychique partielle (Oppenheim, p. 144). Pour Liepmann, c'est,
en définitive, une *asymbolie motrice*.

3° TUMEURS DU LOBULE ET DU PLI COURBE (Pc).

Elles se révèlent par deux grands symptômes : l'HÉMIANOPSIE
LATÉRALE-HOMONYME, et l'APHASIE SENSORIELLE, plus ou moins
complète.

Souques, pour un gliome volumineux, faisant saillie au niveau
du PLI COURBE en grande partie détruit, et s'étendant presque sous
le lobule quadrilatère, du côté de la face interne de l'hémisphère,
constata que le malade, un militaire en activité, dès les premiers
temps, *ne pouvait lire* une lettre de son père, *ni lui écrire* : il fut
atteint d'*hémianopsie droite*, de *cécité verbale* (*alexie*), d'*agraphie*, et
de *paraphasie* : l'intelligence, cependant, resta parfaite. Il eut,
plusieurs fois, des fourmillements et de la parésie du bras droit,
par action de voisinage (voir fig. 117).

Korteweg opéra trois fois une tumeur diffuse et récidivante du
pli courbe, chez un jeune homme de vingt-cinq ans, qu'il observa
avec Rotgans et Von Melle. Le malade entendait les mots, voyait
les objets et les lettres, imprimées ou écrites, *mais ne les comprenait pas*. L'écriture spontanée était *impossible*, mais il pouvait

---

1. Bernheim et Simon (*Rev. med. de l'Est, loc. cit.*).
2. Liepmam (*Das Krankeitsbild der Apraxie*, Monat, 1902, p. 226, et Arch. f.
Psych., Bd. VIII, et 1904, p. 300; *Rev. neurol.*, 1904, p. 542). — Voir aussi,
Bonhœffer de Breslau (*Rev. neurol.*, 1902, p. 226, et 1904, p. 542).

copier (aphasie de compréhension, agraphie partielle); il existait, en outre, de la paresthésie des doigts, des troubles de la notion de contact et de la position : *le diagnostic exact fut fait, avant l'intervention.*

Mazurkiewicz a appelé récemment l'attention sur la coexistence possible d'un *trouble du langage des gestes*, et de l'aphasie sensorielle, dans les tumeurs de cette région : il en cite un exemple (tumeur du lobe pariétal et occipital gauches, progressant vers la capsule interne; traumatisme, hémianopsie).

Enfin, de même que Touche l'a indiqué pour les ramollissements et hémorragies de ce district, on a signalé, dans le cas de

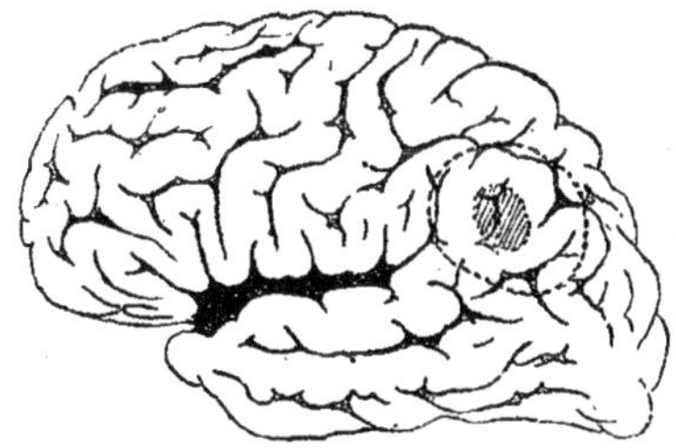

Fig. 117. — Agraphie sensorielle, causée par un gliome, sous le pli courbe (Souques). — La partie centrale représente l'affleurement de la tumeur à la face externe de l'hémisphère. Le cercle périphérique représente la projection de la partie sous-corticale (non visible).

néoplasmes, des symptômes de l'*aphasie de Pick* (logorrhée, écholalie, paraphasie)[1].

Oppenheim, qui n'établit pas de symptomatologie spéciale pour *le pli courbe* et son lobule, admet, comme symptômes principaux des néoplasmes du *lobule pariétal inférieur* : l'*alexie*, la *cécité verbale*, soit pure (alexie sous-corticale de Wernicke), soit accompagnée d'*agraphie*, de *paraphasie* ou d'*aphasie sensorielle*, et l'*hémianopsie*.

Il signale encore, comme fréquente, dans les tumeurs de cette région, l'APHASIE OPTIQUE, à laquelle il semble attribuer une grande importance. Il invoque, en témoignage, plusieurs observations, empruntées à Sanger, à Bruns, à Mingazzini, et à lui-même, où ce trouble particulier a été constaté; on sait qu'il con-

---

1. Souques (*De l'agraphie sensorielle, Rev. neurol.*, 1894, p. 65). — Korteweg, Rotgans et Van Melle (*Chir. nerv. de Chipault*, 1902, p. 710). — Mazurkiewicz (*Rev. neurol.*, 1902, p. 408). — Touche (*Rev. neurol.*, 1904, p. 151). — On sait que Pick place dans le *pli courbe* un des *centres d'arrêt* qui refrène l'automatisme verbal.

siste dans l'impossibilité pour le malade de dénommer les objets qu'on met sous ses yeux, tandis que, s'il en prend connaissance par le toucher, le goût, l'odorat, ou l'ouïe, il les désigne aussitôt[1].

Nous nous sommes déjà expliqué sur les causes de l'*alexie*, de la *cécité verbale*, de l'*aphasie sensorielle*, et de l'*hémianopsie, dans les lésions du pli courbe*. — Celui-ci fait partie de la ZONE DU LAN-GAGE; il est le centre où se déposent les images visuelles com-mémoratives *des mots* (imprimés ou écrits), d'où l'*alexie*, c'est-à-dire la lecture rendue impossible. — L'*agraphie* (sauf pour la copie) s'y joint habituellement; car, ainsi que le fait remarquer Déjerine, pour écrire, l'intégrité des images commémoratives visuelles est nécessaire.

D'autre part, au voisinage du pli courbe et sous le lobule pariétal inférieur, passent les *faisceaux nerveux*, qui unissent les centres visuels des deux lobes occipitaux, aux lobes temporal et frontal *gauches* (fig. 52). La destruction de ces fibres entraîne des troubles d'aphasie sensorielle. — Celle-ci peut survenir, d'autre part, par l'action compressive directe de la tumeur, sur le lobe temporal voisin.

Quant à l'HÉMIANOPSIE, elle est le résultat de la destruction ou de la compression des *radiations optiques de Gratiolet*, qui vont à la *scissure calcarine* (fig. 51, 52).

Plus la tumeur pénètre profondément dans la substance blanche sous-jacente, plus ces divers troubles s'accentuent; ils sont à leur maximum, si la lésion atteint le voisinage des ventricules et altère le *faisceau longitudinal*, le *tapetum* et le *splenium* (voir fig. 126 et 128).

Lorsqu'il s'agit de tumeurs de cette région, *siégeant dans* L'HÉMI-SPHÈRE DROIT, le diagnostic *ne peut compter* sur l'existence des troubles de l'*aphasie sensorielle*. — Une malade, qui avait un assez gros fibro-sarcome de la *scissure interpariétale*, ne présenta d'autres symptômes que les *troubles généraux* des tumeurs céré-brales, et de la titubation, sans paralysie. Elle ne pouvait se tenir debout sans être entraînée en arrière, avec une tendance au mou-vement de manége, de gauche à droite. Bernheim, qui rapporte le fait, le rapproche de celui que nous avons déjà cité, pour montrer que des troubles de l'équilibration peuvent exister dans les tumeurs de cette région du cerveau : ils ne nous paraissent, à l'heure présente, avoir *aucune valeur localisatrice*[2].

1. Wernicke (*Herderkrankung des unteren Scheitellapchens*, Arch. f. Psych., Bd. 20, Heft I). — Bruns (*Neurol. Centralblatt*, 1894, n°ˢ 1 et 2). — Sanger (*Med. Centralbl.*, 1895, n° 10). — Mingazzini (*Rivista di freniatria*, 1898, vol. XXIV). — Oppenheim (*loc. cit.*, p. 117).
2. Bernheim et Simon (*Rev. med. de l'Est*, 1887, p. 337).

Exner, Anton et Pick (d'après Oppenheim) auraient constaté des troubles de l'orientation, de la sensation de profondeur (*Tiefenlocalisation*), et de l'accomodation, dans les lésions des lobules pariétaux; mais il s'agit de faits hypothétiques.

Enfin, relativement aux symptômes provenant de la MUSCULATURE OCULAIRE, on trouve signalés, dans certaines observations, un *ptosis* occupant l'œil du côté opposé, ou encore, *une déviation conjuguée de la tête ou des yeux*; mais il n'y a à tirer de ces faits aucune déduction localisatrice positive.

Oppenheim indique que, dans cinq ou six tumeurs des lobes pariétaux qu'il a observées, il n'y eut pas de troubles oculaires; et même, dans deux cas, après extirpation des tumeurs de cette région, il n'en survint aucun; et l'excitation électrique du gyrus angulaire et de la circonvolution supra-marginale resta sans effet [1].

4° GROSSES TUMEURS.

Les *grosses tumeurs* de la région pariétale nous offrent une symptomatologie souvent très accusée, mais pas toujours caractéristique. Ordinairement, il s'agit de troubles *paralytiques*, d'une *hémiplégie*, à laquelle se joint une *hémianesthésie* ou des troubles de la sensibilité, et quelquefois de l'*hémianopsie*, et des *phénomènes aphasiques*.

Il en fut ainsi dans un cas de Franck-S'Madden, où une vaste tumeur, intéressant tout le lobe pariétal, y compris la pariétale ascendante, le pli courbe, et aussi les parties antérieures des circonvolutions occipitales, produisit une *hémiplégie* avec *perte de la sensibilité au tact, à la douleur*, et *du sens musculaire* : vers la fin seulement survinrent de l'*aphasie* et des *troubles de la vue*.

Touche, pour une tumeur du volume d'une mandarine, occupant le *centre blanc du lobule pariétal inférieur*, vit survenir de la *torpeur*, des *crises de pleurer spasmodiques*, et une *hémiplégie droite avec contracture* : la sensibilité n'était pas atteinte, sans doute à cause de l'intégrité de l'écorce; il y avait une *exagération remarquable des réflexes des deux côtés*.

Mills et Pfahler, essayèrent d'enlever une tumeur volumineuse, occupant P¹, P² et la partie moyenne de P*a* : il y avait une *hémiplégie*, marquée surtout à la jambe, une *anesthésie prononcée* au bras, presque nulle à la jambe, et une *hémianopsie homonyme* :

---

1. Oppenheim (*loc. cit.*, p. 119).

ce dernier symptôme était caractéristique. Le diagnostic fut confirmé par les rayons de Röntgen [1] (fig. 118 à 121).

La présence fréquente de l'HÉMIPLÉGIE, et parfois de l'HÉMIANESTHÉSIE, dans les *grosses tumeurs pariétales*, est évidemment le résultat de la compression exercée sur *les irradiations capsulaires, motrices et sensibles*; et, c'est là une cause d'erreur pour

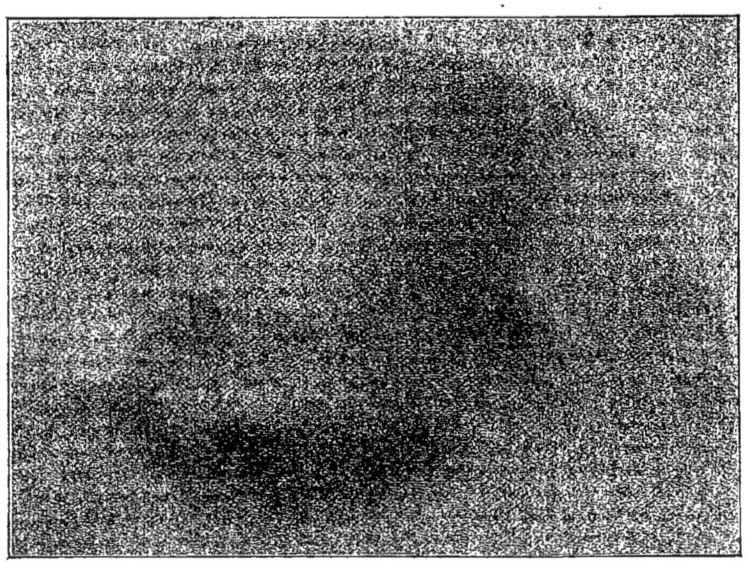

Fig. 118. — Tumeur cérébrale, telle qu'elle apparaît, par la radiographie, chez le sujet vivant (Mills et Pfahler). A remarquer : les contours du crâne, l'implantation des cheveux, les tables externes et internes du crâne, le diploë; les os de la face, le sinus frontal, sphénoïdal, ethmoïdal; les cellules mastoïdiennes, et la base du crâne: les saillies et dépressions du crâne, en avant des circonvolutions frontales. L'ombre, projetée par la tumeur, se voit entre la suture fronto-pariétale et l'artère méningée postérieure.

le diagnostic et le choix du lieu de l'intervention; mais l'étude plus complète des troubles de la *sensibilité superficielle* et *profonde*, qui sont le fait des lésions du *cortex*, la *constatation de l'hémianopsie* et des *troubles de l'aphasie sensorielle*, suffiront souvent à diriger l'opérateur, vers la région moyenne et postérieure de l'hémisphère. Guldenarm, Baudet, et Winkler, dans plusieurs cas, où malheureusement les lésions étaient trop éten-

1. Franck S'Madden (*Rev. neurol.*, 1893, p. 110). — Touche (*Soc. anat.*, 1899, p. 816). — Mills et Pfahler (*Philadelphie med. journ.*, loc. cit., et *Rev. neurol.*, 1902, p. 687).

dues, se guidant sur ces symptômes spéciaux, tombèrent exactement sur le foyer pathologique [1].

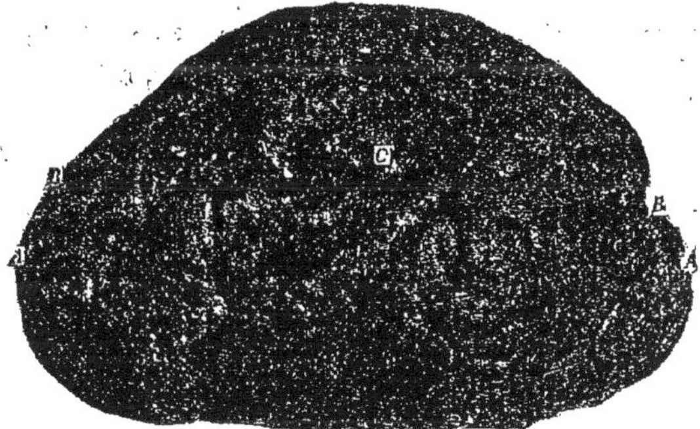

Fig. 119. — Photographie de la face latérale de l'hémisphère gauche, montrant la cavité C, où une portion de la tumeur a été enlevée (Mills et Pfahler). Les lignes BB et AA indiquent le lieu des sections horizontales, représentées dans les figures suivantes.

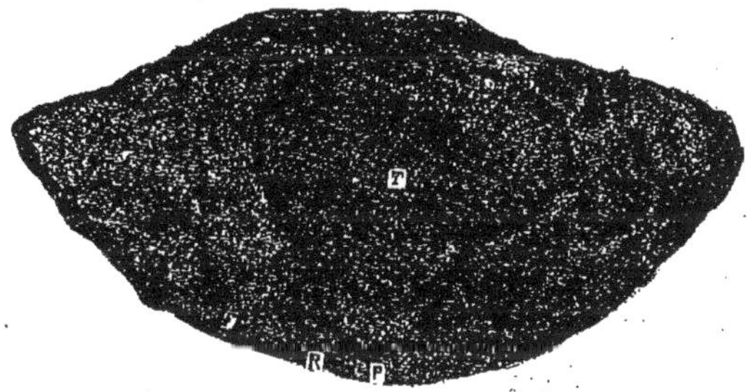

Fig. 120. — Photographie de la coupe horizontale faite selon la ligne BB : — T, tumeur; — F, sillon précentral; — R, Scissure de Rolando; — P, sillon intrapariétal.

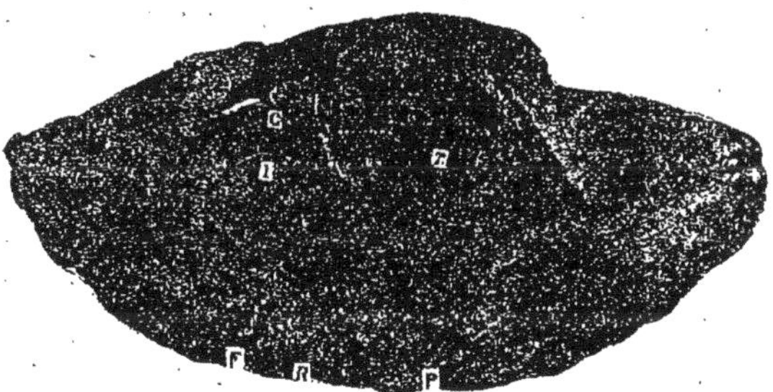

Fig. 121. — Photographie de la coupe horizontale faite 2,5 cm. au-dessous de la précédente en AA. Elle représente la partie inférieure de la tumeur, qui, dans ce point, a subi la dégénérescence kystique. — T, Tumeur; — C, tête du noyau caudé; — I, segment antérieur de la capsule interne; — F, sillon précentral; — R, scissure de Rolando; — P, sillon intrapariétal.

1. Baudet, Guldenarm et Winkler in Chipault (*Chir. nerveuse*, 1902, I, p. 717).

SYNTHÈSE.

En résumé :

1º Dans les tumeurs du LOBULE PARIÉTAL SUPÉRIEUR, on observe surtout : des troubles de la SENSIBILITÉ SUPERFICIELLE et PROFONDE, des phénomènes CONVULSIFS et PARALYTIQUES des *membres supérieur* et *inférieur* (hémiparésie, monoparésie), auxquels s'ajoutent, si la tumeur progresse, de l'HÉMIANOPSIE, par compression des *radiations optiques*, et, quelquefois, de l'APHASIE SENSORIELLE, sans alexie;

2º Dans celles du LOBULE INFÉRIEUR, les troubles *parétiques* et *sensitifs* portent principalement sur le MEMBRE SUPÉRIEUR, où l'on observe de l'anesthésie, des paresthésies, de l'astéréognose, la perte des notions de position, de l'ataxie, etc., et quelquefois de l'*hémianopsie*, par extension du néoplasme;

L'APRAXIE de Liepmann est une *paralysie psychique*, qui peut se rencontrer dans les néoplasmes de l'un et l'autre lobule.

3º Enfin, pour le PLI COURBE, l'*hémianopsie*, la CÉCITÉ VERBALE ou l'ALEXIE, l'AGRAPHIE et la PARAPHASIE constituent les symptômes principaux, comme l'établit la remarquable observation de Souques. — On peut aussi observer de l'APHASIE OPTIQUE (Oppenheim).

4º Les *grosses tumeurs* associent à tous les troubles indiqués précédemment : l'HÉMIPLÉGIE et l'HÉMIANESTHÉSIE, par altération des irradiations capsulaires postérieures, l'HÉMIANOPSIE, et les divers symptômes d'APHASIE SENSORIELLE.

CHAPITRE VI

TUMEURS DU LOBE OCCIPITAL

Les circonvolutions du lobe occipital et la scissure calcarine. — La sphère visuelle corticale et la mémoire optique. — Les diverses cécités corticales et psychiques. — L'hémianopsie; ses caractères propres dans les tumeurs du lobe occipital (face interne surtout). — Tumeurs, avec hémianopsie seule, et hallucinations visuelles. — Tumeurs avec hémianopsie compliquée de troubles sensitivo-moteurs. — Tumeurs, où l'hémianopsie s'associe à des troubles d'aphasie sensorielle : alexie, aphasie optique, agraphie, etc. — Tumeurs occipitales et cécité psychique, et symptomes cérébelleux. — Grosses tumeurs du lobe occipital. — Conclusions.

Le LOBE OCCIPITAL, très petit, a la forme d'une pyramide triangulaire, dont l'extrême pointe correspond au *pôle postérieur de l'hémisphère*, ou *pôle occipital de Broca.*

Sa *face externe ou convexe* comprend les trois circonvolutions occipitales, séparées par les trois sillons correspondants; en avant, elle est limitée par une ligne verticale, passant par l'encoche que forme, sur le bord supérieur de l'hémisphère, le sillon perpendiculaire externe (*scissure pariéto-occipitale externe*).

Sa *face interne* est plane, limitée en avant par le sillon perpendiculaire interne (*scissure pariéto-occipitale interne*), qui la sépare du *precuneus, lobe quadrilatère* ou *avant-coin.* Elle est formée, surtout, par le petit lobule triangulaire du *cuneus*, que limite en arrière l'importante SCISSURE CALCARINE. — Au-dessous de celle-ci, on voit le *lobule lingual*, à cheval sur la face interne et la face inférieure de l'hémisphère; il a la forme d'une languette large en arrière, et étroite en avant, où elle s'anastomose avec la circonvolution de l'hippocampe (voir fig. 122 et 123).

Quant à la *face inférieure* du lobe occipital, un peu concave, elle est représentée par la partie inférieure du lobule lingual et par le *lobule fusiforme*; le *sillon collatéral* sépare les deux lobules. Le lobule fusiforme, comme son nom l'indique, a la forme d'un fuseau ou d'une circonvolution antéro-postérieure, épaisse en son milieu : celle-ci se continue en avant, sans ligne de démarcation, avec la troisième circonvolution temporale. C'est une *circonvolu-tion occipito-temporale.*

Vers la pointe du lobe occipital, il faut encore signaler la circonvolution *occipitale descendante* (Gyrus descendens d'Ecker), qui sert d'origine commune aux trois circonvolutions occipitales.

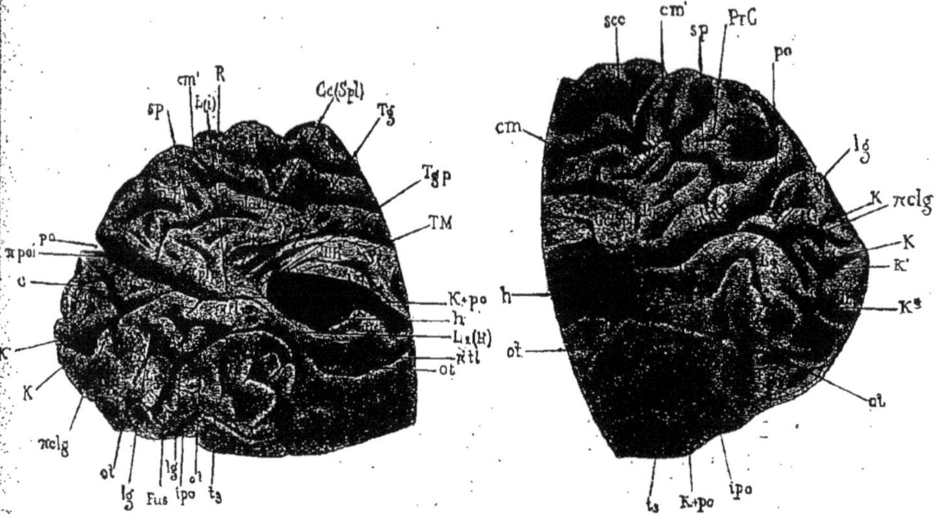

Fig. 122 et 123. — Lobe occipital (Cuneus, precuneus, lobule lingual, etc.). Déjerine.
C, Cuneus; — c. sillon du cuneus; — Cc (Sp.l), bourrelet du corps calleux; — cm, sillon calloso-marginal; — cm', sa partie verticale; — D, circonvolution descendante; — Fus, lobule fusiforme; — h, sillon de l'hippocampe; — ipo, incisure préoccipitale; — K, scissure calcarine; — K', son éperon supérieur; — K'', son éperon inférieur. — K + po, branche commune aux scissures calcarine et pariéto-occipitale; — L₁, première circonvolution limbique; — L₂(H), deuxième circonvolution limbique ou hippocampe: — Lg, lobule lin-gual; — lg, sillon du lobule lingual; — L(i), isthme du lobe limbique; — mF₁, face interne de la 1ᵉʳ circ. frontale; — ot, scissure collatérale où occipito-temporale; — P, pédoncule cérébral; — Parc, lobule paracentral; — po, scissure pariéto-occipitale; — PrC, precuneus; — πclg, pli cuneo-lingual, exceptionnellement superficiel dans la fig. 123; — πpoi, pli de passage pariéto-occipital interne; — πpla, pli pariéto-limbique antérieur; — πplp, pli pariéto-limbique postérieur; — πrl, pli rétro-limbique; — πU, pli temporo-limbique; — R, scissure de Rolando; — Sco, sinus du corps calleux; — Sp, scissure sous-pariétale; — T₃, 3ᵉ circ. temporale; — t₃, 3ᵉ sillon temporal; — Tg, corps du trigone; — Tga, pillier postérieur du trigone; — Th, thalamus; — TM, trou de Mouro; — U, cir-convolution du crochet.

Les recherches physiologiques de Munk, sur la SPHÈRE VISUELLE, les remarquables travaux anatomo-cliniques de Séguin, de Monakow, d'Henschen, de Déjerine et Vialet nous ont appris que le *centre des perceptions visuelles* est l'ÉCORCE CALCARINE, et, d'après quelques auteurs, le *cuneus entier*, et même les *lobules lingual et fusiforme* (Brissaud).

Les faits, plus récents encore, d'Henschen, de J. Roux, de Dide et Botcazo, de Touche, de L. Marchand, de Brissaud, etc., relatifs aux *lésions de déficit* de la région, confirment cette notion définitivement acquise[1] (voir Séméiologie générale, p. 144).

La MACULA correspondrait à la *partie antérieure* de la scissure calcarine, et la *région périphérique* de la rétine, à sa *partie postérieure* (Henschen).

La précision de ces résultats physiologiques est telle que Henschen put, dans un cas, après une tentative de suicide, affirmer l'existence d'une balle dans la scissure calcarine, à *cause de l'hémianopsie et d'un scotome constant* : elle y fut trouvée et extraite (cas de Lundgvist)[2].

Touche a, en outre, essayé d'établir par quelques faits pathologiques que le *lobule fusiforme* est un siège de la *mémoire topographique* et de la *faculté de se diriger* (orientation)[3].

D'après Wilbrand, la face externe ou convexe du lobe occipital serait le centre de la MÉMOIRE OPTIQUE, c'est-à-dire que là se déposeraient les images commémoratives des objets ou des manifestations visuelles; là se trouverait le *foyer principal* des SOUVENIRS VISUELS. Et même, d'après d'autres auteurs, il y aurait là, également, un centre pour les sens de la lumière, des couleurs et de l'espace.

Les lésions expérimentales et cliniques des lobes occipitaux et du pli courbe seraient susceptibles de produire, *outre l'hémianopsie*, trois formes de CÉCITÉ :

1° La *cécité corticale*, équivalant à la perte totale des sensations lumineuses, et nécessitant la destruction complète des deux régions du cortex, adaptées à la vision.

2° La *cécité psychique*, équivalant à la perte des images commémoratives des objets. — En raison de l'association et suppléance des deux hémisphères, *les lésions doivent être doubles*, c'est-à-dire porter sur les *deux hémisphères*, pour produire *ces deux cécités*.

3° La *cécité verbale*, consistant en la perte de la lecture des mots (ALEXIE), ou mieux des signes écrits, produite par les lésions du pli courbe, de l'HÉMISPHÈRE GAUCHE, comme nous l'avons indiqué, ou par la destruction des nombreux faisceaux de fibres qui, dans le lobe occipital, s'étendent de la scissure calcarine et ses dépendances aux circonvolutions de la face externe du lobe occipital, au pli courbe ou lobe temporal, et même à la circonvolution de Broca (fig. 128), du *côté gauche.*

1. Seguin, Hémianopsie corticale (*Arch. de neurol.*, 1886, p. 176). — Vialet (*Thèse*, 1896). — Roux (*Thèse de Lyon*, 1885). — Dide et Botcazo (*Rev. neurol.*, 1902, p. 276). — Raymond, Trois cas d'hémianopsie (*Arch. de neurol.*, 1902, p. 433).
2. Henschen, in Dor (*Lyon medical*, et *Rev. neurol.*, 1898, p. 484) et *Sem. méd.*, 1903, p. 125.
3. Touche, *Presse médicale*, 1901, p. 306, et *Revue neurol.*, 1902, p. 564. — L. Marchand (*Iconogr. Salpêtr.*, 1903, p. 100).

Les néoplasmes occipitaux sont susceptibles, *dans des conditions déterminées*, de produire ces *diverses cécités*.

Leur siège, ou leur pénétration dans la substance blanche du lobe, par la destruction, en grand nombre, des *faisceaux d'anastomose* déjà mentionnés, favorise l'intensité et la complexité des troubles observés. Pour la même raison, les *troubles d*'AHHASIE SENSORIELLE seront fréquents.

Nos recherches nous montrent que, si l'HÉMIANOPSIE LATÉRALE HOMONYME constitue la manifestation la plus caractéristique et presque constante des tumeurs du lobe occipital, elle se présente rarement à *l'état isolé*. — Elle est souvent associée à des *troubles aphasiques*, à la *cécité verbale*, ou à des *hémiplégies* et *hémianesthésies* : d'où l'importance, pour la clarté du diagnostic, d'étudier les néoplasmes, en plusieurs groupements séparés.

A. — HÉMIANOPSIE LATÉRALE HOMONYME SEULE; SES CARACTÈRES PROPRES, DANS LES LÉSIONS DU LOBE OCCIPITAL. — TUMEURS DE LA FACE INTERNE DU LOBE OCCIPITAL.

Dans le mémoire de Seguin (1886), datant déjà de dix-huit ans, sur l'HÉMIANOPSIE CORTICALE, on trouve mentionnés trois cas de tumeurs du lobe occipital ayant occasionné l'*hémianopsie* (faits de Jany (1881), de Huguenin (1882) et de Jastrowitz (1884).

Le cas le plus caractéristique est celui d'Huguenin, où, chez une petite fille de huit ans, pour un tubercule de 3 cent., à *cheval sur la scissure calcarine*, outre les symptômes généraux des néoplasmes très accusés, on constata, uniquement, une *hémianopsie latérale homonyme gauche*.

Oppenheim mentionne, en outre, les observations de Pooley, de Wernicke et Hahn, de Sharkey, Wollenberg, Leyden, Birdsall, Henschen, Muller, Bruns, Thiem, Crameron [1].

Enfin, dans nos tableaux statistiques, on trouvera le résumé de 11 cas d'interventions opératoires pour tumeurs des lobes occipitaux (Birdsall et Weir (2 cas), Rodgers, Bruns, Sænger, Schönborn, Wertheim, Salomonsen et Woesterman, Thiem, Bausn, Lisanti, Bullard et Bradford).

Schœborn [2], pour un sarcome kystique du *cuneus*, du *precuneus*, et des circonvolutions voisines, ayant donné lieu progressivement

---

1. Oppenheim (*Loc. cit.*, p. 121). — Pooley (*Arch. f. Augen und Ohrenheilk.*, VI). — Wernicke et Hahn (*Wirchow's Archiv.*, LXXXVII). — Sharkey (*Brit. journ.*, 1887). — Birdsall (*Medical New's*, 1887). — Muller (*Arch. f. Psych.*, Bd. XXIV). — Wollenberg, Leyden, Henschen, voir Oppenheim.
2. Schœnborn, in Chip. (*Travaux neurol.*, 1896, p. 134).

à des crises de céphalée, à de l'affaiblissement de la vue, à de la
cécité à droite, et de l'hémianopsie latérale à gauche, intervint et

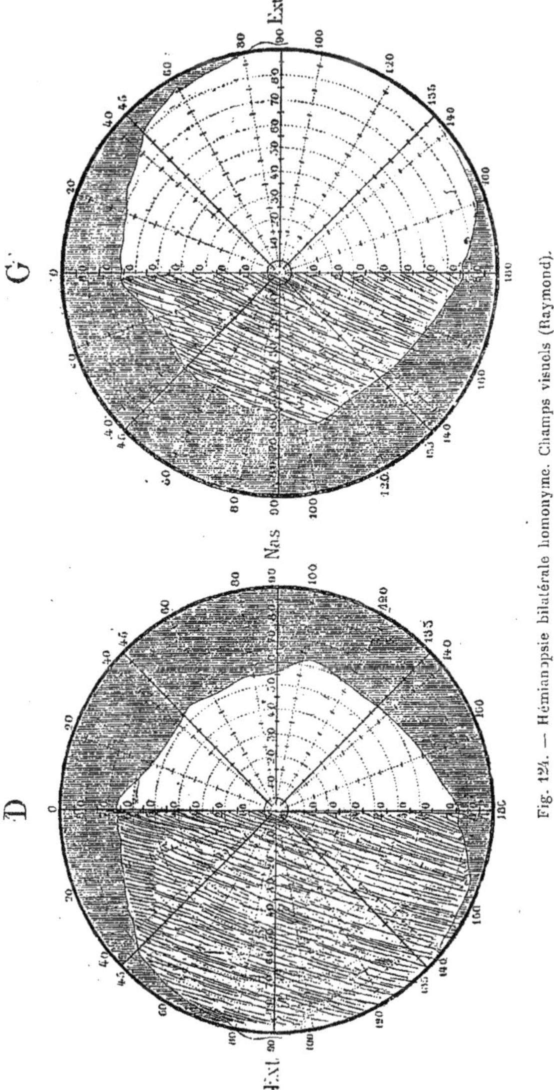

Fig. 124. — Hémianopsie bilatérale homonyme. Champs visuels (Raymond).

trouva une tumeur, qu'il ne put extirper : la lésion était trop
étendue, et le malade mourut dix jours après.

Il faut le reconnaître, cependant, si toutes ces observations suffisent à établir la *coexistence clinique d'une hémianopsie et d'une tumeur du lobe occipital*, elles seraient incapables de fixer, à elles seules, *la localisation du centre de la vision*. Si les néoplasmes observés, occupaient principalement la face interne ou le centre

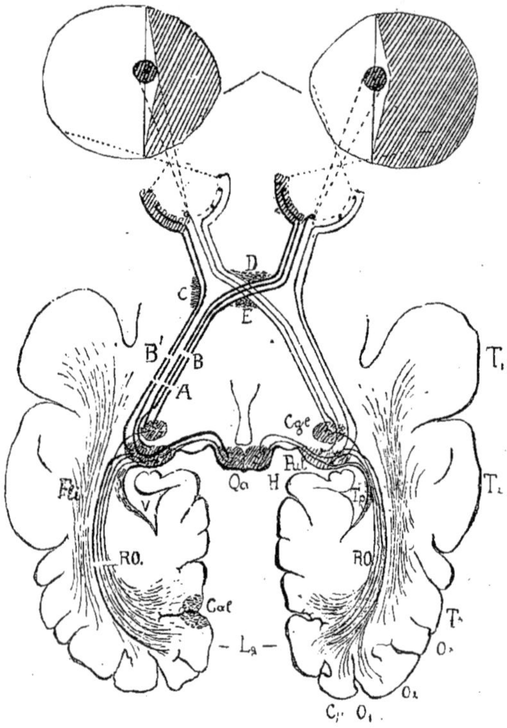

Fig. 125. — Variétés d'Hémianopsies (Raymond). — Cge, corps genouillé externe ; — Pul, Pulvinar ; — Qa, Tubercules quadrijumeaux ; — H, Hippocampe ; — V, Ergot de Morand ; — Tp, Tapetum ; — RO, radiations optiques ; — Fli, faisceau longitudinal inférieur ; — Cal, scissure calcarine ; — Cu, Cuneus.

Lésions : — En Cal et Ro, hémianopsie corticale ou sous-corticale, bilatérale et homonyme : les malades n'en ont pas conscience ; gêne pour lire. Manifestations associées : cécité verbale, surdité verbale, aphasie optique, aphasie motrice (aphémie) ; quelquefois, hallucinations de la vue, et hémiplégie motrice.

En Cge ou Pul, hémianopsie bilatérale homonyme ; les malades en ont conscience, voient noir dans les parties hémianopsiques du champ visuel. — Manifestations associées ; pas de troubles du langage, tout au plus dysarthrie ; assez souvent, hémiplégie motrice, hémianesthésie sensitivo-sensorielle, troubles athétosiques, choréiformes et, ordinairement, réaction pupillaire hémianopsique.

En A : hémianopsie de même nature ; mais les manifestations associées diffèrent ; elles sont en rapport avec la lésion concomitante du pédoncule cérébral : Hémiplégie motrice ; plus rarement, hémianesthésie, et compression des nerfs crâniens avoisinants (Iʳᵉ, IIIᵉ et Vᵉ paires).

En E, D. Hémianopsie bitemporale. En B, portion interne de la bandelette, hémianopsie temporale, qui siège du côté opposé à la lésion.

En B' ou C, Hémianopsie nasale du côté de la lésion.

ovale du lobe occipital, bien peu restèrent limitées, et la plupart avaient envahi les régions voisines.

Et même, si on en croit Weber, d'après une observation récente, il est des cas où des tumeurs de la face interne du lobe occipital pourraient évoluer sans symptômes localisateurs. Mais il s'agissait d'une femme épileptique et *maniaque*, chez laquelle on trouva une tumeur sarcomateuse, occupant les lobules lingual et fusiforme gauches; la lèvre inférieure de la scissure calcarine était lésée. On n'observa pas de troubles visuels pendant la vie, en particulier pas d'*hémianopsie*, « qui, cependant, au dire de l'auteur, eût pu passer inaperçue »[1].

Rappelons, comme nous l'avons déjà indiqué (p. 174), que l'*hémianopsie latérale homonyme* apparaît aussi dans les lésions des *centres primaires* de la vision et des *bandelettes optiques* (voir fig. 125). Le diagnostic s'établit par les manifestations associées des pédoncules cérébraux, ou des nerfs de la base.

Quoiqu'il en soit, le symptôme « HÉMIANOPSIE » n'acquerra la valeur d'un diagnostic localisateur dans l'*hémisphère* (à moins qu'il n'existe des *troubles aphasiques assosiés*) que si, selon Oppenheim, il présente les *caractères propres* de l'hémianopsie d'*origine occipitale.* — Ils seraient au nombre de deux principaux : les *hallucinations visuelles*, et la *précocité de la date de son apparition*.

L'existence d'HALLUCINATIONS VISUELLES est assez fréquente dans les tumeurs du lobe occipital; elles surviennent en même temps que les troubles visuels, ou dans le cours de leur évolution et, parfois, elles constituent l'*aura* d'une attaque épileptique ou simplement psychique. Ajoutons qu'elles empruntent ordinairement la forme de *photopsies* ou de *zoopsies*.

Dans une observation de Gowers, où on trouva, à l'autopsie, un sarcome des première et seconde circonvolutions occipitales (O[1] et O[2]), occupant aussi la moitié postérieure de P[1] et P[2], et, du côté de la ligne médiane, s'étendant jusqu'au *cuneus* et au *precuneus*, les premiers symptômes furent des *manifestations lumineuses* : le patient voyait comme une *surface polie*, en même temps que survenaient des *vertiges* et des *douleurs oculaires*, suivies plus tard d'une attaque (*scotome scintillant*, *hémianopsia fugax* de Wernicke). Pendant deux mois, *au début des attaques*, le malade avait devant les yeux une *ligne lumineuse*, semblable à un serpent d'or, s'agitant rapidement dans toutes les directions[2].

---

1. Weber (*Rev. neurol.*, 1900, p. 500). — Au début des tumeurs on peut aussi observer : des *hémianopsies en quadrant*, et des *scotomes persistants*.
2. Wernicke et Hahn (*Wirchow's Archiv.*, Bd. LXXXVII). — Gowers (*Lancet*, 15 mars, 1879).

Dans le cas de Pooley, parmi les premiers symptômes, il y eut des *hallucinations visuelles*, des convulsions épileptiques et des attaques de manie; puis, survint une *hémianopsie droite*, de l'aphasie, et de l'hémiplégie : on trouva, dans le lobe occipital, une grosse tumeur, avec ramollissement étendu [1].

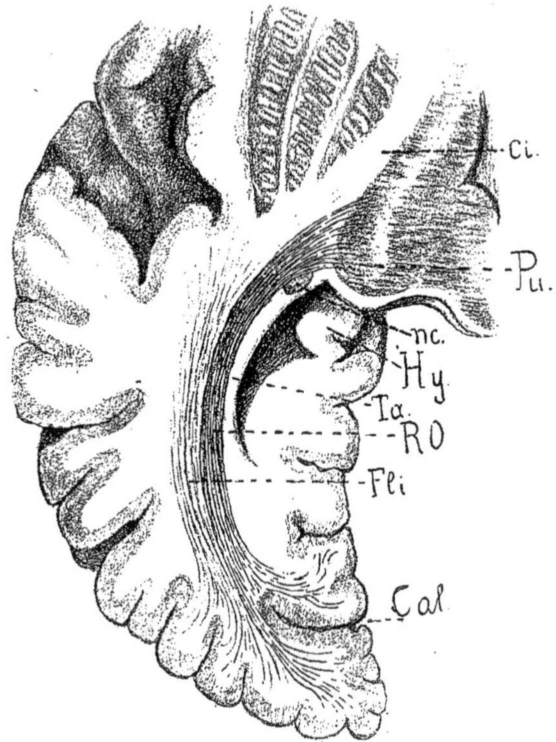

Fig. 126. — Section horizontale du lobe occipital, radiations optiques (Raymond).
Ci, capsule interne; — Pu, pulvinar; — Nc, noyau caudé; — Hy, hippocampe; — Ta, tapetum; — RO, radiations optiques; — Fli, faisceau longitudinal inférieur; — Cal, scissure calcarine.

Souvent, l'hallucination, la photopsie, n'*occupe que la partie du champ visuel affectée d'hémianopsie*, comme dans le fait de Jany. — Le malade de Wollenberg (tumeur du volume d'un œuf de poule, dans le centre du lobe occipital droit), avait de l'*hémianopsie gauche* : il voyait des figures jaunes, des images qui se mouvaient au plafond, des poupées, des personnages, des fourmis, des serpents, etc., *uniquement à gauche*.

1. Pooley (*Arch. f. Augen und Ohrenheilk.*, VI, et Oppenheim, p. 122).

Bruns, Higier, signalent des *scotomes scintillants* dans les mêmes conditions [1].

Il semble que les *hallucinations* qui accompagnent les tumeurs du lobe occipital soient sous l'influence *d'un état d'irritation*, comme le prouve la coexistence fréquente du *délire mental*.

Henschen, d'ailleurs, considère que les hallucinations visuelles surviennent seulement dans les cas d'hémianopsie *de cause subcorticale*; elles font défaut si le cortex du centre visuel lui-même est détruit.

Nous ne croyons pas, cependant, qu'il faille accorder aux *hallucinations visuelles* toute la *valeur localisatrice* que semble leur attribuer Oppenheim : car elles font défaut dans un bon nombre de tumeurs occipitales; tel le cas de Birdsall, où une tumeur du *cuneus droit* produisit simplement une *hémianopsie gauche*.

D'autre part, les *hallucinations* et les *illusions* peuvent aussi se manifester dans d'autres affections oculaires, en particulier dans les lésions des *bandelettes* et des *nerfs optiques*, ainsi que le remarque Uhthoff, d'après les faits relatés par Schweinitz [2] (voir fig. 125).

Nous avons déjà appelé l'attention, dans notre chapitre de Séméiologie générale (p. 83), sur la *valeur clinique* des *hallucinations*. Nous avons admis, avec Joffroy, que, pour que les sensations lumineuses fussent transformées en hallucinations, il fallait une prédisposition *hallucinogène* du centre visuel; et, avec Gianelli, que, s'il y a irritation du *centre sensoriel correspondant*, il n'en résulte pas toujours que le néoplasme l'occupe, ou même soit dans son voisinage immédiat.

Enfin, nous avons mentionné les faits intéressants de Christian, de Trenel et Antheaume, où, pour des tumeurs comprimant les nerfs optiques, ou siégeant dans le lobule pneumogastrique du cervelet, les malades avaient eu des visions terrifiantes, des apparitions de personnages, des zoopsies, etc.

Nous pouvons donc conclure : que l'HÉMIANOPSIE LATÉRALE HOMONYME (dans les cas où les *centres primaires* ou leurs *conducteurs* ne peuvent être incriminés), *a une valeur diagnostique réelle, pour les tumeurs du lobe occipital ou voisines, surtout si son apparition est* PRÉCOCE, *la première en date, des manifestations observées.* — Des HALLUCINATIONS s'y joignent souvent, pricipalement dans le champ visuel hémianopsique.

---

1. Wollenberg, in Oppenheim. — Bruns (*Neurol. Centralbl.*, 1898). — Higier (*Wiener Klinik*, juin 1894).

2. Uhthoff (*Monatsch. f. psychiat. und neurol.*, Bd. V). — Schweinitz (*New-York, med. journ.*, 1891).

La tumeur, en progressant, peut d'ailleurs se compliquer de troubles *sensitivo-moteurs* et *aphasiques*, qui paraissent plus fréquents et plus hâtifs, lorsqu'elles occupent une autre région du lobe occipital.

B. — TUMEURS DU LOBE OCCIPITAL, OÙ L'HÉMIANOPSIE SE COMPLIQUE D'HÉMIPLÉGIE OU D'HÉMIANESTHÉSIE.

Les tumeurs de la *face interne et inférieure*, lorsqu'elles sont volumineuses ou pénètrent profondément; les tumeurs *de la substance blanche*, et celles qui, occupant la *corne occipitale* du ventricule latéral, ont érodé les parties voisines, *donnent lieu à de l'*HÉMIANESTHÉSIE *et, parfois, à de l'*HÉMIPLÉGIE, par lésion concomitante des *irradiations capsulaires*, sensitives et motrices.

Dans l'observation de Jastrowitz (sarcome des circonvolutions occipitales et de l'avant-coin, pénétrant jusqu'aux irradiations optiques de Gratiolet), cette *hémiplégie* survint tardivement.

Dans le fait de Deschefelder, la tumeur, venant de la couche optique, détruisit la partie postérieure de la capsule interne, et fit naître *une hémiplégie, avec hémianesthésie*, accompagnée d'*hémianopsie latérale*.

Dans le cas de Jany (un cysto-sarcome occupant la presque totalité du lobe occipital), il y eut de *la paresthésie*, de *l'analgésie de la main droite et de la face*, parce que le néoplasme s'avançait *jusque sous le lobule pariétal inférieur* (P²).

L'observation de Durante est remarquable, par sa singularité. Son malade, âgé de vingt-trois ans, présenta de l'*hémianopsie bilatérale homonyme gauche*, des accès jacksonniens (toni-cloniques) dans les membres gauches. On crut cependant, en raison des troubles moteurs très accusés, à une *tumeur de la région rolandique*, qu'on enleva par une crâniectomie. Le tuberculome extirpé avait le volume d'un œuf de colombe, et occupait la pariétale ascendante (P*a*), le gyrus angulaire (P*c*), et, en partie, le gyrus marginalis (G*m*). A l'autopsie, trois mois après, on trouva *une seconde tumeur* de même volume et de même nature, vers la face interne du lobe occipital, au niveau de la scissure calcarine (voir fig. 127). C'était cette dernière, évidemment, qui avait produit l'hémianopsie, tandis que les troubles moteurs étaient sous la dépendance de la lésion pariétale.

Dans les observations de Lafforgue, de Wordsworth et Spiller, la corne occipitale du ventricule latéral fut envahie : il y eut des convulsions, de l'hémianopsie, *mais pas de paralysie*.

Dans ces deux cas, *les radiations optiques de Gratiolet avaient été détruites*; mais les néoplasmes ne pénétraient pas assez avant pour atteindre les fibres sensitives ou motrices[1].

Oppenheim cite, en outre, parmi les cas de tumeurs occipitales avec troubles moteurs et sensitifs, les observations de Rosenthal, Wernicke et Hahn, Wollenberg, Muller, Leyden, Sanger, Bruns, etc.

En résumé, les tumeurs du lobe occipital produisent l'HÉMI-

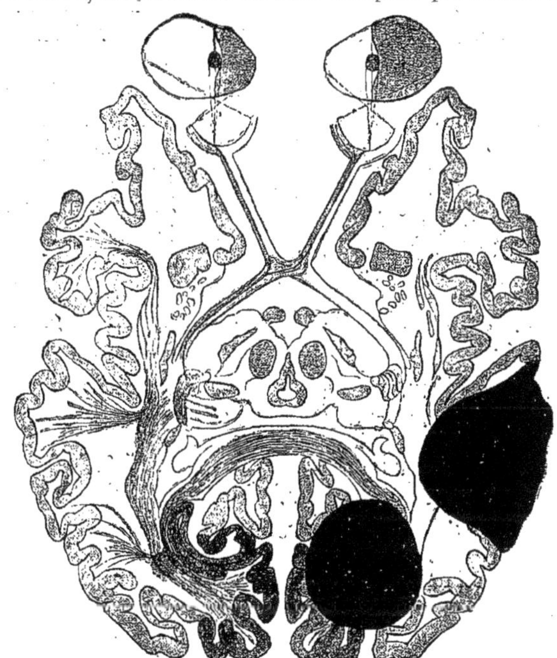

Fig. 127. — Tuberculomes de la région Rolandique et de la région Calcarine (Durante, *in* Chipault, *Chirurgie nerveuse*, III, p. 261).

PLÉGIE *et l'*HÉMIANESTHÉSIE *par envahissement des radiations sensitivo-motrices de la capsule interne*; mais l'HÉMIANOPSIE, *qui les accompagne ou qui les a précédées, révèle leur* SIÈGE, *et indique que le* LOBE OCCIPITAL *a été le premier atteint par la néoplasie.*

S'il existe, en même temps que l'*hémianopsie*, des troubles sensitifs ou moteurs, *bornés au membre inférieur ou au supérieur*, on peut encore soupçonner que le lobule quadrilatère ou que le obule pariétal inférieur (P²) sont intéressés[2].

1. Jostrowitz, Deschefelder, Jany *in* Seguin (*loc. cit.*). — Durante *in* Chipault (*Chir. nerveuse*, III, 1903, p. 261 et 333). — Wordsworth et Spiller (*Rev. neurol.*, 1900, p. 558). — Lafforgue (*Soc. anat.*, 1900, p. 47).

2. Voir *Les déviations conjuguées de la tête et des yeux dans l'hémianopsie*, p. 104, et S. Grasset (*Rev. neurol.*, 1904, p. 645) et Dufour (*id.*, p. 333).

C. — TUMEURS DU LOBE OCCIPITAL, OÙ L'HÉMIANOPSIE S'ASSOCIE A DES TROUBLES D'APHASIE SENSORIELLE (CÉCITÉ VERBALE, ALEXIE, APHASIE OPTIQUE, AGRAPHIE, ETC. (HÉMISPHÈRE GAUCHE SEULEMENT).

C'est un fait important, sur lequel Raymond appelait tout récemment encore l'attention, que les HÉMIANOPSIES *par lésions de déficit* (hémorragies et ramollissements) du lobe occipital s'accompagnent souvent de troubles d'APHASIE SENORIELLE [1].

La raison en est aisée à saisir : elles altèrent, le plus souvent, en même temps que l'écorce, les *fibres blanches sous-jacentes*.

Or, là existent, non seulement les radiations optiques de Gratiolet (fig. 126), dont la lésion produit l'hémianopsie, mais encore, venant de l'ÉCORCE CALCARINE, des fibres qui unissent cette dernière aux *circonvolutions occipitales externes* (centre psychique des souvenirs visuels de Wernicke), au *pli courbe* (centre de la mémoire des mots, cécité verbale, alexie), *aux circonvolutions temporales* (centre auditif verbal), et même aux *circonvolutions frontales* (faisceau occipito-frontal, aboutissant en grande partie à la circonvolution de Broca, F³; voir fig. 128).

Les NÉOPLASMES OCCIPITAUX, eux aussi, altèrent ces divers ordres de fibres, donnent lieu à la *cécité verbale*, à *l'aphasie optique*, à de *l'agraphie*, et même à de *l'aphasie motrice partielle*. Ce sont les rapports de toute la ZONE DU LANGAGE qui sont intéressés.

Une malade de Bruns, qui fut opérée pour un angio-sarcome des deux premières circonvolutions occipitales gauches (O¹ et O²), s'étendant presque sous le *gyrus hippocampi* et le *lobule lingual*, ne pouvait nommer les substantifs (alexie verbale), ni même désigner les objets par leur nom (aphasie optique); elle pouvait écrire spontanément, et sous dictée; son *hémianopsie* latérale homonyme était typique. Avant sa mort, qui survint quelques mois après, elle fut atteinte de *surdité verbale* et d'*hémiplégie droite*: on trouva une *deuxième tumeur*, dans la partie postérieure des premières temporales (T¹, T²).

Le malade de Wertheim, Salomonsen et Westermann s'aperçut d'abord qu'il ne pouvait plus calculer, que sa parole était confuse, et qu'il lisait difficilement : il eut ensuite une hémianopsie droite totale, de la cécité littérale, sans cécité verbale, et une hémi-

1. Raymond (*Arch. de neurol.*, 1902, p. 533).

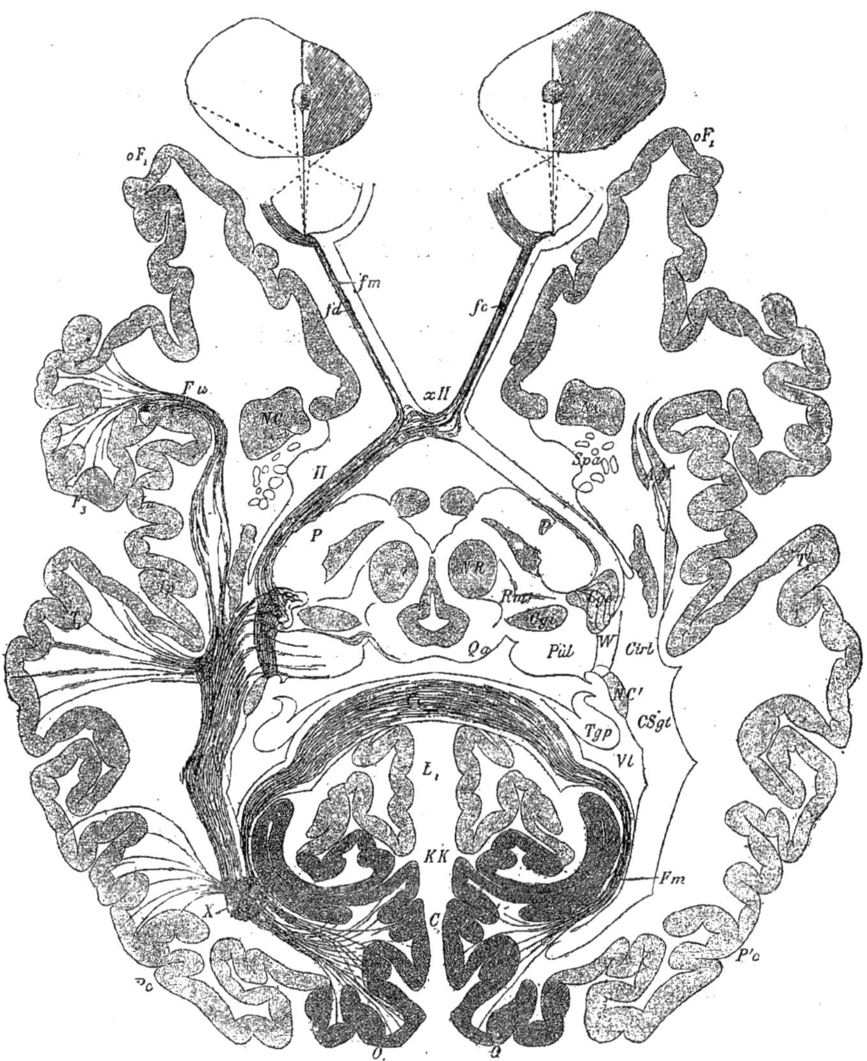

Fig. 128. — Les voies conductrices de la vision : appareil visuel central ou intra-cérébral, et appareil visuel périphérique. Connexions de la zone visuelle corticale avec la zone du langage (Déjerine). — La partie antérieure des hémisphères a été écartée, afin de montrer le segment antérieur de l'appareil visuel : bandelettes optiques, chiasma, et nerfs optiques. La zone X, teintée au gris, représente la localisation de la lésion, dans la cécité verbale pure.

AM, avant-mur ; — C, cuneus ; — Cc, corps calleux (bourrelet) ; — Cge, Cgi, corps genouillés externe et interne ; — Cirl, segment rétro-lenticulaire de la capsule interne ; — F₃, centre de Broca ; — F′₃, troisième circonvolution frontale droite ; — fc, faisceau croisé ou nasal ; — fd, faisceau direct ou temporal ; — fm, faisceau maculaire du nerf optique ; — Fm, forceps postérieur ou major du corps calleux ; — Fu, faisceau uncinatus, réunissant la zone de Wernicke (T₁) à la zone de Broca F₃ ; — Ia, Ip, circonvolutions antérieures et postérieures de l'insula ; — K, scissure calcarine ; — L₁, première circonvolution limbique ; — NC, noyau caudé ; — NC′, queue du noyau caudé ; — NR, noyau rouge ; — O₁, première circonvolution occipitale ; — OF₁, face orbitaire de la première circonvolution frontale ; — P, pied du pédoncule cérébral ; — Pc, pli courbe ; — P′c, pli courbe droit ; — Pul, pulvinar ; — Qa, tubercule quadrijumeau antérieur ; — Rm, ruban de Reil médian ; — Spa, substance perforée antérieure ; — T, T′, centre de Wernicke et première circonvolution temporale droite ; — Tgp, pilier postérieur du trigone ; — Vl, carrefour ventriculaire ; — W, zone de Wernicke ; — II, bandelette optique ; — xII, chiasma des nerfs optiques.

plégie droite passagère ; on trouva, lors de l'opération, un gliome diffus du lobe occipital [1].

Le fait que les symptômes d'aphasie sensorielle s'observent aussi dans les tumeurs des lobes pariétal (pli courbe) et temporal augmente les difficultés du diagnostic localisateur : seules *la* DATE *d'apparition de l'hémianopsie* et l'analyse des *troubles associés* pourront aider à fixer le siège primitif du néoplasme.

D. — TUMEURS DU LOBE OCCIPITAL, AVEC CÉCITÉ PSYCHIQUE.

Dans un certain nombre d'observations de tumeurs des lobes occipitaux, on mentionne la *cécité psychique* ; le plus souvent, la lésion est bilatérale, ou exerce une action sur les deux côtés.

Dans le cas de Muller, la tumeur était sur le lobe occipital de l'hémisphère gauche ; mais elle s'étendait aussi vers l'hémisphère droit, et applatissait *le cuneus droit.*

Dans celui d'Henschen, il s'agissait de tumeurs multiples, occupant les deux lobes occipitaux. — D'ailleurs, d'après Oppenheim, la *cécité psychique* peut être aussi un phénomène passager, dans le cas de tumeur unique du lobe occipital de l'hémisphère gauche seul [2].

E. — TUMEURS DU LOBE OCCIPITAL, AVEC PHÉNOMÈNES CÉRÉBELLEUX.

Le lobe occipital repose sur la tente du cervelet, et lorsqu'une tumeur s'y développe, pour peu qu'elle soit volumineuse, elle détermine par compression des PHÉNOMÈNES CÉRÉBELLEUX : titubation, vertiges, ataxie etc. ; il existe, souvent en même temps, de l'HÉMIANOPSIE. Il en était ainsi dans les cas de Birdsall et Veir, de Wollenberg, de Grazia, etc.

Oppenheim figure, dans son ouvrage, une *tumeur du précuneus*, qui donna lieu aussi à des phénomènes cérébelleux [3].

1. Bruns (*Arch. de neurol.*, 1894, p. 459, et *Rev. neurol.*, 1894, p. 113). — Wertheim, Salomonsen et Wœsterman, *in* Chipault (*Chir. nerveuse*, I, 1902, p. 719). — Faits de Freund, Muller, Samelsohn, Redlich, *in* Oppenheim.

2. Muller (*Arch. f. psych.*, Bd. XXIV). — Henschen (*Beiträge zur Path. des Gehirns*, Upsala, 1890). — Oppenheim (*loc. cit.*, p. 124).

3. Birdsall et Weir (*Medical New's*, 16 avril 1887). — Wollenberg (*Arch. f. psych.*, Bd. XXXI, 1 et 2). — Grazia (*Rif. medica*, XIII). — Oppenheim (*loc. cit.*, p. 125). — L. Marchand a rapporté, ces temps derniers, un cas de gomme qui donna lieu à ces *symptômes occipito-cérébelleux*, et il crut pouvoir localiser les lésions dans la fente du cervelet (*Journ. neurol.*, 1902, n° 21, et *Arch. de neurol.*, 1903, II, p. 68).

Inversement, il peut arriver, comme l'indique F. Schultze, qu'une *tumeur du cervelet*, par compression, donne lieu à quelques-uns des *symptômes localisateurs* d'une tumeur du lobe occipital (SYNDROMES OCCIPITO-CÉRÉBELLEUX).

F. — GROSSES TUMEURS.

Lorsque tout le lobe occipital est envahi par le néoplasme, et même que celui-ci empiète sur les lobes voisins, comme dans le cas de Guldenarm et Winkler, *l'aphasie sensorielle*, *l'hémianopsie*, *l'hémianesthésie*, *l'hémiplégie et la contracture* s'associent et donnent lieu à un COMPLEXUS *symptomatique* des plus graves.

Dans le fait de Wollenberg, un double glio-sarcome du lobe occipital droit, outre des symptômes multiples de tumeur cérébrale et des attaques convulsives, amena la distension des ventricules latéraux, la perforation de leurs cornes antérieures et, par un orifice des cellules ethmoïdales, un écoulement permanent, par le nez, de liquide céphalo-rachidien (environ 150 centimètres cubes en douze heures, pendant plusieurs mois).

Notons, pour terminer, que, dans plusieurs cas de tumeurs occipitales, il est signalé une *paralysie du facial* et du moteur *oculaire externe*, par compression des nerfs de la base.

G. — CONCLUSIONS.

L'HÉMIANOPSIE est un symptôme, à peu près *constant*, des *tumeurs du lobe occipital* : elle n'a fait défaut que dans quelques cas rares.

Elle a surtout de la *valeur* LOCALISATRICE, si elle apparaît de bonne heure, si elle est la première en date parmi les manifestations des néoplasmes; elle peut cependant ne se montrer qu'en cours d'évolution.

Les HALLUCINATIONS VISUELLES (photopsies, zoopsies), les APPARITIONS LUMINEUSES qui apparaissent dans le champ oculaire hémianopsié ont une certaine importance, bien qu'on les ait aussi observées dans les compressions des bandelettes et des nerfs optiques.

Les TROUBLES MOTEURS ET SENSITIFS, joints à *l'hémianopsie*, indiquent une compression ou une altération des expansions de la capsule interne, — quelquefois une irritation de voisinage, — sur les lobules pariétaux inférieur ou quadrilatère.

L'ALEXIE, l'APHASIE OPTIQUE, l'APHASIE SENSORIELLE, sont l'effet d'une action directe de la tumeur *sur les faisceaux d'union de la région visuelle avec les lobes temporaux, le pli courbe,* ou la *troisième circonvolution.* — On peut prévoir ainsi que la tumeur a son siège dans le centre ovale du lobe occipital *du côté* GAUCHE, ou l'a envahi secondairement, surtout s'il y a en même temps HÉMIANOPSIE.

Pour que la CÉCITÉ PSYCHIQUE apparaisse, il faut que la tumeur soit double et symétrique, ou intéresse les deux lobes occipitaux, soit par compression, soit par envahissement[1].

Les SYMPTÔMES CÉRÉBELLEUX, joints à l'*hémianopsie,* sont caractéristiques : ils sont le résultat d'une compression du voisinage (SYNDROME OCCIPITO-CÉRÉBELLEUX).

---

1. La *cécité corticale* ou *amaurose complète* nécessitant une double lésion est fort rare dans les néoplasmes. Halbron a relaté, récemment, à la Société anatomique, un cas d'amaurose, par *abcès symétriques,* tuberculeux, des lobes occipitaux, ayant intéressé les deux cunei (*Soc. anat.,* 1904, p. 371).

TUMEURS DU LOBE TEMPORO-SPHÉNOÏDAL

Les circonvolutions temporales. — Leur rôle fonctionnel : centres auditifs,
physique, verbal, psychique; les fibres d'association du langage et les
aphasies sensorielles; les centres du goût et de l'odorat. — Tumeurs
ayant produit la surdité physique, ou la surdité verbale; troubles labyrinthiques. — Tumeurs se caractérisant par des troubles d'aphasie sensorielle;
causes d'erreur par compression des tumeurs des lobes voisins; symptomatologie effacée des tumeurs du lobe temporal droit. — Troubles moteurs
propres au lobe. — Tumeurs de la portion sphénoïdale, se révélant par des
signes de compression des organes de la base; hémiparésies et hémianesthésies, lésions des nerfs. — Tumeurs de la région olfactive. — Déductions.

Le LOBE TEMPORAL (fig. 129) forme une pyramide triangulaire,
très allongée, dont la base repose sur le *lobe pariétal*, auquel elle
est unie par le *gyrus supra-marginalis* et par le *pli courbe*, et sur
le *lobe occipital.* — Sa *face externe* comprend les *trois circonvolutions temporales* (T¹,T²,T³), séparées par des sillons longitudinaux; celles-ci ont une origine commune dans la pointe ou
extrémité du lobe (*pôle temporal de Broca*).

Sa *face supérieure* est cachée dans la *scissure de Sylvius* : elle
comprend les *deux circonvolutions temporales profondes* ou *transverses.*

Sa *face inférieure* présente deux circonvolutions, qui se continuent sans ligne de démarcation avec les *lobules fusiforme et
lingual* (*circonvolutions temporo-occipitales*)[1].

Le *diagnostic topographique* des néoplasmes qui occupent ce
lobe a été assez souvent affirmé et vérifié par les cliniciens,
dans ces derniers temps, en se basant sur les considérations
physiologiques et anatomo-cliniques suivantes :

1. Au point de vue nosographique, nous rapprocherons du lobe temporal la circonvolution du crochet (*gyrus uncinatus*), la circonvolution de
l'hippocampe, et même la circonvolution godronnée et la corne d'Ammon,
qui, en anatomie, font partie du lobe limbique de Broca.

1° C'est sur la partie postérieure *de la première circonvolution temporale* que les expérimentateurs (Ferrier, Munk, Luciani et Tamburini, K. Mills, Gowers, etc.) placent le CENTRE AUDITIF COMMUN (*centre auditif physique*).

Quelques-uns le délimitent au tiers postérieur de T¹ et T².

Flechsig indique qu'il occupe la partie la plus reculée de T¹;

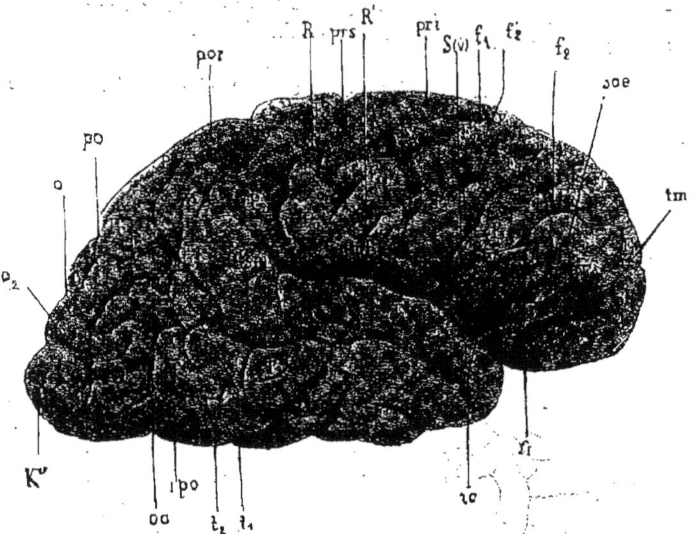

Fig. 129. — Face externe de l'hémisphère droit (Déjerine). D'après la photographie d'une pièce durcie dans l'alcool. — F₁ F₂ F₃, première, deuxième, troisième circonvolutions frontales; — C, cap de la troisième circ. frontale; — f₁ f₂, premier et deuxième sillons frontaux; — f'₂ sillon de la deuxième circ. frontale; — f₃, troisième sillon frontal ou incisure en H; — Fa, circ. frontale ascendante; — fm, sillon fronto-marginal; — Gsm, girus supra-marginalis; — I, insula; — ic, incisure du cap; — io, sillon interoccipital; — ip, sillon interpariétal; — ipo, incisure pré-occipitale; — K", éperon inférieur de la scissure calcarine; — O₁ O₂ O₃, première, deuxième, troisième circ. occipitales; — o₂, deuxième sillon occipital; — oa, sillon occipit. antérieur; — oF₁ oF₂ oF₃, partie orbitaire des circ. frontales; — OpF₃, opercule frontal; — OpP₂, opercule pariétal; — OpR, opercule rolandique; — P₁P₂, première et deuxième circ. pariétales; — Pa, circ. pariétale, ascendante; — Pc, pli courbe; — po, scissure pariéto-occipitale; — por, sillon post-rolandique; — pri, sillon pré-rolandique inférieur; — prs, sillon prérolandique supérieur; — R, R', sillon de Rolando, interrompu par un pli de passage superficiel (Y), siégeant au voisinage de l'opercule rolandique; — S (v), branche verticale de la scissure de Selvius; — soe, sillon orbitaire externe; — T₁ T₂ T₃, circ. temporales; — t', sillon parallèle; — t'₁ t'₂, ses branches verticales; — t₂, deuxième sillon temporal; — Y, pli de passage superficiel, interrompant la scissure de Rolando.

mais qu'il s'étend aussi sur la partie voisine de la face supérieure du lobe, *sur la circonvolution temporale profonde ou transverse*, cachée dans la scissure de Sylvius.

Là, en définitive, dans cette région, qui correspond à ce que Munk, chez les animaux, appelle la SPHÈRE AUDITIVE, aboutissent, après plusieurs relais, dans le bulbe, la protubérance, le

tubercule quadrijumeau postérieur, et le corps genouillé interne,
les *expansions terminales du nerf acoustique*.

Mais chacun des nerfs acoustiques est en rapport plus ou
moins complet avec les deux lobes temporaux : il en résulte
que, pour obtenir la *surdité physique*, absolue (corticale, dans
le cas actuel), il serait nécessaire, que *les lésions soient doubles*.
— Nous verrons, cependant, qu'une lésion unique peut altérer
manifestement le fonctionnement de l'audition.

2° Dans *le lobe temporal* GAUCHE, autour, et surtout en arrière

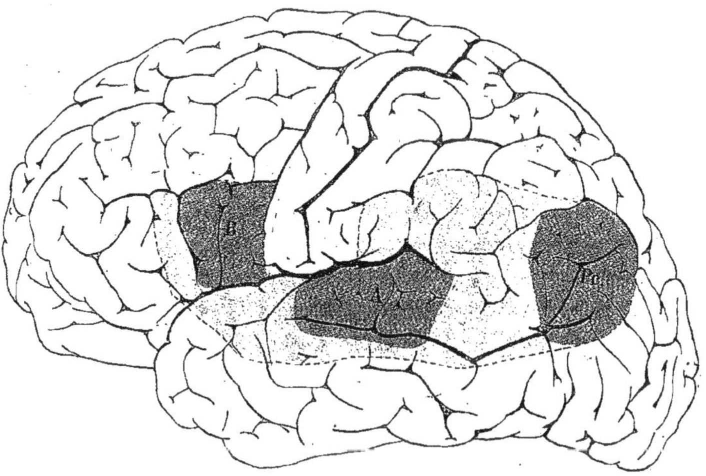

Fig. 130. — La ZONE DU LANGAGE et de ses trois centres d'images (Déjerine) : — A, centre
de Wernicke ou centre des images auditives des mots; — B, centre de Broca ou centre
des images motrices d'articulations; — Pc, centre des images visuelles des mots.

et au-dessous du centre auditif commun, sur la partie moyenne
et postérieure de la première et de la deuxième temporales, se
déposent les images commémoratives des mots entendus : c'est
là l'aire du CENTRE AUDITIF VERBAL, dont la lésion entraîne la
SURDITÉ VERBALE (Wernicke, Kussmaul, etc.). — C'est, dans
ce même territoire des deux premières temporales, selon les
recherches de Larionoff, qu'existerait l'*échelle diatonique des
sons musicaux*, très régulièrement disposée, et correspondant à
celle du limaçon de l'oreille interne : sa lésion engendre la SUR-
DITÉ TONALE (Monakow).

3° Sur cette même face externe du lobe temporal se trouverait
aussi le *seul centre moteur* connu, mais indéterminé dans son
siège, de la région, le CENTRE SENSORIO-MOTEUR AUDITIF : son

action détermine le redressement de l'oreille chez les animaux, la rotation de la tête et des mouvements des yeux, comme lorsqu'on prête l'oreille à un bruit lointain. (Expériences de Ferrier, Schäffer ; faits cliniques de Prévost, Bechterew, Heitz et Bender [1].)

4° Dans la *substance blanche du lobe temporal gauche* existent un grand nombre de *fibres d'association*, qui relient le CENTRE AUDITIF VERBAL de son cortex *aux autres centres du langage* (fig. 128) : il en résulte que ce lobe joue un rôle important dans *la fonction du* LANGAGE, et que ses lésions entraînent des APHASIES SENSORIELLES.

5° La circonvolution du Crochet (*gyrus uncinatus*), la circonvolution de l'Hippocampe, qui lui fait suite, et même la corne

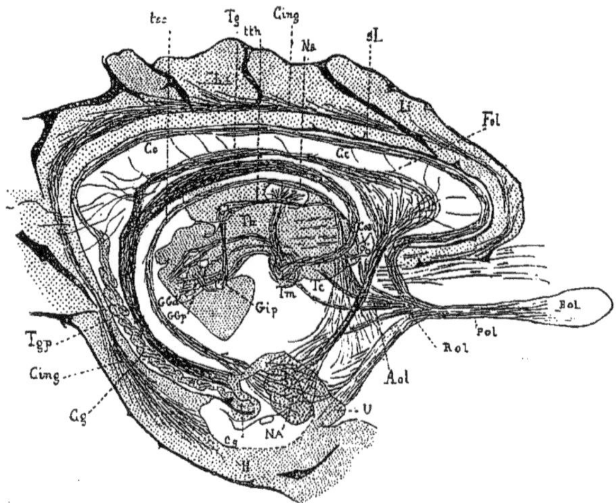

Fig. 131. — Voies olfactives centrales (d'après Déjerine) : — Aol, aire olfactive ; — Bol, bulbe olfactif ; — Pol, pédoncule olfactif ; — Rol, radiation olfactive, rejoignant [sL] la strie de Lancisi ; — Coa, commissure antérieure ; — tth, le tœnia thalami ; — tse, le tœnia semi-circularis ; — Tc, le tuber. cinereum ; — Tm, le tubercule mamillaire ; — NA, le noyau amygdalien ; — U, la circonvolution du crochet ; — Li, première circonvolution limbique ; — H, circonvolution de l'hippocampe ; — Cc, corps calleux ; — Cing, cingulum ; — Cg, corps godronné ; — Tg, trigone ; — Tgp, pilier postérieur du trigone ; — Th, couche optique ; Na, noyau antérieur de la couche optique ; — Gh, ganglion de l'habercula ; — GGd, ganglion dorsal ; — GGp, ganglion profond de la calotte de Gudden.

d'Ammon, peuvent être rattachées au lobe temporal : par les racines externe, interne et moyenne de la bandelette olfactive, par les arcs marginaux, par le cingulum qui la relie à la circonvolution limbique, par le trigone cérébral, le tænia semi-circularis, les stries de Lancisi, le corps godronné, etc. Ces parties

1. In Heitz et Bender (*Rev. Neurol.*, 1901, p. 614).

sont en rapport avec les voies olfactives *provenant du bulbe olfactif*; la plupart des physiologistes leur attribuent un rôle important dans les *fonctions de l'*ODORAT *et du* GOUT (Ferrier, Bechterew, Gorschkow, Gowers, Flechsig, Luciani, Fasola, etc.). — Il ne sera pas étonnant de voir leurs lésions provoquer des troubles olfactifs ou gustatifs, tels que l'anosmie, la parosmie, l'hyperosmie, ou l'aura-olfactive, l'agneusie, etc. (Déjerine)[1].

6° Par son *extrémité antéro-inférieure*, le lobe temporo-sphénoïdal est logé dans la fosse cérébrale moyenne; et, en dedans, il confine aux organes de la base et aux pédoncules : il en résulte que ses néoplasmes produisent de ce côté des *symptômes de compression*, utiles à connaître; en particulier, des hémiparésies et des hémi-anesthésies.

C'est en tenant compte de ces données anatomo-physiologiques qu'on arrive à ranger les tumeurs du lobe temporal, en des groupements rationnels, assez caractéristiques : la clinique en confirme l'importance, ainsi que nous allons l'établir.

A. — TUMEURS AYANT PRODUIT DE LA SURDITÉ PHYSIQUE,
OU DE LA SURDITÉ VERBALE. — TROUBLES LABYRINTHIQUES.

Raymond, dans une de ses dernières leçons cliniques, rapporte l'histoire d'un maquignon qui, à la suite d'un coup de pied de cheval sur la région pariétale gauche, vit, quatre mois après, apparaître les symptômes classiques d'une tumeur cérébrale (céphalée, vomissements, œdème papillaire); il survint une *surdité droite*, avec vertiges, démarche ébrieuse, état d'hébétude, etc. ; il n'y eut jamais de phénomènes moteurs ou oculaires, pas d'attaques d'épilepsie. L'évolution, très rapide, se termina en dix mois : à l'autopsie, on trouva un gliome kystique hémorragique, occupant tout le centre ovale du lobe temporal gauche. On peut rapprocher de ce fait une observation de Vigouroux, où il ne s'agissait pas de tumeur, mais d'un ramollissement ancien, occupant la moitié postérieure de T¹, et la partie postérieure du *gyrus marginalis*, sans altération du pli courbe. Le malade n'eut ni surdité physique, ni surdité psychique, mais uniquement de la *surdité verbale*; il n'y avait ni aphasie, ni paraphasie, ni cécité verbale[2].

---

1. Gorschkowe, centres de l'*odorat* et du *goût* (voir *Rev. neurol.*, 1903, p. 764, et *Arch. de neurol.*, 1903, I, p. 266).
2. Raymond (*Cliniques*, V, 1901, p. 13). — Vigouroux (*Soc. Anat.*, 1901, p. 711). Voir aussi le cas de Ballet (*Rev. neurol.*, 1903, p. 683 et van Gehuchten et Goris (*Nevraxe*, III, p. 65 et *Rev. neurol.*, 1903, p. 156).

Wernicke et Friedländer rapportent un cas intéressant dans lequel la cause de la *surdité* et d'une *aphasie sensorielle* fut une production néoplasique occupant les *deux lobes temporaux* (plus exactement, le lobe temporal à gauche et, à droite, le lobe pariéto-temporal [1]).

On pourrait citer encore des observations de Schiess-Gemuseus, Ormerod, Mills et Bodmer, où il est fait mention de surdité physique, psychique, ou verbale [2].

Lorsqu'il s'agit de *néoplasmes* du lobe temporal, bien plus fréquents sont les PHÉNOMÈNES D'EXCITATIONS DES CENTRES AUDITIFS CORTICAUX.

Strumpell, pour un gliome gros comme une pomme, occupant P^1 et P^2, qui avait produit les troubles ordinaires de la motilité et de la sensibilité, mais qui était entouré d'une zone de ramollissement, pénétrant probablement jusqu'à T^1, constata dans l'oreille gauche, qui cependant était d'une intégrité absolue, de la dysacousie, des bourdonnements, des sifflements; le malade entendait des sons de flûte, des gazouillements d'oiseaux, et était affecté d'une *surdité complète*, même au contact des os.

Luhrmann invoque l'existence d'une gomme temporale, pour expliquer, chez un malade (qui avait, en outre, présenté quelques troubles paraphasiques), la diminution brusque de l'*acuité auditive* de l'oreille droite, et des bruits subjectifs très violents.

Kaplan [3], chez un malade (qui présentait, en outre, d'autres troubles intéressants), vit des accès d'*épilepsie sensorielle*, avec *aura auditive* (paroles articulées), HALLUCINATIONS de l'ouïe, et grande excitabilité : sarcome de la partie interne du lobe temporal, atteignant la partie antérieure de T^1.

Dans un cas observé par Gowers, pour une tumeur dont la plus grande partie siégeait dans la circonvolution temporale supérieure, il y eut des convulsions, qui commençaient par une *aura auditive* dans l'oreille du côté opposé. — Dans un autre cas, une tumeur de la même région déterminait des convulsions, précédées d'un sifflet bruyant de machine. — Le malade de Westphal, chez lequel on trouva une tumeur du lobe temporal gauche, eut, au début et pendant le cours de ses lésions, des attaques qui s'accompagnaient de *bourdonnements d'oreille*. — Bennett signale

1. Wernicke et Friedländer (*Forschritte der Medicin*, 1883, n° 6, *und Wernicke's Lehrbuch*).
2. Cités par Oppenheim, Schiess-Gemuseus (*Monat. f. Augenheilk.*, 1875); Ormerod (*Brit. med. Journ.*, mars 1884); K. Mills et Bodmer (*Journ. of nerv. and mental disease*, 1887, XIV).
3. Strumpell (*Arch. de Neurol.*, 1884, p. 86).— Luhrmann (*Arch. de Neurol.*, 1896, II, p. 314). — Kaplan (*Allg. Zeit. f. Psych.*, 1898, p. 957, et *Rev. Neurol.*, 1898, p. 406).

plusieurs faits de cette nature. — Wilson parle d'un malade qui, quatre mois avant sa mort, eut de *violentes douleurs d'oreilles*, à la suite desquelles il tombait sans connaissance et dans des convulsions : on trouva une tumeur dans le lobe temporal droit. — Ormerod observa un fait de cette nature[1].

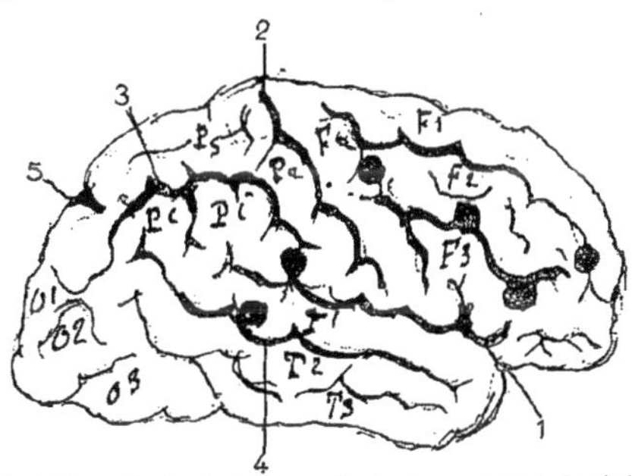

Fig. 132. — Kystes hydatiques de la face externe de l'hémisphère droit (P. Sérieux et R. Mignot) : — F'F²F³, circonvolutions frontales ; — Fa, Pa, circonvolutions frontale et pariétale ascendantes ; — Ps, Pi, lobules pariétaux ; — Pc, pli courbe ; — O¹O²O³, circ. occipitales ; — T¹T²T³, circ. temporales ; — 1, scissure de Sylvius ; — 2, Scissure de Rolando ; — 3, sillon interpariétal ; — 4, sillon parallèle ; — 5, sillon pariéto-occipital.

Il faut, enfin, signaler l'observation si intéressante de Sérieux et Mignot, où, dans un cas de kystes hydatiques multiples, du volume d'une noisette, dont quelques-uns occupaient les *centres auditifs* des deux circonvolutions temporales droite et gauche, on constata : une *surdité complète, bilatérale et brusque*, des *hallucinations de l'ouïe* très marquées, et, en même temps, de l'excitation maniaque et de la *logorrhée*[2] (fig. 132, 133).

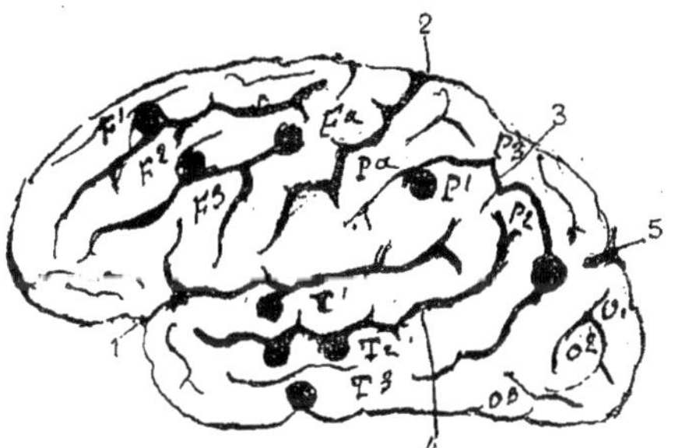

Fig. 133. — Kystes hydatiques de la face externe de l'hémisphère gauche (P. Sérieux et R. Mignot) : — F¹F²F³, circonvolutions frontales ; — Fa, Pa, circ. frontale et pariétale ascendantes ; — P¹P²P³, lobules pariétaux ; — T¹T²T³, circ. temporales ; — O¹O²O³, circ. occipitales ; — 1, 2, 3, 4, 5, scissures de Sylvius, de Rolando, inter-pariétale, parallèle, et pariéto-occipitale.

Relativement à la SURDITÉ VERBALE, il est bon de rappeler cette remarque de Déjerine, qui, à propos d'un cas de *surdité verbale pure*, chez un enfant entendant les mots, mais ne les comprenant pas, fait observer : que ce trouble peut venir d'une

1. Cités par Oppenheim (*loc. cit.*, p. 113). — Westphall (*Ueber ein Fall von Zestorung des linken Schlaffenlappens durch Geschwulstebildung, Berl. Klin. Wochen.*, 1883, n° 49). — Wilson (*Lancet*, 2 déc. 1888). — Ormerod (*loc. cit.*).

2. Sérieux et Mignot (*Iconogr. Salpêtrière*, 1901, p. 39, et *Rev. Neurol.*, 1901, p. 65).

lésion sous-corticale du lobe temporal, mais qu'il ne faut jamais négliger d'exercer un contrôle sévère sur l'état *anatomique des organes de l'ouïe* ; car, d'après Freund, la *surdité* VERBALE est, dans certains cas, le résultat d'une altération des organes périphériques.

Enfin, dans les néoplasmes de cette partie du cortex temporal, on peut observer des TROUBLES LABYRINTHIQUES, très manifestes. (Voir obs. Raymond, p. 284.)

B. — TUMEURS SE CARACTÉRISANT PAR DES TROUBLES D'APHASIE SENSORIELLE. — (TUMEURS DU LOBE TEMPORAL GAUCHE ; TRÈS EXCEPTIONNELLEMENT, DU LOBE TEMPORAL DROIT).

Dans le schéma très justifié de Déjerine (fig. 130), la ZONE DU LANGAGE recouvre largement le *lobe temporal*, au moins la première et une partie de la deuxième temporales. Au-dessous de l'écorce, dans la substance blanche, existent abondamment *des* VOIES D'ASSOCIATION *entre les divers centres du langage*.

Ainsi qu'on l'a fait remarquer, la destruction d'un seul des centres du langage ou de ses connexions suffit à amener des troubles d'intensité variable, *dans les différentes formes du langage* (parole, lecture, écriture, chant, gestes, etc.).

Ces considérations nous expliquent la grande valeur des différentes *modalités* d'APHASIES SENSORIELLES, pour le diagnostic des tumeurs *du lobe temporal* GAUCHE.

Il importe, pour que la signification topographique soit marquée, qu'il y ait manifestement prédominance des *troubles* SENSORIELS de l'aphasie. C'est en se basant sur ces caractères que Wernicke, Kohler, West, Spiro et Oppenheim établirent un diagnostic exact. Sommer localisa aussi une tumeur dans le lobe temporal, et la trouva par l'opération : Bruns eut la même réussite [2].

Si l'existence de l'APHASIE SENSORIELLE *est un bon signe* pour la localisation d'une tumeur dans le lobe temporal, il faut cependant savoir qu'il y a de *nombreuses causes d'erreur*.

C'est ainsi que Fraser, Starr, en raison de l'aphasie, crurent à une affection de la *troisième circonvolution frontale gauche* :

---

1. Déjerine et A. Thomas (*Rev. Neurol.*, 1902, p. 527). — P. Bonnier : l'astasie-abasie labyrinthique (*Rev. neurol.*, 1903, p. 359). Il place en cette région un *centre cortical labyrinthique.*
On peut encore observer des signes d'*amnésie sensorielle*, comme dans le cas de Probst, où, pour un vaste ramollissement couvrant la région, il y eut *surdité tonale* (*Rev. Neurol.*, 1902, p. 322).
2. Cités par Oppenheim, p. 111. — H. Spiro (*Ueber zwei Falle von Hirngeschwulste*, Inaug. Diss., Berlin, 1894). — Sommer (*Jahrbucher f. Psych.*, 1894, Bd. XII).

l'ouverture du crâne sur ce point fut sans résultat, et l'autopsie révéla une tumeur du lobe temporal gauche [1].

Les néoplasmes du *pli courbe* et du *lobe occipital* produisent aussi de l'APHASIE SENSORIELLE : mais le trait distinctif réside, en ce que, souvent, *il y a coexistence de* l'HÉMIANOPSIE. Si celle-ci fait défaut, on peut plutôt penser *au siège de la tumeur dans le lobe temporal.*

Broca et Brissaud, dans le cas qu'ils communiquèrent à la Société de chirurgie, en 1896, se guidèrent, d'une part, sur l'*absence de troubles moteurs* et d'*hémianopsie*, et, d'autre part, sur l'existence de la *cécité verbale*, de la *diminution de l'acuité auditive*, et des *troubles aphasiques* (paraphasie et amnésie verbale), pour rechercher un sarcome à l'extrémité de la scissure de Sylvius, au *voisinage du lobe temporal* : il fut trouvé à l'endroit prévu, et opéré avec succès par Broca [2].

Sommer, lui aussi, trouva son endothéliome assez volumineux, de la région temporale, parce qu'il avait remarqué que le malade, un architecte, qui avait perdu la notion de la *signification des dessins géométriques et des nombres*, qui avait de la paralysie et l'agraphie, NE PRÉSENTAIT PAS D'HÉMIANOPSIE [3].

D'autre fois, c'est la *coexistence des* TROUBLES AUDITIFS, qui décide le diagnostic en faveur du lobe temporal. — Une malade de Rotgans et Winkler, aveugle par névrite double, quoiqu'elle ne fût pas sourde, n'entendait pas ce qu'on lui disait (surdité verbale), avait de la paraphasie, de l'intoxication des actes et des mots, et, *une diminution réelle de l'acuité auditive à droite*, sans lésions de l'oreille : une voussure temporale indiquait, d'ailleurs, le siège de la tumeur, un gliome diffus, qui fut enlevé à la curette [4].

Enfin, les néoplasmes des *territoires environnants*, principalement du lobule pariétal inférieur, de l'insula, du pli courbe, du gyrus supra-marginal, peuvent aussi déterminer par action à distance, et surtout par compression du lobe temporal, *de l'aphasie sensorielle*, et la plupart des symptômes propres aux tumeurs de ce lobe.

C'est ainsi que, dans un cas, décrit et figuré par Oppenheim, une tumeur *développée dans le gyrus supra-marginalis gauche*, comprimant T[1], produisit une légère paraphasie et une aphasie

---

1. Fraser (*Lancet*, 27 fév. 1886).
2. Broca (*Bull. Soc. de Chir.*, 1896, p. 405).
3. Sommer (*Arch. de Neurol.*, 1894, I, 208, et *Rev. Neurol.*, 1893, p. 657).
4. Rotgans et Winkler (*Chir. nerv.* de Chipault, 1902, I, p. 709).

amnésique, qui *peu à peu aboutit à une surdité verbale*, bien caractérisée [1].

Il semble encore qu'un certain nombre de tumeurs de la région temporale, *surtout A DROITE*, ne présentent aucun symptôme de localisation, et même restent à peu près *latentes*.

Il en fut ainsi, d'après Oppenheim, dans un de ses cas per-

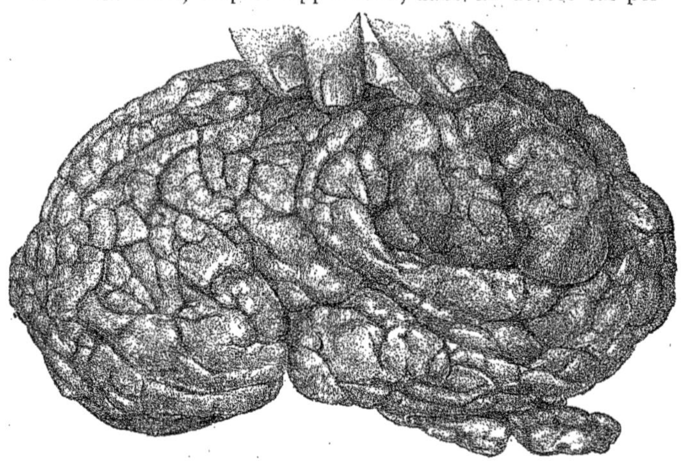

Fig. 134. — Tumeur du gyrus supramarginalis gauche, ayant produit une compression du lobe temporal (Oppenheim). — Les sillons sont tellement bouleversés par la tumeur, qu'il est impossible de reconnaître sur la figure le cours de la scissure de Sylvius.

sonnels, et dans les faits de Conolly Norman, Prowbridge, Goodhardt, etc.

Dans quelques cas, les apparences sont telles, qu'on croit à un *ramollissement simple*. Faitout, chez une malade aphémique, qui ne pouvait même répéter son nom, bien qu'elle n'eût ni surdité, ni cécité verbales, ni agraphie, trouva un kyste hydatique, du volume d'un œuf, dans la partie moyenne de T^2 et T^3, et un peu T^1. — Mingazzini enleva une gomme de la même région, ayant donné lieu à de l'aphasie sensorielle et à des crises d'épilepsie jacksonnienne [3].

La manifestation la plus singulière, un peu inattendue peut-

1. Oppenheim (*loc. cit.*, p. 111). — Inversement, *par exception*, une tumeur située dans le lobe temporal peut, par compression exercée sur le lobe occipital ou le pli courbe, causer de l'HÉMIANOPSIE. Trompés par ce symptôme, Wood et Agnew trépanèrent sur le cuneus, au niveau du centre visuel, alors qu'il s'agissait d'un néoplasme du lobe temporal (Wood et Agnew, *University med. Magazine*, avril 1889).

2. Conolly Norman (*Journ. of mental Sc.*, July 1896). — Prowbridge (*Journ. of nerv. and mental disease*, 1891). — Goodhardt (*Lancet*, 1886, I).

3. Faitout (*Soc. Anat.*, 1896, p. 543). — Mingazzini (*Rev. Neurol.*, 1902, p. 726).

être, des tumeurs du lobe temporal, consiste dans l'apparition de troubles d'aphasie sensorielle, *lorsque la tumeur siège* A DROITE.

Oppenheim en a observé deux cas. Dans le premier, il s'agissait d'une femme de cinquante-neuf ans, qui, après avoir souffert longtemps de maux de tête, présenta des TROUBLES DU LANGAGE, *en même temps qu'une hémiparésie gauche*. Ceux-ci étaient caractérisés par de la surdité verbale, de la paraphasie, de l'alexie et de l'agraphie. Plus tard, survint une *hémianopsie* et une *hémihypoesthésie* gauches. On trouva une tumeur, occupant la couche optique *droite*, et s'étendant *dans la substance blanche du lobe temporal*.

Ce paradoxe d'une tumeur du thalamus et du lobe temporal DROITS, *produisant une aphasie*, doit être attribué à ce que la malade était *gauchère* : elle l'était devenue à l'âge de dix-sept ans (et non par hérédité familiale), à la suite d'une blessure de la main droite, qui la rendit plus habile de la main gauche [1].

Il existe, paraît-il, un cas semblable de Bramwell et Nonne. — Westphal observa une tumeur du lobe temporal de l'hémisphère *gauche*, qui ne donna pas lieu à de l'aphasie, parce que le malade était *gaucher*.

Dans le second cas d'Oppenheim, un tubercule du volume d'une noix, occupant le *lobe temporal droit*, détermina de l'aphasie *chez un droitier*. L'auteur allemand propose plusieurs hypothèses pour l'interprétation de ce cas difficile : ostéoporose simultanée des deux os temporo-pariétaux constatée à la percussion, qui était douloureuse; l'aphasie était le premier degré d'un état de stupeur, survenu dans les derniers jours ; peut-être l'hémisphère droit avait-il, chez cet homme, une certaine influence sur le langage ; ou bien encore on pouvait penser que le virus tuberculeux avait intoxiqué le centre du côté opposé ou y avait déterminé un œdème, comme dans un fait de Dinkler, où une tumeur d'un hémisphère avait produit une hydrocéphalie dans le ventricule de l'hémisphère opposé [2].

En résumé, malgré ces particularités et ces exceptions, on peut admettre, avec Bischoff, que la lésion totale du centre auditif verbal produit de la *surdité verbale* et *des troubles des représentations verbales* : parole, écriture, lecture; la parole spontanée n'est cependant pas incompréhensible. — Ce sont là, d'ailleurs, les manifestations ordinaires, caractéristiques, des tumeurs de la région correspondante du lobe temporal [3].

1. Il s'agit d'une *gaucherie acquise* (voir faits : de Kussmaul, Touche, Koster, Joffroy; aphasies sensorielles par *lésion temporale droite* (*Soc. Neurol.* et *Rev. Neurol.*, 1903, p. 112).
2. Oppenheim (*loc. cit.*, p. 112).
3. Bischoff (*Rev. Neurol.*, 1902, p. 137).

C. — TROUBLES MOTEURS.

Les *seuls troubles moteurs* propres aux lésions des centres du lobe temporal et qu'on observe quelquefois dans les néoplasmes doivent être rapprochés des altérations de l'audition.

Ils consistent uniquement, *chez l'homme*, en des mouvements

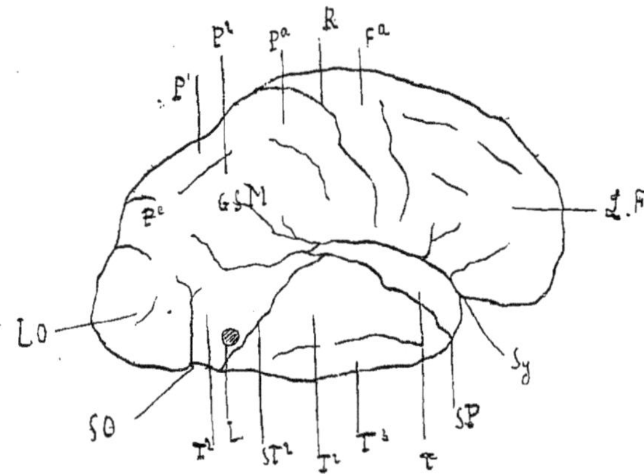

Fig. 135. — Tubercule du volume d'une noisette dans la partie postérieure du lobe temporal droit (J. Heitz et X. Bender) : — LF, lobe frontal ; — Sy, scissure de Sylvius ; — SP, sillon parallèle ; — T¹ T² T³, circonvolutions temporales ; — ST², sillon de la 2ᵉ temporale ; — L. lésion ; — SO, sillon occipital antérieur ; — LO, lobe occipital ; — Pᶜ, pli courbe ; — GSM, gyrus sus-marginal ; — P¹ P², circ. pariétales ; — Pᵃ, pariétale ascendante ; — R, scissure de Rolando ; — Fᵃ, circ. frontale ascendante.

de rotation de la tête et des yeux, dont Heitz et Bender ont cité un cas si suggestif (crises d'épilepsie subintrantes, ayant chaque fois, *comme aura*, une déviation brusque de la tête et des yeux, suivie de contracture) ; il s'agissait d'un petit abcès du volume d'une noisette, contenu dans la deuxième temporale (fig. 135, 136) [1].

Nous avons dit que, par l'excitation de cette région, Ferrier et Schaffer avaient obtenu, chez les animaux, un redressement de l'oreille avec déviation de la tête et des yeux, comme lorsqu'on écoute une voix lointaine. C'est là qu'il faudrait placer le centre SENSORIO-MOTEUR AUDITIF, distinct du centre *sensorio-moteur visuel*, situé dans le lobule pariétal inférieur, ou le pli courbe, et du *centre sensitivo-moteur* du pied de F² — Ces déviations de la tête et des yeux sont signalées nombre de fois dans la symptomatologie des tumeurs des lobes frontal, occipital et temporal [2].

1. J. Heitz et X. Bender (*Rev. Neurol.*, 1901, p. 614).
2. Voir p. 274, faits de Bard, Grasset, Dufour, sur les déviations de la tête et des yeux de *cause sensorielle*, et p. 104.

D. — TUMEURS QUI SE RÉVÈLENT PAR DES SYMPTÔMES DE COMPRESSION DES ORGANES DE LA BASE DU CERVEAU (PÉDONCULES, BANDELETTES OPTIQUES, NERFS, ETC.), OU PAR DES HÉMIPARÉSIES OU DES HÉMIANESTHÉSIES.

Les tumeurs du lobe temporo-sphénoïdal, où dominent les troubles de l'audition, et celles qui s'accompagnent des manifestations de l'aphasie sensorielle, occupent, plus spécialement, les *parties moyenne et postérieure*, le *centre*, ou *la face externe* du lobe.

La pointe sphénoïdale et sa face interne sont enfoncées profondément dans la *fosse cérébrale moyenne*, et en *contact*, en dedans, avec les pédoncules cérébraux, les bandelettes optiques, les nerfs de la base, etc. : ces rapports expliquent les symptômes qu'il nous reste à mentionner.

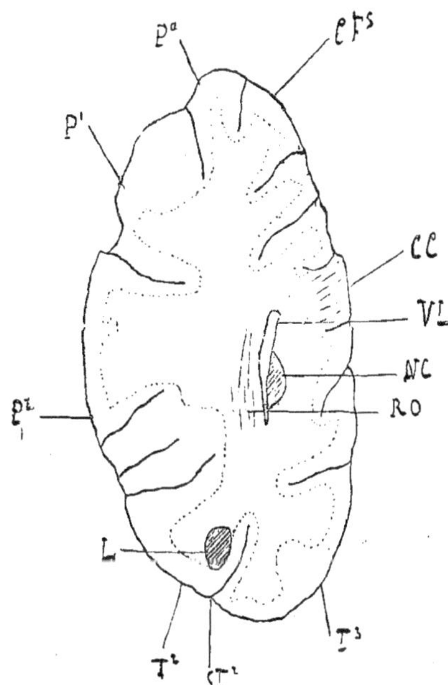

Fig. 136. — Coupe sagittale de l'hémisphère droit au niveau de la lésion (J. Heitz et X. Bender) : — CF¹, circonvolution frontale supérieure ; — Pᵃ, pariétale ascendante ; — P¹, 1ʳᵉ circonv. pariétale ; — P², 2ᵉ circonv. pariétale ; — L, lésion ; — T², 2ᵉ circonv. temporale ; — ST¹, sillon de la 2ᵉ temporale ; — T³, 3ᵉ circonv. temporale ; — RO, radiations optiques ; — NC, noyau caudé ; — VL, ventricule latéral ; — CC, corps calleux.

Nous avons trouvé signalées :

1° La *paralysie faciale*, tantôt du *côté opposé* de la tumeur, comme dans le cas de Bristowe, où elle s'accompagna d'une légère monoplégie brachiale (sarcome du volume d'une petite orange, à l'extrémité antérieure et inférieure du lobe sphénoïdal), sans doute par compression de la *partie voisine de la région motrice corticale*[1] ;

1. Bristowe (*Arch. de Neurol.*, 1881, p. 142).

tantôt du *côté de la tumeur*, par compression du nerf, avant son entrée dans le rocher.

2° La *paralysie de la VIe paire*, moteur oculaire externe (Theoari : tumeur occupant le lobule fusiforme, le lobule lingual, l'hippocampe et le gyrus uncinatus); — *de la IIIe paire* (mot. oc. commun) : cas d'Achard et Weill, d'abord mydriase intense, puis strabisme externe et ptosis; sarcome de la partie antéro-inférieure du lobe temporo-sphénoïdal, de 5 centimètres sur 4 centimètres. — Cas de Mackay : *ophtalmoplégie droite*, par ramollissement de la IIIe paire, côté de la tumeur, et du *pathétique*, etc.

3° Des HÉMIPARÉSIES et des HÉMIANESTHÉSIES, par action sur la capsule interne, sur le pédoncule cérébral, ou par *propagation à la* ZONE MOTRICE.

Mackay observe une légère *hémiparésie* et une *anesthésie complète* de toutes les sensibilités du côté opposé à la tumeur, pour un sarcome comprimant la partie moyenne des circonvolutions temporo-sphénoïdales.

Theoari constate une *hémianesthésie* incomplète du côté gauche et une *hémiparésie* sans participation du facial : le néoplasme occupe les lobules lingual et fusiforme, l'hippocampe, aplatit et tasse le pédoncule droit, et, s'étendant jusque dans la substance blanche du centre ovale, refoule les noyaux.

Chez leur malade, Achard et Weill, pour une tumeur ayant évolué en cinq ans, ne trouvent d'abord, en dehors des attaques de vertiges, que des *symptômes de compression* du nerf optique droit et de la IIIe paire, caractérisés seulement par une *paralysie de la pupille*; et ces deux signes suffisent aux auteurs à diagnostiquer une tumeur de la base; les symptômes généraux se prononcent; il apparaît du *strabisme*, du *ptosis* et de la *lourdeur* dans les membres inférieurs; à l'autopsie, sarcome angiomateux, occupant la *partie antéro-inférieure* du lobe temporo-sphénoïdal, ayant pénétré dans la subtance blanche, et refoulé les noyaux de la base [1].

On remarquera :

1° Que toutes ces tumeurs de la *partie sphénoïdale* du lobe empruntent presque exclusivement leur symptomatologie à celle des tumeurs *de la base du cerveau*, et qu'il n'existe, pour ainsi dire, *aucun des signes propres aux tumeurs du lobe temporal* (ni troubles de l'audition, ni aphasies).

---

1. Mackay (*Arch. de Neurol.*, 1896, I, p. 287). — Theoari (*Soc. Anat.*, 1896, p. 839). — Achard et Weill (*Soc. Anat.*, 1898, p. 370).

2° Combien sont fréquentes, dans la *période terminale* des tumeurs de tous les lobes cérébraux, ces *hémiparésies* et *hémianesthésies* ! Il s'agit, en effet, d'une lésion banale, survenant lorsque la TIGE CENTRALE des centres nerveux, ou ses radiations intra-encéphaliques, sont atteintes par les progrès du néoplasme.

Ces TROUBLES SENSITIVO-MOTEURS peuvent cependant avoir une autre pathogénie. C'est lorsqu'il s'agit de vastes néoplasmes occupant à la fois plusieurs lobes cérébraux, et s'étendant, en même temps qu'au lobe temporal, à la région pariétale et motrice. On en trouvera des exemples dans nos *Tableaux de statistique opératoire*, ou l'on verra, dans des observations empruntées à Korteweg, Rotgans et von Melle, à Guldenarm et Winkler, un sarcome diffus du pli courbe et de la temporale supérieure gauche, un gliome du thalamus, ayant envahi les lobes temporal, pariétal et occipital gauches, et donnant lieu à des COMPLEXUS SYMPTOMATIQUES, que nous avons décomposés en symptômes propres à chacun des lobes intéressés [1].

E. — TROUBLES DE L'ODORAT ET DU GOÛT. TROUBLES DE L'ORIENTATION.

Il existe un certain nombre de néoplasmes de la *partie interne et médiane* du lobe temporal, qui ont donné lieu à des *troubles de* l'ODORAT et du GOÛT, tantôt sous la forme d'un déficit, tantôt sous celle d'excitations : *anosmie, parosmies, agueusies, hallucinations, odeurs infectes, saveurs âcre* ou *sucrée*, etc.

Hughlings Jackson n'hésita pas à porter le diagnostic de *tumeur temporale* chez un médecin qui avait fréquemment des *auras olfactives et intellectuelles* (forte odeur de camphre ou d'éther, réminiscences vives); l'autopsie ne put être faite.

Jackson et Beevor trouvèrent une tumeur de l'extrémité antérieure du lobe temporal chez une personne de cinquante-trois ans qui avait des attaques épileptiques dans lesquelles elle percevait des *odeurs infectes*, indescriptibles.

D'après Oppenheim, il existe des observations de cette espèce, plus anciennes, dues à Newton Pitt, Jackson, Stewart, et l'auteur allemand ajoute que, chez un de ses patients, une tumeur du lobe pariétal droit, qui s'étendait jusque dans le lobe temporal,

1. Voir Tableaux statistiques opératoires. — Korteweg, Rotgans et von Melle (*Chir. nerveuse* de Chipault, 1902, I, p. 710). — Guldenarm et Winkler (*id.*, p. 718).

avait déterminé des *illusions* et des *hallucinations de l'odorat et du goût* qui lui causaient des rêves singuliers.

Il faut mentionner spécialement le cas remarquable de Siebert, qui *diagnostique exactement un gliome de la* CIRCONVOLUTION UNCIFORME et de la CORNE D'AMMON chez un malade qui avait des *hallucinations olfactives* et qui, plus tard, présenta une double *anosmie* et *agueusie* [1].

Enfin, dans nos tableaux statistiques, l'existence *des troubles de* l'ODORAT *et du* GOÛT, sont mentionnés dans les observations de Rotgans et Winkler, de Durante, etc.

Il importe, cependant, de faire, sur ce point, deux remarques : parfois les *troubles de l'odorat* sont dus à une *compression du nerf olfactif*, comme dans le cas de Rotgans et Winkler, — et, d'autre part, il existe des cas où, malgré une lésion très étendue de la région hippocampique et ammonienne, *on n'a constaté aucun trouble olfactif*.

Il en fut ainsi, en particulier, dans le cas célèbre d'Heidenhain, où, pour un néoplasme (mélano-sarcome), ce chirurgien fit l'extirpation *du lobe temporal tout entier*, et dans celui de Bartels. — Cette absence de symptômes olfactifs est, dans certains cas, sans doute en rapport avec ce fait que le NERF OLFACTIF, de chaque côté, est en relation avec les *deux hémisphères*, bien qu'il envoie un plus grand nombre de fibres à l'*hémisphère correspondant*.

Il est probable que, dans un avenir prochain, on pourra attribuer une symptomatologie spéciale aux tumeurs des *lobules fusiforme* et *lingual*, dont nous avons trouvé plusieurs cas, si se vérifient les hypothèses de Touche, sur le rôle spécial qu'il leur fait jouer dans la *mémoire topographique* et dans *la faculté de se diriger* (orientation) [3].

F. — DÉDUCTIONS.

De cette étude détaillée des néoplasmes des lobes temporosphénoïdaux, on peut tirer les DÉDUCTIONS SUIVANTES :

Le *meilleur signe de* LOCALISATION des tumeurs DANS LE LOBE

---

1. H. Jackson (*Rev. Neurol.*, 1900, p. 378). — Jackson et Beevor (*Brit. med. Journ.*, fév. 1888), and *Brain*, oct. 1889. — Newton Pitt, *Brain*, 1898. — Jackson Stewart, *Brain*, 1899. — Siebert (*Monat. f. Psych.*, 1893, Bd. VI, et *Rev. Neurol.*, 1900, p. 1149).

2. Heidenhain (*Arch. f. klin. Chir.*, Bd. LXIV, Heft 4) et Edinger (*Deuts. Arch. f. klin. med.*, Bd. 73, et *Rev. neurol.*, 1903, p. 773). — Ossipow (*Ueber die physiologische Bedeutung des Ammonshorn*, Arch. für Anat. und Phys., Supplément, 1900, et *Rev. Neurol.*, 1901, p. 301). — Gorschkow (Inaug. Diss., Pétersbourg, 1901, *Neurol. Centralbl.*, 1900, XXIII). — Cas récent de Bartels (myxo-sarcome de la corne d'Ammon, *Rev. neurol.*, 1903, p. 212).

3. Touche (*Presse médicale*, 1901, p. 306, et *Rev. Neurol.*, 1902, p. 87).

TEMPORAL GAUCHE consiste dans l'apparition des *manifestations de* L'APHASIE SENSORIELLE, lorsque celle-ci est précoce, et pour ainsi dire la première en date. — Il en est ainsi surtout si l'HÉMI-ANOPSIE fait défaut, ou est tardive.

Pour les tumeurs du LOBE TEMPORAL DROIT, les troubles du langage font défaut; aussi leur symptomatologie est-elle plus *obscure*, et se réduit à *quelques phénomènes* AUDITIFS, souvent légers, transitoires, et aux SIGNES DE COMPRESSION communs aux deux lobes, et à ceux du SYNDROME GÉNÉRAL. — Parfois, elles restent à peu près LATENTES.

Les *troubles de* L'AUDITION (paracousies, hypoacousies, surdité verbale) et surtout les attaques convulsives précédées d'un AURA ACOUSTIQUE, d'HALLUCINATIONS DE L'OUIE, peuvent contribuer au diagnostic. — La SURDITÉ UNILATÉRALE est plutôt l'effet de la compression du nerf acoustique, — et la SURDITÉ COMPLÈTE suppose une lésion double, fait très rare.

Les *troubles des sens de* L'ODORAT *et* DU GOÛT, en particulier, les *auras* et les *hallucinations olfactives*, *l'anosmie simple ou double*, *l'agueusie*, peuvent faire supposer que le LOBE OLFACTIF (gyrus unciforme, hippocampe, corne d'Ammon) est en question; mais, souvent, ce document symptomatique fera défaut, soit que l'examen ait été incomplet, soit qu'il s'agisse d'une *compression directe de la bandelette olfactive*.

Tous les NÉOPLASMES TEMPORO-SPHÉNOÏDAUX, *s'ils sont profonds*, peuvent s'accompagner, en cours d'évolution, de TROUBLES SENSITIVO-MOTEURS, et surtout d'HÉMIPARÉSIES et d'HÉMIANES-THÉSIES, soit par extension aux régions corticales motrices voisines, soit par compression ou envahissement des *irradiations de la capsule interne*.

Les tumeurs *qui siègent dans la* PARTIE SPHÉNOÏDALE du lobe ont une symptomatologie tout à fait comparable à celle des tumeurs de la *fosse cérébrale moyenne*, dont nous parlerons plus loin (compression des nerfs de la base, des pédoncules, etc.); et, assez souvent, les signes de localisation propres aux lésions du lobe temporal font défaut.

Il faut noter enfin, pour *éviter les erreurs de topographie* dans le diagnostic localisateur, que les *néoplasmes des parties voisines* (des lobes pariétaux et occipitaux en particulier), par compression ou extension, peuvent emprunter quelques traits de la symptomatologie *spéciale* aux tumeurs du LOBE TEMPORO-SPHÉNOÏDAL.

CHAPITRE VIII

TUMEURS DE LA FACE INTERNE OU MÉDIANE DES HÉMISPHÈRES

Topographie des principaux lobules de la face interne des hémisphères. — Recherches des physiologistes sur leur rôle fonctionnel. — Manifestations motrices et sensitives des deux côtés du corps, dans les néoplasmes de la région. — Points de ressemblance avec les manifestations des tumeurs protubérantielles et bulbaires.

Les tumeurs de la face interne des hémisphères donnent lieu, parfois, à une *symptomatologie trompeuse*, au *point de vue du* DIAGNOSTIC LOCALISATEUR; et le chirurgien, dans quelques cas, a été induit en erreur sur le lieu de l'intervention.

Dans cette région, nous voyons (fig. 137) : la *face interne assez étendue de la première circonvolution frontale*, — le *lobule paracentral*, — et, au-dessous d'eux, la *circonvolution du corps calleux* (gyrus uncinatus) — et le *corps calleux* lui-même, dont nous parlerons plus loin. En arrière du lobule paracentral se trouve le *lobule quadrilatère*, prolongement du lobule pariétal supérieur, — *le coin*, — la *scissure calcarine*, — et, au-dessous de celle-ci, les *lobules lingual et fusiforme*.

Nous avons suffisamment parlé de la symptomatologie des tumeurs de la *région postérieure* ou *occipitale* pour n'y plus revenir.

Lo Monaco et Tomasi, qui ont spécialement étudié la physiologie expérimentale de cette vaste zone de l'hémisphère cérébral, sont arrivés aux conclusions suivantes : *Il n'y existe pas de centres* AUTONOMES, *ni du sentiment, ni du mouvement*. Mais là se continuent et se replient les différents centres de la surface convexe : les centres moteurs, dans la région du sillon crucial; les centres visuels, dans la partie postérieure.

L'absence de troubles spéciaux, après l'ablation du *gyrus fornicatus* (circonvolution du corps calleux et hippocampe), montre que ces circonvolutions ne peuvent être un centre sensitif ou moteur, et forment un *centre d'association* [1].

Ces conclusions des deux physiologistes italiens sont en désac-

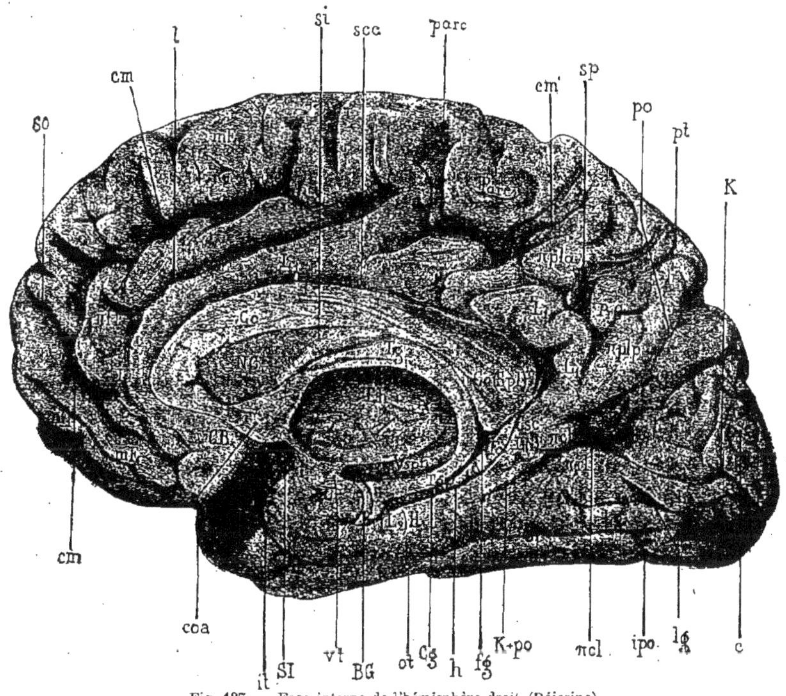

Fig. 137. — Face interne de l'hémisphère droit (Déjerine).

BG, bandelette de Giacomini ; — C, cunéus ; — c, sillon du cunéus ; — CB, carrefour olfactif de Broca ; — Cc, tronc du corps calleux ; — Cc (Spl), bourrelet du corps calleux ; — Cg, circonvolution godronnée ; — cm, sillon calloso-marginal ; — Coa, commissure antérieure ; — Csc, circonvolution sous-calleuse ; — Fc, fasciola cinerea ; — fg, sillon fimbrio-godronné ; — Fus, lobule fusiforme ; — h, sillon de l'hippocampe ; — ipo, incisure pré-occipitale ; — it, incisure temporale ; — K, scissure calcarine ; — K + po, branche commune aux scissures calcarine et pariéto-occipitale ; — L₁, circonvolutions du lobe limbique ; — L₂H, deuxième circonvolution limbique ou circonvolution de l'hippocampe ; — l, sillon intra-limbique ; — L (i), isthme du lobe limbique ; — Lg, lobule lingual ; — lg, sillon du lobule lingual ; — mF₁, circonvolution frontale interne ; — NC, noyau caudé ; — ot, sillon collatéral ; — Parc, lobule paracentral ; — parc, sillon du lobule paracentral ; — po, sillon pariéto-occipital ; — PrC, précuneus ; — pt, sillon pariéto-temporal ; — πcl, pli cunéo-limbique ; — πfl, pli fronto-limbique ; — πpla, pli pariéto-limbique antérieur ; — πplp, pli pariéto-limbique postérieur ; — πrl, pli retro-limbique ; — scc, sinus du corps calleux ; — SI, seuil de l'insula ; — si, sillon opto-strié ; — so, sillon sus-orbitaire ; — sp, scissure sous-pariétale ; — T₃, troisième circonvolution temporale ; — Tg, trigone ventriculaire ; — Tgp, pilier postérieur du trigone ; — Th, thalamus ; — U, circonvolution du crochet ; — Vsph, corne sphénoïdale du ventricule latéral ; — vt, velum terminale d'Aeby.

1. Lo Monaco et Tomasi (*Rivista di Frieniatria*, avril et juillet 1901, et *Rev. Neurol.*, 1902, p. 24).

cord avec les recherches de Ferrier et de Flechsig, qui *considèrent la circonvolution du corps calleux comme un centre sensitif*.

Nous avons trouvé une observation de Thomas Ganill [1], où, pour un sarcome faisant saillie au tiers postérieur de la circonvolution du corps calleux, il y eut, après des attaques convulsives, une hémiplégie et une *anesthésie presque complète* du bras gauche.

Muratow, pour un carcinome secondaire du volume d'une noisette, occupant toute la profondeur de la circonvolution du corps calleux à gauche, au-dessous du lobule paracentral, vit une hémiparésie transitoire droite (jambe surtout), et une *hémianesthésie* plus prononcée et persistante.

A l'heure présente, il faut considérer que les tumeurs siégeant dans le gyrus *fornicatus* peuvent donner lieu à des *troubles de la sensibilité*, par un mécanisme peu expliqué.

Mais, le fait le plus important, au point de vue chirurgical, de la symptomatologie des tumeurs de la *face interne des hémisphères* est : *qu'elles donnent parfois lieu à des troubles* DES DEUX CÔTÉS DU CORPS; et parfois les troubles du *côté de la tumeur* sont plus accusés.

Je rappellerai d'abord le fait de Monod, publié par Cottet et Morelly. Pour une tumeur du volume d'une mandarine, située au milieu du *lobule paracentral gauche*, ils virent des convulsions qui commençaient par le *pied droit*, passaient ensuite au *pied gauche*, et envahissaient le *côté gauche du corps*. Il est vrai qu'une *parésie très nette* occupait la *moitié droite* du corps. On fit une crâniectomte très large, sur la partie superieuré de la zone motrice (lambeau ayant 22 centimètres de circonférence); après incision de la dure-mère, on constata que la région explorée du cerveau était tendue, ne battait pas : on fit sur P[a] une incision au bistouri, jusqu'à un centimètre de profondeur, mais sans résultat. — Les symptômes BILATÉRAUX observés *auraient pu conduire à poursuivre les recherches vers la face interne de l'hémisphère*, à travers la scissure interhémisphérique [2].

Marchand et Leuridan, pour un kyste occupant *à gauche* le tiers postérieur de la face interne de F[1], et les deux tiers antérieurs du lobule paracentral (voir fig. 138), eurent une symptomatologie plus bizarre encore. Leur malade, une jeune fille de vingt ans, avait des crises qui portaient la tête en haut et à gauche, et qui amenaient des mouvement cloniques de la face et

1. Thomas Ganill (*Brain*, LIX et LX, p. 448, et *Arch. de Neurol.*, 1893, II, p. 139). — Muratow (*Rev. Neurol.*, 1896, p. 10).
2. Monod, Cottet et Morelly (*Soc. Anat.*, 1897, p. 907).

du cou : elle était, en outre, parésiée de la jambe *droite*, et elle
ne pouvait marcher; car celle-ci, pendant la marche, était
animée de mouvements convulsifs. Plus tard, la paralysie dimi-
nuant, elle put marcher, mais le pied *droit* se trainait en fauchant, et le pied *gauche*, en contracture permanente, ne reposait
que sur la tête des métatarsiens, au niveau desquels la peau
était dure et calleuse. De ce côté, la jambe était roide et ne pouvait être fléchie, et le pied en varus. Enfin, la face du *côté droit*
était à peu près paralysée : ce dernier symptôme pouvait faire

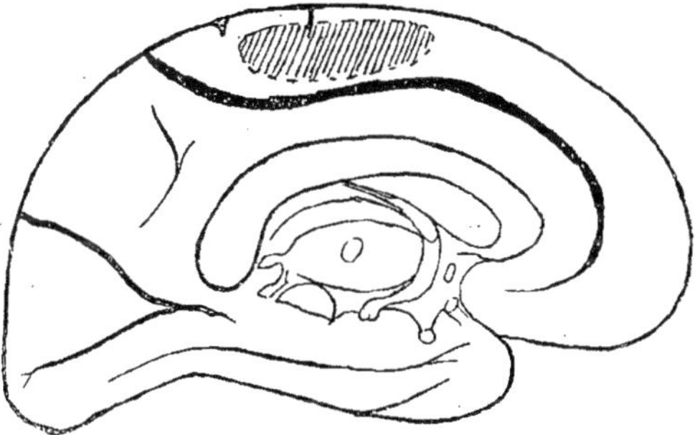

Fig. 138. — Kyste sous-cortical du lobule paracentral et du 1/3 postérieur de la frontale
interne (Marchand et Leuridan).

croire à des lésions étendues de la zone motrice. Les pieds des
deux côtés étaient en varus, mais le *côté droit avait été atteint le
premier*, et la déformation y était plus accentuée [1].

Dans le cas de Ballet, pour une gliomatose diffuse de la partie
moyenne du gyrus uncinatus, il y eut une hémiparésie du côté
opposé (face et membres), de l'ophtalmoplégie extrinsèque des
deux côtés, de la torpeur cérébrale, etc., mais la protubérance
elle-même était le siège de la même dégénérescence, et c'est sans
doute à ses lésions qu'il faut attribuer les troubles parétiques,
l'ophtalmoplégie double et les troubles de la déglutition [2].

On trouve encore des *manifestations des deux côtés*, pour
tumeurs de la face interne des hémisphères, dans le cas de
Klippel et Jarvis, où, pour une tumeur du *lobule paracentral* et
de la partie postérieure de F [1], *à droite*, il y eut parfois un tremblement assez marqué de la *jambe droite* (côté sain) et, vers la fin,
des mouvements continuels dans le *bras droit*, si bien qu'on dut

1. Marchand et Leuridan (*Soc. Anat.*, 1902, p. 673). Nous avons insisté,
à propos des tumeurs du *lobe frontal*, sur le rôle de F[1] et F[2] dans les mouvements de la tête et du cou.
2. Ballet (*Iconogr. de la Salpêtrière*, 1902, p. 261).

l'immobiliser. Il existait depuis longtemps une hémiplégie avec contracture des *membres gauches* [1].

Pour un *ostéome de la faux de la dure-mère*, Cœnas fut témoin

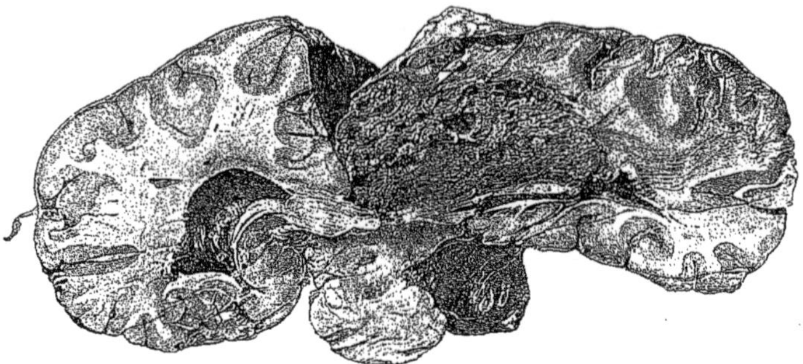

Fig. 139. — Déplacements et déformation du ventricule latéral droit, par une tumeur du précuneus (Oppenheim).

d'une *astasie-abasie des deux membres*, et Duret et Delobel (sarcome de la faux de la dure-mère) assistèrent à des convulsions cloniques d'emblée, envahissant en même temps *les quatre membres*.

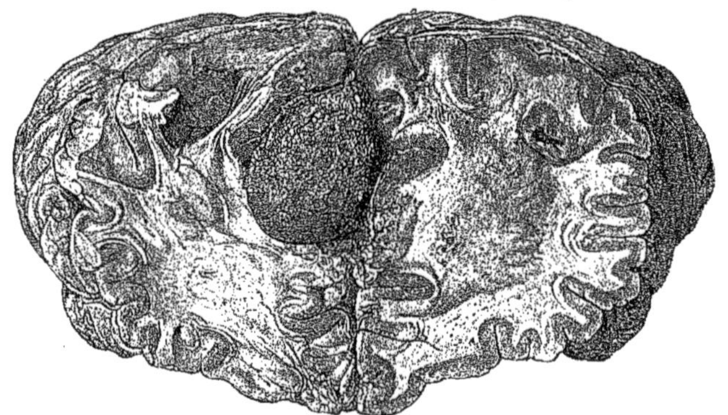

Fig. 140. — Fibrome de la faux de la dure-mère (d'après Henneberg et Oppenheim, p. 15).

Wertheim, Salomonsen et Korteveg, pour un sarcome diffus du tiers supérieur des *circonvolutions rolandiques gauches*, observaient d'abord des convulsions et de la parésie, très caractéristiques, du membre inférieur *droit*; mais, quatre mois avant l'intervention, des convulsions survinrent dans le *membre inférieur gauche*, tantôt isolées, tantôt associées à celle du côté droit. On

1. Klippel et Jarvis (*Rev. de Neurol.*, 1901, p. 1027).

enleva la tumeur *gauche*, mais, après la mort, on trouva une tumeur semblable, symétriquement placée, dans la zone rolandique droite [1].

On *peut donc conclure* que, lorsqu'il existe, en même temps que des symptômes généraux, des néoplasmes, des manifestations motrices ou sensitives dans les membres des *deux côtés du corps*, on peut penser à une tumeur *de la face médiane des hémisphères*, agissant sur chacun d'eux, mais d'une façon souvent inégale.

Mais *ces mêmes manifestations doubles*, et d'intensité différente, peuvent aussi être l'effet d'une lésion de la protubérance, surtout si, en même temps, les noyaux protubérantiels des centres moteurs des yeux ou des centres conducteurs sensitifs peuvent être mis en cause [2].

1. Duret et Delobel (*Soc. anatomo-clinique* de Lille, 1900, p. 263). — Wertheim, Solomonsen et Korteweg (*Chir. nerv.* de Chipault, 1902, 1, 681).

2. Nous verrons, également, *les manifestations doubles* apparaître dans les tumeurs du corps calleux, dont nous parlons plus loin.

CHAPITRE IX

TUMEURS DU CORPS CALLEUX

Fibres d'association du corps calleux. — Bases du diagnostic de ses néoplasmes. — Opinions des auteurs. — Casuistique. — Tumeurs du genou et
de la partie antérieure du corps calleux. — Tumeurs de la partie moyenne.
— Tumeurs du bourrelet ou splénium. — Critérium.

Le CORPS CALLEUX est une grande *commissure interhémisphérique*, contenant les fibres d'association de toutes les circonvolutions du manteau cérébral, à l'exception de celles du lobe
olfactif et de la partie antérieure du lobe temporal, qui sont des-
servies par la commissure blanche antérieure.

Mais ces fibres ne sont pas, comme on pourrait le croire, disposées par *strates régulières*, transversales, unissant d'un lobe à
l'autre des parties homologues, symétriques : elles s'enchevê-
trent en différents sens, de telle sorte, par exemple, que certaines
d'entre elles, provenant de la région antérieure ou frontale, se
mettent en relation avec la partie postérieure de l'hémisphère
opposé.

On peut admettre, cependant, avec Déjerine, Schnopfhagen, et
la plupart des neuro-anatomistes :

1° Que *le genou* du corps calleux reçoit les fibres irradiant de
la partie antérieure et de la face orbitaire du lobe frontal, et
celles de F³, qui l'abordent par un trajet directement transversal.

2° Que *le tronc* du même corps calleux, par sa couronne rayonnante, est en relation avec la partie postérieure du lobe frontal,
avec tout le lobe rolando-pariétal, et la partie postérieure du lobe
temporal; les faisceaux, qui proviennent de l'*opercule d'Arnold*
(opercules frontal, rolandique, pariétal), fournissent les *fibres
inférieures*, obliquement ascendantes.

3° Que *le bourrelet* contient les radiations qui proviennent de
la face inféro-interne du lobe occipital, et surtout les fibres des

forceps major et *minor*, qui unissent les cunei, les scissures calcarines, et même les plis courbes, de chaque côté.

La connaissance de cette *disposition topographique* des fibres calleuses et de leurs relations principales, nous permettront d'établir une symptomatologie, assez précise, de ses néoplasmes, d'après le siège qu'ils occupent [1].

Nous pouvons dire, en effet, que le *diagnostic* des tumeurs du corps calleux n'est pas impossible, puisqu'il a été fait exactement et vérifié par Bristowe, Hitzig-Giese et Brissaud.

Il doit, pensons-nous, se baser sur les considérations suivantes :

1° Le néoplasme *occupe une situation médiane*, et peut exercer une action sur LES DEUX HÉMISPHÈRES, sur les fibres qui les relient, et par conséquent sur les DEUX CÔTÉS DU CORPS, le plus souvent *prédominante* tantôt à droite, tantôt à gauche.

2° Il intéresse les fibres commissurales reliant les centres des deux hémisphères; et nous avons vu anatomiquement que la nature de celles-ci diffère en avant, au milieu, et en arrière. Il en résulte, ainsi que la clinique nous le montrera, une symptomatologie qui varie un peu *selon le* SIÈGE *de la tumeur : en avant*, au niveau du genou, elle est plutôt en contact avec *les fibres d'association interfrontales*, d'où la manifestation assez commune de *troubles psychiques* et de *troubles du langage*; *au milieu*, avec les *fibres intermotrices*, d'où les troubles moteurs; et, en arrière, avec les *fibres intervisuelles*, d'où les phénomènes optiques. La partie moyenne est la plus étendue.

Voyons d'abord les opinions des neuro-pathologistes.

A. — OPINIONS DES AUTEURS.

Depuis vingt ans, date du premier mémoire de Bristowe (1884), il a été publié un certain nombre d'intéressants travaux *sur les tumeurs du corps calleux*. — Je citerai, principalement, ceux de

1. Mott, en excitant le corps calleux, a observé des mouvements bilatéraux de la tête, des yeux, des doigts, de l'épaule, du tronc, de la jambe et du bassin, mais non de la face. Si, après l'ablation d'un hémisphère ou de la zone motrice, on excite la section longitudinale du corps calleux, les mouvements sont unilatéraux. — Muratow a vu la section du corps calleux être suivie des symptômes paralytiques de la destruction de la zone motrice. Mais Kerosayi, Lo Monaco, ont nié l'existence de ces effets, et on peut comprendre à la rigueur que la section de cette commissure ne s'accuse par aucune paralysie bien apparente, alors que l'excitation donné lieu à des effets positifs de mouvement (Morat et Doyon). — D'après Probst, dans les 15 cas connus d'*absence du corps calleux* existaient des troubles psychiques, de l'épilepsie, etc., sauf dans deux cas, où l'intelligence est donnée comme normale (*Arch. f. Psych.*, 1901, t. XXXIV, et *Rev. neurol.*, 1902, p. 301). — Arndt et Iklarek, *Arch. f. Psych.*, 1903, t. XXXIV, et *Rev. neurol.*, 1904, p. 161).

Giese (1893), de Ransom (1895), les leçons cliniques de Raymond (1897), le Traité de Bruns (1897), la communication de Brissaud, et surtout l'important mémoire de Devic et Paviot [1].

Bristowe a indiqué un certain nombre de symptômes, qu'il considère comme *caractéristiques* :

L'absence ou la rareté des symptômes généraux des tumeurs encéphaliques (tels la céphalée, les vomissements, la névrite optique, les attaques épileptiformes ou apoplectiformes); ceux-ci demeuren souvent à l'état d'ébauche. — *L'altération profonde de l'intelligence* (stupidité, torpeur); mais ces troubles peuvent faire défaut, et se rencontrent dans les tumeurs les plus diverses, surtout dans les périodes terminales. — Des *troubles du langage, non aphasiques*.

Dans la plupart des cas, il existe une *hémiparésie*, qui se combine avec une *parésie* moins accentuée, moins étendue, du côté opposé du corps.

Enfin, les *symptômes de compression des nerfs cérébraux* font complètement défaut.

Bruns dit fort justement qu'on fera surtout le *diagnostic de tumeur du corps calleux*, lorsqu'on sera en présence *d'une paralysie double, mais d'inégale intensité*, et de *troubles de l'intelligence*. — Encore faudra-t-il s'assurer qu'on ne peut expliquer les faits autrement, par exemple, par une tumeur du bulbe ou par des tumeurs multiples. — Le *manque* de signes généraux peut éclairer le diagnostic, mais leur *présence ne peut l'ébranler*. — *L'absence de paralysie des nerfs crâniens* est peut-être un symptôme excellent [2].

Dans le mémoire de Giese, qui comprend l'analyse de 13 cas, les troubles de l'intelligence sont signalés 4 fois; les hémiparésies, parésies des quatre membres, paraparésies 10 fois, et l'intégrité des nerfs crâniens a été constatée 12 fois sur 13. — Cet auteur ajoute que : « Quand, en outre des symptômes de Bristowe, on observe des *symptômes cérébelleux* (titubation, vertiges, etc.), la tumeur siège vraisemblablement dans le *splenium* [3], » c'est-à-dire près du bourrelet.

Devic et Paviot estiment qu'il existe *deux symptômes cardinaux* qui peuvent faire penser à la localisation dans le corps calleux

1. Bristowe (*Brain*, 1884, p. 315); Giese (*Arch. f. Psych.*, 1893, Bd. 23); Ransom (*Brain*, 1895, n° 72); Raymond (*Cliniques*, III, 1898); Bruns (*Geschwulste des Nervensystem*, 1897); Devic et Paviot (*Rev. de méd.*, 1897, p. 966).

2. Bruns (*Die Geschwulste des Nervensystem*, 1897, p. 121).

3. Giese (*Arch. f. psych.*, Bd. 23, 1893).

d'une tumeur cérébrale : « 1° L'*apparition précoce* des troubles mentaux et de l'intelligence; 2° Les phénomènes de parésies, de contractures, ou de convulsions, prédominant d'un côté, *mais intéressant aussi l'autre*, à un degré moindre[1]. »

Raymond résume ainsi les éléments du diagnostic : « 1° Symptômes généraux *peu accentués* et à *progression lente*; 2° Troubles démentiels *progressant avec la tumeur*, et avec beaucoup de lenteur; 3° Hémiparésie motrice avec contracture, sans exagération marquée des réflexes tendineux, et *participation du côté opposé* à la parésie motrice[2]. »

Cette symptomatologie des neuro-pathologistes les plus accrédités confirme la première des propositions que nous avons émises : que la *tumeur calleuse étant médiane* a une action, le plus souvent *inégale*, sur les *deux hémisphères* et les *deux côtés du corps*. L'importance de la seconde, à savoir : que les manifestations varient *selon le siège du néoplasme*, ressortira, évidemment, de l'étude des faits les plus récents.

B. — CASUISTIQUE.

Devic et Paviot avaient recueilli 18 cas de tumeurs du corps calleux; on en trouverait aujourd'hui 30 à 35 cas dans les diverses publications.

Oppenheim dit que, dans la casuistique des tumeurs du corps calleux, on comprend beaucoup de néoplasmes qui ont envahi un ou les deux hémisphères, ou qui occupent, à la fois, un hémisphère et le corps calleux dans sa partie moyenne, ou enfin, qu'il s'agit de tumeurs multiples. Il mentionne les faits de Klebs, Dowse, Pasturaud, Glaser, Guire, Bristowe, Bruns, Greenless, Pantoppidan, Berkley, Leichtenstern, Schaad, Knapp, d'Alloco, Lutzenberger, Giese, Ransom, Starr, Olivier, Devic et Paviot, Labbé, Zaleski, Blackwood, Schupfer, Zingerle et Touche[3].

1. Davic et Paviot (*Tumeurs du corps calleux*, Rev. de med., 1897, p. 966).
2. Raymond (*Cliniques*, III, 1898, p. 286).
3. Klebs (*Prager Vierteljahrschrift*, 1897, Bd. CXXXIII); Dowse (*Brit. med. Journ.*, 1875); Pasturaud (*Progrès, méd.*, 1874, p. 582); Glaser (*Berlin. klin. Wochens.*, 1883); Guire (*Americ. Journ. of neurol. and Psych.*, 1884, III); Bristowe (*Brain*, oct. 1884); Bruns (*Berl. klin. Wochens.*, 1886, n°s 21 et 22); Greenless (*Americ. journ. of insanity*, 1886); Pantoppidan (*Hospit. Tid.*, 1887); Berkley (*Americ. journ. of med. sciences*, juin 1890); Liechtenstern (*Deutsche med. Wochens.*, 1887, n° 52); Schaad (*Inaug. diss. Erlangen*, 1888); Knapp (*Intracranial Growths*); d'Alloco (*Revista clin. e therap.*, anno XI); Lutzenberger (*Il manicon. moderna*, 1889, V); Giese (*Zur casuistik des Balkentumoren, Arch. f. psych.*, Bd. XXIII); Devic et Paviot (*Rev. de méd.*, 1897, n° 11); Ransom (*Brain*, 1895); P. Schupfer (*Riv. sper. di Fren.*, XXV); Touche (*Rev. neurol.*,

Un premier fait apparaît d'après nos recherches : c'est qu'il existe un petit nombre de tumeurs du corps calleux, qui sont *silencieuses*, ou n'ont rien de spécial dans leurs manifestations symptomatiques (fait de Berkley, petite tumeur du volume d'une noisette près du bec; de Lichstenstern, lipome étendu sur toute la face supérieure du corps calleux, de Würth, lipome lobulé et calcifié, chez un idiot, etc.). Dans le cas de Devic et Paviot, sauf à la période terminale, il n'y eut que des crises d'épilepsie essentielle avec affaiblissement intellectuel, allant presque jusqu'à l'idiotie; gliome de la partie moyenne du corps calleux, respectant le bec et le bourrelet, remontant d'un côté, sur la face interne, jusqu'à sa limite supérieure et, de l'autre, ayant envahi le gyrus uncinatus[1].

En général, les tumeurs ne restent pas limitées au corps calleux; elles s'élèvent au-dessus de lui, et remontent de chaque côté de la faux du cerveau, à droite et à gauche, comprimant les gyri uncinati et se creusant une loge dans les parties voisines; ou elles sont *pénétrantes*, et envahissent la substance blanche des hémisphères, ordinairement plus d'un côté que de l'autre, soit dans le lobe frontal, soit à la partie moyenne; soit en arrière, en suivant le bourrelet, le *splenium*, la lyre, et descendant parfois dans le ventricule jusqu'à la corne d'Ammon.

On conçoit que ces variations topographiques entraînent des modifications dans la symptomatologie.

C. — Tumeurs de la partie antérieure
du corps calléux.

Il ne serait pas exact de dire que dans les tumeurs *de la* PARTIE ANTÉRIEURE du corps calleux, on observera toujours des *troubles intellectuels*.

Ainsi, dans le cas de Touche (tumeur infiltrée, commençant en avant, immédiatement en arrière du genou, et se terminant en arrière, au niveau de la partie moyenne de la couche optique; envahissement de la circonvolution du corps calleux gauche, et, un peu, des noyaux caudés), *l'intelligence resta intacte*. Mais, ce fait est surtout remarquable, en ce que les phénomènes convul-

<hr>

1900); Zaleski (*Medycyna*, 1899, 8; *Jahrb. f. psych. and neurol.*, 1900); Blackwood, *Journ. of nerv. and ment. deseases*, july 1900).

1. Devic et Paviot (*Rev. de méd.*, 1897, n° 12). — Würth, *Arch. f. Psych.*, 1902, t. XXXIV et *Rev. neurol.*, 1903, p. 449. — OE. Deetz, Anévrysme cirsoïde du corps calleux. (*Wirchow's Arch.* et *Rev. neurol.*, 1903, p. 555). — A. de Steiger, Lipome du corps calleux; aliénation, *Journ. of ment. sc.*, 1902, et *Arch. de neurol.*, 1903, II, p. 440).

sifs et paralytiques se limitèrent à la face, à la tête, et au cou, aux mouvements des yeux, et, un peu, au membre supérieur; et, d'autre part, existaient *des troubles du langage tout à fait particuliers* : or, la tumeur occupait surtout le genou et la région antérieure du corps calleux, là où se trouvent les fibres d'association des centres de la face, et celles qui reviennent de la partie postérieure de F³, et des opercules frontal et pariétal : ceci est tout à fait en rapport avec les données anatomiques que nous avons établies au début.

Voici comment s'exprime l'auteur :

« A la fin d'octobre 1899 apparurent des troubles du langage. La parole était embrouillée; plusieurs mots se fusionnaient en un seul. Ces accidents duraient quelques heures, puis la parole redevenait normale. Peu à peu, les *crises de dysarthrie* se rapprochèrent et, dans leur intervalle, la *parole restait altérée*. Elle était lente, scandée, et la prononciation dure des mots simulait l'accent alsacien... *Plus tard, le dysarthrie fut permanente, et le langage devint incompréhensible.* Le malade ne pouvait plus prononcer que les deux mots : merci, madame. »

Voici maintenant pour les crises convulsives et les paralysies : « De plus, apparaissent des secousses convulsives de toute la moitié droite de la face, se succédant à des intervalles irréguliers, mais très rapprochés, et constituant de vraies crises d'épilepsie partielle. Au moment des secousses, toute la face est tirée vers la droite; la face rougit surtout à droite, mais aussi un peu à gauche. L'orbiculaire des paupières gauches et le frontal du même côté participent au mouvement. Les deux yeux sont, au moment de la crise, fortement déviés vers la droite... Dans l'intervalle des crises la nuque est roide; l'extension, la flexion, la rotation à droite de la tête sont impossibles... plus tard, difficulté de la déglutition, langue immobile, etc. En dehors des crises, *paralysie faciale inférieure droite, déviation conjuguée de la tête et des yeux vers la gauche.* » — Ne sont-ce pas là des symptômes tout à fait en corrélation avec les excitations des centres moteurs, *qui occupent les lobes frontaux*, les centres du langage, et les opercules? ou, tout au moins, avec leurs fibres d'association?... A la fin, l'état symptomatique présentait le tableau *d'une paralysie pseudo-bulbaire incomplète et irrégulière.* Les crises, d'ailleurs, envahissaient aussi la partie gauche de la face : on voyait de petits mouvements nystagmiformes agiter *l'œil gauche*, puis les convulsions atteindre l'orbiculaire palpébral *gauche*, et le frontal du même côté... Quelquefois l'épaule se soulevait et le bras s'étendait... Cette *bilatéralité des crises* était évidemment en rapport avec une lésion double, ou plutôt avec l'altération des fibres d'association antérieures du corps calleux. *Le lobe frontal proprement dit n'était nullement envahi*[1].

La malade de Lantzenberg et Brissaud présenta aussi *des troubles du langage* particuliers — une *torpeur profonde,* — et de

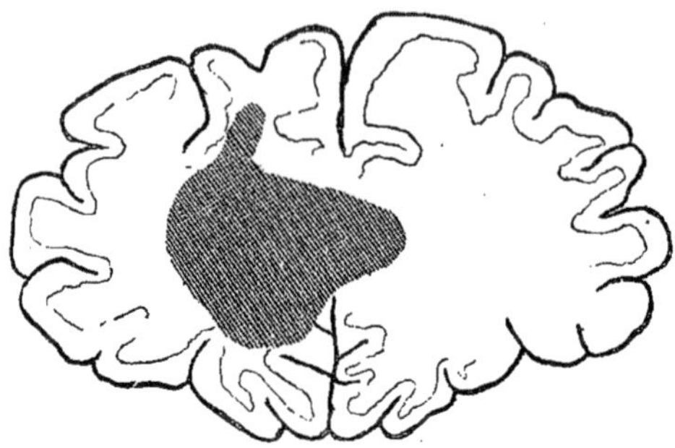

Fig. 141. — Myxo-sarcome des lobes frontaux (Lantzenberg). Coupe préfrontale des deux hémisphères. Dans le lobe frontal gauche, la tumeur empiète principalement sur la substance blanche, et ne dépasse pas les limites de la couronne rayonnante. Le lobe droit est peu envahi. Tumeur en partie énucléable.

la *paraparésie des membres des deux côtés.* Insistons sur ces trois groupes symptomatiques (fig. 141, 142, 143) :

« 1° Aux questions qu'on lui pose, la malade essaie de répondre;

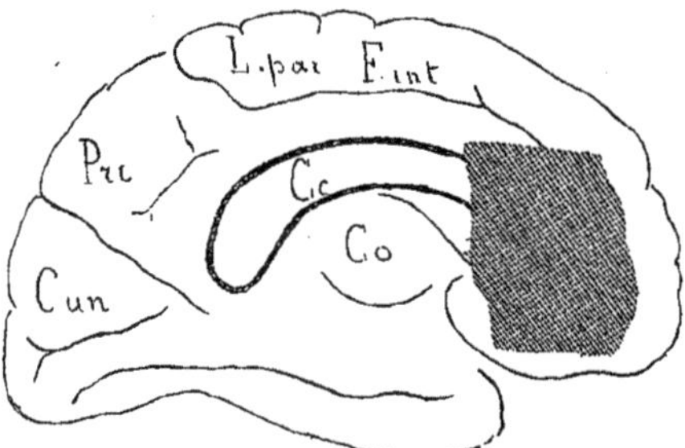

Fig. 142. — Myxo-sarcome des lobes frontaux (Lantzenberg). Face interne du lobe gauche. La tumeur intéresse la circonvolution frontale interne gauche et la partie antérieure de la circonvolution gauche du corps calleux.

elle le fait d'une voix éteinte, presque sans souffle; et c'est en observant attentivement les mouvements exécutés par les lèvres qu'on parvient à lire, bien plus qu'à entendre, les réponses. Celles-ci témoignent que généralement les questions sont comprises... » C'est la *parole chuchotée* d'Oppenheim, l'*aphasie d'intonation* de Brissaud, propre, il est vrai, aux tumeurs du lobe

1. Touche (*Tumeur du corps calleux*, Rev. neurol, 1900, p. 55).

frontal; mais, peut-être aussi, sous la dépendance de la destruction des fibres d'association calleuses.

2° Et pour la *torpeur* : « Elle reste invariablement couchée sur le dos, dans un état de prostration complète, se désintéressant absolument de ce qui se passe autour d'elle. État de torpeur intellectuelle des plus caractérisés. On lui commande d'exécuter une série de mouvements simples; la plupart de ces commandements sont compris de la malade; mais il y a de grandes variations dans la rapidité de la compréhension. Parfois, une seule demande suffit, et immédiatement on voit s'ébaucher, et souvent même s'exécuter parfaitement le geste commandé; à d'autres moments, deux, trois sommations plus ou moins impératives

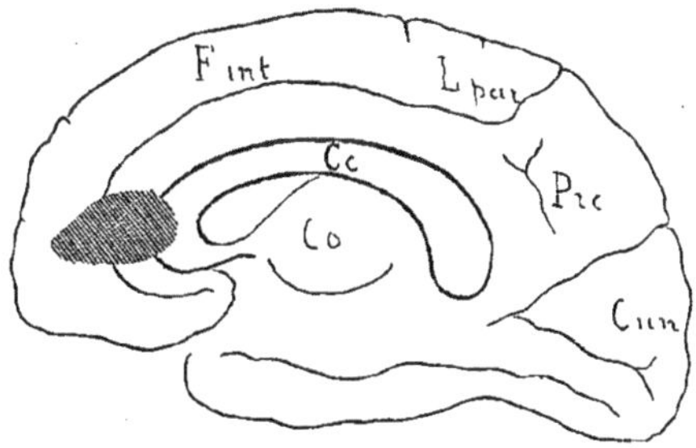

Fig. 143. — Myxo-sarcome des lobes frontaux (Lantzenberg). Face interne de l'hémisphère droit. La tumeur figure une bande antéro-postérieure horizontale, au niveau de la frontale interne et du genou du corps calleux.

sont nécessaires pour obtenir l'accomplissement d'un mouvement; ou bien, enfin, la malade ne semble point faire attention aux commandements qui lui sont adressés. C'est par ces procédés qu'on lui fait tirer la langue, donner la main... En même temps, elle prend une attitude fatiguée, résignée pour ainsi dire, absolument indifférente à la réponse qu'elle fait. Il en est d'ailleurs de ses réponses comme de ses mouvements, elles sont lentes, difficiles à obtenir; enfin, quelques questions restent absolument sans réponse. » Cette torpeur est, elle aussi, symptomatique d'un néoplasme frontal.

3° *Pour la motilité* : « Légère parésie des membres inférieurs. Les mouvements des membres supérieurs sont conservés. Rien d'anormal *du côté de la face*, pas de paralysie. *Absence de troubles de la sensibilité. Réflexes rotuliens normaux.* Incontinence des urines et des fèces... »

« En *résumé*, disent les auteurs, *paraparésie des quatre membres, plus intense aux membres inférieurs qu'aux supérieurs* : céphalée, diminution notable de l'intelligence, troubles sphinctériens, tels sont les signes positifs présentés par cette malade. » *On ne relève pas de symptômes du côté des nerfs crâniens...* Les signes moteurs sont trop peu accentués pour permettre une localisation dans la zone motrice, ou sur le trajet des faisceaux qui en partent. D'autre part, *il y a* BILATÉRALITÉ *des troubles moteurs.* Aussi, l'ensemble de ce tableau symptomatique et l'*importance qu'y présentent les troubles intellectuels* conduisent Brissaud à porter le diagnostic : de tumeur du centre ovale au niveau du lobe frontal, avec participation du corps calleux.

L'autopsie vérifie la justesse du diagnostic : car on trouve un *myxo-sarcome du centre ovale du lobe frontal gauche*, en partie encapsulé, se *prolongeant dans la partie antérieure du corps calleux*, et comprimant le lobe droit, par un prolongement de la partie principale de la tumeur, qui se creuse une loge dans la face interne de la première circonvolution frontale (voir fig. 141 à 143)[1].

Dans un autre cas, Brissaud, chez un malade très affaibli, *ne pouvant se tenir debout*, déraisonnable, avec intelligence et mémoire très diminuées, auto-écholalie, *affaiblissement des membres*, surtout du bras gauche; *la physionomie présentant une fixité singulière, qui simule le masque d'un pseudo-bulbaire, le front plissé, les sourcils élevés*, reconnut encore un kyste gélatiniforme de la grosseur d'une prune, dans la partie antérieure du lobe frontal, *sur le prolongement des fibres calleuses du genou*[2].

Le fait le plus intéressant est, peut-être, celui de Jacobi, Gohl et Winkler, où, chez une femme de quarante-deux ans, il y eut des crises d'épilepsie, des *troubles de la parole sans aphasie vraie*, des vertiges, de la titubation, de la céphalée; puis de la *parésie du facial et de la langue à gauche*, de la faiblesse dans le bras gauche; des *déviations des yeux, puis de la tête vers la gauche*; des *mouvements de mastication, une scoliose lombaire à convexité gauche*, avec rigidité des longs extenseurs du rachis; de la tendance à se diriger et à tomber à gauche; et, enfin, de la *démence progressive avec hilarité*. Nous trouvons là les principaux symptômes des tumeurs du lobe frontal, en particulier, la démence progressive avec hilarité, et les troubles de ses centres moteurs propres, tels la déviation des yeux et de la tête, les mouvements de mastication, la contracture des muscles du tronc et les troubles de la parole, sans aphasie. Il y avait aussi *bilatéralité*; car les convulsions envahissaient tantôt le bras et la jambe gauches, tantôt les membres droits. On crut à une tumeur du lobe frontal

1. Lantzenberg (*Soc. anat.*, 1899, p. 291).
2. Brissaud (*Rev. neurol.*, 1902, p. 374).

droit, et Gohl fit une trépanation infructueuse sur les circonvolution frontales. A l'autopsie on trouva : une tumeur *dans le corps*

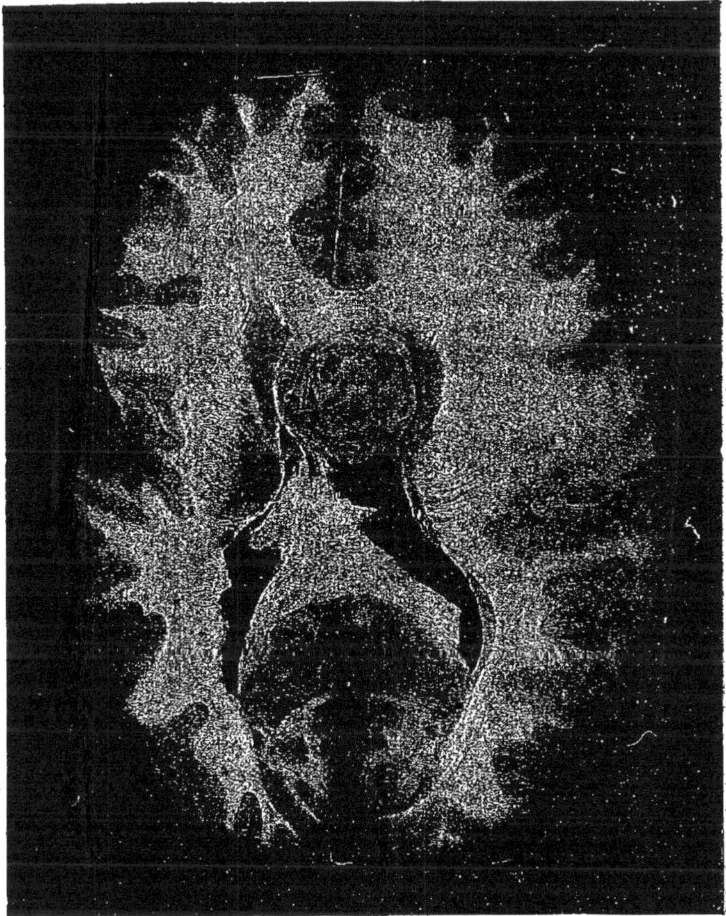

Fig. 144. — Tumeur du *corps calleux* et du *septum*, diagnostiquée comme tumeur du lobe
frontal droit (Jacobi, Gohl et Winkler, *in* Chipault, *Chirurgie nerveuse*, I, 1902, p. 724).

calleux, et le septum lucidum, se dirigeant vers le lobe frontal
droit, atteint d'ailleurs de dégénérescence micro-kystique dans la
substance blanche de F² (voir fig. 144 et 145) [1].

1. Jacobi, Gohl et Winkler, Tumeur du corps calleux et du septum. Opération sur le lobe frontal droit. Mort le lendemain (*In* Chipault, *Chirurgie ner-*
veuse, I, 1902, p. 723).

Ce que l'on peut dire de plus général, c'est que les *tumeurs* DE
LA PARTIE ANTÉRIEURE DU CORPS CALLEUX s'accompagnent.

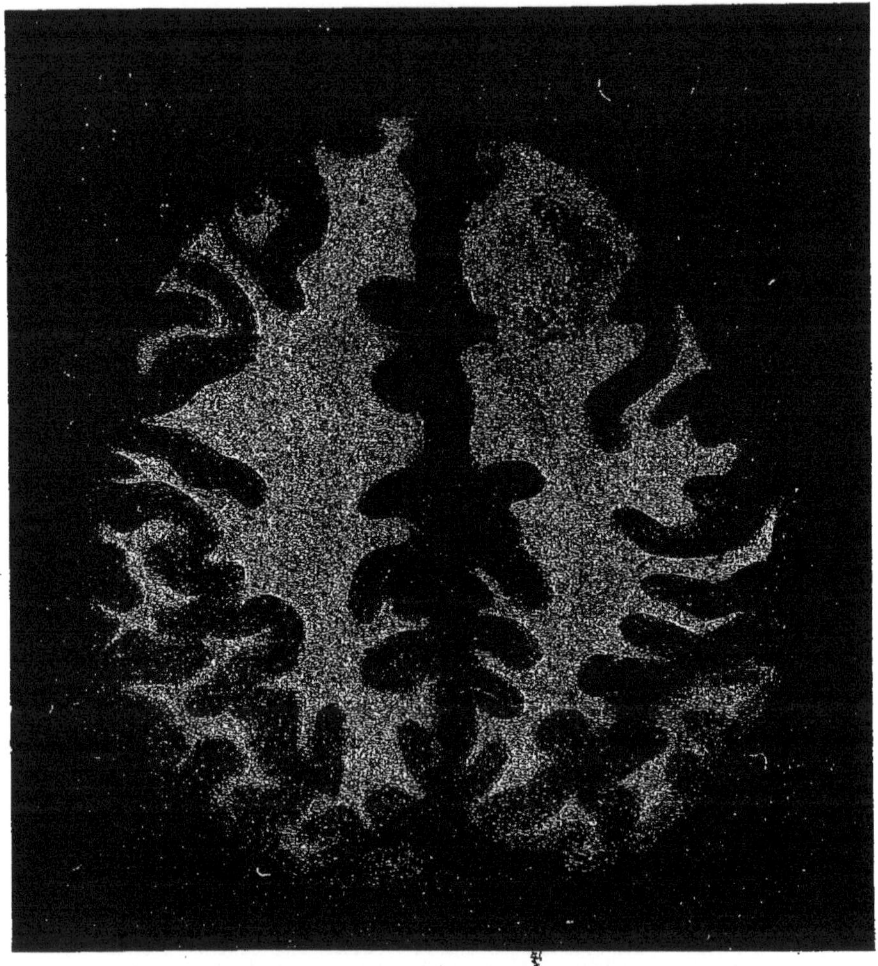

Fig. 145. — Même pièce que celle de la figure précédente 144, montrant la dégénérescence
kystique du lobe frontal droit (*in* Chipault, *loc. cit.*).

d'affaiblissement et de torpeur intellectuelle, et que les fibres provenant des centres de la langue, des lèvres, de la face, des mouvements du cou et du tronc, sont particulièrement intéressées :
d'où *les troubles de dysarthrie, des mouvements de la face et de la*

langue, des lèvres, de l'orbiculaire, du tronc, etc., *et cela d'*UNE MANIÈRE INÉGALE ET BILATÉRALE.

D. — TUMEURS DE LA PARTIE MOYENNE.

A LA PARTIE MOYENNE DU CORPS CALLEUX, les parésies, produites par les néoplasmes, intéressent plutôt les *muscles des membres supérieur et inférieur, inégalement,* des *deux côtés du corps*; mais il survient aussi, assez souvent, de la torpeur intellectuelle.

Zingerle, chez un malade atteint de confusion mentale, de lenteur de la parole, sans aphasie, de faiblesse des jambes, d'apathie progressive, de spasmes des muscles du bras, et de parésies musculaires plus prononcées à droite, trouva, à l'autopsie : un sarcome de 4 centimètres sur 3 centimètres, *occupant le milieu du corps calleux, et le septum lucidum, sans empiétement* sur la substance blanche des hémisphères; l'auteur fut frappé surtout de la stupeur et de la démence progressive, de l'apathie, symptômes observés communément dans les tumeurs du corps calleux, — et *d'un manque de coordination des mouvements communs aux deux côtés du corps,* qu'il proposa d'appeler : ATAXIE CALLEUSE, pour la distinguer de l'ataxie cérébelleuse [1].

Le malade de Zàleski avait de la roideur de tous les muscles, ne pouvait s'asseoir, et semblait tout d'une pièce; il présentait, en outre, une hémiparésie droite, de la somnolence, de la torpeur. Il avait l'intelligence affaiblie, la perception et l'association des idées difficiles, etc. On trouva : un gliome occupant le tiers du corps calleux, et pénétrant par sa moitié antérieure dans la *partie moyenne* de l'hémisphère gauche, et, par sa partie postérieure, dans la substance blanche du lobe occipital; compression des veines de Gallien, hydropisie ventriculaire; d'où l'opisthotonos et la raideur des muscles, augmentant chaque jour [2].

E. — TUMEUR DE LA PARTIE POSTÉRIEURE.

Schupfer, pour une tumeur infiltrant le *splenium,* la lyre, la moitié de la corne d'Ammon, et une partie du pulvinar à *gauche,* vit : des secousses cloniques dans les membres supérieur et infé-

---

1. Zingerle (Zur symptomatik der Geschwalste des Balkens, *Jahrb. f. psych.,* 1900, p. 366, et *Rev. neurol.,* 1902, p. 302).
2. Zaleski (*Arch. de neurol,* 1900, I, p. 523). Comme le malade avait un rétrécissement de l'urètre et des phénomènes rénaux depuis dix ans, on crut d'abord à de l'urémie.

rieur *droits*, de la rotation de la tête à *droite*, des contractures des membres *droits*; puis, les secousses et la contracture s'étendirent *dans les membres gauches*; le facial, l'hypoglosse, et la parole restèrent intacts; seule la mandibule fut ébranlée par les secousses... Le malade, après vingt-sept jours, mourut en état de mal[1].

Déjà cet auteur, qui relève 25 cas de tumeurs du corps calleux, indique une symptomatologie différente pour les trois régions du corps calleux : la *partie antérieure* sera intéressée, si les troubles psychiques dominent le tableau clinique, longtemps avant l'apparition des troubles moteurs, et ceux-ci occuperont surtout la face, le cou (rotation de la tête) et le bras; — à la *partie moyenne*, il y aura affaiblissement, parésie des membres supérieurs et inférieurs, presque simultanément, et la paralysie véritable n'existera que tardivement. — On soupçonnera une tumeur de *la partie postérieure*, si la paralysie commence par les membres inférieurs; si la face reste indemne; si la marche n'est intéressée que tardivement, et si les *symptômes rappellent ceux des lésions cérébelleuses*.

D'après tous ces faits, il semblerait d'abord que les lésions et tumeurs du corps calleux n'auraient pas, à l'heure présente, de symptomatologie propre, mais qu'elles l'emprunteraient aux régions voisines des hémisphères, lorsqu'ils sont en même temps lésés, *ce qui permet le diagnostic*.

Le fait le plus spécial, c'est *qu'en raison de leur situation médiane, les* DEUX HÉMISPHÈRES *et les* DEUX CÔTÉS DU CORPS *sont intéressés*, ordinairement *avec* INÉGALITÉ.

Mais il reste des faits obscurs, soit à cause de l'absence de symptômes propres, soit parce que ceux-ci, bien qu'existant, *demeurent vagues*. Tel fut le cas de Blackwood, où il s'agissait d'un gliome des 2/3 postérieurs du corps calleux, ayant envahi de chaque côté les *gyri uncinati*, déprimé les ventricules, dont il occupait le plafond, sans lésion des noyaux : on observa de l'affaiblissement intellectuel, de la diminution de la mémoire, une démarche incertaine, un tremblement bien net des lèvres et des membres, de la somnolence, à la fin; bref, *un aspect de paralysie générale*, sans phénomènes localisés[2].

On peut enfin se demander pourquoi, dans les tumeurs calleuses, ces *hémiparésies*, ces *parésies*? Les fibres motrices sont-

1. Schupfer (*Rev. di Freniatr.*, 1899, *Arch. de neurol.*, 1900, I, 367, et *Rev. neurol.*, 1899, p. 867).

2. Blackwood (*The journ. of mental science*, juillet 1900, et *Arch. de neurol.*, 1061, II, p. 523).

elles atteintes, détruites, ou comprimées? — A l'occasion d'un malade de Bicêtre, qui fut frappé d'une hémiplégie spasmodique *droite*, et qui *de plus était hémianopsique*, et avait, au niveau des membres supérieur et inférieur du côté *gauche*, des secousses musculaires, des mouvements choréiques, et chez lequel on trouva un *ramollissement* blanc du *bec* du corps calleux, s'étendant environ 1 centimètre et demi dans la substance blanche, P. Marie dit : « que ces hémiplégies sont un mode de *réaction banale* des lésions de déficit du cerveau ».

Cette explication, pensons-nous, ne saurait suffire, et, s'il est impossible d'attribuer ces *troubles moteurs* à une compression et à une destruction de fibres motrices, dans un bon nombre de cas, on peut du moins penser que, par la lésion des fibres d'associations *motrices* de la commissure calleuse, *les centres moteurs corticaux eux-mêmes sont influencés, d'une manière réflexe ou indirecte.*

En tout cas, qu'il s'agisse de ramollissement ou de tumeur, il paraît indipensable, dans l'avenir, de soumettre la région calleuse à des coupes systématiques, où, à l'aide des réactifs modernes, on pourra mieux se rendre compte de l'étendue des lésions et du siège des faisceaux dégénérés.

F. — Critérium.

Il semble que le véritable *critère*, pour le diagnostic clinique des tumeurs du corps calleux, réside dans ces trois faits :

1° *Bilatéralité des troubles moteurs, inégalement répartis des deux côtés du corps.*

2° *Absence de symptômes de compression des nerfs de la base.*

3° *Absence de troubles de la sensibilité.*

La BILATÉRALITÉ se rencontre aussi, comme nous l'avons exposé, dans les néoplasmes de la *face interne des hémisphères*, qui agissent sur les centres moteurs symétriques et voisins : mais le fait est plus spécial aux tumeurs du lobule paracentral et aux *membres inférieurs*. — D'ailleurs, au point de vue de l'intervention, la région opératoire est la même.

Dans les tumeurs de la *protubérance et du bulbe* qui, aussi, engendrent des troubles bilatéraux, il existe ordinairement des *paralysies alternes, des symptômes moteurs du côté des muscles des yeux*, et, assez souvent, des *altérations de la sensibilité*, et des *divers nerfs crâniens*.

Au point de vue TOPOGRAPHIQUE, si les néoplasmes occupent

le GENOU ou la PARTIE ANTÉRIEURE DU CORPS CALLEUX, les
TROUBLES PSYCHIQUES SONT PRÉCOCES, ACCUSÉS, ET PRÉDOMI-
NANTS (démence, torpeur, confusion mentale, etc.); car là se
trouvent, en grand nombre, les *fibres d'association interfrontales*,
et, souvent, les centres ovales des lobes frontaux sont envahis.

Pour la même raison (présence des fibres d'association de F^3),
on observe encore : des TROUBLES DU LANGAGE, surtout de la
bradyphasie et de la *dysarthrie*, — des TROUBLES MOTEURS (convulsions, paralysies, contractures) *dans les muscles de la face,
de la langue et des lèvres* (à cause des fibres provenant des opercules frontal, pariétal, etc.) — et dans *les muscles de la tête et du
cou, du tronc, des yeux* (fibres provenant des centres moteurs propres du lobe frontal), et quelquefois dans les *membres supérieurs*.

S'ils siègent DANS LA PARTIE MOYENNE, *les troubles psychiques*
peuvent aussi exister (et, cela se conçoit, les faisceaux anastomotiques d'origine frontale étant aussi antéro-postérieurs, ainsi
que nous l'apprend l'anatomie); mais il survient surtout des
TROUBLES MOTEURS, simultanément et inégalement, *dans les
membres supérieurs et inférieurs*; et on constate, souvent, de
l'ASTASIE-ABASIE (Bruns), DE LA TITUBATION.

Enfin, pour les néoplames DE LA RÉGION POSTÉRIEURE, du
bourrelet, du *splénium*, la présence des faisceaux anastomotiques,
provenant des *lobes occipitaux et des centres visuels*, et le voisinage des pédoncules cérébelleux, expliquent qu'outre des
troubles moteurs accusés surtout *aux membres inférieurs*, on constate de l'HÉMIANOPSIE et de l'ATAXIE CÉRÉBELLEUSE[1].

1. Les autres symptômes indiqués par les auteurs, [tels l'absence ou la
rareté des troubles généraux (Bristowe), la progression lente des troubles
mentaux (Raymond), peuvent faire défaut, et n'ont rien de caractéristique.

CHAPITRE X

TUMEURS DES GANGLIONS INFRA-CORTICAUX (COUCHES OPTIQUES ; NOYAUX CAUDÉS, LENTICULAIRES ; CAPSULES INTERNES)

La couche optique ; ses cinq noyaux et leurs connexions, sa couronne radiée ; centres de relai. Considérations anatomo-physiologiques sur le noyau caudé, le noyau lenticulaire et la capsule interne. Centres de renforcement et d'énergie, de potentiel, centres d'automatisme divers. Les principaux faisceaux de la capsule interne et leur rôle. — Opinion des neuropathologistes sur les symptômes des néoplasmes opto-striés. — *A*) Les principaux symptômes, communément observés, dans les tumeurs de la région ganglionnaire infra-corticale : tumeurs sans symptômes, latentes ; tumeurs avec symptômes généraux (syndrome) ; tumeurs avec convulsions ; hémiplégies et hémianesthésies ; tremblements, hémichorée, hémiathétose ; troubles de la vision, de l'ouïe, et de l'odorat ; troubles de la mimique ; rire et pleurer spasmodiques, rire inextinguible, paralysies pseudo-bulbaires ; troubles de l'automatisme, phonation, déglutition, marche, etc. — *B*) Caractères symptomatiques propres à chacun des noyaux ganglionnaires infra-corticaux (noyau caudé, putamen ; couche optique ; capsule interne). — Essai de diagnostic topographique.

Il ne semble pas que les tumeurs nées primitivement dans les masses grises intra-hémisphériques doivent rester irrévocablement soustraites à l'action chirurgicale, comme le prouvent la tentative de Chipault, pour l'ouverture d'une collection purulente de la région, et les règles opératoires qu'il a tracées, après des recherches personnelles.

La symptomatologie de ces néoplasmes paraît encore entourée de ténèbres, quoique, cependant, le diagnostic ait pu en être établi, plusieurs fois, avec précision.

A. — CONSIDÉRATIONS ANATOMIQUES ET PHYSIOLOGIQUES.

La COUCHE OPTIQUE et ses cinq noyaux sont en relation étroite avec les différentes régions corticales des hémisphères, dont les lésions destructives entraînent la dégénérescence de sa *couronne radiée* et l'atrophie *de ses noyaux*. Mais il n'y a, dans ce fait avéré, rien d'adjuvant pour le diagnostic clinique des néoplasmes à *l'heure présente*.

Il n'en est pas de même des rapports connus des *bandelettes optiques* avec les *corps genouillés externes*; et, de deux-ci, avec les *corps quadrijumeaux antérieurs* et les *pulvinars* : ils expliquent aisément que certaines tumeurs de la couche optique s'accompagnent de TROUBLES VISUELS *caractéristiques*.

D'autres néoplasmes produiront des TROUBLES SENSITIFS, des *hémi-anesthésies*; car un grand nombre de faisceaux du *ruban de Reil médian*, en connexion lui-même avec les cordons de Goll et de Burdach, et, par conséquent, avec les cordons postérieurs de la *moelle*, aboutissent dans la partie ventrale du noyau externe et du centre médian de Luys de la couche optique.

Enfin, la *couche optique* est encore en connexion avec le *noyau rouge*, avec le *pédoncule cérébelleux* supérieur, d'où la possibilité de troubles de L'ÉQUILIBRATION et de L'ORIENTATION. Elle se relie aussi au *tubercule quadrijumeau postérieur*, et, par son intermédiaire, aux centres primaires de L'AUDITION — et aussi au *tubercule quadrijumeau antérieur*, aux *noyaux* des NERFS MOTEURS DE L'ŒIL, et, par l'habénula et le faisceau de Vicq d'Azir, à la région du *rhinencéphale*, c'est-à-dire aux *centres de* L'OLFACTION.

En résumé, en se plaçant uniquement au point de vue anatomique, la couche optique est un CENTRE DE RELAI important, une station intermédiaire, pour la plupart des IMPRESSIONS SENSITIVO-SENSORIELLES[1]. — Il semble que ses lésions et ses tumeurs devraient offrir un *complexus symptomatique très accentué*; nous verrons, cependant, qu'à l'heure présente, en ce qui concerne les néoplasmes, nos connaissances sont encore très restreintes.

Les physiologistes, en particulier Nothnagel, Bechterew qui a fait sur ce point des recherches personnelles fort importantes, considèrent la COUCHE OPTIQUE comme un centre pour certains mouvements, certains actes involontaires, appartenant au groupe des réflexes supérieurs, spécialement en ce qui concerne L'EXPRESSION DES ÉMOTIONS.

La destruction de la couche optique, chez l'animal, comme chez l'homme, laisse persister les mouvements volontaires, mais supprime radicalement tous les *mouvements de caractère émotif* (mouvements de la face, des oreilles, de la queue, etc.).

Bien plus, la couche optique aurait aussi une action sur les *réactions émotives des organes profonds*, et ses excitations produiraient des troubles de la respiration, de la circulation cutanée, de

1. D'après Probst : « Il n'est pas douteux que le *thalamus* ne soit *un relai* important entre l'écorce et la périphérie, transmettant des sensations ou des impressions variées aux centres et à la périphérie (Études anatomiques, *Klin. Wochens.*, 1903, et *Rev. neurol.*, 1903, p. 368).

la sécrétion lacrymale, et même des fonctions intestinales, *comme on en observe dans les émotions vives* (Bechterew, Christiani, Mislawsky).

Le NOYAU CAUDÉ du corps strié, masse grise considérable qui fait saillie dans les ventricules latéraux, est, d'après certains anatomistes, en *relation avec l'écorce* par quelques faisceaux qui se détachent de la partie antérieure de la capsule interne (Marinesco).

Selon d'autres, ceux-ci n'abandonnent que quelques rares collatérales (Déjerine).

En tous cas, ce noyau *n'a pas de couronne rayonnante* se reliant au lobe frontal, et les lésions corticales ne retentissent *ni sur lui, ni sur le putamen*, comme elles le font sur la couche optique.

Au contraire, il existe de NOMBREUSES FIBRES STRIO-THALAMIQUES qui, passant entre les lames du *corps lenticulaire*, convergent vers le sommet du *globus pallidus*, et aboutissent dans la *moitié inférieure du thalamus*. — Le corps strié, tout entier, et le thalamus forment un COUPLE ASSOCIÉ, dont l'action énergétique est souvent simultanée; l'*écorce* exerce sur lui un *pouvoir réfrénateur*, par les fibres *cortico-thalamiques*.

Les recherches physiologiques (excitations, destructions) ne fournissent que des renseignements incertains.

Les *paralysies*, toujours très incomplètes. produites par les lésions expérimentales, sont rapportées aux altérations concomitantes des régions voisines (faisceaux de la *capsule interne*).

Peut-être ces masses grises sont-elles des *centres d'énergie*, de renforcement, des FOYERS DE POTENTIEL, comparables, sur ce point, au *cervelet*.

Mais nous ne savons pas analyser les troubles que leurs lésions déterminent,

On les considère, généralement, comme des centres importants des *mouvements automatiques*, involontaires, en particulier des MOUVEMENTS DE MARCHE. « L'amorçage ou le désamorçage qui les détermine, *seul est volontaire*; et, à ce titre, l'excitation qui le produit procède de l'écorce, ou a dû passer par l'écorce (Morat).

Déjà, dans nos expériences avec Carville, nous avions insisté sur le rôle important du noyau caudé, *dans les mouvements de progression*, et sur l'impulsion volontaire, incitatrice, de l'écorce cérébrale[1].

Magendie, Nothnagel, Fournié et Rezek ont démontré que les

---

1. Morat et Doyon (*Physiologie*. 1903, p. 442); Carville et Duret (*Sur les fonctions du noyau caudé et de la couche optique*, Arch. de Physiol., 1896, p. 155).

irritations du *noyau caudé* déterminent, chez l'animal, *une impulsion irrésistible à courir*; d'où le nom, qui lui a été donné, de
NODUS CURSORIUS. — Peut-être trouverait-on là la clef de certaines crises d'*automatisme ambulatoire*, constatées dans quelques
cas de tumeurs *des lobes frontaux* : celles-ci suspendraient
l'*action réfrénatrice* du cortex sur le système *opto-strié*.

En somme, les lésions expérimentales exercées sur le *noyau
caudé* témoignent de *l'existence* D'UNE FONCTION MOTRICE [1].

Certains auteurs attribuent un *rôle spécial* au *noyau lenticulaire*, en particulier à son segment externe, le PUTAMEN : celui-ci
se continue, cependant, au-dessous de la *capsule interne*, avec le
noyau caudé.

Il est vrai que Lépine a montré que sa lésion, chez l'homme,
était susceptible de produire la *paralysie* LABIO-GLOSSO-LARYNGÉE,
OU PSEUDO-BULBAIRE : mais ce syndrome est plus fréquent encore
dans les ramollissements des *centres corticaux* de la langue, des
lèvres, de la face, du larynx, des masticateurs, *qui occupent les
opercules frontal, rolandique et pariétal*. Il est nécessaire, dans ce
cas, que la lésion soit symétrique, ou a peu près, et occupe les
deux hémisphères : car les centres corticaux sont purement fonctionnels et se décussent inférieurement pour fournir d'*influx
volontaire* les *noyaux* des deux côtés du bulbe.

Toutefois, il résulte des études plus récentes d'Halipré et de
Brissaud [2] que certaines lésions unilatérales, *voisines de la partie
antérieure* de la *capsule interne*, ou des corps opto-striés, suffisent
à produire la *paralysie pseudo-bulbaire* [3].

On s'expliquerait ainsi que les néoplasmes de la même région
engendrent aussi des paralysies pseudo-bulbaires, et les contractures qui les accompagnent : immobilité du masque facial, inertie
de la mâchoire, dysarthrie, caractère explosif des syllabes, accès
de rire et pleurer spasmodiques, etc.

Bref, les *corps opto-striés* paraissent être des centres importants
d'AUTOMATISME INCONSCIENT pour la phonation, la salivation, la
mastication, la déglutition, en rapport, du reste, avec les *centres
corticaux* analogues et très-voisins. — On peut reconnaître que
l'*écorce est intéressée*, quand il s'y ajoute des *troubles psychiques* :
affaiblissement de l'idéation, diminution de la mémoire, lenteur
de la pensée, etc.

---

1. D'après les recherches expérimentales récentes de Stiéda, la fonction du
noyau caudé, reste encore absolument *hypothétique* (*Neurol. Centralbl.*, 1903,
p. 357, et *Rev. neurol.*, 1904, p. 277).

2. Brissaud (*Leçons cliniques*, 1899, t. II, p. 295); Halipré (Th. Paris 1891).

3. D'après Monakow, Eisenlohr, Menzer et Déjerine, la phonation et l'arti-

Le rôle fonctionnel de la CAPSULE INTERNE est aujourd'hui bien connu, mais pas encore dans toute son étendue.

Les constatations cliniques de Turk et Charcot, les recherches expérimentales de Carville et Duret, de Veyssières ont montré (le segment antérieur ou lenticulo-strié de la capsule renfermant le faisceau des fibres frontales) : que le *genou* et le segment postérieur ou LENTICULO-OPTIQUE contenait les *fibres* MOTRICES, provenant de la région cortico-motrice de la face et des membres, et que sa lésion totale entraîne l'HÉMIPLÉGIE *de la face et des extrémités* [du côté opposé ; — que la *partie la plus reculée* de ce même segment lenticulo-optique contient les faisceaux des *fibres* SENSITIVES, qui montent du *ruban de Reil* ; leur lésion produit L'HÉMIANESTHÉSIE du côté opposé, surtout si la partie voisine de la couche optique est intéressée (d'après Déjerine). Là, les fibres sensitives sont interrompues, et de *nouveaux neurones* sensitifs relient la couche optique au *cortex.*

Le rôle des *faisceaux* RÉTRO-LENTICULAIRES de la capsule interne, qui ramènent les fibres de l'*écorce occipitale*, d'où elles se rendent dans le *pulvinar*, le *corps genouillé externe*, et les *tubercules quadrijumeaux antérieurs* (faisceaux visuels) — et celui des *faisceaux* SOUS-LENTICULAIRES, qui viennent des *régions temporales*, pour se rendre au *corps genouillé interne*, et au ventre du *thalamus* (fibres auditives), n'a pas été étudié expérimentalement. Ces relations expliquent, cependant, que les lésions des parties *les plus reculées* de la capsule interne entraînent des *troubles sensitivo-sensoriels* [1].

Comme nous le verrons plus loin, c'est, d'ailleurs, à une action directe ou indirecte sur la *capsule interne* que la plupart des observateurs attribuent les troubles moteurs et sensitifs observés dans les néoplasmes des *corps opto-striés.*

B. — Opinions des neuro-pathologistes.

Dans une thèse récente sur les *tubercules* de la COUCHE OPTIQUE, (1900), Linget indique, comme symptômes principaux de localisation de ces néoplasmes, les convulsions épileptiformes, l'hémiplégie motrice, certains troubles de la vue (amblyopie croisée, hémianopsie homonyme), l'hémiplégie faciale, avec abolition des

culation sont surtout atteintes dans les lésions de la tête du corps strié, *empiétant sur le* GENOU *de la capsule interne.*

1. D'après Marie et Guillain, on ne pourrait constater, cliniquement, dans la capsule interne, des *localisations motrices* ou *sensitives, segmentaires,* persistantes. Une lésion, si minime soit-elle, du bras postérieur de la capsule interne donne lieu à de l'hémiplégie, mais jamais à la paralysie d'un membre, ou d'un mouvement isolé (rôle des collatérales). Nous croyons cependant qu'il existe des exceptions.

mouvements d'expression, alors que les mouvements volontaires sont indemnes, la conservation de l'intelligence et de la gaieté.

Ces symptômes se montrent parfois : mais c'est à tort qu'il leur adjoint l'absence de céphalée, de vomissements, et de constipation, et l'intégrité de la sensibilité.

Oppenheim, dans la dernière édition de son Traité (1902), expose une casuistique remarquable des tumeurs de ces régions.

Bruns (1897) pose la conclusion suivante, assez vraie, dans son ensemble : « Le diagnostic des tumeurs du THALAMUS peut être établi, avec quelque probabilité, si, à des troubles hémiplégiques et de la sensibilité, *s'ajoute de l'hémianopsie*, et surtout de *l'athétose*, et une paralysie des *mouvements de la mimique*, d'un des côtés du corps (p. 94). »

Nous diviserons notre étude en deux parties :

1° Symptômes les plus *communément observés*, dans les tumeurs de la *région* GANGLIONNAIRE INFRA-CORTICALE.

2° Symptomatologie *propre* à chacun des NOYAUX GANGLIONNAIRES, et à la CAPSULE INTERNE.

C. — SYMPTOMES COMMUNÉMENT OBSERVÉS, DANS LES TUMEURS DE LA RÉGION GANGLIONNAIRE INFRA-CORTICALE.

1° *Tumeurs* SANS SYMPTÔMES (*latentes*).

Oppenheim cite plusieurs observations de tumeurs des régions *opto-striées*, qui évoluèrent *sans symptômes*, au moins sans *signes de localisation*. Mais il s'agit de faits relativement *anciens* : telles, les observations de Lange, cité par Wernicke (tumeur du noyau lenticulaire gauche, trouvé à l'autopsie d'un homme, qui n'avait jamais présenté de symptômes cérébraux, mort après un coma d'une durée de vingt-deux heures), — de Hjelt, où un gliome du thalamus droit ne donna aucun symptôme de localisation ; — de Furstner ; — de Rondot (la tumeur atteignait symétriquement les *deux régions lenticulaires*, et n'avait donné aucun symptôme permettant de la localiser ; il y avait, en particulier, absence de paralysie ; — de Hjelt (2° cas), choléstéatome du thalamus gauche ; — de Dawson et Smith (gliome du noyau caudé, ne s'étant manifesté que par des signes généraux) ; — de Runkiwitz (tumeur du noyau lenticulaire, grosse comme une cerise, n'ayant eu d'autre manifestation qu'une hypéralgésie finale ; tumeur du thalamus gauche, remplissant le ventricule, sans troubles de la motilité et de la sensibilité) ; — de Richardière (couches optiques occupées par un néoplasme; pas de signes généraux, jusqu'à six semaines avant la mort, hémiplégie finale due à une hémorragie); — de Hutchinson (sarcome ayant atteint symétriquement les noyaux caudés, et ayant produit uniquement, comme signe de localisation, la paralysie de la vessie et du rectum, symptômes qui passèrent presque inaperçus chez un homme d'une intelligence tout à fait torpide); — de Bramwell (tumeur du noyau lenticulaire).

A ces faits je pourrais ajouter[1] le cas de James Rorie (tumeur ayant envahi les ganglions de la base des deux côtés; il n'y eut ni céphalée, ni vomissements, ni troubles du langage, ni convulsions, ni lésions de la sensibilité: mais le malade était en état de démence, et nous avons signalé ailleurs que c'est *chez les aliénés* qu'on observe des *tumeurs latentes*, dans toutes les parties de l'encéphale). — Dans le fait de Géraudel, un gliome de la couche optique gauche, du volume d'un œuf de poule, ne produisit des manifestations symptomatiques que quinze jours avant la mort[2].

2° Tumeurs avec SYMPTÔMES GÉNÉRAUX (syndrome).

Linget, dans sa thèse (1900) sur les symptômes des *tubercules de la couche optique*, indique que l'absence de céphalée, de vomissements, est fréquente dans les tumeurs de ce ganglion, et a la valeur d'un fait de localisation.

Nous croyons l'affirmation trop absolue, sous cette forme, pour avoir rencontré les *signes du syndrome présents*, et plus ou moins complets, dans 12 cas sur 30 : c'est une proportion de plus du tiers.

Parfois, ils apparaissent tardivement, comme des *phénomènes terminaux*. Il en était ainsi dans le cas de Géraudel (névrogliome de la couche optique), où ils se manifestèrent quinze jours seulement avant la mort, et dans celui de Marcel Labbé (fig. 146, 147), où c'est seulement cinq ans après la première attaque épileptiforme qu'on observa des vertiges, de la céphalée médiane, etc. (gliome occupant les deux couches optiques et la face interne des hémisphères)[3].

---

1. Lange (*Mitheilungen aus dem stadtischen Krankenhause in Kopenhague* (1876). — Hjelt *in* Bernhardt(*Beitrag zur sympt. und diag. der Hirngeschwulste*, Berlin, 1881). — Furstner (*Arch. f. Psychiat.*, 1875, Bd. VI). — Rondot (*Progrès médical*, 1877, p. 70). — Dawson et Schmidt (*in* Oppenheim). — Runkiwitz (*id.*). — Richardson (*Progrès méd.*, 1884, n° 1 et 2). — Hutchinson (*Brain*, July, 1888). — Bramwell (*Brain* 1888, 1).

2. James Rorie (*Arch. de Neurol.*, 1893, I, p. 463); Geraudel (*Soc. anat.*, 1901 p. 324).

3. Geraudel (*Soc. anat.*, 1901, p. 324); Marcel Labbé (*Soc. anat.*, 1896, p. 705). — Nous citerons, parmi les faits où le syndrome a été bien constaté, ceux de Sepilli et Lui (gliome bilatéral des thalami : torpeur, vomissements, amblyopie bilatérale, ralentissement du pouls, etc. (*Rivista di Freniatria*, 1896, p. 386, et *Rev. neurol.*, 1898, p. 844); de Steele (glio-sarcome de la couche

D'autre part, il nous a semblé que les symptômes généraux étaient plus *fréquents*, dans les cas de TUBERCULES SOLITAIRES *des*

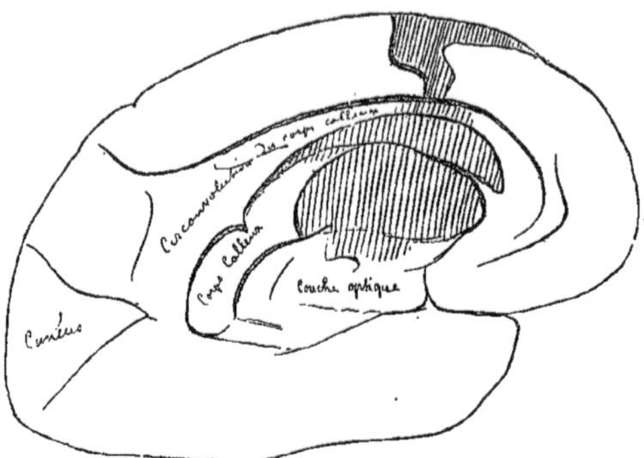

Fig. 146. — Gliome s'étendant à peu près symétriquement, dans les deux hémisphères cérébraux (Marcel Labbé). La tumeur commence un peu au-dessus de la couche optique : elle envahit la moitié antérieure du corps calleux, la face interne de F¹, et franchissant le bord supérieur de l'hémisphère, elle occupe la moitié antérieure des trois premières circonvolutions frontales (crises d'épilepsie, bradhyphasie, etc.).

régions ganglionnaires (cas d'Edwards, de Jacobson, de Miura, de Lenoble et Aubineau, de Spillmann et Nilus) [1]. Ce fait s'explique,

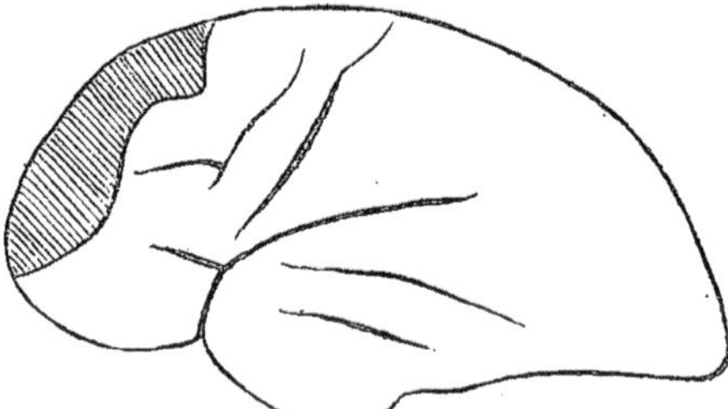

Fig. 147. — Même tumeur (Marcel Labbé). Face externe, où elle s'étend sur la moitié antérieure des trois circonvolutions frontales.

puisque ces néoplasmes produisent aisément *des toxi-infections*.
Quoiqu'il en soit, il y a *rareté relative*, et apparition tardive

optique gauche, avec cavité *kystique dans le noyau caudé*; *céphalée, stase papillaire double, évolution en un mois* (Centrablatt, 1899, p. 290, et *Rev. neurol.*, 1899, p. 597); — de Handfort (*Sarcome* du corps strié, *in* Chipault, *Trav. neurol.*, t. I, n° 140); — de Beevor (*Tumeur de la capsule interne, id.*, n° 144); — de Guldenarm et Winkler (*id.*, 186-191); — de Lefort (*Sarcome de la couche optique, Soc. anat.*, 1891, p. 30); — de Beck (*Gliome des couches optiques*, in Th. Auvray, p. 251).

1. Edwards (*Lancet*, 1895, p. 260, et *Rev. neurol.*, 1895, p. 653). — Jacobson (*Arch. f. Psych.*, 1898). — Miura (*Rev. neurol.*, 1899, p. 282). — Lenoble et Aubineau (*Rev. neurol.*, 1901, p. 1221). — Spillmann et Nilus (*Gaz. hebd.*, 1900, p. 1189, et *Rev. neurol.*, 1901, p. 305).

des phénomènes du syndrome, dans les néoplasmes des noyaux sub-corticaux ; en particulier, *l'intégrité de l'intelligence persiste longtemps.*

Hypothéthiquement, nous fournissons l'explication suivante : la profondeur, la vascularisation spéciale et moins intense des régions opto-striées rendent la propagation de la congestion vasculaire et l'hypertension plus lentes et plus tardives [1].

3° *Tumeurs avec* CONVULSIONS.

Les convulsions épileptiques, étant attribuées généralement à une décharge irritative de l'écorce cérébrale, il peut sembler étrange de les observer dans les cas de tumeurs des noyaux sub-corticaux.

Cependant, nous les avons trouvées signalées dans les cas de tubercules des couches optiques, principalement chez les enfants (ainsi, dans les faits de Martin, de Castaigne [fig. 150, 151], de Cathelin

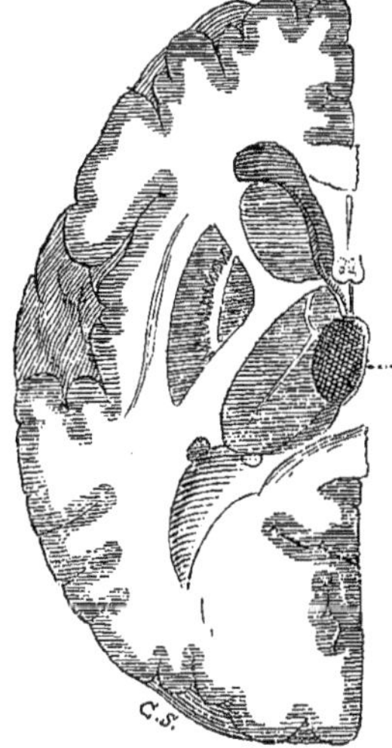

Fig. 148. — Tubercule de la couche optique (Cathelin).

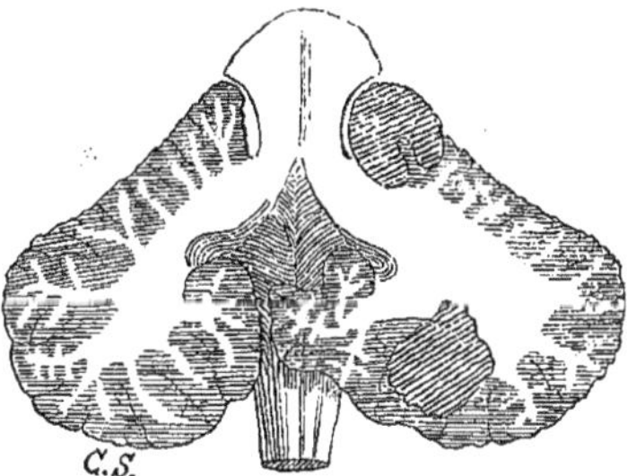

Fig. 149. — Deux tubercules silencieux dans le cervelet, accompagnant le tubercule de la couche optique (Cathelin).

[fig. 148, 149], de Demange et Spillmann). Tantôt le tubercule est solitaire ; tantôt il s'accompagne d'une méningite tuberculeuse [2].

Mais les néoplasmes ordinaires, sarcomes ou gliomes, peuvent provoquer aussi des *attaques épileptiformes.* Tantôt celles-ci apparaissent dès le début et sont violentes (faits de Parker, petit tumeur du corps strié droit de 2 pouces et demi, sortant du ven-

---

1. En cas de saillie dans le ventricule : *syndrome accentué, rapide* (cas Leszinski, *Rev. Neurol.*, 1904, p. 437) à cause de l'*hypersécrétion* des *plexus choroïdes.* (Petit et Girard, *Arch. d'anat.*, 1902, p. 213.)

2. Martin (*Soc. anat.*, 1896, p. 416-417). — Castaigne (*id.*, 1897, p. 96). — Cathelin (*id.*, 1898, p. 566). — Demange et Spillmann (*Presse méd.*, 1898, p. 65).

tricule par le lobe sphénoïdal, pour envahir l'espace inter-pédon-culaire ; méningite purulente de la base) ; — dans un deuxième cas (tumeur grosse comme une noix, semblable à du parenchyme rénal, dans la partie extra-ventriculaire du corps strié, attaques très violentes, jusqu'à 20 ou 30 par jour) ; — de Miura (volumi-neux gliome englobant tout le thalamus) ; — de Scarpaletti (sàr-come de la couche optique, gros comme une noix) ; — de Labbé (gliome de la couche optique et de la face interne de l'hémisphère ; fig. 146, 147, etc.)[1] ; — tantôt elles sont simplement *terminales*.

Il est probable que c'est surtout en amenant une congestion généralisée de tout l'encéphale que ces tumeurs centrales favo-risent *l'apparition des crises convulsives*.

4° *Hémiplégies et hémianesthésies.*

L'HÉMIPLÉGIE *est fréquente dans les tumeurs du corps opto-strié*, puisque nous en relevons l'existence 20 fois sur 30. Ce ne serait là, cependant, que la constatation d'un symptôme vulgaire, si nous n'essayions d'en rechercher les causes, les caractères et l'évolution.

Elle est *lente, progressive*, sans ictus, et est *assez rapidement* SUIVIE DE CONTRACTURE.

Il en était ainsi dans le cas de Castaigne (fig. 150, 151), qui, chez un enfant, pour un gros tubercule solitaire de 5 centimètres sur 4 centimètres, dans le *noyau lenticulaire*, ayant envahi la capsule interne, constata d'abord de la faiblesse des membres gauches, l'impotence du bras, la marche en fauchant, mais aucun trouble de la sensibilité ; six mois plus tard, bras gauche *con-tracturé* en flexion, et membre inférieur gauche en extension.

Géraudel, pour un gliome de la *couche optique*, gros comme un œuf de poule, ayant repoussé légèrement la capsule interne, après une *période muette* assez longue, vit, *quinze jours* avant la mort, survenir progressivement une *hémiplégie droite*, avec un degré léger de *contracture*, à intensité variable d'un jour à l'autre, à tel point qu'on se demandait, le lendemain, si le côté atteint était celui désigné la veille.

Dans le cas de Labbé, la *période muette* fut de cinq ans, après le début des accidents (crises convulsives).

Edwards, chez un enfant de 6 ans, qui était porteur d'un *tubercule de la couche optique gauche* du volume d'une noix, observa, six semaines avant, qu'il traînait la jambe en marchant,

---

1. Packer (*Journ. of mental Science* 1882, et *Arch. de neurol.*, 1884, II, p. 204). — Miura (*Rev. neurol.*, 1899, p. 282). — Scarpaletti (*Rev. neurol.*, 1897, p. 6). — Labbé (*Soc. anat.*, 1896, p. 705).

ne pouvait se servir de la main droite pour manger, et bientôt il présenta une *hémiplégie droite*, et un peu de rigidité des membres droits; la sensibilité était normale.

Masing : jeune homme de 15 ans, sarcome occupant toute la *couche optique gauche*, capsule interne légèrement comprimée; paralysie du facial et de l'hypoglosse, parésie plus accentuée des

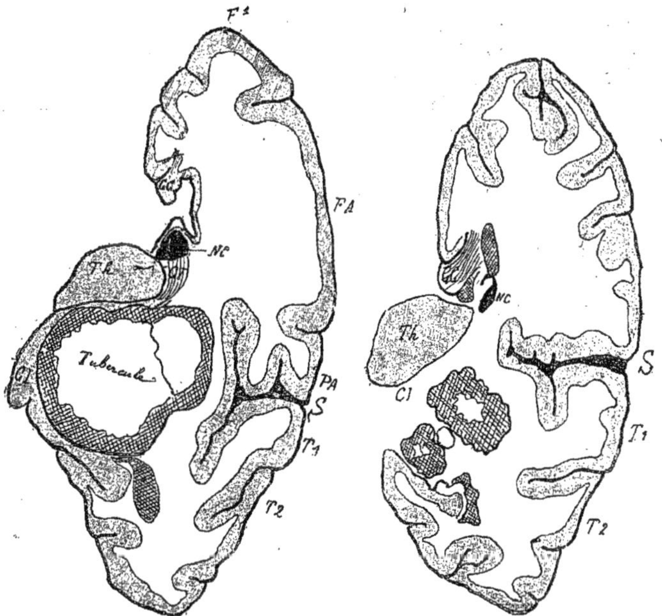

Fig. 150. — Gros tubercule du noyau lenticulaire, ayant envahi la capsule interne et repoussé le thalamus (Castaigne).

Fig. 151. — Tubercules du noyau lenticulaire (Castaigne).

membres droits, claudication, légère diminution de la sensibilité à droite.

Sepilli et Lui : gliome bilatéral des couches optiques; *hémiparésie droite, légère contracture bilatérale* des membres, hypoesthésie droite à la douleur.

Jacobson : enfant de cinq ans, tubercule solitaire du noyau lenticulaire; *hémiparésie progressive* et *hémihyperesthésie*; le néoplasme comprimait le segment antérieur de la capsule interne, et pénétra dans le segment postérieur.

Miura : *hémiplégie droite*, sans troubles de la sensibilité; syndrome accusé; tubercule solitaire de la *couche optique*.

Lenoble et Aubineau (fig. 152) : enfant, tumeur du volume d'une orange dans les couches optiques, soulevant le lobule de l'insula : depuis trois mois *hémiplégie* droite totale, face et membres, avec contracture [1], mais pas de troubles de la sensibilité.

Demange et Spillmann : tubercule gros comme une noisette dans la couche optique, avec un vaste foyer de ramollissement du centre ovale adjacent et compression de la capsule interne; *hémiplégie* complète avec contracture *hémianesthésie* gauche.

Lefort : sarcome de la *couche optique*, *paralysie* du facial, de la langue, des membres supérieur et inférieur du côté opposé, avec

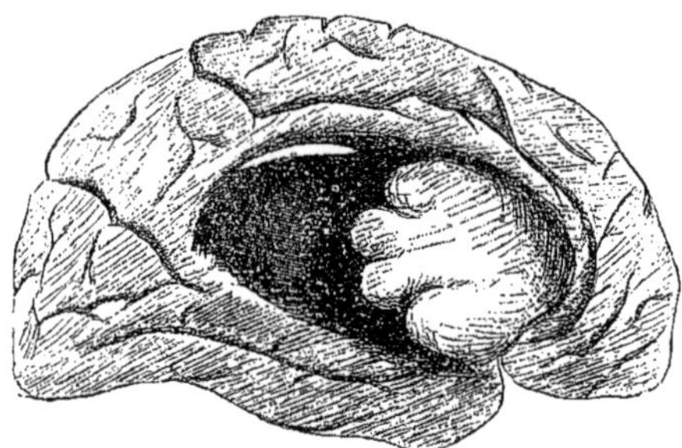

Fig. 152. — Tubercule volumineux de la couche optique, faisant saillie dans le ventricule latéral chez un enfant (Lenoble et Aubineau).

la sensibilité émoussée, puis *contracture* du biceps, des adducteurs de la cuisse et du long supinateur [2].

Parfois, il s'agit d'une *simple hémiparésie*, ou même d'une *monoplégie*, comme dans les cas de Déjerine, où un tubercule du thalamus avait produit une *monoplégie* brachiale, avec *contracture* et *tremblement*. Il en a été de même dans le fait de Lannois (parésie du facial, comme seul signe paralytique, pour un tubercule de la partie postérieure de la capsule interne, et, dans celui de Pyeschmitt; *parésie* du bras gauche, pour un tubercule du thalamus droit. — Dans un cas plus récent de Lannois, on observa le *syndrome psycho-paralytique avant la mort*, et une évolution fébrile [3].

1. Dans ce cas, la contracture précoce et intense peut s'expliquer par la forte saillie que le néoplasme faisait dans le ventricule latéral.

2. Castaigne (*Soc. anat.*, 1897, p. 96). — Géraudel (*Soc. anat.*, 1901, p. 324). — Labbé (*Soc. anat.*, 1896, p. 705). — Edwards (*Lancet*, 1895, p. 260, et *Rev. neurol.*, 1895, p. 653). — Masing (*St. Petersb. med. Wochens.*, 1893, n° 42, et *Rev. neurol.*, 1894, p. 40). — Sepilli et Lui (*Arch. f. Psych.*, 1895, p. 182, et *Rev. neurol*, 1897, p. 6). — Jacobson (*Arch. f. Psych.*, 1898). — Miura (*Rev. neurol.*, 1899, p. 282). — Lenoble et Aubineau (*Rev. neurol.*, 1901, p. 1221). — Lefort (*Soc. anat.*, 1891, p. 30). — Leclerc (*Lyon méd.*, 1893, p. 20, *Ostéome de la couche optique*). — Demange et Spillmann (*Presse méd.*, 1898, p. 65).

3. Ceci est, apparemment, en contradiction avec les recherches cliniques de P. Marie et Guillain, qui disent qu'on ne peut rencontrer dans la capsule interne aucune localisation sensitive ou motrice, segmentaire, persistante

Un autre caractère de ces hémiplégies et monoplégies, c'est qu'elles s'accompagnent souvent des *phénomènes du syndrome* : céphalée, vomissements, vertiges, œdème papillaire et névrite optique.

L'HÉMIANESTHÉSIE, à l'état d'isolement, est plus rare que l'hémiplégie; elle consiste, parfois, en une simple hypoesthésie, ou bien il s'agit d'une hémiplégie *douloureuse*. — Elle faisait défaut, pourtant, dans le cas de Lenoble et Aubineau, où, pour un tubercule géant, occupant les couches optiques et soulevant le lobule de l'insula, il n'y eut *aucun trouble de la sensibilité*, bien qu'il existât une hémiplégie droite totale de la face et des membres, avec contracture (fig. 152).

La cause de ces *hémiplégies* et *hémianesthésies* est, évidemment, une altération de la *capsule interne* : bientôt elle est envahie, comme il est mentionné dans la plupart des cas que nous avons cités. Ce qui le prouve encore, ce sont les faits où une tumeur ayant détruit, par exemple, toute la couche optique, on constate certains troubles sur lesquels nous reviendrons, mais *où n'existe aucune altération de la motilité et de la sensibilité*. (Faits de Scarpatelti : sarcome de la couche optique gauche, gros comme une noix; — Rosenthal : hémorragie ayant détruit toute la couche optique, sans symptômes révélateurs; — Schule : glio-sarcome de la couche optique gauche, et cavité kystique dans le noyau caudé; absence de troubles parétiques et de la sensibilité.)

Au contraire, Beevor et Ballance, pour une tumeur de la capsule interne, constatent une hémianesthésie et une hémiplégie presque complète[1].

Les néoplasmes du noyau caudé, du noyau lenticulaire, et de la couche optique entraînent également des troubles moteurs et sensitifs dimidiés : mais on les rencontre plus *communément* dans les tumeurs de la couche optique, car celles-ci *sont plus fréquentes*. — D'autre part, dans le *thalamus*, la *paralysie* motrice survient aussi par un autre mécanisme, si le *néoplasme est postérieur*. Je veux dire par envahissement du *pédoncule cérébral* très voisin.

Ajoutons, en terminant, que, si ces *hémiparésies* et *hémianesthésies*, ainsi étudiés isolément, paraissent un *fait banal*, assez communément *s'y associent d'autres troubles*, qui éclairent notablement le diagnostic de leur siège véritable. — Entre autres, le

(*Sem. méd.*, 1902, p. 209). — Lannois et Porot (*Lyon med.*, 1902, et *Arch. de neurol.*, 1904, 1, p. 396).

1. Scarpatelti (*Jahrb. f. Psych.*, 1895, p. 182, et *Rev. neurol.*, 1897, p. 6). — Rosenthal (*Soc. anat.*, 1898). — Schüle (*Neurol. Centralbl.*, 1899, p. 290, et *Rev. neurol.*, 1899, p. 597). — Beevor et Ballance (*in* Chipault, *Trav. neurolog.*, I, n° 140).

fait de Guldenarm et Winkler est très suggestif. Ces médecins posèrent le diagnostic de tumeur diffuse située à l'*extrémité* postérieure de la scissure de Sylvius, s'étendant jusqu'à la partie postérieure de la capsule interne et dans la couche optique, parce qu'il y avait de la surdité verbale, des troubles aphasiques, et de l'hémianopsie droite, qui indiquaient la participation de la *région temporale* (troubles du langage et surdité verbale), du *pli courbe* (hémianopsie), et une altération de la partie postérieure de la *capsule interne*, les troubles *ayant commencé* par l'apparition d'une *hémianesthésie* : l'opération et l'autopsie, un mois après, démontrèrent l'exactitude de leur diagnostic [1].

5° *Tremblements, Hémichorée, Hemiathétose.*

La valeur symptomatique de ces troubles de la motilité réside dans leur association, primitive ou secondaire, avec l'*hémiparésie* et l'*hémianesthésie*, auxquelles elles *donnent toute leur importance localisatrice*.

On les observe, en effet, principalement, dans les cas de tumeurs du THALAMUS, ou situées dans son voisinage. Ce sont presque exclusivement des *tremblements spontanés ou intentionnels*, qu'on constate. Ils sont bien plus rares dans les néoplasmes des autres parties de l'encéphale.

Chez un adolescent de quinze ans, pour une tumeur isolée (sarcome), occupant toute la couche optique gauche, Masing vit, pendant deux mois, un *tremblement des membres droits*.

Edwards, pour un tubercule de la *couche optique gauche*, observa, six mois avant la mort, que l'enfant, qui fauchait en marchant, mangeait avec la main gauche ; si on le faisait manger avec la main droite, il était pris d'un *tremblement, qui allait s'accentuant de plus en plus* : le syndrome survint, et il eut une *hémiparésie droite avec contracture* ; le tremblement devint moins accusé, à mesure que la paralysie s'accentuait ; en outre, l'enfant ne pouvait marcher que soutenu, et sa démarche était ataxique.

Sepilli et Lui : gliome bilatéral des couches optiques ; pendant quelques mois avant les accidents graves, *tremblement continuel du bras droit*, s'exagérant dans les mouvements volontaires, démarche ébrieuse avec tendance à tomber à droite et en arrière, hémiparésie droite.

C'est par *un tremblement des extrémités droites* que Miura vit débuter un volumineux gliome, englobant tout le thalamus gauche, qui donna lieu, en même temps, *à de l'hémiparésie* et *à de l'hémianesthésie*.

1. Guldenarm et Winkler (Chipault, *Chirurgie nerveuse*, 1902, I, p. 718).

Lenoble et Aubineau remarquèrent un *tremblement spontané* des membres, et une marche difficile, pour un tubercule géant occupant la couche optique et le ventricule latéral gauche (fig. 152).

Il est à remarquer que *les tremblements* sont surtout accentués et caractéristiques, si la tumeur occupe la partie postérieure de la couche optique, ou a envahi les tubercules quadrijumeaux, c'est-à-dire intéressent *la région où les fibres des pédoncules cérébelleux supérieurs* abordent les couches optiques : en même temps, la *marche devient ébrieuse, ataxique.*

Il en était ainsi, et les tubercules quadrijumeaux étaient envahis, dans les cas de Masing, de Miura, déjà cités, et dans celui de Scarpatelti, où il y avait *incertitude de la marche, ataxie et tremblement dans la main et dans la langue* : le sarcome, gros comme une noisette, occupait la couche optique et le tubercule quadrijumeau gauche, et s'étendait jusque dans la valvule de Vieussens.

Il faut encore noter que, dans plusieurs de ces cas, *la sensibilité était restée intacte.*

Les *troubles intellectuels font très longtemps défaut*, et n'apparaissent que tardivement, avec le syndrome.

Dans l'observation de Martin (tumeur du volume d'un œuf de poule, à gauche, dans le tiers antérieur du ventricule latéral, envahissant la tête du noyau caudé, s'étendant jusque dans la scissure de Sylvius), il y eut un *tremblement rhytmique, continuel,* du membre inférieur droit : la sensibilité était normale, et l'*intelligence complète*[1].

Sur la contingence, assez fréquente, *de ces* TREMBLEMENTS, Oppenheim s'exprime ainsi : « Fréquemment, des symptômes d'excitation sont notés dans les tumeurs, occupant le thalamus et les ganglions centraux ; outre la contracture des extrémités parésiés, nous trouvons aussi mentionnés, dans beaucoup de cas, *le tremblement*, qui tantôt existait dans les masses musculaires du côté opposé (Fleischmann, Jackson, Piltz, Beurman, Dreschfelder, M. Clarke, Bristowe, Masing, Miura, Frankel, etc.), tantôt s'étendait aux quatre extrémités (obs. personnelle), ou était limité au bras. Westphall mentionne des *tremblements de la tête* et *du tronc.*

Parfois, le tremblement correspondait à la forme ordinaire du

---

1. Masing (*St. Petersb. med. Wochenschrift*, 1893, n° 42, et *Rev. neurol.*, 1894 p. 10). — Edwards (*Lancet*, 1895, p. 260, et *Rev. neurol.*, 1895, p. 653). — Sepilli et Lui (*Rivista di Freniatr.*, 1896, p. 386, et *Rev. neurol.*, 1898, p. 844). — Miura (*Tokio*, et *Rev. neurol.*, 1899, p. 282). — Lenoble et Aubineau (*Rev. neurol.*, 1901, p. 1221). — Scarpatelli (*Jahr. f. Psych.*, 1895, p. 182, et *Rev. neurol.*, 1897, p. 6). — Martin (*Soc. anat.*, 1897, p. 416).

tremblement nerveux, ou faisait penser à celui de la sclérose en plaques (Beurmann, Westphall, Clarke), bien plus rarement, à celui de la paralysie agitante; ou bien, il avait une forme indéfinissable[1].

Le même auteur déclare assez fréquents, dans cette région, les mouvements, ayant le caractère de la *chorée* et de l'*athétose* (cas de : Assagioli et Bonvecchiato, Dreschfeld, Oppenheim, Bristowe, Dercum, Miura, etc.).

Nous pensons que les hémorragies et les ramollissements de cette région produisent ces troubles du mouvement, plus souvent que les néoplasmes[2] : car c'est plutôt dans les lésions déjà anciennes, après un certain temps de paralysie et de contracture, qu'on les observe. Les tumeurs, ordinairement, détruisent trop rapidement les tissus, pour qu'ils puissent s'établir. C'est ainsi que, dans le cas de Leclerc, l'*hémiathétose apparut tardivement*, dans un cas d'hémiplégie infantile causée par un *ostéome* de la couche optique[3].

6° *Troubles de la* VISION, *de l'*OUÏE *et de l'*ODORAT.

Les relations de la COUCHE OPTIQUE (*en particulier du pulvinar*) avec les radiations optiques de Gratiolet, le champ de Wernicke, le corps genouillé externe, et les bandelettes optiques, semblent indiquer qu'elle joue un rôle important dans les *fonctions* VISUELLES, et les anatomistes la considèrent comme faisant partie *des centres visuels primaires*.

Il devrait en résulter que les lésions et les tumeurs de sa partie postérieure engendrent des *troubles importants de la* VISION. Nos recherches nous montrent que ceux-ci ne sont pas aussi constants qu'on pourrait le supposer.

La symptomatologie des néoplasmes de la COUCHE OPTIQUE comporte l'étude de trois espèces de troubles visuels :

1° Ceux qui sont le résultat de l'apparition et de l'évolution du syndrome, et qui consistent, surtout, en des *amblyopies* et des *amauroses*.

2° Ceux qui sont *spéciaux* à la région optique ganglionnaire.

1. Oppenheim (*loc. cit.*, p. 131).

2. Voir les observations de Lépine : depuis quatre ans, hémichorée, hémiparésie; ramollissement du volume d'une amande dans la partie postérieure de la capsule interne (*Rev. neurol.*, 1900, p. 835). — Bechterew et Ossiankoff (*Rev. neurol.*, 1900, p. 230) : hémichorée aiguë à gauche, pour une hémorragie très limitée, dans la moitié postérieure de la couche optique, n'atteignant ni la paroi interne, ni la capsule interne.

3. Leclerc (*Lyon médical*, 1899, p. 20).

3⁰ Ceux qui affectent l'appareil *neuro-musculaire* (troubles oculo-moteurs).

Nous nous occuperons seulement des syndromes des deux dernières catégories.

Nous pensons que l'hémianopsie, l'amblyopie, l'amaurose sont rares, lorsqu'il s'agit de lésions bien limitées à la couche optique[1]; et nombreuses sont les observations où cet organe a été trouvé complètement détruit, parfois des deux côtés (cas de Barié, Richardière), par de grosses tumeurs ou des hémorragies, *sans que des troubles visuels aient été constatés*.

Lorsque ceux-ci existent, ils semblent plutôt *liés à l'évolution du syndrome* qu'à la lésion de la couche optique elle-même.

Au contraire, *des troubles* OCULO-MOTEURS *sont fréquemment observés* dans la musculature *interne* ou *externe* de l'œil. — L'iné-*galité et l'immobilité pupillaire*, les *troubles de l'accommodation* sont souvent signalés (faits de Géraudel, Masing, Scarpatelti, etc.). Dans ce dernier cas, la *faiblesse progressive de l'accomodation et du réflexe pupillaire* furent les premiers symptômes en date, et ce n'est qu'un an plus tard que survinrent l'œdème papillaire et les autres signes du syndrome, enfin *une double ophtalmo-plégie* : un sarcome gros comme une noix (cinq centimètres) s'était développé dans le *thalamus*, englobant les tubercules quadrijumeaux et la valvule de Vieussens; les *noyaux moteurs des yeux étaient disparus*, et les nerfs atrophiés.

Dans l'observation de Masing (sarcome englobant toute la couche optique gauche et refoulant les corps quadrijumeaux gauches), il y eut d'abord un *léger strabisme divergent*, de la *diplopie*, un *ptosis* gauche, puis une *paralysie bilatérale* des deux moteurs oculaires communs; les pupilles, immobiles à la lumière, se contractaient dans la convergence; *pas de lésions du fond de l'œil*. Deux extravasations sanguines punctiformes siégeaient dans la moitié antérieure de l'aqueduc de Sylvius, au niveau des noyaux moteurs de la IIIᵉ paire.

Les *troubles de la musculature externe* consistent en un *nystagmus* souvent bilatéral et transversal, du *strabisme*, de la *diplopie*, et des *ophtolmoplégies* de la IIIᵉ paire, et parfois de la VIᵉ : ils tiennent au voisinage des noyaux de la IIIᵉ paire; nous avons remarqué qu'il s'agit presque constamment de néoplasmes postérieurs, ayant envahi, comprimé les tubercules quadrijumeaux.

La lésion de la VIᵉ paire, *bien plus rare*, est le résultat de la

---

1. On peut observer des hémianopsies latérales homonymes, lorsqu'en même temps la *bandelette optique est comprimée* (Faits de Dreschfelder, Zenner, cités par Oppenheim. p. 137), ou si les radiations optiques de Gratiolet sont envahies.

compression des nerfs de la base, ou, s'il s'agit de tubercules, d'une méningite de la base (obs. de Lenoble et Aubineau).

En raison des connexions de la *couche optique* avec les *corps genouillés internes* et les *faisceaux auditifs* venant de la première circonvolution temporale, il semble que ses tumeurs devraient s'accompagner de *troubles de* L'OUÏE.

Les observations que nous avons parcourues ne mentionnent pas ces troubles sensoriels.

Il en est de même pour les connexions de l'*habenula* avec les circonvolutions et les centres OLFACTIFS. — Notons cependant que, dans une observation, Zenner signale, en même temps qu'une parésie droite, une *diminution de l'ouïe et de l'odorat*, à droite : gliome dans la *partie postérieure et la base* de la couche optique (*Centralball Neurolog.*, 1893, et *Archiv. de Neurol.*, 1894, II, p. 312).

Dans le cas de Lannois (tumeur de la partie postérieure de la capsule interne), l'hémianesthésie était accompagnée d'une *diminution du* GOÛT, *de* L'ODORAT *et de* L'OUÏE, mais il y avait multiplicité des tubercules.

Une observation de S. West indique une *perte soudaine de l'ouïe*, pour une tumeur grosse comme une noisette de la face externe du noyau lenticulaire : il s'agit sans doute d'un phénomène de compression [1].

Tous ces faits montrent la nécessité d'étudier avec plus de soin les *troubles sensoriels* dans les lésions des couches optiques.

7° *Troubles de la* MIMIQUE.

Selon les recherches de Bechterew (1883-1886, *Neurol. Centralblatt*), *après l'ablation des couches optiques*, il y a conservation de la motilité volontaire, mais *perte de la faculté d'exprimer les émotions* par les mouvements (*Troubles de la* MIMIQUE).

Nothnagel admet que les maladies de la couche optique peuvent aussi produire, une paralysie de la mimique des nerfs du visage du côté opposé, tandis que l'innervation des muscles, dans les mouvements volontaires, est conservée, ou peu altérée. On voit, *pendant le rire*, par exemple, que les muscles du côté sain (homologue à la tumeur) se contractent seuls.

Klippel, dans un cas d'hémorragie de la capsule interne et

1. S. West (*Brain*, 1895, et *Arch. de Neurol.*, 1897, I, p. 59). — D'après les récentes recherches de Gorschkow, les centres de l'*odorat* occuperaient la partie inféro-interne de l'*hippocampe* et l'*uncus*; et les centres du *goût*, seraient dans l'*operculum*, près des centres de la langue (*Rev. Neurol.*, 1903, p. 764).

de la couche optique a observé l'absence de mouvements involontaires (tels que le clignement des paupières, l'expression traduisant la joie ou la tristesse) [1].

Nothnagel, Kirilzew, Zenner, Frankel, Reinmann, Miura, Scarpatelti ont constaté *ce phénomène pathologique* dans les cas de néoplasmes, mais il n'est pas constant [2].

8° *Rire et pleurer spasmodiques. — Rire inextinguible. — Paralysies pseudo-bulbaires.*

Le *rire et pleurer spasmodiques*, le *rire inextinguible* s'observent assez fréquemment dans les *paralysies pseudo-bulbaires*, surtout lorsqu'il est engendré par des lésions des corps opto-striés.

D'après Brissaud, qui, un des premiers, a appelé l'attention sur ce phénomène, il s'agit d'une paralysie spasmodique dans laquelle les centres et les fibres centrales du nerf facial sont intéressés ; aussi admet-il qu'il se rencontre surtout dans les lésions de la partie antérieure de la capsule interne, au niveau du genou, là où passent les faisceaux des centres de la face, des lèvres et de la langue [3].

Bechterew pense que ce trouble singulier est plutôt en rapport avec les couches optiques et ses systèmes efférents ; il s'agit d'un mouvement expressif involontaire, *lié aux excitations de ce ganglion* ; la paralysie faciale n'est pas nécessaire, et il cite un cas à l'appui : il s'agit d'un *réflexe psychique* [4].

Cependant, ordinairement, la motricité du visage est inerte, paralysée, ou le front largement contracturé, et il suffit du motif le plus futile de tristesse ou de joie pour faire éclater ce spasme forcé, pénible à voir.

Burzio, Dupré et Devaux ont rapporté des cas de petits foyers de ramollissement, intéressant le *putamen*, qui sont confirmatifs de la théorie de Brissaud [5].

Il n'est pas douteux que *les mêmes troubles* puissent s'observer dans les tumeurs de ces régions ; le fait a été constaté par Oppenheim, Bruns et Westphall, pour des néoplasmes situés dans la zone du *thalamus* [6].

---

1. Klippel (*Arch. de méd.*, 1889, et *Soc. anat.*, 1889).
2. Cités par Oppenheim, p. 134. — Nothnagel (*Zeit. fur. klin. Med.*, 1889); Kirilzew (*Neurol. Centralbl.*, 1891); Fraenkel (*Deutch. med. Wochens.*, 1898, p. 48); Reinmann (*Allg. Wiener und Zeit.*, 1898, n°⁵ 44 et 45); Miura (*loc. cit.*, 1898); Scarpatelti (*Jahrb. f. Psych.*, 1892, p. 182, et *Rev. neurol.*, 1897, p. 6).
3. Brissaud (*Leçons cliniques*, II, p. 508-514).
4. Bechterew (*St. Petersbourg Vratch*, 1901, et *Rev. neurol.*, 1901, p. 1004).
5. Burzdo (*Acad. de Turin*, 1899, et *Rev. neurol.*, 1899, p. 868). — Dupré et Devana (*Rev. neurol.*, 1901, p. 919).
6. Oppenheim, p. 134.

9° *Troubles des mouvements* AUTOMATIQUES; *phonation,*
déglutition, marche, etc.

Nothnagel, Bechterew, considèrent les *noyaux ganglionnaires*
infra-corticaux, en particulier le *thalamus*, comme des centres
de MOUVEMENTS AUTOMATIQUES, involontaires, subconscients,
ou inconscients.

Nous avons déjà parlé des troubles des mouvements de la
mimique, qui appartiennent à cette catégorie de faits, et qui
apparaissent dans certains néoplasmes de la région.

Il sera question des troubles de la *marche* et de *l'automatisme*
ambulatoire, à propos du noyau caudé.

Il faut encore mentionner, comme étant d'une contingence
possible, les troubles de la *déglutition*, de la *mastication*, et de la
phonation. Ils ont été constatés, dans un certain nombre de
tumeurs des régions opto-striées.

Ce fait s'explique aisément, si on tient compte des renseignements, contenus dans nos prolégomènes anatomo-pathologiques,
à savoir : que les fibres provenant des centres corticaux labio-
glosso-pharyngo-laryngés, des *régions operculaires*, passent dans
le genou de la capsule interne.

Mais, les *noyaux ganglionnaires* eux-mêmes (noyau caudé,
putamen, thalamus), auraient une *action directe*, automatique,
sur ces diverses fonctions.

D'après Bechterew et ses élèves, le *thalamus* aurait une
influence très nette sur la déglutition, la mastication, les mouvements de l'estomac et de l'intestin, l'innervation cardio-vasculaire, etc.

L'excitation de la *couche optique* aurait les mêmes effets que
celle du sympathique au cou (dilatation pupillaire, protrusion de
l'œil, excitation cardiaque, etc. Ott, Hales White, Reichert, ont
placé un centre calorifique dans le corps strié et le thalamus.

Dans les cas de néoplasmes, ces troubles ont été rarement
signalés; toutefois, Oppenheim, dans un cas d'apoplexie du
thalamus, a vu se développer les *phénomènes symptomatiques*
de Bechterew. — Dans quelques cas, la cyanose des joues, des
mains, la glycosurie, sont mentionnées (Beurmann, Sepilli-Lui,
Miura, etc.).

Les *troubles de la parole*, tels que dysarthrie, scansion, bradyphasie, aphasie, surtout dans les tumeurs des ganglions centraux *du côté gauche*, ont été plusieurs fois observés d'une
manière précise.

D. — Caractères symptomatiques propres a chacun des noyaux ganglionnaires infra-corticaux (noyau caudé, putamen, couche optique, capsule interne). — Essai de diagnostic topographique.

Les considérations précédentes nous permettent quelques déductions *localisatrices*, il est vrai incertaines et de valeur inégale, mais cependant fort utiles pour l'avenir.

a. Les tumeurs du noyau caudé, siège du *nodus cursorius* de Nothnagel, Fournié, etc., devraient, par excitation, produire une impulsion à courir, et être l'occasion de cet *automatisme ambulatoire* signalé dans quelques observations.

Cependant, chez l'enfant observé par Edwards, après des crises d'attaques tétaniques, il y avait de *l'automatisme ambulatoire*; le tubercule, gros comme une noix, était dans la *couche optique gauche*.

Dans un cas de Rezek, une femme était soudainement prise d'accès d'impulsion à courir (accès procursifs) : on trouva, à l'autopsie, un sarcome du *noyau caudé* s'étendant jusqu'à la *capsule interne* et au *putamen*.

Devic et Courmont, pour une tumeur des deux premières frontales (F^1 F^2), chez une femme, virent *plusieurs accès d'automatisme ambulatoire*, dont l'un dura *pendant trois heures consécutives*. Il est possible que ces accès aient été le résultat d'une excitation directe, ou à distance, du noyau caudé [1].

Les *troubles de la* marche sont fréquents dans les néoplasmes du corps opto-strié ; mais, rarement, ils sont spéciaux au *noyau caudé*. On note : la faiblesse des membres inférieurs, l'impossibilité de la station debout, la démarche ataxique, titubante, ébrieuse; il *s'agit le plus souvent de tumeurs de la couche optique*. (Observations de Westphall, tumeur du thalamus, et d'Edwards, l'enfant ne marche que soutenu et a une démarche ataxique; de Scarpatelti, incertitude de la marche; de Sépilli et Lui, démarche ébrieuse avec tendance à tomber à droite et en arrière; de Schüle, démarche légèrement titubante, il y avait en même temps une cavité kystique dans le noyau caudé; de Lenoble et Aubineau,

---

1. Edwards (*The Lancet*, 1895, p. 260, et *Rev. neurol.*, 1895, p. 653). — Rezek (*Jahr. f. Psych.*, 1897, et *Rev. neurol.*, 1899, p. 136). — Devic et Courmont (*Rev. de médecine*, 1897, p. 269).

l'enfant ne marche plus depuis trois mois [fig. 152]; de Keen, titubation, tendance à tomber en arrière et à gauche).

Les relations connues de *la couche optique* avec le *noyau rouge* et les *pédoncules cérébelleux supérieurs* expliquent ces troubles de *la* MARCHE *et de* L'ÉQUILIBRE.

Enfin, le voisinage du segment antérieur du genou et de la première partie du segment postérieur de la capsule interne rend compte de la fréquence des *hémiplégies, monoplégies, hémiparésies, dysarthries*, etc.

La tumeur parfois évolue, *sans avoir produit des troubles de la sensibilité et de l'intelligence* (cas de Martin, tumeur du volume d'un œuf de poule dans le tiers antérieur du ventricule latéral, ayant envahi la tête du noyau caudé, et en bas se prolongeant jusqu'à la scissure de Sylvius; — de Handford [1], etc.).

b. Les tumeurs du PUTAMEN et du NOYAU LENTICULAIRE pourraient, dans quelques cas, se caractériser par de la *paralysie pseudo-bulbaire*, de la *dysarthrie*, des *accès de rire incoercibles*, etc.: elles produisent, tantôt de l'*hémiplégie*, sans troubles de la sensibilité, comme dans le cas de Castaigne (tubercule de 5 centimètres dans le noyau lenticulaire, ayant envahi la capsule interne; il y avait hémiparalysie et hémi-contracture très prononcées; voy. fig. 150, 151, p. 328); tantôt de l'*hémi-anesthésie*.

Pour un ramollissement de ce noyau, la capsule interne étant indemne, Cornil et Raviart observèrent une *paralysie pseudo-bulbaire*, avec hémiplégie, dysarthrie et troubles de la déglutition.

Jacobson, pour un tubercule volumineux du *noyau lenticulaire*, assista à une hémiplégie progressive avec hyperesthésie : le néoplasme comprimait le segment antérieur de la capsule interne et avait pénétré dans le segment postérieur; dégénérescence du faisceau pyramidal et du ruban de Reil médian.

Burzio, dans un cas de ramollissement, constata une hémiplégie *douloureuse* et des *accès de rire incoercibles* [2].

Oppenheim admet : « que le *noyau lenticulaire* n'a pas de relation directe avec le faisceau sensitif et le ruban de Reil; mais ses tumeurs, voisines du carrefour sensitif, pourraient donner lieu à des paresthésies, des hypoesthésies et des hyperesthésies du côté opposé ».

c. Les *tumeurs de la* COUCHE OPTIQUE sont les *plus fréquentes* de

1. Martin (*Soc. anat.*, 1897, p. 416). Handfort, Chip. (*Trav. neurol.*, I, p. 416).
2. Castaigne (*Soc. anat.*, 1897, p. 416). — Cornil et Raviart (*Rev. neurol.*, 1897, p. 279). — Jacobson (*Arch. f. Psych.*, 1898). — Burzio (*Acad. de Turin*, 1899, et *Rev. neurol.*, 1899, p. 868). — Voy. Mingazzini (*Riv. de Freniatria*, 1901, p. 484 et 1902, p. 317; *Rev. neurol.*, 1903, p. 559).

la région des noyaux infra-corticaux, puisque nous les avons rencontrées 21 fois sur 30. — Elles accusent leur physionomie clinique par diverses manifestations symptomatiques que nous ne ferons qu'énumérer, en ayant parlé antérieurement.

1° Par des HÉMIPLÉGIES, et surtout par des HÉMIANESTHÉSIES.

Ces *dernières* paraissent dues non seulement aux lésions ou aux compressions du *carrefour sensitif* (?) de Turk-Charcot, mais elles sont propres aussi aux altérations du *thalamus* : car, ainsi que l'ont établi Monakow, Déjerine et Long, Méhain, Schlesinger, Probst, les fibres du *ruban médian de Reil* se terminent, pour le plus grand nombre, dans la face ventrale de ce ganglion.

Quelques-unes des tumeurs occupaient le *bras postérieur de la capsule interne* ; d'autres siégeaient exclusivement *dans la substance grise du thalamus*.

On peut d'ailleurs observer *d'autres troubles sensitifs* que l'hémianesthésie : des paresthésies, des douleurs, des hyperesthésies ; mais, dans la grande majorité des cas, il s'agit *d'hyperesthésies* et d'*hémianesthésies*.

Les *diverses modalités* de la sensibilité sont plus ou moins atteintes : sensibilité à la pression et au tact (Nothnagel), perte du sens musculaire (Kirilzew), etc.

D'autre part, un bon nombre de tumeurs thalamiques ont évolué *sans produire de troubles sensitifs*.

2° Par des TREMBLEMENTS SPONTANÉS OU INTENTIONNELS, par L'HÉMICHORÉE, par L'HÉMIATHÉTOSE, L'HÉMIATAXIE.

Ces troubles de la motilité, attribués aujourd'hui à l'irritation de l'écorce motrice (Massalongo) et des faisceaux pyramidaux[1], peuvent se rencontrer dans les lésions d'autres parties de l'encéphale. Mais elles ont un *degré de fréquence tout particulier*, dans celles qui siègent au voisinage des couches optiques. C'est d'ailleurs, ainsi que nous l'avons indiqué, l'opinion de Bruns et de beaucoup de neuropathologistes.

3° *Par des* TROUBLES SENSORIELS.

Du côté de l'appareil de la VISION, on peut rencontrer des *amblyopies*, des *hémianopsies*, bien qu'il semble de plus en plus douteux que le *thalamus*, et même le *pulvinar*, jouent un rôle important dans les phénomènes visuels : mais ces troubles s'expliquent par le voisinage du *corps genouillé externe*[2], des *tubercules quadrijumeaux antérieurs*, et même des *bandelettes*

---

1. Massalongo, Origine des tremblements (*Rev. neurol.*, 1903, p. 455).

2. D'après Henschen, le corps genouillé *externe* innerve les deux moitiés supérieures ou dorsales des rétines, et sa lésion donne lieu à des *hémianopsies en quadrant ou à des scotomes permanents* (*Neurol. Centralbl.*, 1898, p. 480, et *Sem. méd.*, 1903, p. 125).

optiques, qui sont intéressés, pour peu que le néoplasme progresse vers les parties postéro-supérieures du ganglion.

La MOTRICITÉ INTERNE ET EXTERNE DE L'ŒIL *est fréquemment atteinte* : a. immobilité, rétrécissement de la pupille, mydriase, myosis, troubles de l'accommodation; et, d'autre part : b. Ophtalmoplégies (strabisme, diplopie), par lésion de la IIIᵉ paire voisine, à l'origine de l'aqueduc de Sylvius, et parfois de la VIᵉ paire, par compression.

Les autres organes des sens peuvent être aussi intéressés, et on note, dans quelques observations, des *affaiblissements de* L'OUÏE *et de* L'ODORAT, à cause des relations du *centre auditif temporal* avec le *corps genouillé interne*, les *corps quadrijumaux postérieurs* et la *couche optique*, et des *centres olfactifs* avec l'*habenula*.

4° *Par des troubles de la* MIMIQUE *faciale* (Expériences de Bechterew).

5° *Par des troubles de la* PHONATION (scansion, dysarthrie, bradhyphasie), de la DÉGLUTITION, de la SALIVATION, de la MASTICATION, et *par des troubles* INTESTINAUX et CARDIO-VASCULAIRES, étudiés antérieurement.

Dans tous les cas, on fera bien de rechercher avec soin le SYNDROME THALAMIQUE, décrit récemment par Déjerine, Egger, Thomas, Dide, etc., dans les *lésions de déficit* [1].

Les *tumeurs bilatérales des couches optiques*, ou celles qui, situées d'un côté, franchissent la ligne médiane au niveau du 3ᵉ ventricule, irritent, compriment, ou intéressent la couche optique du côté opposé, *peuvent donner lieu à des diplégies, à des paralysies des deux extrémités inférieures* (cas de Barié, Bristowe).

Dans quelques cas même, on a vu, uniquement, *une paralysie homolatérale*, c'est-à-dire du côté de la tumeur cérébrale (cas de Brugelius et Alix), causée par la compression du *thalamus du côté opposé*, alors que le noyau optique, le premier lésé, ne manifestait son altération par aucun symptôme.

---

1. Le SYDROME THALAMIQUE a été rencontré, par ces auteurs, dans des cas de *lésions de déficit* limitées, occupant le segment rétro-lenticulaire de la capsule interne, et la partie postérieure de la *couche optique*. Il consiste, essentiellement, en une *dissociation* marquée de l'état de la *motilité* et de la *sensibilité* chez certains hémiplégiques. L'hémiplégie du début *régresse*, *s'atténue*, et quelquefois disparaît. Au contraire, *les troubles de la sensibilité s'accentuent*. On observe une *hyperesthésie douloureuse*, dans les membres anesthésiés; des troubles accusés de la *sensibilité profonde* et *tactile* (pertes des notions de position, des attitudes segmentaires, élargissement des cercles de Weber, astéréognose, etc.), et des mouvements *choréo-ataxiques*, des troubles vésico-rectaux, etc. (*Rev. Neurol.*, 1903, p. 397, et 1904, p. 505 et 802).

CHAPITRE XI

TUMEURS DES TUBERCULES QUADRIJUMEAUX ET DE LA GLANDE PINÉALE

Connexions anatomiques et fonctions — Historique : Nothnagel, Bruns, Weinland. — Principaux symptômes localisateurs : troubles de la musculature oculaire interne et externe; leur pathogénie. — Les troubles visuels existent-ils? — L'ataxie cérébelleuse concomitante, et les tremblements. — Troubles de la station et de la marche. — Les hémiparésies et hémianesthésies par envahissement des fibres motrices et du faisceau de Reil, dans les pédoncules cérébraux et le Pont. — Troubles de l'audition (tubercules quadrijumeaux postérieurs). — Symptômes exceptionnels : dysphagie, dysarthrie, glycosurie, priapisme, etc. — Tumeurs de la glande pinéale. — Criterium-synthèse.

Il n'existe pas, à notre connaissance, d'opération chirurgicale entreprise pour l'ablation d'une tumeur des tubercules quadrijumeaux : mais ces saillies ganglionnaires, par leur situation sous le bourrelet du corps calleux, ne semblent pas absolument inaccessibles. Elles sont parfois le siège de néoplasmes très limités, et la *glande pinéale*, qui les surplombe, est souvent transformée en une *tumeur pédiculée*, facile à exciser.

A. — Connexions anatomiques et fonctions.

Les TUBERCULES QUADRIJUMEAUX, principalement les antérieurs, en raison de leurs connexions avec les *bandelettes optiques* et les corps genouillés, ont été considérés comme des *centres* PRIMAIRES de l'appareil visuel.

Ils ne jouent aucun rôle dans la vision proprement dite; et, aujourd'hui, on considère les *tubercules antérieurs* comme de simples CENTRES RÉFLEXES des *excitations* VISUELLES, surtout pour les *mouvements pupillaires*.

Les *tubercules quadrijumeaux postérieurs* et les *corps genouillés internes* sont des centres de réflexion *des excitations* AUDITIVES, qui leur parviennent des faisceaux du *nerf cochléaire* et de sa dépendance, le *corps trapézoïde*.

Les premiers, par l'intermédiaire des *noyaux de la couche optique*, sont en relation avec les *centres corticaux de la vision* (scissure calcarine et régions voisines).

Les seconds ont des rapports analogues avec les *centres corticaux auditifs de la région temporale*.

Il ne sera donc pas surprenant que, parmi les manifestations des tumeurs de ces régions, on rencontre des *troubles* VISUELS et AUDITIFS.

Ajoutons que ces quatre éminences sont en rapport de voisinage avec les *divers noyaux de la IIIᵉ paire*, situés auprès de l'aqueduc de Sylvius, ainsi qu'avec ceux des *nerfs pathétiques* et de la VIᵉ paire; qu'ils reposent sur les *pédoncules cérébelleux supérieurs* et sur le *noyau rouge*[1]; d'où les *troubles* d'INCOORDINATION MOTRICE.

Le *faisceau longitudinal postérieur*, qui associe les divers noyaux moteurs des yeux, dans les régions pédonculaires et ponto-bulbaires, se prolongeant jusque dans les cordons antérieurs de la moelle, est très voisin et peut être intéressé.

Enfin, ces néoplasmes s'étendent souvent à *la couche optique, au bras postérieur de la capsule interne, ou descendent vers les pédoncules et la protubérance*, où ils rencontrent les *fibres sensitives* (rubans de Reil) ou *motrices*; d'où la fréquence, à une période de leur évolution, des *troubles* SENSITIFS OU MOTEURS.

B. — Historique.

Dans la thèse de Lépine sur les localisations cérébrales (1874) on considérait encore les *tubercules quadrijumeaux* comme les noyaux d'origine des nerfs optiques, et leurs lésions semblaient devoir s'annoncer par des troubles visuels.

Le premier, Adamük indique que l'excitation des tubercules quadrijumeaux antérieurs produisait des *mouvements associés des yeux* (1870). — Prus, Topelenski, Bernheimer (1897-1899) ont, plus récemment, repris ces expériences et étudié ces mouvements oculaires plus en détail. Mais il ne faut pas oublier que ces effets peuvent être le résultat de l'irritation des *noyaux moteurs sous-jacents de la IIIᵉ paire*, ou des *faisceaux longitudinaux postérieurs*, quoique, cependant, il semble fort probable qu'il y ait là des

1. D'après Pawlow, les T. Q. transmettent les *excitations lumineuses aux noyaux rouges* et, par l'intermédiaire des faisceaux *rubro-spinaux*, à tous les muscles du corps, pour y maintenir le *tonus* et *l'équilibre* (*Arch. de Neurol.*, 1904, p. 47).

centres réflexes sus-nucléaires, en relation d'autre part avec *le pli courbe*, qui seraient l'origine incitatrice des mouvements associés des yeux, au moins dans certaines conditions [1].

C'est Nothnagel qui esquissa d'abord le *diagnostic clinique* des lésions des tubercules quadrijumeaux (1879 et 1889), indiquant deux symptômes principaux : les *troubles des mouvements oculaires* et *l'ataxie*.

En 1890, Ruel (de l'Université de Genève) fit une thèse intéressante sur la physiologie et la pathologie de ces ganglions.

Bruns, en 1894, essaya d'en préciser le diagnostic différentiel avec les tumeurs cérébelleuses.

Enfin Weinland, en 1894, avec un cas personnel et deux faits empruntés à Ferrier et à Ruel, établit que les lésions des *tubercules quadrijumeaux postérieurs* occasionnaient des *troubles auditifs* du côté opposé [2].

Monakow montre toute l'importance des troubles ophtalmoplégiques, de la mydriase uni et bilatérale, et des troubles des réactions pupillaires à la lumière et à l'accommodation.

Raymond, dans ses leçons cliniques en 1901, publie un cas intéressant de tumeur des tubercules quadrijumeaux [3] et résume les principaux traits de leur symptomatologie, dont parlent également Bruns (1897) et Oppenheim (1903) dans leurs Traités [4].

1. Adamuk (*Centralblatt für die medicin Wissensch.*, 1870, n° 5). — Prus (*Wiener Klin. Wochen.*, 1899, n° 45). — Bernheimer (*id.*, n° 52). — Topelanski (*Graefe's Arch.*, 1897, n° 46).

2. Notnhagel, *Topische Diagnostik des Gehirnkrankheiten*, Berlin, 1877. — Ch. Ruel, thèse de Genève, 1890. — Bruns (*Arch. f. Psych.*, 1894). — Weinland (*Arch. f. Psych.*, 1894, p. 363).

3. Raymond, *Cliniques*, 1901, V. Voyez leçons XIV et XV, p. 222-242.

4. Oppenheim cite, parmi les auteurs qui le plus récemment se sont occupés des tumeurs de la région : Siebenmann (*Zeitsch. für Ohrenheil.*, 1896). — Biancone (*Riv. Sper.*, 1899, XXV). — Nissen (*Jahrb. für Kinderheilk.*, IV. F., Bd. LIV, Heft 5). — Neumann (*Monat. f. Pyschol. und Neurol.*, 1901, Bd. IX). — Bach (*Zeitschr. f. Augenheilkunde*, Bd. I). — Il donne enfin une bibliographie d'une nombreuse casuistique, comprenant 33 noms pour les T. Q., et 20 pour la glande pinéale.

Bibliographie d'Oppenheim : — 1° Tubercules quadrijumeaux : Seidel, Inaug. Diss., Iéna, 1881. — Bernhardt, Annuske, Duffin, Pills, Hoats, Hirtz, Klebs (Fuschel), Gowers, Nothnagel, Rosenthal. — Hénoch (*Charité Annalen*, p. 468). — Heubner (*Arch. f. Psych.*, 1882). — Taylor (*The Lancet*, 1893). — Bristowe (*Brain*, july, 1888, et *Lancet*, 1886). — Sharkey (*Spasm, in Chronic nervous desease*, London, 1886). — Nothnagel (*Wiener med. Press.*, 1889, n° 3, et *Brain*, july, 1889). — V. Kraft-Ebbing (*Wiener klin. Wochen.*, 1889). — Hoppe (Inaug. Diss., Halle, 1886). — Ruel (*Phys. et Path. des T. Q.*, Genof., 1890). — Knapp (*l. c.*). — Kolisch (*Zeit. f. Nervenh.*, Bd. IV, Heft 1 et 2). — Bruns (*Arch. f. Psych.*, Bd. XXV, Heft 2, et *Berl. Klin. Wochens.*, 1900, n°ˢ 25 et 26). — Ilberg (*Arch. f. Psych.*, Bd. XXVI, Heft 2). — Weinland, Siebenmann, Biancone (*loc. cit.*). — Gangitano (*Rif. med.*, 1899). — Nissen (*loc. cit.*). — Van Oordt (*Zeit. f. Nervenheil.*, Bd. XVIII). — Collins (*Amer. Journ. of med. Sc.*, oct. 1895), etc. — 2° Glande pinéale : Blanquinque (*Gaz. hebd.*, 1871). — Biermer-Wernicke, Masson (*Lyon méd.*, 1872, n° 15). — Nieden (*Centralbl. f. Nerven.*, 1879, n° 8). —

C. — Principaux symptomes localisateurs.

Les principaux symptômes observés dans les cas de tumeurs des tubercules quadrijumeaux, et considérés comme pouvant aider à la localisation, sont les suivants : *Troubles dans la musculature oculaire interne ou externe; — Troubles de la vision; — Ataxie, troubles de la station et de la marche, tremblements, etc.; — Hémiparésies, hémianasthésies, paraparésies, etc.; — Troubles de l'ouïe; —* exceptionnellement : *troubles de la mastication,* de la *déglutition,* etc.

1º *Troubles de la* MOTRICITÉ OCULAIRE.

Ils peuvent porter sur la *musculature interne,* et consistent en des *troubles*

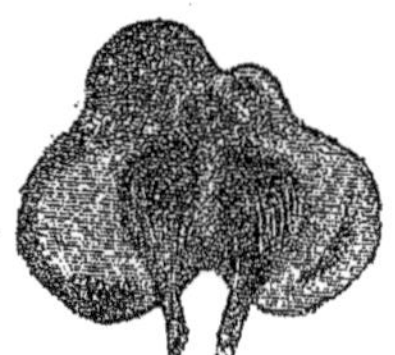

Fig. 153. — Gliome du tubercule quadrijumeau antérieur droit (Tissier).

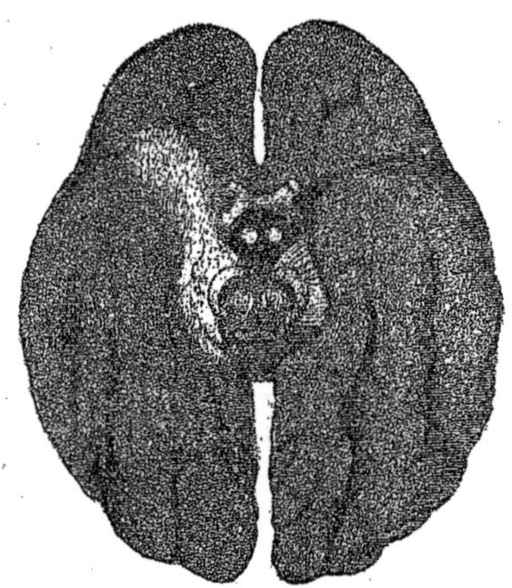

Fig. 154. — Envahissement du pédoncule cérébral droit, et de la partie antéro-interne du lobe sphénoïdal (Tissier).

pupillaires et de *l'accommodation* : mydriase, absence de contraction réflexe à la lumière et à l'accommodation.

Les modalités observées sont diverses : inégalité ou dilatation pupillaire; immobilité pupillaire, le pouvoir visuel étant intact (Hoppe, Leclercq, Neumann).

Dans le cas de Pantoppidan, il y avait mydriase et réaction lente des pupilles (tumeur de la glande pinéale); — dans celui

Feilchenfeld (*Neurol. Centralbl.,* 1885, nº 18). — Bouchut-Forster, Reinhold (*Arch. f. Klin. méd.,* 1886, Bd. **XXXIX**). — Pantoppidan (*Neurol. Central.,* 1885, p. 553, und *Hosp. Tid.,* 1887, 3). — Daly (*Brain,* july, 1887). — Leclerc (*Rev. de méd.,* 1887). — Schulz (*Neurol. Central.,* 1886). — Zenner (*The Alienist and Neurol.,* 1892, XIII). — Ogle (*Brit. med. Journ.,* 1898). — Joukowski (*Rev. mens. des mal. de l'enfance,* 1901). — Ganderer (*Zur Casuistik der Zierbeldruse,* Diss., Giessen, 1889). — Gutzelt (Diss. Kœnigsberg, 1896). — Hœsselin (*Munch. med. Wochen.,* 1896, 13). — Kny (*Neurol. Central.,* 1889, 10). — OEstreich-Slawyk (*Virchow's Arch.,* 1899, Bd. CLVII). — Neumann (*loc. cit.*).

de Tissier, mydriase plus marquée à droite, moins à gauche (gliome rougeâtre du tubercule quadrijumeau antérieur, fig. 153); — de Von Hæsselin, pupilles dilatées (tumeur de l'épiphyse); — de Scarpatelti, faiblesse de l'accommodation et du réflexe pupillaire (sarcome gros comme une noix, dans la couche optique et le tubercule quadrijumeau antérieur); — de Biancone, légère anisochorie, pupille droite plus grande que la gauche (sarcome, ayant comprimé les tubercules quadrijumeaux postérieurs et envahi l'antérieur).

On note encore, dans quelques cas, le défaut de convergence (Weinland), la paralysie de l'accommodation. Des convulsions de l'accommodation ont été observées par Knapp[1].

Dans le cas de Tissier, chez un homme de vingt et un ans, il y eut, plusieurs années avant, des céphalalgies intermittentes, des spasmes de la face, des crises d'épilepsie. La marche devint pénible, hésitante; mais il ne trébuchait pas. Le début eut lieu en 1882, et c'est seulement en 1888-89 que la maladie acquit toute sa force. On observa de l'hémiplégie gauche avec contracture faible. Acuité vis. : O. D. 1/10e, champ visuel rétréci, surtout à droite, au point de se rapprocher de l'hémiopie horizontale. Mydriase marquée à dr., moins à g.; les pupilles réagissent très peu à la lumière. A l'autopsie : au niveau du T. Q. antérieur droit, masse rouge, de consistance gélatiniforme, de la grandeur d'une pièce de 1 fr. (gliome). Le T. Q. postérieur du même côté est sain. Mais le néoplasme a fusé dans le pédoncule cérébral droit, surtout dans l'étage inférieur, et a envahi la partie antéro-interne du lobe sphénoïdal (voy. fig. 153, 154). — Le malade n'avait *ni ophtalmoplégie externe, ni ataxie*. A cause de cela, on ne pouvait penser qu'à une tumeur de la base; et, de fait, la lésion était étendue de ce côté.

Au contraire, chez le malade de Raymond, qui présentait, très accusés, les symptômes ordinaires de l'ophtalmoplégie, les *pupilles réagissaient bien* à la lumière, et aux efforts d'accommodation : gros tubercule solitaire dans la moitié droite de la protubérance, s'étendant *jusqu'au voisinage des tubercules quadrijumeaux postérieurs* (fig. 155, 156).

Tous ces faits, en somme, confirment l'importance du rôle des tubercules quadrijumeaux *dans les* RÉFLEXES PUPILLAIRES, ainsi que l'admettent les physiologistes.

Relativement à *la musculature externe* (IIIe, IVe, VIe paires), les

1. Pantoppidan (*Neurol. Centralbl*, 1885, et *Arch. de Neurol.*, 1887, I, p. 233). — Tissier (*Annales de méd.*, 18 janv. et 1er fév. 1893). — Von Hæsselin (*Rev. Neurol.*, 1897, p. 28). — Scarpatelti (*Arch. f. Psych.*, 1895, p. 182, et *Rev. Neurol.*, 1897, p. 69). — Biancone (*Rivista die Freniatria*, 1899, p. 730, et *Rev. Neurol.*, 1900, p. 432). — Weinland, Knapp (*loc. cit.*).
2. Raymond, *Cliniques*, V, p. 225.

cliniciens signalent deux ordres de troubles : 1° *des ophtalmo-plégies*, 2° des *paralysies des mouvements associés des globes oculaires*..

Déjà Obernier, Bernhardt, et autres, avaient accordé quelque valeur aux paralysies de la musculature oculaire, pour le diagnostic des tumeurs des *tubercules quadrijumeaux*.

Mais Nothnagel paraît être le premier à avoir attribué une grande importance à L'OPHTALMOPLÉGIE, dans la séméiologie des *tubercules quadrijumeaux, surtout si elle est associée à l'ataxie cérébelleuse*.

Bruns dit : « que *l'ophtalmoplégie* domine tout le tableau clinique, et *est le premier symptôme observé dans les cas-types*. Souvent il s'étend à toute la série des muscles de l'œil des deux côtés, mais *avec une symétrie et une intensité inégales*. Le plus souvent, l'abducens est libre (VI° paire); fréquemment aussi, la musculature interne et, quelquefois, le releveur de la paupière supérieure sont épargnés ».

On conçoit que, souvent, les fibres qui vont à l'iris et au muscle accommodateur puissent être indemnes, leurs noyaux étant situés, d'après les recherches de Perlia, très en avant des autres, jusque sur la face interne des couches optiques (voy. fig. 27).

Nous avons vu, plus haut, qu'il n'en est pas toujours ainsi.

Dans le cas de Pantoppidan, le regard était fixe, mais il y avait diminution des mouvements des globes oculaires dans toutes les directions, sans strabisme, ni diplopie.

Dans celui de Tissier, il *n'existait pas d'ophtalmoplégie externe*; dans celui de Von Hœsselin, paralysie du moteur oculaire commun; dans celui de Scarpatelti, il y eut paralysie successive et progressive de la VI° paire, des droits internes, puis des releveurs des paupières, et ptosis. Bruns, dans son cas, vit la paralysie oculaire commencer par un ptosis uni, puis bilatéral (fig. 157). Sabrazès et Cabannes signalent une ophtalmoplégie des droits internes et des droits externes (gliome des T. Q. postérieurs, ayant envahi la protubérance). Biancone indique une paralysie des droits supérieurs, inférieurs et internes *pour l'œil droit*, et une légère parésie des droits interne et externe à *l'œil gauche*.

Assez souvent l'*abducens* ne participe pas à la paralysie; mais, dans quelques observations, il est le seul atteint ou le plus atteint (Bristowe, Reinhold, Oppenheim). — Le plus souvent, sa *paralysie est observée dans le cas de tumeurs de la glande pinéale* (dans cinq cas, d'après Neumann); Nissen a signalé des manifestations convulsives de l'abducens.

Sur les troubles du *grand oblique* (*Trochlearis*), nous n'avons que quelques données. Nieden signale un cas de double paralysie de ce nerf, par une tumeur de la glande pinéale. Remak porta le diagnostic de néoplasme de la glande pinéale, dans un cas de paralysie double du trochleaire (voy. glande pinéale).

Ces variations considérables dans l'étendue, le degré et le nombre des muscles atteints montre bien que les troubles de la morticité oculaire sont le résultat de l'envahissement et de l'altération des divers noyaux de la IIIe paire, très voisins; mais ils *ne semblent pas propres à l'altération des T. Q. eux-mêmes.*

Ces amas ganglionnaires paraissent plutôt être des *centres*

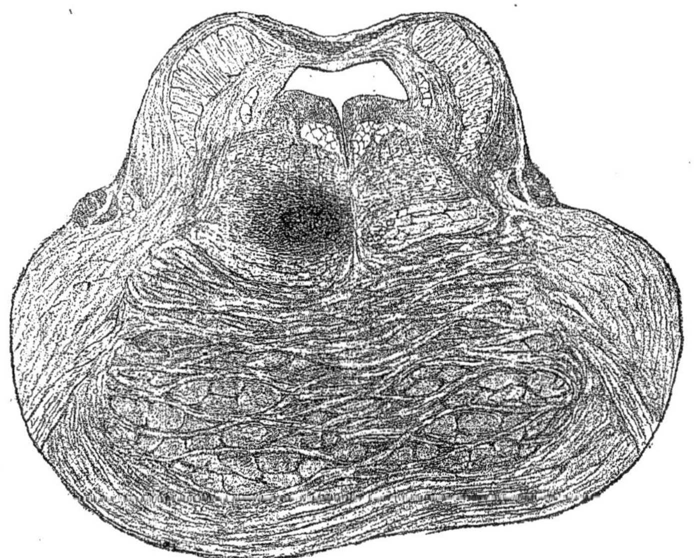

Fig. 155. — Tuberculome de la protubérance et de la région des tubercules quadrijumeaux (Raymond). — Destruction du ruban de Reil médian.

réflexes pour l'ASSOCIATION DES MOUVEMENTS DES GLOBES OCU-LAIRES : *ce sont des centres supra-nucléaires.*

Déjà Monakow avait indiqué : « que les ophtalmoplégies portent de préférence sur les *mouvements d'élévation et d'abaissement* des globes oculaires, plus rarement sur les mouvements de latéralité, quand il s'agit des lésions des T. Q. ».

Raymond s'exprime ainsi : « La paralysie des *mouvements associés* des yeux est souvent un signe pathognomonique des lésions de la région des T. Q. » (Cliniques, V, p. 251), et, dans le cas, qu'il a observé (tuberculome de la région, occupant aussi la protubérance [fig. 155, 156]), il note : une *paralysie du regard à droite,* une *paralysie de l'élévation,* les paupières supérieures étant rétractées, et *une paralysie des paupières dans le regard en bas*.

Il semble donc que les tubercules quadrijumeaux, surtout les antérieurs, soient des CENTRES D'ASSOCIATION pour les mouvements des yeux, et *le fait caractéristique de leur altération serait la paralysie des divers mouvements associés des yeux*[1]. Ils seraient, comme le veulent Grasset et J. Roux, des *centres* DIRECTEURS *du regard*.

Sur ce point, il y aurait accord avec les recherches expérimentales d'Adamück, de Prus et de Bernheimer, et avec l'opinion de Parinand et de Wernicke[2].

Notons, toutefois, que le *faisceau longitudinal postérieur*, qui

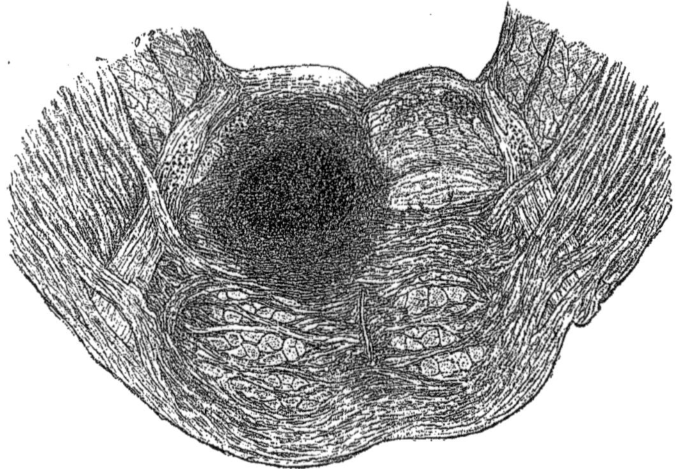

Fig. 156. — Même tuberculome que dans la figure précédente (Raymond).

relie et associe tous les noyaux moteurs oculaires de l'isthme, du Pont et du bulbe, peut être intéressé, pour peu que les néoplasmes pénètrent profondément, immédiatement derrière l'aqueduc de Sylvius.

D'après Oppenheim, le NYSTAGMUS est un symptôme non rare des tumeurs des T. Q., et Blanquinque a décrit des convulsions des bulbes oculaires en dehors et à droite. Dans quelques cas, on a constaté, principalement dans les tumeurs de la glande

1. Voy. Kornilow, Paralysies oculaires supra-nucléaires (*Deutsch. Zeit. f. Nerven*, 1903, p. 417, et *Rev. Neurol.*, 1904, p. 596).

2. On observe aussi des *paralysies des mouvements associés des yeux* par des lésions ayant un siège différent dans les centres *nerveux* : par exemple, dans celles qui siègent au voisinage du *pli courbe* (gyrus angularis); mais, dans ce cas, il n'y *a pas de troubles pupillaires*.

pinéale, que le *nystagmus* apparaissait seulement dans le regard en haut (Oppenheim).

La *protrusion des globes oculaires* a été assez souvent observée.

2° *Troubles de la* VISION.

Il est certain que, souvent, les tumeurs des T. Q. déterminent des *troubles visuels* (amblyopie double et inégale, rétrécissement campimétrique, cécité, perte de la vision des couleurs, etc.) : mais ce sont là, sans doute, des *phénomènes du syndrome*, dus à l'hypertension et à l'hydropisie ventriculaire, rendue facile par la compression des veines de Gallien, qui sont dans le voisinage. Il y a, dans ces cas, de *l'œdème papillaire*, qui milite en faveur de ce mode pathogénique : la névrite et l'atrophie optiques d'emblée sont rares. D'ailleurs, il y a un certain nombre de tumeurs de la région *qui ont évolué sans troubles visuels* [1].

La seule manifestation visuelle qui ait quelque valeur localisatrice est l'*hémianopsie bilatérale* : elle indique que le *corps genouillé externe* ou la *bandelette optique* sont intéressés par le néoplasme (cas de Knapp, et Ruel, etc.) [2].

3° ATAXIE. TREMBLEMENTS. ATHÉTOSE. *Troubles de la* STATION *et de la* MARCHE.

Une ATAXIE assez comparable à l'*ataxie cérébelleuse*, lorsqu'elle se joint *à des troubles des mouvements oculaires* (ophtalmoplégie ou troubles pupillaires, paralysie des mouvements associés), *constitue un* SYNDROME TOUT A FAIT CARACTÉRISTIQUE des tumeurs ou lésions des tubercules quadrijumeaux.

C'est là un fait pathologique, généralement admis, depuis les recherches cliniques de Nothnagel et de Bruns.

Mais quels sont les traits principaux de cette ATAXIE? — Le plus souvent, d'après Bruns, il s'agit d'une vraie démarche titubante; mais parfois aussi elle a la plus grande similitude avec l'ataxie des tabétiques, avec signe de Romberg, etc. — Dans la plupart des cas, la marche est incertaine, faible, chancelante, s'accom-

---

1. Toutefois Oppenheim dit : qu'il n'est pas invraisemblable que la lésion des T. Q. puisse, dans quelques cas, produire par elle-même l'*amblyopie*; ceux-ci, surtout les antérieurs, étant *un relais* pour les voies optiques, ainsi que *les corps genouillés externes*. Les faits où il y a névrite optique d'emblée et précoce indiquent une lésion de réels centres visuels (corps genouillé externe, bandelette optique, pulvinar, etc.). — Monakow affirme que l'ablation expérimentale des T. Q. antérieurs ne diminue que faiblement le pouvoir visuel, et ne nuit pas au sens des couleurs.

2. Comme l'a démontré Henschen, le *corps genouillé externe* innerve les deux *moitiés supérieures ou dorsales de la rétine*. Dans ses lésions, on observe souvent des *hémianopsies en quadrant* ou des *scotomes permanents* (Voyez un cas d'hémorrhagie, *Neurolog. Centralblatt*, 1898, et *Rev. Neurol.*, 1898, p. 480 et 1897, p. 619).

pagne de vertiges, ou de l'inclinaison du corps en arrière ou d'un côté; c'est assez bien l'image de l'ataxie cérébelleuse (Starr, Barth, Eisenlohr, Kolisch, et Oppenheim).

Elle est ainsi indiquée, dans les observations suivantes : « La marche et la station debout ne sont possibles qu'à l'aide d'un appui; le patient a de la tendance à tomber en arrière; au lieu d'avancer, il piétine sur place, en s'inclinant un peu à gauche; de temps à autre, il esquisse une rotation à gauche autour de l'axe du corps » (Pantoppidan, tumeur du volume d'une noix

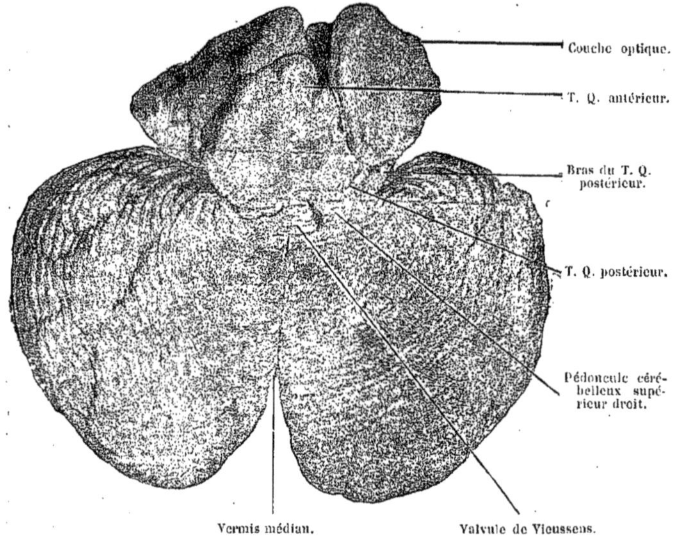

Fig. 157. — Tuberculome des tubercules quadrijumeaux (Bruns).

de la glande pinéale). — « Fatigue de la marche, marche pénible et hésitante, mais il ne titube pas » (Tissier, gliome du T. Q. antérieur). — « Démarche titubante, faiblesse croissante des membres inférieurs » (Von Hæsselin, sarcome du volume d'une noix, adhérent au T. Q. antérieur, ramolli). — « Incertitude de la marche » (Scarpatelti, sarcome des T. Q. et de la couche optique). — « État parétique des membres inférieurs, démarche titubante » (Sabrazès et Cabannes; gliome d'un T. Q. postérieur).

« Ataxie plus marquée aux membres inférieurs, démarche ébrieuse; on crut à une tumeur du cervelet » (Gangitano, gliome du T. Q. peu volumineux). — « Romberg, démarche ébrieuse » (Biancone, sarcome des T. Q. postérieurs, ayant envahi les T. Q. antérieurs et le 3ᵉ ventricule). — « Démarche de gallinacé » (Bruns, tubercule des T. Q. antérieurs; voy. fig. 157).

Aux *membres supérieurs*, on a observé souvent des TREMBLEMENTS INTENTIONNELS, comme dans les cas de Raymond, Biancone, etc., ou des mouvements CHORÉIFORMES, ATHÉTOSIQUES, qui peuvent aussi envahir les membres inférieurs, et qui succèdent à des parésies plus ou moins accusées. D'après Oppenheim : « Ces troubles du mouvement tiennent le milieu entre le tremblement intentionnel et l'ataxie. Çà et là, il est dit qu'il s'agit d'un tremblement comparable à celui de la sclérose en plaques (Bristowe, Weinland, etc.). C'est l'ataxie, qui est signalée, dans les faits de Freilchenfeld, Kraft-Ebing, Kolisch, tandis que Bruns hésite, pour savoir s'il s'agit de l'ataxie ou d'un tremblement intentionnel, et qu'Illberg parle d'un mélange des deux mouvements; d'autre part, à propos des troubles présentés par un de ses malades, il dit que sa marche ressemble à celle d'un tabétique. Oordt caractérise les troubles de la motilité, accusés dans le bras, par son malade, comme une combinaison ou un mélange d'ataxie, de tremblement intentionnel et d'athétose[1]. »

Ces troubles de la motricité sont évidemment le résultat de l'irritation des fibres motrices pédonculaires, et plus spécialement des faisceaux du *pédoncule cérébelleux supérieur*, si voisins, et du *noyau rouge*, un des centres principaux, où ces fibres aboutissent en grand nombre. C'est ainsi que, dans un cas fort intéressant d'*endothéliome assez bien limité au* NOYAU ROUGE, Raymond et Cestan, outre la paralysie externe de la IIIe paire *à gauche*, et des troubles moteurs du bras et de la jambe *à droite* (syndrome de Weber), constatèrent des *troubles d'incoordination, de la titubation dans la marche, un tremblement statique et intentionnel du bras droit, une asynergie cérébelleuse de la jambe droite*; de plus, *la parole était lente et scandée*[2].

Oppenheim pense que dans les cas complexes il y a amalgame de tremblement et d'ataxie, parce que la tumeur exerce une influence nocive, également sur les faisceaux sensitifs de la calotte (Ruban de Reil, formation réticulée), et sur les voies pyramidales.

L'existence de tous ces *phénomènes ataxiques*, si manifestes dans les tumeurs des T. Q., a fait souvent errer le diagnostic, et croire à un néoplasme du CERVELET. Bruns indique, d'une manière

---

1. Voy. Sorgho (de Vienne), Noyau caséeux sur la partie droite des T. Q. (*Neurol. Centralbl.*, 1902, et *Rev. Neurol.*, 1904, p. 264).

2. Raymond et Cestan (*Société de Neurologie*, mai 1902, et *Rev. Neurol.*, 1902, p. 463). — Marie et Guillain, Tub. du N. R. Paralysie infantile (*Iconogr. Salpêtr.*, 1903, p. 80).

très nette, le moyen de ne pas commettre cette erreur : « *L'association de l'ophtalmoplégie et de l'ataxie*, dit-il, n'implique le diagnostic de *tumeurs des T. Q.* que *si le néoplasme se manifeste d'abord par une paralysie des muscles de l'œil* (ophtalmoplégie), tandis que la *tumeur cérébelleuse* DÉBUTE PAR DE L'ATAXIE *dans la* MARCHE[1] ».

4° Les *hémiparésies, paraparésies,* les *hémianesthésies, et autres troubles* de la *sensibilité* (paresthésies, hypoesthésies, anesthésies, astéréognose), qui accompagnent certains néoplasmes de la région des tubercules quadrijumeaux, sont les résultats de l'envahissement ou de la compression du pied du pédoncule, ou des voies sensitives de la calotte (Rubans de Reil) : car, souvent, ces tumeurs *descendent dans le pédoncule cérébral et la protubérance.* — Dans le cas de Raymond, bien analysé histologiquement, le *ruban de Reil était totalement détruit* par le tuberculome. — Bruns, pour une tumeur de même nature, signale des *troubles vaso-moteurs* accusés : rougeur de la moitié gauche du visage à début subit, et, à la fin de la vie, apparurent des sueurs de sang (Faits semblables de Ruel, Reinhold, Collins, Heubner).

5° *Troubles de l'audition.*

Weinland, en nous apprenant que les lésions des *tubercules quadrijumeaux postérieurs produisent des* TROUBLES DE L'OUÏE, nous a fourni un élément de diagnostic important. Dans son cas, il s'agissait d'une surdité croisée, avec lésion unilatérale du ruban de Reil.

Quelquefois, les troubles auditifs sont de faible intensité (hypocousies, bourdonnements, surdités transitoires), et passent inaperçus : il faut les rechercher systématiquement.

Ils acquièrent toute leur valeur s'ils ne peuvent être attribués ni aux centres corticaux, ni à des lésions bulbaires ou du nerf acoustique, et *s'il s'y joint de l'ataxie et des troubles des mouvements oculaires.*

Weinland avait constaté ces troubles de l'audition 9 fois sur 19 observations. Dans un cas, ils étaient dus à une altération du ruban de Reil latéral à gauche, qui avait produit de la *dysacousie à droite* (comme dans les cas de Ferrier et Ruel).

6° *Troubles divers.*

A titre exceptionnel, mentionnons des *troubles* de la *mastication* par lésion de la branche motrice de la V° paire (Slawyk a

---

1. Bruns (*Soc. de Psych. et de Neurol. de Berlin*, novembre 1893, et *Rev. Neurol.*, 1894, p. 62). — Voyez aussi *Arch. f. Psych.*, XXVI, 2, et *Arch. de Neurol.*, 1896, I, p. 281). — Il importe d'ajouter que, dans quelques cas, les symptômes capitaux (ophtalmologie et ataxie) faisaient défaut; on porta le diagnostic de tumeur du pédoncule cérébelleux (Thèse de Ruel, Genève, 1890).

observé des mouvements automatiques de la mandibule); on a signalé encore de la *difficulté* de la *déglutition*, de la *sialorrhée*, de la *dysarthrie*, de la *polydipsie* et de la *polyurie* (Von Hæsselin), de la *glycosurie* (Von Oordt) et de la *boulimie* (Neumann), du *ralentissement du pouls* et de l'*élévation de température* (Bruns, Reinhold, Freilchenfeld). Ce sont là, sans doute, des symptômes d'envahissement ou d'altération des *fibres bulbaires*; ils n'ont aucune valeur localisatrice, au point de vue qui nous occupe.

Dans les observations de Heubner, de Slawyk et Oestreich, il est fait mention d'une *hypertrophie du pénis* et des *glandes mammaires*.

Biancone a constaté, chez son malade, une sorte de *priapisme*, une augmentation considérable du sens génésique; ce fait correspond à ce que l'on observe chez les animaux vertébrés, autres que les mammifères, après *l'ablation des lobes optiques*, des *tubercules bijumeaux*, qui correspondent chez eux aux tubercules quadrijumeaux [1].

D. — Tumeurs de la glande pinéale ou épiphyse

Les tumeurs de la GLANDE PINÉALE ou ÉPIPHYSE ont une symptomatologie assez comparable à celle des néoplasmes des T. Q. dont, cependant, elle diffère par quelques traits.

Le symptôme LE PLUS CARACTÉRISTIQUE consiste dans la *paralysie des muscles* GRANDS OBLIQUES, qui, assez souvent, ainsi que Bruns l'indique, *commence la scène pathologique* ; et cela, à cause du voisinage immédiat de la racine des *nerfs pathétiques*. Leur noyau est d'ailleurs situé plus en arrière, du côté de l'ouverture bulbaire de l'aqueduc de Sylvius. — C'est ainsi que Nieden signale un cas de double paralysie de ces nerfs, par une tumeur de la glande pinéale; que Remak fit le diagnostic d'un néoplasme, occupant cette même glande, à cause d'une double paralysie des *nerf trochléaires* (pathétiques). Neumann dit que, dans les cinq cas qu'il a analysés, le nerf trochléaire était atteint.

Après le pathétique, ce serait l'*Abducens* ou *moteur oculaire externe* qui serait le plus souvent compromis; et Nissen en aurait, dans un cas, observé des troubles convulsifs.

Ce n'est qu'un peu plus tard, par suite de l'envahissement du néoplasme, que les autres nerfs moteurs de l'œil seraient intéressés, et participeraient à la paralysie.

1. Biancone, *Les tumeurs des tubercules quadrijumeaux* (Rivista di Freniatria, 1899, p. 530, et *Rev. Neurol.*, 1900, p. 472). — Il existe des faits semblables de Gutzeit et Henrot.

Le NYSTAGMUS serait un autre symptôme, *particulièrement fré-*
·quent. Blanquinque a vu des convulsions des bulbes oculaires,
en dehors et à droite; et Oppenheim a constaté que, dans nombre
de cas de tumeurs de la glande pinéale, le *nystamgus apparaissait*
surtout, et parfois exclusivement dans le regard en haut.

La *protrusion des globes oculaires* a été aussi observée (Neumann).

Mais les autres manifestations, propres aux tumeurs de la
région, ne tardent pas à se joindre aux précédentes, ou même
apparaissent en même temps : tels l'*ataxie*, les *tremblements*, les
parésies, les troubles de la *station* et de la *marche*, etc.

Dans le fait de Pantoppidan, il y eut des *troubles pupillaires*
(mydriase), de l'impossibilité de se tenir debout, de marcher
(ataxie), le regard fixe, et une faiblesse des mouvements des
globes oculaires, sans strabisme ni diplopie.

Von Hæsselin observa : de la céphalée, des vomissements, *une*
démarche titubante, de la névrite optique, une paralysie des droits
et *obliques supérieurs* (pathétiques), et simplement de la paraparésie inférieure.

En général, les *troubles moteurs* et *sensitifs* du tronc et des
membres, lorsqu'ils existent, sont *peu prononcés*, en raison de la
surperficialité et de la *mobilité de la tumeur.*

A titre de phénomènes curieux et exceptionnels, rappelons les
faits suivants : l'hypertrophie des glandes mammaires observée
par Heubner, Slawyk et Œstreich; le priapisme, signalé par
Biancone, Gutzeit, et Hanrot.

Le malade de Von Hæsselin présentait tous les symptômes
d'un *diabète insipide*, à cause de l'hydropisie ventriculaire qui
avait déterminé un foyer de sclérose, dans le fond du IVe ventricule [1].

Schulz, dans un cas, constata que le patient ne pouvait exécuter
les *mouvements de déglutition* qu'en portant la tête fortement en
avant : dans cette position, peut-être, la tumeur tombait en avant,
et abandonnait le Pont et la moelle allongée (Oppenheim).

Enfin, il est un nombre assez notable de tumeurs bénignes
(psammomes) de l'épiphyse qui n'ont aucun retentissement
symptomatologique (Faits de Zenner, Ogle, Lawrence, Lord
Campbell, Garrod, Wœrther, etc.) [2].

Il est d'ailleurs, d'après Neumam, nombre de tumeurs de la
glande pinéale qui datent du jeune âge, et ont une origine *con-*
génitale.

1. Pantoppidan (*Neurol. Centralbl.*, 1885, et *Arch. de Neurol.*, 1887, I. p. 233).
— Von Hæsselin (*Münch. med. Wochens.*, 1896, p. 292). — Heubner, Slawyk,
etc... (*loc. cit.*).
2. *Brit. med. journ.*, 1898, p. 1745.

E. — CRITERIUM. — SYNTHÈSE.

Les tumeurs des TUBERCULES QUADRIJUMEAUX ont comme *criterium* : les PARALYSIES OCULAIRES, ordinairement doubles, homonymes et *inégales*, associées à des TROUBLES ATAXIQUES, ou à DES TREMBLEMENTS.

Ces paralysies peuvent porter sur la musculature *interne* ou *externe* de l'œil (*ophtalmoplégie nucléaire*); mais ce seraient surtout les paralysies des MOUVEMENTS ASSOCIÉS *des yeux*, ou, comme on dit, *les paralysies du* REGARD, *qui seraient pathognomoniques*.

Le grand oblique, l'abducens, le releveur de la paupière, sont parfois épargnés.

Les phénomènes ATAXIQUES sont constitués par des troubles de la station et de la marche, comparables à ceux de *l'ataxie cérébelleuse*, et parfois du *tabès vrai* : la démarche est faible, chancelante, titubante, ébrieuse. — Aux *membres supérieurs*, existent assez souvent, en même temps, des TREMBLEMENTS *ataxiques ou intentionnels*, simulant ceux de la sclérose en plaques ou du tabès vrai. — Quelquefois, il y a des troubles *choréiques ou athétosiques*, portant sur les deux extrémités.

Les HÉMIPARÉSIES *et les* HÉMIANASTHÉSIES font souvent partie du tableau clinique : mais elles tiennent à l'envahissement des fibres motrices et sensitives du pédoncule cérébral et du Pont.

Il en est de même d'un certain nombre' de symptômes plus rares tels que : la dysphagie, la dysarthrie, la polyurie, la polydipsie, etc.

Les *troubles de* L'AUDITION se rencontrent, lorsque les tubercules quadrijumeaux POSTÉRIEURS sont atteints, ainsi que l'a établi Weinland.

Dans les tumeurs de la GLANDE PINÉALE, la prédominance des *paralysies oculaires* n'est pas aussi prononcée : le plus souvent, c'est la paralysie des GRANDS OBLIQUES (nerfs pathétiques) qui ouvre la scène pathologique : puis, la paralysie de *l'abducens* s'y joint, et plus tard, à un degré faible, celle des autres muscles des yeux.

Le NYSTAGMUS a été souvent observé, surtout dans le regard en haut (Oppenheim).

L'ATAXIE *cérébelleuse est accusée*, évidente, et la station et la marche difficiles ou impossibles.

Les *troubles moteurs et sensitifs* du tronc et des membres sont peu prononcés, en raison de la *superficialité* et de la *mobilité* de la tumeur.

CHAPITRE XII

TUMEURS DU CERVELET

Il importe au médecin, et surtout au chirurgien, quand il s'agit de *tumeurs* du CERVELET, qu'il soit établi un diagnostic *régional* et *cantonal*.

Le premier constate qu'il s'agit bien d'une tumeur *cérébelleuse*; le second en fixe le *siège précis* : face supérieure ou inférieure, lobe droit ou gauche, vermis, etc. — Au moment de l'acte opératoire, nombre de tumeurs cérébelleuses n'ont pas été trouvées, à cause du manque d'indices sur leur situation exacte, et parce que, dans cette région étroite, les recherches sont difficultueuses.

Toute la *symptomatologie* repose autant sur la connaissance des recherches anatomiques récentes, et des principaux résultats expérimentaux, poursuivis méthodiquement, dans ces derniers temps, que sur les faits cliniques : la méthode doit être *anatomophysiologique* et *anatomo-clinique*.

I. — Notions anatomo-physiologiques.

a. Le CERVELET (fig. 158) est un *centre nerveux de réflectivité* et de *tonus musculaire*, hors cadre par rapport au reste de l'encéphale, auquel il est appendu par ses trois pédoncules : supérieur, moyen, inférieur. — Il est *récepteur* d'impressions, pour la *coordination* des mouvements, l'*orientation* et le *maintien de l'équilibre* : c'est un organe SENSITIVO-MOTEUR.

Il comprend un CORTEX, riche en cellules puissantes (cellules de Purkinge, des couches moléculaire et granuleuse, etc.), sur lesquelles nous n'avons pas à insister. — Il se divise en trois *régions lobaires* importantes : l'une médiane, celle des *vermis*, et deux latérales, celles des *hémisphères cérébelleux*.

Le CORTEX est relié, par des *fibres de projection* (voy. fig. 159), à des NOYAUX CENTRAUX qui lui sont propres, et dont les principaux sont : les *noyaux du* TOIT et les *noyaux* DENTELÉS, de manière à constituer, avec eux, un appareil fonctionnel homogène. — Il en résulte que, si les excitations périphériques arrivent directement à l'écorce (vermis et hémisphères), les réactions propres à l'organe se font par l'intermédiaire de CES NOYAUX CENTRAUX.

Les conducteurs des excitations périphériques et des réactions centrifuges suivent des voies spéciales, dites : *voies afférentes* et *efférentes*.

Les faisceaux des *fibres* AFFÉRENTES tirent leur origine : 1° de la moelle épinière; 2° du cerveau.

1° Les *fibres afférentes médullaires* (fig. 159) occupent la périphérie des cordons latéraux et sont représentées : par le *faisceau cérébelleux direct ou ascendant*, et le *faisceau de Gowers*, qui montent par le pédoncule cérébelleux inférieur jusque dans le cervelet, où elles aboutissent presque exclusivement dans les fibres blanches et les feuillets des *vermis supérieur et inférieur*. Ces fibres portent au LOBE MÉDIAN *cérébelleux* des impressions périphériques venant du *tronc* et des *membres*. — On sait, d'autre part, que le vermis existe chez tous les vertébrés (poissons, oiseaux, reptiles, etc.), qu'il y est très développé, et qu'il constitue, en quelque sorte, le cervelet fondamental. L'embryogénie démontre qu'il se développe aux dépens de la *lame alaire* ou *sensitive* du névraxe. Enfin, la physiologie établit qu'il préside aux fonctions toniques et équilibratrices du tronc et des membres (par l'intermédiaire des noyaux centraux).

2° Le second groupe de *fibres afférentes* (fig. 159) descend de la *région sensitivo-motrice* des hémisphères cérébraux, par la voie pyramidale et par les pédoncules cérébraux, jusque dans les

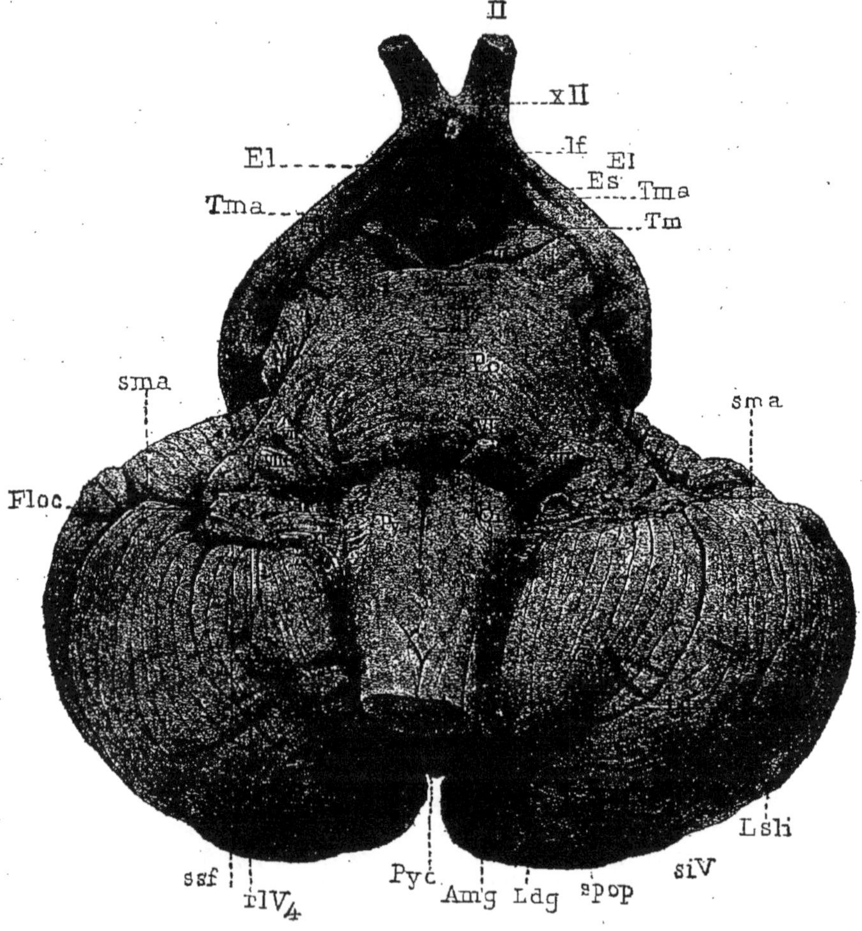

Fig. 158. — Face inférieure du cervelet et nerfs crâniens (Déjerine). — Amg, lobe tonsillaire ou amygdale; — El, éminence latérale du tuber cinereum; — Floc, flocculus ou lobule du nerf pneumo-gastrique; — Ef, tige de l'hypophyse; — Ldg, lobe digastrique; — Lgr, lobe grêle; — Lsli, lobe semi-lunaire inférieur; — Oi, olive inférieure ou bulbaire; — P, pied du pédoncule cérébral; — Py, pyramide antérieure du bulbe; — rIV4, diverticule latéral du IVe ventricule; — SiV, sillon inférieur de Vicq d'Azyr; — Spop, sillon post-pyramidal; — ssfl, sillon sous-flocculaire; — Tm, tubercule mamillaire; — Tma, tubercule mamillaire accessoire; — II, nerf optique et son chiasma (xII) et sa bandelette; — III, nerf moteur oculaire commun; — V, nerf trijumeau; — VI, nerf moteur oculaire externe; — VII, nerf facial; — VIII, nerf auditif; — IX, nerf glosso-pharyngien; — X, nerf pneumo-gastrique; — XI, nerf spinal; — XII, nerf grand hypoglosse.

noyaux gris de la protubérance ou Pont; de là partent les fibres des *pédoncules cérébelleux moyens*, qui, après entre-croisement médian, se rendent dans l'hémisphère cérébelleux du côté opposé. En somme, le pédoncule cérébelleux moyen est une voie d'association entre l'écorce d'un *hémisphère cérébral* et celle de l'*hémisphère cérébelleux opposé*, avec interposition d'un *neurone* dans la substance grise du Pont. Ainsi s'explique l'atrophie d'un hémisphère cérébelleux, en cas de lésion de l'hémisphère cérébral du côté opposé. Par ces fibres afférentes, les hémisphères *cérébraux* peuvent produire des excitations dans les hémisphères *cérébelleux*.

Toutes les *fibres* EFFÉRENTES (fig. 159) partent des NOYAUX CENTRAUX (noyaux du toit et dentelé), et forment deux groupes : 1º l'un qui descend, par les cordons antérieurs, dans la moelle, et va actionner les *cellules motrices des cornes antérieures* (faisceau cérébelleux descendant) ; 2º l'autre, qui se porte en avant, est constitué *par le pédoncule cérébelleux supérieur*, qui se termine tout entier dans le NOYAU ROUGE et le THALAMUS du côté opposé : de là, il a des rapports indirects avec le *cortex cérébral*.

A côté de ces systèmes principaux de fibres afférentes et efférentes, il importe d'en indiquer deux autres, qui, bien que moins étendus, jouent un rôle important au point de vue physiologique et clinique (voy. fig. 159) :

1º Le système des *fibres vestibulo-cérébelleuses*, qui relient au cervelet les NOYAUX DE DEITERS ET BECHTEREW (où aboutissent les fibres des *nerfs vestibulaires*), dont la lésion nous expliquera, dans les tumeurs cérébelleuses, la perte d'équilibre et les attitudes pathologiques de la tête et du cou, fonctions auxquelles ces centres président.

2º Le système des *fibres optiques cérébelleuses* de Brissaud, et *oculo-motrices cérébelleuses* du même auteur (fig. 159). — Les premières, dont l'origine est encore hypothétique, viennent des *radiations optiques de Gratiolet*, passent sous le tubercule quadrijumeau antérieur, et, par les pédoncules cérébelleux supérieurs, vont s'épanouir dans l'écorce du cervelet. Leur existence nous offre une explication de l'*état vertigineux* présenté par certains cérébelleux, et la possibilité de corriger volontairement, et dans une certaine mesure, par l'*intermédiaire de la vue*, les troubles d'équilibre qui résultent de la perte des fonctions du cervelet. — Les secondes (fibres oculo-motrices cérébelleuses) relient les *noyaux* des IIIe et VIe paires avec les *centres cérébelleux*, et nous permettent de comprendre les *déviations oculaires* et le *nystagmus*, troubles assez fréquents dans les *tumeurs cérébelleuses*.

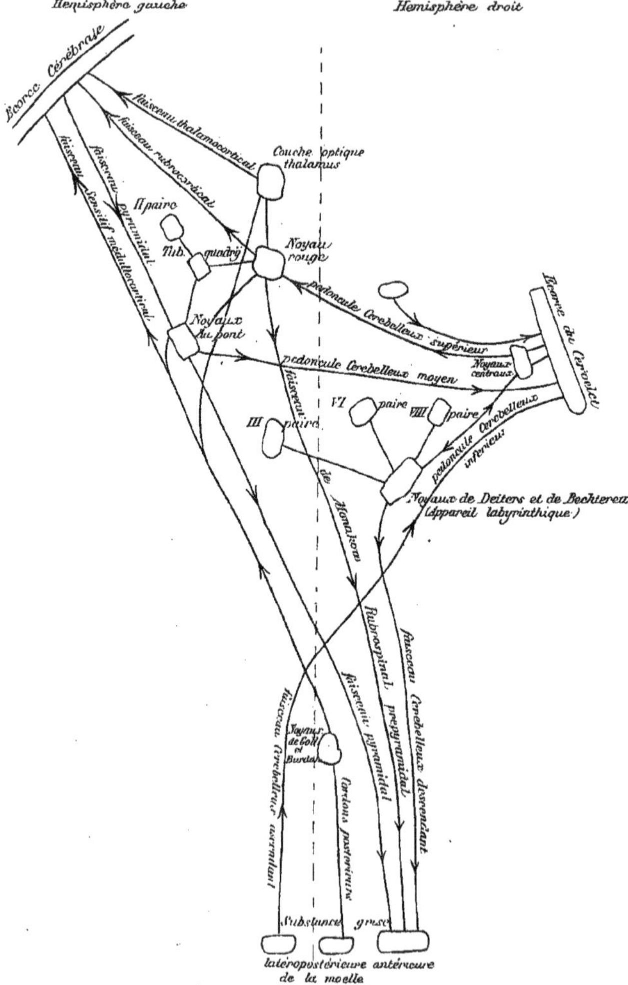

Fig. 159. — Appareil nerveux de l'orientation et de l'équilibre (Grasset).

b. Dans l'économie encéphalique, le cervelet joue un *rôle* STATIQUE *et* DYNAMIQUE.

Le *premier* nous a été révélé, depuis longtemps, par Flourens et Bouillaud, qui ont montré que ses lésions entraînaient des troubles de l'équilibre, dans la *station* et la *marche*. Mais ils en ignoraient le mécanisme, c'est-à-dire les voies suivies par l'action cérébelleuse. Celle-ci consiste en un RÉFLEXE, qui, de la périphérie, est amené au cervelet par les *voies afférentes*, et se réfléchit sur les noyaux centraux et, de là, sur la moelle épinière, par les faisceaux cérébelleux descendants. Ce réflexe, dans l'état ordinaire, est inconscient ou subconscient. Lorsque la volonté intervient, par exemple dans la mise en marche du système, elle le fait par l'intermédiaire des *fibres pyramidales*, des *noyaux du Pont*, et des *pédoncules cérébelleux moyens*; et elle va impressionner les cellules du cortex cérébelleux. — Nous verrons que, dans nombre de cas, elle corrige en partie les *troubles d'équilibre* causés par les lésions cérébelleuses.

Le *second* (rôle *dynamique*) a été plus récemment mis en lumière par les recherches expérimentales de Luciani (1891), reprises par Gowers (1891), Russell, Ferrier et Turner, Schiff, Thomas (1897), Verziloff (1899, 1903), Bechterew (1900), et Roncali (1903). — Il s'exerce dans tous les mouvements et attitudes, et consiste en des *variations du tonus musculaire*, qui règlent l'étendue et la force de ces mouvements.

Ainsi, lorsqu'un animal, un chien, lève sa patte antérieure, non seulement les centres moteurs du cerveau interviennent pour commander et produire le mouvement par la voie pyramidale, mais encore, pendant que ce mouvement s'exécute, il faut qu'existe un état de tonicité spécial dans les groupes musculaires voisins et dans le tronc tout entier, pour en assurer la fixité. Le cerveau, par ses fibres afférentes du pédoncule, de la protubérance et du pédoncule cérébelleux moyen, *actionne l'écorce cérébelleuse*, en même temps qu'il commande le mouvement principal. Celle-ci, par ses fibres efférentes et par ses ganglions centraux, fournit le tonus suffisant à tout l'appareil musculaire correspondant et au tronc lui-même. Le cerveau est averti de toutes les modifications de l'appareil musculaire par les *fibres efférentes cérébelleuses*, qui se rendent au NOYAU ROUGE (voy. fig. 159-160), et à la COUCHE OPTIQUE par les pédoncules cérébelleux supérieurs; et, à chaque instant, à chaque période du mouvement, l'ÉQUILIBRE *est maintenu*. Mais, vienne une lésion cérébelleuse unilatérale, le tonus musculaire venant de ce côté du cervelet fera défaut au côté correspondant du corps ; au contraire, l'autre côté en restera abondamment pourvu, d'où incurvation du tronc, perte de l'équilibre, oscillations et chute du *côté lésé*.

Les mêmes faits s'observent en pathologie humaine. Mais il existe des différences *importantes, lorsqu'il s'agit de néoplasmes.*

Les phénomènes sont plus *complexes* dans ce dernier cas : car la tumeur n'intéresse pas seulement l'hémisphère cérébelleux, où elle s'est fixée : son action retentit sur tout le cervelet, sur la moelle allongée, et même sur les hémisphères cérébraux ; d'où l'aggravation et l'extension des troubles observés : l'*asthénie* et l'*atonie* musculaires, et l'ataxie sont plus prononcées, et se mon-

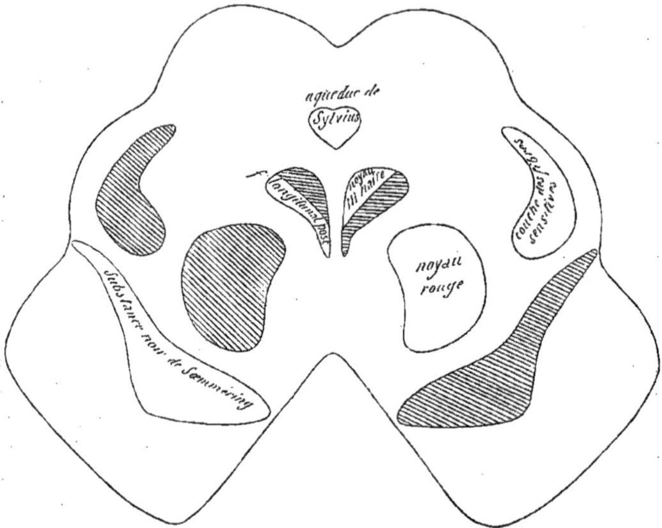

Fig. 160. — Coupe du cerveau moyen, au niveau des éminences des tubercules quadriju-meaux ; le NOYAU ROUGE (d'après Van Gehuchten et Grasset).

trent d'ordinaire *des deux côtés du corps*, quoique *plus accusées du côté intéressé*[1].

Le cervelet est, en somme, un CENTRE D'ÉNERGIE et *de renfort*[2] pour tous les mouvements. — On le compare à un gros ganglion, placé en arrière du centre cérébro-spinal, comme les ganglions rachidiens près de la moelle épinière, qui produit sans cesse de

1. Les exérèses cérébelleuses par intervention chirurgicale ou par trau-matismes se rapprochent davantage des faits expérimentaux : car il s'agit surtout, alors, de phénomènes de *déficit*.

2. D'après G. Pagano, le cervelet serait surtout un organe *sthénique* du système nerveux. Ce réservoir d'énergie serait destiné à renforcer les sensa-tions, comme aussi les ordres de la contraction musculaire. (*Riviste di Path. nervosa*, 1902, p. 145, et *Rev. neurol.*, 1903, p. 368). Et, dans un second tra-vail, il dit encore que le cervelet est un *organe énergétique* pour tous les centres nerveux et l'axe cérébro-spinal : tous les centres nerveux sont sous sa dépendance, et son excitation *exalte* toutes les fonctions. (*Arch. ital. de Biologie*, et *Rev. neurol.*, 1903, p. 618.)

l'influx nerveux destiné à fournir de POTENTIEL l'appareil neuro-musculaire, à maintenir son *tonus*, et, dans une certaine mesure, sa *vie trophique*. D'autre part, il contribue à *fusionner* et à *coordonner* les mouvements musculaires, principalement dans la station, la marche, etc.

Les lésions cérébelleuses, d'après Luciani, produisent :
L'*asthénie* (diminution de l'énergie des contractions);
L'*atonie* (flaccidité des muscles);
Et l'*astasie* (trouble de la fonction statique équilibratrice)[1].
Tous ces troubles dynamiques *expérimentaux*, bien différents de la parésie et de la paralysie, que produisent les lésions cérébrales, nous les verrons apparaître dans la symptomatologie des tumeurs cérébelleuses, sous des aspects et des noms différents : *atonie musculaire, asthénie, titubation, asynergie, ataxie cérébelleuse*, etc.

D'après Thomas (1897), le cervelet est *un organe* ANNEXE des voies de la *sensibilité*, qui reçoit des excitations périphériques et des impressions centrales; il est, sous l'influence de ces diverses excitations, le siège d'une *réaction*, qui s'applique au maintien de l'équilibre, dans les diverses attitudes ou mouvements, réflexes, automatiques, volontaires; *c'est un* CENTRE RÉFLEXE DE L'ÉQUILI-BRATION. — Par la méthode des coupes sériées et des dégénérescences, il a étudié le trajet des divers faisceaux nerveux, qui relient l'*écorce cérébrale* et la *moelle épinière*, la *protubérance*, le *bulbe*, les *centres oculaires*, les *noyaux acoustiques vestibulaires*, au CORTEX CÉRÉBELLEUX et à ses CENTRES (corps dentelé, noyau du toit, etc.). Si les mêmes recherches étaient poursuivies, pour les dégénérescences qui accompagnent les tumeurs cérébelleuses, une vive lumière serait projetée sur leur symptomatologie, et la préciserait mieux qu'on ne le peut faire aujourd'hui.

Selon Grasset, Brissaud, Thomas, Déjerine, Bonnier, et surtout Roncali, les fonctions dynamiques et statiques du cervelet sont très influencées *par l'action* SENSORIELLE; l'ataxie cérébelleuse est beaucoup *plus grave, plus prolongée*, chez les animaux auxquels on pratique, ainsi que le prouvent les expériences de Roncali, l'*ablation des globes oculaires* ou des *canaux demi-circulaires*, en

---

1. Depuis longtemps déjà, Luys avait démontré que les lésions isolées du cervelet sont caractérisées par un état de faiblesse générale et de dépression des facultés locomotrices : il y a affaiblissement, dysharmonie dans tous les mouvements, sans qu'ils soient jamais complètement abolis : il y a *asthénie, mais* PAS *de paralysie*.

même temps qu'on lèse l'hémisphère cérébelleux ou le vermis[1].

Ce dernier fait expérimental explique qu'en cas de tumeur cérébelleuse, les troubles s'accentuent avec les progrès du néoplasme, qui produit bientôt la *cécité*, à cause de l'hypertension cérébrale et de l'hydropisie, toujours très accusées.

II. — DIAGNOSTIC RÉGIONAL : SYMPTOMES CÉRÉBELLEUX.

A. — *Le syndrome cérébelleux.*

La plupart des *nosographes* décrivent, sous le nom de SYNDROME CÉRÉBELLEUX, un ensemble symptomatique comprenant comme phénomènes fondamentaux : la céphalée, les vomissements, les vertiges, l'amaurose (si fréquente), et la *titubation*.

Tous ces troubles, sauf le dernier, appartiennent au *syndrome commun* des tumeurs cérébrales, tel que nous l'avons décrit; et, s'il est vrai qu'en général ils sont, dans les tumeurs cérébelleuses, *précoces* dans leur apparition, *rapides* dans leur évolution, et *intensifs*, ils n'ont rien en eux-mêmes de *caractéristique*, au point de vue *topographique*.

Ils se rencontrent, assez fréquemment, avec la même puissance, dans les autres *tumeurs de la base*, et dans certaines *tumeurs frontales*.

D'autre part, il existe un nombre presque égal de tumeurs cérébelleuses, qui ont une évolution lente et tardivement intensive[2].

1. Roncali, *in* Chipault, *Chir. nerveuse*, 1903, III, p. 376 et suiv. — Dans un cas de Masnata, un blessé ayant eu le lobe gauche du cervelet détruit, guérit par trépanation : mais il recouvra *très lentement* l'équilibre dans la fonction ambulatoire, parce qu'avant l'accident il était *aveugle*. (*Id.*, p. 358.) — Les expériences de compression de Roncali, toutes artificielles qu'elles soient (il se sert de petits cailloux introduits entre la tente et les lobes cérébelleux), et quoique difficilement comparables, montrent que les effets en sont généralisés, c'est-à-dire qu'ils portent presque toujours sur les deux côtés du corps, et, le plus souvent, se compliquent de phénomènes parétiques ou paralytiques (par compression des fibres pyramidales). D'autre part, les troubles ataxiques font souvent défaut, ce qui indique qu'ils ne dépendent pas uniquement de l'*action compressive*.

2. Oppenheim mentionne un certain nombre de tumeurs du cervelet, *sans symptômes*, LATENTES. — Nothnagel s'appuie sur un fait d'Andral et deux cas personnels, où des tubercules n'avaient donné lieu à aucun signe, pour penser qu'on trouverait bien des exemples semblables. La statistique de Bernhardt relève, dans ce genre, les cas d'Ebstein, Cordier, Couty. Il est à remarquer que, maintenant, ces cas sont de plus en plus rares. — Taylor a vu un cas de fibro-sarcome du flocculus, sans symptômes. Ogilvice vit une tumeur de la fosse cérébrale postérieure, ayant comprimé et presque détruit le lobe droit du cervelet, sans aucun signe. Asworth mentionne deux cas chez des enfants qui avaient joué et couru quelques jours avant leur mort, sans douleurs, et

Au point de vue de *l'action chirurgicale*, il est funeste d'attendre que les manifestations du syndrome se soient accusées.

Les *neuropathologistes* désignent, sous le nom de SYNDROME CÉRÉBELLEUX, un ensemble symptomatique *plus précis*, mais qui ne s'applique qu'en partie à la séméiologie des tumeurs; il est spécial aux lésions de *déficit*, aux *agénésies*, et *scléroses cérébelleuses*. En voici les traits principaux d'après Thomas[1].

Il consiste essentiellement en des troubles des mouvements, dans la station debout et la marche; tandis qu'*il y a intégrité relative des mouvements isolés des membres, le corps reposant sur un plan horizontal.*

Dans la station debout, les membres inférieurs sont écartés, et la base de sustentation élargie; le corps est le siège d'oscillations en différents sens, la tête aussi. — Quelquefois la station debout n'est possible que si le malade prend un point d'appui. Dans cette attitude, le corps et la tête s'inclinent d'un côté ou de l'autre, toujours du même côté, et les membres inférieurs tremblent.

Dans la marche, les oscillations du corps augmentent; le malade s'avance selon une ligne brisée, il *festonne*. Le corps se porte trop d'un côté ou de l'autre, il chancelle, il titube : c'est la DÉMARCHE ÉBRIEUSE caractéristique, bien entrevue par Duchenne (de Boulogne).

Il n'y a pas cependant d'ataxie, car le malade ne lance pas ses jambes. Les oscillations sont assez étendues pour déterminer des chutes, et la fatigue survient vite.

C'est qu'en effet dans ce cas, comme l'expérimentation l'établit, le cervelet est *suppléé, dans sa fonction équilibratrice*, par les CENTRES CORTICAUX *des hémisphères*, qui s'épuisent rapidement.

Pour que le tableau établi par les neuropathologistes soit complet, il faudrait y joindre certains troubles observés, du côté

qui avaient des tubercules du cervelet. Le malade de Macdonald était un niais qui ne pouvait exprimer ce qu'il ressentait. Dans le cas de Leimbach on n'a rien observé, avant l'éclosion de la méningite tuberculeuse. Nous pouvons encore indiquer une observation de Putnam, où l'atrophie du nerf optique fut le seul symptôme une année durant : l'autopsie démontra une tumeur kystique du cervelet. Ces observations sont tout à fait exceptionnelles, et on peut penser qu'une recherche mieux approfondie aurait découvert quelque chose de particulier dans le fond de l'œil. — Le nombre des cas, où on n'a aucune notion sur le *siège* de la tumeur, est plus grand encore. Bramwell a rapporté récemment un fait où, malgré quatre tumeurs coexistant dans le cervelet, on ne put trouver aucun symptôme permettant de les localiser dans cet organe. (Taylor, *On intracranials tumors*, Lancet, 1886, I, et 1894, I.— Ogilvice, *Brain*, oct. 1885. — Macdonald, *Brain*, 1886. — Bramwell, *Brain*, janv. 1888 et 1898. — Asworth, *Brit. med. Journ*, 1891, 1.)

1. Thomas, *Le cervelet* : étude anatomique, clinique et physiologique, Th. Paris, 1897.

des membres supérieurs (tremblements, incoordination, maladresse, écriture tremblée, etc.) et, enfin, du côté de la parole (scansion, lenteur, etc.).

Touche a relaté récemment un bel exemple de ce SYNDROME CÉRÉBELLEUX, par *lésion de déficit* (ramollissement des lobules *digastrique* et *grêle* de la face inférieure du cervelet)[1].

Quand il s'agit de *néoplasmes*, il convient de procéder autrement que pour les lésions *de déficit*; il est nécessaire de passer en revue chacun des signes, qui *marque leur* SIÈGE CÉRÉBELLEUX.

B. — *Céphalée et signes du syndrome commun. Troubles généraux.*

La CÉPHALÉE OCCIPITALE est fréquente et très intense: souvent elle procède par crises paroxystiques, durant parfois plusieurs heures, nocturnes, ou diurnes : elle se présente, en certains cas, huit ou dix fois par jour, et elle prend parfois un caractère *atroce*. Les crises s'accompagnent fréquemment de *douleurs à la nuque*, de vomissements, de vertiges.

La *percussion*, assez souvent, réveille la douleur occipitale, d'une manière assez nette, pour constituer un signe de localisation, non sans valeur. Dans un cas de Rotgans et Winkler, elle s'accompagnait d'un bruit de *pot fêlé*, dû à la mobilité et à l'écartement des sutures, par un kyste volumineux[2].

D'ailleurs, d'après tous les auteurs, les symptômes généraux sont très accusés, dans les tumeurs du cervelet; les *phénomènes de compression sont très précoces et très intenses*, et souvent il y a un haut degré d'hydrocéphalie.

D'après Oppenheim la STAUUNGSPAPILLE est *très fréquente*, et se lie dès le début à l'*amblyopie*, quelque temps après à l'*amaurose*; presque toujours les deux yeux sont pris. Il survient aisément une compression du chiasma, par le troisième ventricule dilaté: ce qui expliquerait que, parfois, on observe de l'amblyopie et de la cécité, *sans stauungspapille*. — On a même vu, dans quelques cas, les troubles de la vue croître rapidement, après des crises de vomissement, ou un examen ophtalmoscopique (Oppenheim).

C. — *Raideur de la nuque. Contractures de la tête et du cou. Opisthotonos. — Déviations oculaires conjuguées. — Nystagmus.*

La RAIDEUR DE LA NUQUE, soit au moment des crises, soit d'une façon permanente, avec attitude forcée de la tête, renversée en

1. Touche, *Rev. neurol.*, 1900, p. 149.
2. Rotgans et Winkler, *Chir. nerveuse de Chipault*, 1902, I, p. 692.

arrière ou en rotation, en position fixe en haut ou latéralement, avec ou sans convulsions oculaires, est fréquemment signalée. La *contracture*, qui se produit, peut s'étendre aux muscles du cou et même du tronc, de manière à constituer un OPISTHOTONOS très caractérisé : le malade ne peut baisser la tête; il s'efforce, au contraire, de l'immobiliser avec les mains, comme cela existait dans le cas que nous avons observé[1]; et il la meut très lentement, et tout d'une pièce, avec la partie supérieure du corps. Un malade d'Iterson, Hermanidès, et Winkler avait la tête en position fixe et regardant en haut et à gauche, tandis que le tronc s'était incurvé à gauche (kyste ayant détruit le lobe gauche du cervelet)[2].

Chez un enfant, ayant un tubercule du cervelet, le menton était en contact avec le sternum, et le corps tout à fait replié sur lui-même et immobile[3].

Batten signale une attitude de la tête, rare dans les tumeurs cérébelleuses, et il lui attribue une certaine valeur diagnostique : elle consiste en ce que l'oreille est rapprochée de l'épaule, du côté opposé à la lésion, et la face tournée du côté de la lésion[4].

Dans un cas de Makensie, la raideur s'étendait à la masse des muscles du dos, et le patient ne reposait que sur les épaules et les fesses.

Ces phénomènes de contracture opisthotonique sont parfois si accusés qu'ils ont fait croire à une carie vertébrale, à une méningite, et ont provoqué une erreur de diagnostic.

Quelquefois on observe de véritables *attaques d'opisthotonos*, qui procèdent par accès (H. Jackson), par crises. S'agit-il d'un fait d'irritation du spinal, des nerfs cervicaux, ou des méninges elles-mêmes? Il est probable que la cause varie selon les circonstances pathologiques.

Les TROUBLES OCULAIRES (*convulsions, strabisme, déviations conjuguées* et *nystagmus*), qui accompagnent ordinairement les déviations de la tête et du cou, doivent être attribués à la compression par l'hydropisie ventriculaire ou à l'excitation des *tubercules quadrijumeaux*, des *noyaux moteurs oculaires communs et moteurs oculaires externes*, qui, comme nous l'avons dit, sont en relations avec les noyaux de Deiters et de Bechterew, et, par eux, avec *l'appareil acoustico-cérébelleux*.

1. *Congrès de chirurgie*, 1903.
2. Iterson, Hermanidès et Winkler, *Chir. nerveuse Chipault*, 1902, p. 690.
3. Bernheim, *Rev. de l'Est*, 1887, p. 2 et 35.
4. Batten (Brain, 1903, et *Rev. neurol.*, 1903, p. 930).

D. — Vertiges *cérébelleux*.

Le VERTIGE est fréquent et très intense dans les tumeurs cérébelleuses. — D'après Hitzig, sur 11 cas de tumeurs du cervelet (6 dans le vermis, 5 dans les hémisphères), le vertige ne manqua dans aucun.

Il est absolument *indépendant* des troubles de l'équilibre et de l'ataxie cérébelleuse. Souvent, il procède par crises ou paroxysmes. Dans les autres tumeurs de l'encéphale, où il se rencontre parfois, il n'est jamais *aussi précoce* et *aussi accusé*. — Il apparaît surtout avec les changements de position, et, dans la station debout, la marche, il peut, indépendamment de la titubation, entraîner la chute [1].

La *sensation subjective de vertige* peut aussi exister, sans troubles de le station et de la marche; et, inversement, l'état cérébelleux se manifeste, sans que le malade éprouve de vertige. Lorsqu'il apparaît spontanément, dans la position couchée, il est fort pénible et ressemble assez au vertige de Ménière [2].

Assez souvent, il est lié à une *sensation d'entraînement* vers la droite ou vers la gauche, en avant ou en arrière (cas de Vulpian et Wetzel).

Quelquefois, il ne se produit que dans certaines positions du regard. C'est ainsi qu'un patient observé par Bulkner avait du vertige, quand il regardait en haut (gliome du nerf acoustique) : il en fut de même dans deux cas de Guéneau de Mussy et d'Oppenheim.

Nothnagel, Gowers, donnent une part prépondérante aux *tumeurs du lobe médian*, dans la production du vertige : lorsqu'il est très prononcé, d'après le premier de ces auteurs, il faut prévoir une lésion des *Vermis*. Du reste, d'après lui, l'incoordina-

---

1. Dans le cas de Bendandi-Murri, de Bologne (fibro-sarcome du lobe gauche du cervelet près de la tente), les vertiges ouvrirent le tableau symptomatique. Le malade fut pris un jour de vertige, tomba à terre; et, l'accès passé, se releva et revint de lui-même chez lui. Puis les vertiges se répétèrent et, avec eux, apparurent les douleurs de tête et les vomissements. Dans les derniers temps de la maladie, quelques mois avant d'être crâniectomisé, le malade, quand il était pris de ses vertiges, tombait en avant; sa vue s'obscurcissait; il était dans l'impossibilité de parler, et restait ainsi deux ou trois minutes, pour revenir à lui. (*In* Roncali, Chipault, *Chir. nerveuse*, 1904, III, p. 352 et 386.)

2. La malade de Durante (tumeur du lobe cérébelleux droit; voir fig. 161) avait des vertiges très violents qu'elle ressentait *même couchée*; elle affirmait voir tous les objets de la chambre se mouvoir et tourner; et, en même temps, elle avait de vives hallucinations visuelles [vue de grands fantômes blancs, revêtus d'un linceul et menaçants]. (*In* Chipault, *Chir. nerveuse*, 1904, III, p. 391.)

tion motrice est bien plus fréquente dans ces circonstances.

On peut penser, avec quelque probabilité, que le *vertige* apparaît surtout lorsque les fibres qui unissent le cervelet aux hémisphères cérébraux, aux noyaux de Deiters [1] et de l'acoustique, ou
encore, les fibres cérébelleuses directes, qui le relient à la moelle
épinière, *sont altérées*. Dans ces conditions, cet organe est *mal
renseigné* sur les sensations cutanées, musculaires, articulaires,
par les diverses fibres afférentes, et il ne sait rien des sensations
tactiles, douloureuses, motrices, éprouvées par les membres, *la
moelle épinière étant souvent atteinte de dégénérescence descendante*;
il est donc très explicable qu'il y ait des troubles de l'*orientation*.

De même l'*appareil* ACOUSTICO-CÉRÉBELLEUX peut être atteint
dans ses faisceaux propres, et il en résulte des vertiges, assez
comparables à ceux de la maladie de Ménière.

. Enfin, Déjerine indique que le vertige coïncide assez fréquemment avec une *augmentation de pression intra-cérébrale*. « Peut-
être, dit-il, cette condition mécanique doit-elle expliquer la coïncidence des vertiges avec les changements de l'attitude céphalique.
Les sensations vertigineuses surviennent fréquemment, en effet,
quand le malade passe de la position couchée à la situation assise,
ou du décubitus droit au décubitus latéral, quand il se lève ou
qu'il se met à marcher [2]. »

D'après Brissaud, souvent le vertige ou l'état vertigineux
seraient *d'origine oculaire*. Le cérébelleux, pour se diriger, *a
besoin de la fixité du regard*. Celle-ci peut être obtenue par l'action volontaire (par les fibres nerveuses qui vont du cortex aux
noyaux de la IIIe et de la VIe paires). Mais, chez le cérébelleux,
qui titube, qui oscille, le *point fixe* se déplace constamment avec
les mouvements du corps. D'autre part, les *oscillations oculaires*,
le *nystagmus* sont fréquents. Il n'y a pas, dès lors, de fixité possible; les objets semblent se déplacer, tourner : d'où le vertige.
Celui-ci cesse dès que le malade est couché, parce que le point
de fixation recouvre sa stabilité.

Le vertige de *Ménière ou labyrinthique* a cependant de grandes
analogies avec le *vertige cérébelleux*; et il existe une forme mixte, qui
mérite réellement le nom de *vertige* ACOUSTICO - CÉRÉBELLEUX [3].

1. Bonnier, dans ces derniers temps, a appelé l'attention sur ce qu'il
appelle le *syndrome du noyau de Deiters* : « *vertiges, avec dérobement partiel ou
total de l'appareil de sustentation*, et troubles oculo-moteurs réflexes, état
anxieux et nauséeux, phénomènes auditifs passagers, et manifestations douloureuses dans le domaine du trijumeau ». On l'observerait en cas de lésions
périphériques légères de l'oreille, dans le tabès, et dans certaines affections
bulbo-protubérantielles. (*Soc. de Biol.*, 1902, p. 1525.)

2. Déjerine, *Pathol. gén. de Bouchard*, p. 660.

3. Le vertige de Ménière est habituellement précédé d'un *aura* (sifflements
aigus, bourdonnements, tintements); et, au moment de l'accès, le malade

**E. — *Troubles* de L'ÉQUILIBRE; *titubation, démarche ébrieuse,
ataxie cérébelleuse.***

Dans le chapitre de la séméiologie générale, nous avons insisté,
suffisamment, sur les *troubles* de *l'*ÉQUILIBRE, dans les tumeurs
cérébrales, et sur leur mécanisme (polygone de l'équilibration
de Grasset, etc. Voy. p. 116, et fig. 161).

C'est dans les lésions destructives ou les tumeurs du CERVELET
qu'ils acquièrent *la plus grande intensité*, et présentent une
valeur diagnostique *ordinairement* CARACTÉRISTIQUE [1] : car, si
celui-ci n'est pas le *seul organe* de l'équilibre et peut être suppléé,
il est, au moins *le* CENTRE PRINCIPAL des excitations réflexes, qui
maintiennent le corps en équilibre.

En un mot, dans les lésions expérimentales ou pathologiques
du cervelet, il n'y a pas de *paralysie*, mais l'ÉQUILIBRE N'EST PLUS
STABLE.

Expérimentalement, d'après les recherches de Luciani, de
Thomas, etc., lorsqu'une moitié du cervelet est détruite, quelle que
soit l'attitude que veut prendre l'animal, quel que soit le mouve-

éprouve une sensation de translation ou de chute en avant et en arrière
(*vertigo titubans*), de tournoiement (*vertigo gyrans*), ou d'oscillations (*vertigo
oscillans*). Entraîné par ces sensations, il titube, et tombe s'il est debout, du
côté altéré; il n'y a pas de perte de connaissance, mais assez souvent de la
pâleur, des sueurs, un état syncopal. Au lit, le malade, en proie à des sensations de va-et-vient, de tournoiement, se calle avec des oreillers, et se
cramponne, pour résister à cette hallucination de la chute. On sait que
Ménière avait attribué ces troubles à une *hémorragie labyrinthique*. La
lésion, en effet, occupe le labyrinthe dans les cas *les plus graves*; mais les
lésions des trois segments de l'oreille peuvent aussi produire le vertige.
Schiff avait admis, comme élément de *diagnostic*, entre le *vertige acoustique* et le *vertige cérebelleux*, la courte durée des accès et le rétablissement
complet. Mais, il n'en est pas toujours ainsi. Elwald a décrit des troubles
consécutifs à la destruction du labyrinthe, qui présentent plus d'un rapport
avec ceux qui sont signalés après la destruction du cervelet (*Année scientifique*, 8 mai 1897). On observe, chez les animaux opérés, de la maladresse et
de la faiblesse dans les mouvements, de l'incertitude dans la marche et des
chutes. — L'excitation labyrinthique, ou les changements du liquide des *canaux demi-circulaires* sont transmis par les nerfs vestibulaires et labyrinthiques aux noyaux de Deiters; et il en résulte des troubles dans le *tonus*
de certains groupes musculaires, sans doute avec participation de l'appareil
cérébello-acoustique, qui simulent, à s'y tromper, les *vertiges cérébelleux* et
l'*ataxie cérébelleuse*. Cependant, les nerfs labyrinthiques sont surtout en
rapport avec le fonctionnement de l'*équilibre de la tête et du cou*, tandis que
le cervelet, préside *en plus*, à l'équilibre du tronc et des membres et joue un
rôle important, plus général. Il en résulte que, lorsqu'il est directement
atteint, *les troubles doivent être plus étendus, plus accentués* et *plus durables.*
1. D'après Bohm (cité par Oppenheim), l'ataxie existerait dans 49 p. 100 des
tumeurs des hémisphères cérébelleux, et dans 89 p. 100 des tumeurs du vermis.

ment qu'il exécute, il est entraîné du *côté de sa lésion* et tombe DE CE CÔTÉ. Si la chute ne se produit pas, il décrit des mouvements de rotation autour de son axe longitudinal, du côté sain vers le côté opposé.

A l'état normal, lorsqu'un animal exécute un mouvement, par exemple, lorsqu'il veut lever la patte, la *région* CORTICALE, par les voies pyramidales, commande et exécute le mouvement; mais, pour que celui-ci se produise avec sûreté et adaptation, il faut *la synergie* de tout l'appareil musculaire des deux côtés,

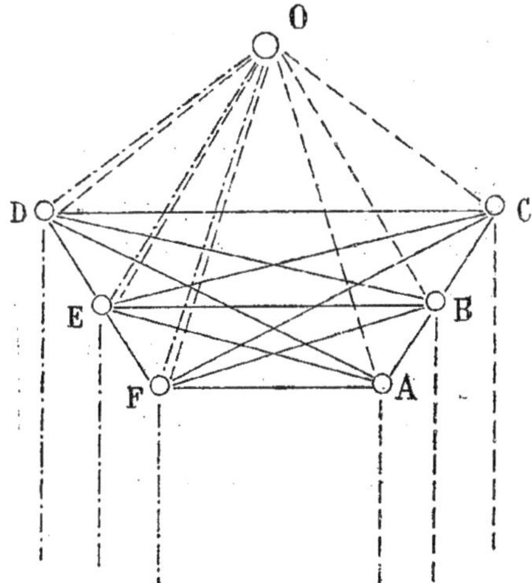

Fig. 161. — Polygone (inférieur) de l'équilibration automatique (Grasset). — O, Écorce cérébrale; — A, B, C, D, E, F, cervelet, noyau rouge, tubercules quadrijumeaux, noyaux de Deiters et de Bechterow, noyaux du Pont...

soit pour assurer la fixité du bassin et du tronc, soit pour régler l'action des muscles antagonistes. Le cervelet, averti du mouvement par ses fibres afférentes, y pourvoit, en augmentant le *tonus de certains groupes musculaires,* selon les nécessités.

Mais, s'il y a destruction, altération d'un hémisphère, du côté lésé *l'augmentation du tonus* ne se produit pas. Elle devient, au contraire, *prépondérante du côté opposé* : d'où inclinaison et torsion du corps du côté sain vers le côté malade, et *chute* DU CÔTÉ DE LA LÉSION. La tête s'incline dans le même sens; et, il survient un *mouvement conjugué des yeux* du côté opposé (Thomas).

Dans la MARCHE, cette inégalité entre les deux côtés entraîne des *oscillations*, des *irrégularités*, des *latéropulsions*, de l'*en-*

traînement du côté malade, des *mouvements de rotation*, de *manège*, etc [1].

Le SYNDROME CÉRÉBELLEUX, *chez l'homme*, présente de grandes analogies avec les désordres consécutifs aux lésions expérimentales chez l'animal, d'après Thomas. « On y trouve, dit-il, l'élargissement de la base de sustentation, les oscillations du corps, pendant la station debout, la titubation pendant la marche, le soulèvement brusque des jambes, la fatigue rapide, l'exagération des réflexes, l'absence de signe de Romberg, un certain degré d'asthénie physique et intellectuelle; et, dans un certain nombr e d'observations, le nystagmus et le strabisme sont signalés. »

C'est l'APPAREIL LABYRINTHIQUE et le *système des fibres cérébello-vestibulaires*, qui règle les mouvements de la tête et du cou, leur stabilité dans les mouvements passifs : l'excitation de cet appareil, peut-être, explique les *attitudes fixes* qu'on y observe chez le CÉRÉBELLEUX.

Lorsque celui-ci, *dans la* MARCHE, oscille, décrit des zigzags, titube, ressemble à un homme ivre, cela peut tenir encore *aux lésions descendantes* bulbo-médullaires, si fréquentes dans les néoplasmes cérébraux (voir p. 100). Les faisceaux* cérébelleux directs, de Gowers, et cérébelleux descendants, participent parfois à cette altération. En tout cas, les *lésions des cordons postérieurs* suffisent à expliquer : que les centres cérébelleux n'aient que des renseignements incomplets sur les excitations périphériques, et que *l'équilibre soit troublé* [2].

1. D'après Roncali, la théorie *motrice seule*, basée sur l'atonie et l'asthénie musculaires de Luciani, ne suffît pas à expliquer *l'ataxie cérébelleuse* : car, dans les expériences chez les animaux et en clinique, souvent celle-ci est *indépendante* de l'affaiblissement musculaire. Dans certains cas, l'ataxie existe sans que celui-ci se soit manifesté ou après qu'il a disparu (expériences chez les animaux). Il faut, pour comprendre la pathogénie de ce trouble, faire intervenir la théorie ou plutôt *l'action sensitivo-sensorielle*. C'est parce qu'il manque des renseignements *sensitifs* fournis par les nerfs sensitifs des membres inférieurs, et des renseignements *sensoriels* optico et acoustico-cérébelleux, que le cérébelleux oscille, trébuche, et tombe. Plus la destruction est étendue, plus les troubles sont accusés. Ils sont surtout accentués dans les ablations totales du cervelet, parce qu'il ne peut y avoir suppléance par les *parties restantes* de l'écorce. (*In* Chipault, *Chir. nerveuse*, 1904, III, p. 376-382).

Il est certain, pour nous, que *l'ataxie cérébelleuse* est un phénomène pathologique *complexe*, à la fois d'*origine motrice* et *sensitivo-sensorielle*. D'autre part, lorsqu'il s'agit de néoplasmes, il faut faire aussi intervenir les DÉGÉNÉRESCENCES SECONDAIRES, qui peuvent atteindre les faisceaux *acoustico-cérébelleux* de Cajal ou *cérébello-vestibulaires* de Thomas, et aussi les faisceau x *optico-cérébelleux* de Brissaud, quoique l'existence de ces derniers manque encore de substratum anatomique.

2. D'après les recherches récentes de Lewandowsky portant sur 100 expériences, l'ataxie cérébelleuse serait une *ataxie sensorielle* provoquée par les

Cependant, l'ATAXIE CÉRÉBELLEUSE diffère notablement de *l'ataxie tabétique.* — Chez le cérébelleux, *l'écorce cérébrale,* étant toujours en rapport avec la périphérie, *peut suppléer,* en grande partie, le cervelet; aussi, chez lui, le pied n'est pas projeté avec violence, il n'y a pas de talonnement; le signe de Romberg fait *ordinairement* défaut, car, la sensibilité générale étant intacte, il peut se passer des *sensations visuelles* pour se diriger.

Chez le *tabétique vrai,* le fonctionnement du cervelet est partiellement altéré, puisque les voies afférentes de la sensibilité sont détruites (sclérose des cordons postérieurs) : *l'occlusion des yeux* lui supprime toute notion de sa situation dans l'espace, et alors, il titube et tombe (signe de Romberg).

Cependant, Bruns admet que les DEUX FORMES D'ATAXIE peuvent se rencontrer dans les tumeurs du cervelet. — Dans quelques cas, les troubles de la marche augmentent lorsque les yeux sont fermés, et le signe de Romberg existe : c'est alors, sans doute, qu'il faut invoquer une dégénérescence accusée des cordons postérieurs, lésion non rare, ainsi que nous l'avons indiqué (voir p. 100).

En résumé, les *troubles de l'équilibre,* connus EN CLINIQUE sous les noms de TITUBATION CÉRÉBELLEUSE, *démarche chancelante, ébrieuse,* vertigineuse, ont des similitudes assez grandes avec ceux du *syndrome cérébelleux* PUR (lésions expérimentales ou de déficit, dont nous avons parlé).

Ainsi, le malade de Jaboulay, dans la station debout, se tenait les jambes écartées, la tête et le corps nettement inclinés vers la gauche, avec des oscillations qui s'exagéraient lorsqu'on rapprochait les deux pieds, ou qu'on le faisait se tenir sur un pied; il marchait comme un homme ivre, avec tendance constante à osciller et à verser à gauche (tumeur tuberculeuse du lobe droit du cervelet).

La malade de Durante (voir fig. 162-163), dans la marche, ne suivait pas une ligne droite, mais avançait en zigzag, les jambes écartées. Parfois, elle déviait davantage à droite qu'à gauche; et parfois, c'était l'inverse... La déviation vers l'un des côtés, mais particulièrement à droite (côté de la tumeur) devenait très évidente, lorsque la marche durait depuis une dizaine de minutes, car alors le corps s'inclinait à droite à cause de la grande faiblesse des muscles du membre inférieur droit, du tronc, de l'épaule et du cou du même côté. Si la malade, pendant la marche, après avoir fait quelques pas, se tournait à droite ou à gauche,

troubles du *sens musculaire,* qui accompagnent généralement une lésion du cervelet (*Archiv. f. Anat.,* 1903, et *Rev. Neurol.,* 1904, p. 534).

elle tendait toujours à perdre l'équilibre, dans la direction vers laquelle elle se tournait; et alors, pour se maintenir et ne pas tomber, elle écartait fortement les jambes, puis immédiatement les croisait; et cet entrecroisement, fait pour empêcher la chute, était justement ce qui la provoquait[1].

Mais, le plus souvent, *la marche est plus irrégulière*, les oscillations plus mouvementées, les zigzags plus imprévus, et la tendance à la chute plus grande que dans les cas de *ramollissement*.

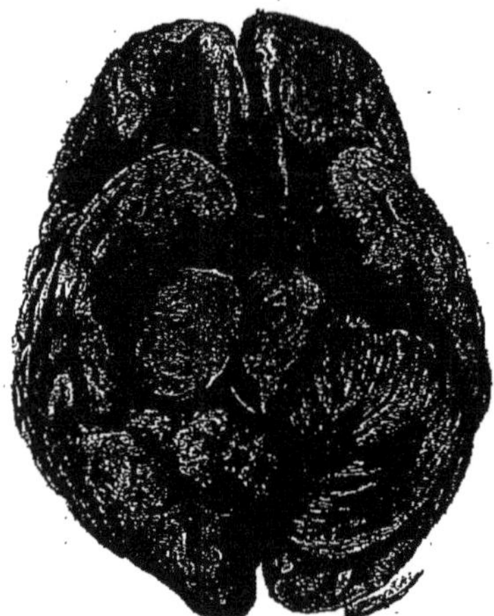
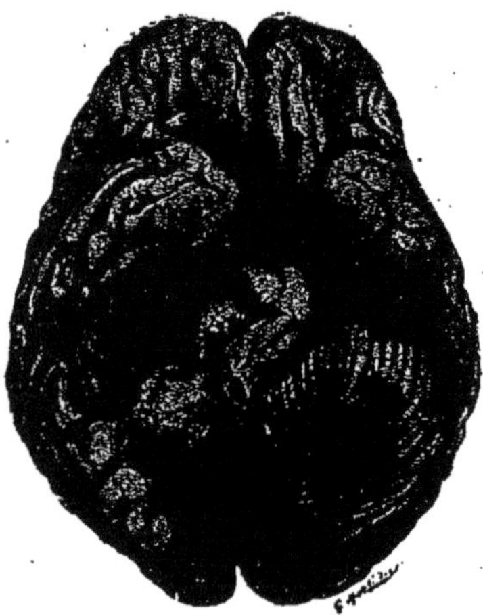

Fig. 162. — Sarcome fuso-cellulaire du lobe cérébelleux droit, du volume d'un œuf de poule, né près du flocculus. (Durante, obs. XIII, *in* Chipault, *Chirurgie nerveuse*, 1903, III, p. 349.

Fig. 163. — Cervelet, après l'ablation de la tumeur précédente (Durante). L'hémisphère cérébelleux droit et une partie du lobe moyen ont été enlevés pour supprimer la tumeur, née du pédoncule cérébelleux droit. Portion droite du pont de Varole atrophiée, et bulbe tordu en spirale de droite à gauche (Chipault, *id.*).

Dans certains cas, la marche est à la fois *ataxique*, *spasmodique*, et en *zigzag* (cas de Bendandi). Assez souvent le malade est attiré, projeté en arrière, ou en arrière et de côté. Les oscillations, la chute, se font ordinairement dans *le même sens*; et on a attribué une certaine importance à l'observation de ce fait, *au point de vue de la localisation.* — Les expérimentateurs sont unanimes : chez les animaux opérés du cervelet, LA CHUTE SE FAIT DU CÔTÉ DE LA LÉSION.

Il nous a semblé que, dans la plupart des cas, il en était ainsi en CLINIQUE. — Mais il y a des exceptions.

1. Jaboulay et Descot (*Chir. des centres nerveux*, 1902, p. 76). — Durante, in Chipault, *Chir. nerveuse*, 1904, III, p. 349, 356 et 391).

Le malade d'Auvray, debout, avait des oscillations, toujours dans le même sens, et tombait *à gauche*; or, il s'agissait d'une tumeur du vermis, absolument médiane[1]. — Quelquefois, le malade décrit un *mouvement de cercle*, comme celui de Guldenarm, Hermanidès, et Winkler, qui, dès qu'il marchait, était contraint d'aller à droite, et tournait en manège dans un cercle, dont le centre était à sa droite[2]. — D'autres fois, c'est un véritable tournoiement, analogue au *tournis* des moutons (cas de Munn, *in* Chipault, I, p. 29).

Il n'existe pas, ordinairement, de *véritable* ATAXIE dans les mouvements, car le pied n'est pas projeté avec violence, et il n'y a pas de talonnement; le signe de Romberg fait défaut, car la fermeture des yeux est sans influence dans la plupart des cas.

On a dit que la *titubation* était le propre de la lésion du vermis (Nothnagel); quand il s'agit de tumeurs, il n'en est pas ainsi; et les néoplasmes des lobes latéraux, soit par effet direct, soit par compression de voisinage, donnent lieu au même phénomène.

Ajoutons qu'il est un certain nombre de cas où les tumeurs du cervelet ne donnent lieu à aucun trouble de ce genre, dans la station ou la marche[3].

F. — *Troubles du* TONUS *(asthénie, atonie).*

Comme dans les résultats obtenus expérimentalement chez l'animal, par Luciani[4], on observe, *chez l'homme*, des troubles marqués du TONUS MUSCULAIRE, de l'*asthénie* et de l'*atonie*[5].

Bien *qu'il n'y ait pas de paralysie réelle*, le malade est incapable de se tenir debout, de marcher, d'exécuter certains mouvements : *il y a faiblesse, impotence, flaccidité* des muscles.

1. Auvray (*Soc. anat.*, 1895, p. 182).
2. Chipault (*Chir. nerv.*, 1902, p. 689).
3. Je citerai les faits d'Okynzić (gros tubercule du lobe droit du cervelet, *Soc. anat.*, 1902, p. 453); de Calantoni (gliosarcome de l'hémisphère cérébelleux gauche, *Rev. neurol.*, 1898, p. 222); De Libertini (tumeur du volume d'une grosse noix dans la substance blanche et les noyaux gris de l'hémisphère cérébelleux droit, *Rev. neurol.*, 1900, p. 231); Keen rapporte un cas de titubation cérébelleuse très caractéristique, avec une tumeur occupant principalement le III° ventricule.
4. Thomas considère le cervelet comme une source d'énergie; lorsqu'elle fait défaut, il y a diminution du potentiel, du tonus musculaire, et l'*asthénie* est l'effet direct de la fatigue due à l'attention et à l'effort, c'est-à-dire à l'intervention plus active du cerveau dans presque tous les actes. (Thomas, *Le cervelet*, p. 331.)
5. Cet *affaiblissement du tonus* est encore plus marqué, lorsque chez les animaux on enlève les deux hémisphères cérébelleux, comme l'ont remarqué Schiff et Vulpian. En raison de la *symétrie* des lésions, on n'obtient pas de titubation; mais les mouvements sont incertains, les attitudes sans fixité, et l'*asthénie très marquée*.

Une malade de Trenel et Antheaume (gliome comprimant le lobe gauche du cervelet) ne pouvait faire quelques pas qu'en poussant une chaise devant elle, sans détacher les pieds du sol, et était rapidement obligée de s'asseoir (voir fig. 164). — Dans un autre cas, observé par le même auteur, la malade avait une impotence des membres inférieurs complète : mise debout, elle

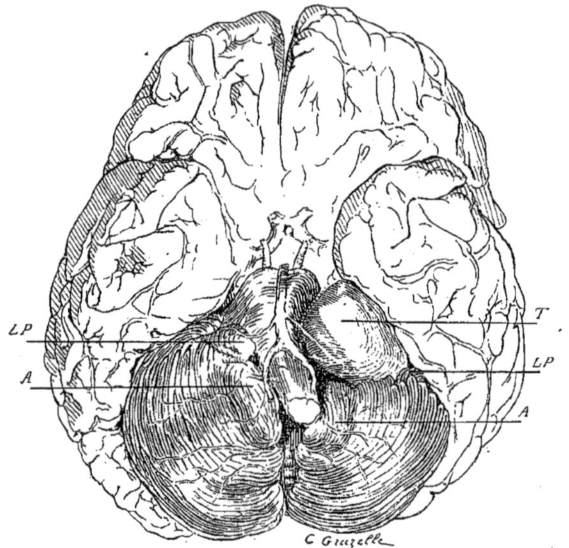

Fig. 164. — Tumeur (gliome) du lobule pneumogastrique gauche du cervelet (Trenel et Antheaume, *in Arch. de Neurol.*, 1897, II, p. 5). — Compression des régions voisines du cerveau, du cervelet et de la protubérance, ainsi que des nerfs trijumeau, facial, et acoustique gauches ; — T, tumeur ; — LP. Lobule du pneumo-gastrique ; le lobule gauche est deux tiers moins volumineux que le droit ; — A, amygdales.

se laissait choir ; cependant, elle pouvait à volonté remuer ses membres dans son lit (fig. 182).

Un homme de cinquante ans, qui portait une tumeur développée en plein lobe cérébelleux droit (fig. 179), ne pouvait marcher, à cause des vertiges, de l'affaiblissement musculaire généralisé (asthénie simple sans paralysie), pas de titubation auparavant ; d'autre part, si on essayait de le mettre debout, les pieds réunis, il était aussitôt porté en arrière, et toujours du côté droit (Babé et Martin).

Le malade de Lampiasi (tubercule de l'hémisphère cérébelleux gauche[1]), pour marcher devait être soutenu : alors, il avançait à

1. Trenel et Antheaume (*Arch. de Neurol.*, 1897, II, p. 1). — Trenel (*Soc. anat.*, 1898, p. 388). — Babé et Martin (*Soc. anat.*, 1898, p. 537). — Lampiasi (*in* Chipault, *Chir. nerveuse*, 1903, III, p. 355 et 387).

pas lents et courts, en glissant sur la plante des pieds et avec une démarche nettement titubante, quoiqu'il ne chancelât pas et ne zigzaguât pas.

Dans certains cas, dès qu'on le met debout, *le malade s'effondre*; il ne peut marcher que soutenu par deux personnes, et, si on le lâche, il s'affaisse (cas de Pineles, tubercule de la grosseur d'une noix dans l'hémisphère cérébelleux gauche, au centre du lobe quadrangulaire).

Un enfant de quatre ans devait s'aider des mains pour prendre la position assise dans son lit; quand il était étendu, il ne savait pas se relever; et, s'il faisait un effort dans ce sens, ses jambes se jetaient brusquement en l'air.

Korteweg, chez un jeune homme de vingt ans, qui ne pouvait ni marcher, ni se tenir assis, à cause de l'asthénie musculaire, fit l'ouverture d'un kyste cérébelleux, et bientôt le malade put se lever, se tenir debout, et marcher dans la salle (guérison). — Il en fut de même dans un cas semblable de Rotgans et Winkler : l'asthénie et la flaccidité des membres droits disparurent, et la marche devint possible.

Sur 13 cas de tumeurs du cervelet, Roncali a noté 8 fois *l'asthénie* (ou défaut d'énergie et de force) dans les muscles : tantôt elle occupait les membres supérieur et inférieur, du côté de la lésion (Bendandi, Durante, Montenovesi); tantôt uniquement les membres inférieurs (Postempski); tantôt les quatre membres et les deux côtés du corps (Lampiasi, d'Alloco), etc.

Raymond, dans ses cliniques, a bien mis en lumière que cette asthénie musculaire pouvait être *propre à certains mouvements*: sa malade âgée de 22 ans, qui titubait comme une femme ivre et ne pouvait se tenir longtemps debout, avait « des muscles forts[1] ».

Ajoutons que la faiblesse, l'irrégularité des ondes musculaires, s'annoncent par des *tremblements* dans les membres inférieurs, ainsi que Luciani et Thomas l'ont observé dans leurs expériences.

G. — *Troubles dans la coordination des* MEMBRES SUPÉRIEURS. TREMBLEMENTS.

Comme nous l'apprend l'expérimentation (et le fait a été bien souvent constaté en clinique dans les lésions de déficit), il existe *des troubles de la statique et de la dynamique des* MEMBRES SUPÉRIEURS.

Ce sont des tremblements des mains, des troubles de la coor-

---

1. Pineles (*Rev. de neurol.*, 1900, p. 831). — Glorieux (*Rev. de neurol.*, 1901, p. 996). — Korteweg et Winkler (*Chir. nerv. de Chipault*, 1902, p. 691). — Rotgans et Winkler (*id.*, p. 692). — Raymond (*Clin. et Iconogr. Salpétrière*, 1898, p. 213). — (Roncali, *in* Chipault, *Chir. nerveuse*, 1903, III, p. 355).

dination, de l'ataxie, qui, dans le cas de Popoff, était très prononcée (les yeux fermés), ou une *inhabileté*, une *maladresse*, surtout dans les *mouvements* INTENTIONNELS. — Dans un cas de Babinski (cholestéatome du lobe cérébelleux droit, voir fig. 172) ; le tremblement, quand le malade portait un verre à sa bouche, était caractérisé par des oscillations de gauche à droite au nombre de 3 à 4 à la seconde, qui s'accentuaient à mesure que l'objet approchait du but, et surtout si le malade cherchait à maintenir le verre à quelques centimètres de la bouche. L'écriture était difficile, illisible (voir le spécimen, fig. 165).

Ces troubles ont quelquefois l'aspect de *mouvements choréiques ou athétosiques*, ou font penser à une sclérose en plaques, ayant atteint le cervelet. En même temps, le membre est asthénique, faible, et se fatigue vite.

Il y a coexistence avec des troubles analogues, et de la titubation, dans les *membres inférieurs*.

Oppenheim dit : que souvent on observe, dans les membres supérieurs, un *mé-*

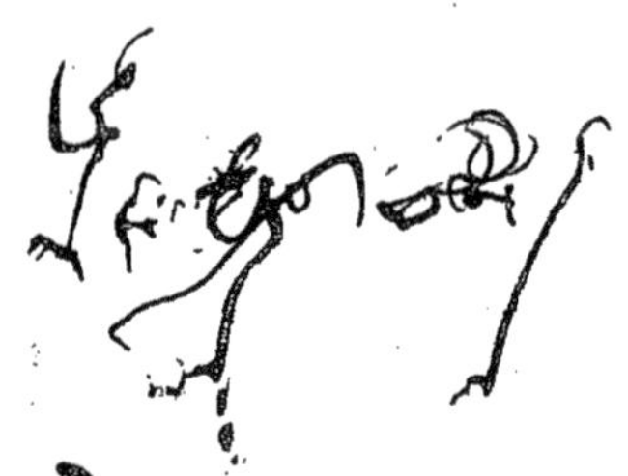

Fig. 165. — Écriture dans un cas d'asynergie cérébelleuse (Babinski).

lange d'ataxie et de tremblement, ou un trouble de la motilité tenant le milieu entre les deux. On ignore l'origine de ce phénomène : car souvent la tumeur déborde au voisinage, et ne reste pas limitée au cervelet. Assez souvent, les masses musculaires, qui étaient affectées de tremblement, étaient en même temps atteintes d'un certain degré de parésie.

Dans un cas, qui lui est personnel, outre le tremblement de la tête et des extrémités supérieures, qui n'existait que pendant les mouvements et avait le caractère de *celui de la sclérose*, il constata des *excitations rythmiques* du voile du palais et de la musculature externe ou interne du pharynx. Ces derniers étaient, sans doute, le résultat de la compression du bulbe.

Massalongo attribue *tous les tremblements* à l'irritation du *cortex moteur* ou *rolandique*, dont il fait le CENTRE SISMOGÈNE exclusif. Cette théorie, soutenable en partie, a l'inconvénient de faire abstraction de *l'écorce cérébelleuse*, dont le rôle kinétique est cependant indiscutable [1].

1. Massalongo, Contribution à l'origine corticale des tremblements (*Rev. neurol.*, 1903, p. 455).

H. — ASYNERGIE *cérébelleuse.*

Dans ces derniers temps, Babinski a appelé l'attention sur ce symptôme, qui serait PATHOGNOMONIQUE d'une lésion cérébelleuse.

Il consiste en une perturbation de la faculté d'ASSOCIER *les mou-*

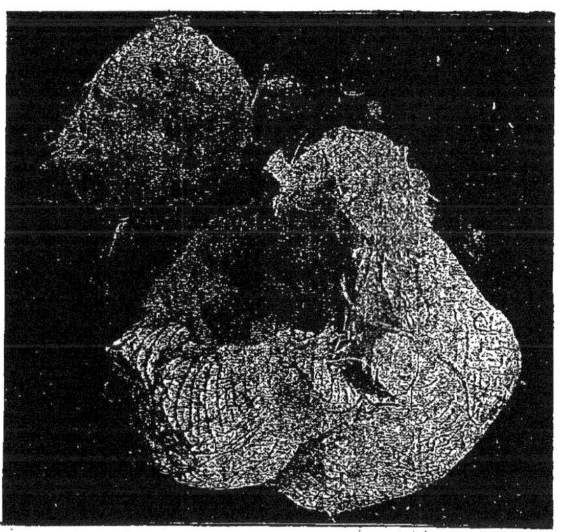

Fig. 166. — Sarcome du lobe cérébelleux droit (Babinski). — La tumeur ovoïde, grosse comme un œuf de poule, est énuclée, et placée à côté du cervelet. Il reste une loge creusée aux dépens du cervelet, et de la moitié supérieure du bulbe. Le fonds en est constitué par le pédoncule cérébelleux moyen. Autour la substance nerveuse était refoulée, et la paroi supérieure était formée par une mince couche de tissu cérébelleux atrophié, qui était comprise entre la tumeur et la tente du cervelet.

vements; et il devient surtout apparent, dans les mouvements nécessités par *la station debout ou la marche.*

Une des malades, qui lui ont servi à établir la valeur de ce signe clinique, était porteuse d'un sarcome gros comme un œuf de poule, encastré dans le lobe droit du cervelet (voir fig. 166) : la déambulation lui était impossible sans un aide, et quand on la soutenait, les jambes exécutaient les mouvements de marche nécessaires, mais *le tronc restait en arrière* (fig. 167. — *Rev. neurol.*, 1899, p. 812, obs. II).

Babinski indique quatre procédés pour mettre en relief ce symptôme :

1° Dans la MARCHE, le tronc reste en arrière et ne suit pas les

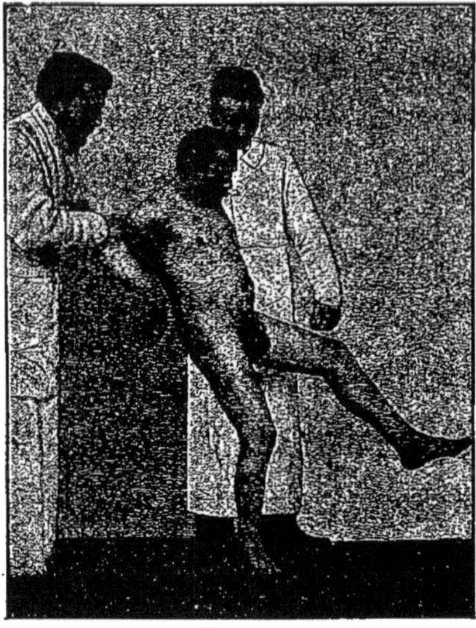

Fig. 167. — Asynergie cérébelleuse (Babinski). — Attitude du malade pendant la marche, soutenu par deux aides.

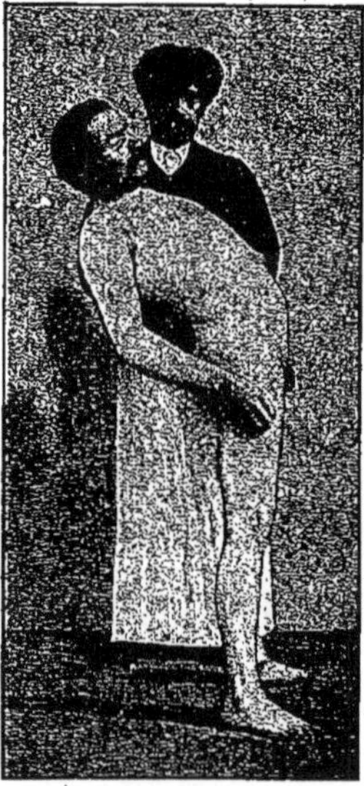

Fig. 168. — Asynergie cérébelleuse (Babinski). — Attitude du malade debout, cherchant à porter la tête en arrière, et à courber le tronc dans le même sens, en forme d'arc.

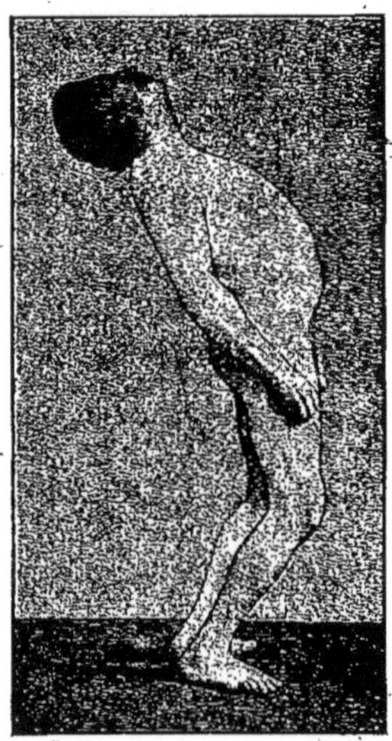

Fig. 169. — Attitude d'un sujet sain dans la station debout, cherchant à porter la tête en arrière et à courber le tronc en forme d'arc (Babinski).

mouvements des membres inférieurs; il faut attirer le malade en avant (fig. 167).

2° Dans la STATION, si on fait porter le tronc en arrière, les membres inférieurs restent fixes, rigides, et ne se fléchissent

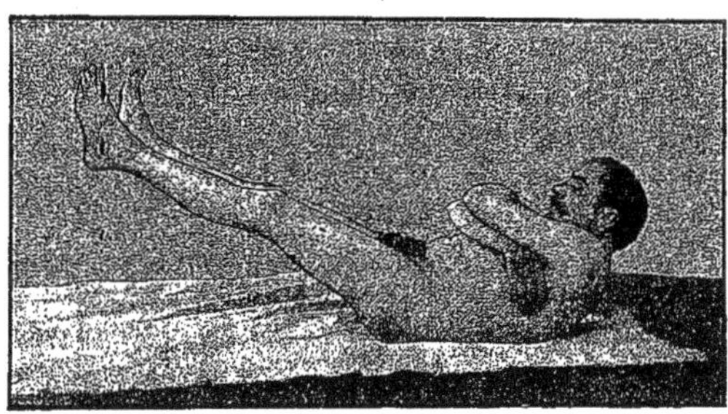

Fig. 170. — Asynergie cérébelleuse (Babinski). — Le malade faisant effort pour se mettre sur son séant.

pas, comme chez l'homme normal, pour rétablir l'équilibre (fig. 168-169).

3° Quand le malade est COUCHÉ et veut se mettre sur son séant, les cuisses se fléchissent et les talons s'élèvent (fig. 170-171).

4° Si le malade, assis, veut toucher du pied un objet placé

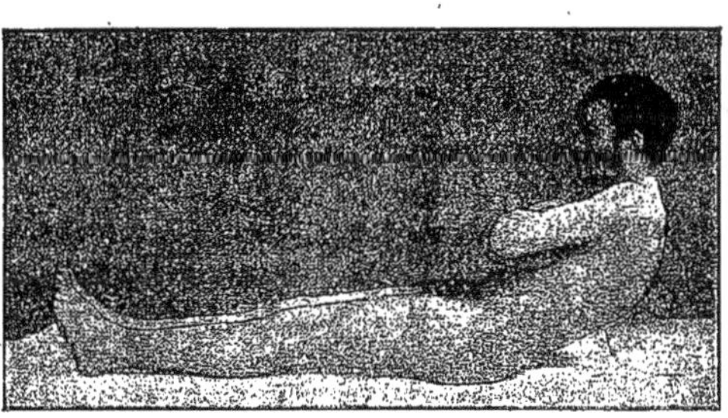

Fig. 171. (Babinski). — Attitude d'un sujet sain dans le même mouvement.

au-dessus et au-devant de lui, la cuisse et la jambe s'étendent *en deux temps inégaux*, comme par un *mouvement de détente*.

C'est, dans les premiers cas, un *défaut* d'ASSOCIATION des mouvements du *tronc et des membres inférieurs*; et, dans le dernier, des *deux segments* du membre inférieur.

Dans une autre observation plus récente, pour un *cholestéatome perlé*, comprimant la face inférieure du cervelet, Babinski observa une *hémi-asynergie* et un *hémi-tremblement* cérébelleux.

Le membre supérieur droit avait des tremblements de la main et des doigts, qui devenaient très évidents dans les mouvements *intentionnels*, comme pour porter un verre à la bouche ou toucher le nez avec l'index; et, comme le fait a été constaté dans plusieurs autres cas, *l'écriture était tremblée, illisible* (fig. 165). Le

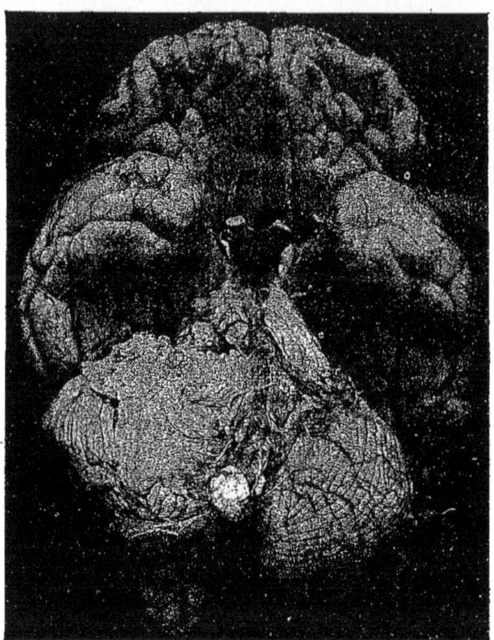

Fig. 172. — Cholestéatome du lobe cérébelleux droit (Babinski). — Hémi-asynergie et hémi-tremblement.

membre inférieur présentait de l'ASYNERGIE dans la *station*, la *marche* et le *décubitus*.

De cette *hémi-asynergie et hémi-tremblement associés*, Babinski a fait un SYNDROME, indiquant une lésion cérébelleuse ou cérébello-protubérantielle, siégeant *du même côté*. — C'est là une donnée clinique importante pour la localisation des tumeurs cérébelleuses, et précieuse à vérifier.

Le même clinicien a montré, dans une communication á la Société de Neurologie, que dans *l'asynergie cérébelleuse*, *l'équilibre volitionnel* STATIQUE peut être conservé, alors que *l'équilibre* CINÉTIQUE est profondément troublé. Il suffit, pour le prouver, le

malade étant dans le décubitus dorsal, de lui faire élever les deux
jambes en l'air; celles-ci restent, sans oscillations, sans tremble-

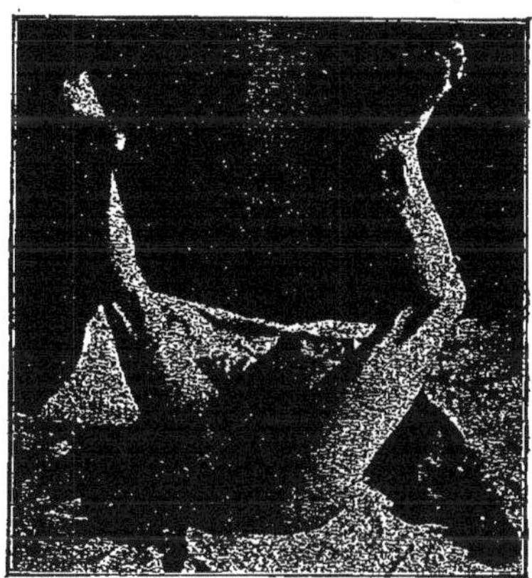

Fig. 173. — Asynergie cérébelleuse (Babinski). Pose, 15 secondes. — Cette photographie
montre que, chez ce malade, la fonction de l'équilibre volitionnel statique s'accomplit d'une
manière parfaite.

ment des muscles, *dans la fixité absolue*, plus longtemps même
qu'à l'état normal (fig. 173).

Dans l'*ataxie tabétique*, au contraire, ces deux modes de l'équi-

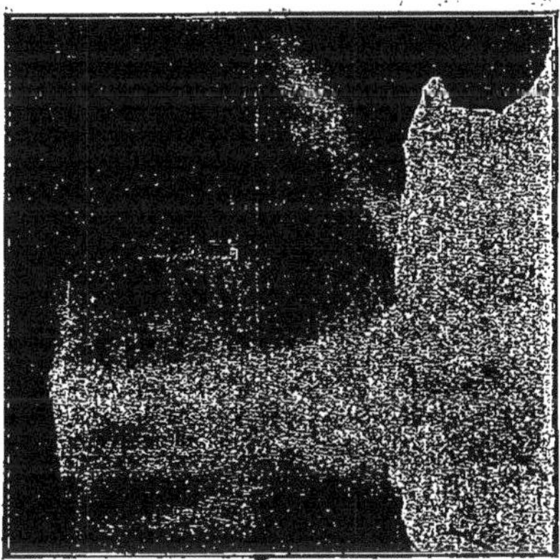

Fig. 174. — Ataxie tabétique (Babinski). Pose, 15 secondes. — Cette photographie met
en évidence l'instabilité des membres inférieurs.

libre volitionnel sont atteints; mais, au début, le trouble de l'équilibre statique est plus manifeste (fig. 174).

Enfin, les lésions cérébelleuses peuvent encore être décelées par un trouble de ce que Babinski a dénommé la DIADOCOCINÉSIE, c'est-à-dire de la faculté d'exécuter *rapidement* des mouvements successifs : tels ceux de la pronation et de la supination. — Il cite *deux malades atteints de tumeurs du cervelet, chez lesquels ce trouble était manifeste*[1].

I. — *Attaques* ÉPILEPTIFORMES. ICTUS *cérébelleux*.

Les attaques d'ÉPILEPSIE, quoique relativement rares, ont é té signalées dans les cas de néoplasmes cérébelleux : une malade de Marchand, pour une petite tumeur du volume d'une noix, au niveau du lobule pneumo-gastrique, ne présenta d'autres symptômes qu'une série de crises épileptiformes, suivies de délire violent. Je citerai spécialement les faits de Trenel, de Simon, de Raymond, de Touche, de Bernheim, où ce symptôme a été observé[2].

Oppenheim dit, avec raison, que ces attaques épileptiformes sont difficiles quelquefois à distinguer de l'HYSTÉRIE, surtout si on a des convulsions cloniques de la mâchoire et du grincement des dents. Il signale un cas, où les convulsions commençaient par des mouvements d'extension et de flexion des extrémités, semblables à des mouvements volontaires; mais le malade, dont le tonus était intact, déclarait qu'ils étaient involontaires.

Plus fréquents, peut-être, sont les ICTUS CÉRÉBELLEUX, caractérisés par la *défaillance*, la *perte de connaissance*, sans convulsions (cas de Trenel, de Raymond, etc. [3]).

Brissaud et Rathery ont rapporté récemment à la Société de Neurologie un beau cas d'*ictus cérébelleux*, d'origine néoplasique, que le premier avait prévu et indiqué. La malade, âgée de trente-trois ans, avait présenté depuis un certain temps de *violentes dou-*

---

1. Babinski, Asynergie cérébelleuse (*Rev. neurol.*, 1899, p. 806). — Hémi-asynergie et hémi-tremblement bulbo-protubérantiels (*Rev. neurol.*, 1901, p. 260 et 422). — Équilibre volitionel statique et cinétique (*Rev. neurol.*, 1902, p. 470). — Diadococinésie (*Rev. neurol.*, 1902, p. 1013).

2. Marchand (*Arch. de neurol.*, 1901, II, p. 269, et *Rev. neurol.*, 1901, p. 784). — Trenel : Gliome kystique (*Soc. anat.*, 1898, 338). — Simon : Fillette de 11 ans, masse caséeuse dans l'hémisphère cérébelleux droit (*Soc. anat.*, 1902, p. 337). — Raymond (*Cliniques*, II, 1897, p. 698) : Tumeur en fer à cheval entre le bulbe et le cervelet. — Bernheim, Tumeur du lobe cérébelleux gauche du volume d'un marron; et tumeur du volume d'une noisette, partie moyenne de la face inférieure du cervelet (*Rev. méd. de l'Est*, 1887, p. 1 et 35). — Touche (*Soc. anat.*, 1902, p. 453, cas II).

3. Trenel et Antheaume (*Arch. de Neurol.*, 1897, II, p. 1). — Raymond (*Clinique et Iconogr. Salpêtrière*, 1898, p. 213).

leurs occipitales, des vertiges très intenses, et enfin des vomisse-ments. Dès qu'elle penchait ou inclinait la tête, les vertiges la pre-naient fortement; les objets tournaient autour d'elle, et, pour éviter la chute, elle devait se retenir aux appuis environnants. Irritabilité, asthénie très marquée, diplopie, double névrite optique, mais pas de roideur de la nuque. Après une crise de vio-lentes douleurs occipitales, on la trouva pâle, immobile dans son lit; *elle était morte sans que ses voisines se fussent aperçues de rien.* A l'autopsie, *tuberculome* du volume d'un gros marron d'Inde, occupant tout *le vermis*, et débordant un peu sur le lobe droit cérébelleux [1].

J. — PARALYSIES *et* CONTRACTURES.

Les PARALYSIES ne figurent pas dans la symptomatologie de *lésions de déficit, exactement limitées* aux *lobes* CÉRÉBELLEUX : elles sont rares, dans celle des tumeurs localisées à la substance céré-belleuse elle-même. On constate plutôt, dans les membres, de *l'affaiblissement*, de *l'asthénie*, une *impotence progressive*, qui peu-vent faire croire à une parésie ou à une paralysie.

C'est ainsi que, chez le malade de Trenel (tumeur comprimant le lobe cérébelleux droit et la protubérance), on vit se développer une impotence progressive des membres inférieurs, avec roideur de la jambe gauche, telle que, si on soulevait le malade pour le faire marcher, il se laissait choir, et n'esquissait aucun mou-vement de marche (fig. 182, 183). — Le malade de Babé et Martin éprouvait une sensation de fatigue, de faiblesse, dans les membres supérieurs et inférieurs; la marche était impossible; mais il s'agissait « d'une asthénie simple sans paralysie » (tumeur v olumineuse d'un lobe cérébelleux, fig. 179).

Les *hémiparésies*, les *hémiplégies*, qu'on a constatées dans quelques cas, tenaient à des COMPRESSIONS *de voisinage*, et constituaient un phénomène accidentel : dans une de ses obser-vations, Raymond attribue nettement l'hémiparésie *à la compres-sion des fibres pyramidales.*

Pour un ostéosarcome du vermis, Jacobson et Jamane virent survenir une paralysie presque totale, mais la tumeur, très volu-mineuse, avait envahi le IVe ventricule. — H. Jackson accuse un kyste du cervelet d'avoir produit une paralysie des muscles du tronc. — Chez un enfant de dix ans, Bernheim observa de la con-tracture des membres supérieurs et inférieurs, succédant à une

1. Brissaud et Rathery (*Rev. de neurol.*, 1904, p. 639).

paralysie flasque; les pieds étaient en extension forcée, les mâchoires serrées : mais il s'agissait d'une petite tumeur, du volume d'une noisette, de la partie moyenne de la face inférieure du cervelet, qui comprimait le IVe ventricule, et avait amené une *distension ventriculaire générale* excessive [1].

Oppenheim dit, de la même manière, que l'on rencontre des hémiparésies, paraparésies, dans les tumeurs du cervelet; mais, c'est qu'il y a *compression des voies motrices*, au niveau du pont et du bulbe. Aussi, trouve-t-on l'hémiplégie tantôt *du même côté*, tantôt du *côté opposé* à la tumeur, suivant que le *faisceau pyramidal est comprimé au-dessus ou au-dessous de son entre-croisement*.

Quelquefois, on a de la *paraparésie* ou de la *paraplégie des extrémités inférieures*, ou même des *triplégies*.

Assez souvent, il s'agit simplement d'une faiblesse générale, désignée sous le nom de *myasthénie*.

Les CONTRACTURES peuvent succéder aux paralysies ou s'établir d'emblée; on a vu même un *état spastique* très accusé. — Dans trois cas, dit Oppenheim, j'ai rencontré le signe de Westphall; mais ce symptôme n'est pas en rapport avec la lésion du cervelet; il est le résultat de la myélite concomitante; et, dans un cas de Wollenberg, l'autopsie put être faite et établit l'existence d'une *sclérose médullaire* concomitante. Ceci est en rapport avec les recherches déjà signalées de Meyer, de Batten et Collier, sur les lésions concomitantes de la moelle épinière, en particulier des racines et des cordons postéro-latéraux, dans les *tumeurs encé-phaliques*. Nous nous sommes déjà expliqués sur les causes de ces dégénérescences descendantes, dans les néoplasmes céré-braux (voir p. 100).

On a signalé des PARALYSIES DES MUSCLES DES GLOBES OCU-LAIRES. Touche, dans un cas de ramollissement (lobules digas-trique et fusiforme), vit qu'en faisant effort, les yeux du malade décrivaient seulement de petites oscillations.

Il semble bien qu'il puisse exister, du fait des lésions cérébel-leuses, une sorte d'IMPOTENCE, d'ASTHÉNIE des *muscles oculaires*.

Mais, le plus souvent, lorsqu'il survient une *ophtalmoplégie* (ou du strabisme et de la diplopie), il s'agit d'une compression des *nerfs moteurs de la base*, par la tumeur; quelquefois, la para-

---

1. Trénel (*Soc. anat.*, 1898, p. 388). — Babé et Martin (*id.*, p. 475). — Raymond (*Cliniques*). — Jacobson et Jamane (*Rev. neurol.*, 1897, p. 248). — Bernheim (*Rev. de l'Est*, 1897, p. 35).

lysie de la III° paire est partielle, et l'on ne constate que du ptosis et de la dilatation, ou du rétrécissement pupillaire.

Enfin les *paralysies alternes*, par compression des branches nerveuses ou des racines, ou altération de leurs noyaux, ou de la protubérance, ne sont pas rares.

Le *nystagmus*, assez fréquent, peut être un phénomène d'ordre cérébelleux. (Recherches de Ferrier, Luciani, etc.)

K. — *Troubles des* RÉFLEXES.

Risien-Russell, le premier, a insisté sur l'existence de l'*exagération des* RÉFLEXES TENDINEUX, dans les lésions cérébelleuses expérimentales : elle est plus marquée du *côté de la lésion*, si celle-ci est unilatérale.

Les faits cliniques paraissent corroborer ces résultats expérimentaux, et nombreux sont les cas où les *réflexes tendineux* sont qualifiés d'*exagérés*; il en est ainsi, en particulier, dans la plupart des observations contenues dans les cliniques de Raymond. Si la tumeur correspond aux deux lobes cérébelleux, l'exagération existe des deux côtés (cas de Raymond, Irwing Neff, etc.).

Mais, à cette loi générale, correspondent des particularités et des exceptions. Nous avons recueilli les mentions suivantes : réflexes rotuliens forts, plantaires exagérés (Trenel); réflexes rotuliens exagérés, plantaires abolis (Sabrazès); abolition des réflexes rotuliens et plantaires (Selby); réflexes tendineux et cutanés normaux (Babinski); réflexes normaux (Curzio); réflexes rotuliens abolis, achilléens exagérés (Korteveg), etc.

Sur 6 cas de tumeurs du cervelet, où les *réflexes* ont été étudiés, Roncali note : 4 fois l'exagération des réflexes rotuliens; 1 fois leur affaiblissement; 1 fois leur abolition. Les réflexes cornéens, conjonctivaux, pharyngiens, abdominaux, plantaires, le clonus du pied, étaient atténués ou atteints.

Quoi qu'il en soit, la loi de Risien-Russell doit être maintenue : RÉFLEXES EXAGÉRÉS (OU ALTÉRÉS) DU CÔTÉ DE LA LÉSION.

L. — *Troubles de la* SENSIBILITÉ *et de l'*INTELLIGENCE.

L'*intégrité* de la SENSIBILITÉ, dans les tumeurs du cervelet, est un *fait général et constant*, et d'autant plus remarquable qu'il constitue un *élément de* DIAGNOSTIC *très important*.

S'il survient des *hyperesthésies*, des *anesthésies*, il faut penser que, par envahissement de la protubérance, les rubans de Reil sont lésés, ou qu'il y a compression des paires nerveuses sensitives, principalement de la V° paire.

Dans la grande majorité des cas, l'INTELLIGENCE aussi reste *intacte*, au moins dans les premières périodes. — L'obnubilation intellectuelle, la torpeur, ne s'accusent que progressivement, lorsque les tumeurs provoquent les *phénomènes* du SYNDROME COMMUN, par compression, hydropisie ventriculaire, œdème, ou toxi-infection. L'arrêt du fonctionnement des organes des sens, lorsque la tumeur comprime (à distance) les nerfs acoustique et olfactif, comme dans le cas de la malade de Raymond, devenue profondément sourde et aveugle, engendre, *peu à peu*, la tristesse et la nuit intellectuelle : mais cet état est différent de celui que produisent la plupart des tumeurs du lobe frontal, où la torpeur intellectuelle est *primitive* et *intense*.

Au point de vue diagnostic, c'est là un fait très important : car nous savons, avec Bruns, qu'il existe une ataxie frontale, quelque peu comparable à la *titubation cérébelleuse*.

III. — DIAGNOSTIC CANTONAL.

La RÉGION CÉRÉBELLEUSE, en raison des progrès actuels de la technique des crâniotomies, peut être abordée dans sa totalité ; mais encore est-il avantageux, pour éviter des recherches pénibles et préjudiciables, de savoir d'avance, si possible, — le CÔTÉ et le SIÈGE — de la tumeur à enlever.

A. — CÔTÉ *de la lésion*.

Siège-t-elle à DROITE ou à GAUCHE ?

Point souvent épineux, puisque nous voyons Guldenarm, malgré son habile expérience et la précieuse direction de Winkler, se tromper deux fois de côté, chercher, sur un hémisphère, une tumeur qui se trouvait sur l'autre.

Dans le premier cas, il fut induit en erreur par la percussion, qui était douloureuse à *gauche* : il fit l'opération de ce côté. La tumeur était un endothéliome de 82 grammes, qui occupait le *côté droit*, sous la tente (fig. 175) ; le malade avait des vertiges, et, en marchant, faisait des chutes à *droite*, ce qui, peut-être, eût dû faire hésiter l'opérateur [1].

Dans le second cas, l'erreur était fatale, et eût été commise par bien d'autres opérateurs : le malade avait eu de la névralgie faciale à *gauche*, de la parésie faciale *gauche*, une pupille plus large à *gauche*, puis de la titubation avec de la tendance à tomber

---

1. Guldenarm et Winkler (*Chir. nerv. Chipault*, 1902, p. 681).

à *gauche*, etc. On fit une crâniectomie sans résultat, à *gauche*.— A l'autopsie, on trouva, entre l'hémisphère *droit* du cervelet et la tente, refoulant la protubérance, un fibro-sarcome du volume d'une pomme. Il est probable que le néoplasme, vu sa situation,

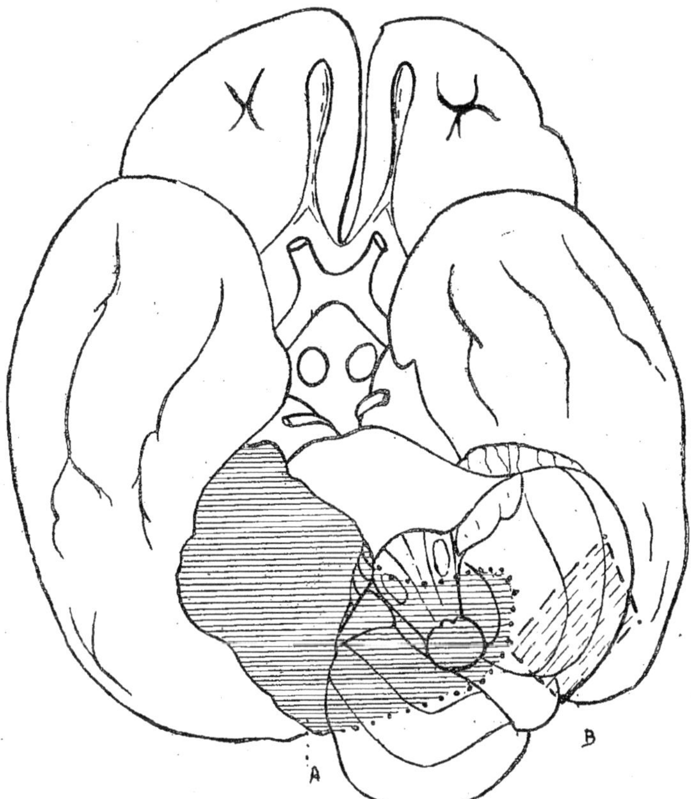

Fig. 175. — Endothéliome de la tente du cervelet (Guldenarm et Winkler, *in* Chipault, *Chir. nerveuse*, 1902, I, p. 681). Poids, 82 grammes. — Déplacement de la protubérance, du bulbe et du cervelet.

comprimait obliquement la protubérance et les nerfs, contre la gouttière basilaire *du côté opposé* [1].

La solution du problème : CHOIX DU COTÉ POUR OPÉRER, se base sur les données physiologiques et cliniques suivantes :

1° Les recherches expérimentales de Luciani, de Thomas, de Verziloff et autres, montrent que les effets des lésions cérébel-

1. Guldenarm et Ziegenwcidt (*Chir. nerv. de Chip.*, 1902, p. 720).

leuses unilatérales sont DIRECTS; qu'à la moitié droite du corps répond l'hémisphère droit du cervelet, et à la moitié gauche l'hémisphère gauche; le vermis et le lobe médian, aux deux côtés.

2° Le *siège précis* de la céphalée et de la percussion douloureuse sont des indices de présomption, mais ne suffisent pas toujours, comme le démontre le cas précité de Guldenarm.

3° Les troubles dits « cérébelleux » : PERTURBATION DANS L'ÉQUILIBRE, ASYNERGIE, ASTHÉNIE, ATONIE POUR LE MEMBRE INFÉRIEUR, ATAXIE POUR LE MEMBRE SUPÉRIEUR, occupent le COTÉ HOMONYME du corps, si la tumeur siège dans un des *lobes cérébelleux*, — ou se manifestent des DEUX CÔTÉS, si elle occupe le *lobe moyen*, ou si celui-ci est comprimé ou atteint indirectement. — En tout cas, les troubles sont PRÉDOMINANTS DU CÔTÉ DE LA LÉSION, contrairement à ce qui se passe pour les *hémisphères cérébraux*.

4° D'après les expériences de Luciani et de Thomas, la *rotation et la chute* se font toujours du CÔTÉ OPÉRÉ. — Nous avons indiqué qu'en clinique aussi, la chute a lieu, le plus souvent, du CÔTÉ DE LA TUMEUR, sans que cependant ce fait soit sans exception[1]. Il faut faire attention que, si la TÊTE s'incurve et se raidit du côté de la lésion, la *face regarde du côté opposé*, à cause de la rotation produite par le sterno-mastoïdien. — Les MOUVEMENTS DES YEUX se font en sens inverse; ils regardent ordinairement la tumeur : mais, sur ce point, il existe encore des incertitudes en clinique, la paralysie et la contracture ayant une action inverse. — Si la lésion est médiane, la chute doit, théoriquement, se faire *en* ARRIÈRE, et la nuque se roidit en OPISTHOTONOS DIRECT.

5° Les RÉFLEXES sont exagérés (ou altérés), *surtout du côté de la lésion*; des deux côtés, si elle est médiane. Nous avons insisté suffisamment sur ce point.

6° Le signe le plus précis du CÔTÉ OCCUPÉ PAR LA TUMEUR nous est fourni, lorsqu'ils existent, par les phénomènes de *compression* ou d'*irritation* des *nerfs de la base*, ou des *faisceaux sensitifs* ou *moteurs du bulbe*.

Les paralysies, hyperesthésies, anesthésies, et les troubles sen-

---

1. Bruns admet que, *en clinique*, le sens de la chute n'est pas constant. « Allen Starr, dit-il, fait du côté de la chute un bon signe de localisation, et admet qu'il est homologue à la lésion dans le cas de paralysie, mais croisé dans le cas d'excitation. Mais, ajoute-t-il, en clinique il n'est pas facile de déterminer s'il y a paralysie ou excitation, et ce signe perd beaucoup de sa valeur.

soriels (cécité, surdité, agueusie, anosmie), s'ils tiennent à l'altération des paires nerveuses, de leurs racines ou de leurs noyaux bulbaires, occupent le CÔTÉ HOMONYME *à celui de la lésion.*

Mais, si les troubles parétiques ou anesthésiques tiennent à la compression des faisceaux moteurs ou protubérantiels, ils auront lieu du *même côté que la lésion* ou seront *croisés*, selon le siège, au-dessus ou au-dessous de *l'entre-croisement pyramidal* ou *sensitif.* — On pourra observer aussi des *paralysies alternes,* motrices ou sensitives.

B. — *Tumeurs du* VERMIS *et du* LOBE MÉDIAN.

Les VERMIS et le LOBE MÉDIAN du cervelet jouent un rôle physiologique important.

L'anatomie structurale nous apprend qu'ils sont l'aboutissant de toutes les fibres médullaires qui vont au cervelet.

L'anatomie comparée nous montre qu'ils constituent le *cervelet fondamental* : car ils existent seuls chez la plupart des poissons, des reptiles et des oiseaux, dont l'exercice fonctionnel consiste surtout en des mouvements du tronc et des membres inférieurs. Il n'y a pas, chez eux, de lobes latéraux; ceux-ci apparaissent d'abord à l'état rudimentaire, puis plus accentués, chez ceux qui exécutent des mouvements nombreux et différenciés des membres antérieurs, comme les crocodiles, et chez les oiseaux et la cigogne qui se soutient longtemps en l'air, et dont les pieds et les ailes ont une grande force. Chez le phoque et chez le dauphin, dont les extrémités antérieures servent à la progression sur terre, les hémisphères cérébelleux ont un volume marqué par rapport au vermis, assez petit.

Chez les *mammifères,* le volume du *vermis* est inversement proportionnel à celui des *hémisphères cérébraux,* tandis que le développement des hémisphères cérébelleux est en rapport direct avec celui des hémisphères cérébraux.

Il semble donc, d'après les résultats de l'anatomie comparée, que les *hémisphères cérébelleux* sont d'autant plus développés que l'activité cérébrale est grande, et que les mouvements volontaires sont nombreux et différenciés; tandis que le *vermis* est plutôt lié à *l'activité médullaire,* c'est-à-dire aux mouvements du tronc et des membres inférieurs.

Mais l'activité cérébrale et la volonté se dépensent surtout dans les mouvements des *membres supérieurs*; il en résulte qu'il semble y avoir corrélation entre le fonctionnement des membres supérieurs et les hémisphères cérébelleux.

Ces considérations nous permettront de comprendre comment les lésions du VERMIS, en particulier les tumeurs, se révéleront par des troubles plus accentués dans le *tronc* et les *membres inférieurs*, — tandis que *l'incoordination et les tremblements des membres supérieurs* seront parfois des manifestations résultant d'altérations des HÉMISPHÈRES CÉRÉBELLEUX.

Plus souvent encore, les deux ordres de manifestations *seront associés*, quand il s'agira de néoplasmes, qui intéressent presque toujours à la fois les régions médianes et latérales du cervelet.

Nothnagel, s'appuyant sur l'anatomie comparée et sur quelques expériences, avait admis que les lésions du vermis, SEULES, entraînent le vertige, la perte de l'équilibre, et l'ataxie cérébelleuse.

C'est là une opinion *trop exclusive* : car les expériences des physiologistes montrent que, chez les animaux supérieurs, ces troubles existent, à un degré important, dans les lésions des hémisphères (Luciani, Thomas, Verziloff).

D'autre part, les statistiques de Bernhardt, de Wetzel, et surtout de Bohm, nous apprennent que, si le vertige et l'ataxie cérébelleuse sont plus fréquents dans les lésions du LOBE MÉDIAN, on les rencontre aussi dans celles des *hémisphères cérébelleux*, dans les proportions déjà indiquées de 49 p. 100, contre 89 p. 100 dans les tumeurs du vermis (Oppenheim).

Ces considérations diverses confirment cependant le rôle important du VERMIS dans le fonctionnement cérébelleux, et quelque peu distinct de celui des *hémisphères*.

Thomas décrit ainsi les effets de l'*extirpation du vermis* : « Aussitôt après l'opération, la tête était fortement inclinée en arrière; le tronc était incurvé dans le même sens (opisthotonos), les membres antérieurs en extension forcée; les globes oculaires étaient le siège d'un nystagmus vertical. »

Cette description se rapproche notablement du tableau clinique, dans les tumeurs du vermis et du lobe médian (fig. 176). Il est cependant des cas où des tumeurs du vermis n'ont produit ni vertige, ni ataxie (Raymond, Becker, Schomerus, Harricks, Preston et Lerinbach), d'après Oppenheim. Dans ces divers cas, il est vrai, c'était surtout la *partie antérieure qui était envahie*; d'où l'opinion, qu'il faut rapporter les troubles observés ordinairement aux lésions de la *partie postérieure* du vermis (Wetzel, Bohms, Lerinbach, Bruns).

Verziloff dit : « Le lobe moyen se rapporte aux deux moitiés du corps; le vermis supérieur aux membres postérieurs, et la partie postéro-supérieure du vermis, aux extrémités antérieures. »

Pour nous, d'après nos recherches, nous considérons que LES TUMEURS DU VERMIS s'annonceront par les manifestations suivantes :

1° Troubles de l'équilibre, ataxie cérébelleuse et vertiges, *plus accentués et plus précoces.*

2° *Le tronc et les membres inférieurs sont surtout intéressés,* d'où la *fréquence de l'*OPISTHOTONOS. *La station et la marche sont souvent impossibles ou difficiles.*

3° Les troubles ataxiques sont *à peu près égaux des* DEUX CÔTÉS

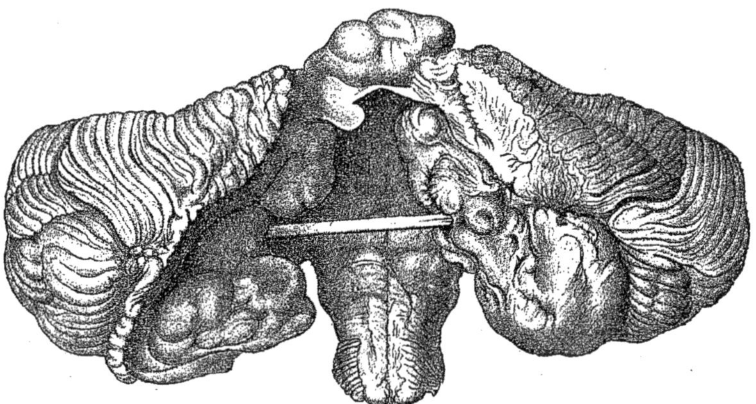

Fig. 176. — Sarcome du vermis inférieur chez un enfant (Bruns).

DU CORPS, et c'est là peut-être le signe diagnostique qui a la plus grande valeur [1].

Ces trois propositions ressortent avec évidence des quelques observations que nous allons maintenant signaler.

Hughlings Jackson et Risien Russell, chez un homme qui présentait une *ensellure marquée de la colonne vertébrale* (parésie des fléchisseurs spinaux), et qui avait des troubles de la respiration, attribuèrent la lésion à une tumeur du *lobe médian,* se basant sur l'*opisthotonos* et les expériences d'Horsley (compression avec une ampoule de caoutchouc du lobe médian, troubles de la respiration, pas de paralysie) [2].

Pasquale signale, dans ces conditions, l'incurvation de la

1. Dans ses dernières recherches expérimentales, Verziloff admet nettement : que le *vermis* est en rapport avec les *deux moitiés du corps.* (*Journal russe de neurol.,* 1903, et *Rev. neurol.,* 1903, p. 1045).
2. H. Jakson et R. Russell (*Arch. de neurol.,* 1894, p. 481).

colonne vertébrale, l'affaiblissement progressif des muscles, l'hypotrophie générale, l'émission de cris inconscients [1].

Auvray indique, parmi les symptômes présentés par son malade : la perte des réflexes rotuliens *des* DEUX CÔTÉS, la diminution de la force musculaire, dans les membres supérieurs et inférieurs, égale des DEUX CÔTÉS; plus tard, les mouvements des membres supérieurs sont faibles et pas adaptés au but : tumeur de 4 à 5 centimètres, entre le vermis inférieur et le IVᵉ ventricule [2].

Dans un cas de Touche, où le vermis était très atrophié, il y eut, à un moment, une incoordination des DEUX *membres supérieurs* telle, qu'on devait faire manger le malade [3].

Rekhtsammer trouve un gliosarcome du volume d'un œuf de poule dans le lobe moyen du cervelet, chez un paysan de vingt ans, qui, entre autres symptômes, avait présenté de la contraction tonique des muscles du cou; il ne pouvait baisser la tète; les mouvements volontaires étaient lents, peu habiles, la démarche gênée, dandinante, les jambes largement écartées, les pieds dirigés en dehors, les réflexes tendineux absents : ces diverses manifestations existaient *des* DEUX CÔTÉS *du corps* [4].

Popoff, pour un énorme tubercule qui avait intéressé le *vermis*, constate de l'ataxie des membres supérieurs *d'un côté*, puis *de l'autre*; de la titubation et de l'impossibilité de la marche.

Jacobson et Jamane virent une *paralysie flasque*, TOTALE, précédée de symptômes cérébelleux, chez un enfant de cinq ans, pour un ostéosarcome du vermis, ayant envahi le IVᵉ ventricule. — Dans un cas de gliosarcome ayant le même siège, chez un homme de trente-cinq ans, il y eut une parésie spasmodique, de l'incoordination *des* DEUX CÔTÉS, entre autres symptômes.

Selby, chez un enfant de sept ans, pour un sarcome du volume d'une noix, siégeant dans le *lobe moyen*, vit de la titubation, de la parésie *des jambes*, et de l'abolition des réflexes rotuliens et plantaires.

Korteweg draina un kyste du *vermis*, qui avait donné lieu à de la roideur de la nuque, à une démarche chancelante; les muscles du tronc et des extrémités étaient sans force, et le malade ne pouvait se mettre debout sur son lit, ni marcher : les réflexes rotuliens étaient abolis, et les achilléens exagérés *des* DEUX CÔTÉS.

Un enfant, observé par Bernheim, avait une tumeur, du volume d'une noisette, à la partie moyenne de la face inférieure du cervelet : les membres inférieurs étaient inertes, et quand on mettait

1. Pasqualc et Michele (*Arch. de neurol.*, 1875, II, p. 474).
2. Auvray (*Bull. soc. anat.*, 1895, II, 474).
3. Touche (*Soc. anat.*, 1900, p. 367).
4. Rekhtsammer (*Rev. neurol.*, 1894, p. 584).

l'enfant sur son séant, il ne savait s'y tenir, et tombait à DROITE ou à GAUCHE, indifféremment.

Dans un cas récent, une malade de Khanoutina avait un affaiblissement des réflexes et des douleurs dans *les membres inférieurs*, de la rigidité des muscles du cou et du dos ; elle ne pouvait rester assise et ne marchait qu'avec l'aide d'une table (gliome du vermis inférieur). De même, Cade et Bancel ont observé une tumeur kystique du lobe médian, qui donna lieu à de *l'impossibilité de la marche et de la station debout*.

Ajoutons, pour terminer, que dans les cas de tumeurs du lobe médian, on a signalé parfois une paralysie du *facial* et de l'*auditif*, par compression à distance (sur le rocher), — et la *mort brusque ou subite*, par l'arrêt de la respiration, dû à l'action du néoplasme sur le bulbe. (Faits de H. Jackson, Touche, Jacobson et Jamane, etc. [1].)

C. — *Tumeurs des* HÉMISPHÈRES CÉRÉBELLEUX.

Ces néoplasmes se développent tantôt à la surface, dans l'écorce cérébelleuse, tantôt profondément, dans la substance blanche (voir fig. 177).

Ils se distinguent par des manifestations *unilatérales* et *homolatérales* : hémi-ataxie, hémi-asynergie, hémi-tremblement, *siégeant du côté du néoplasme*. — Nous avons d'ailleurs insisté suffisamment sur les signes qui peuvent fixer le CÔTÉ DE LA LÉSION.

Mais, le plus souvent, les *tumeurs* LATÉRALES finissent par agir sur le *lobe médian, sur les vermis* : il survient, parfois, des manifestations des deux côtés, mais avec *inégalités* : elles seront moindres du côté opposé à la lésion [2].

Nous devons rappeler aussi que les hémisphères cérébelleux sont en relation intime avec l'*hémisphère cérébral du côté opposé*, et spécialement avec *les centres du membre supérieur*. Ainsi s'expliqueraient, peut-être, les tremblements (choréiques ou athétosiques), les ataxies, qui accompagnent souvent les *mouvements intentionnels* du BRAS, lorsque le CORTEX CÉRÉBRAL est lésé.

Il importerait aussi d'être éclairé sur les manifestations propres

---

1. Popoff (*Rev. neurol.*, 1895, p. 267). — Jacobson et Jamane (*Rev. neurol.*, 1897, p. 248). — Selby (*Rev. neurol.*, 1898, p. 282). — Korteweg (*Chir nerv.*, 1902, 691). — Bernheim et Simon (*Rev. de l'Est*, 1887, p. 1 et 35, Obs. III). Khanoutina (*Médecine russe*, 1902, p. 253, et *Rev. neurol.*, 1903, p. 419). — Cade et Bancel (*Lyon méd.*, 1903, et *Rev. neurol.*, 1904, p. 740).

2. Dans un fait récent de Probst et Wieg, où le néoplasme parti du lobe médian, avait envahi le lobe cérébelleux gauche, on vit survenir de l'affaiblissement de l'innervation motrice et du tonus musculaire dans la face et les extrémités, du *côté gauche* (*Jahrb. f. Psych.*, 1902, p. 211, et *Rev. neurol.*, 1903, p. 893).

aux altérations des *noyaux du* TOIT et du CORPS DENTELÉ; nous n'avons rien trouvé qui autorise une symptomatologie spéciale.

Nous n'avons en vue ici que les tumeurs qui siègent en plein lobe.

Les néoplasmes, cependant, lors même qu'ils n'auraient pas franchi la couche de substance nerveuse qui les entoure, sont susceptibles d'agir par compression, *à distance*, sur les NERFS BULBAIRES, mais les troubles sont plus tardifs et moins complets que

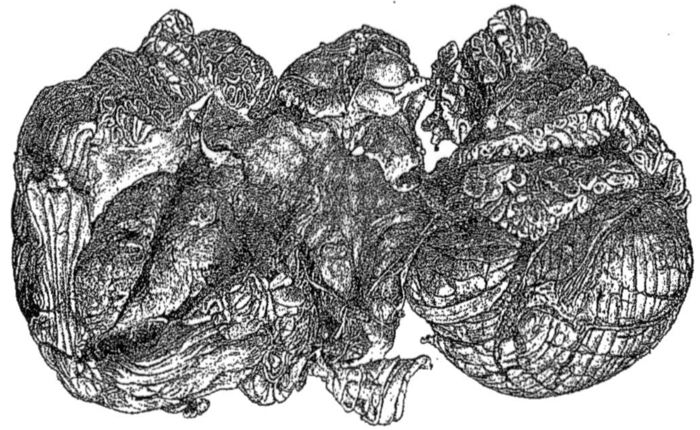

Fig. 177. — Tumeur de l'hémisphère cérébelleux gauche, située profondément dans la substance blanche; elle ne devint visible que par la section de l'hémisphère (Oppenheim).

si le contact était direct; et, le fait est rare, à moins qu'ils n'occupent la partie antérieure.

Une observation, relativement récente, de Durante[1] (de Rome) constitue un type remarquable de la *symptomatologie* offerte par une tumeur d'un *hémisphère cérébelleux*. La malade, âgée de trente-sept ans, présenta : d'abord de violentes douleurs dans la moitié droite du crâne, surtout au voisinage de la fosse cérébelleuse; des vertiges intenses, même au lit; des vomissements fréquents, des hallucinations (dans lesquelles elle voyait des fantômes blancs de forme humaine, enveloppés d'un linceul et levant des bras menaçants). Après quelque temps, elle eut un affaiblissement de tout le *côté droit* du corps, qui l'obligea à garder le lit, un affaiblissement progressif et rapide de la vue, des bourdonne-

1. Durante (*in* Chipault, *Chirurgie nerveuse*, III, 1903, p. 349 et 391). — Voir aussi un cas de Nobecourt et Voisin (*Soc. anat.*, 1903, p. 96) où, pour des *tuberculomes multiples* des lobes cérébelleux, chez un enfant de 4 ans, on observa de la roideur de la nuque, de l'opisthotonos, de la titubation, de la stupeur, de l'exagération des réflexes rotuliens, etc.; le liquide rachidien contenait des lymphocytes et des bacilles de Koch.

ments, etc. ; pas d'attaques épileptiques. A l'examen : strabisme convergent (paralysie de la VIe paire), nystagmus transversal, ptosis droit; hypotonie des muscles faciaux et des muscles de tout le *côté droit du corps*. Pas de signe de Romberg. Oscillations dans la station debout; marche en zigzag, ébrieuse, avec déviation prononcée et inclinaison du corps *vers la droite*; ataxie du membre supérieur *droit*; réflexes tendineux exagérés *à droite*. Sensibilité normale. Pas de troubles psychiques. Durante diagnostique sans hésitation : *néoplasme dans le lobe cérébelleux droit*. Il en tente l'extirpation; mais la malade succombe quelques heures après, à une hémorrhagie; l'hémisphère cérébelleux avait dû être réséqué en entier. A l'autopsie, on constata : que la tumeur (sarcome du volume d'un œuf de poule) avait son origine dans la *partie supéro-antérieure du lobe cérébelleux droit*, au milieu du pédoncule cérébelleux moyen (voir fig. 162, 163).

D. — *Tumeurs de la face* SUPÉRIEURE *et de la face*
INFÉRIEURE *du cervelet.*

Il serait important, au point de vue de l'intervention chirurgicale, de savoir, *préalablement*, si on doit rencontrer le néoplasme à la FACE SUPÉRIEURE, ou à la FACE INFÉRIEURE du cervelet. Cela éviterait des recherches parfois difficultueuses.

Les tumeurs de la *face* SUPÉRIEURE, situées sous la tente, sont *bridées par elle*. Elles paraissent assez rares, et nous n'en avons trouvé que quatre ou cinq spécimens.

L'un est de Makenzie Bacon; la tumeur, partie du rocher droit, se glissant sous la tente, avait comprimé et envahi le lobe droit; il y avait de la cécité, quelques phénomènes paralytiques; le malade ne pouvait marcher sans aide, et ressemblait à un ataxique.

Un autre cas est de Guldenarm et Ziegenweidt : ils furent conduits à une erreur de diagnostic sur le lieu de l'opération : la tumeur, de la grosseur d'une pomme, siégeait entre l'hémisphère *droit* du cervelet et la tente (fig. 175); refoulant la protubérance, elle avait comprimé les nerfs de la base sur la gouttière basilaire et le rocher du côté opposé, c'est-à-dire à gauche; les paralysies nerveuses *siégeant à gauche*, le chirurgien avait opéré de ce côté.

Dans un cas de Bruns, pour une tumeur de l'hémisphère droit du cervelet, il y eut des troubles de la marche, une *hémianopsie homonyme*, sans doute par action sur le lobe occipital (SYNDROME OCCIPITO-CÉRÉBELLEUX).

Il en fut de même dans un cas Schönborn : il y eut de l'*hémianopsie*; le *cunæus* et le *précunæus* furent envahis; et la disposition

de la tumeur fut telle, qu'on hésite sur son origine réelle. Chipault
la place dans le lobe occipital, et Von Bergmann, parmi les tumeurs
du cervelet. (Chipault, *Trav. neurol.*, t. I, p. 245, — et Von Bergmann, *Tumeurs du cervelet*, tableau, 113.)

Les tumeurs situées immédiatement *sous la tente* sont donc
susceptibles de provoquer des troubles *à* DISTANCE.

Mais le fait n'est pas constant : car, dans le cas de Terrier, cité
par Auvray, dans sa thèse, un gros tubercule de la région ne
donna lieu que tardivement à la démarche ébrieuse, et il n'y eut,
en outre, que les symptômes généraux des tumeurs cérébrales [1].

La symptomatologie des tumeurs *de la face* INFÉRIEURE n'a pas
d'autres caractères que ceux des tumeurs du cervelet en général,
ou se confond, à peu près, avec celle des tumeurs de la moitié antérieure de l'équateur cérébelleux, à raison des compressions nerveuses, qu'elles sont susceptibles de produire, *si elles sont en avant.*

E. — *Tumeurs de la* CIRCONFÉRENCE (partie antérieure) *du cervelet* et *du* PÉDONCULE CÉRÉBELLEUX MOYEN.

Ces tumeurs, ordinairement, exercent une action sur le BULBE,
la PROTUBÉRANCE, et les NERFS *qui en émergent*; et, parfois, la
compression est très accusée et déforme considérablement la
protubérance et le bulbe (voir fig. 178).

Il semble que cette région soit un LIEU DE PRÉDILECTION pour
les néoplasmes, car nous en avons rencontré des spécimens variés.

D'autre part, les deux faits de Guldenarm montrent qu'elles
ne sont pas inaccessibles à l'action chirurgicale.

Parmi les NERFS les plus souvent atteints, nous citerons, par
ordre de fréquence, outre les *nerfs optiques* toujours intéressés
par action à distance : le *facial* et l'*auditif*, le *moteur oculaire
externe*, le *glosso-pharyngien*, le *pneumogastrique*, le *spinal*, et
aussi l'*hypoglosse*.

Les paralysies ou hyperesthésies qui en résultent sont toujours
du *côté de la lésion*.

Voici le *sommaire* de quelques observations remarquables.

Babé et Martin ont vu presque tous les nerfs du bulbe comprimés et très altérés, d'un côté, par une tumeur assez volumineuse du *pédoncule cérébelleux moyen* et du *lobe droit* (voir

---

1. Makenzie et Bacon (*Arch. de neurol.*, 1881, I, p. 307). — Guldenarm et
Ziegenweidt (*Chir. nerv.*, 1902, I, p. 720). — Bruns (*Rev. neurol.*, 1894, p. 309).
— Terrier (*in* Th. Auvray, 1896, p. 412).

fig. 179); les II⁰, VI⁰, VII⁰, VIII⁰, IX⁰, X⁰ et XII⁰ paires furent
intéressées à *droite*, tandis que la participation du cervelet s'accu-
sait par des douleurs occipitales, accompagnées de contractions
des muscles de la nuque, l'asthénie musculaire généralisée, et la
tendance à la projection en arrière (Merklen).

　Dans les faits de Calentoni et Mac Cashey, il y eut compression
d'un grand nombre de nerfs, mais *pas de phénomènes cérébelleux* : le premier, cependant, porta le diagnostic de tumeur céré-

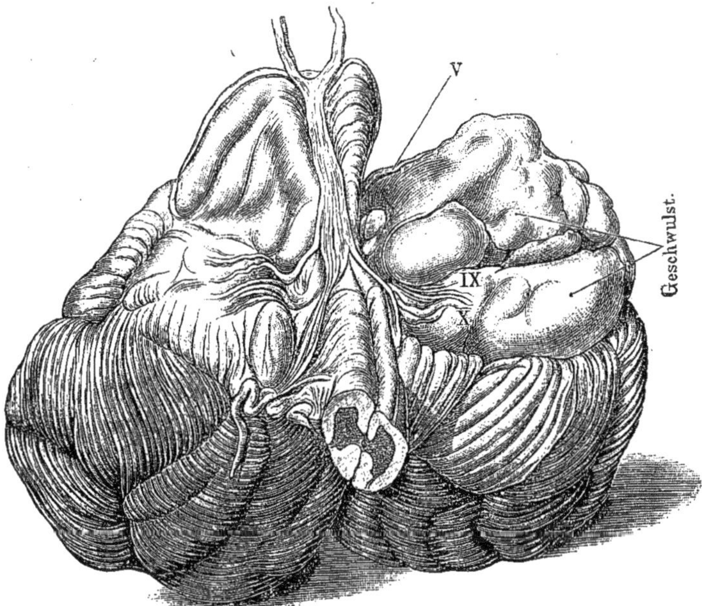

Fig. 178. — Compression de la protubérance par une tumeur du cervelet, vraisemblablement
par une tumeur du nerf acoustique (Oppenheim).

belleuse, à cause de la marche rapide et de l'*intensité des symptômes généraux*; le second crut à une *tumeur de la base*, et, chose
curieuse, bien qu'il existe plusieurs faits de ce genre, il y eut un
abondant *écoulement de liquide céphalo-rachidien par le nez*.

　La tumeur était double, s'étendait en avant de l'ÉQUATEUR de
chaque hémisphère cérébelleux, enserrant le bulbe et la protubérance des deux côtés, dans les observations d'Irwing Neff et de
Raymond. Dans le premier cas (fig. 180, 181), les troubles restèrent cependant *unilatéraux*; dans le second, outre les symptômes
cérébelleux, il y eut principalement : altération des deux *nerfs
optiques* et des *deux nerfs auditifs*, de telle sorte que la malade
était dans un *état de cécité* et de *surdité* très profondes.

Trénel et Antheaume, dans leur observation, signalent des hallucinations de la vue et de l'ouïe, des plus remarquables; le *moteur oculaire externe* fut le seul nerf basilaire atteint, en dehors des nerfs de la vision et de l'audition (tumeur du lobule pneumogastrique du volume d'un marron). Il y eut, en outre, parésie du membre supérieur, et contracture en flexion du membre inférieur, du côté de la lésion (voir fig. 164).

Dans un autre cas de Trénel, pour une tumeur de la même région, occupant *tout l'équateur* du lobe cérébelleux correspondant, et comprimant la protubérance, *il n'y eut compression*

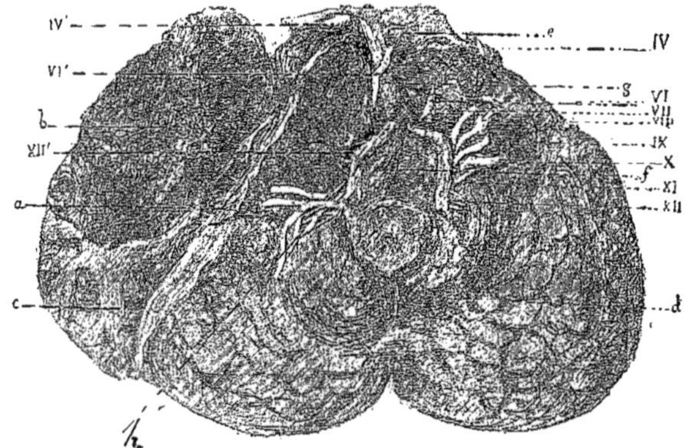

Fig. 179. — Tumeur sarcomateuse du lobe cérébelleux droit (Babé et Martin). — Le néoplasme, sectionné selon son grand axe, laisse voir, sur une des faces de section, des cavités pleines de liquide hématique. — c, hémisphère cérébelleux droit refoulé par le néoplasme; — d, hémisphère cérébelleux gauche; — e, protubérance; — f, Bulbe légèrement dévié vers la gauche; — g, tronc basilaire; — h, faisceaux des fibres nerveuses formés par la réunion des troncs d'émergence de 7ᵉ, 8ᵉ, 9ᵉ, 10ᵉ, 11ᵉ nerfs crâniens, déviés et comprimés.
VI, trijumeau du côté gauche. — VI, trijumeau dont le tronc comprimé est dévié, vient apparaître le long du tronc basilaire, entre les lèvres du sillon de séparation.
VI, moteur oculaire externe gauche. — VI', nerf homologue, dévié et rétracté vers la gauche.

d'aucun des nerfs bulbaires, mais l'impotence des membres inférieurs était complète (fig. 182-183).

Dans un des cas où il pratiqua, sans accident immédiat, l'*extirpation*, Guldenarm enleva une tumeur, grosse comme une châtaigne (fig. 175), qui avait donné lieu à de la surdité absolue à *gauche*, à de la parésie de la joue et de la bouche, à de l'hyperesthésie dans le domaine du trijumeau (à gauche) et à de l'hémiparésie *droite*, en même temps qu'à un trouble des mouvements associés des yeux vers la gauche. La marche était impossible, et, dès qu'il était debout, le malade se sentait attiré à gauche et en arrière.

Enfin le malade de Babinski, qui présentait de l'*hémiasynergie* et de l'*hémitremblement cérébelleux*, avait un *cholestéatome* de cette même région (fig. 172), qui avait légèrement comprimé les Ve, VIIe et VIIIe paires, du côté correspondant [1].

Bruns et Oppenheim signalent parmi les symptômes fréquents des tumeurs cérébelleuses : des paralysies oculaires; des anesthésies, des paresthésies, des névralgies partielles ou totales d'une moitié de la face, par lésion de la Ve paire, et quelquefois, pour

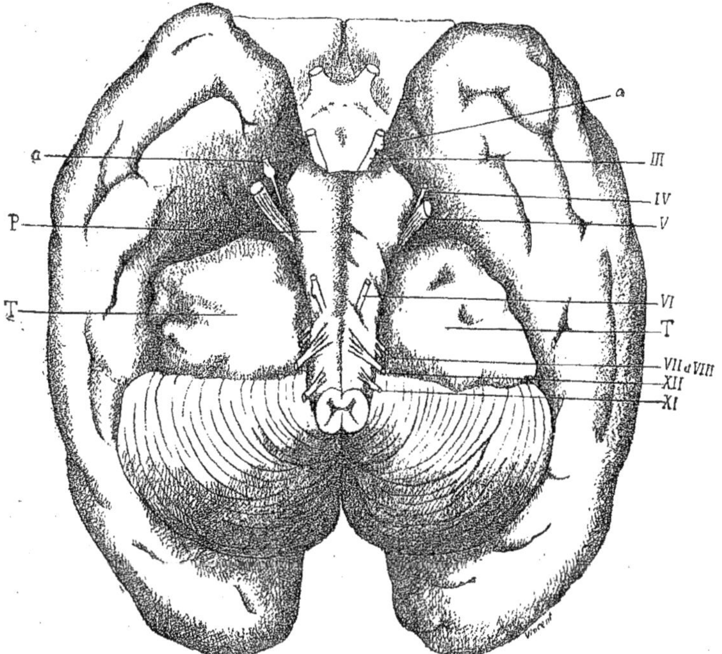

Fig. 180. — Tumeur cérébelleuse bilatérale (Raymond). Chaque masse néoplasique a le volume d'une petite mandarine, et est développée aux dépens du segment antérieur de chaque hémisphère cérébelleux. Écrasement de la protubérance, qui est allongée dans le sens vertical (P). Nodosités fibreuses sur les filets émergents de quelques nerfs.

la même cause, du trismus, des paralysies des muscles masticateurs; de l'anesthésie de la cornée, phénomène souvent du début, en quelque sorte précurseur, de la kératite neuro-paralytique

1. Babé et Martin (*Soc. anat.*, 1898, p. 437). — Calentoni (*Rev. neurol.*, 1893, p. 222). — Mac Cashey (*Arch. neurol.*, 1901, p. 308, et *New-York Med. Record*, 1900). — Irwing Neff (*Arch. neur.*, 1895, p. 300). — Raymond (*Clinique*, III, p. 77 et 229, et *Iconogr. Salpêtrière*, 1898, p. 213). — Trenel et Antheaume (*Arch. neurol.*, 1897, II, p. 1). — Trenel (*Soc. anat.*, 1898, p. 388). — Durante (*Chirurgie nerv. de Chipault*, III, 1903, p. 349 et 391). — Guldenarm (*Chirurgie nerv. de Chipault*, I, 1902, p. 685, 686, 720). — Babinski (*Rev. neurol.*, 1901, p. 260 et 422).

(trouble trophique de la Ve paire); des convulsions, des paralysies avec dégénérescence du nerf facial; des convulsions ou des
paralysies de la langue, du voile du palais, du pharynx, par alté-
ration de la XIIe et de la IXe paire; des troubles de l'ouïe (dysacousies, surdité, sifflements, bourdonnements, vertige de Ménière,
phénomènes souvent primitifs, quand la VIIIe paire est inté-

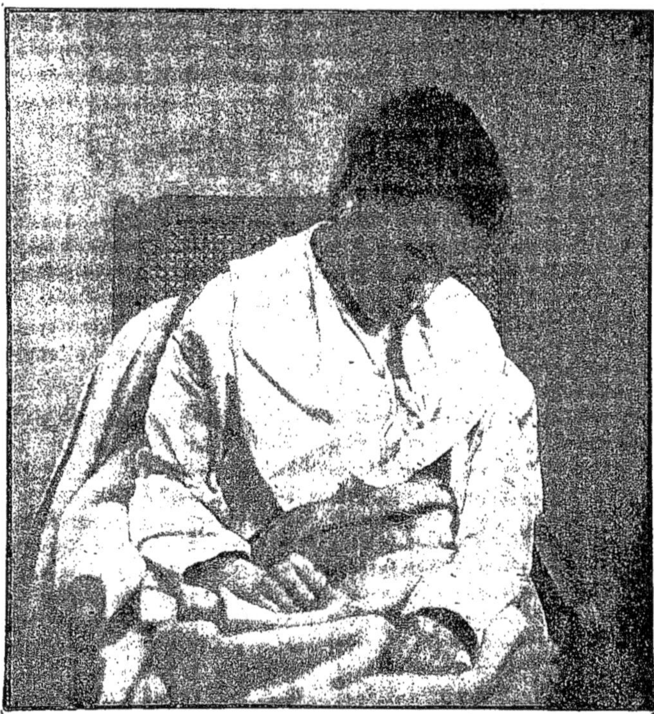

Fig. 181. — Torpeur cérébrale, dans le cas précédent (Raymond). — Surdité et amaurose
absolues.

ressée); et, enfin, par compression de la protubérance et du
bulbe, des troubles moteurs et sensitifs (rubans de Reil); de la
dysarthrie, de la dysphagie, des troubles cardio-vasculaires et
respiratoires; de la polyurie, glycosurie, etc.

Tous ces phénomènes seront, avec plus d'à propos, étudiés en
détail, quand nous nous occuperons des tumeurs de la FOSSE
CÉRÉBRALE POSTÉRIEURE.

Sur la symptomatologie des tumeurs *du* PÉDONCULE CÉRÉBEL-
LEUX MOYEN, nous ne possédons que quelques notions incertaines.

Magendie, Longet, Vulpian ont indiqué qu'après sa section,

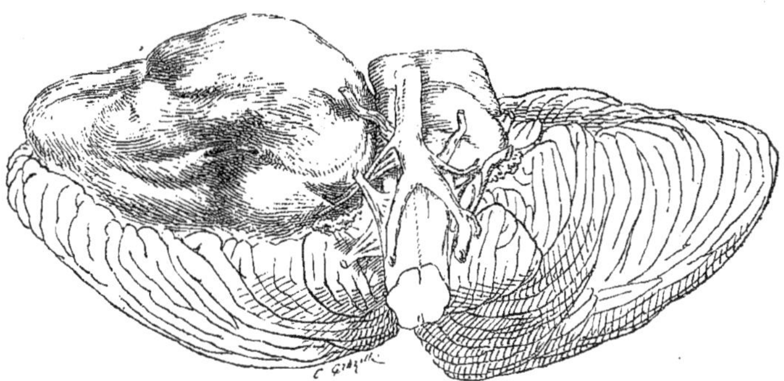

Fig. 182. — Gliome télangiectasique de l'équateur cérébelleux droit (Trenel). Tumeur
formée de deux parties; l'une interne mamelonnée, du volume d'une grosse châtaigne,
comprimant fortement la moitié droite de la protubérance; l'autre, formée d'un gros kyste
à parois épaisses, contenant une substance jaunâtre gélatineuse.

l'animal décrivait un mouvement de rotation sur son axe longitudinal.

Russell dit : que si le pédoncule cérébelleux moyen du côté
droit est lésé, les mouvements ont lieu dans le sens d'un tire-
bouchon qu'on enfonce : si c'est le côté gauche qui est atteint,
les mouvements ont lieu dans le sens inverse.

Mais, ainsi que le remarque Oppenheim, on a observé ces

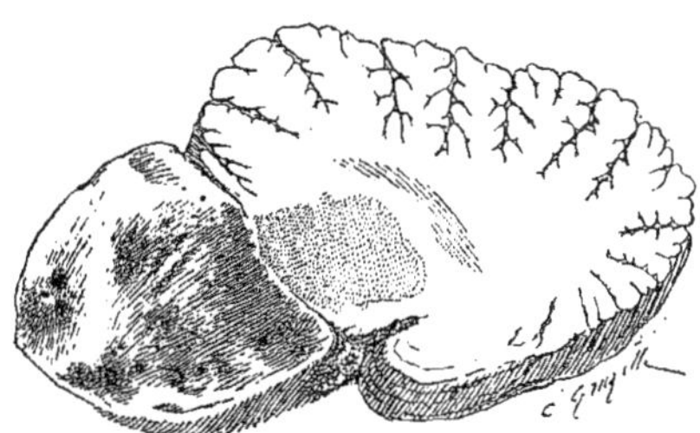

Fig. 183. — Même tumeur (Trenel). — Section montrant que le néoplasme fait corps avec le
cervelet, quoique limité à sa face profonde par une membrane peu épaisse.

mouvements de rotation dans des lésions d'autres parties du cervelet; et, d'autre part, il est des tumeurs de ce pédoncule qui ont
évolué sans déterminer ce symptôme.

D'après les données de la physiologie, et les dégénérescences
expérimentales, ses faisceaux nerveux servent de voies de communication entre le *cortex cérébral* et *l'hémisphère cérébelleux*

du côté opposé : il serait plus rationnel de supposer qu'après sa lésion, on constatera des troubles dans les mouvements volontaires, par exemple un tremblement dans les mouvements intentionnels du bras surtout.

Bernhardt, Westphal ont observé des *déviations oculaires* du côté opposé à la tumeur, des chutes homolatérales, ou des attitudes vicieuses, des inclinaisons de la tête et du cou, dans le même sens.

Nous pensons que *le signe de probabilité le plus grand* résidera dans ce fait : que les *symptômes cérébelleux s'accompagnent* dès le début de *troubles dans la motricité oculaire*, par altération de la III⁰ et de la VI⁰ paire, qui sont tout près, au niveau des bords supérieur et inférieur du pédoncule.

Les paralysies s'étendent aisément aux V⁰, VII⁰ et VIII⁰ paires, ainsi que le prouve l'observation de Guldenarm, Hermanidès et Winkler : un gliome du volume d'une noix fut extirpé, par de légères tractions et sans difficulté, d'une cavité qu'il s'était creusée dans le pédoncule cérébelleux moyen [1].

E. — *Tumeurs sans symptômes*, LATENTES.

Nous avons déjà signalé, d'après Oppenheim, un certain nombre de faits où des tumeurs du cervelet avaient évolué sans symptômes. Nous pouvons y ajouter les cas suivants.

Dans les faits de Benno et de Thoma, il s'agit d'aliénés (sarcome ayant envahi la face supérieure de l'hémisphère cérébelleux, le lobe quadrangulaire et les deux tiers du vermis — et tumeur du cervelet de la grosseur d'un œuf). C'est un fait, qui nous a frappé dans nos recherches, que, *chez les aliénés, on trouve bon nombre de tumeurs encéphaliques, restées silencieuses*.

Le malade de Marchand eut uniquement des crises d'épilepsie et de délire violent (tumeur du volume d'une noix au milieu du lobule pneumogastrique). Celui de Pizzini n'eut pas de symptômes spéciaux (cérébelleux), bien que le néoplasme eût envahi tout l'hémisphère gauche; il en fut de même dans les cas de Libertini, de Spillmann [2], etc.

Dans un fait de F. Dainville, chez une fillette de 14 mois, il y eut de la roideur de la nuque, une lymphocytose absolue, des convulsions à gauche, qui s'expliquèrent par une plaque de ménin-

1. Guldenarm, Hermanidès et Winkler (*Chir. nerv. Chipault*, 1902, I, p. 686).
2. Benno (*Arch. neurol.*, 1887, p. 254). — Thoma (*Arch. de neurol.*, 1897, p. 403). — Pizzini (*Rev. neurol.*, 1893, p. 352). — Libertini (*Rev. neurol.*, 1901, p. 241). — Spillmann et Nilus (*Rev. de neurol.*, 1901, p. 305). — F. Dainville (*Soc. anat.*, 1902, p. 510). — Okynzic (*id.*, p. 894).

gite tuberculeuse sur le lobule paracentral ; mais un tuberculome du volume d'une noisette, en plein lobe médian, n'indiqua sa présence par aucun symptôme. Le malade d'Okynzic, 18 ans, trépané par Tuffier, eut de la roideur de la nuque, mais *pas de titubation dans la marche*. On crut à une tumeur de la base (gros tuberculome du lobe droit).

L'explication de l'absence de symptômes dans certaines tumeurs du cervelet est délicate. On peut penser à une observation incomplète. Mais, peut-être, faut-il tenir compte des résultats expérimentaux obtenus par Thomas : « Les lésions d'une grande étendue de l'écorce, qui ne s'étendent pas en profondeur, et n'intéressent pas les noyaux gris centraux, déterminent des désordres de durée relativement courte, et d'intensité médiocre. *Les lésions localisées à l'écorce d'un seul hémisphère, n'intéressant pas la profondeur, peuvent n'entraîner aucun trouble*[1]. »

F. — CONCLUSIONS. — SYNTHÈSE.

Pour établir le diagnostic de TUMEUR CÉRÉBELLEUSE, il faut examiner, avec soin, le malade, dans la *station* et la *marche*.

Dans la STATION, on observe des oscillations, une inclinaison de la tête et du cou, du tronc lui-même, la flexion et l'écartement des jambes ; et parfois l'impossibilité de se tenir debout. On recherchera, par *l'occlusion des yeux*, le signe de Romberg, qui existe dans quelques cas seulement, ainsi que nous l'avons indiqué (lésions médullaires).

Dans la MARCHE, lorsqu'elle est possible, le malade oscille, zizague, s'incline d'un côté ou de l'autre, se sent entraîné en avant ou en arrière, titube, présente tous les caractères de la *démarche ébrieuse*, et parfois tombe après quelques pas, ordinairement *du côté de la lésion*.

Ces troubles disparaissent, dans la *position couchée*.

L'étude analytique, que nous avons faite des tumeurs cérébelleuses, conduit à cette intéressante déduction : qu'*il y a une concordance remarquable entre les résultats expérimentaux et les faits cliniques*.

I. — On peut observer, *dans les deux cas* : des troubles de l'ÉQUILIBRE (titubation) et du TONUS (asthénie, atonie), de l'INCOORDINATION des membres supérieurs, de l'ASYNERGIE CÉRÉBELLEUSE, et de l'EXAGÉRATION DES RÉFLEXES TENDINEUX.

---

1. Au contraire, l'ablation limitée d'un seul noyau central (noyau du toit) entraînait des troubles de l'équilibre extrêmement accusés. (Thomas, *Le cervelet*, 1897, p. 317).

Il s'y joint en clinique : une CÉPHALÉE OCCIPITALE assez caractéristique, de la RAIDEUR DE LA NUQUE avec un OPISTHOTONOS plus ou moins prononcé, et, *dans quelques cas*, des ATTAQUES ÉPILEPTIFORMES, des ICTUS CÉRÉBELLEUX, des PARALYSIES et CONTRACTURES.

L'*intégrité* de *la* SENSIBILITÉ *générale* est constante, pathognomonique.

Les *troubles* INTELLECTUELS, s'ils existent, sont consécutifs, et le résultat du *syndrome général* des tumeurs encéphaliques.

Toutes ces manifestations, tous ces troubles, permettent de faire le DIAGNOSTIC RÉGIONAL des tumeurs du cervelet.

II. — Mais il est indispensable au *chirurgien* d'établir, en outre, le DIAGNOSTIC CANTONAL du néoplasme — et de savoir en quelle partie du cervelet il siège, afin de diriger ses recherches de ce côté, et d'éviter, autant que possible, les dégâts opératoires.

Bien que le cervelet semble, d'après les physiologistes contemporains, être un ORGANE HOMOGÈNE *au point de vue fonctionnel*, il existe cependant quelques *symptômes de* LOCALISATION (sur lesquels nous avons insisté), selon que la tumeur occupe le *lobe médian*, les *lobes latéraux*, les *pédoncules cérébelleux moyens*, ou qu'elle siège vers la partie antérieure de l'*équateur cérébelleux*, au voisinage du *bulbe*. — Dans ce dernier cas, l'analyse des effets de la compression des PAIRES BULBAIRES aide le diagnostic topographique.

Il importe surtout, pour le CHOIX DU LIEU DE L'OPÉRATION, d'être fixé *sur le* CÔTÉ de la lésion néoplasique. — On y parvient en tenant compte des faits suivants, vérifiés en expérimentation et en cliniques.

Les effets des lésions cérébelleuses unilatérales sont DIRECTS, et non croisés, comme pour celles des hémisphères cérébraux.

Les troubles « dits cérébelleux » (*perturbation de l'*ÉQUILIBRE, ASYNERGIE, ATONIE pour les membres inférieurs, ATAXIE pour les supérieurs) occupent le *côté du corps* HOMONYME à celui de la tumeur, ou, en tout cas, *y sont prédominants*.

. La chute se fait, le plus souvent, du CÔTÉ DE LA TUMEUR; et les phénomènes de compression des nerfs bulbaires, ainsi que l'exagération des réflexes tendineux, *suivent la* MÊME LOI.

Pour les tumeurs du LOBE MÉDIAN et du VERMIS, les troubles occupent les DEUX CÔTÉS DU CORPS, et sont souvent très accusés dans le *tronc* et les *membres inférieurs*.

CHAPITRE XIII

TUMEURS DE LA BASE DU CRANE ET DE L'ENCÉPHALE

I. Tumeurs de l'ʜʏᴘᴏᴘʜʏsᴇ : 1° *hypertrophies simples*; symptômes cérébraux et troubles de nutrition : acromégalie, gigantisme pathologique, infantilisme, myxœdème, etc.; 2° *tumeurs malignes* : dystrophies atypiques et rapides; symptômes d'envahissement.

II. Tumeurs de l'espace ᴏᴘᴛᴏ-ᴘÉᴅᴏɴᴄᴜʟᴀɪʀᴇ.

III. Tumeurs de la ғossᴇ ᴄʀᴀɴɪᴇɴɴᴇ ᴀɴᴛÉʀɪᴇᴜʀᴇ : anosmie, compression des nerfs de la fente sphénoïdale et du nerf optique; action sur les lobes frontaux.

IV. Tumeurs de la ғossᴇ ᴄÉʀÉʙʀᴀʟᴇ ᴍᴏʏᴇɴɴᴇ : *a*) Tumeurs du *ganglion de Gasser*; — *b*) tumeurs qui compriment les *nerfs du sinus caverneux* : amauroses, ophtalmoplégies, exophtalmies, etc.; — *c*) tumeurs *cancéreuse des os* : la céphalée douloureuse et les névralgies faciales; propagation à la trompe d'Eustache et au pharynx; — *d*) tumeurs avec *troubles cérébraux*; *leur rareté*.

V. Tumeurs de la ғossᴇ ᴄÉʀÉʙʀᴀʟᴇ ᴘosᴛÉʀɪᴇᴜʀᴇ : 1° tumeurs *des nerfs auditifs*; leur histoire récente; siège *para-rocheux* et *péri-bulbaire*; association de la *surdité* et de la *paralysie faciale*, longtemps à l'état d'isolement; signes de compression bulbaire. Faits cliniques d'Henneberg et Koch, de Fritz Hartmann, de G. Lépine, de Trenel, de Raymond, etc.
2° Tumeurs *péri-bulbo-protubérantielles*, agissant par compression de voisinage :
A) Caractères généraux des tumeurs *interstitielles* du pédoncule, de la protubérance, et du bulbe : *hémiphégies alternes* des divers types (de Weber, de Benedickt, de Millard-Gubler, de Foville, de Revillod-Gouskowsky), et *paralysies nucléaires*; nombreuses variétés d'*hémianesthésies alternes* (Raymond).
B) Symptômes propres aux *tumeurs péri-bulbo-protubérantielles agissant par compression*. Diagnostic avec les tumeurs interstitielles :
1° *Compressions antérieures* : quelquefois symptômes de *paralysie bulbaire de Duchenne*. Phénomènes *cérébelleux*; leur pathogénie. Compression des diverses *paires crâniennes*; groupements divers; examen symptomatique. *Tumeurs doubles.*
2° *Compressions postérieures*. Tumeurs rétro-bulbaires. Paralysies nucléaires par envahissement du plancher du IVᵉ ventricule. Troubles *sensitifs* et signes de *tabes vrai*, par compression des corps restiformes et des pyramides postérieures. Troubles *cérébelleux*. *Hémianesthésie* par lésions du *ruban de Reil*. Troubles *spéciaux* : polyurie, diabète, troubles de la respiration et de la circulation, mort subite.
C) Tumeurs *cancéreuses des régions osseuses* (gouttière basilaire, contour du

trou occipital, fosses cérébelleuses) ; symptômes du *mal sous-occipital*, et signes de *compression douloureuse* du bulbe.

CONCLUSIONS. — SYNTHÈSE.

Les tumeurs de la FACE INFÉRIEURE DE L'ENCÉPHALE, et celles qui siègent dans les méninges sous-jacentes, ne semblent pas devoir être, dans tous les cas, *inaccessibles* à l'action du chirurgien.

C'est ce qu'établissent les interventions plus ou moins heureuses de Durante, sur l'*étage antérieur*, de Krogius et Poirier, sur l'*étage moyen*, et de Guldenarm, sur la *fosse postérieure*.

Et même, deux chirurgiens italiens, Giordano et Caselli, ont institué des procédés opératoires, pour l'extirpation des tumeurs de l'*hypophyse*, par la voie ethmoïdienne, ou par la voie temporale.

Il importe donc d'étudier, sommairement, les MANIFESTATIONS des néoplasmes de ces régions profondes.

Nous exposerons, successivement, les principaux signes cliniques : 1° des tumeurs de l'HYPOPHYSE et de l'*espace* OPTO-PÉDONCULAIRE, sur la ligne médiane; 2° ceux des tumeurs des FOSSES ANTÉRIEURE, MOYENNE, et POSTÉRIEURE.

I. — TUMEURS DE L'HYPOPHYSE.

Il semble que les *hypertrophies simples* de la glande pituitaire donnent lieu à un ensemble symptomatique, un peu différent de celui des *tumeurs malignes*. Nous étudierons ces deux altérations séparément.

A. — HYPERTROPHIES SIMPLES *de l'hypophyse.*

Lorsqu'elles *sont constituées*, la GLANDE PITUITAIRE s'est transformée en une masse d'aspect homogène, qui atteint le volume d'une noix, d'un œuf de poule ou plus, qui dilate la *selle turcique*, et comprime les organes voisins, en particulier le *chiasma des nerfs optiques*, distendu et aminci; et, plus rarement, *les autres nerfs de la région* (fig. 184).

Cette HYPERTROPHIE, ordinairement, s'annonce, d'une part, par des *troubles* CÉRÉBRAUX, peu accentués et lents dans leur évolution, — et, d'autre part, par *des troubles de la* NUTRITION GÉNÉRALE, tout à fait remarquables.

La *céphalée*, des *troubles visuels* un peu *spéciaux*, et parfois quelques *troubles psychiques*, forment le bilan des phénomènes encéphaliques.

La CÉPHALÉE est précoce, augmente lentement de violence et est tantôt occipitale, tantôt temporale, ou même frontale.

Les TROUBLES VISUELS, assez caractéristiques, ont, depuis longtemps déjà, attiré l'attention des observateurs. Ils sont le résultat

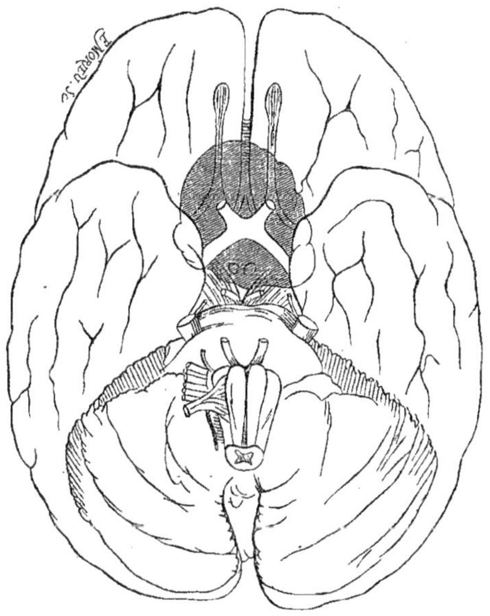

Fig. 184. — Tumeur de l'hypophyse [hypertrophie simple] (Soca). Face inférieure de l'hémisphère. La tumeur occupe la région ombrée.

de la distension du chiasma optique, ou de la compression des nerfs et des bandelettes optiques.

D'après les recherches et les statistiques de Bernhardt, Rath, Bruns, Oppenheim etc., au début des *hypertrophies pituitaires*, on observe, le plus souvent, une *hémianopsie bitemporale*, sans signes ophtalmoscopiques, c'est-à-dire sans *stauungspapille* : c'est l'effet de la distension des fibres internes ou nasales des nerfs optiques, qui s'entre-croisent dans le chiasma.

Mais, plus tard, la tumeur progressant, un des nerfs optiques ou une des bandelettes se trouvent totalement détruits, et de ce côté survient : de l'*amblyopie* et de la *cécité*. — Il y a alors combinaison de l'*amaurose unilatérale* d'un côté, avec l'*hémianopsie temporale* de l'autre. (Faits d'Anderson, Oppenheim, Frohlich, Raymond.) Le patient *voit encore dans le champ visuel interne de son bon œil*, jusqu'à ce que, peu à peu, le pouvoir visuel de cette partie s'éteigne à son tour, et alors survient la *cécité complète*.

Dans ces cas, on constate, à l'ophtalmoscope, la névrite optique, l'atrophie blanche de la papille s'établissant successivement, et parfois assez brusquement, d'un côté, puis de l'autre[1].

Il est bon de remarquer que, dans *l'hypertrophie dite simple*, les *troubles moteurs* des muscles de l'œil sont rares ou très tardifs, bien que le volume du néoplasme soit relativement considérable; *c'est le contraire dans les tumeurs malignes*.

Les *troubles* PSYCHIQUES n'ont en eux-mêmes rien de caractéristique : il semble qu'il soit plus logique de les attribuer aux troubles, si accusés et *si constants*, de la nutrition, plutôt qu'à l'action mécanique de la tumeur elle-même.

Ils consistent : 1º en hallucinations visuelles; en une tendance invincible au sommeil, qui, quelquefois, s'est prolongé plusieurs semaines, plusieurs mois, comme dans les cas de Soca (fig. 184); Mott, Fraenkel, Devic et Courmont, Neusinger)[2]; en un affaiblissement progressif de la mémoire, des diverses facultés intellectuelles, et aussi en une diminution de la force neuro-musculaire.

2º Après Raymond et Souques, Farnarier, dans une étude spéciale, a montré que certaines *psychoses* acquises ou héréditaires étaient fréquentes : mélancolie, tendance au suicide, attaques d'épilepsie, confusion mentale, démence[3].

Les TROUBLES DE NUTRITION, presque constants dans les hypertrophies pituitaires, fréquents aussi dans les cas de néoplasmes vrais, sont très accusés, très importants à connaître, car ils conduisent, par une évolution plus ou moins rapide, *à la mort*; et c'est ce qui justifie les tentatives opératoires des auteurs italiens, déjà mentionnées.

Ils consistent dans ces états pathologiques, d'une connaissance relativement récente, connus sous les noms d'*acromégalie*, de

---

1. Dans ces hypertrophies pituitaires, *l'hémianopsie homonyme bilatérale* est très rare (Oppenheim). Celle-ci est, en effet, le résultat de la compression d'une des bandelettes optiques. Elle peut être aussi *d'origine corticale* ou avoir son origine dans une LÉSION DES CENTRES PRIMAIRES de la vision ou des radiations optiques ; alors, d'autres manifestations s'ajoutent, qui aident au diagnostic.

2. Soca (*Iconographie de la Salpêtrière*, 1900, p. 101): Sommeil prolongé pendant 7 mois, par une tumeur de l'hypophyse, et Oppenheim.

3. Farnarier. Acromégalie et dégénérescence mentale (*Iconograph. Salpêtrière*, 1899, p. 398). — D'après Brunet (Th. Paris, 1899), 25 p. 100 des acromégaliques présentent des troubles psychiques.

gigantisme pathologique, et parfois, dans l'existence d'un véritable *infantilisme*, ou du *myxœdème*. — Nous devons en dire quelques mots.

L'ACROMÉGALIE ou maladie de Marie consiste en une hypertrophie remarquable des extrémités, des *acrons*.

Les *mains* sont élargies, épaissies (mains camardes, en battoir), les doigts en saucisson ; les *pieds massifs*, avec bourrelets saillants et sillons profonds à la face plantaire. La *face* est accrue en longueur, et il y a saillie des rebords orbitaires, des pommettes. Les *lèvres* sont lippues, la *langue* volumineuse et large (macroglossie), et survient un *prognathisme* très accentué du maxillaire inférieur, qui est cause que les arcades dentaires ne se correspondent plus. Ajoutons des déformations bien décrites du côté du *rachis* (cyphoscoliose cervico-dorsale) et du *thorax*.

Le *crâne acromégalique* ou du *gigantisme pathologique* a des caractères spéciaux, et il est indispensable au chirurgien d'en connaître le *radio-diagnostic*, tel qu'il a été bien établi par Beclère : 1° Épaississement irrégulier des *parois* ; 2° Développement exagéré des *sinus frontaux* ; 3° Élargissement de la *fosse pituitaire*, qui présente l'image d'une coupe de forme hémisphérique. La *silhouette du crâne* a une forme générale *polygonale*, et il existe une saillie marquée de la *bosse occipitale* (voir fig. 185)[1].

Ordinairement, les *organes génitaux* sont atrophiés, et, chez la femme, survient, au début, une *aménorrhée* absolue.

Des *sueurs* abondantes, fétides ; de la *polyurie*, et quelquefois de la *glycosurie* et de la *peptonurie* montrent combien les désordres de la nutrition sont profonds, dans cette maladie.

Nous avons parlé suffisamment de la *céphalée* et des *troubles visuels*, assez spéciaux, dans l'hypertrophie de l'hypophyse, qui se rencontre à peu près constamment chez les *acromégaliques*.

Le GIGANTISME PATHOLOGIQUE, dont la signification nosographique a été bien mise en lumière par Brissaud et Meige[2], Massalongo, apparaît à un âge *plus* PRÉCOCE que l'acromégalie, que parfois il précède ou accompagne. Il est propre à la période de croissance des os longs (de douze à vingt-cinq ans), tandis que l'*acromégalie* ne se manifeste guère que lorsque la croissance est terminée, au delà de vingt ans (Sternberg).

Aussi, Massalongo considère-t-il l'*acromégalie* comme un *gigantisme tardif*, qui porte exclusivement sur les extrémités. Déjà, Marie, Guinon, avaient indiqué que bon nombre d'acromégaliques

1. Beclère (*Presse méd.*, 1903, p. 845).
2. H. Meige, Sur le gigantisme (*Arch. gén. de méd.*, oct. 1902).

présentent, à un moment, un *accroissement exagéré de la stature*. « Il y aurait, dans les deux cas, d'après M. Meige, un trouble par excès de la fonction ostéogénique, qui se traduit par le *gigantisme*, tant que l'os est capable de s'accroître en longueur; et, par l'*acromégalie*, quand l'apparition des soudures épiphysaires fait que l'hypertrophie ne peut plus se manifester *qu'aux extrémités des os* [1].

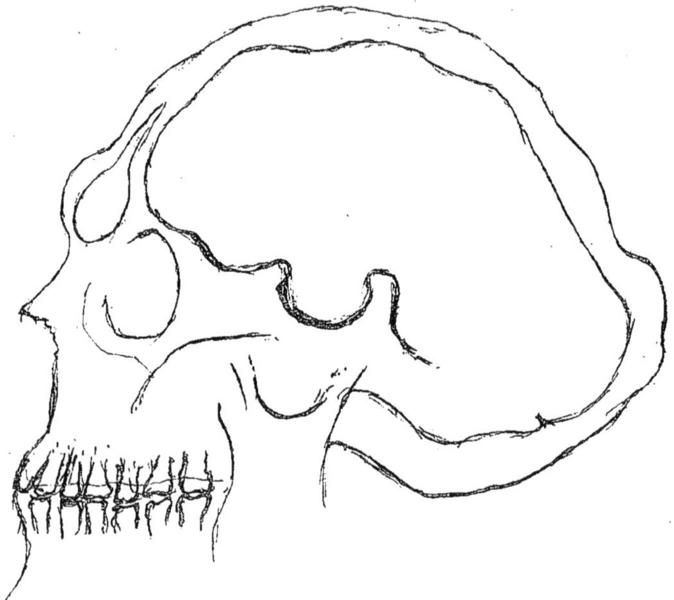

Fig. 185. — Schéma du *crâne acromégalique*, construit d'après les données radiographiques de Béclère, et montrant la réunion de ses principaux caractères [dilatation de la selle turcique, élargissement des sinus frontaux, inégal épaississement des parois crâniennes, ressaut post-lambdoïdien]. (Lannois et Roy.)

Ce qui justifie la *parenté* admise entre ces deux états pathologiques, c'est, d'une part, l'existence de troubles fonctionnels souvent comparables (asthénie, sueurs, polyurie, céphalée, torpeur intellectuelle, aménorrhée, troubles visuels), observés aussi chez les *géants*; et, d'autre part, ce fait important, signalé par Dana, que sur douze autopsies pratiquées chez des géants, *dix fois la glande* PITUITAIRE *a été trouvée augmentée de volume* [2].

Mais, quel *lien physiologique* existe-t-il entre ces états pathologiques et l'hypertrophie de la glande pituitaire?

1. H. Meige, *loc. cit.*, p. 70.
2. Dana, On acromegalie and gigantism (*Journ. of nerv. and mental desease*, 1893, p. 725).

Notons, d'abord, cette conclusion importante, posée par Tamburini au Congrès de Bruxelles, en 1897 :

« Dans les cas typiques d'acromégalie (30 avec autopsie), recueillis jusqu'à présent, ne manque jamais la *tumeur de l'hypo-physe*. Cette tumeur est constituée ordinairement, ou par la simple hypertrophie de la glande, ou par un adénome total de l'organe, dans lequel sont conservés les principaux éléments constitutifs du corps pituitaire [1]. » Nous verrons, cependant, qu'il existe des exceptions.

P. Marie considère l'*acromégalie* comme une DYSTROPHIE, analogue au myxœdème observé dans les atrophies thyroïdiennes, mais en rapport avec une autre glande hématopoïétique, la *pituitaire*. Il semble, en effet, y avoir des connexions fonctionnelles ontologiques et pathologiques entre les trois glandes cervicales : le *thymus*, la *thyroïde* et la *pituitaire*. La portion *glandulaire* de la pituitaire, qui forme sa masse principale, semble provenir embryologiquement d'un *diverticulum* du pharynx primitif, comme la glande thyroïde; et c'est, comme cette dernière, un organe à sécrétion colloïde.

Dans un cas de Ponfick, chez un homme de quarante-sept ans, on observa de la boursouflure de la physionomie, de l'épaississement du cou et de la nuque, de la pâleur de la peau, de la faiblesse générale, etc. Le facies était typique du *myxœdème*; rien aux os. On trouva, à l'autopsie, *une atrophie complète de l'élément glandulaire* de l'hypophyse [2]. Vassale rapporte un fait analogue.

D'autres cliniciens rapprochent l'*acromégalie* de la *maladie de Basedow* (Rob. Gubler), qui, comme on le sait, est attribuée à l'hyperactivité fonctionnelle de la glande thyroïde.

On lui trouverait un contraste frappant avec certaines *sclérodermies*, qui, elles, atrophient les extrémités (J. Roux, Strumpell); et dans lesquelles on note des altérations atrophiques de l'hypophyse [3].

La question se pose ainsi : de savoir si l'acromégalie et les autres troubles analogues sont le résultat d'une hyperfonction ou d'une hypofonction de la *glande pituitaire*? Pour que l'acromégalie survienne, la glande doit-elle être hypertrophiée ou détruite?

Burr et Reesmann disent que sur 60 autopsies d'acromégalie,

---

1. Tamburini (*Congrès de neurologie*, Bruxelles, 1897).

2. Ponfick, Myxœdème et hypophyse cérébrale (*Zeit. f. klin. Méd.*, 1899, p. 1, et *Rev. neurol.*, 1900, p. 671). — Vassale (*Rivista di freniatria*, 1902, et *Rev. neurol.*, 1903, p. 560).

3. Rob. Gubler (*Rev. neurol.*, 1901, p. 547). — J. Roux, de Saint-Étienne (*Rev. neurol.*, 1902, p. 721). — Lafond, Hypophyse et sclérodermie (Th. Lyon, 1901-1902).

on trouva 58 fois l'hypophyse malade [1] ; et ils ajoutent que, pour que les lésions acromégaliques se produisent, il faut que la destruction de l'hypophyse soit complète. Il existe, en effet, quelques cas d'atrophie de l'hypophyse, comme ceux de Bonardi, où il y avait dégénérescence calcaire et atrophie de la pituitaire, et en même temps, tous les symptômes classiques de l'acromégalie, *sauf l'hémianopsie* ; et, dans celui de Ponfick, on observa surtout *des phénomènes myxœdémateux* [2]. On signale aussi des cas d'acromégalie sans lésion de la pituitaire [3].

Mais, il faut le reconnaître, dans la grande majorité des cas, c'est une *hypertrophie*, au moins apparente, de la glande qu'on constate ; et plus rarement une atrophie et une destruction, comme dans les cas de néoplasmes vrais.

D'après une étude récente de Vassale, *l'acromégalie* serait une maladie de la nutrition de cause inconnue, et l'hypertrophie de l'hypophyse serait un *phénomène secondaire* [4]. Le trouble de la nutrition donne un surcroît de travail à la glande qui s'hypertrophie, comme elle le fait souvent dans le myxœdème, et où, comme on sait, la glande thyroïde est très atrophiée ou absente. — Lorsque déjà elle est atrophiée, sclérosée, comme dans le cas de Bonardi, elle ne peut grossir et elle reste petite, malgré l'existence des phénomènes acromégaliques [5].

Le point important pour le chirurgien serait de savoir *la valeur de la sécrétion interne de l'hypophyse* ; et si *sa suppression entraîne quelques inconvénients pour l'organisme.*

Malheureusement, la physiologie et l'expérimentation nous renseignent peu sur le rôle et les fonctions de cette glande.

D'après Cyon, l'hypophyse a une fonction chimique et une fonction mécanique : elle préserve le cerveau des effets de la congestion, à cause de son développement vésiculaire d'aspect caverneux, et elle est l'auxiliaire de la glande thyroïde [6].

1. Ch. Burr et D. Reesmann (*Journ. of nerv. and mental desease*, 1899, et *Arch. de neurol.*, 1900, I, p. 343).

2. Bonardi (*Il Morgagni*, 1899, et *Arch. de neurol.*, 1901, p. 395). — Ponfick (*loc. cit., Rev. neurol.*, 1900, p. 671).

3. Filipello (*Rev. neurol.*, 1903, p. 426, et *Ann. di freniatria*, 1902). — La pituitaire était normale ; mais, en revanche, le corps thyroïde offrait des noyaux d'induration, et le thymus persistait très hypertrophié.

4. Vassale (*Rivista di freniatria*, 1902, p. 25-39, et *Rev. neurol.*, 1903, p. 560). — Dans un cas d'acromégalie au début, on trouva la pituitaire saine et de volume normal.

5. D'après Vassale : « La tumeur de l'hypophyse dans l'acromégalie est toujours et uniquement l'hypertrophie simple, caractérisée par la présence des cellules chromophiles, en abondance : ces cellules sont l'indice d'une grande activité fonctionnelle, puisqu'on ne rencontre qu'elles dans la pituitaire des nouveaux-nés. »

6. Cyon (*Arch. de Phys.*, 1898).

D'après les physiologistes Morat et Doyon, les hypophyses joueraient un rôle important, mais inconnu, dans la nutrition du système nerveux [1].

Les expériences de Caselli et autres montrent que les animaux, chez lesquels on extirpe cette glande, tombent souvent dans un état de cachexie mortelle et ont de la glycosurie. Ceux qui survivent présentent un arrêt de développement des os, très marqué.

Mais, en ce qui concerne la cachexie et la glycosurie, il y a lieu de supposer que les lésions des parties voisines, ou l'encéphalite consécutive par infection, jouent un rôle important. — Lannois et P. Roy attribuent la glycosurie à la compression d'un centre glycogène voisin de l'hypophyse, mais c'est là, cependant un phénomène banal dans les lésions des centres nerveux (*Arch. gén. de méd.*, 1903, p. 1102).

Il faut en revenir, en définitive, à la théorie de Tamburini, bien exposée par lui aux Congrès de Rome et de Bruxelles : dans l'acromégalie et les autres états pathologiques comparables, la glande pituitaire passe par *deux phases*; dans la première, elle est en hyperactivité fonctionnelle et augmente de volume (hypertrophie presque constante); cette hyperfonction détermine dans l'organisme l'accumulation, par métastase, de *produits nocifs* qui agissent spécialement sur les extrémités osseuses, et en déterminent l'*hypertrophie pathologique*. Dans une seconde phase, elle subit la dégénérescence kystique ou néoplasique, et la *cachexie* se manifeste.

Ces *constatations* des cliniciens, ces *dégénérescences* consécutives suffisent à justifier l'intervention chirurgicale, d'autant que, dans certains cas, la marche est *aiguë*, d'une durée de trois ou quatre ans d'après Sternberg [2]; d'autant que les phénomènes mécaniques, produits par la tumeur (compression des nerfs, amaurose, céphalée, troubles psychiques), offrent une suffisante gravité.

B. — NÉOPLASMES VRAIS *de l'hypophyse*.

La parole, dite par Tamburini : « qu'on ne trouve jamais de phénomènes d'acromégalie dans les cas de *tumeurs atypiques* de l'hypophyse », est exagérée, et comporte de nombreuses exceptions.

---

1. Morat et Doyon (*Physiologie*, II, p. 480).
2. Sternberg (*Pathol. de Nothnagel*, article « ACROMÉGALIE », Vienue, 1897). — D'après cet auteur la durée moyenne de l'acromégalie est de 8 à 30 ans; une forme bénigne peut durer jusqu'à 50 ans; mais une forme maligne n'a qu'une durée de 3 à 4 ans.

Le néoplasme peut ne pas détruire la glande, et cependant provoquer l'hyperactivité de sa portion glandulaire. Les faits de tumeurs, sans phénomènes acromégaliques, sont plutôt rares (voir les cas de Waddel, Burr et Reessmann, Cœstan et Halberstadt, Vigoureux et Laignel-Levastine, Touche[1], etc.).

Agostini est plus près de la vérité, quand il fait remarquer que, *chez les jeunes*, on voit d'abord se manifester les symptômes d'acromégalie, puis des symptômes de tumeur, et la cachexie hypophysyprive survient très lentement; tandis que, *chez les vieux*, la marche est rapide, et la cachexie s'établit, *sans aucun signe d'acromégalie*[2].

D'après nos recherches, les *néoplasmes vrais* du corps pituitaire donnent lieu, le plus souvent, à DES DYSTROPHIES ATYPIQUES et RAPIDES.

Il en était ainsi dans les cas de Waddel (tumeur pituitaire, évolution en deux ans); d'Agostini (cachexie rapide, avec phénomènes simulant une maladie d'Addison, sans symptômes d'acromégalie); de Pekranz, où la malade présenta de l'œdème du visage et des extrémités, de l'albuminurie, et où les allures furent celles d'un myxœdème, évolution en deux ans (sarcome angiomateux de l'hypophyse); de Mendel (acromégalie rapide, tumeur diffuse de l'hypophyse); de R. Gubler (où une acromégalie ayant débuté *post-partum*, eut une durée de trois ans; on trouva une hyperplasie diffuse énorme de la pituitaire; les allures furent plutôt comparables à celles d'une maladie de Basedow).

L'observation de Vigoureux et de Laignel-Lavastine est un très bel exemple de ces *tumeurs pituitaires* avec *cachexie rapide* (il n'y eut pas d'acromégalie). Le néoplasme évolua en deux ans. Le malade devint rapidement aveugle, eut une *ophtalmoplégie* totale et complète de l'*œil gauche* (III⁰, IV⁰, VI⁰ paires), une cécité complète avec mydriase, abolition des réflexes pupillaires, et *atrophie blanche* des nerfs optiques. A l'autopsie : masse violacée, remplissant toute la partie médiane des étages supérieur et moyen du crâne, comprimant les bulbes olfactifs, le chiasma et les bandelettes optiques; dans la fosse moyenne, englobant les III⁰, IV⁰, V⁰ et VI⁰ paires gauches, remplissant la fosse sphénoïdale gauche, pénétrant sous la tente du cervelet, et ayant détruit les corps de

1. Burr et Reesmann (*The journ. of mental and nerv. desease*, 1899, et *Arch. de neurol.*, 1900, I, p. 343). — Cœstan et Halberstadt (*Rev. neurol.*, 1903, p. 1130). — Waddel (*The Lancet*, 1893, p. 921, et *Rev. neurol.*, 1893, p. 227). — Vigoureux et Laignel-Lavastine (*Soc. anat.*, 1902, p. 347).

2. Agostini (*Riv. di Pathol. mentale et nerv.*, 1899, p. 169-172). Fibro-sarcome pituitaire chez un vieillard de 56 ans.

l'ethmoïde et du sphénoïde, pour rejoindre le pharynx, etc. (Voir fig. 186).

Dans d'autres cas, on a observé des *acromégalies partielles*, ou des esquisses de *gigantisme* (cas de Pardo, de Walton et Cheney, de G. Launois et P. Roy).

Babinsky, chez une jeune fille de dix-sept ans, rapporte en 1900, à la Société de Neurologie, un beau cas d'*infantilisme*,

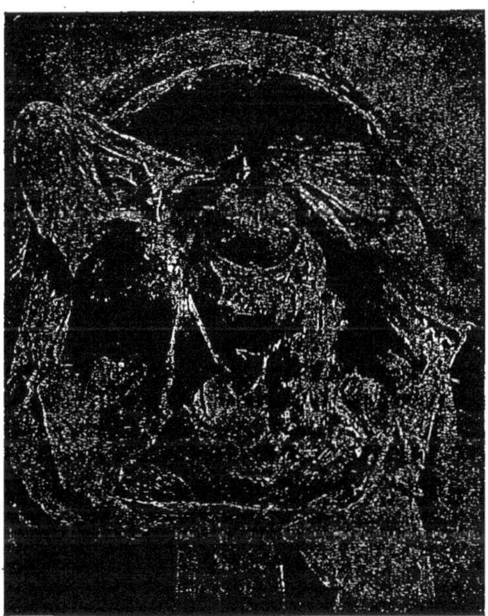

Fig. 186. — Tumeur maligne (Épithéliome) du corps pituitaire. (Vigouroux et Laignel-Lavastine).

sans acromégalie, avec arrêt de développement des organes génitaux, diminution de la vue, œdème papillaire, pour un [épithéliome volumineux de la glande pituitaire.

Enfin, les *formes douloureuses de l'acromégalie*, signalées par Staté et Ferrand, appartiennent le plus souvent à des néoplasmes vrais de l'hypophyse[1].

1. Waddel (*The Lancet*, 1893, et *Rev. neurol.*, 1893, p. 227). — Agostini (*Rivista di Pathol. nervosa*, 1899, et *Arch. de neurol.*, 1900, p. 332; *Rev. neurol.*, 1899, p. 451). — Pekranz (*Neurol. Centralbl*, 1899, *Arch. de neurol.*, 1899, II, p. 507; *Rev. neurol.*, 1899, p. 602). — Mendel (*Berl. Klin. Wochens.*, 1900, et *Rev. neurol.*, 1901, p. 1053). — Rob. Gubler (*Rev. neurol.*, 1901, p. 547). — Pardo, Acromégalie partielle; deux mains énormes, sarcome (*Rev. neurol.*, 1902, p. 968);

En outre des *dystrophies atypiques*, les néoplasmes vrais ont d'autres traits caractéristiques : ils n'agissent pas, comme les hypertrophies vraies, par distension régulière et progressive des parties voisines, se couvrant du chiasma optique comme d'un bandeau, et produisant l'hémianopsie bi-temporale ou l'amaurose. Ils sont envahissants, irréguliers, et poussent des prolongements en différents sens, qui modifient les allures symptomatiques.

C'est ainsi que, dans le cas de Pekranz, il y eut un prolongement qui remplit les gaines optiques, envahit l'orbite, et détermina de l'exophtalmie; un autre prolongement pénétra dans le lobe temporal, et envahit le IIIe ventricule (sarcome angiomateux).

Dans un cas de Homen, le sarcome pituitaire défonça la selle turcique, et envahit les cellules ethmoïdales.

Un adéno-carcinome comprimait le pédoncule cérébral, le nerf optique, le nerf moteur oculaire commun, et, pénétrant dans la scissure de Sylvius, détruisait en partie les ganglions centraux et s'avançait presque dans la région sous-thalamique (Hlœva). — Un autre néoplasme pituitaire, du volume d'un œuf de poule, déterminait une perte de substance des lobes frontaux et provoquait des troubles psychiques accusés (Voegelin). — L'épithélioma primitif du corps pituitaire, relaté par Lannois et Roy, présentait un prolongement cylindrique de 5 centimètres sur 2 cent. 5, qui pénétrait dans la cavité du ventricule droit (fig. 187). — Enfin, Ferrand nous montre un adéno-carcinome de l'hypophyse, ayant pénétré dans la fosse moyenne, englobant le ganglion de Gasser, la fente sphénoïdale et le trou grand rond.

On comprend que ces *extensions des néoplasmes pituitaires* entraînent un certain nombre de phénomènes surajoutés, par compression des organes voisins.

L'*atrophie optique* et l'*amaurose* sont *rapides*, comme l'évolution de la tumeur elle-même; et, chose remarquable, les œdèmes papillaires (Stauungspapille) des tumeurs cérébrales apparaissent (cas de Babinsky), alors qu'ils étaient ordinairement absents dans les hypertrophies simples.

Ensuite, il existe fréquemment des *paralysies des muscles des yeux*, par compression (des IIIe, IVe et VIe paires) : il y a strabisme, ptosis unilatéral, ophtalmoplégie plus ou moins complète, et *exophtalmie*. La marche de ces paralysies est successive et

---

Walton et Cheney, Esquisse de gigantisme chez un médecin: endothéliome pituitaire (*Journ. of nerv. and mental desease*, 1899, et *Arch. de neurol.*, 1900, I, p. 424). — Lannois et Roy, Gigantisme et acromégalie (*Iconogr. Salpêtrière*, 1903, p. 163). — Babinski (*Rev. neurol.*, 1900, p. 533). — Ferrand (*Rev. neurol.*, 1901, p. 271). — Vigoureux et Laignel-Lavastine (*loc. cit.*).

progressive, et pouvait être bien suivie, en particulier dans les cas de Pekranz et d'Agostini, déjà cités. — La musculature interne de l'œil n'est pas épargnée, et c'est ainsi qu'on voit successivement la pupille gauche ne plus réagir à la lumière; dix-huit mois après, les deux pupilles restent immobiles; c'est seulement vingt-quatre mois plus tard, que les mouvements des yeux deviennent limités, en même temps que s'établit la cécité absolue. Il est digne de remarque que l'insensibilité de la pupille à la lumière a été un phénomène précurseur (Pekranz).

On a signalé, parmi les autres symptômes fréquents, des hallu-

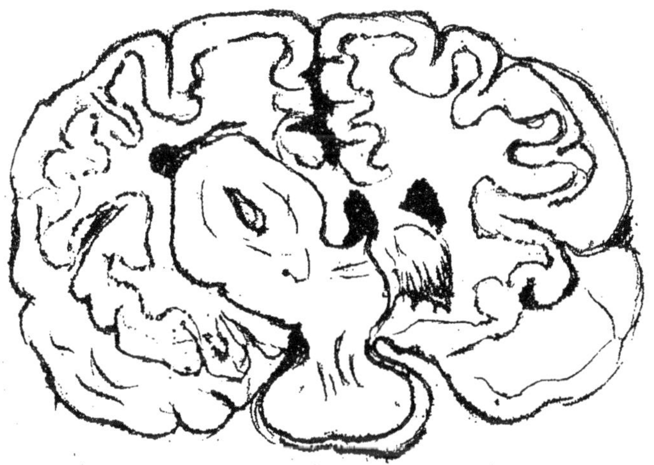

Fig. 187. — Cerveau du géant Pierre K. Coupe frontale (Lannois et Roy) montrant le prolongement de la tumeur hypophysaire à l'intérieur du ventricule latéral droit dilaté.

cinations visuelles, auditives, gustatives; mais les nerfs olfactifs sont rarement atteints, et l'anosmie est peu signalée.

Ajoutons, pour quelques cas exceptionnels, des *troubles psychiques*, par action sur les lobes frontaux; des névralgies, des anesthésies, par envahissement du ganglion de Gasser et de la V° paire; ou encore des hémiplégies transitoires, par compression des pédoncules cérébraux.

La polyurie, le diabète, l'albuminurie fréquente sont le résultat des troubles dystrophiques qui, presque constamment, accompagnent ces tumeurs.

Par exception, dans le cas de gigantisme acromégalique étudié par Lannois et Roy, malgré l'existence d'un volumineux prolongement intra-ventriculaire (voir fig. 187), il n'y eut pas de phénomènes cérébraux proprement dits (sauf un peu de tristesse

d'apathie et d'irritabilité), pas de troubles oculaires ; uniquement
quelques crises convulsives terminales ; et, pour un épithélioma
kystique de l'hypophyse, ayant pénétré dans le III° ventricule et
repoussant les couches optiques, Cæstan et Halberstadt n'observèrent *aucune hypertrophie* du squelette, et les *troubles mentaux*
furent les seuls indices du néoplasme. Il est vrai qu'il s'agissait
d'un malade âgé de 60 ans. (*Rev. neurol.*, 1903, p. 1180.)

Comme SYNTHÈSE GÉNÉRALE, on peut dire que les *tumeurs de
l'hypophyse* se distinguent par trois caractères principaux :

1° *Des troubles de la vision, précoces, lents ou rapides*, depuis
les hémianopsies bi-temporales jusqu'à l'amaurose ; quelquefois,
avec paralysies motrices ;

2° *Absence*, ordinairement, de *troubles moteurs ou sensitifs*,
dans la face, le tronc ou les membres ;

3° *Dystrophies variées*, qui, dès qu'elles apparaissent, doivent
faire penser que la *glande pituitaire* est en cause : acromégalie,
gigantisme, infantilisme, myxœdème, arrêt de développement de
l'appareil génital ; adiposité généralisée et progressive (cas de
Fuchs, *Wiener klin.*, 1903, p. 17) ; diabète, albuminurie ; altérations des poils et des ongles, etc.

Il importe, enfin, de ne pas oublier que la *radiographie* fournit
un excellent moyen de contrôle (cas de Cassirer, *Soc. de Psychiatrie* de Berlin et *Rev. Neurol.*, 1901, p. 996). — Le malade de Fuchs
présenta de la céphalée, de l'hémianopsie, de l'adiposité progressive ; la radiographie vérifia l'hypothèse d'une tumeur pituitaire
(*Wiener klin. Wochens.*, 1903). — A. Béclère, chez le géant diabé-
tique et acromégalique de Achard et Lœper, et chez ceux de
Dufraul, de Launois et P. Roy, constata, par le radio-diagnostic,
les déformations crâniennes indiquées plus haut (p. 413).

II. — TUMEURS DE L'ESPACE OPTO-PÉDONCULAIRE.

Nous désignons, sous ce nom, des néoplasmes qui naissent
aux dépens du chiasma ou des bandelettes optiques, du tuber
cinéréum, de l'infundibulum du III° ventricule, des tubercules
mamillaires, et, enfin, de la lame perforée interpédonculaire.

Ils se distinguent des tumeurs précédemment étudiées, en ce
que *l'hypophyse n'est pas intéressée, et qu'on n'observe pas de dystrophies.*

En ce qui concerne le chiasma et les bandelettes optiques,

Leszynski a fait observer qu'ils pouvaient être intéressés de quatre manières différentes :

1° Par des tumeurs de l'hypophyse; 2° par des tumeurs communes de la base; 3° par méningites syphilitiques ou gommes; 4° par un processus pathologique localisé, qui amène l'atrophie du nerf, sans papillite [1].

Les lésions du *chiasma* et des *bandelettes* s'annoncent ordinainairement par des amblyopies, des cécités, des hallucinations visuelles, et souvent par des *hémianopsies de diverses espèces*, sur la valeur séméiologique desquelles Raymond a appelé récemment l'attention [2] (voir p. 145, fig. 49).

On peut dire, en résumé, que toute lésion qui désorganise les *voies optiques* d'un côté, depuis le chiasma jusqu'aux centres corticaux, donne lieu à une hémianopsie homonyme *droite*, si *la lésion est à gauche*, et *vice versa*.

On ne peut donc distinguer une lésion d'une bandelette optique, d'une lésion des *centres primaires* ou des *centres corticaux de la vision* d'un côté, que par les phénomènes concomitants (en particulier la *cécité verbale*, pour les lésions corticales, — et les *compressions des nerfs de la base*, pour les lésions situées plus bas).

L'hémianopsie, par altération d'une bandelette optique, s'accompagne assez souvent d'*hémiplégie* ou d'*hémianesthésie* par lésion du pédoncule voisin, et de symptômes de compression, de la IIIe, de la Ire ou de la Ve paire.

Cette *hémianopsie homonyme* existe dans les tumeurs de l'*espace opto-pédonculaire*.

En outre des troubles visuels, *hémianopsies* et *ophtalmoplégies*, les tumeurs de l'espace opto-pédonculaire se distinguent encore par l'existence d'une variété de *paralysie alterne*, dite paralysie de Weber. Les muscles de l'œil (IIIe paire) sont paralysés *du côté de la lésion*, et la moitié du corps est paralysé *du côté opposé* (hémiparésie, et, parfois, hémianesthésie).

Comme exemple, je citerai les observations suivantes : Cas de Rosenthal, femme de trente-neuf ans, paralysie de l'oculo-moteur commun *gauche*, paralysie des extrémités et du facial inférieur *à droite*, avec anesthésie correspondante, diminution de l'acuité visuelle : à l'autopsie, plusieurs tumeurs, l'une comme un pois, dans le pédoncule cérébral droit, l'autre était *un glio-sarcome*, occupant la place des tubercules mamillaires. — Cas de Vassal et Le Fort : H. 30 ans, chute quatre mois auparavant suivie d'une

---

1. Leszynski (*Journ. of nerv. and mental deseases*, 1900, p. 135, avec schémas, et *Rev. neurol.*, 1900, p. 1085).

2. Raymond *Cliniques*, 1903, p. 449, et *Arch. de neurol.*, juin 1902, p. 433).

hémiplégie gauche, avec l'œil droit dévié. Plus tard, langue, face,
et membres paralysés à *gauche*; l'œil *droit* a sa pupille immobile
et ne se meut *qu'en dehors*; nystagmus de l'œil gauche. En somme
paralysie alterne du type Weber. Trépanation infructueuse; mort
un mois après. A l'autopsie, tumeur du volume d'une noix au
niveau de la couche optique *droite*, ayant détruit les deux tiers
supérieurs du *pédoncule cérébral*, ayant comprimé et altéré le *nerf
moteur oculaire commun à droite*, et remplissant l'espace *interpédonculaire* (voir fig. 188). — Cas de Grenet : enfant de quatre
ans, accidents méningitiques, convulsions cloniques et toniques,

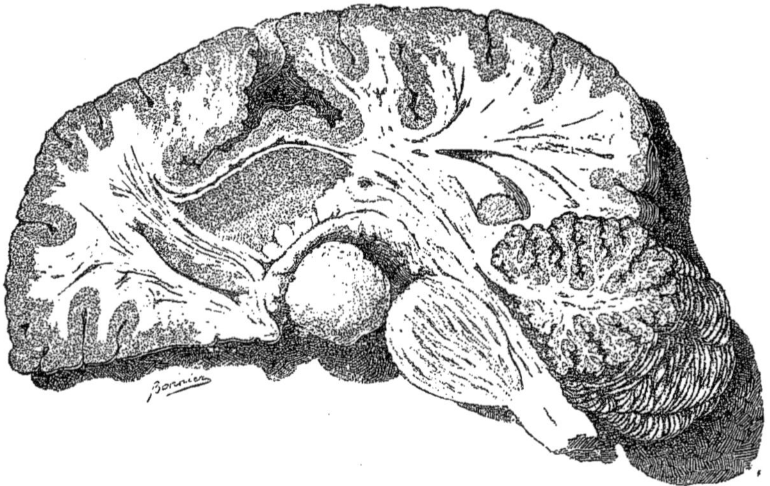

Fig. 188. — Tumeur de l'espace opto-pédonculaire (Vaessal et Le Fort).

faiblesse par contracture des *quatre membres*, strabisme, perte de
la parole, cécité complète. Autopsie : on trouve une tumeur (sarcome très vasculaire), du volume d'un œuf de pigeon, occupant
tout le losange opto-pédonculaire, et remplissant le 3e ventricule;
le corps pituitaire n'était pas envahi.

Raymond, dans ses cliniques de 1901 (t. V), a publié un cas
intéressant du *néoplasme de cette région*; mais, en raison de
l'adhérence à la dure-mère de la selle turcique, et de la *disparition
du corps pituitaire*, il est difficile de dire s'il s'agit d'une dégénérescence de l'*hypophyse*, ou d'une tumeur primitive de la substance nerveuse de la *région opto-pédonculaire*. La nature de la
tumeur était celle d'un *adénome* ou *endothéliome kystique*. Son
évolution eut lieu en deux ans. Elle fut annoncée par des cépha-

lées violentes, des crises syncopales et des vomissements. Les signes de *localisation* consistèrent : 1° en une atrophie optique *droite* avec amaurose; 2° en une hémiopie de l'œil *gauche* : la première annonçait une destruction totale de la bandelette ou du

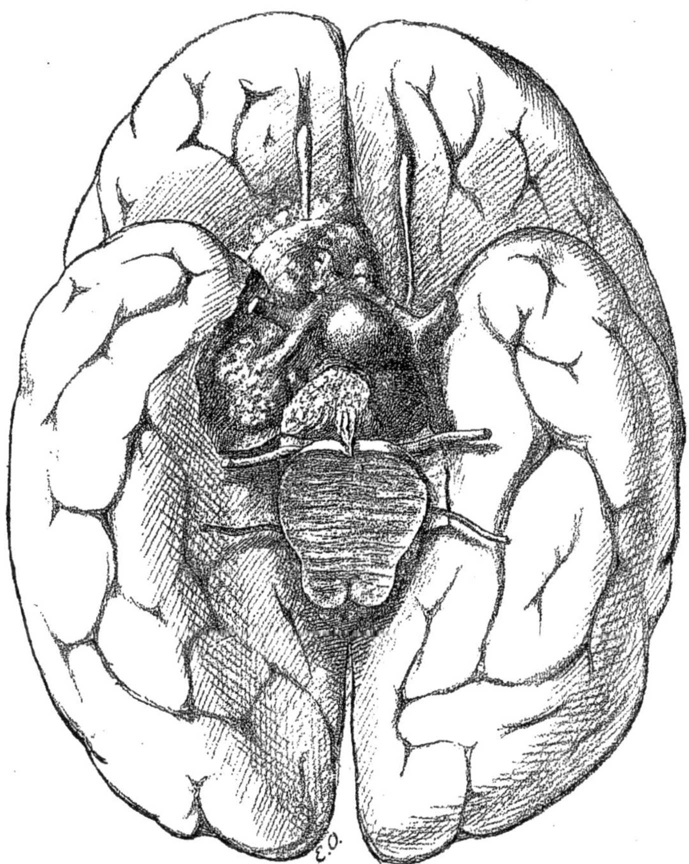

Fig. 189. — Endothéliome kystique de la région opto-pédonculaire et de la selle turcique (Raymond). — La tumeur polykystique a refoulé le chiasma, détruit la bandelette optique droite et la substance grise où se termine le nerf olfactif du même côté.

nerf optique droit; la seconde, une altération ou une compression des *fibres internes* des mêmes conducteurs à *gauche*; 3° il y avait en plus *anosmie à droite*, par compression du nerf olfactif de ce côté — *paralysie* incomplète de l'*oculo-moteur* commun *à droite*, révélée par une *mydriase*, une *immobilité* de la *pupille* insensible à la lumière, et par une *insuffisance* du *droit interne*, l'œil étant dévié en dehors — et enfin des oscillations, une tendance à la titubation, par compression légère du pédoncule cérébral droit. La figure 189 permet de se rendre compte de l'étendue et du siège du néoplasme.

Nous n'avons mentionné les tumeurs de l'espace opto-pédonculaire que *pour les différencier des tumeurs de l'hypophyse*, dans lesquelles les pédoncules cérébraux sont très rarement intéressés; car elles ne se prêtent guère à l'action chirurgicale [1].

III. — TUMEURS DE LA FOSSE ANTÉRIEURE.

Les tumeurs de la FOSSE CÉRÉBRALE ANTÉRIEURE naissent aux dépens des méninges de la région, des voûtes orbitaires, ou de la partie intercalaire de l'ethmoïde (lame criblée, apophyse cristagalli, planum, etc.)

Tantôt elles détruisent, peu à peu, la voûte de l'orbite, et donnent lieu aux symptômes d'une tumeur *intra-orbitaire*; assez souvent, elles se propagent d'avant en arrière, et rencontrent, vers le bord des petites ailes, la *fente sphénoïdale* et les organes qui la traversent: première branche du trijumeau, nerfs moteurs de l'œil; et, plus en dedans, vers le *trou orbitaire*, un des nerfs optiques est fréquemment intéressé.

Sur la ligne médiane sont les *nerfs olfactifs*, qui se trouvent les premiers atteints, dans toute l'étendue de la lame criblée.

En haut, ces tumeurs se creusent une *loge*, dans les *lobes frontaux*, qui sont comprimés ou détruits.

Ces rapports anatomiques expliquent les symptômes les plus communément observés, dans ces néoplasmes, dont les observations cliniques sont assez rares.

En première ligne, il faut citer une *anosmie* uni ou bi-latérale, due à l'altération des olfactifs, si la tumeur est médiane et voisine : mais ce symptôme échappe parfois à l'observation, parce qu'on n'en fait pas la recherche; — puis, se manifeste une *amblyopie*, avec atrophie du nerf optique correspondant, ce

---

1. Rosenthal (*Œst. med. Jahrbuch*, 1891, p. 236, et thèse de Picard, Paris, 1899, p. 26). — Vassal et Le Fort (*Soc. anat.*, 1891, p. 34). — Grenet, Société anatomique, 1898, p. 90. Ce dernier auteur cite les faits de tumeurs opto-pédonculaires de Monat, Paux, Starr, Jaboulay, Willebrand, Leber, etc., et aussi de Powers, Bamba, Lawrence, Furster, indiqués dans l'ouvrage de Willebrand (*Ueber Hemianopsie*, Berlin, 1881), et de Wiesmann, 1890. Cysticerque interpédonculaire, paralysie des quatres membres. — D'après lui, la *coexistence de paralysies des membres* et des *troubles de la vision*, pourrait permettre, dans certains cas, de distinguer une tumeur du losange opto-pédonculaire d'une tumeur du corps pituitaire. — Raymond (*Cliniques*, V, 1901, p. 139-172).

dernier ayant été intéressé, près du trou optique — dans plusieurs cas, on a observé des *hyperesthésies* ou des *hypoesthésies*, dans le domaine de la *première branche du trijumeau* ou nerf de Willis, — enfin, des troubles dans la *motilité des globes oculaires*, par altération des nerfs moteurs, qui traversent la *fente sphénoïdale*.

L'irritation ou la compression des *lobes frontaux*, par le néoplasme, entraîne quelques troubles particuliers, assez fréquents : *démence, stupeur, tendance à la jovialité, confusion mentale, taciturnité*, etc.

Si l'action mécanique est assez intense pour agir sur les fibres motrices et sensitives de la *capsule interne*, on constatera des *hémiparésies* et des *hémianesthésies*, du côté opposé du corps.

Enfin, si le *lobe frontal* GAUCHE est plus particulièrement en cause, de la *dysarthrie*, des *troubles aphasiques* feront leur apparition.

Quelques exemples montreront la *réalité clinique* de cette symptomatologie.

Le chirurgien italien Durante opéra une première fois, en 1884, une jeune femme de vingt-cinq ans, qui présenta comme premiers symptômes *une perte de l'odorat* datant d'un an, *un affaiblissement de la mémoire, de la mélancolie*, un *état de taciturnité très accentué*; en même temps, *l'œil gauche était très abaissé* et *dévié en dehors*. Se basant sur les troubles psychiques observés, on crut à une tumeur comprimant le lobe frontal. Elle fut heureusement extraite. Du volume d'une pomme et du poids de 70 grammes, elle occupait la lame criblée qu'elle avait détruite, s'avançant en arrière jusqu'à l'apophyse crista-galli. La malade resta *complètement guérie pendant* DOUZE ANS. Après ce temps, le sarcome fuso-cellulaire récidiva sur la partie voisine de la faux de la dure-mère, et donna lieu, exactement, à des symptômes du même ordre : *anosmie, globe oculaire dévié, troubles psychiques, délire religieux, paroles obscènes*, etc. Elle fut opérée une seconde fois avec succès [1].

Oppenheim, dans un cas personnel, pour une tumeur du volume d'un œuf de poule, occupant le *toit orbitaire gauche*, ayant pénétré complètement dans le *lobe frontal gauche*, qui était un peu ramolli au voisinage, observa : au début, des *douleurs* et de l'*engourdissement* dans la moitié supérieure GAUCHE du *visage*, puis de l'*hypoesthésie* et de l'*affaiblissement* du *réflexe cornéen* et *pupillaire gauche* (1re branche du trijumeau, nerf de Willis), de la *contracture réflexe du facial gauche*; puis,

---

1. Durante (*Bolletino de la Reale Academia di Roma*, 1885 et 1896) et Chipault (*Chir. nerveuse*, 1903, III, 322, 328).

de la *faiblesse* et de l'*engourdissement* dans la moitié DROITE du corps, *du tremblement dans le bras droit*, de l'*hémiparésie droite*, une *démarche un peu titubante* (ataxie frontale de Bruns), de la *démence légère* avec un peu de stupeur, une tendance à l'*hilarité*, et enfin, de la *confusion mentale* et de l'*aphasie partielle*. Le premier symptôme fut donc le résultat de la compression de la première branche du trijumeau; et s'ajoutèrent bientôt des troubles dépendant de la compression et de l'altération du lobe frontal (démence, hémiparésie, etc [1]).

Griffith et T. Steele Scheldon, dans un cas de *tumeur bilobée* (sarcome), ayant l'aspect d'un cervelet, la couleur et le volume d'un rein, divisée par un sillon en deux hémisphères, et *comprimant les deux hémisphères cérébraux*, surtout le GAUCHE, sous lequel était le lobe le plus volumineux, chez une femme de vingt-trois ans, après une première phase constituée par une névralgie intense dans la partie gauche de la face, de la céphalée occipitale, des accès d'obscurcissement de la vue et d'affaiblissement de l'ouïe (on crut à de l'hystérie), virent apparaître des phénomènes caractéristiques : un léger *strabisme gauche*, de l'*anosmie gauche*, une *névrite optique double*, et une *hémiplégie gauche transitoire*; plus tard, il y eut *atrophie papillaire* grisâtre des deux côtés, et l'œil gauche devient *amaurotique*; puis, l'œil droit fut atteint à son tour, et ne perçut plus que la lumière; il y eut de l'*anesthésie* à droite du corps; et, peu avant la mort, la vue, le goût, l'ouïe et l'odorat étaient complètement abolis; excitation maniaque, état vertigineux, convulsions; mort dans le coma [2].

Dans quelques cas rares, ces tumeurs, par action sur les lobes frontaux, produisent un *état* DÉMENTIEL, qui *masque* les autres phénomènes. Il en était ainsi chez un malade de G. Muggia, pellagreux, tout à fait dément, qui ne présenta d'autres symptômes que, dans les derniers temps, une faiblesse des membres inférieurs : il n'eut jamais ni céphalée, ni vertiges, ni affaiblissement de la vue, ni convulsions : à l'autopsie (voir fig. 68-69, p. 185) on trouva une tumeur de 102 grammes, médiane et comprimant de bas en haut les deux lobes frontaux, tirant son origine de la dure-mère, qui revêt la lame criblée de l'ethmoïde, depuis l'apophyse crista-galli jusqu'au chiasma; le gyrus rectus de l'un et l'autre hémisphère était écarté et refoulé, ainsi que les bandelettes olfactives : aucune autre lésion des parties nerveuses voi-

---

1. Oppenheim (*Die Geschwulste des Gehirns*, p. 205).
2. Griffith et T. Steele Scheldon (*The journal of mental Science*, 1890, et *Arch. de neurol.*, 1893, II, p. 410).

sines. Il s'agissait là d'un cas de tumeur latente, comme on en observe spécialement chez les *déments* [1].

Un autre fait de *latence symptomatique* est signalé par Luys, qui, chez une femme, trouva une tumeur mollasse, fongoïde, du volume d'un œuf, à cheval sur les fosses cérébrales antérieure et moyenne gauches; le lobe frontal était tout à fait aplati; depuis quatre ans, elle était *paraplégique*; mais elle n'avait eu ni attaque, ni troubles sensoriels, ni céphalalgie, et l'*intelligence fut nette* jusqu'à la fin [2].

Enfin, il ne faut pas oublier que certaines tumeurs de l'orbite se *prolongent jusque dans la fosse cérébrale antérieure*, comme dans un fait de Graefe, qui, chez un enfant de six ans, après énucléation de l'œil et d'une tumeur de l'orbite, trouva un glio-sarcome en arrière de l'apophyse crista-galli, s'étendant jusqu'à la protubérance, et englobant les nerfs optiques et le chiasma [3].

En *résumé*, on peut dire que les tumeurs de la FOSSE ANTÉRIEURE se caractérisent :

1º Par de l'ANOSMIE; — 2º par des *troubles de la* SENSIBILITÉ dans la zone du NERF DE WILLIS, de la NÉVRITE OPTIQUE PRÉCOCE des *troubles* MOTEURS OCULAIRES;

3º Enfin, s'ajoutent certains *troubles* PSYCHIQUES, particuliers aux lobes frontaux, souvent comprimés ou altérés.

Quelques tumeurs restent à peu près LATENTES, ou déterminent, uniquement, des *troubles* DÉMENTIELS.

IV. — TUMEURS DE LA FOSSE MOYENNE.

La FOSSE CÉRÉBRALE MOYENNE a la forme d'un triangle, dont le côté antérieur est formé par le rebord des petites ailes du sphénoïde, le côté postérieur par l'arête vive du rocher; et dont l'angle interne ou *sinus arrondi* répond au bord externe du sinus caverneux, et, en avant, au trou orbitaire et à la fente sphénoïdale.

Les tumeurs qui s'y développent sont, en général, rapprochées du sinus interne et intéressent le *ganglion de Gasser*, et les trois branches du trijumeau qui en naissent : ce sont, assez souvent, des NÉOPLASMES DU GANGLION DE GASSER.

1. G. Muggia (*Riforma medica*, 1902, p. 855, et *Rev. neurol.*, 1902, p. 941).
2. Luys (*Soc. anat.*, 1885).
3. Græfe (*Graefe's Archiv*, t. XII).

On s'explique aisément ainsi les NÉVRALGIES *redoutables de la face*, qui les caractérisent, et les ANESTHÉSIES, qui leur succèdent.

Le *nerf optique* et les *nerfs des parois du sinus caverneux* étant intéressés, *l'amaurose*, les *ophtalmoplégies* apparaissent hâtivement; enfin, la propagation possible par le trou déchiré antérieur, autour de la trompe d'Eustache, rendent compte des *manifestations pharyngiennes, auriculaires*, etc.

Ajoutons que souvent les manifestations du SYNDROME *général* font *longtemps défaut*, et n'apparaissent que comme un *phénomène terminal*. De même, la *Stauungspapille* peut ne pas exister (Bruns, Oppenheim) et l'*atrophie optique* survenir d'emblée.

A. — Tumeurs du ganglion de GASSER.

Elles ont pour symptôme capital des *névralgies atroces et rebelles de la face*, qui apparaissent *longtemps à l'avance*, et *restent à l'état d'isolement* plusieurs mois et même des années. Le patient se plaint de douleurs autour de l'orbite, dans la région temporale, dans l'œil, dans la moitié du visage; parfois elles débutent dans les dents et les gencives; puis surviennent des paresthésies, des anesthésies de la *peau* et des *muqueuses* correspondantes de la *langue,* du *voile du palais*, du *pharynx*, etc.

Assez souvent, la *conjonctive* est *vascularisée*, et la cornée est le siège d'une *kératite* NEURO-PARALYTIQUE, par névrite propagée (Charcot, Wilbrand, Sänger); d'autres fois, elle est épargnée.

Pantoppidan a décrit aussi des *altérations* TROPHIQUES dans les muqueuses du nez, de la langue, et des gencives, et Bezold a constaté une *tuméfaction* de la muqueuse nasale.

On a enfin parlé d'*hyperhémie* et d'*œdème* du visage (Klengdyen); et Homen, Hagelstam, d'après Oppenheim, ont décrit une *hémiatrophie faciale*.

Assez rarement, la branche *motrice* du trijumeau est atteinte; on constate une faiblesse des muscles de la mâchoire (temporaux, masséters, ptérygoïdiens) : Bernhardt a trouvé, dans ces muscles, la réaction de dégénérescence.

Plus tard, le néoplasme envahit les nerfs voisins de la région, et bientôt se trouve complété le tableau clinique d'ensemble des tumeurs de la fosse cérébrale moyenne.

Un bel exemple de ces tumeurs étendues, nées du *ganglion de* GASSER, nous est fourni par l'observation remarquable de Krogius. Sa malade, âgée de trente-quatre ans, eut d'abord des symptômes accusés de *névralgie faciale*, surtout dans les dents et les gencives du côté gauche, DEUX ANS ET DEMI *avant l'époque de l'inter-*

vention; ptosis et myosis léger de l'œil gauche, signes d'obstruction de la trompe d'Eustache gauche, et bourdonnements; quelques
mois après, on constata une *anesthésie absolue* de la joue gauche,
de la diminution de l'*odorat* et du *goût*. La malade commence à
loucher de l'œil gauche, et la sécrétion des larmes cesse de ce
côté; l'examen du fonds de l'œil fut négatif. Les accès de
névralgie redoublèrent, et quelques dents furent extraites inu-
tilement : morphine, traitement spécifique intensif. Un an et

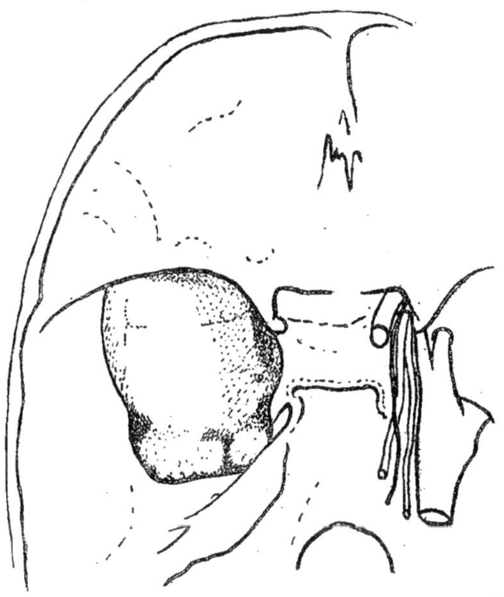

Fig. 190. — Tumeur de la fosse cérébrale moyenne gauche et du ganglion de Gasser, enlevée
chirurgicalement par Ali Krogius d'Helsingfors (*in* Chipault, II, p. 12).

demi après le début, on constata de la paralysie du droit externe
gauche (VIᵉ paire); d'autre part, la trompe était oblitérée, et
l'examen au miroir montra une *tumeur faisant saillie dans le
pharynx*.

C'est seulement après deux ans et demi de souffrances, et
lorsque déjà l'état de déchéance et d'amaigrissement était commencé, que Krogius l'examina. Guidé par la paralysie du moteur
externe (strabisme) et du grand sympathique (myosis), et surtout
par les névralgies et l'anesthésie absolue (peau et muqueuses)
des *trois branches du trijumeau*, il diagnostiqua une tumeur de la
fosse cérébrale moyenne.

Notons que les *symptômes généraux* des tumeurs cérébrales

faisaient absolument défaut; qu'il n'y avait rien dans les membres; que la papille optique était saine et la *vision normale*. En pénétrant par la fosse temporale profonde, Krogius parvint à énucléer la tumeur (endothéliome de 4 centimètres sur 2 centimètres et demi). La malade succomba treize jours après, à cause d'une procidence du cerveau et de l'encéphalite : on trouva un prolongement de la tumeur dans la *fosse postérieure*, et une masse secondaire *dans le naso-pharynx* (voir fig. 190).

En résumé, dans cette observation remarquable, les signes cliniques furent presque exclusivement ceux d'une *névralgie intense* du trijumeau, suivie d'*anesthésie étendue*, avec participation de la VI⁰ paire, mais, *sans aucun des symptômes cérébraux ordinaires*, bien que la tumeur fût relativement volumineuse [1].

B. — *Tumeurs qui agissent par compression sur le* NERF OPTIQUE *et les nerfs de la* PAROI DU SINUS CAVERNEUX (amauroses, ophtalmoplégies, exophtalmies, etc.).

Ces tumeurs remplissent plus ou moins la *partie interne* de la FOSSE CÉRÉBRALE MOYENNE, détruisent la paroi du sinus caverneux, envahissent même la selle turcique et la gouttière basilaire, la cavité orbitaire, etc. Elles diffèrent du groupe précédent en ce que *les névralgies faciales ne sont pas nécessairement les* PREMIÈRES MANIFESTATIONS EN DATE : plus souvent, des *troubles* OCULAIRES OU AURICULAIRES constituent les *symptômes du début*.

Il en était ainsi chez cet inspecteur de la navigation, âgé de quarante-trois ans, dont parle Raymond, dans ses cliniques. Pendant deux ans, il eut, uniquement, *des sifflements et des douleurs d'oreille*, pour lesquels un spécialiste fit de nombreux cathétérismes de la trompe d'Eustache. Après deux ans environ, le malade présenta, pour la première fois, des *symptômes oculaires* : ptosis, strabisme, paralysies plus ou moins complètes des droits et des obliques; atrophie blanche de la papille gauche, acuité visuelle presque nulle; et, bientôt après, *exophtalmie* de l'œil gauche; d'autre part, *surdité*, obstruction de la trompe d'Eustache g., et épaississement de la paroi voisine du pharynx. C'est *quelques mois* APRÈS, *seulement*, que survinrent des *douleurs* atroces, terribles, de la *moitié gauche de la face*, surtout dans la région orbitaire, durant nuit et jour; puis, successivement, il y eut hémianesthésie faciale et gustative, frissons, sialorrhée... bref, il s'agissait d'une *anesthésie douloureuse* du trijumeau gauche. En même temps, l'ophtalmoplégie gauche s'accentua, devint

1. Krogius (*Rev. de Chirurgie*, 1896, p. 434) et Chipault (*Chir. nerv.*, II, p. 12).

complète. *Il n'y eut jamais aucun des symptômes généraux* des tumeurs cérébrales, telles que céphalée, vomissements, convulsions, hébétude, etc. Les paires nerveuses furent atteintes dans l'ordre suivant : 1° II°, III°, IV° paires, dans une première période; 2° *V° paire, dans une deuxième*, avec son cortège de névralgies et d'anesthésies douloureuses. — En d'autres termes :

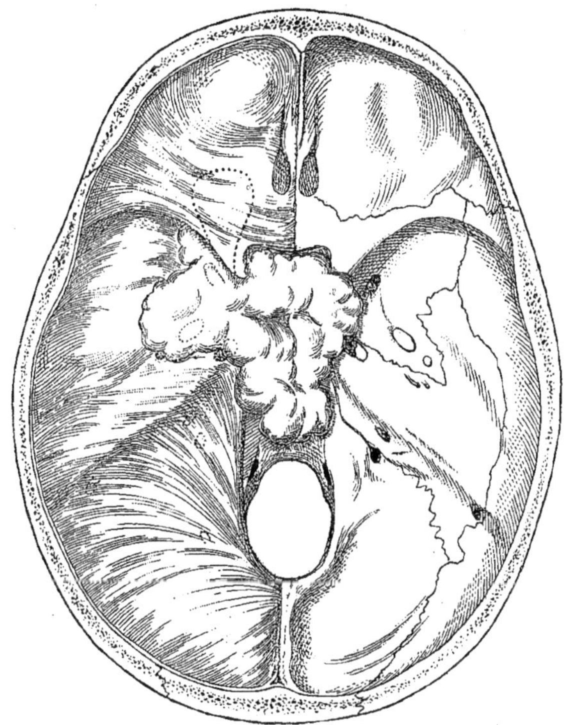

Fig. 191. — Tumeur de la fosse cérébrale moyenne (Raymond).

première phase d'ATROPHIE OPTIQUE *et* d'OPHTALMOPLÉGIES; *deuxième phase de* NÉVRALGIES *et* d'ANESTHÉSIES FACIALES. — La tentative opératoire de Poirier, pour l'extraction du ganglion de Gasser, fut infructueuse. Le malade succomba deux jours après. — A *l'autopsie*, on trouva une tumeur lobulée, de consistance ferme, occupant toute la selle turcique, s'avançant en dehors dans la *fosse cérébrale moyenne*, qu'elle recouvrait dans la partie interne, ayant *détruit le ganglion de Gasser* et ses *trois branches* : la paroi du sinus caverneux et la carotide interne étaient envahies par la néoplasie; un prolongement, entrant par la fente sphénoïdale, *occupait l'orbite*; en arrière, un autre prolongement contournait la pointe du rocher, et remplissait la *gouttière basilaire*. Ajoutons que la tumeur descendait aussi *jusque sur les côtés du pharynx*, par la fente et la région ptérygo-maxillaire : ce qui expliquait l'oblitération de la trompe d'Eustache, et les troubles auditifs concomitants [1] (fig. 191).

On peut rapprocher du fait précédent, un cas de Nothnagel, où une tumeur fibro-caséeuse du sinus caverneux, englobant les nerfs moteur oculaire commun, pathétique, trijumeau, moteur oculaire externe, donna lieu à un mélange de *douleurs dans la sphère du trijumeau*, et à des symptômes d'*ophtalmoplégie*, et bientôt à des troubles oculaires, à une ulcération de la cornée, et à une inflammation destructive de l'œil; il y avait blépharoptose, fixité du globe oculaire, strabisme externe, etc. [2].

C. — *Tumeurs* CANCÉREUSES DES OS.

C'est là un troisième groupe, fort intéressant, des tumeurs de la *fosse cérébrale moyenne*.

Un bel exemple nous en est fourni, par une observation de Erb. Il s'agissait d'une *tumeur* CANCÉREUSE (sarcomes à petites cellules), ayant débuté sans doute dans l'hypophyse, et envahi le sinus caverneux droit, la fosse cérébrale moyenne, où la grande aile du sphénoïde est complètement détruite. Le corps du sphénoïde et le sinus sphénoïdal sont remplis par le néoplasme, et tous les troncs crâniens de la fosse cérébrale moyenne droite, cachés par la tumeur; le ganglion de Gasser et ses trois branches, en arrière les VIIᵉ et VIIIᵉ paires, sont aussi détruits.

On observa, pendant la vie, et d'une manière assez confuse, assez irrégulière, des symptômes d'altération de tous les nerfs sensitifs et moteurs de la région : les deux nerfs optiques furent détruits, et il y eut *amaurose double*, à la fin.

Les premiers symptômes furent, cependant, de *violentes douleurs de tête*, surtout dans la région occipitale, et de la *diplopie*, par parésie des droits internes et supérieurs; puis, il y eut de violentes douleurs *autour de l'œil droit*, dans la *moitié droite* de la tête, dans *l'oreille droite*; la *mastication* devint douloureuse à droite. Survint une parésie des muscles innervés par les *trois branches du facial* (VIIᵉ paire); diminution de l'*acuité auditive du goût et de l'odorat, à droite*; état trouble de la cornée, et neuro-paralytique de tout le *globe de l'œil droit*; puis, *surdité complète* à

<hr>

1. Raymond (*Cliniques*, III, p. 61, 1898).
2. Nothnagel (*Phys. et Path. des Nervensystem*, p. 498, et Th. Picard, p. 80).

droite; déglutition difficile; *anesthésie* dans le domaine du trijumeau droit. Bref, les nerfs de la base atteints furent : les Ire et IIe paires des deux côtés; la IIIe et la IVe à droite; la Ve paire fut très paralysée avec *kératite neuro-paralytique*; et enfin, la VIe paire, surtout à droite, puis les VIIe et VIIIe paires à droite; et même le *glosso-pharyngien* (IXe paire) et le *pneumogastrique* (X[e] paire), pouls petit, battements irréguliers, fréquents (132 par minute); et les *nerfs spinal* et *hypoglosse* eux-mêmes (XIe et XIIe paires) furent un peu atteints. On le voit, TOUS *les nerfs de la base furent successivement affectés*, et dans une évolution un peu irrégulière : ce fait s'explique par l'étendue du néoplasme, qui empiéta même sur les nerfs du côté gauche.

Les douleurs de la tête furent particulièrement *très violentes* : mais jamais *il n'y eut de troubles cérébraux proprement dits*; en particulier, jamais de céphalée, de vertiges, de stupeur, et pas d'œdème papillaire vrai. Les crises douloureuses, particulièrement *dans le système du trijumeau, furent* INTENSIVES. La durée d'évolution fut *environ d'un an et demi* [1].

Sont comparables au fait précédent les observations : de Max Rothmann, où, chez une fille de trente-six ans, les troubles furent doubles : il y eut ophtalmoplégie totale bilatérale, cécité complète, paralysie des 1re et 2e branches du trijumeau, puis de la Ve paire, des deux côtés, des deux hypoglosses; protrusion extrême des deux globes oculaires; polydypsie; polyurie; saillie de la tumeur, dans la région temporale droite, dans la cavité nasale, etc.; carcimone de la base, avec métastase dans les fosses nasales, dans les orbites, et dans la région temporale [2]; — de Morris J. Lewis : enfant de onze ans; masse de 6 centimètres de diamètre, dans la fosse moyenne, ayant détruit son plancher osseux, de manière à apparaître dans la voûte du pharynx; ulcère cornéen, névrite optique; anesthésie complète de la Ve paire, et parésie des IIIe et VIe paires, dans l'œil droit [3]; — d'Audry : cancer du rocher droit, chez un enfant de quatre ans; douleurs, écoulement, polype de l'oreille droite; paralysie de la VIIe paire, puis de la IIIe, et anesthésie de la face à droite (V[e] paire), devenue pâle, œdémateuse, etc. ; fosse moyenne toute envahie, ainsi que le nerf

1. Erb (*Deutsch. Zeit. f. Nervenheilkunde*, 1891, p. 371, et in Th. Picard, 1899, p. 65).

2. Max Rothmann (*Zeit. f. Klin. méd.*, 1893, p. 326, et *Rev. neurol.*, 1893, p. 599). — 2e cas (*Id.*), Cancer du sphénoïde chez un enfant de quatorze ans.

2. Morris J. Lewis, Sarcome alvéolaire de la fosse moyenne droite du crâne, 3 fig. (*Journ. of nerv. and mental disease*, 1899, p. 670, et *Rev. neurol.*, 1900, p. 1031).

optique; destruction du corps du sphénoïde, et pénétration dans le pharynx [1].

D. — Tumeurs de la fosse moyenne, avec TROUBLES CÉRÉBRAUX.

Les cas en sont rares.

Tantôt, il s'agit de *déments,* comme dans le fait de Lisenmann, où pour une tumeur du volume d'une noix (endothéliome), dans la grande aile du sphénoïde, il y eut, en même temps, *aphasie* et *attaques apoplectiques répétées,* avec de nombreux foyers de ramollissement, chez un vieillard de soixante-cinq ans [2].

Tantôt, on observe des phénomènes *pseudo-bulbaires,* par compression des *centres cérébraux voisins,* comme dans le fait de Grünwald, où, pour un sarco-endothéliome du sphénoïde, du volume d'une petite pomme, ayant englobé les deux nerfs optiques et oculo-moteur commun, les IVᵉ, VIIᵉ et VIIIᵉ paires droites, il y eut, en outre, des *névralgies faciales terribles,* de la *dysphagie* et des *troubles de la parole* (dysarthrie) [3].

Parfois, enfin, il s'agit d'une compression ou d'un envahissement des RÉGIONS CÉRÉBRALES voisines (cas de Bauby et Rémond); sarcome du volume du poing, en bas de la scissure de Sylvius, adhérent à la dure-mère; *crises faciales douloureuses,* intenses; *attaques convulsives,* avec aura du bras droit, névrite optique double; cécité absolue. Jeannel opéra, et ne trouva pas la tumeur. Le début, par des *névralgies faciales violentes,* aurait pu indiquer que la lésion devait occuper primitivement le voisinage de la Vᵉ paire [4].

E) *En* RÉSUMÉ, on peut dire que les tumeurs de la fosse cérébrale moyenne se manifestent surtout :

Par des *crises violentes de* NÉVRALGIE, et des ANESTHÉSIES, dans le domaine du trijumeau (Vᵉ paire);

Par des TROUBLES MOTEURS, SENSITIFS, et SENSORIELS, portant progressivement *sur* TOUS *les* NERFS *de la région,* c'est-à-dire sur les IIᵉ, IIIᵉ, IVᵉ, Vᵉ, VIᵉ et quelquefois VIIᵉ et VIIIᵉ paires nerveuses, dans leur trajet vers le rocher, c'est-à-dire :

Par de l'ATROPHIE OPTIQUE (amblyopie et cécité rapides);

1. Audry (*Lyon méd.,* 1888, p. 81).
2. Lisenmann (*Journ. of mental science,* avril 1893, et *Arch. de neurol.,* 1894, I, p. 205).
3. L. Grünwald (*Munch. Woch.,* 1895, p. 20, et *Rev. neurol.,* 1896, p. 113).
4. Bauby et Rémond (*Arch. Prov. de Chir.,* 1894, II, p. 634).

Par des OPHTALMOPLÉGIES; quelquefois de la SURDITÉ et de la PARALYSIE FACIALE;

Par l'*envahissement du* PHARYNX, au voisinage de la trompe d'Eustache (sensibilité et tuméfaction de la voûte pharyngienne, explorable au toucher);

Par des *douleurs* et des *troubles* AUDITIFS; et enfin, par de l'EXOPHTALMIE, si l'orbite est envahi.

Rarement existent des symptômes de COMPRESSION CÉRÉBRALE, comme dans les tumeurs vraies de l'encéphale.

V. — TUMEURS DE LA FOSSE CÉRÉBRALE POSTÉRIEURE.

La FOSSE CÉRÉBRALE POSTÉRIEURE a la forme d'une *demi-coupe*, dont les bords élevés, abrupts, sont formés par les faces postérieures des rochers et leur arête supérieure; ils sont convergents en avant, où se trouve un bec, représenté par la *gouttière basilaire*, perforée à sa base du *trou occipital*; les *fosses cérébelleuses* représentent la cavité de la coupe. — Les organes contenus, *cervelet, tronc cérébral, paires nerveuses*, sont recouverts par la *tente rigide* du cervelet, qui les maintient *sous pression*.

Il résulte de cette disposition anatomique que, contrairement à ce qui se passe pour la fosse cérébrale moyenne, les tumeurs de la région S'ACCOMPAGNENT TOUJOURS DE SYMPTÔMES D'HYPERTENSION CÉRÉBRALE, souvent très intenses : céphalée, vertiges, vomissements, œdème papillaire (Stauungspapille); seule la *torpeur cérébrale* fait quelquefois défaut, ou est tardive.

D'autre part, il est difficile d'établir *une symptomatologie spéciale*, pour les tumeurs de la dure-mère ou des parties osseuses de la région, comme nous l'avons fait ailleurs : car toutes se compliquent, presque constamment, de *phénomènes cérébelleux*, ou de *symptômes bulbo-protubérantiels*, tels qu'on les observe dans les tumeurs nées de la substance même de ces parties des centres nerveux.

Cependant, il existe, fréquemment, quelques *caractères distinctifs*, et le diagnostic n'est pas toujours impossible.

Pour les exposer avec clarté, nous distinguerons les variétés suivantes :

1° *Tumeurs des nerfs auditifs;*

2° *Tumeurs péri-bulbo-protubérantielles*, agissant par compression de voisinage;

3° *Tumeurs des régions osseuses* : gouttière basilaire, pourtour du trou occipital, fosses cérébelleuses, etc.

1° *Tumeurs des* NERFS AUDITIFS.

Ces tumeurs ont été l'objet d'études récentes, fort intéressantes, et méritent de nous arrêter un instant (fig. 192).

Elles ont été le sujet de monographies de Henneberg et Koch, en 1901, qui les ont décrites sous le nom de tumeurs de l'angle

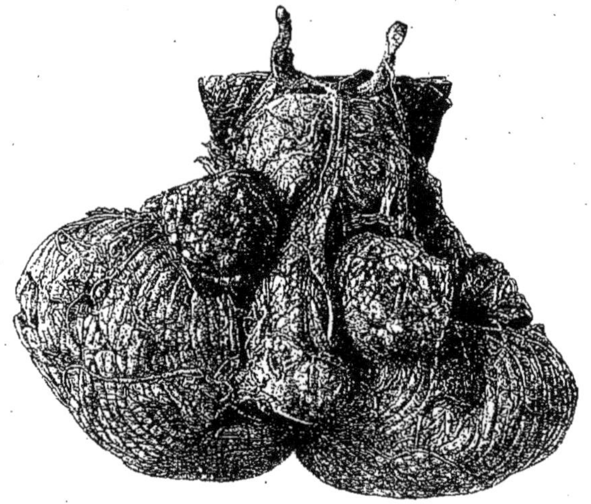

Fig. 192. — Double neuro-fibrome des nerfs acoustiques (Henneberg et Oppenheim).

ponto-cérébelleux (névromes de l'auditif), — de Fritz Hartmann, de Prague, qui en a réuni 25 cas, — et de Jean Lépine (1903).

Mais elles avaient déjà été mentionnées par plusieurs auteurs plus anciens, entre autres par Oppenheim, Bruns, Von Bergmann; et l'on peut considérer comme appartenant à ce groupe pathologique spécial, les cas bien étudiés, sans mention particulière, de Brissaud, de Trenel et Antheaume, de Raymond, Sternberg, Irwing Neff, Monakow, etc. [1].

1. Henneberg et Koch, La neuro-fibromatose centrale, et les tumeurs de l'angle ponto-cérébelleux [névromes de l'acoustique] (*Arch. f. Psych.*, 1902, t. 36, fasc. I : analyse in *Rev. neurol.*, 1903, p. 307). — Fritz Hartmann, de Prague (*Zeit. f. Heilkunde*, XXIII, 1902, p. 391). — Jean Lépine, Deux cas de tumeurs du nerf auditif (*Rev. neurol.*, 1903, p. 1104). — Brissaud (*Progrès médical*, 1894, et *Rev. neurol.*, 1894, p. 222). — Trenel et Antheaume (*Arch. de neurol.*, 1897, II, p. 1). — Trenel (*Soc. anat.*, 1898, p. 388). — Raymond (*Cliniques*, III, 1898, p. 77 et 229). — Oppenheim (*Die Geschwulste des Gehirns*, 1903, p. 117, à propos des tumeurs du cervelet. — Sternberg (*Zeit. f. Heilk.*, 1900, Bd XXI). — Monakow (*Berlin klin. Wochen.*, 1900, p. 33). — Lexer (*Arbeiten aus Chirurgie Klinik*, 1902, XVI).

Il résulte de toutes ces études que les *tumeurs des* NERFS ACOUSTIQUES ont DEUX SIÈGES favoris : la *partie rétro-rocheuse* de ces nerfs, au voisinage du trou auditif interne, souvent élargi et pénétré par elles, — et l'*angle ponto-cérébelleux*.

Ce sont, le plus souvent, des *fibro-sarcomes*, assez bien pédiculés, soit sur le nerf auditif, soit sur la dure-mère : ils naissent des enveloppes des organes nerveux, ordinairement comprimés, et non détruits; seuls, dans quelques cas, les faisceaux nerveux du *nerf auditif*, ou de son satellite *le facial*, sont plus ou moins profondément altérés.

Leur *symptomatologie particulière* repose sur les faits cliniques suivants :

1° *Altération* PRÉCOCE *des fonctions des nerfs auditifs* (surdité, hallucinations de l'ouïe) et du *nerf facial* (paralysie faciale);

2° Au moins pour celles qui sont *voisines du tronc cérébral* : *compression des nerfs voisins*, surtout du trijumeau et du moteur oculaire externe, plus rarement des glosso-pharyngien et pneumo-gastrique; et, quand elles ont acquis un certain volume, symptômes de *compression de la protubérance*, du *bulbe* et du *cervelet* (troubles moteurs, principalement dans les membres, et troubles cérébelleux divers, par action sur les pédoncules du cervelet).

Leur symptomatologie se rapproche alors de celles du groupe, que nous décrirons ensuite, les tumeurs *péri-bulbaires* : mais, toujours, LES TROUBLES AUDITIFS SONT D'APPARITION ANCIENNE, remontant à plusieurs années, parfois jusqu'à dix ans.

Dans quelques cas, aussi, la *titubation*, la *démarche ébrieuse*, les *phénomènes cérébelleux* sont PRÉCOCES, à cause de l'action primitive sur le *nerf vestibulaire*, sur le *cervelet* et ses *pédoncules*.

D'après tous les neuropathologistes qui se sont occupés de cette question, ces tumeurs sont *mobiles*, *pédiculées*, FACILEMENT ÉNU-CLÉABLES, et justiciables d'une action chirurgicale heureuse. Quelques-unes sont bilatérales.

Entrons dans quelques détails nécessaires.

D'après Henneberg et Koch, l'apparition d'un certain nombre de ces néoplasmes est liée à la *neuro-fibromatose généralisée*, et on trouve des *névromes des nerfs bulbaires voisins*, des nerfs cervicaux, et même de toutes les régions de l'économie, nerfs périphériques, peau, etc.

C'est ainsi que, chez un de leurs jeunes malades, âgé de dix-sept ans, on trouva, à l'autopsie, une *neurofibromatose* de la peau et des nerfs périphériques, des neuro-fibromes intra-duraux des

VIIe cervicale et IVe lombaire, d'autres neuro-fibromes intra-
duraux, et une tumeur bilatérale de la grosseur d'un œuf de
poule, dans l'angle ponto-cérébelleux, à laquelle adhéraient les
faciaux et les *acoustiques*. — Dans un autre cas : fibrome bilatéral des nerfs acoustiques, de la faux du cerveau, du ventricule
droit, du bulbe, fibromes et psammomes des méninges.

Ces tumeurs *généralisées*, peut-être d'origine congénitale, *semblent, cependant, être l'exception*; et, dans nombre de cas, *il s'agit
de néoplasmes localisés uni- ou bilatéraux.*

Il en est ainsi, en particulier, dans les cas recueillis par J. Fritz
Hartmann et J. Lépine.

Un malade de ce dernier auteur, âgé de quarante-sept ans,
souffrit, deux ans avant, de céphalée et de bourdonnements
d'oreille, du côté gauche : EN PEU DE MOIS, *la* SURDITÉ *fut* ABSOLUE ;
survinrent, ensuite, de l'*amaurose*, des *sensations vertigineuses*, de
la *paralysie faciale*, des *troubles de la déglutition*, et des *ictus* : la
tumeur, un peu plus grosse qu'un œuf de pigeon, était implantée
à la face postérieure du rocher, *au niveau du trou auditif interne
gauche.*

Dans un second cas, il s'agissait d'un maçon âgé de cinquante
et un ans, qui, *seize ans auparavant*, avait fait une chute de cinq
mètres de hauteur : depuis quinze mois, sensations vertigineuses ;
progressivement, s'installa une *paralysie* FACIALE *gauche*, en même
temps que *la* SURDITÉ *devint complète de ce côté* ; amaurose progressive, etc. On trouva, également, à l'autopsie, une tumeur ovoïde,
plus grosse qu'un œuf de pigeon, très semblable à la précédente,
*s'implantant près du trou auditif interne : le nerf auditif faisait
corps avec elle*; le facial et l'intermédiaire de Wrisberg étaient
réduits à de minces filets.

« Le diagnostic précoce de ces tumeurs, remarque J. Lépine,
comporte un intérêt pratique évident : elles sont d'une *faible malignité, facilement énucléables, et semblent justiciables d'une* INTER-
VENTION CHIRURGICALE. »

Dans les cas de J. Lépine, il s'agit uniquement de tumeurs de
la *portion externe du nerf acoustique*. La symptomatologie est *plus
complexe*, quand les néoplasmes sont *voisins du* PONT *et du* BULBE ;
car ces deux organes et un grand nombre de *paires nerveuses*
peuvent se trouver comprimés. Toutefois, Henneberg et Koch
nous semblent l'avoir trop étendue ; ou, tout au moins, l'*ordre
d'évolution des manifestations peut éclairer* LE DIAGNOSTIC, alors
même que les signes de compression ponto-bulbaire et cérébelleux,
ainsi que les symptômes généraux des tumeurs cérébrales se sont

accentués, et qu'un plus grand nombre de paires nerveuses sont intéressées.

D'ailleurs, ces auteurs admettent, comme *assez caractéristiques, en outre des symptômes cérébelleux,* la PARALYSIE UNILATÉRALE DE L'ACOUSTIQUE ET DU FACIAL, accessoirement du *trijumeau,* et plus encore la *dysarthrie,* qui peut s'y ajouter (*Rev. Neurol.,* 1903, p. 309).

D'autre part, un certain nombre d'observations sont, à cet égard, fort démonstratives.

La malade de Brissaud (fig. 193) *était atteinte* DEPUIS HUIT ANS *d'une surdité gauche,* qui s'établit lentement sans causer de souffrance; l'année suivante, la vue commença à se troubler;

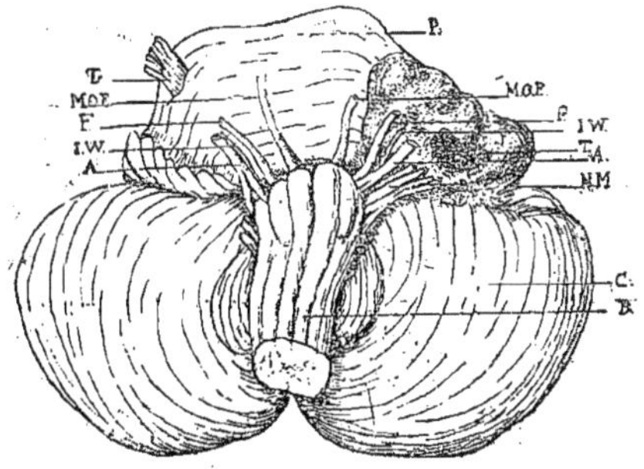

Fig. 193. — Glio-sarcome au niveau de l'émergence du nerf acoustique (Brissaud).

puis vinrent, en cinq ou six ans, des spasmes douloureux de la face, de la faiblesse des jambes, une démarche ébrieuse, des symptômes généraux de compression, etc. (glio-sarcome dans la région cérébelleuse antérieure, *au niveau de l'émergence du nerf acoustique*). L'abolition complète des fonctions auditives (VIIIᵉ paire), le spasme facial, et l'hypersécrétion de la salive (VII' nerf, et nerf de Wrisberg), ainsi que l'*ataxie cérébelleuse,* avaient permis d'établir un diagnostic exact.

Dans une de ses plus belles leçons cliniques sur les *tumeurs du cervelet,* Raymond relate (fig. 194, 195), avec des détails très saisissants, l'histoire d'une jeune couturière, âgée de vingt-deux ans, qui, après avoir présenté, les deux années précédentes, de la titubation ébrieuse et des crises d'ictus cérébelleux, fut rapidement atteinte de *cécité* et de *surdité complètes.* « Elle portait, dit-il, sur sa figure, l'empreinte des souffrances physiques qu'elle avait endurées; son visage était blême, ses traits tirés, et son regard avait une expression d'indéfinissable tristesse. » Complètement SOURDE et AVEUGLE, elle ne communiquait plus avec le monde extérieur que par le toucher; et, bientôt, elle tomba dans une dépression cérébrale profonde. En présence de ces trois symptômes cardinaux, *titubation très accentuée, perte absolue de la vue et de l'ouïe*, Raymond conclut à une tumeur du cervelet, qu'il localisa à la face supérieure du bulbe, au point d'émergence du pédoncule cérébelleux ; car il ne croyait pas à une action sur le pont, en raison de l'absence de signe de compression des

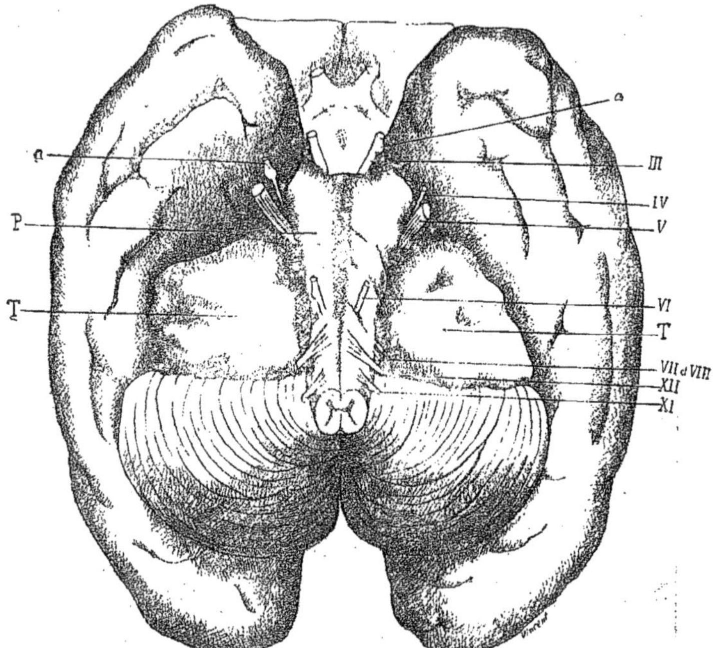

Fig. 194. — Tumeur bilatérale péri-bulbo-protubérantielle cérébelleuse comprimant de chaque côté la protubérance qui s'est allongée dans le sens vertical (Raymond).

paires nerveuses, autres que celles des nerfs optiques et acoustiques. L'évolution dura deux ans et demi. A l'autopsie, on trouva une *tumeur bilatérale*, dont chaque moitié, du volume d'une petite mandarine, écrasait et élongeait la protubérance et le bulbe, et avait atrophié tous les nerfs bulbaires (fig. 194).

La *précocité* et l'*intensité* des troubles des *fonctions acoustiques*, auraient pu faire supposer que les racines de ces nerfs étaient surtout intéressées; la cécité et la torpeur cérébrale appartenaient aux effets de l'hypertension intra-crânienne.

Dans le fait de Trenel et Antheaume, l'affection débuta par des

étourdissements, des vertiges, sortes d'ictus cérébelleux, et par
des troubles vaso-moteurs de la face très intenses (compression
du trijumeau); puis il y eut une *titubation cérébelleuse* très
accusée, des troubles visuels, et des hallucinations de la vue.
Depuis six ans, il existait une SURDITÉ COMPLÈTE *de l'oreille gauche,*

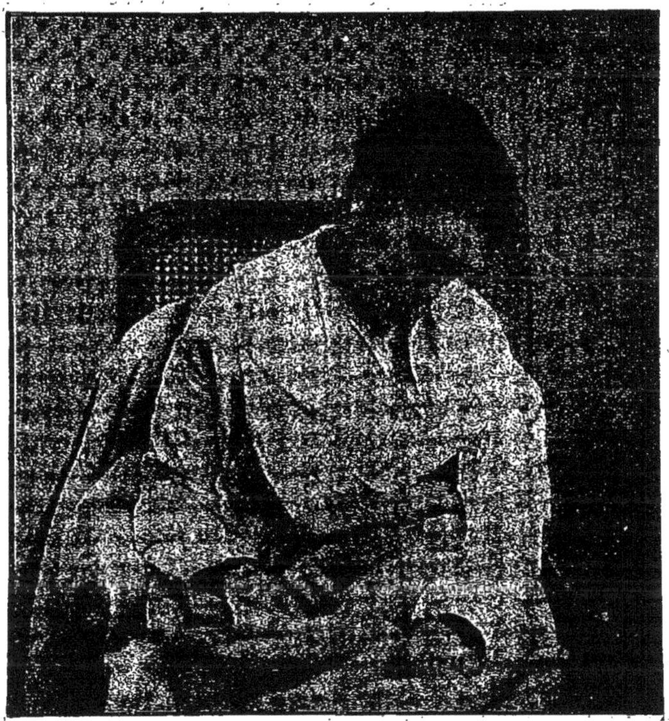

Fig. 195. — Photographie de la malade, atteinte de la tumeur précédente (Raymond).

et la malade paraît avoir eu quelques hallucinations de l'ouïe;
« souvent elle se levait de son lit, croyant qu'on frappait à sa
porte » : tumeur ovoïde, *facile à énucléer*, située au côté gauche
de la protubérance très comprimée, semblant naître du lobule
pneumogastrique du cervelet; trijumeau dissocié et comprimé;
le facial et l'acoustique semblent, également, accolés à la tumeur.
Malgré l'existence d'une otite moyenne du côté du néoplasme,
il y avait lieu de penser que, dans ce cas aussi, comme dans ceux
déjà cités, les TROUBLES AUDITIFS constituaient un important *élément de diagnostic*, pour le siège de ce néoplasme; bien que,

cependant, il fût impossible d'affirmer qu'il se soit agi réellement d'une tumeur des nerfs acoustiques (fig. 164).

En RÉSUMÉ : *l'existence d'une tumeur des nerfs* ACOUSTIQUES s'affirme surtout : *si des* TROUBLES AUDITIFS, *intenses et* PRÉCOCES, *s'unissent à des* PARÉSIES FACIALES, *à de la* TITUBATION CÉRÉBELLEUSE, *longtemps avant l'apparition des autres manifestations de la compression bulbo-protubérantielle.*

2° *Tumeurs* PÉRI-BULBO-PROTUBÉRANTIELLES,
agissant par compression de voisinage.

Il est nécessaire, pour bien apprécier les *caractères propres des tumeurs* PÉRI-BULBO-PROTUBÉRANTIELLES, de posséder quelques notions sommaires sur les principaux symptômes des NÉOPLASMES INTERSTITIELS des PÉDONCULES, de la PROTUBÉRANCE, et du BULBE. C'est par leur exposition que nous commencerons.

A. — *Principaux symptômes des tumeurs* INTERSTITIELLES
du pédoncule, de la protubérance, et du bulbe.

Le passage, dans ces trois organes, de nombreux *faisceaux centripètes* et *centrifuges, moteurs* et *sensitifs,* la présence des *noyaux des nerfs crâniens* et de divers *centres spéciaux*; enfin, l'*intrication des fibres cérébelleuses,* rendent souvent très chargé le COMPLEXUS SYMPTOMATIQUE de ces tumeurs. Il est possible, cependant, de ramener les divers groupes symptomatiques à quelques types principaux, *variant selon le* SIÈGE *du néoplasme.*

La plupart se manifestent par des PARALYSIES ALTERNES ; quelques-unes par des PARALYSIES CROISÉES, qui ne diffèrent pas des hémiplégies communes, d'origine cérébrale.

Ce sont surtout les tumeurs qui intéressent la *partie supérieure* et l'*étage inférieur* (pied) du PÉDONCULE cérébral qui produisent ces *hémiplégies vulgaires* : car là se rencontrent les fibres du *faisceau géniculé* et du faisceau *pyramidal,* ainsi que celles du *faisceau de Turck.* Il s'y joint, quelquefois, s'il s'agit du *pédoncule gauche,* de l'*aphasie* ou de la *dysarthrie.*

Le même fait se rencontre pour certaines tumeurs de la PROTUBÉRANCE, qui intéressent exclusivement ces *mêmes faisceaux* (cas de Sano, Levaditi, Libertini, Labbé, etc. [1]).

1. Sano, Noyau tuberculeux, dans la partie antérieure et supérieure de la protubérance, à gauche ; *hémiplégie flasque droite,* complète, y compris le facial inférieur (*Journ. de neurol.,* 1899). — Levaditi, Tuberculose de la protu-

Bien plus fréquentes sont les PARALYSIES ALTERNES, qui d'ailleurs revêtent des TYPES *divers*.

Lorsque la tumeur siège à la *partie antérieure et inférieure du pédoncule* (pied), ou à la *partie supérieure de la protubérance*, on observe des *paralysies alternes* du TYPE WEBER, ou du TYPE BENEDICKT.

Dans les *premières*, il y a paralysie du *moteur oculaire commun* (IIIᵉ paire) d'un côté, et paralysie de la *face*, du *tronc* et des *membres du* CÔTÉ OPPOSÉ, souvent inégale dans le membre supérieur et dans le membre inférieur. — La paralysie de l'*œil atteint* s'annonce par du ptosis, du strabisme externe avec impossibilité des mouvements d'adduction, d'élévation, et d'abaissement; quelquefois, dilatation et immobilité de la pupille (mydriase).

Dans les *secondes*, tantôt il y a du côté des membres atteints d'*hémiplégie*, addition d'un HÉMI-TREMBLEMENT au *syndrome de Weber complet*; tantôt, il n'y a pas de paralysie motrice dans le tronc et les membres, mais simplement de la *parésie, peu accentuée, de la IIIᵉ paire* d'un côté, et de l'autre l'*hémi-tremblement*, avec plus ou moins d'*hémianesthésie*, dans le tronc et les membres du côté opposé.

D'ailleurs, d'après d'Astros [1], le SYNDROME DE BÉNÉDICKT serait plutôt caractéristique d'une lésion de l'*étage supérieur* du pédoncule, *principalement d'une tumeur* [2]. — Ce tremblement est comparable à celui de la sclérose en plaques ou de la paralysie agitante, et s'accentue dans les mouvements intentionnels [3].

Si la tumeur occupe la *partie moyenne ou inférieure de la protubérance*, on constatera des hémiplégies *alternes* du TYPE MILLARD-GUBLER ou du TYPE FOVILLE. Il y a alors *paralysie faciale* complète *du côté de la tumeur*, et *paralysie du tronc et des membres du côté opposé*; souvent la paralysie de la VIᵉ paire s'ajoute à celle de la VIIᵉ, et on constate du *strabisme interne* et de la *diplopie*, du même côté que la paralysie faciale [4].

bérance du volume d'un pois; *hémiplégie droite totale* avec contracture et exagération des réflexes, par compression des fibres pyramidales non détruites (*Arch. de neurol.*, 1902, p. 439). — Aubertin et Labbé, Tumeur de la partie supérieure de la protubérance; *hémiplégie croisée*; paralysie faciale du même côté par *lésion du faisceau pédonculaire seul* (*Gaz. hebd.*, 1902, p. 757).

1. Voir d'Astros, Pathologie du pédoncule cérébral (*Rev. de méd.*, 1894), et Souques et Londe (*Iconogr. Salpêtrière*, 1896, p. 364).

2. Voir d'Astros et Hauthorn, Tubercule solitaire du pédoncule cérébral [étage supérieur] (*Rev. neurol.*, 1902, p. 377).

3. Voir Gilles de la Tourette et J. Charcot, Syndrome de Bénédickt (*Semaine médicale*, 1900, p. 127) et Vigouroux et Laignel-Lavestine (*Rev. neurol.*, 1901, p. 730).

4. Raymond (*Cliniques*, III, 1898, p. 141) et Joffroy (*Iconogr. Salpêtrière*, 1898, p. 8).

Sous le nom de paralysie alterne du *type* FOVILLE, Grasset a voulu appeler l'attention sur certains cas, où, en outre de la paralysie croisée de la face et des membres, il n'y a ni strabisme, ni diplopie, mais *paralysie des mouvements conjugués horizontaux* des yeux (hémi-oculo-moteur lévogyre ou dextrogyre); il s'agit alors d'une paralysie nucléaire de la VI⁰ paire ou du filet anastomotique, qui la réunit à la III⁰ paire[1].

Enfin, les faisceaux descendants de l'*hypoglosse*, qui viennent de la région des *caps* par le faisceau géniculé, ou les racines de ce nerf lui-même peuvent être intéressés, et on observe en même temps une *hémi-paralysie* et une *hémiatrophie de* LA LANGUE.

Les néoplasmes des régions pédiculo-ponto-bulbaires s'annoncent aussi par des HÉMIANESTHÉSIES *ordinairement croisées, alternes*, qui ont une valeur de diagnostic aussi importante que les *hémiplégies croisées*. Dans ces cas, le néoplasme est *profond*, siège dans la CALOTTE ou étage supérieur du pédoncule et de la protubérance : car c'est là seulement que les *faisceaux sensitifs* (rubans de Reil médians et latéraux, racines descendantes du trijumeau) peuvent être envahis par l'altération pathologique.

Raymond, dans ses Cliniques et dans divers mémoires, a particulièrement bien étudié les variétés de ces *hémianesthésies alternes*[2].

On peut rencontrer :

1° Des *hémiplégies alternes sensitives*, où il y a *anesthésie de la face* d'un côté (celui de la tumeur, par lésion des faisceaux ascendants ou descendants ou des noyaux du *trijumeau*) et *anesthésie des membres* du côté opposé (par destruction ou altération des rubans de Reil). — Parfois, ces hémianesthésies alternes sont *dissociées*; la sensibilité tactile est respectée, alors que l'*analgésie domine*, et qu'il y a thermoanesthésie, ou perte du sens musculaire, et astéréognose.

2° Des *hémiplégies alternes motrices* et des *hémiplégies alternes sensitives* ASSOCIÉES. Souvent l'hémiplégie alterne motrice est *incomplète*, et porte, par exemple, uniquement sur la face, qui peut être *anesthésiée* d'un côté, et *parésiée* ou *contracturée* de l'autre. — On trouvera plusieurs faits de ce genre dans les Cliniques de Raymond (faits de A. Nieden, glio-sarcome de la protubérance et du bulbe, dans la moitié droite et un peu à gauche;

---

1. Grasset, Un type spécial de paralysie alterne motrice, type Foville (*Rev. neurol.*, 1900, p. 586). — Voir aussi Raymond et Cestan, Trois observations de paralysies des mouvements associés des globes oculaires (*Rev. neurol.*, 1901, p. 70).

2. Raymond (*Cliniques*, II, 1897, p. 625, 649).

hémianesthésie alterne douloureuse (côté droit de la face, côté gauche du tronc, avec paralysie motrice alterne du facial à droite et des membres à gauche); — d'Oppenheim : tubercule à cheval sur les deux moitiés de la protubérance; de Bristowe; de Moelli; de Jolly, de Berlin, etc.) [1].

3° Des *paralysies alternes*, *limitées au* DOMAINE DES NERFS CRANIENS. Ainsi, dans un cas de Raymond, il y avait paralysie de la III° et VI° paires à droite, et de la VII° à gauche. Cet auteur rapporte des faits analogues, empruntés à Crohn (tubercule solitaire du pont de Varole, ptosis et paralysie du droit interne à gauche, paralysie faciale et de l'abducens à droite, chez un enfant); — à Hunnius (paralysie totale de la VII° paire et lagophtalmos à droite, ophtalmoplégie externe totale, tubercule du volume d'un noyau de cerise); — à Wernicke (paralysie faciale et de l'abducens à gauche, paralysie de la III° paire à droite, et hyperesthésie de la V° avec contracture du masséter; tubercule s'étendant de 1 centimètre en arrière des tubercules quadrijumeaux, dans la calotte, jusqu'au voisinage du bec du calamus, et faisant saillie sous le plancher du IV° ventricule).

Quelquefois, les paralysies des nerfs crâniens sont homonymes, c'est-à-dire occupent le même côté, comme dans les faits de Miezejewski (tumeur ayant altéré surtout les noyaux des VI° et VII° paires, et beaucoup moins ceux de la VIII°, puis ayant envahi diverses paires voisines), et de Vicentiis [2].

4° D'ailleurs, les variétés de ces *paralysies alternes motrices et sensitives* sont très nombreuses, et Sigerson a distingué des paralysies en X, en Y, en K et en V [3].

5° Nous remarquons encore que, dans les paralysies alternes, et surtout dans les hémianesthésies croisées, les PARALYSIES ASSOCIÉES des MOUVEMENTS OCULAIRES sont fréquentes, ainsi que Raymond et Cestan en relatent des exemples très démonstratifs : car, en même temps que les rubans de Reil, les fibres allant de l'écorce à la VI° paire et à la III° paire sont souvent détruites : ce sont des paralysies des *mouvements de latéralité* ou *horizontales* des globes oculaires, qu'on constate, ou des *mouvements d'élévation* ou *d'abaissement*, ou enfin de *convergence* [4].

---

1. Raymond (*Cliniques*, II, 1897, p. 646-676).

2. *Id.*, *ibid.*, Sur un cas de paralysie alterne, limitée à la face, t. II, 1897, p. 6776-97.

3. Sigerson (*The Dublin. med. journ.*, 1898).

4. Raymond et Cestan, Trois observations de paralysies des mouvements associés des globes oculaires (*Rev. neurol.*, 1901, p. 70). — Voir aussi, sur les hémiplégies alternes, Raymond (*Cliniques*, III, 1898, p. 141 et 163; *id.*, IV, 1900, p. 63).

6° Dans les tumeurs, qui occupent le *face dorsale* ou CALOTTE des pédoncules et de la protubérance, dans celles qui sont profondes ou étendues, outre des paralysies avec atrophie, dues aux lésions des noyaux des nerfs crâniens atteints, et des hémianesthésies croisées (par lésion des rubans de Reil ou des racines du trijumeau), comme c'est la règle, on observe souvent une COMPLEXITÉ *dans*

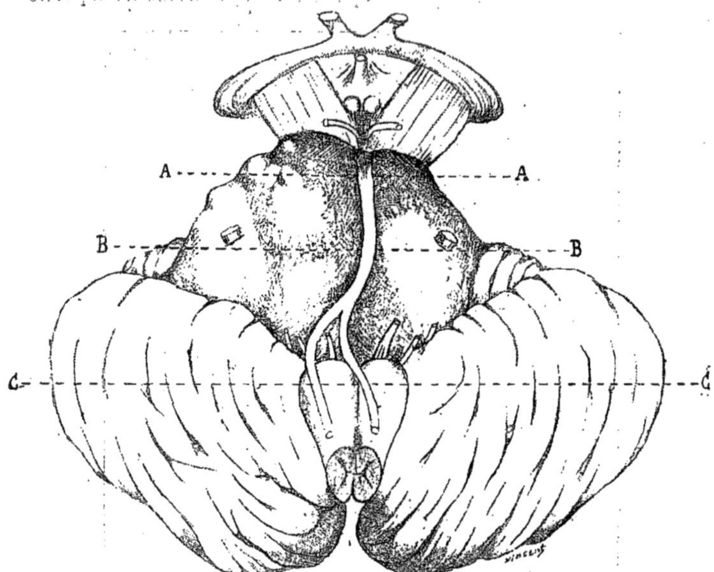

Fig. 196. — Gliome de la portion moyenne de la protubérance (Raymond). — Le dessin montre l'augmentation de volume et l'asymétrie de la protubérance, les quelques nodosités situées sur le segment supérieur, l'atrophie en masse des paires crâniennes, qui sortent du sillon bulbo-protubérantiel.

les symptômes, réellement très grande, et qui dépend de l'étendue des parties envahies.

Il en était ainsi dans les cas de Bischoff, de Sabrazès et Cabanes, de Jolly, de Raymond, etc. [1].

Dans le fait relaté par Jolly, un gliome de la portion dorsale de la protubérance et du bulbe avait sa plus grande étendue au niveau du facial gauche et des moteurs oculaires externes; il avait envahi le noyau sensitif du trijumeau, une partie du noyau de l'acoustique, et la plus grande partie du glosso-pharyngien et du

1. Bischoff, Deux tumeurs de la protubérance et du bulbe (*Jahr. f. Psych.*, 1897, p. 137, et *Rev. neurol.*, 1898, p. 678). — Jolly (*Arch f. Psych.*, 1894, p. 617, et *Rev. neurol.*, 1895, p. 499; et *Arch. de neurol.*, 1896, I, p. 386). — Sabrazès et Cabanes (*Arch. d'ophtalmol.*, 1898).

pneumogastrique. En somme, les Vᵉ, VIᵉ, VIIᵉ, VIIIᵉ, IXᵉ et Xᵉ paires étaient intéressées. On observa de la paralysie faciale *gauche*, de la paralysie conjuguée de la vision à *gauche*, une parésie des muscles masticateurs et une anesthésie du trijumeau *gauche* (côté de la tumeur); *à droite* : parésie et paresthésies du bras droit, puis de la jambe droite.

Dans un des cas de Raymond, pour un large gliome de la partie

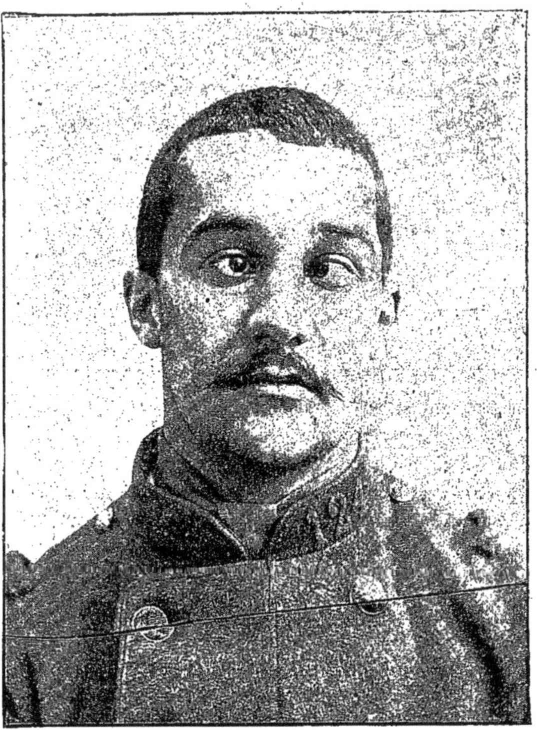

Fig. 197. — Malade de la tumeur précédente. — Paralysie du moteur-oculaire externe gauche (Raymond).

moyenne et dorsale de la protubérance, on observa une paralysie de la VIᵉ et de la VIIᵉ paires *à gauche*, et une paralysie des membres *droits* (syndrome de Weber), et plus tard s'ajoutèrent une paralysie de la Vᵉ paire, caractérisée par une hypoesthésie de la voûte palatine et de la roideur des mâchoires, et enfin, une paralysie de la XIIᵉ paire, avec déviation de la langue et embarras de la parole[1] (fig. 196-197).

1. Raymond (*Cliniques*, III, 1868, p. 142 [obs. de S. W.] et p. 164-166).

Dans un autre fait du même auteur, *tuberculome* du volume
d'une noix dans la portion moyenne et inférieure de la protubérance, région dorsale, il y eut : *à droite*, paralysie faciale périphérique totale, accompagnée d'une atrophie manifeste des muscles
paralysés (VII⁰ paire); paralysie de la VI⁰ paire avec diplopie
homonyme et paralysie des mouvements associés de latéralité des
yeux; paralysie et *hémiatrophie de la langue* (XII⁰ paire); surdité
presque complète (VIII⁰ paire) et agueusie (IX⁰ paire); *à gauche*,
troubles de la sensibilité subjective dans les membres (*paralysie
alterne*), un certain degré d'hémiplégie motrice avec de la titu-

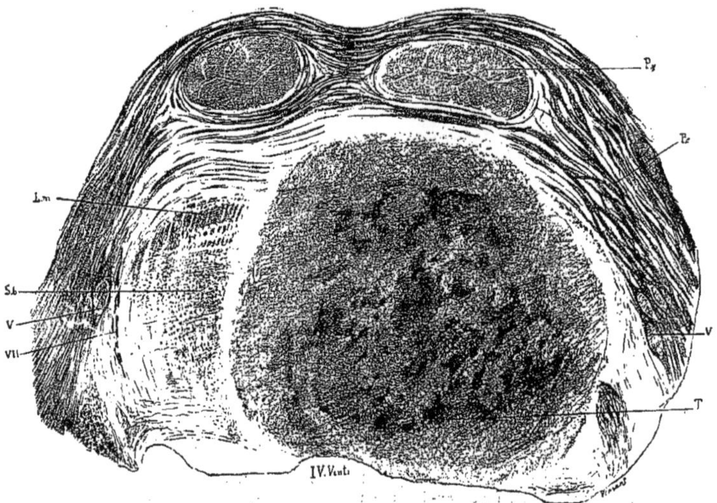

Fig. 198. — Tuberculome de la moitié droite de la protubérance (Raymond). Coupe horizontale au niveau de son plus grand développement. Les masses centrales plus foncées sont
caséifiées. Les portions protubérantielles conservées siègent surtout dans la moitié latérale gauche; elles comprennent : la substance réticulaire (Sb); la plus grande partie du
ruban de Reil (Lm); la racine descendante de la V⁰ paire; le noyau et les filets émergents
de la VII⁰; les faisceaux pyramidaux et beaucoup de fibres cérébelleuses moyennes.

bation, et un état vertigineux presque continuel. — Sur les coupes
histologiques, on constata que les parties détruites rendaient un
compte exact des paralysies nucléaires (avec atrophie) des divers
noyaux des nerfs crâniens intéressés, et de l'hémiplégie alterne,
avec hémianesthésie (lésion des fibres motrices dans la région
protubérantielle et des rubans de Reil). La paralysie de l'auditif,
du glosso-pharyngien, de l'hypoglosse, s'expliquait aisément,
parce que la tumeur descendait jusqu'au niveau du segment supérieur de l'olive bulbaire. Il y avait superposition *adéquate* des
symptômes et des lésions [1] (fig. 198-199).

1. Raymond (*Cliniques*, III, 1898 [cas de M.], p. 208-230).

Ajoutons, pour terminer, que dans tous ces néoplasmes *pédi-culo-ponto-bulbaires*, on voit souvent apparaître : des vertiges, de la titubation, de la démarche ébrieuse ou spasmodique, par lésion des fibres des pédoncules cérébelleux, des racines intra-protubérantielles du nerf vestibulaire, ou du noyau rouge (Cas de Raymond et Cestan, endothéliome du noyau rouge [1]).

Les *troubles généraux* du SYNDROME des tumeurs cérébrales peuvent rester peu accusés et tardifs; tels la céphalée et

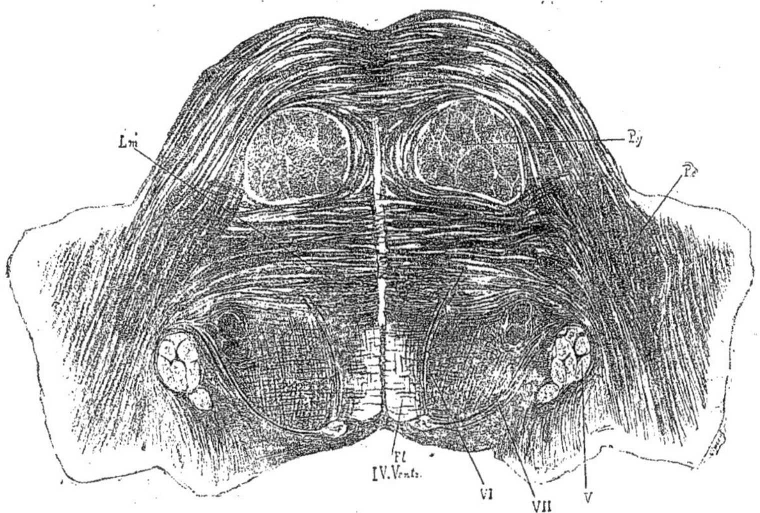

Fig. 199. — Coupe transversale de la protubérance *normale*, au niveau de la tumeur précédente (Raymond), un peu au-dessus du sillon bulbo-protubérantiel. — Py, faisceaux des fibres pyramidales; — Po, fascicules des pédoncules cérébelleux moyens; — Lm, ruban de Reil; — VI° et VII° paires avec leurs noyaux d'origine et leurs filets émergents; — V° paire et sa racine descendante; — Fl, faisceau longitudinal postérieur.

l'œdème pupillaire. La torpeur cérébrale et les troubles intellectuels *font défaut longtemps*.

B. — *Symptómes propres aux tumeurs* PÉRI-BULBO-PROTUBÉRANTIELLES, *agissant par* COMPRESSION.

Ces tumeurs, ainsi que nous l'avons indiqué, *intéressent plus spécialement le chirurgien*, qui, dans quelques cas, a pu les atteindre.

Elles DIFFÈRENT *des précédentes* en ce qu'elles s'annoncent

1. Raymond et Cestan, Endothéliome du noyau rouge. Syndrome de Weber, démarche ébrieuse, tremblement intentionnel, bredouillement avec scansion, asynergie de la jambe droite (*Arch. de neurol.*, 1902, p. 512).

rarement par des *hémiplégies alternes*, et à peu près jamais par des hémianesthésies aussi caractérisées ; les troubles de la sensibilité sont bornés *à la sphère du trijumeau* ; jamais il n'y a d'atrophies musculaires aussi *complètes*, dépendant de destructions nucléaires.

Il faut reconnaître, toutefois, qu'un certain nombre de ces néoplasmes peuvent causer des *paralysies alternes du type Weber*, par compression du *faisceau pyramidal correspondant* quand elles sont *haut situées*, comme dans le cas de Touche [1], — et du *type Gubler* à la *partie moyenne*, — ou encore du *type Revilliod-Goukowski* [2] (paralysie et atrophie de la langue d'un côté, et paralysie des membres, du côté opposé), — ou enfin de *types irréguliers*. — Mais, nous le répétons, s'il survient des *atrophies musculaires* dans les muscles paralysés *par destruction des racines*, elles sont toujours *incomplètes* et non accusées, comme dans les paralysies *interstitielles* et d'*origine nucléaire*.

Bruns et Oppenheim indiquent qu'on peut diagnostiquer les tumeurs de la fosse postérieure lorsque, *les ayant observées dès le début*, on a constaté : que des *paralysies unilatérales des nerfs crâniens avaient précédé*, de plus ou moins longtemps, les symptômes, qui indiquent la participation du *tronc cérébral* et du *cervelet* [3]. Ce critérum est exact, mais n'est pas d'une application constante.

Nous distinguons deux groupes, dans les néoplasmes *périphériques* pédiculo-ponto-bulbaires : 1° le groupe antéro-latéral ; 2° le groupe postérieur, qui intéresse le IV° ventricule et les corps restiformes.

1° *Compressions* ANTÉRIEURES.

α) Un petit nombre de ces tumeurs (fig. 200), s'annoncent par le *syndrome de la* PARALYSIE BULBAIRE PROGRESSIVE, de la paralysie labio-glosso-laryngée, ou maladie de Duchenne (de Boulogne).

Dans le cas de Morelly, un sarcome angiolithique de trois centimètres, comprimant le bulbe et la protubérance, avait occasionné une *difficulté des mouvements de la langue et des lèvres*, des *troubles de la parole*, qui était hésitante et confuse, une *gêne dans la déglutition* ; car les aliments refluaient par le nez, et une salive abondante s'écoulait par les commissures buccales ; il n'y

---

1. Touche (*Soc. de neurologie*, 1901, p. 417).
2. A. Goukowski (d'Odessa), Nouveau type d'hémiplégie alterne (*Iconogr. Salpétrière*, 1895, p. 178).
3. Bruns, p. 169. — Oppenheim, p. 212.

avait aucun trouble auditif, visuel, ou de la sensibilité, mais un peu de gêne de la marche, sans phénomène vertigineux [1].

Mais, ainsi que la remarque Bruns, ces paralysies bulbaires NE SONT PAS NETTES, et trahissent leur origine par des *troubles sensitifs* dans le domaine du *trijumeau*, de l'*acoustique* ou d'autres paires nerveuses, par des *paralysies* des membres, de la difficulté dans la *marche*, et assez souvent par l'association de *phénomènes cérébelleux*.

β) Un bon nombre de ces néoplasmes, en effet, *s'accompagnent de* PHÉNOMÈNES CÉRÉBELLEUX accentués.

Dans le chapitre des tumeurs du cervelet, nous avons indiqué

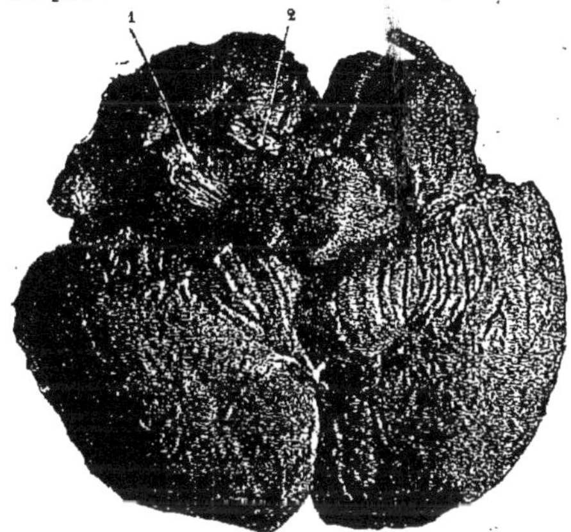

Fig. 200. — Sarcome de la fosse postérieure droite du crâne (Bruns); compression des nerfs et déplacement du Pont et du cervelet. — 1, Nerfs glosso-pharyngien, vague et accessoire : — 2, Nerfs facial et acoustique.

cette particularité très importante, qui conduit à les confondre avec des *tumeurs* PROPRES à cet organe.

La cause de ce genre de manifestations réside, soit dans la compression des *pédoncules cérébelleux* voisins, soit dans l'engorgement des *amygdales cérébelleuses*, dans le *trou occipital*, où le resserrement est parfois tel, qu'il s'accuse par un sillon (cas de Ballet, Touche, etc.).

Les *phénomènes* CÉRÉBELLEUX observés consistent : dans la *titubation*, de la *démarche ébrieuse*, de l'*asynergie*, des *troubles vertigineux*, etc.

Nous citerons comme remarquables, sous ce rapport, les observations : de Babinsky, hémitremblement surtout inten-

____

1. Morelly (*Soc. anatom.*, 1897, p. 354).

tionnel, dans le membre supérieur droit; écriture illisible, asynergie des mouvements de la jambe sur la cuisse, apparaissant
surtout dans les mouvements d'extension, ou dans le fait de se
mettre à genoux sur une chaise; et compressions de diverses
paires nerveuses[1]; cholestéatome ayant comprimé fortement la
protubérance, et envahi le lobe correspondant du cervelet (fig. 201);
— de Touche : sensations vertigineuses, comparables à celles qu'on

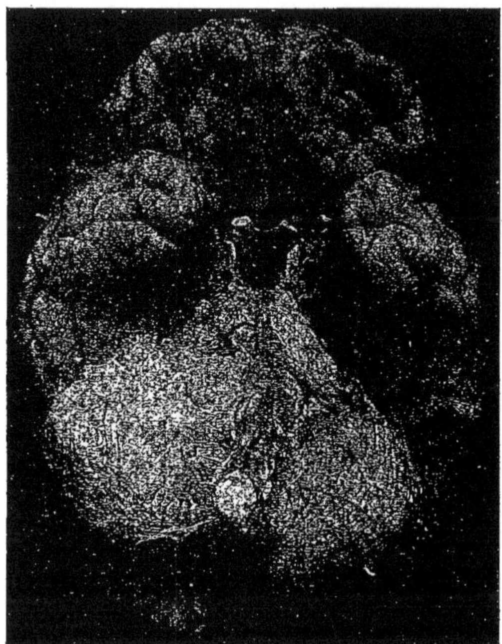

Fig. 201. — Cholestéatome cérébello-protubérantiel (Babinski).

éprouve sur le pont d'un navire, marche impossible, ataxique;
chute sur le dos, quand la malade veut marcher; syndrome de
Weber. Tumeur en fer à cheval, comprimant surtout le pédoncule cérébral droit; engorgement des amygdales cérébelleuses,
dans le trou occipital, et formation d'un sillon à leur surface; —
de Tanton : vertiges cérébelleux constants[2], que le malade soit

1. Il faut remarquer que, dans le cas de Babinsky, les troubles moteurs
siègent du même côté que les signes de compression des paires nerveuses;
mais, il s'agit là de *troubles cérébelleux* et non de paralysies vraies, comme l'on
en observe dans les hémiplégies alternes; la compression du faisceau pyramidal n'est pas en cause, mais *celle du pédoncule cérébelleux inférieur*, voisin.
2. Ils cessent dans le décubitus dorsal, pour réapparaître au moindre mou-

debout ou assis; troubles. de l'équilibre; oscillations; jambes
écartées; démarche ébrieuse, festonnée, latéropulsion gauche[1];
tumeur du volume d'un petit œuf, refoulant la partie gauche de
la protubérance et le pédoncule cérébelleux moyen; — de Babé et
Martin : douleurs occipitales; asthénie musculaire généralisée,
tendance à la projection en arrière (fig. 204); — de Guldenarm :
tumeur grosse comme une châtaigne péri-protubérantielle, extirpée par l'opération : marche impossible, et dès que le malade
était debout, il se sentait attirer à gauche et en arrière; — de

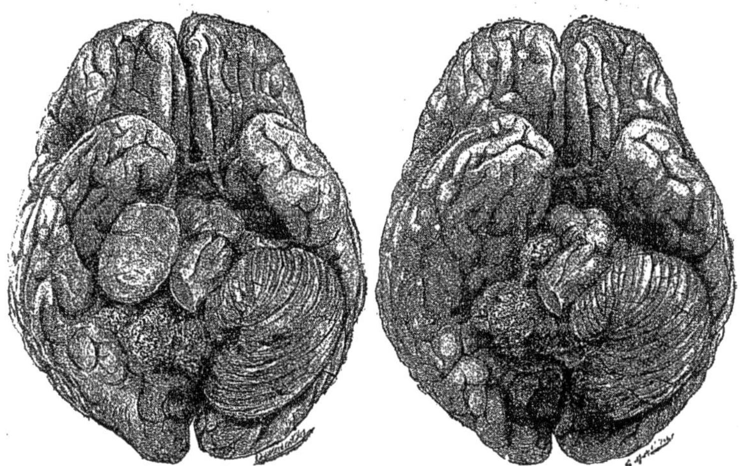

Fig. 202. — Sarcome du lobe droit du cervelet   Fig. 203. — Même tumeur (Durante) après
(Durante), atrophie de la moitié droite du   résection du lobe droit du cervelet.
Pont de Varole, et bulbe tordu en spirale.

Durante : phénomènes cérébelleux marqués, marche en zigzag,
jambes écartées; démarche vacillante, ébrieuse, avec prédominance à tomber à droite, difficulté de prendre les objets de
la main droite; quelques légers signes de compression de la
VIe et de la VIIe paires; le chirurgien italien diagnostiqua
une tumeur du lobe cérébelleux droit. Par l'opération, il
extirpe tout le lobe, et trouve en avant, sur les côtés de la
protubérance, un sarcome du volume d'un œuf de poule et du
poids de 31 grammes, qu'il enlève avec le doigt en crochet
(fig. 202, 203).

D'ailleurs Zahn déclare, que l'ATAXIE CÉRÉBELLEUSE est fré-

vement de la tête; le simple mouvement des yeux cherchant à suivre le doigt
promené dans le champ visuel, suffit à les provoquer.
1. Quand la malade était couchée, elle avait de la tendance à rouler à bas
de son lit, du côté où elle reposait.

quente dans les tumeurs protubérantielles, et qu'il l'a constatée
20 fois sur 101 cas de néoplasme du Pont [1].

Cependant, dans les faits de Calentoni et de Mac Cashey, il n'y
eut pas de phénomènes cérébelleux. — Le premier diagnostiqua
une tumeur du cervelet, à cause de la rapidité d'invasion et de
l'intensité des symptômes généraux : il y avait compression de la
VIe et de la XIIe paires, et la tumeur, née dans le lobe cérébelleux gauche, comprimait fortement la protubérance et le bulbe;
l'auteur attribue l'*absence d'ataxie cérébelleuse* à ce que *le vermis*

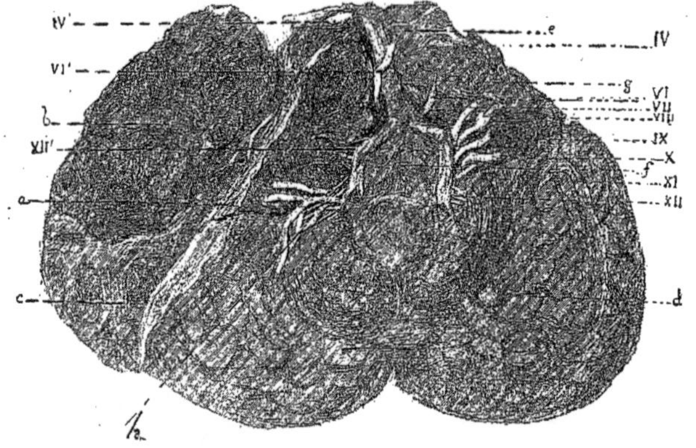

Fig. 204. — Tumeur sarcomateuse du cervelet (Babé et Martin), sectionnée suivant son
grand axe : l'une des faces de section laisse voir des cavités pleines de liquide hématique.
— *c*, hémisphère cérébelleux droit refoulé par le néoplasme ; — *d*, hémisphère cérébelleux
gauche ; — *e*, Protubérance ; — *f*, Bulbe légèrement dévié vers la gauche ; — *g*, tronc basilaire ; — *h*, faisceau de fibres nerveuses formé par la réunion des troncs d'émergence des
7e, 8e, 9e, 10e, 11e nerfs crâniens.
IV, Trijumeau du côté gauche; — IV', trijumeau droit dont le tronc, comprimé et dévié,
vient apparaître le long du tronc basilaire, entre les lèvres du sillon de séparation.
VI, Oculo-moteur externe gauche; — VI', nerf homologue, dévié et rejeté vers la gauche.

était indemne. — Dans le cas de Mac Cashey, on s'arrêta au diagnostic de tumeur de la base, comprimant la protubérance.

γ) La plupart des PAIRES NERVEUSES crâniennes peuvent être
atteintes par ces tumeurs, de la Ve à la XIIe; et, quelquefois
même, lorsqu'elles sont *haut situées*, les IIIe et IVe paires sont
lésées. — Les *symptômes de compression générale* peuvent áussi
agir sur la IIe paire, et amener la cécité, plus ou moins complète.

Comme exemple de néoplasmes, où un grand nombre de *paires*

1. Calentoni (*Rev. neurol.*, 1893, p. 222). — Mac Cashey (*Arch. de neurol.*, 1901,
p. 308). — Calentoni : La marche rapide et l'intensité des symptômes généraux
firent penser à une tumeur qui intéressait le cervelet; de plus, les VIe, VIIe,
VIIIe, IXe et X[e] paires étaient comprimées et même la XIIe ; tumeur de
l'hémisphère cérébelleux comprimant la protubérance et le bulbe.

nerveuses furent intéressées, on peut citer : le cas de Babé et Martin où les Ve, VIe, VIIe, VIIIe, IXe, X^e et XIIe paires furent atteintes (fig. 204); celui de Calentoni, où on constata des altérations des VIe, VIIe, VIIIe, IXe, X^e et XIIe paires; de Tanton, où les lésions portaient sur les Ve, VIe, VIIe, VIIIe et XIIe paires.

Souvent, les manifestations se limitent à un *groupe déterminé* de nerfs crâniens, immédiatement voisins, comme dans l'observation de Babinsky, où les troubles observés ne portèrent que sur les Ve, VIe, VIIe et VIIIe nerfs.

Parfois, il n'y a qu'*une ou deux paires* crâniennes d'atteintes; mais la tumeur annonce sa présence surtout par des *troubles cérébelleux*, ou des *parésies des membres* (Faits de Trenel et Antheaume, et de Trenel; voir fig. 164 et fig. 182, 183).

Du côté des YEUX, outre les troubles visuels de l'altération papillaire liés au syndrome général [1], on peut observer de la diplopie, du strabisme, de l'ophtalmoplégie externe et interne; — *du côté de la* FACE : des anesthésies, des paresthésies, des névralgies, des alternatives de pâleur ou de rougeur, de l'œdème, et autres troubles vasculaires, de la kératite neuro-paralytique, des tics convulsifs, par action sur le trijumeau, et même de la gêne des masticateurs par participation de la branche motrice; de l'asymétrie de la face, des parésies, des paralysies, des blépharospasmes, de l'atrophie avec ou sans réaction de dégénérescence, si le nerf facial est intéressé; — *dans la* BOUCHE : des troubles, des perversions et des hallucinations du goût (altération du nerf lingual); de la parésie, de la déviation et de l'atrophie de la langue, de la difficulté de la parole, qui est embarrassée (XIIe paire); de l'anesthésie de la langue, de la muqueuse bucco-palatine (V^e paire), ou de la déviation et de la paralysie du voile du palais (VIIe paire); — *du côté de l'*OREILLE : des bourdonnements, des sifflements, des hallucinations, de la diminution de l'acuité auditive, et même de la surdité plus ou moins complète (VIIIe paire); — des *troubles de la* DÉGLUTITION, par altération du glossopharyngien (IXe paire); — et, enfin, des *troubles* RESPIRATOIRES *et* CIRCULATOIRES, pouls lent permanent (phénomène d'Adams-Stockes) par action sur le pneumogastrique (X^e paire), etc.

Notons encore, en passant, que les *troubles de la* SENSIBILITÉ, dans les néoplasmes *péri-protubérantiels, se limitent au domaine du* TRIJUMEAU; et que, si les hémiplégies ou les hémiparésies

---

1. Dans le cas de Babinsky, les phénomènes du syndrome général faisaient complètement défaut, et d'abord, on ne crut pas à l'existente d'une tumeur. C'est là un fait *exceptionnel* dans les néoplasmes *péri-ponto-bulbaires*.

alternes, et même les parésies des 4 membres sont des symptômes assez fréquents, *les* HÉMIANESTHÉSIES *sont très rares, contrairement à ce qui s'observe dans les cas de* TUMEURS INTERSTITIELLES des mêmes régions.

Les paires nerveuses *sont toujours lésées du* CÔTÉ DE LA TUMEUR ; et, si parfois on constate des troubles moteurs des membres *du même côté*, ceux-ci ne consistent qu'en des phénomènes d'ATAXIE ou d'ASYNERGIE, sous la dépendance de lésions de fibres provenant des *pédoncules cérébelleux* (cas de Babinsky).

Quelquefois, surtout au début, les manifestations du côté des *paires nerveuses* ne sont que des phénomènes d'irritation, transitoires et intermittents, *qui font croire à de l'hystérie* (cas de Jacobson et Jamane), ou, comme nous l'avons déjà indiqué, simulent assez bien une *paralysie labio-glosso-laryngée* de Duchenne [1].

δ) Dans un certain nombre de cas les tumeurs PÉRI-BULBO-PROTUBÉRANTIELLES *sont* DOUBLES, et à peu près *symétriques*. Elles enserrent et aplatissent des deux côtés la protubérance et le bulbe, qui apparaissent comme élongés (obs. d'Irwing Neff, Raymond, etc.).

Nous avons déjà appelé l'attention sur l'existence de ces *tumeurs doubles*, à propos des néoplasmes des *nerfs* ACOUSTIQUES.

1. Babé et Martin (*Soc. anat.*, 1898, p. 437). — Calentoni (*Rev. neurol.*, 1895, p. 222). — Tanton (*Soc. anat.*, 1901, p. 584). — Babinsky (*Rev. neurol.*, 1901, p. 260 et 422). — Guidenarm (*Chir. nerveuse de Chipault*, I, 1902, p. 685, 686, 720) : 1er cas, extirpation d'une tumeur du volume d'une châtaigne, comprimant la protubérance et le cervelet; signes d'altération des Vᵉ, VIᵉ, VIIᵉ et VIIIᵉ paires, avec hémiparésie alterne des membres, et phénomènes cérébelleux. 2ᵉ cas : extirpation d'un gliome du volume d'une noix, près du pédoncule moyen du cervelet; les Vᵉ, VIᵉ, VIIᵉ et VIIIᵉ paires gauches étaient intéressées; vertiges et titubation; 3ᵉ cas : tumeur du volume du petite pomme, entre l'hémisphère droit du cervelet et la tente, refoulant la protubérance; névralgies, tic douloureux de la face, engourdissement de la langue et de la joue, parésie faciale; titubation; cécité progressive. — Trenel et Antheaume (*Arch. de neurol.*, 1897, II, p. 1; fig. 164): tumeur ovoïde du volume d'un marron, développée aux dépens du lobule pneumogastrique ayant creusé une profonde dépression dans la face gauche de la protubérance : outre des troubles de l'équilibration, de la cécité, il y eut de la surdité (VIIIᵉ paire), une parésie faciale passagère et une anémie remarquable du côté gauche de la face, du strabisme interne, qui montraient que les Vᵉ, VIᵉ et VIIᵉ paires étaient intéressées. De plus, les troubles subjectifs de la sensibilité et une paralysie localisée du membre inférieur étaient la preuve d'une *compression progressive* de la protubérance. Dans l'autre cas de Trenel, pour une tumeur de la même région (fig. 182, 183), occupant tout l'équateur du lobe cérébelleux correspondant et comprimant la protubérance, *il n'y eut compression d'aucun des nerfs bulbaires*; mais, l'impotence des membres inférieurs était complète (*Soc. anat.*, 1898, p. 388). — Durante : Dans le cas déjà cité de ce chirurgien, il y eut peu de symptômes du côté des paires nerveuses, simplement un peu de strabisme, et une hypotonie du facial. On crut à un néoplasme du cervelet. (*In* Chipault, *Chirurgie nerveuse*, III, 1903, p. 349 et 391.)

Il semblerait que, dans ces circonstances, les paires nerveuses crâniennes des deux côtés fussent en question ; et qu'il existe aussi une *bilatéralité* remarquable des symptômes. Dans le cas d'Irwing Neff, cependant, il y eut, seulement à la fin, du strabisme et du ptosis du côté gauche (fibro-sarcome ayant pris naissance dans la pie-mère, au niveau du bord antérieur du cervelet, et s'étendant autour des deux lobes, ayant comprimé la face postérieure de la protubérance, ainsi que la moelle allongée).

Raymond, pour une tumeur double, dont chaque moitié, du volume d'une mandarine, enserrait à droite et à gauche la protubérance, qui était comme étirée et très allongée dans le sens vertical (fig. 194), observa seulement : une démarche ébrieuse très accentuée, la *perte progressive et rapide de l'ouïe* des deux côtés ; puis, après quelques crises syncopales et convulsives, la malade devint complètement *sourde* et *aveugle*, et, peu à peu, tomba dans une torpeur intellectuelle profonde. L'évolution se fit en deux ans : jamais on n'observa de *paralysies oculaires ou faciales*, jamais de *signes de compression des nerfs crâniens* en dehors de ceux de la VIII⁰ paire, et des nerfs optiques (syndrome). La *démarche titubante* indiquait un *siège cérébelleux*, qui fut admis en clinique ; mais l'absence de phénomènes du côté des autres paires crâniennes fit localiser le néoplasme plus *en arrière*, à la face postérieure du bulbe, au niveau du point où les pédoncules cérébelleux émergent du cervelet (de manière à expliquer la compression des deux nerfs auditifs).

: Il est probable que, dans ce cas, les *paires nerveuses* sont simplement repoussées et élongées, mais que leur altération est peu profonde : toutefois, dans le cas de Raymond, la *double surdité* pouvait faire naître la pensée d'un double néoplasme.

ε) Lorsque ces tumeurs sont *bas situées*, AU-DESSOUS de la protubérance, en avant des pyramides et des olives bulbaires, on peut observer une *paralysie alterne* du TYPE REVILLIOD-GOUKOUSKI, c'est-à-dire portant exclusivement sur *l'hypoglosse d'un côté* et sur les *membres du côté opposé* ; ou encore des accès de mérycisme singuliers, comme dans le fait de Neuman, où le *vague* et le *spinal* semblaient particulièrement intéressés ; ou enfin, des spasmes rythmiques des muscles de la respiration, de la langue, du voile du palais et des lèvres, comme dans le fait de Bastianelli [1].

---

1. Anna Goukowski, Nouveau type d'hémiplégie alterne (*Iconogr. de la Salpêtrière*, 1895, p. 178). — J. Neumann (*Neurol. Centralblatt*, 1890, et *Rev. neurol.*, 1892, p. 405). La tumeur fibreuse comprimait le bulbe *au-dessus de l'entrecroisement des pyramides*, et avait aplati les premières paires cervicales et les racines du spinal. — Bastianelli (*Acad. di Roma*, 1901, et *Rev. neurol.*, 1901, p. 1168).

2° *Compressions* POSTÉRIEURES.

Elles sont produites par des néoplasmes occupant le *IV*ᵉ VENTRI-
CULE ou ses *plexus choroïdes*, situés sous le *lobe médian* du cervelet, et elles agissent sur les *corps restiformes* et les *pyramides
postérieures*.

Leur *siège profond* semble indiquer qu'elles sont en dehors de
toute *action chirurgicale* : mais, quand on réfléchit que Durante
a enlevé *tout un lobe cérébelleux* pour atteindre et extirper une
tumeur para-protubérantielle, on peut croire qu'il n'est pas plus
téméraire d'inciser le lobe médian du cervelet pour arriver à
extraire une tumeur rétro-bulbaire.

Le *diagnastic topographique* de ces produits néoplasiques est
très difficile; et surtout, il est souvent impossible de distinguer
les tumeurs interstitielles de celles qui n'exercent qu'une compression périphérique et sont aisément extirpables. Au point de
vue de leurs manifestations symptomatiques, il y a lieu cependant
de reconnaître plusieurs groupements.

α) Dans une première catégorie de faits, la tumeur s'est
annoncée, comme tous les néoplasmes de la CALOTTE, par des
paralysies NUCLÉAIRES des paires crâniennes, — et quelquefois,
par des *hémianesthésies* ou des *hémiplégies alternes*.

Nous citerons, à titre d'exemple : les faits de Bechterew, qui pour
un tubercule du volume d'un gros pois, à droite de la ligne
médiane, à un centimètre des striés acoustiques, observa des
altérations des VIᵉ, VIIᵉ, VIIIᵉ et IXᵉ paires, sans troubles du
mouvement et de la sensibilité dans les membres, — de Spitzer :
tubercule du volume d'une noisette sur le plancher du IVᵉ ventricule; paralysie des VIᵉ, VIIᵉ paires, par envahissement des
noyaux et des fibres radiculaires; altération de la Vᵉ paire, caractérisée par de la raideur des masséters et des temporaux; déviation
de la tête et du cou, que l'auteur attribue à la dégénérescence du
faisceau longitudinal postérieur; — de Becker : gliome oblitérant le
IVᵉ ventricule et comprimant la protubérance; participation successive de tous les nerfs crâniens, et apparition tardive de l'atrophie papillaire et de la céphalée [1].

Ces *paralysies* NUCLÉAIRES appartiennent surtout aux *néoplasmes interstitiels*; mais les tumeurs *superficielles*, qui *se propagent au plancher*, peuvent aussi les produire.

---

1. Bechterew (*Rev. neurol.*, 1895, p. 598). — Spitzer (*Jabrb. f. Psych.*, 1899,
et *Rev. neurol.*, 1900, p. 801). — Becker (*Arch. f. Psych.*, 1902, et *Rev. neurol.*,
1902, p. 691). — Voir aussi Jores (*Arch. de neurol.*, 1897, I, p. 250).

β) Dans un autre groupe de néoplasmes, exerçant des *compressions postérieures*, on observe surtout : des *troubles de la* SENSIBILITÉ, des *signes analogues à ceux du* TABES, et parfois l'erreur de diagnostic est commise.

Il s'agit, peut-être, dans ces circonstances, d'une irritation produite sur les *corps restiformes* et les *pyramides postérieures*; et, d'autre part, il s'ajoute des *phénomènes* CÉRÉBELLEUX, par action sur le *lobe moyen du cervelet*.

Les tumeurs, qui se révèlent par ces manifestations, sont, pour la plupart, superficielles, et naissent dans les *plexus chroroïdes* du IVᵉ ventricule (psammomes, kystes, cancers, etc.).

Gianelli crut à un *tabes* développé chez un épileptique, dans le cas d'un malade qui avait une petite tumeur cylindrique (parasite en dégénérescence), sur la moitié gauche du plancher du IVᵉ ventricule; le malade, âgé de quarante-cinq ans, avait eu des *douleurs fulgurantes*, des *crises gastriques*, de l'*incoordination des membres inférieurs*, des troubles du *sens musculaire*, le *signe de Romberg* : mais, en même temps, on avait constaté une *parésie faciale à droite*, de la *paraparésie*, et plus tard de la *paraplégie*, de l'*hypoalgésie* du tronc, des membres supérieurs et du trijumeau, de l'*hypoacousie* et des *hallucinations acoustiques*, de la *dysarthrie*, etc.

Codd, pour une maladie kystique du IVᵉ ventricule, observa des *troubles de la marche*, de l'*ataxie*, et plus tard les phénomènes du syndrome, hydropisie ventriculaire, etc.

Dans l'observation de Chalatoff sont signalés surtout des *phénomènes cérébelleux* : ataxie, tremblements du corps et des extrémités, impulsions, opisthotonos, aphasie, troubles de la parole; mais il s'agissait d'une tumeur carcinomateuse du vermis du volume d'une noix, étendue aux plexus choroïdes du IVᵉ ventricule; l'hydrocéphalie ventriculaire était considérable, et les signes du syndrome accusés : céphalalgie, vertiges, vomissements, somnolence, névrite optique, etc.; il y avait ralentissement marqué du pouls.

Un des faits les plus remarquables, au point de vue de la *simulation des* PHÉNOMÈNES TABÉTIQUES, est celui publié récemment par Paviot :

« L'idée du TABES venait naturellement à l'esprit, dit cet auteur, quand on se trouvait en présence d'un homme atteint d'amaurose totale, avec *papille névritique complètement blanche*, ancien syphilitique, ayant eu autrefois et ayant encore des *douleurs lancinantes* dans les membres inférieurs, des *douleurs en ceinture*, de l'*abolition presque complète des réflexes* rotuliens et achilléens, des *plaques d'anesthésie* irrégulière sur le tronc et les membres, et des *troubles de la marche*... Celle-ci était lente, hésitante, et il oscillait nettement, en fermant les yeux, les talons joints, et quand on lui commandait de tourner, au cours de la marche... » — Il n'y avait d'ailleurs, *aucun symptôme de compression des nerfs bulbaires, aucune paralysie nucléaire*. Mais, le malade, cocher de son état, avait eu plusieurs fois des crises épileptiformes (une vingtaine environ), qui l'avaient précipité de son siège. Il *présentait des signes du syndrome très nets* : amaurose, affaiblissement intellectuel progressif, délire, etc., et des symptômes précis de *parésie diffuse des quatre membres* : difficultés de se redresser, de s'asseoir, de marcher sans l'aide de quelqu'un, etc. Il y avait diminution de la force dans tous les membres, avec atrophie prédominante sur le membre inférieur gauche. — Le malade succomba à des vomissements incoercibles, dont nous parlerons. — A l'autopsie, on trouva, couchée sur le plancher du IVe ventricule comprimé, mais non détruit, une *tumeur des plexus choroïdes*, du volume d'un œuf de pigeon, blanchâtre, accolée à droite à une autre masse bleuâtre, disparaissant à peu près complètement, dans le recessus latéral droit du ventricule (psammome)[1].

γ) Lorsque les tumeurs sont *malignes, envahissantes*, on assiste à l'association des phénomènes précédents (*troubles ataxiques et cérébelleux*) avec des *paralysies* NUCLÉAIRES; et souvent, LES SIGNES DU SYNDROME SE DÉVELOPPENT AVEC RAPIDITÉ, parce que la tumeur *comprime l'aqueduc de Sylvius*, et produit de l'hydropisie ventriculaire.

C'est cette évolution que put constater Bruns, chez un enfant de cinq ans, pour un sarcome de la grosseur d'une pomme, situé entre le IVe ventricule et le cervelet : il y eut une première phase de symptômes généraux; puis, la dernière année, apparurent des symptômes cérébelleux, des paralysies oculaires nucléaires, du tremblement intentionnel, et des troubles de la parole et des pupilles. Le crâne était très dilaté, les os minces comme une feuille de papier, et l'aspect celui d'un hydrocéphale[2].

δ) Enfin, surviennent parfois quelques *phénomènes* SPÉCIAUX, qui doivent aiguiller les cliniciens vers l'existence possible d'une *tumeur voisine du IVe ventricule*.

Ce sont d'abord des symptômes de *polyurie* et de *diabète*, assez fréquents.

Switalski, chez un homme atteint depuis trente-cinq ans de

---

1. Paviot, Tumeur (des plexus choroïdes) du IVe ventricule, avec vomissements incoercibles et fécaloïdes (*Rev. Neurol.*, 1903, p. 1035).
2. Bruns (*Arch. de neurol.*, 1897, I, p. 487).

diabète insipide, trouva un angiome du bulbe, voisin des noyaux du pneumogastrique.

François Frank a rapporté à l'Académie de médecine un cas de Marinesco, où, pour un glio-sarcome du IV° ventricule, ayant d'ailleurs envahi l'hypoglosse, le *noyau du pneumogastrique*, le ruban de Reil, on observa d'abord une *polyurie insipide* ; puis, un *diabète sucré*, quand la lésion eut gagné les centres, qui président à la fonction du sucre.

On signale, dans d'autres observations, des *troubles de la* RESPIRATION (Cheyne-Stockes), le POULS LENT PERMANENT (maladie d'Adams-Stockes) ; et enfin, dans le cas singulier de Paviot, des *vomissements incoercibles* et FÉCALOÏDES, pour lesquels, croyant à une *occlusion intestinale*, on fit une laparatomie, sans rien trouver ; le ventre était d'ailleurs aplati et contracturé ; on attribua *ces symptômes* à des contractions antipéristaltiques, assez persistantes pour amener la réascension des matières fécales ; ces contractions, elles-mêmes, étaient causées par de la *compression*, ou de *l'irritation des noyaux des pneumogastriques*, par la tumeur [1].

La MORT SUBITE est une terminaison signalée dans les néoplasmes bulbaires : elle est survenue, en particulier, plusieurs fois, par la présence de cysticerques libres dans la cavité des ventricules [2].

En RÉSUMÉ :
Les COMPRESSIONS POSTÉRIEURES, les *tumeurs* RÉTRO-BULBAIRES se manifestent :

1° Par des *paralysies* NUCLÉAIRES, en particulier par des signes d'altération de la V° paire (anesthésies de la face, contractures ou paralysies des muscles masticateurs), lorsque les tumeurs *superficielles* se propagent au plancher du IV° ventricule, et se conduisent comme des tumeurs interstitielles ;

2° Par des *troubles* AUDITIFS (hypoacousies, etc.), en raison du voisinage des stries acoustiques (barbes du calamus) ;

3° Par des *troubles de la* SENSIBILITÉ, et en particulier par des *symptômes analogues à ceux du* TABES VRAI, et parfois la simulation est complète (signe de Romberg, douleurs lancinantes, abolition des réflexes, plaques d'anesthésie, démarche ataxique, atrophie optique blanche, etc.), sans doute par action sur les *corps restiformes* et les *pyramides postérieures* ; c'est là le symptôme le plus *caractéristique* ;

---

1. Switalski de Lemberg (*Rev. neurol.*, 1900, p. 763). — François Franck et Marinesco (*Acad. de médecine*, juillet 1900, et *Revue neurol.*, 1900, p. 1034). — Paviot (*loc. cit.*).
2. Kratter et Bohmig (*Rev. neurol.*, 1898, p. 107).

4° Par de l'HYDROPISIE VENTRICULAIRE *rapide* (compression et oblitération de l'aqueduc sylvien) et, par suite, par l'apparition de *phénomènes du* SYNDROME, *précoces et intensifs*;

5° Quelquefois, par des PARÉSIES DIFFUSES *des membres*, des ANESTHÉSIES *du trijumeau* ou *généralisées*;

6° Enfin, par quelques *phénomènes* SPÉCIAUX : troubles de la respiration, pouls lent permanent, vomissements incoercibles, polyurie insipide, glycosurie, etc.; et, assez souvent, comme terminaison, par la MORT SUBITE.

3° *Tumeurs des* RÉGIONS OSSEUSES (*gouttière basilaire, pourtour du trou occipital, fosses cérébelleuses*).

Dans les néoplasmes de la *gouttière basilaire* et des *contours du trou occipital*, on observe ordinairement deux ordres de symptômes :

1° *Les uns sont analogues à ceux du* MAL SOUS-OCCIPITAL;

2° Les autres sont *des signes de* COMPRESSION DU BULBE, et souvent *de la dégénérescence du* NERF HYPOGLOSSE, qui traverse le trou condylien postérieur.

Dans le fait de Wenhardt, pour un myxo-chondro-sarcome, né dans la *gouttière basilaire*, et comprimant l'*hémisphère cérébelleux gauche*, le *bulbe* et la *protubérance*, on observa : *a*) des signes du *mal sous-occipital, douleurs irradiées* et *rigidité de la nuque*, remontant à deux ans; le malade, en se levant et en se couchant, soutenait sa tête avec les mains; — *b*) une *hémiatrophie* de la langue, due à la *lésion du nerf hypoglosse gauche*; — *c*) il y avait, en plus, une *saillie mollasse*, néoplasique, occupant la paroi postérieure du pharynx, et qui contribuait à *faire croire à un* ABCÈS *par congestion*, à une *lésion tuberculeuse sous-occipitale*. Il n'y avait pas de phénomènes de compression de l'axe nerveux [1].

Il n'en était pas de même dans celui de Dercum. Son malade, âgé de trente-six ans, souffrait depuis deux ans de *douleurs* et de *roideur* dans le *côté droit du cou*; il survint de l'*engourdissement* du pouce et de la main droite, qui devint maladroite, tandis que le bras s'engourdissait; puis, la *jambe droite* se prit à son tour, de la même manière, mais il n'y eut pas, d'abord, de *troubles sensitifs*. La *paralysie motrice* et *sensitive* gagna peu à peu les quatre membres, et le malade mourut. — A l'autopsie, on trouve

---

1. Wenhardt (*Neurolog. Centrabl.*, 1898, p. 541, et *Rev. neurol.*, 1898, p. 886; *Arch. de neurol.*, 1900, p. 139).

un *chondro-sarcome de l'occipital*, comprimant l'artère verté-brale, le lobe cérébelleux et l'olive du côté droit. L'*ataxie* du membre supérieur et l'*astéréognose* furent attribuées à la dégé-nérescence du faisceau cérébelleux direct [1].

Le fait le mieux étudié au point de vue de la compression du névraxe est celui de Raymond (fig. 205, 206). Son malade, impri-meur de son état, eut, quatre mois auparavant, des crises dou-loureuses dans la jambe droite, produites par un ostéo-sarcome de l'os iliaque comprimant le plexus sciatique, au voisinage de l'échancrure. Il y eut, ensuite, des douleurs lancinantes dans le membre supérieur droit ; la *nuque devint rigide, douloureuse*, et la *tête fixe* ; puis se développa *une hémiatrophie de la langue* à droite, qui évolua rapidement. Des douleurs croissantes et de l'impotence *envahirent les quatre membres*, et le malade devint *inerte comme un bloc de bois*. Notons encore une *contracture du trapèze* et du *sterno-mastoïdien* (compression du spinal), et, à la fin, des troubles de la *déglutition*, de la *dyspnée*, de la *tachycardie*, de la *paralysie vésicale* et *rectale*, un *pouls lent permanent*, et la *mort subite*, dans une attaque syncopale.

L'autopsie fournit une explication très complète des symptômes observés. On trouva une *tumeur secondaire* de l'os occipital, ayant détruit la moitié droite du *trou occipital*, le *condyle*, le *nerf hypoglosse*, et une partie de la *fosse cérébelleuse*. Une *pachy-méningite sarcomateuse* recouvrait la région du *bulbe* et de la partie supérieure de la *moelle cervicale*, à peine comprimés. Mais l'examen par le Marchi montra une *dégénérescence accusée des cordons antéro-latéraux*, expliquant la *paralysie spasmodique* avec contracture des membres, et l'existence d'une altération de même nature dans les *zones radiculaires des faisceaux postérieurs* rendait compte des *douleurs lancinantes* observées pendant la vie. Les lésions dégénératives descendaient jusque dans la région lombaire. Le *spinal* et l'*hypoglosse étaient intéressés*.

Raymond, dans sa Clinique, rappelle les observations compa-rables de Vulpius, de Marie, de Bruns et d'Egger, où les lésions étaient tantôt *carcinomateuses*, tantôt *tuberculeuses*. Dans deux de ces cas, on signale une *hémiatrophie bilatérale de la* LANGUE [2].

Si nous mentionnons ces faits intéressants de *tumeurs des* os de la FOSSE POSTÉRIEURE, c'est parce que les symptômes observés

1. Dercum (*The Journ. of nervous and mental desease*, 1897, p. 470, et *Rev. neurol.*, 1900. p. 949).
2. Raymond (*Cliniques*; V, 1901, p. 523-548). — Voir aussi le cas de Hvana et Vydin, Tuberculose avec paralysie de l'hypoglosse (*Rev. neurol.*, 1898, p. 301).

sont ceux des *compressions bulbaires*, et simulent les effets des *tumeurs des méninges* de cette région.

L'observation de Lannois et Pierret est très instructive, à cet égard. — Ces auteurs, pour une *tumeur kystique* du volume d'un œuf de poule, contenant un liquide citrin, clair, et s'étendant à

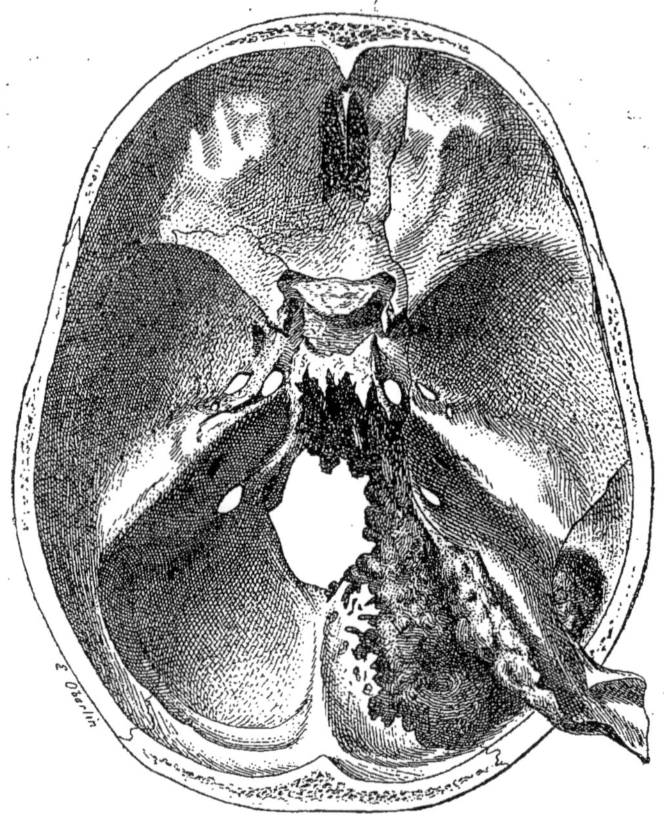

Fig. 205. — Tumeur sarcomateuse de la fosse postérieure du crâne (Raymond). — A remarquer : les limites de la tumeur ; la façon dont elle détruit le squelette ; ses adhérences avec la dure-mère, intacte quant à sa face interne ; surtout le rétrécissement du trou occipital, par les bourgeons sarcomateux, qui, refoulant la dure-mère, compriment le bulbe et la moelle épinière adjacente.

travers le *trou occipital*, depuis le sillon sous-protubérantiel jusqu'à l'origine des IIe et IIIe paires cervicales, comprimant la moitié droite de la *protubérance*, du *bulbe* et du *cervelet*, virent apparaître, après quelques manifestations du *syndrome* (vomissements, céphalée, un an et demi après un traumatisme) : de l'*ataxie cérébelleuse*, du tâtonnement et la *démarche ébrieuse*, un peu d'*ataxie des membres supérieurs*, des *douleurs fulgurantes* et de la *faiblesse dans les membres inférieurs*; plus tard, de l'*atrophie de la moitié droite de la langue*, de la gêne de la *déglutition*, de l'*aphonie* par paralysie de la corde vocale droite; et enfin, des *crises de palpitations*, de la *dyspnée* quelques jours avant la mort. Il n'y eut jamais d'œdème de la papille [1].

Quand les néoplasmes naissent aux dépens de la dure-mère, ou des *parties osseuses des fosses cérébelleuses*, leur symptomatologie ne diffère guère de celle des tumeurs, qui occupent primitivement les *lobes correspondants* du cervelet, ainsi qu'en fait foi

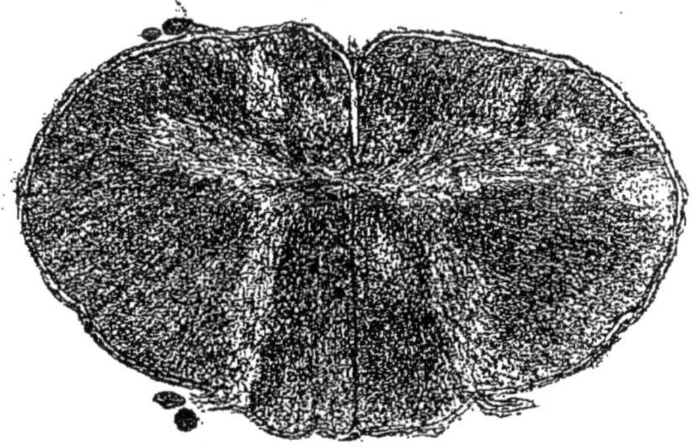

Fig. 206. — Coupe histologique de la moelle épinière, tumeur précédente (Raymond). Elle passe au niveau de la deuxième racine cervicale; (méthode de Marchi) : granulations noires prédominantes dans les zones radiculaires externes (cordons postérieurs), et dans le faisceau pyramidal croisé (cordons antérieurs). Foyers lacunaires disséminés, notamment dans le cordon antérieur, le long du sillon médian. Déformation de la substance grise des cornes antérieures. Pas de méningite néoplasique.

l'observation que nous avons communiquée au Congrès de Chirurgie, en 1903 [2].

CONCLUSIONS. SYNTHÈSE DES TUMEURS DE LA BASE DU CRANE ET DE L'ENCÉPHALE.

I. HYPOPHYSE. — Les HYPERTROPHIES *simples* de l'hypophyse se caractérisent :

1° Par des *troubles* CÉRÉBRAUX (céphalée persistante, troubles visuels un peu spéciaux, et quelques troubles psychiques).

Les *troubles visuels* sont dus à la distension du chiasma, par les néoplasmes, et consistent : en une *hémianopsie bi-temporale*, *sans stauungspapille*; plus tard, en une amblyopie et de la cécité;

1. Lannois et Pierret (*Lyon médical*, juin 1896, et *Rev. neurol.*, 1896, p. 431).
2. H. Duret, *Sur une tumeur cérébelleuse. Du choix du côté pour opérer* (Cong. de Chir., 1903, p. 632).

ou en *une combinaison de l'amaurose unilatérale avec l'hémianopsie temporale de l'autre côté*, qui aboutit définitivement à une *amaurose complète*.

Les *troubles moteurs* des yeux sont rares et très tardifs, à l'opposé des tumeurs malignes de la même glande.

Les *troubles psychiques* sont : des hallucinations visuelles, une tendance au sommeil, l'affaiblissement lent et progressif des facultés intellectuelles et de la force musculaire. — Les *psychoses* sont assez fréquentes (Raymond, Farnarier).

2° *Par des troubles de la* NUTRITION : acromégalie, gigantisme pathologique, parfois infantilisme, myxœdème, aménorrhée, glycosurie, etc.

Le progrès fatal des *troubles de la nutrition* et des *troubles cérébro-visuels autorise*, dans quelques cas, l'action chirurgicale.

Les NÉOPLASMES VRAIS OU MALINS de l'hypophyse donnent lieu, le plus souvent, à des DYSTROPHIES *atypiques et rapides*, quelquefois à des acromégalies partielles ou totales, à des esquisses de gigantisme, à de l'infantilisme (cas de Babinski).

Ces tumeurs sont *envahissantes*, irrégulières, poussent des *prolougements* en divers sens. — L'atrophie et l'amaurose oculaires sont *rapides*, comme l'évolution de la tumeur elle-même. Il y a apparition de *l'œdème papillaire*, assez *précoce*.

Les *paralysies des moteurs oculaires* sont fréquentes, et la musculature interne est souvent atteinte (immobilité de la pupille).

On observe encore : des troubles psychiques intenses, des paralysies de la Ve paire, des hémiplégies transitoires, du diabète, de l'albuminurie, et toute la symptomatologie des tumeurs de la base, en général.

La *radiographie* permet de déceler ces tumeurs, en montrant l'amincissement et l'élargissement de la selle turcique, et diverses déformations crâniennes.

II. Les *tumeurs de l'*ESPACE OPTO-PÉDONCULAIRE se distinguent de celles de l'hypophyse, *en ce qu'on n'observe pas de dystrophies*.

Les lésions du côté du chiasma et des bandelettes entraînent des *hémianopsies diverses*. — Elles produisent des *ophtalmoplégies*, par altération de la IIIe paire; des *paralysies alternes de Weber* (IIIe paire paralysée du côté de la lésion, et moitié du corps paralysée du côté opposé); des hémiparésies, et, parfois, des hémianesthésies, par action sur le *pédoncule cérébral*.

Dans les tumeurs de l'hypophyse, *le pédoncule n'est pas intéressé*, et c'est là, encore, un caractère distinctif.

Ces tumeurs ne se prêtent guère à l'action chirurgicale.

III. Tumeurs de la fosse cérébrale antérieure.

Elles atteignent et altèrent les *nerfs* OLFACTIFS, les organes traversant la fente sphénoïdale et le trou orbitaire, où un des *nerfs* OPTIQUES est souvent intéressé, et, en haut, se creusent une loge dans les *lobes* FRONTAUX.

Ces rapports expliquent leur symptomatologie : l'*anosmie uni-* ou *bilatérale*; — les hyperesthésies ou anesthésies dans le domaine du *nerf de Willis*, — et les troubles de la *motricité des globes oculaires*, — et enfin, quelques troubles dus à la compression des lobes *frontaux* (démence, stupeur, confusion mentale, tendance à la jovialité, taciturnité, mélancolie); — et, plus tard, *hémiparésies* et *hémianesthésies*, par action sur la *capsule interne*.

A gauche, quelquefois de la *dysarthrie* et des *troubles aphasiques*.

Souvent, un des nerfs optiques est seul altéré au début, et un œil d'abord est atteint d'amblyopie, d'amaurose, puis l'autre définitivement. — Quelques-unes de ces tumeurs restent *latentes*.

IV. Tumeurs de la fosse cérébrale moyenne.

Dans la *fosse cérébrale moyenne*, il y a lieu de distinguer :

a) Les *tumeurs du* GANGLION DE GASSER, qui ont pour symptôme principal des *névralgies violentes et rebelles de la face*, qui apparaissent longtemps à l'avance, et restent plusieurs mois, et même des années, à l'*état d'*ISOLEMENT; il survient, parfois, des *hyperhé-mies*, de l'*œdème*, des *troubles trophiques* du *visage* et des *muqueuses*; quelquefois, des paralysies ou des contractures des muscles masticateurs, par altération de la *branche motrice* du trijumeau. Quand la masse néoplasique progresse, elle peut oblitérer la *trompe d'Eustache*, et faire *saillie dans le pharynx* (fait de Krogius).

b) Les tumeurs, qui *agissent par compression sur le nerf optique et les nerfs de la paroi du sinus caverneux* (amauroses, ophtalmoplégies, exophtalmie); elles peuvent aussi envahir la selle turcique, la gouttière basilaire, l'orbite, la région ptérygo-maxillaire et le pharynx.

c) Les *tumeurs cancéreuses des os*, qui atteignent le ganglion de Gasser et ses trois branches, la paroi du sinus caverneux, tous les nerfs moteurs et sensitifs de la région, et les nerfs optiques, et quelquefois même la Vᵉ et les VIIᵉ et VIIIᵉ paires, qui se rendent à la face postérieure du rocher : il y a des *troubles oculaires* et de l'*amaurose*. — Il existe des *douleurs névralgiques* violentes dans la sphère du trijumeau, et une *céphalée, très souvent atroce*. Elles évoluent en un ou deux ans. — Elles envahissent les diverses cavités voisines (sinus, cavité-naso-pharyngienne, et même région temporale), par destruction du tissu osseux. — Ordinairement, *il n'y a pas de troubles cérébraux*.

d) Certaines tumeurs de la fosse moyenne, cependant, *s'accompagnent* de *troubles cérébraux*; mais le fait est rare (syndrome, aphasie *à gauche*, attaques apoplectiques répétées); et, dans quelques cas, il y a des *symptômes pseudo-bulbaires*, par *compression* des *centres corticaux de la région des caps*.

V. *Les tumeurs* de LA FOSSE CÉRÉBRALE POSTÉRIEURE se classent ainsi :

1° *Les tumeurs des* NERFS AUDITIFS, qui, rarement, sont des manifestations d'une *neuro-fibromatose généralisée*, et souvent sont des tumeurs pédiculées, *parfaitement énucléables*.

Les unes sont *implantées sur le rocher*, près du *conduit auditif interne*, où elles atteignent surtout le *nerf acoustique*, et son satellite, le *facial* : elles produisent des *dysacousies*, des SURDITÉS *précoces*, accompagnées de PARALYSIES FACIALES.

Les autres sont plus en dedans, près de l'*origine du nerf acoustique*, et *leur symptomatologie se rapproche de celle des tumeurs péri-bulbaires*, que nous allons signaler : mais toujours, les TROUBLES AUDITIFS PRÉDOMINENT, sont *les premiers en date* (surdité précoce), et parfois même sont d'*apparition ancienne*, ce qui permet souvent de les diagnostiquer.

Elles s'accompagnent ordinairement de *paralysie faciale*, de *titubation cérébelleuse*, avant l'apparition des manifestations liées à la compression bulbo-protubérantielle.

Leur diagnostic précoce comporte un intérêt pratique, car elles sont ordinairement d'une faible malignité, et justiciables de la chirurgie.

2° *Les tumeurs* PÉRI-BULBO-PROTUBÉRANTIELLES, *qui agissent par compression de voisinage*.

Il faut d'abord les distinguer des *néoplasmes* INTERSTITIELS du pédoncule, de la protubérance, et du bulbe.

La plupart de *ces derniers* se manifestent par des *paralysies alternes* (syndromes de Weber, de Benedickt, de Millard-Gubler, de Foville, de Revilliod-Gouskowsky), — quelquefois par des *paralysies croisées*, et surtout par des *paralysies* NUCLÉAIRES, avec atrophie et dégénérescence musculaire, qui varient selon le *siège du néoplasme*, dans le pédoncule, dans les parties supérieure, moyenne, ou inférieure de la protubérance, ou même dans le bulbe.

Il y a aussi, fréquemment, des *hémiplégies alternes* SENSITIVES, dont les variétés sont fort nombreuses.

Les *tumeurs* PÉRI BULBO-PROTUBÉRANTIELLES diffèrent des tumeurs *interstitielles*, parce qu'elles s'annoncent rarement, au moins au début, par des hémiplégies alternes, et *moins encore par des hémianesthésies* (sauf celles qui sont postérieures et dont nous parlerons ensuite).

a) Un petit nombre de ces tumeurs se révèlent par de la *paralysie bulbaire progressive* (maladie de Duchenne); mais, en général, celle-ci *n*'EST PAS NETTE, et *trahit son origine par des troubles* SENSITIFS *dans le domaine du trijumeau et du nerf acoustique.*

D'autres s'accusent :

b) Par des *phénomènes cérébelleux* accentués (vertiges, titubation, asynergie, etc.) qui tiennent à la compression du *pédoncule cérébelleux* ou à l'*engagement des amygdales cérébelleuses* dans le trou occipital.

c) Par des *paralysies motrices et sensitives des diverses paires nerveuses ponto-bulbaires*, de la III° à la XII°, qui tantôt sont atteintes dans leur *presque totalité*, tantôt en *divers groupements* distincts.

d) Par des *hémiparésies*, tenant à la compression d'un des côtés de la protubérance et du bulbe, et à l'altération des faisceaux pyramidaux. — Selon le siège des néoplasmes (au-dessus ou en-dessous de l'entre-croisement pyramidal), ces troubles paralytiques du tronc et des membres sont *directs* ou *croisés* : mais, presque toujours, *les paires crâniennes sont atteintes* DU CÔTÉ DE LA TUMEUR.

Quelquefois, *surtout au début*, les manifestations *du côté des paires crâniennes* ne sont que des phénomènes d'irritation, transsitoires et intermittents, et font *croire à de l'*HYSTÉRIE.

Ajoutons que, dans un certain nombre de cas, *les tumeurs péribulbaires sont* DOUBLES, et produisent des troubles nerveux dans les paires crâniennes, dans le tronc et les membres, *des* DEUX CÔTÉS (paralysies des 4 membres).

Lorsqu'elles sont *tout à fait inférieures*, péri-bulbaires, il y a, par altération du *nerf* HYPOGLOSSE, *une paralysie et une hémiatrophie de la* LANGUE (Revilliod-Gouskowski).

3° *Les tumeurs qui exercent des* COMPRESSIONS POSTÉRIEURES *ou* RÉTRO-BULBAIRES.

Elles ont, dans nombre de cas, la symptomatologie des *tumeurs de la calotte*, et s'annoncent par des *paralysies nucléaires*, pour peu que le *plancher du IV° ventricule* soit intéressé.

D'autres fois, elles se révèlent par des *troubles de la* SENSIBILITÉ, et par des *signes tout à fait comparables à ceux du* TABES VRAI (douleurs fulgurantes, troubles de la marche, signe de Romberg, abolition des réflexes, plaques d'anesthésie, etc.), par irritation des corps restiformes et des pyramides postérieures, — et enfin, il existe fréquemment de l'ATAXIE CÉRÉBELLEUSE par action sur le lobe médian du cervelet, ou sur les pédoncules cérébelleux, qui encadrent l'espace ventriculaire.

Les signes du SYNDROME *se développent avec intensité et rapidité*, à cause de l'obstruction de l'aqueduc sylvien.

Enfin certains *phénomènes* SPÉCIAUX sont assez fréquents, tels : la *polyurie*, le *diabète*, les troubles de la *respiration* et de la *circulation*, et la MORT SUBITE.

4° Les TUMEURS CANCÉREUSES DES RÉGIONS OSSEUSES de la *fosse postérieure* (gouttière basilaire, contour du trou occipital, fosses cérébelleuses) ont deux ordres de symptômes révélateurs : les uns sont analogues à ceux du *mal sous-occipital*; les autres sont des signes de *compression du bulbe*, et, souvent, de *dégénérescence du nerf hypoglosse*.

TROISIÈME PARTIE

DIAGNOSTIC

I. Diagnostic séméiotique. — *Symptômes-sosies* de la céphalée, des vomissements, des vertiges, de la torpeur cérébrale, des convulsions et de l'œdème papillaire. — Difficultés tenant à l'association *variable* des signes du *syndrome commun*. — Marche à suivre dans l'examen clinique d'une tumeur cérébrale : recherche des troubles intellectuels, moteurs, sensitifs, sensoriels, réflexes, de l'équilibre; auscultation; percussion; cytologie rachidienne; examen radiographique, etc.

II. Diagnostic différentiel. — 1° avec les *maladies aiguës* de l'encéphale : méningites, pachyméningites, encéphalites, abcès cérébraux ou cérébelleux, manifestations diverses des traumatismes crânio-cérébraux; — 2° avec les *maladies chroniques* de l'encéphale : hydrocéphalies, scléroses cérébrales, scléroses en plaques, paralysie générale; — 3° avec les *psychoses* : folie, épilepsies diverses, épilepsies traumatiques, comparées aux convulsions engendrées par les néoplasmes; hystérie, neurasthénie, névrose traumatique; — 4° avec les *maladies générales*, qui produisent des symptômes cérébraux similaires : urémie, saturnisme, alcoolisme, artério-sclérose, anémies graves.

III. Diagnostic topographique. — Divisions fonctionnelles du cerveau : néoplasmes des régions intellectuelles, motrices, sensitives, sensorielles, et de *leurs voies de communication*. — Diagnostic *territorial* : tumeurs du lobe frontal, de la province rolandique, du lobe pariétal, du lobe occipital, du lobe temporal, de la face interne des hémisphères, du corps calleux, des noyaux infra-corticaux, des tubercules quadrijumeaux, etc. — Diagnostic des tumeurs du cervelet. — Diagnostic des tumeurs de la *base* de l'encéphale.

IV. Diagnostic des tumeurs multiples. — Variétés principales.

V. Diagnostic de la nature des néoplasmes. — Des tuberculomes, des syphilomes, des kystes simples et des kystes hydatiques, des tumeurs communes (sarcomes, gliomes, angiomes, etc.), des tumeurs bénignes et des tumeurs congénitales.

Le diagnostic des tumeurs de l'Encéphale comporte la solution des trois *questions* qui intéressent, au premier chef, l'opérateur — et que nous avons indiquées dès le début de cet ouvrage.

Elles sont relatives : à l'existence, au siège, et à la nature des néoplasmes.

L'existence des tumeurs lui est révélée par les *signes du* syn-

DROME, dont nous avons pris le plus grand soin d'établir l'authenticité et la valeur clinique. — Nous avons, de plus, analysé ses allures diverses, ses variations.

Le SIÈGE est indiqué par les *symptômes de* LOCALISATION, que les auteurs allemands nomment les *symptômes de foyer* (Herd-symptome).

Leur NATURE est, assez souvent, caractérisée par leur *mode* d'ÉVOLUTION et par certains ACCIDENTS, qu'elles peuvent déterminer.

En d'autres termes, notre étude du DIAGNOSTIC comprendra les divisions suivantes : *diagnostic* SÉMÉIOTIQUE, auquel se rattache le *diagnostic* DIFFÉRENTIEL, — le *diagnostic* TOPOGRAPHIQUE, — le *diagnostic* SPÉCIFIQUE.

I. — DIAGNOSTIC SÉMÉIOTIQUE. EXISTENCE D'UNE TUMEUR CÉRÉBRALE.

Le *diagnostic* de l'EXISTENCE d'une tumeur cérébrale se base sur la constatation des *divers signes du* SYNDROME.

A) La *céphalée* est le signe le plus caractéristique, le plus constant, souvent le premier en date ; elle provoque, tout d'abord, l'inquiétude du patient, et sollicite l'attention du médecin, par son intensité, par sa profondeur, par sa ténacité, ses crises et ses paroxysmes, allant parfois jusqu'à la stupeur.

Les *vomissements*, par leur apparition soudaine, sans efforts, par une sorte de régurgitation, le matin surtout, quand le malade change de position, quitte le lit; par leur répétition sans corrélation avec les phénomènes de la digestion, ajoutent leur signification à celle de la céphalée.

Puis, les *vertiges*, par l'obnubilation intellectuelle, l'étourdissement, l'aspect ténébreux des choses, les troubles visuels passagers (éblouissements, diplopie transitoire), parfois les troubles auditifs (bourdonnements, perte momentanée de l'ouïe), la sensation d'asthénie musculaire, de défaillance, de dérobement du sol et d'instabilité du corps, de désorientation et de déséquilibre, phénomènes surtout intensifs dans les tumeurs de la base et du cervelet, accusent la symptomatologie.

Les *crises d'épilepsie*, les *convulsions*, surtout quand elles revêtent la forme localisée, le type Bravais-jacksonnien, et qu'elles sont précédées d'un aura, l'accentuent.

La *torpeur cérébrale*, qui se prononce à mesure que le néoplasme progresse, que les lésions collatérales encéphaliques se prononcent, et qui consiste en un affaiblissement des facultés intellectuelles, de la mémoire, de la personnalité, de telle sorte que le malade tombe dans une profonde indifférence à ce qui l'entoure; et, le facies endormi et stupéfié, se trouve bientôt réduit aux seuls actes automatiques pour la conservation de la vie, jusqu'à ce que, ceux-ci disparaissant à leur tour, il tombe dans une déchéance profonde; la torpeur cérébrale, dis-je, indique que *les centres encéphaliques sont en cause* et victimes d'une grave atteinte.

Mais c'est surtout l'*œdème papillaire*, la *stauungspapille*, le *chocked disk*, et l'*amblyopie* ordinairement peu prononcée au début, le *rétrécissement campimétrique*, qui, lorsqu'on les constate à l'ophtalmoscope, et par les divers moyens usuels, permettent la *précision* du diagnostic, et font admettre définitivement qu'*on se trouve en présence d'une* TUMEUR CÉRÉBRALE, car ils sont rares dans les autres affections des centres nerveux.

B) Toutefois, ces divers *signes du* SYNDROME, si importants soient-ils, lorsqu'ils sont tous présents, ont assez souvent des SOSIES PATHOLOGIQUES, qui peuvent facilement induire en erreur.

La CÉPHALÉE, lorsqu'elle est *seule*, que, en particulier, les recherches ophtalmoscopiques sont négatives, peut être simulée :

1° Par la *migraine*, qui s'en distingue cependant parce qu'elle est exactement *dimidiée*, plus superficielle quoique très vive, à évolution périodique et tout à fait typique, très exaltée par les excitations sensorielles. — Les attaques de douleurs des néoplasmes cérébraux sont séparées par des intervalles de calme, par des trêves, durant quelquefois plusieurs semaines.

Mais, chez les enfants, les tubercules cérébraux provoquent souvent des accès de céphalalgie, qui ressemblent à ceux des migraines; et, d'autre part, celles-ci peuvent s'observer même chez les nouveaux-nés : alors il s'agit d'une maladie héréditaire.

Toutefois, la confusion est facile. Oppenheim rapporte qu'il a eu à soigner, au dernier stade de son mal, une jeune fille qui, pendant neuf années, avait une douleur de tête à caractères tout à fait migraineux : c'est seulement, dans les derniers temps de sa vie, qu'elle s'accrut de violence, et s'accompagna des symptômes généraux et locaux des néoplasmes cérébraux. — D'après Karplus, dans certains anévrismes des artères du cerveau, on observe de véritables crises de migraine.

2° Par l'*hémicrânie permanente*, qui succède parfois à de nombreux accès de migraine antérieurs. Celle-ci devient souvent continue, et s'accroît à l'instar de la céphalée des tumeurs. Mais, par l'interrogatoire, on apprend que les malades ont jadis souffert de nombreux accès de migraine, qui sont devenus peu à peu plus fréquents, subintrants, et enfin persistants.

3° Par la *céphalée des neurasthéniques et des dyspeptiques*. — Celle-ci est plus superficielle, limitée au cuir chevelu, accompagnée d'un sentiment de pesanteur, qui simule un *casque de plomb*, appliqué sur la partie postérieure ou sur toute la surface du crâne ; des vomissements accompagnent la crise, et une élévation de température de quelques dixièmes de degré se constate, par l'application du thermomètre, au niveau des os du crâne. « Le *neurasthénique*, dit Oppenheim, se plaint que sa tête n'est plus libre, que penser lui est difficile ; mais, il ne parle pas de l'intensité de sa douleur. L'hypochondrie, l'observation maladive de soi, l'idée qu'il s'agit d'une tumeur, de syphilis, peuvent faire que le patient attribue à sa douleur une intensité considérable ; mais, objectivement, elle n'imprime pas à l'individu le cachet d'une grande souffrance, tandis que la céphalée due à une tumeur cérébrale imprègne toute sa personne : regards, attitude, mouvements. » — Il est bon de faire attention à la coexistence des troubles digestifs : dyspepsie, constipation, dilatation de l'estomac, etc.

4° Par la *céphalée hystérique*. — Celle-ci est toujours superficielle, s'étendant souvent à la nuque et aux épaules, et dépend surtout des *circonstances psychiques*. Le malade se plaint et se lamente, dit Oppenheim ; mais l'analyse des symptômes montre « qu'il s'agit moins d'une douleur physique que d'une souffrance de l'âme ». Il existe une hyperesthésie telle du cuir chevelu, que le simple affleurement des cheveux, le souffle sur la tête, sont douloureux. Enfin le clou, les stigmates hystériques, les zones hystérogènes, et la nature des attaques convulsives aident au diagnostic.

5° Par les *céphalées des intoxications* : céphalées des urémiques, des morphinomanes, des alcooliques; céphalées saturnines, arsénicales, mercuriques, etc.

6° Enfin, on signale encore des *céphalées* dues à l'anémie et à la congestion cérébrale, à l'artérite et à l'endarthrite des artères encéphaliques; mais elles n'ont pas l'intensité et la durée de la céphalée des néoplasmes.

Les douleurs de tête, causées par la *présence du pus* dans le nez, les oreilles, et les diverses cavités crâniennes, se reconnaissent à l'examen direct des organes.

Les VOMISSEMENTS répétés, par régurgitation, de cause cérébrale et réflexe, se rencontrent dans l'*urémie*, l'*encéphalopathie saturnine*, l'*hystérie*. — Oppenheim en signale une variété intéressante peu connue. « Il est, dit-il, des individus, des jeunes filles, femmes ou enfants, qui ont une sensibilité extrême des centres du vomissement et des centres vaso-moteurs : le seul fait de se lever le matin, le changement d'équilibre circulatoire qui en résulte, peuvent suffire à produire un fort vomissement; celui-ci est lié à des vertiges, à de l'angoisse, et le pouls est très dépressible. L'excitation bulbaire est, chez ces personnes, très marquée : la nuit, elles grincent des dents; elles avalent facilement de travers, bégayent, ont certains troubles de la parole d'origine dysarthrique : ce sont des dégénérés héréditaires. »

Il y a des VERTIGES neurasthéniques, gastriques, otiques, artério-scléreux; nous n'y insistons pas. — Rappelons que le vertige est souvent d'origine labyrinthique et porte le nom de vertige de Ménière; et qu'il en existe une forme particulière, sur laquelle nous avons insisté plus haut, le *vertige acoustico-cérébelleux*, plus spécial aux tumeurs du nerf acoustique, dans ses portions intra-crânienne et péri-bulbaire (voir p. 370). — Le vertige est *précoce* dans les tumeurs de la fosse postérieure, et *précède* parfois les autres symptômes.

La TORPEUR CÉRÉBRALE s'observe aussi, *en dehors des néoplasmes*, dans les intoxications, les maladies des vaisseaux encéphaliques, la méningite, les abcès, l'hydrocéphalie.

L'ÉPILEPSIE et les CONVULSIONS sont assez souvent des manifestations *sine materia*; et il est parfois très difficile de distinguer l'*épilepsie essentielle* des autres formes. — Toutefois, l'*épilepsie Bravais-jacksonienne* avec *aura* bien net, état conscient, indique ordinairement une lésion célébrale localisée, assez souvent un néoplasme : nous reviendrons sur ce sujet.

Enfin l'ŒDÈME PAPILLAIRE est ordinairement *pathognomonique* d'une tumeur cérébrale; puisque, sur cent malades, qui présentent la *stauungspapille*, il y a en a 90 qui ont des tumeurs cérébrales (Oppenheim) [1] : mais il existe des *exceptions importantes*.

1. Rappelons les statistiques de Martin, qui établissent la fréquence de l'œdème papillaire, à 80 et 95 p. 100 dans les tumeurs basales, et à 60 ou 70 p. 100

Il peut se rencontrer, en dehors des néoplasies, soit sous la forme d'*infiltration séreuse* pure et simple, soit sous celle de *névrite optique* avec dégénérescence et atrophie.

A la première catégorie (stase œdémateuse) appartiennent les altérations papillaires des *abcès cérébraux*, où l'œdème est assez fréquent, *unilatéral*, et siège ordinairement du *côté de la lésion* (Broca, Logereau, Oppenheim); — la *méningite séreuse*, l'*urémie*, l'*hydrocéphalie*, la *méningite aiguë*, la *méningite tuberculeuse*, où Parinaud l'a rencontré dans 14 cas, contre 5 où il n'existait pas et où l'hydropisie ventriculaire et cérébrale était absente; — l'*hématome de la dure-mère* et la *méningite hémorragique*, où il est rarement bilatéral; — les *hémorragies de la base*, dans lesquelles le sang pénètre parfois dans la gaine d'un ou des deux nerfs optiques; — les *hémorragies cérébrales vulgaires*, où il est rare, si tant est qu'il y existe, et, en tout cas, souvent méconnu. Uhthoff, sur 160 cas d'hémorrhagie cérébrale, ne l'a rencontré qu'une fois; et, encore, trouva-t-on à l'autopsie une néphrite interstitielle (Oppenheim). Dans les cas où il a été observé, il s'agissait de lésions complexes (hémorragies de la base, athérome artériel intense [Bristowe, Schiers, Robin,] etc.); — les *hémorragies dans les gliomes* ou par *rupture d'un anévrisme* (Makenzie, Michel, Priestley, Schmitt, Elsenig, etc.); — le *ramollissement cérébral* simple, où il a été exceptionnellement rencontré par divers auteurs, entre autres par Zacher; — la *thrombose des veines de Gallien* et des *sinus veineux*; — les *traumatismes du crâne*, fractures de la base (Panas), et même les *commotions* et *contusions de l'encéphale* sans altérations du squelette (faits de Babinski et de Chesneau; voir p. 22).

Dans des cas nombreux, la ponction lombaire ou le trépanation décompressive ont suffi pour amener la disparation de la *stauungspapille* et des troubles oculaires qui l'accompagnent.

Dans bon nombre de cas pathologiques, la *stase papillaire est rapidement suivie de névrite optique et de troubles visuels plus graves*, irrémédiables : ce qui constitue un *second groupe* de faits. — Il en est ainsi dans l'*urémie albuminurique*, où l'œdème papillaire est

dans les autres; d'Oppenheim, qui déclare avoir fait exactement le diagnostic des tumeurs cérébrales dans 86 p. 100 des cas, grâce à la présence de l'œdème papillaire; de Krause, qui, dans les mêmes circonstances, l'a rencontré 11 fois sur 12, et a fait le diagnostic avec certitude; de Wilder, qui range ce signe comme importance, immédiatement après la céphalée (voir p. 31 à 33). Abadie déclare que l'œdème papillaire est pathognomonique des tumeurs encéphaliques; et Brault et Lœper disent que l'absence de l'œdème papillaire ne permet pas d'éliminer le diagnostic de tumeur cérébrale, et que sa présence suffit à l'affirmer (voir p. 36).

bientôt accompagné de plaques exsudatives rétiniennes et d'atrophie optique; dans le *saturnisme*; dans certains cas de *polyen-
céphalite* ou d'*encéphalite aiguë*; dans la *paralysie générale*, où
Kéraval et Raviart, Raviart et Gaudron, ont rencontré, dans
73 p. 100 des cas, une papille tantôt flou ou à bords indécis, tantôt
blanc grisâtre ou blanche avec rétinite diffuse, ces lésions étant
parallèles et analogues à celles qu'on rencontre dans le cerveau [1];
dans la *sclérose en plaques*, où Rosenfeld vit lui succéder une
atrophie partielle, causée par une plaque siégeant derrière la
papille [2]; dans les *myélites*; dans la *paralysie infantile*; dans la
polynévrite alcoolique, où cependant existe un signe distinctif,
l'apparition du *scotome central*; et enfin, dans la plupart des
maladies infectieuses, telles que l'endocardite ulcéreuse, et l'influenza qui souvent engendre une névrite atrophique d'emblée.

Dans les *névrites optiques vraies*, *primitives*, l'affaiblissement
de la vue **apparaît** *dès le début* en même temps que les signes
ophtalmoscopiques, *tandis qu'il est plus tardif* et parfois absent
dans l'œdème papillaire, qui d'ailleurs est susceptible d'une
résolution complète : au contraire, les névrites, après guérison
complète, ne comportent guère qu'une *amélioration limitée*, en
raison des lésions destructives déjà produites.

Oppenheim signale un certain nombre d'affections plus rares où
s'est rencontrée la névrite optique, telles la *chlorose* et certaines
anémies graves, dont l'évolution est liée à des troubles menstruels,
à des métrorrhagies, ou à une cachexie néoplasique avancée. Chez
une femme ayant un cancer du sein, comme le fer et les toniques
ne produisaient aucune amélioration, il porta le diagnostic,
vérifié à l'autopsie, de métastase cancéreuse [3].

L'*hypermétropie* et certaines *affections congénitales* donnent
lieu à des papilles œdémateuses, qui pourraient en imposer, mais
que savent reconnaître les ophtalmologistes. Il existe souvent, en
même temps, certaines déformations du crâne (acrocéphalie, etc.),
qui peuvent renseigner sur la nature de la lésion.

Enfin, il y a *absence d'œdème papillaire*, du moins pendant un
temps assez long, dans certains néoplasmes cérébraux : c'est
ainsi qu'il est *rare* dans les petites tumeurs kystiques, les

1. Keraval et Raviart, État du fond de l'œil chez les paralytiques généraux
(*Arch. de Neurol.*, 1903, I, p. 1). — Raviart et Gaudron (*Arch. de Neurol.*, 1903,
II, p. 420).
2. Rosenfeld (*Arch. f. Psych.*, 1903, p. 669, et *Rev. Neurol.*, 1904, p. 347).
3. Il faut rapprocher de ces troubles généraux, le cas unique de Jacobi, où,
au milieu de phénomènes d'excitation et de paralysie d'origine corticale, de
vomissements, on trouva, en même temps qu'un œdème de la papille, des
plasmodies de la malaria dans le sang (Oppenheim).

angiomes; *tardif*, dans les tumeurs de la zone motrice, du centre ovale. Il manque souvent complètement dans celles de la protubérance et du bulbe. Nous avons cité (p. 33 et 45) un certain nombre de faits d'absence d'œdème papillaire, dans des néoplasmes cérébraux de sièges divers.

C) Chacun des signes du SYNDROME n'est presque jamais *à l'état d'isolement* : leur existence, leur association à deux ou trois, ou même le syndicat, en quelque sorte, qu'ils forment dans certains cas (puisque, comme nous l'avons indiqué, ils sont sous le domaine de la compression et de l'hypertension cérébrales, et quelquefois de la toxi-infection), contribuent, dans la plupart des cas, à l'établissement du diagnostic.

Nous avons assez insisté (p. 37 à 52) sur les variations et les allures cliniques du SYNDROME, qui modifient sa physionomie ordinaire, pour n'y plus revenir qu'en passant. Nous avons parlé du syndrome complet, accusé ou précoce, progressif, subit ou brusque; du syndrome atténué, incomplet et partiel; du syndrome passager, transitoire, intermittent; du syndrome primitif, secondaire, tardif, inversé; du syndrome réduit aux seules manifestations convulsives ou papillaires; et enfin, de l'absence du syndrome.

Rappelons seulement que, lorsque le syndrome est *complet* (céphalée, vomissements, vertiges, convulsions, torpeur, œdème papillaire), *sa signification diagnostique est importante*, parce qu'il est fort rare dans les autres affections cérébrales; — que, lorsqu'il est très prononcé, il a une valeur pronostique plutôt sombre (tumeur de la base ou du cervelet); il en est de même lorsqu'il est progressif rapidement, ou à début brusque. Remarquons encore : que souvent il évolue par périodes ou phases distinctes, avec des moments d'arrêt, de trêve, d'accalmie; — qu'il a, parfois, une longue durée d'évolution, vingt-huit mois, deux ans, cinq ans (cas de Labbé) et même dix ans et plus (dans les tumeurs bénignes, par exemple); — que, lorsqu'il est atténué, ncomplet et partiel, il reste parfois réduit *à deux ou trois de ses mani'estations.*

C'est ainsi que les groupements les plus fréquents sont :

1º Ceux de la *céphalée* et des *manifestations convulsives* (cas de Brissaud et Massary, de Magalhaes Lemos, d'Appert et Gandy, etc.). On peut alors croire à de l'*épilepsie essentielle*;

2º De la *céphalée*, des *vomissements* et de l'*épilepsie jacksonienne*;

3º De la *céphalée* et de l'*œdème papillaire* (cas de Sommer :

endothéliome volumineux, comprimant T^1 et T^2, maux de tête violents depuis vingt-cinq mois et papille étranglée ; — cas de Souques : céphalée intense, hémiopie et névrite optique double, gliome du pli courbe) ;

4° Dans quelques cas, la *céphalée* est l'*unique symptôme général* d'une tumeur cérébrale (fait de Lantzenberg) ; ou, ce sont les *convulsions*, ou l'*œdème papillaire*, qüi restent la *seule expression* clinique du néoplasme.

D) Le plus ordinairement, le *syndrome* est PRIMITIF, et pendant un temps, quelquefois assez long, reste *la seule manifestation de l'existence de la tumeur* (par exemple, dans les néoplasmes du corps pituitaire) ; les *symptômes de foyer* apparaissent tardivement.

Dans d'autres cas, au contraire, les *symptômes de* LOCALISATION existent un temps plus ou moins long, *avant que quelques signes du syndrome apparaissent.*

On conçoit combien facilement, dans ces circonstances, le diagnostic reste en suspens. C'est ainsi que des attaques convulsives peuvent se répéter, sans qu'on arrive à en déceler la cause ; ou même qu'une hémiplégie, ou une monoplégie, qui sont le fait d'un *néoplasme,* soient regardées comme l'effet d'une *lésion de déficit* vulgaire (hémorragies, ramollissements ; cas de Cestan, p. 214).

On cite aussi des cas où les *troubles psychiques* ont été primitifs et les *seuls existants* ; et on a cru d'abord à de la démence, à de l'aliénation mentale, quand les symptômes de localisation sont venus réformer le diagnostic (faits de Thoma d'Illenau et de Vaegelin, etc.).

Dans quelques circonstances, l'apparition du syndrome *s'est fait attendre pendant plusieurs années*, cinq ou dix ans, dans les tumeurs bénignes ou à évolution lente.

Nous avons pris soin, d'ailleurs, de faire observer qu'en réalité le *syndrome* n'était qu'un ÉPIPHÉNOMÈME des néoplasmes cérébraux, engendré surtout par les lésions collatérales à la tumeur et l'hypertension intra-crânienne, et qu'il pouvait *faire défaut.*

L'*absence du syndrome* a été constatée, sur 130 cas que nous avons étudiés spécialement, 30 fois : on pourrait en conclure qu'elle existe dans 30 p. 100 des cas.

Mais ceci ne veut pas dire, ainsi que nous l'avons observé, qu'il y ait alors *absence de* TOUT SYMPTOME : car 12 fois nous avons rencontré, cependant, des manifestations convulsives, et

6 fois des phénomènes paralytiques; dans d'autres cas, il y eut des troubles de la sensibilité, des hallucinations tactiles, des hyperesthésies (cas de Sciammana et de Postempski), ou des troubles intellectuels, du délire, de la démence, du nervosisme, etc.

On conçoit combien, dans ces circonstances, *il est difficile d'établir le diagnostic de la tumeur*. On peut y arriver, cependant, quand les troubles de la motricité, de la sensibilité, sont bien *localisés*, et en rapport avec la *topographie corticale*; et, pour les troubles intellectuels et psychiques, en se rappelant que la FOLIE, *lorsqu'elle s'accompagne de céphalalgies violentes* ou de *troubles paralytiques localisés*, doit faire penser à une lésion grossière de l'encéphale, *souvent à une tumeur*.

Le syndrome manque ordinairement dans les tumeurs du *corps calleux*, de la *protubérance* et du *bulbe*, et il est plus *tardif* dans celles de la *région motrice*.

E) Pour établir le DIAGNOSTIC des néoplasmes encéphaliques, il ne suffit pas d'avoir recherché, analysé même minutieusement les divers *signes du syndrome*; il faut COMPLÉTER L'EXAMEN CLINIQUE *par l'étude attentive des troubles* INTELLECTUELS, — MOTEURS, — SENSITIFS *et* SENSORIELS, présentés par le malade, soit antérieurement, soit au temps présent.

La *marche à suivre* est celle que nous avons adoptée dans notre chapitre de séméiologie générale (p. 80).

Comme TROUBLES INTELLECTUELS, en dehors de la torpeur et de l'affaiblissement intellectuel, propres au syndrome, on se rappellera : qu'on peut observer de la démence, de la confusion mentale, des bizarreries de caractère, des changements d'humeur, de la neurasthénie, de la psychasthénie, de l'hystérie, des hallucinations, du délire. — L'aspect clinique peut encore être celui de la paralysie générale, de la folie; et, dans certains cas, on sera en présence des troubles psycho-paralytiques, décrits par Brault et Lœper.

Les TROUBLES MOTEURS seront des *convulsions* ou des *paralysies*. Les premières simuleront souvent l'*épilepsie essentielle*, qu'il faudra savoir distinguer; mais, le plus souvent, il s'agit d'*épilepsie motrice localisée*, type Bravais-jacksonnien, dont il faudra étudier l'*aura*, lorsqu'il existe; puisqu'il est en corrélation exacte avec le centre qui est le siège primitif du mal, le centre de la décharge épileptique (*signal-symptôme*). — Autant que possible, on devra assister à une ou plusieurs crises, les suivre dans leur évolution, leur progression, voir si l'attaque est suivie de paralysie paroxystique, transitoire. C'est la vraie manière d'apprécier sa *valeur localisatrice*.

On se souviendra : que celle-ci n'est admissible, au point de vue de l'*existence d'une* TUMEUR, que si, avec les accès d'épilepsie localisée, sont associées *quelques manifestations du* SYNDROME; — que si la marche des convulsions est lente et progressive, de la périphérie au centre; — que si, pendant l'attaque, le malade *reste conscient*, et ne présente pas les troubles profonds de l'*épilepsie essentielle* (cri initial, perte de connaissance, violentes convulsions cloniques et toniques, morsure de la langue, salive sanguinolente, mictions involontaires, état stertoreux, amnésie, hébétude, etc.).

Si l'attaque s'accompagne de *convulsions* IRRÉGULIÈRES, *à diffusion rapide*, on sera plutôt en présence d'un néoplasme *distant des régions motrices*; et celles-ci seront l'effet de l'hypertension intra-crânienne, de la congestion généralisée, de l'hyperexcitabilité cérébrale; il ne faudra croire à la *présence d'une tumeur* qu'autant qu'existeront, en même temps, quelques manifestations du SYNDROME. — Parfois, il s'agira d'attaques d'épilepsie TERMINALES.

Enfin, il faudra se souvenir qu'il existe bien *d'*AUTRES CAUSES d'épilepsie jacksonnienne que les tumeurs (urémie, hystérie, plaques de méningite, abcès, épilepsie *sine materia*, etc.).

Après l'accès, on recherchera les *paralysies paroxystiques*, qui sont souvent transitoires, mal définies, et n'ont de signification localisatrice qu'autant qu'elles sont *durables* et *précises*.

Si on n'a pu assister à la crise, il faudra, autant que possible, se faire rendre un *compte exact* de son point de départ, de sa progression, de sa durée, de ses suites, et de la répétition des accès, etc.

Dans certains cas, il s'agira d'accès d'ÉPILEPSIE SENSITIVO-SENSORIELLE caractérisés par des *crises sensitives* (engourdissements douloureux, fourmillements, sensations de froid ou de chaleur, de torsion, d'arrachement du membre); — par des *crises sensorielles* du côté de la vision (sensations lumineuses, éblouissements, irradiations colorées, scotomes scintillants, etc.); du côté de l'audition (bruissements, bourdonnements, cris et clameurs); — de l'olfaction (odeurs désagréables, parfums); — du goût (sensations d'amertume, de cuivre, d'encre, etc.), avec ou sans *hallucinations*.

La *valeur* LOCALISATRICE de ces *crises sensitivo-sensorielles*, lorsqu'elles suivent la marche progressive et ascendante des convul-

sions motrices jacksonniennes, est très notable ; mais elles ont
été moins étudiées à ce point de vue.

Les ÉQUIVALENTS de l'*épilepsie* ne devront pas être négligés
(troubles psychiques de Janet et Raymond, absences du petit
mal, etc.).

Les PARALYSIES des néoplasmes consisteront en des *monoplégies*, surtout du type brachio-facial, plus rarement du membre
inférieur ; quelquefois, il s'agira d'*hémiplégie complète* et, dans ce
cas, la plupart du temps, accompagnée d'APHASIE *motrice*, si la
lésion est *à gauche*.

Ces *paralysies* ont pour caractères, le plus souvent (surtout
s'il s'agit de la région motrice) : de s'établir lentement, progressivement, s'accentuant après chaque crise (paralysie *post-paroxys-
tique*), et occupant la partie qui a été le *siège initial* de l'attaque ;
— d'être moins profondes, moins accusées, *moins complètes*,
d'abord, que celles des *lésions de déficit* (hémorragies, ramollissements) ; au membre supérieur persisteront quelques mouvements de flexion, de pronation, ou la contraction de quelques
groupes musculaires ; au membre inférieur, rarement la marche
sera impossible. Il s'agira souvent de *monoparésies*, d'*hémiparésies*, au moins dans les commencements. D'ailleurs toutes ces
paralysies, plus ou moins complètes, se distingueront, la plupart
du temps, en ce qu'elles seront accompagnées de quelques-unes
des manifestations du SYNDROME.

D'autre part, il faudra apprécier le SIÈGE *exact* de la lésion
qui les produit.

Elles auront les caractères indiqués ci-dessus, si elles sont
corticales. — Si elles sont *capsulaires*, il s'agira ordinairement
d'hémiplégies ou d'hémiparésies associées à des *hémianesthésies*
(à cause de la compression de la partie postérieure de la capsule) ; et, parfois à de la *dysarthrie*, et à de la *paralysie pseudo-
bulbaire*, à cause de la lésion du faisceau géniculé, mais *il n'y
aura pas d'aphasie vraie*. — On les distinguera des hémiplégies
par lésions de déficit, en ce qu'elles se seront établies lentement,
progressivement, après les accès convulsifs, et qu'il y aura eu
absence d'ICTUS.

Les *paralysies* PÉDONCULAIRES, sauf exceptions très rares, pré-
senteront les caractères des *paralysies* ALTERNES (types Weber,
Millard-Gubler, Foville, etc.).

Enfin, il faut noter que certaines paralysies symptomatiques
des néoplasmes *s'établissent* d'EMBLÉE, sans avoir été précédées
de crises convulsives ; et quelquefois, les signes du SYNDROME
n'apparaissent que *tardivement*.

D'autres ne sont qu'un *épiphénomène* dans l'évolution du néoplasme, et sont le résultat d'un ramollissement, d'une encéphalite, d'un abcès concomitant (faits de Bouveret et Saqui), ou sont produites par une hémorragie intra-néoplasique (gliome), et suivent une *attaque apoplectique*.

Des CONTRACTURES succèdent assez rapidement à ces *paralysies*, qui restent peu de temps *à l'état flasque* ; et, quand on examine les malades, on trouve une paralysie *spasmodique*, avec partie ou totalité du membre *rigide* : main et poignet en flexion ou en extension ; avant-bras fléchi, se laissant mettre difficilement en extension ; bras collé au tronc ; membre inférieur en extension, rigide, avec pied en équinisme, etc.

Il est, d'autre part, des *contractures* PRÉCOCES ou d'EMBLÉE : on les observe principalement lorsque les néoplasmes, comprimant la capsule interne, font saillie dans la *cavité ventriculaire* ou l'occupent.

Des ATROPHIES MUSCULAIRES, à des degrés divers, accompagnent les *troubles moteurs paralytiques* et s'observent aussi bien, dans certains cas, sur les muscles de la *face*, de la *langue*, du *pharynx*, que dans la musculature du *tronc* et des *membres*. — On peut rencontrer aussi des *tremblements choréiques ou athétosiques*.

Il ne faudra pas négliger, au moment de l'examen des troubles moteurs, ou plus tard, de se rendre compte de l'existence possible des LÉSIONS MÉDULLAIRES (myélites secondaires). Fréquentes dans les tumeurs cérébrales, dont l'évolution dure un certain temps, elles consistent en des *scléroses*, portant principalement sur les *cordons* et *racines postérieures*, causées par l'*hypertension* et l'*intoxication* du *liquide céphalo-rachidien*, et assez semblables à celles du TABES *vrai* : d'où les troubles ataxiques, les anesthésies et les hyperesthésies douloureuses; l'abolition des réflexes et les contractures; mais il existe quelques caractères différentiels, sur lesquels nous avons déjà insisté.

L'examen des *troubles de la* SENSIBILITÉ pourra suivre la recherche des troubles moteurs. Il portera sur la *sensibilité superficielle* et sur la *sensibilité* PROFONDE.

On constatera des *anesthésies localisées*, des *paresthésies*, des *hyperesthésies*, etc. — Pour les tumeurs des pédoncules, de la protubérance ou du bulbe, ce sont des *hémianesthésies alternes*, intéressant d'un côté la face et, de l'autre, le tronc et les membres. — Parfois la *face*, la *langue*, le *pharynx* seront seuls en question.

Certaines paires nerveuses, sensitives ou motrices, peuvent être atteintes, à l'exclusion des autres ; les troubles alternes ou croisés pourront alors être *limités aux* NERFS CRANIENS, comme nous l'avons signalé (voir Tumeurs interstitielles de la protubérance et du bulbe) ; on en a décrit les variétés les plus nombreuses (Raymond, Sigerson).

Les *hémianesthésies* CAPSULAIRES ou CENTRALES (en corrélation avec un néoplasme occupant ces parties de l'encéphale) se distingueront par leur association avec l'*hémiplégie*, et aussi *parce qu'elles sont plus accentuées aux* EXTRÉMITÉS, et *vont en s'atténuant vers la racine des membres*, plus prononcées au *membre supérieur* qu'à l'inférieur, qu'à la face, et au tronc, où elles existent à peine. Il n'y a pas d'hémianesthésie sensorielle, ainsi que l'avait cru Charcot.

Les *troubles sensitifs* produits par les *tumeurs du* CORTEX sont : des anesthésies en foyer, ou des hémianesthésies, en corrélation avec les *centres sensitifs corticaux*, tels qu'ils sont connus aujourd'hui. Les *tableaux statistiques*, que nous avons établis à propos des néoplasmes pariéto-rolandiques, corroborent entièrement les données contemporaines. — On pourra aussi observer des hyperesthésies, et surtout des troubles subjectifs : engourdissements, fourmillements, irradiations douloureuses à ondes envahissant les membres de la périphérie au centre, comme marche l'aura jacksonnien.

Mais c'est surtout l'examen méthodique de la *sensibilité* PROFONDE, qui donnera les résultats les plus précis : sensibilité tactile, douloureuse ; troubles des fonctions kinesthésiques (sens de la position, des attitudes segmentaires, de la pression) ; *tremblement ataxique* dans les mouvements intentionnels du membre supérieur, et surtout ASTÉRÉOGNOSE.

Les *troubles* RÉFLEXES ne fournissent guère d'indications précises, quant au siège des néoplasmes : ils sont intéressants à étudier, pour l'appréciation des *altérations médullaires* concomitantes.

La recherche attentive et méthodique des *troubles* SENSORIELS est d'une importance capitale.

L'examen de la VISION doit être généralement précédé de l'étude de la MOTRICITÉ OCULAIRE.

Les *troubles moteurs des yeux* consistent en *ophtalmoplégies nucléaires* dans les tumeurs bulbo-protubérantielles; mais la paralysie est dite alors *extrinsèque*, c'est-à-dire ne porte pas sur la musculature *interne* de l'œil (muscles ciliaire et constricteur de l'iris). — Au contraire, celle-ci est atteinte dans les paralysies *radiculaires* ou *basales*; et, dans les paralysies orbitaires, il existe ordinairement un peu d'*exophtalmie*.

Les *paralysies des* MOUVEMENTS ASSOCIÉS *des yeux* se rencontrent dans les lésions de la partie supérieure de la protubérance, des tubercules quadrijumeaux, ou dans celles du CORTEX, où nous avons reconnu, au moins théoriquement, *trois centres des mouvements associés des yeux* : centre sensitivo-moteur ou prérolandique; centre sensorio-moteur ou pariétal, pour les mouvements qui accompagnent les sensations lumineuses; centre sensorio-auditif, dans lequel, outre les mouvements associés des yeux, il existe aussi des mouvements conjugués de la tête et du cou. — Nous avons suffisamment insisté ailleurs (Voir p. 106) sur les *déviations conjuguées de la tête et des yeux*, fréquentes dans les lésions hémisphériques, et qu'on rencontre aussi dans les néoplasmes corticaux; mais elles n'aident en rien, jusqu'à présent, au diagnostic localisateur.

Les troubles des *organes* PROTECTEURS *et* ACCOMMODATEURS *de la vision* (paupières, iris, muscle de l'accommodation) devront être recherchés avec soin. — L'*ophtalmoplégie interne* (mydriase ou myosis), le *ptosis palpébral*, ont leur importance. — Le *réflexe lumineux irien*, le *réflexe* de l'*accommodation*, fournissent, selon la loi de Wernicke, que nous avons fait connaître, des renseignements sur le siège des néoplasmes, soit dans les *centres primaires visuels* ou leurs *conducteurs* (nerfs optiques, bandelettes, corps genouillé externe, tubercules quadrijumeaux antérieurs), soit *au delà* (dans les hémisphères).

L'examen sensoriel de la VISION se fera selon les procédés ordinaires : ophtalmoscope pour apprécier l'état de la papille et du fond de l'œil, échelle de Wecker pour mesurer l'acuité visuelle, examen campimétrique, etc.

On constatera l'AMBLYOPIE, la CÉCITÉ, et les différentes formes d'HÉMIANOPSIE (bilatérale, homonyme, temporale ou nasale, horizontale, en quadrant; scotomes).

C'est dès le début, autant que possible, qu'il faut rechercher l'HÉMIANOPSIE, car, par les progrès de l'œdème papillaire et de la névrite optique, elle s'efface bientôt, et n'est plus appréciable. Il faudra se souvenir que l'hémianopsie n'est pas toujours le symptôme d'une lésion des *centres visuels occipitaux*, mais se rencontre aussi dans les altérations des bandelettes optiques, du chiasma, des divers centres primaires, et recourir, pour la distinction du siège occupé par le néoplasme, à la *réaction de Wernicke*, dans la partie du *champ visuel hémianopsié*[1].

En même temps, on recherchera s'il existe de l'*alexie*, de l'*aphasie optique*, de l'*agraphie*, etc.

La *cécité* CORTICALE et la *cécité* PSYCHIQUE sont rares dans les néoplasmes.

On étudiera, avec le même soin, les *troubles de l'*AUDITION, de l'OLFACTION, et de la GUSTATION, bien que sur ce point nos connaissances cliniques soient moins avancées.

Nous n'insisterons pas, ici, sur les différentes formes d'APHA-SIES MOTRICES ET SENSORIELLES : car les troubles du LANGAGE appartiennent plutôt aux symptômes localisateurs, étudiés plus loin.

Les *troubles de l'*ÉQUILIBRE et de l'ORIENTATION, l'ATAXIE ÉBRIEUSE dans la marche, l'ASTASIE-ABASIE, les TREMBLEMENTS dans les mouvements intentionnels pour le membre supérieur, les *mouvements* CHORÉIQUES et ATHÉTOSIQUES, l'ASYNERGIE CÉRÉ-BELLEUSE, peuvent apporter un appoint important au diagnostic, lorsqu'ils existent.

On terminera par l'examen du POULS, de la RESPIRATION, de la TEMPÉRATURE, des SÉCRÉTIONS; par l'AUSCULTATION et la PER-CUSSION du crâne, selon les procédés que nous avons indiqués; au besoin, par la RADIOGRAPHIE, la PONCTION LOMBAIRE et le CYTO-DIAGNOSTIC.

Que si l'on s'étonne que des recherches si étendues soient nécessaires pour le diagnostic d'une TUMEUR de l'ENCÉPHALE, nous dirons : qu'en pathologie des centres nerveux, la multipli-cité des symptômes n'exclut par leur importance.

II. — DIAGNOSTIC DIFFÉRENTIEL.

Les circonstances dans lesquelles les affections pathologiques *simulent les* TUMEURS ENCÉPHALIQUES offrent deux aspects diffé-rents : tantôt elles présentent *un des signes du syndrome* assez accentué, pour en imposer et faire supposer l'existence d'un néo-

---

1. On remarquera aussi l'*allure clinique des hémianopsiques*, si bien décrite par Raymond.

plasme; tantôt elles offrent un *tableau clinique assez fidèle*, et plus ou moins complet, du SYNDROME.

Nous avons insisté sur les premières. Quoi de plus commun, en effet, que la céphalée, les vomissements, les vertiges, et même la torpeur cérébrale? — Les convulsions apparaissent dans nombre de maladies de l'encéphale, ou même du reste de l'organisme.

Et l'œdème papillaire, considéré comme pathognomonique, se rencontre aussi, quoique avec des allures différentes, dans un certain nombre de faits pathologiques que nous avons signalés.

Nous n'aurons maintenant en vue que les maladies qui présentent un TABLEAU CLINIQUE *assez comparable* à celui des tumeurs cérébrales et surtout à celui de leur syndrome commun.

Nous étudierons successivement, à ce point de vue, les *maladies de l'encéphale*; les *psychoses* et les *névroses*; et les *maladies générales* qui retentissent sur les centres nerveux, principalement les *intoxications*.

A) Maladies aiguës de l'encéphale.

Les *méningites aiguës* s'accompagnent de céphalée, de vomissements, de torpeur cérébrale, et quelquefois même de névrite optique; il s'y ajoute des convulsions et des contractures, et, dans quelques cas, des *symptômes de lésions localisées*. Mais leur marche rapide, le délire, l'élévation de température, la raie méningitique, le signe de Kernig, le ventre rétracté, etc., éclaireront suffisamment le diagnostic.

Celui-ci ne devient réellement embarrassant que dans les *méningites tuberculeuses localisées*, ou dans certaines formes de *méningite chronique à foyer limité*, le plus souvent sous forme de plaques ou de noyaux d'induration. — C'est ainsi que, dans le cas de Crouzon déjà cité (p. 216, fig. 96), en présence d'attaques d'épilepsie jacksonnienne, localisées dans la face et les membres du côté gauche, on se décida à trépaner sur la région motrice : mais on ne trouva pas la lésion, qui, à l'autopsie, se présenta sous l'aspect d'une *plaque de méningite*, à la pointe du lobe temporal, contiguë à la région rolandique [1].

La *tuberculose méningée en plaques*, en foyers localisés, signalée par Raymond et Lenz, donne lieu aussi à des *symptômes de foyer* (herd-symptôme) : mais, en général, le processus est rapide, et l'aspect clinique est à la fois celui de l'encéphalite et

1. Voir aussi un cas de Raymond, opération de Chipault (Chip., *Trav. neurol.*, 1899, IV, 8).

des néoplasmes. Il y a, ordinairement, des poussées fébriles et des périodes d'élévation de température.

Dans toutes les formes de méningite, ou d'encéphalo-méningite, la PONCTION LOMBAIRE et le CYTO-DIAGNOSTIC fournissent un précieux concours pour le diagnostic, par la constatation, dans le liquide céphalo-rachidien, des leucocytes (méningite purulente), des poly- et des mono-nucléaires, et quelquefois des bacilles de la tuberculose. On se souviendra de la formule clinique, aujourd'hui généralement adoptée : polynucléose-méningite cérébro-spinale, et lymphocytose-tuberculose (Lévi)[1]. Dans les tumeurs cérébrales, il y a absence de leucocytose, sauf quand il existe en même temps une poussée de méningite, comme dans le cas de Gombault et Halbron, où on constata de la polynucléose, puis de la lymphocytose, deux mois plus tard[2]. — Enfin on pourra avoir recours aux *inoculations d'épreuve* du liquide céphalo-rachidien suspect, chez les animaux. D'après Marie Hirschorn, en cas de méningite tuberculeuse, le cobaye inoculé devient *toujours* tuberculeux, et ne le devient *jamais* en son absence[3].

La *pachyméningite hémorragique*, alcoolique ou autre, par l'épanchement sanguin entre les feuillets des méninges, détermine *une compression comparable à celle des néoplasmes*, et par suite les signes du syndrome plus ou moins complets, et assez souvent de l'*œdème papillaire* : mais celui-ci est ordinairement *unilatéral*. D'autre part, la pachyméningite a *deux périodes* bien distinctes, l'une de congestion et d'excitation cérébrale, l'autre apoplectiforme; et, étiologiquement, elle est souvent due à l'alcoolisme ou à la syphilis.

Dans les *hémorragies de la base*, le sang forme parfois un hématome de la gaine d'un ou des deux nerfs optiques, ce qui explique les troubles de la stase papillaire ou de la névrite optique. Il s'agit alors, le plus souvent, d'hémorragies étendues, comme celles qu'on observe à la suite des ruptures anévrismales des grosses artères.

Les *hémorragies cérébrales*, par le début brusque, par l'ictus, se distinguent aisément des néoplasmes — et si, dans quelques *ramollissements*, on peut observer des *lésions papillaires*, jamais il n'y a de *signes de compression réelle*, comme dans les tumeurs.

---

1. Lévi (*Soc. de Biol.*, 1902, p. 869) et Demange (Th. Paris, 1902).
2. Gombault et Halbron (*Soc. de Neurol.*, et *Rev. Neurol.*, 1903, p. 741).
3. Marie Hirschorn, *Virulence du liquide céphalo-rachidien dans la méningite tuberculeuse*, Th. Paris, 1903.

Dans la *polio-encéphalite*, dans l'*encéphalite aiguë*, Wernicke, Schultze, Oppenheim, ont trouvé, maintes fois, de la névrite optique et des hémorragies rétiniennes; mais, là encore, la marche des symptômes fait faire le diagnostic.

L'embarras du clinicien est plus grand dans les cas d'ABCÈS CÉRÉBRAUX. Le *tableau clinique est assez comparable*, au premier abord, à *celui de certaines néoplasies à marche rapide*. Mais, dans l'abcès, l'évolution est *aiguë*; les troubles de la conscience et la torpeur cérébrale, le ralentissement du pouls, arrivent en quelques jours, et les symptômes de foyer, quand ils existent, présentent un *caractère apoplectique*. L'*œdème papillaire* est ordinairement *unilatéral*, et du *côté de la lésion*. Il existe une *fièvre rémittente*, à rémission matutinale ou vespérale, des *frissons*, des *sueurs*, qui indiquent un *processus purulent*.

D'autre part, l'importance du *diagnostic étiologique* est grande : car l'ABCÈS CÉRÉBRAL provient, soit d'une *suppuration de voisinage* (otite purulente, affection des sinus crâniens, ostéite de la base), soit enfin d'*un traumatisme*.

On peut dire que, dans la plupart des cas, où il n'existe pas de suppurations de cavités osseuses du crâne, l'*abcès est à éliminer*; car les collections purulentes d'autre origine sont fort rares.

Il peut arriver, cependant, qu'un malade atteint de tumeur cérébrale fasse un abcès otitique. Oppenheim dit avoir eu à faire le diagnostic de la coexistence des deux affections, dans un cas où il y avait à la fois *tumeur*, *otite* et *aphasie*. D'autre part, Ferreri a rapporté l'histoire d'une jeune fille chez laquelle, à la suite d'une otite purulente, on évacua un abcès cérébelleux, auquel succéda, quelques mois plus tard, un myxosarcome [1].

Les *abcès cérébraux d'origine* OTITIQUE ont *deux sièges favoris*, presque constants : le lobe *temporal-sphénoïdal* et le *cervelet*.

Dans les deux cas, on observe : 1° des symptômes de *suppuration*; 2° des symptômes, souvent prédominants, d'*hypertension cérébrale* et de *compression*, en particulier une céphalée continue, avec exacerbations coïncidant avec les accès de fièvre vespérale, du ralentissement du pouls, du myosis, de la stase papillaire, de la torpeur, etc.; 3° des symptômes de *localisation*.

Si l'abcès est TEMPORAL, les *symptômes localisateurs* pourront consister en des *paralysies*, *hémiplégies* ou *hémiparésies*, en une parésie *brachio-faciale*, plutôt qu'en une monoplégie, qui est rare (cas récents de Kirmisson, Nanu); mais, le plus souvent, les vrais

1. G. Ferreri (*Annali di medicina navale*, 1900, p. 145, et *Rev. neurol.*, 1900, p. 559).

signes de localisation seront : la *surdité bilatérale*, la *surdité verbale pure* et plus encore *l'aphasie sensorielle* (amnésie verbale, alexie, agraphie, etc., cas de Mignon, Hammerschlag, Merkens, Van Gehuchten et Goris, etc.). — Dans quelques cas, où la collection était située plus en arrière, vers le lobe occipital, on a signalé de l'*hémianopsie* (Lannois et Jaboulay)[1].

Si le siège de l'abcès est CÉRÉBELLEUX, ce qui se rencontre surtout *chez les adultes*, on pourra constater une céphalalgie occipitale, de la roideur de la nuque, des vertiges et de la titubation ébrieuse (cas récents de Dieulafoy, Lombard et Caboche, Bourgeois, Gaudier, etc.)[2].

Dans les cas obscurs, *à manifestations uniquement diffuses*, le diagnostic de complication cérébrale pourrait encore être établi *par la recherche de l'œdème papillaire*, que Gradenigo dit avoir rencontré *dans la moitié des cas d'otite purulente avec lésions cérébrales*, et quelquefois comme seul symptôme; ou par la *ponction lombaire* (liquide céphalo-rachidien trouble, polynucléose, etc.)[3].

Les *abcès cérébraux* TRAUMATIQUES peuvent occuper une partie quelconque de l'encéphale : car ils résultent d'une *infection des*

1. Kirmisson, enfant de 3 ans, otite suppurée; hémiplégie et contracture, quelques phénomènes méningés, pas de fièvre; évacuation d'un abcès sous la zone rolandique, guérison (*Soc. de Chir.*, 1899, et *Rev. neurol.*, 1900, p. 248). — Nanu (*Congrès de Paris*, 1900, p. 301) : céphalalgie, hémiplégie totale à gauche; craniectomie temporaire; évacuation d'un abcès de 100 grammes, dans la région temporale. — Mignon, *Complications des otites*, Doin, 1898. — Hammerschlag : céphalée, troubles du langage; abcès gros comme une noisette, bord postérieur de T² T³ (*Rev. neurol.*, 1899, p. 315). — Merkens : 25 cas d'abcès otogènes du lobe temporal gauche, aphasie motrice parfois pure, parfois associée à de la cécité, à de la surdité verbale; 7 cas d'agraphie. Ces troubles sont causés par la lésion des fibres d'association de la substance blanche, et non par celle des centres (*Deutsch. Zeit. f. Chir.*, 1901, et *Rev. neurol.*, 1902, p. 455). — Van Gehuchten et Goris : *surdité verbale pure*; absence de cécité verbale; perte de la parole répétée; paraphasie et paragraphie transitoires. Trépanation, évacuation d'un abcès temporal. Guérison complète et rapide (*Névraxe*, 1901, p. 565, et *Rev. neurol.*, 1903, p. 156). — Lannois et Jaboulay (*Rev. Intern. Rhin.*, 1896, p. 378).

2. Dieulafoy: céphalée à prédominance occipitale, grands vertiges, perte de l'équilibre, titubation à forme ébrieuse; chute avec ictus et vomissements répétés; puis somnolence et torpeur: parésie des VI° et VII° paires à gauche. Abcès du volume d'une noisette siégeant à la partie antérieure du lobe cérébelleux, près le corps dentelé. Un mois avant : otite suppurée, maintenant disparue (*Presse méd.*, 1900, p. 313). — Lombard et Caboche : otite, paralysie faciale, vomissements, vertige dans la position assise; excitation cérébrale, malade contracturé, couché en chien de fusil (*Soc. anat.*, 1900, p. 723). — Bourgeois : *Abcès otitique du cervelet*, th. Paris, 1902. — Gaudier (*Soc. de Chir.*, 1898). Voir aussi, Roncali : abcès otitiques cérébraux et cérébelleux (*in* Chipault, *Chir. nerv.*, III, 1903, p. 190 et 223).

3. Gradenigo (*Gaz. med. di Torino*, 1898, p. 821, et *Rev. Neurol.*, 1899, p. 141).

centres nerveux, sur *place*, ou à *distance*. — Ils apparaissent, plusieurs jours, quelques semaines, un mois, ou plus, *après le traumatisme*. — Il sont faciles à reconnaître lorsqu'il y a a enfoncement du crâne, pénétration d'une esquille, et que se développent des phénomènes généraux : céphalée, fièvre, température élevée, somnolence, torpeur, affaiblissement graduel de la vue, hémiplégie, aphasie, faiblesse des jambes, etc., comme dans les cas récents de Peraire, de Sollier et Delagénière : on trépane au niveau de la dépression crânienne, et l'abcès est généralement trouvé à son voisinage.

Mais, lorsque la collection purulente survient, *après un traumatisme sans plaie*, après une simple commotion, le diagnostic est plus difficile. — Dans quelques cas, aux symptômes généraux s'ajoutent des *signes de localisation*, qui en indiquent le siège : tantôt des *attaques d'épilepsie jacksonnienne très nettes*, ou une *hémiplégie* (cas de Hirtzd : un mois après le trauma, paralysie du bras droit et épilepsie jacksonnienne, guérison d'un abcès du volume d'une noix, dans la région motrice); tantôt *de la gêne de la parole* ou des *troubles aphasiques* (abcès du lobe temporal gauche; cas de Hirtz et Delamare); ou encore *de la raideur de la nuque*, des *vertiges*, de la *titubation ébrieuse*, de l'*hémianopsie*, de la *paralysie oculaire*, qui mettent en cause les *parties postérieures* (lobe occipital, troubles occipito-cérébelleux, ou le cervelet : faits de Gangitano, Caselli, Reverdin et Valette, de Roncali (où il y eut, en outre, contracture généralisée, par ouverture de l'abcès dans les ventricules).

Matile et Bourquin, chez un enfant, qui, trois semaines après un traumatisme du front, eut de la céphalée, des accès épileptiformes, suivis d'une hémiplégie flasque, de la stupeur, de la somnolence, etc., trépanèrent au niveau de la plaie frontale, ouvrirent un abcès du lobe frontal, et, quelques jours après, un second abcès du lobe temporal découvert par la ponction : la guérison fut complète.

Dans tous *ces cas traumatiques*, la cause des abcès est une INFECTION; et cela même *quand il n'existe pas de plaie cutanée*; car, ainsi que l'ont établi les expériences de Netter et de Ernst Ehrnrooth, chez les animaux inoculés par une culture microbienne, les traumas du crâne sans plaie déterminent aisément un abcès cérébral, *contenant les mêmes microbes que ceux qui ont été inoculés* [1].

1. Peraire (*Congr. Int. de Paris*, 1900, p. 290). — Sollier et Delagénière (*Rev. Neurol.*, 1901, p. 1103). — Hirtzd (*Soc. méd. des Hôp.*, 1899, et *Rev. Neur.*, 1900, p. 22). — Hirtz et Delamare (*Soc. des Hôp.*, 1902, p. 473). — Gangitano, Caselli

Les *abcès cérébraux* INFECTIEUX *proprement dits* offrent une
marche insidieuse et une obscurité plus grande encore du diagnostic.

On en a signalé, dans ces derniers temps, des exemples remarquables, à la suite de la fièvre typhoïde, de la grippe, des pneu-
monies; et parfois, l'origine causale en est inconnue (cas de
Lagriffe). — Quelquefois, il y a des *troubles moteurs*, de l'*épilepsie
localisée*, ou des *paralysies* (cas de Vanzetti, de Cassel-Brown), ou
des *troubles mentaux* très accusés (faits de Dupré et Heitz), qui
indiquent leur siège; mais bien souvent, on n'a constaté que des
symptômes de méningite (cas de Klippel, de Lagriffe, etc.). —
Dans un cas de Cassirer, il y eut une *hémianesthésie* et une *hémiplégie alterne*; et on trouva l'abcès dans la moitié droite de la
protubérance [1].

Les TRAUMATISMES CRANIO-CÉRÉBRAUX, par les épanchements
sanguins qu'ils déterminent, soit sous les méninges, soit dans la
pulpe cérébrale; par les plaques de méningite et d'encéphalite,
par les adhérences entre les enveloppes, et quelquefois même, par
les abcès ou les kystes dont ils sont d'origine, peuvent donner
lieu à un *ensemble de symptômes cliniques, qui simulent ceux des
néoplasmes* : de la céphalée, des vomissements, des vertiges, un
état de somnolence et de torpeur et, assez souvent, des convulsions et de la *stauungspapille* [2].

J'ai signalé ailleurs l'observation bien intéressante de Korteweg,
Van Eyk et Winkler, où un traumatisme du crâne engendra une

(*In* Chipault, *Chir. nerv.*, III, 1903, p. 68). — Reverdin et Valette (*Suisse
romande*, 1902, p. 469). — Roncali (*Rev. Neurol.*, 1901, p. 185). — Matile et
Bourquin (*Suisse rom.*, 1902, p. 145). — Ernst Ehrnrooth (*Congr. de Neurol.*,
Paris, 1900, et *Rev. Neur.*, 1900, p. 748 et 792). — Il est des cas réellement
obscurs et d'un diagnostic presque impossible, comme pour ce malade d'Oppenheim et Lenormant, chez lequel on crut successivement à une fièvre
typhoïde, à une méningite grippale, et à un abcès; la craniectomie faite par
Lenormant, et plus tard l'autopsie, montrèrent qu'on se trouvait en présence
d'un vaste épanchement sanguin intra-arachnoïdien, et d'une fracture de la
base du crâne, insoupçonnée, en raison de l'absence des commémoratifs
(*Bull. Soc. Anat.*, 1900, p. 1057).

1. Vanzetti (*Bull. Acad. di Torino*, 1900, et *Rev. Neurol.*, 1900, p. 1091). —
Cassel-Brown, Fièvre typhoïde, abcès cérébral, pus 100 gr. à staphylocoque
doré (*The Edinb. Med. Journ.*, 1900, p. 228, et *Rev. Neurol.*, 1901, p. 21). —
Dupré et Heitz (*Soc. de Neurol.*, et *Rev. Neurol.*, 1902, p. 372). — Klippel (*Soc.
de Neurol.*, 1899, et *Rev. Neurol.*, 1899, p. 794). — Lagriffe (*Arch. de Neurol.*,
1901, I, p. 289). — Cassirer (*Arch. f. Psych.*, 1902, et *Rev. Neurol.*, 1903,
p. 306).

2. Au point de vue de la *Séméiologie clinique*, Chipault divise les accidents
tardifs des traumatismes crâno-cérébraux en trois catégories : cas de symptômes psychiques, épileptiques, hémiplégiques, parfois avec aphasie (*Chir.
nerv.*, I, 1902, p. 187).

cicatrice vasculaire duro-piale, opérée par Korteweg, qui, pendant dix années, avait donné lieu à de fréquentes crises d'épilepsie Bravais-jacksonniennes, précédées d'un aura intellectuel (v. p. 209).

Dans les *cas d'adhérences* des membranes d'enveloppe entre elles et avec la substance nerveuse, de même que dans les *ostéites chroniques localisées*, atrophiques ou hyperthrophiques du crâne suites d'un traumatisme, on voit survenir parfois des *céphalées intenses et rebelles*, bien localisées, avec ou sans crises convulsives. Les malades éprouvent des pesanteurs de tête, des vertiges, des éblouissements, dès qu'ils inclinent la tête en avant, ou qu'ils congestionnent leur cerveau. — Un jeune étudiant de l'École centrale, que nous avons observé, éprouvait, depuis un traumatisme du crâne, remontant à plusieurs années, des *céphalées pénibles* et un *état vertigineux*, qui avaient fini par créer une inaptitude complète au travail; le crâne était atrophié, aminci comme une feuille de papier, dans l'étendue d'une pièce de 2 francs, au niveau de la région pariétale supérieure, et adhérent aux méninges; la résection de la partie altérée fit cesser les accidents. Terrillon a aussi rapporté des faits de ce genre.

Je rappellerai le cas de Babinski, déjà cité dans cet ouvrage (p. 22) : une dame, après une chute de bicyclette, eut des céphalées croissantes, intolérables, une amblyopie par névrite optique double, des hémorragies rétiniennes, des vomissements, etc.; une large craniectomie fit disparaître la céphalée, les vomissements, et, quinze jours après, l'étranglement papillaire. Chesneau, dans un cas traumatique, plus grave encore, obtint par la trépanation, quoique faite tardivement, le retour à une vision presque normale (*id.*, p. 22).

Grainger-Stewart a publié un cas, où une céphalée intense, consécutive à un traumatisme de la tête, était accompagnée de névrite optique ; à l'autopsie, on ne trouva rien : mais, ce ne saurait être là une contre-indication à la craniectomie, du moment où les symptômes sont assez sévères pour la justifier, d'autant qu'elle est sans gravité par elle-même [1].

Panas a observé de l'œdème papillaire après une *fracture*

1. *In* Oppenheim. — Nous rappellerons, ici, l'importance du *chromo-diagnostic* du liquide céphalo-rachidien, dans les cas traumatiques. Un liquide jaunâtre ou jaune verdâtre reconnaît une cause pathologique (méningite, ictère, hémorragie médicale ou chirurgicale du névraxe). S'il est rouge, sanglant, rosé, couleur chair, l'hémorragie est récente. Si, par la centrifugation, le liquide apparaît clair au-dessus du culot, la teinte rouge était l'effet d'une

récente de la base du crâne; et Schulten dit que celui-ci n'apparaît que dans les cas de *fracture compliquée.*

Ajoutons, en terminant, que, quand après un traumatisme crânien, remontant à plusieurs années, on constate le syndrome des néoplasmes, il faut penser qu'*il peut réellement s'agir d'une tumeur* : car le traumatisme est un *facteur pathogénique important* de ces productions morbides.

Mais il y a des cas d'une interprétation réellement très difficile. Tel celui d'Anglade et Chocreau, où, cinq ans après une fracture de la base du crâne, qui n'avait laissé d'autre trace que de la surdité et un peu de paralysie faciale, le malade fut atteint de céphalées, de crises convulsives, auxquelles, peu à peu, succédèrent un état de torpeur, de l'affaiblissement intellectuel, de la démence, et de l'idiotie; il mourut dans un asile d'aliénés; et on trouva un peu de méningite de la base et des ramollissements linéaires des lobes temporaux, *selon le trait de fracture.* Sans doute, il s'agissait d'un cas d'infection tardive.

Une malade de J. Abadie (de Bordeaux), âgée de seize ans, eut à l'âge de sept ans un trauma crânien, avec enfoncement de l'occipital. Puis, on observa peu à peu des crises de céphalée et d'épilepsie jacksonnienne, une mydriase double, une diminution de l'acuité visuelle, et une hémianopsie bilatérale. Il y avait névrite optique double avec œdème considérable des papilles; tous ces symptômes pouvaient faire penser *à l'évolution d'une tumeur.* La malade guérit par le traitement mercuriel, quoique non syphilitique[1].

Ces deux faits montrent quelle importance a, pour l'établissement du diagnostic, *la* RECHERCHE D'UN TRAUMATISME ANTÉRIEUR, DE SES EFFETS ET DE SES TRACES, SUR LE CRANE OU LE CUIR CHEVELU.

Enfin, nous avons signalé l'existence de *kystes traumatiques séreux,* soit sous-dure-mériens, soit intra-cérébraux, comme ceux opérés par Kocher, par Chipault, et étudiés par Chagnolleau[2]

---

piqûre accidentelle; mais s'il reste coloré, jaunâtre, jaune verdâtre, il est bien pathologique. La coloration noirâtre du liquide sanguinolent, obtenu par la ponction, indique une hémorragie persistante (P. Mathieu, th. Paris, 1902, et Millian, *Gaz. hebd.*, 1902, p. 733). — En résumé, la présence du sang ou des hématies en quantité suffisante (les cas de piqûres accidentelles exceptés) *indiquerait un traumatisme,* s'il n'y a pas lieu d'ailleurs de supposer une hémorragie de cause médicale.

1. Anglade et Chocreau (*Rev. Neurol.*, 1902, p. 205). — J. Abadie (*Gaz. heb. de Bordeaux*, 1903, p. 98, et *Rev. Neurol.*, 1903, p. 558).

2. Kocher, Chipault (voir plus loin, dans cet ouvrage). — Chagnolleau,

B) Les MALADIES CHRONIQUES de l'*encéphale* et des *nerfs* fournissent un contingent important de manifestations *assez comparables à celle des néoplasmes*, et parfois susceptibles d'induire en erreur.

En tête se place l'HYDROCÉPHALIE.

Il existe dans cette affection, *comme dans les néoplasmes cérébraux*, de l'hydropisie des lacs arachnoïdiens et cavités ventriculaires, et de l'hypertension intra-crânienne : cet état pathologique suffit à expliquer qu'il y ait quelque similitude dans la symptomatologie, et qu'on trouve, dans les deux cas, des céphalées, de la torpeur cérébrale, de l'affaiblissement intellectuel, des parésies, des hypoesthésies, des convulsions oculaires et, surtout, de l'œdème papillaire. Oppenheim dit : que dans la forme chronique de l'hydropisie, le diagnostic est parfois presque impossible.

En général, la marche de l'hydrocéphalie est *excessivement lente*; et, dans un cas personnel, l'auteur allemand vit que la maladie avait mis neuf ans à se développer, avec des rémissions d'une année. Les *remissions* sont, au contraire, *rares dans les tumeurs*. Ordinairement l'*hydrocéphalie* s'accompagne, au début, de *faiblesse dans les extrémités*, dans les jambes surtout. — Dans un cas de Kuffelberg, on observa des signes spinaux : *paraplégies, troubles vésicaux*; il y avait en même temps une *gliose cervicale*.

Il semble que l'*abolition du réflexe rotulien* soit moins fréquente dans les tumeurs : mais, en raison des lésions médullaires et radiculaires (Batten et Collier, voir p. 100), on peut aussi voir survenir le signe de Westphall, en cas de néoplasmes. Dans un fait d'Oppenheim et de Goldschender, on vit réapparaître le réflexe rotulien, après une ponction lombaire.

Les *signes de foyer manquent en général dans l'hydropisie simple des ventricules* : mais on peut cependant voir survenir de la *cécité*, des *paraparésies* des membres supérieurs et inférieurs, des *paralysies partielles* ou totales des *oculo-moteurs*, et même de la VIIe et de la VIIIe paires (surdité); il y a, à échéances irrégulières, des *convulsions généralisées*, des *contractures tétaniques*, de la *roideur de la nuque*, de l'*ataxie cérébelleuse*, et même des *périodes d'inconscience*.

Chez les enfants, il y a lieu de considérer : une *hydrocéphalie tératologique*, liée à des malformations, à des arrêts du développement cérébral; des *hydrocéphalies à marche lente et chronique*; des *hydrocéphalies aiguës* et *infectieuses*, etc.

Dans les *formes chroniques*, CHEZ L'ENFANT, le diagnostic se

Kystes séreux sus-dure-mériens, consécutifs à des traumatismes éloignés du crâne, th. Bordeaux, 1901.

fera assez facilement *par le développement insolite du crâne*, et par *les déformations* qu'il présente. En général, il apparaît très volumineux par rapport à la face, et *sa circonférence, à la mensuration, sera plus grande que celle d'un enfant normal* : il est des cas, chez les nouveaux-nés, où le crâne augmente d'un centimètre par semaine. Outre la prédominence du crâne sur la face, on remarquera la persistance et l'élargissement des fontanelles, des sutures, de la saillie des bosses frontales et pariétales, de l'occipital, et, dans les cas peu accentués, un déplacement latéral du tourbillon des cheveux, du prognathisme, des altérations des dents, une voûte palatine ogivale, et quelquefois même une absence de soudure ou une atrophie claviculaires, et d'autres malformations. — Parfois même l'hydrocéphalie sera *héréditaire*, et on l'observera chez le père et le fils, comme dans un cas de Claisse et Lévi, communiqué à la Société anatomique (1897).

Les *hydrocéphalies aiguës* ou *subaiguës* ne sont pas rares chez l'enfant et chez le nouveau-né : elles procèdent, en général, par poussées successives, avec des phénomènes méningitiques et des crises convulsives. Il s'agit souvent alors d'une maladie de la première enfance, comme dans un cas de Bourneville et J. Noir, où les accidents débutèrent à 6 mois, sous forme d'attaques convulsives, suivies d'augmentation de volume du crâne; à huit ans, il y eut de véritables accès épileptiques, de la diplégie cérébrale avec contracture, et l'enfant tomba dans le gâtisme et l'idiotie. A l'autopsie, on trouve une *oblitération complète de l'aqueduc de Sylvius*[1]. — Chez un enfant de cinq ans, J. Crocq observa : des mouvements choréiformes, du strabisme, de la céphalalgie, une marche titubante, des réflexes tendineux exagérés, et une névrite optique double avec stase papillaire, en même temps qu'une *augmentation de volume de la tête*[2].

Dans quelques cas les phénomènes aigus *s'arrêtent*, comme chez une malade observée par Touche, et *âgée de vingt-neuf ans*. A quatre ans, elle avait eu une hydrocéphalie aiguë, qui était passée à l'état chronique : sa taille était celle d'un enfant de six à sept ans; son crâne était très développé, et elle présentait des mouvements athétosiques des orteils, de la paraplégie, une intelligence très diminuée, et une céphalée frontale persistante, du strabisme, etc.[3].

---

1. Bourneville et J. Noir (*Progrès méd.*, 1900, p. 191).
2. J. Crocq (*Journ. de Neurologie*, 1901, p. 170). — Le strabisme, le nystagmus, et les convulsions oculaires, sont le résultat de la distension du III° ventricule, de l'aqueduc de Sylvius, et de l'irritation des noyaux de la III° paire, et les troubles ataxiques dépendent de la compression cérébelleuse.
3. Touche (*Soc. méd. des Hôp.*, 1902, p. 141).

Il y a des *hydrocéphalies tardives* qui ont une évolution *très insidieuse*, comme dans un cas de Senna, qui l'observa chez un homme de trente-quatre ans ayant eu, jusqu'à l'âge de dix-sept ans, un développement physique et intellectuel régulier, et qui, à partir de ce moment, offrit des symptômes *simulant ceux d'affections graves des centres nerveux* (abcès, tumeurs, sclérose en plaques) [1].

L'*hydropisie ventriculaire et arachnoïdienne*, ainsi que l'évolution progressive et intermittente s'expliquent, dans nombre de cas, *par les lésions trouvées à l'autopsie* (épendymite ventriculaire, aiguë ou chronique, péri-artérite des petits ou gros vaisseaux, hypertrophie des plexus choroïdes, phlébite des sinus, oblitération de l'aqueduc de Sylvius par épendymite, fermeture du trou de Magendie par des plaques néoformées, ou par accolement du cervelet à la moelle cervicale [2].

Ces *leptoméningites* de l'enfant, et même de l'adulte, ont leur cause primordiale dans l'*infection*. Celle-ci est souvent *congénitale*, et survient chez la mère pendant la grossesse (Haushalter et Thiry, Gabail, etc.). Celle-ci a été atteinte de variole, de pneumonie, de fièvre typhoïde ou de grippe, de tuberculose; et il en résulte, pour le fœtus, une lésion méningitique localisée, qui engendre l'hydrocéphalie [3]. — Chez l'enfant, le point de départ de l'hydropisie encéphalique est assez souvent une *gastro-entérite infectieuse*, comme l'établit l'observation remarquable de Merklen et Devaux. Leur petit malade eut des crises convulsives et des symptômes méningés, qui cédèrent au traitement; mais, plus tard, il présenta les signes de l'hydrocéphalie et tomba dans le gâtisme : par la ponction lombaire, on retira un liquide, qui sortit sous tension accusée, et qui contenait d'abondants lymphocytes, preuve de l'irritation méningée.

D'ailleurs, Noircali avait déjà démontré que, lorsqu'on leur injecte le liquide recueilli des espaces arachnoïdiens des enfants atteints de méningite séreuse ou d'hydrocéphalie, on détermine chez les animaux des méningites à streptocoques et à staphylocoques [4].

1. Senna (*Gaz. degli Ospedali*, 1896, et *Rev. Neurol.*, 1896, p. 459).
2. Voir Bourneville et J. Noir (*loc. cit.*). — D'Astros, *Les Hydrocéphalies*, Steinheil, 1898. — Cervesato (*Policlinico*, 1897, et *Rev. Neurol.*, 1897, p. 482). — Claisse et Lévi (*Soc. Anat.*, 1897). — O. Carroll, Hydrocéphalie avec fermeture de l'espace de Magendie (*Dublin Journ. of med. Sc.*, 1894, p. 273, et *Rev. Neurol.*, 1895, p. 13). — Neurath, id. (*Rev. Neurol.*, 1896, p. 186).
3. Haushalter et Thiry (de Nancy), *Rôle de l'infection dans l'hydrocéphalie; infection de la mère* (*Rev. de Méd.*, 1897, p. 624). — Gabail (*Hydrocéphalies congénitales d'origine infectieuse* (Th. Paris, 1902).
4. Noircali (*Policlinico*, 1894, et *Rev. Neurol.*, 1895, p. 40). — Merklen et Devaux (*Gaz. hebd.*, 1902, p. 289).

La *cause la plus puissante* de l'hydrocéphalie pathologique et même tératologique est l'*hérédo-syphilis*. Comme l'établit le mémoire remarquable de M. Solovtzoff, dans l'*Iconographie de la Salpêtrière*, en 1899, l'*hydrocéphalie* et l'*hydromyélie* sont l'origine d'un *grand nombre de difformités congénitales* du système nerveux central (transformation des hémisphères en vésicules creuses, absence de diverses parties, etc.); ces hydropisies étendues sont le résultat de l'*artérite syphilitique* et de l'exsudation séreuse qui en résulte; on trouve d'ailleurs, sur les os et les viscères, des traces accusées de l'*hérédo-syphilis*. Quand l'hydrocéphalie n'est pas tératologique, on rencontre encore de l'infiltration embryonnaire suivie de prolifération fibreuse, localisée *aux plexus choroïdes*, à l'*épendyme*, aux *artères des noyaux optostriés*, etc. Ainsi s'explique l'heureux résultat du traitement antisyphilitique, comme dans les cas relatés par Audeoud, par Chavialle, et comme nous l'avons constaté nous-même dans deux observations personnelles[1].

Dans certains cas, *surtout chez l'*ADULTE, on peut observer la coexistence d'une *encéphalite aiguë*, suite d'une lésion localisée, avec l'*hydrocéphalie*. Les deux phénomènes sont tantôt simultanés, tantôt successifs : alors, il y a mélange des symptômes de l'affection cérébrale et de ceux de l'hydropisie : hémiplégie, aphasie, et symptômes ordinaires de l'hydrocéphalie. Seule, l'histoire clinique du malade peut nous apprendre si les symptômes de foyer sont apparus les premiers, et s'il s'agit d'une hydropisie aiguë, *secondaire*. C'est ainsi que, dans un cas, Oppenheim a vu une méningite séreuse succéder à une encéphalite aiguë, dans le cours d'une otite purulente chronique. Gerhardt a communiqué au Congrès de Baden-Baden trois observations d'hydrocéphalie chez l'adulte, s'étant manifestées subitement à la suite de processus inflammatoires[2].

On comprend combien il est difficile d'établir le diagnostic différentiel de ces *hydropisies secondaires*. La présence d'une grande abondance de lymphocytes, dans le liquide céphalo-rachidien, pourrait faire penser à une méningite séreuse secondaire : il y aurait aussi augmentation de l'albumine (Krönig)[3].

En somme, on distinguera l'*hydrocéphalie* PURE, de l'*hydrocéphalie secondaire, qui accompagne les tumeurs* (surtout chez les

1. Solovtzoff (*Soc. de Neurol.*, Moscou, 1898, et *Iconogr. Salpêtrière*, 1899, p. 37). — Audeoud (*Suisse romande*, 1899, p. 51). — Chavialle, *Du traitement spécifique dans les hydrocéphalies*, th. Paris, 1903.
2. Gerhardt (*Congrès de Baden-Baden*, 1903, et *Rev. Neurol.*, 1903, p. 972).
3. Krönig, *in* Oppenheim.

enfants), par l'évolution, les commémoratifs, les déformations crâniennes, les notions pathogéniques, et l'existence, ou non, de phénomènes localisés, avec des signes du syndrome accentués.

La SCLÉROSE CÉRÉBRALE, partielle ou étendue, diffuse ou tubéreuse, est une maladie *de la première enfance*, au moins quant à ses débuts : elle se développe lentement et progressivement; elle détermine une *paralysie spasmodique* avec contracture, atrophie, vertiges, attaques convulsives, etc., et elle est accompagnée de *troubles intellectuels* allant souvent jusqu'à l'*idiotie* (Bourneville et Brissaud).

Nous la mentionnons uniquement parce que, parfois, comme dans le cas de Dana, elle produit une *hémiplégie incomplète*, qui simule une *monoplégie* du bras : on fit la trépanation, qui permit de constater une atrophie de l'hémisphère gauche, accusée surtout dans le domaine de la sylvienne. — Mitchell Clarke, Marchand, ont rencontré de ces scléroses limitées aux *lobes occipitaux*, avec perte progressive de la vue, de l'orientation, diplégie, affaiblissement intellectuel, troubles cérébelleux, etc.

Nous avons indiqué, d'autre part (p. 225), l'observation de Brissaud et Broca, où une *sclérose cérébrale infantile*, avec paralysie spasmodique du bras et crises convulsives, s'accompagna d'une production *fibro-kystique* : Charcot diagnostiqua la coexistence d'un néoplasme, qui fut opéré avec succès [1].

L'œdéme papillaire, qui a été signalé dans ces affections chroniques, est toujours éphémère, et la céphalée n'a pas l'intensité de celle des tumeurs cérébrales où elle s'accompagne de vomissements, de ralentissement du pouls, etc.

La SCLÉROSE EN PLAQUES, *à priori*, ne paraît avoir de similitude symptomatique avec les *tumeurs encéphaliques* que par deux de ses caractères : les *tremblements* et les *troubles visuels*. — Elle peut, cependant, induire en erreur de bien des manières encore ; car elle a des allures quelque peu protéiformes.

On peut observer, dans les néoplasmes, des mouvements *choréiques, athétosiques*, et surtout des *tremblements intentionnels*, comme dans la sclérose en plaques. Mais ils ne sont pas aussi nettement *rythmiques, progressivement croissants d'intensité et d'amplitude*, à mesure qu'on approche du but. Ils sont *ataxiques*, irréguliers, et consistent en un mélange de *tremblement* et d'*incoordination*; de plus, ils ne cessent pas complètement par le repos.

1. Dana (*Journ. of nerv. and mental desease*, 1901, p. 67, et *Rev. neurol.*, 1903, p. 222). — Mitchell Clarke (*Brain*, 1902, p. 318). — Marchand (*Iconogr. Salpêtrière*, 1903, p. 100). — Brissaud et Broca (*Congr. de Chir.*, 1891).

Les *troubles* VISUELS, *dans la sclérose en plaques*, sont toujours *transitoires*, et relativement peu accusés, bien qu'on puisse observer une cécité passagère; il y a *décoloration de la papille*, souvent partielle, plutôt qu'œdème vrai et atrophie. — Toutefois, il faut retenir, avec Bruns et Stolting, que les troubles visuels sont fréquents au début de la sclérose en plaques, et précèdent souvent les autres symptômes de la maladie [1].

Les *tumeurs encéphaliques* qui prêtent le plus à confusion avec la *sclérose en plaques* sont celles qui occupent le *tronc cérébral* (pédoncules, tubercules quadrijumeaux, protubérance, bulbe) et le cervelet. Dans ces cas, on peut voir survenir, outre les tremblements intentionels : des vertiges, du nystagmus, des paralysies des mouvements associés des yeux, de l'incoordination et de la démarche ébrieuse, de la paralysie spasmodique des membres, etc., phénomènes *qui s'observent aussi* dans la sclérose disséminée [2] ayant produit des lésions bulbo-protubérantielles.

L'embarras de la parole (lenteur et scansion, dysarthrie), les troubles de la déglutition, et tous les *symptômes d'une paralysie bulbaire progressive*, peuvent se rencontrer dans les deux états pathologiques. — Raymond, dans une de ses leçons cliniques, étudie un cas de ce genre, chez une jeune femme; et, en raison du caractère nettement spasmodique de la paralysie, de la marche très lente de la maladie, des variations d'intensité marquées, parfois avec rémissions, conclut à l'existence de *plaques de sclérose*. Il y avait pourtant une parésie des Vᵉ et VIIᵉ paires, qui eussent pu faire pencher le diagnostic, vers une *tumeur parabulbaire* [3].

D'ailleurs, Touche a observé aussi la parole scandée, le nystagmus, le tremblement intentionnel, la paralysie spasmodique, les mouvements choréiformes, *dans des ramollissements du* CERVELET; et Babinski fait remarquer que ce sont là des symptômes bulbo-cérébelleux, qui se rencontrent aussi bien dans les ramollissements cérébelleux que dans la sclérose en plaques, ou dans les tumeurs [4].

---

1. Bruns et Stolting (*Monat, f. Psych.*, 1900, p. 184, et *Rev. Neurol.*, 1901, p. 1117). — Quand, chez un homme encore jeune, on voit survenir des troubles visuels papillaires, il faut penser à la sclérose en plaques, au tabes, à une tumeur cérébrale, à une névrite toxique, ou à de l'hystérie.

2. Raymond a relaté, ces temps derniers, un beau cas de *paralysie des mouvements associés des globes oculaires* produite par une large plaque de sclérose *entourant l'aqueduc de Sylvius*, au niveau des noyaux de la IIIᵉ paire (*Rev. Neur.*, 1902, p. 52).

3. Raymond, Tumeur du bulbe ou sclérose en plaques? (*Cliniques*, V, 1901, p. 169). — Voir aussi Bouchaud (*Arch. gén. de méd.*, 1900, p. 332).

4. Touche, *Pseudo-sclérose en plaques cérébelleuse et ramolissements*, et Babinski (*Soc. de Neurol. et Rev. Neurol.*, 1900, p. 149).

Enfin, dans un autre cas, pour une *plaque de sclérose* occupant le noyau lenticulaire et le noyau caudé, Touche vit apparaître : un *rire spasmodique* très prononcé, la perte progressive de la parole, l'écoulement de la salive, des troubles de la déglutition, des tremblements choréiformes, du nystagmus, des phénomènes hémiplégiques, bref des symptômes associés de *paralysie pseudo-bulbaire cérébrale*. — Nous avons signalé l'existence possible de troubles semblables dans les tumeurs de la région des noyaux infra-corticaux (voir p. 336) [1].

Les *troubles de la* SENSIBILITÉ sont nuls ou peu accusés dans la *sclérose en plaques*, et n'existent qu'à un faible degré sous forme d'hypoesthésies [2].

L'*affaiblissement* INTELLECTUEL est fréquent; et, parfois, il existe, comme pour les néoplasmes, des *troubles* MENTAUX (émotivité exagérée, idées de persécution, mégalomanie, démence, etc. [3]).

Il y a, en définitive, *de plus grandes analogies symptomatiques* entre les *tumeurs encéphaliques* et la *sclérose en plaques*, qu'on ne le pense genéralement; et les caractères spéciaux des tremblements ne suffisent pas toujours à distinguer les deux affections.

On *admettra plus particulièrement l'existence d'un* NÉOPLASME lorsqu'on constatera : une *céphalée intense*, des vomissements, de la stauungspapille, et de la torpeur cérébrale, symptômes qui ne s'observent pas, *au même degré*, dans la sclérose en plaques.

Au contraire, les *troubles dysarthriques* et les *tremblements* sont plutôt du domaine de cette *dernière maladie*, qui d'ailleurs a une *durée assez longue* (de six à dix ans, ordinairement).

Enfin, le *cyto-diagnostic* du liquide céphalo-rachidien dans la *sclérose en plaques*, d'après Carrière, montre de nombreux lymphocytes et des polynucléaires. — Il n'en est pas ainsi dans les cas de *tumeur* non compliquée de méningite, ou de troubles hystériformes simulant la sclérose [4].

La PARALYSIE GÉNÉRALE (périencéphalite diffuse) semble facile à distinguer d'un néoplasme cérébral : les idées de grandeur, le délire ambitieux ou hypocondriaque avec un fonds de démence, le tremblement ténu des mains et des membres, le tremblement

---

1. Touche, Sclérose en plaques à forme bulbaire (*Soc. et Rev. Neurol.*, 1901, p. 648).

2. De Gothard, Chadock et Raymond, Troubles de la sensibilité dans la sclérose en plaques (*Rev. Neurol.*, 1902, p. 652).

3. Lannois, Troubles psychiques dans la sclérose en plaques (*Rev. Neurol.*, 1903, p. 876).

4. Carrière (*Soc. de Biol.*, 1901, p. 345).

fibrillaire de la langue, des lèvres et de la joue, l'affaiblissement de la mémoire, les troubles de la parole, lente et embarrassée, bredouillante, semblent des symptômes suffisamment caractéristiques.

Mais il est des cas assez nombreux, dans la *méningo-encéphalite diffuse*, où il existe cependant des *lésions corticales localisées* ou plus intenses, du moins à certaines périodes, et qui donnent lieu à des *symptômes de foyer* pouvant faire hésiter le diagnostic.

En même temps qu'on constate de l'œdème papillaire, de la céphalée, des vomissements et de l'obnubilation cérébrale, comme dans les néoplasmes cérébraux, on peut voir survenir : des convulsions jacksonniennes, des hémiparésies ou des mono-parésies, des parésies faciales, des ptoses, des aphasies motrices, etc.

Dans d'autres circonstances, ce sont des *troubles sensoriels localisés* qu'on observe : des hallucinations, des crises d'épilepsie sensorielle, de la diminution de l'acuité auditive, de la surdité verbale, de la cécité verbale, de l'hémianopsie; et, ces troubles sont en rapport avec des lésions de la couche corticale sensorielle.

C'est ainsi que Sérieux et Mignot ont relaté une observation fort intéressante, où, chez un paralytique général, les *hallucinations de l'ouïe* alternaient avec des *accès de surdité verbale* et *d'aphasie sensorielle* : il y avait de la paraphasie, de la jargono-phasie, de la cécité verbale, etc. Ces accès duraient une huitaine de jours. A l'autopsie, on trouva une *plaque de méningo-encéphalite d'une intensité exceptionnelle*, véritable lésion en foyer, intéressant les centres de l'audition [1].

Dans la *paralysie générale* et dans les *néoplasmes*, on observe également : des *tremblements dans les mouvements intentionnels*, de la maladresse des membres supérieurs, de l'incoordination et de l'hésitation dans la marche, de la mydriase, du nystagmus, des paralysies oculaires. Cette analogie symptomatique contribue parfois à l'incertitude du diagnostic, au moins un certain temps.

Nous avons, d'autre part, insisté sur les *lésions du fond de l'œil* chez les *paralytiques généraux*, et fait connaître les travaux remarquables sur ce sujet de Keraval et de Raviart et Caudron : ils ont trouvé la papille, tantôt avec l'aspect lavé et flou, tantôt blanc-grisâtre, tantôt blanche et atrophiée, et toujours il y a

---

1. P. Sérieux et R. Mignot (*Soc. Neurol.* et *Rev. Neurol.*, 1902, p. 350). — Voir aussi Thèse Jamet, Paris, 1902.

corrélation et parallélisme avec l'évolution des lésions corticales des hémisphères cérébraux [1].

Certains néoplasmes encéphaliques se présentent réellement à l'observateur avec le *tableau clinique de la paralysie générale* (faits de Percy-Smith, Rezek et E. Cornu) [2]. D'après Gianelli, ce fait indiquerait que la tumeur réside très probablement dans le lobe frontal [3]. Il en était ainsi, en particulier dans le cas de E. Cornu, où, en raison de la parésie des membres, du tremblement marqué de la langue et des lèvres, des hésitations de la parole, on avait cru d'abord à une paralysie générale : on trouva, dans le *lobe frontal*, une tumeur du volume d'une noix et de consistance osseuse [4].

Mais, inversement, il est arrivé que certaines *paralysies générales*, par les symptômes localisés et par les troubles généraux, ont fait croire à l'existence d'une *tumeur* (cas de Savage [5]).

Quoi qu'il en soit de toutes ces ressemblances possibles entre les *néoplasmes cérébraux* et la *paralysie générale*, on peut dire qu'il existe des traits distinctifs.

Dans la paralysie générale, c'est de la vraie démence, et non de la stupeur, qu'on observe; les attaques jacksonniennes sont peu accusées, peu persistantes, et ne laissent pas après elles de véritable paralysie, mais une diminution de l'intelligence et des troubles de la parole.

Au contraire, ces derniers troubles sont rares dans les tumeurs, à moins qu'elles ne siègent dans la *zone du langage*, et ils consistent en une vraie aphasie motrice ou sensorielle, et non en un bredouillement, de l'hésitation, etc.

Le tremblement de la paralysie générale *est ténu, fibrillaire*, et n'a rien de l'ataxie des tumeurs, surtout pour les membres supérieurs.

Il y existe de l'*inégalité pupillaire*; le réflexe lumineux de l'iris est quelquefois exagéré, ordinairement affaibli ou aboli; c'est là une altération fréquente et précoce (Marandon de Montyel) [6].

---

1. Keraval, Lésions du fond de l'œil chez les paralytiques généraux (*Arch. de Neurol.*, 1903, n°ˢ 85 et 92). — Raviart et Caudron (*Congrès de Bruxelles*, et *Rev. Neurol.*, 1903, p. 825).

2. Voir p. 199 et 203 de cet ouvrage.

3. Gianelli (*Policlinico*, 1897, et *Rev. Neurol.*, 1898, p. 11). Voir *Lobe frontal*, p. 174.

4. E. Cornu (*Iconogr. Salpêtrière*, 1904, p. 107. Voir cet ouvrage, p. 203, en note).

5. E. Savage, Paralysie générale simulant une tumeur cérébrale (*Arch. de Neurol.*, 1891, I, p. 122).

6. Marandon de Montyel, Du réflexe lumineux de la paralysie générale (*Gaz. des Hôp.*, 1902, p. 289).

L'œdème papillaire des néoplasmes, avec ses caractères si nets, si précis, diffère quelque peu des décolorations inégales et irrégulières de la papille, chez les paralytiques généraux.

Enfin, l'évolution par périodes, par poussées avec rémissions plus ou moins complètes, de la paralysie générale, ne ressemble pas à la *marche progressive* des néoplasmes.

La *cytologie* du liquide céphalo-rachidien, chez les paralytiques généraux, constitue un bon élément du diagnostic, mis en lumière, dans ces derniers temps, par les recherches de Widal, Sicard, Ravaut, Monod, etc. D'après ces auteurs, on y trouve en abondance des lymphocytes et des éléments figurés, qui indiquent l'irritation méningée. Joffroy et Mercier disent que la présence de nombreux éléments blancs permet un diagnostic précoce, et Babinski regarde la *lymphocytose rachidienne* comme un des signes les plus communs de la paralysie générale. Seuls Achard et Grenet, Regis, Marie et Duflot ont cité des exceptions qui tiennent peut-être à une différence de technique [1].

Le diagnostic entre la paralysie générale et les tumeurs encéphaliques est surtout difficile lorsqu'il y a coexistence d'une *néoformation syphilitique,* d'une gomme par exemple, qui précède la péri-encéphalite diffuse et produit des *symptômes localisés,* par exemple une monoparésie, une aphasie, une névrite optique, des paralysies oculaires, de l'épilepsie jacksonnienne : mais, dans la syphilis, il y a absence de l'hypoalgésie, des troubles de la parole et de l'écriture, qui se rencontrent chez les paralytiques généraux. De plus, la débilité mentale est moins accusée, *moins régulièrement progressive.* Enfin, le résultat favorable du traitement antisyphilitique fournit un *signe différentiel* important [2].

C) PSYCHOSES.

La FOLIE, sous ses différentes formes, n'est pas rare dans les *néoplasmes cérébraux.* Nous avons signalé ce fait, à propos des troubles intellectuels observés dans les tumeurs. Nous avons dit que la *démence* en était la forme la plus fréquente; ordinairement lente et progressive, elle suit le néoplasme dans son évolution.

Mais, quelquefois, elle est *primitive,* et le malade, avant toute manifestation du néoplasme, a une période d'inquiétude,

---

1. Widal, Sicard, etc. (*Soc. des Hôpit.,* 1901, p. 31, et *Rev. Neurol.,* 1901, p. 354). — Joffroy et Mercier (*Congrès de Grenoble* et *Rev. Neurol.,* 1902, p. 825-827). — Achard et Grenet (*Rev. Neurol.,* 1903, p. 299). — Babinski (*id.,* 1903, p. 34).

2. Voir Klein, Du diagnostic différentiel de la paralysie générale avec la pseudo-paralysie générale syphilitique de Fournier (*Monat. f. Psych.,* 1899 p. 451, et *Rev. Neurol.,* 1900, p. 848).

d'anxiété, de confusion mentale, plus ou moins aiguë, d'excitation maniaque, suivie ou non d'un état de dépression. Plus tard le diagnostic est éclairci, parce qu'*un des signes du syndrome* des tumeurs cérébrales fait son apparition.

Nous avons aussi indiqué que la démence est l'effet, selon Raymond et son élève Grandguillot, de la destruction, par le néoplasme, des fibres commissurales, courtes et longues, qui relient entre eux les différents *centres psychiques* : aussi s'observe-t-elle surtout lorsque les tumeurs occupent les *lobes frontaux*, leur centre blanc, et la partie antérieure du *corps calleux* [1].

Toutefois, il existe d'autres causes d'aliénation mentale, dans les néoplasmes encéphaliques; la toxi-infection détermine des altérations cellulaires dans l'écorce, bien étudiées par Maurice Faure, et tout à fait comparables à celles qu'on rencontre dans les autres formes de folie.

D'après Thoma, bien des *troubles mentaux* [2], qui apparaissent chez les malades porteurs de tumeurs cérébrales, sont le fait de la *prédisposition* et de l'*hérédité*. Un grand nombre d'entre eux sont dirigés vers les asiles d'aliénés, parce que les troubles mentaux sont au premier plan. Mais s'il existe, en même temps, des *céphalalgies violentes*, persistantes (Nelson Teeter); s'il survient des *vertiges*, des *parésies*, et des *troubles de la parole*, il faut penser à l'existence possible d'un néoplasme.

Nous avons, d'autre part, insisté sur ce fait que, très souvent, les troubles mentaux masquent les signes de syndrome, ou les atténuent. C'est *chez les aliénés qu'on observe le plus grand nombre de tumeurs cérébrales dites latentes*.

L'ÉPILEPSIE est une des manifestations les plus communes des néoplasmes encéphaliques; puisque, d'après Hirt, on la rencontre dans 50 p. 100 des cas. Mais il est souvent difficile de savoir si elle est *sine materia*, et, cependant, elle peut être longtemps, parfois

---

1. Goodall et Maclulich, examinant le cerveau de 25 aliénés, ont trouvé : que l'atrophie des fibres à myéline était surtout marquée dans le lobe frontal et dans le lobe temporal : les couches tangentielles et superradiaires étaient les plus affectées. (*Brain*, 1900, p. 545, et *Rev. Neurol.*, 1901, p. 465.)

2. D'après Thoma, l'apparition du syndrome des néoplasmes encéphaliques est précédée par des phénomènes *prodromiques* : dépression, irrascibilité, inaptitude au travail, incapacité de penser. — Les formes d'aliénation qu'outre la démence on a observées sont : la mélancolie, la tendance au suicide, les idées de persécution, le délire religieux, etc. Une malade de Vœgelin eut, pendant plusieurs années, du délire religieux, hypocondriaque, quelques vertiges, des attaques syncopales, pour une tumeur de l'hypophyse du volume d'un œuf de poule.

jusqu'à huit ou dix ans, la *seule manifestation* d'une tumeur
endo-crânienne.

On pensera qu'il s'agit d'une *épilepsie* ESSENTIELLE si l'attaque
est profonde, s'il y a un début brusque, foudroyant, avec cri initial, perte de connaissance, chute immédiate, roideur tétanique,
convulsions toniques et cloniques, morsure de la langue, écume
sanguinolente, miction et défécation involontaires, état stertoreux,
amnésie, hébétude, et tous les phénomènes post convulsifs très
connus. — Mais il n'est pas démontré que, parfois, les tumeurs
cérébrales ne déterminent pas de véritables crises d'épilepsie
essentielle, quoique ce soit l'exception [1].

A côté prend place l'épilepsie *généralisée d'emblée*, qui ne diffère
de la précédente que parce que le malade reste conscient, et qu'il
y a absence de troubles des viscères profonds : elle existe, assez
fréquemment, dans les tumeurs d'évolution ancienne et diffuses.

Nous rappellerons que, dans les tumeurs cérébrales, on observe
le plus souvent des crises d'*épilepsie Bravais-jacksonnienne*, c'est-
à-dire motrice et partielle, sans perte de connaissance, avec aura
prémonitoire, lentement progressive des extrémités à la racine
des membres, s'étendant à une moitié du corps avant de se généraliser. L'ordre et la progression des convulsions est celui de la
disposition topographique des centres corticaux : elle est suivie
généralement de *paralysies transitoires*, occupant le siège des
convulsions primitives.

Lorsque l'évolution des crises suit cet ORDRE RÉGULIER, on peut
penser à un néoplasme occupant la *région motrice*.

Lorsqu'il s'agit de tumeurs limitrophes ou lointaines, de
tumeurs des parties basales, l'ordre d'apparition et de succession
des crises est plus irrégulier, plus diffus : elles sont plus rapides,
plus confuses, et aussitôt généralisées. Souvent, elles ne sont pas
suivies de paralysies post-paroxystiques. (Voir cas de Marcel
Labbé, p. 184.)

Cependant Raymond admet que l'*épilepsie partielle* peut se
produire avec des lésions ayant *un autre siège que la région
motrice*, et, parfois, les paralysies qui les suivent peuvent faire
croire à une lésion qui n'existe pas.

Chipault attribue surtout de l'importance aux crises jackson-

---

1. L'épilepsie essentielle, *sine materia, ne s'accompagne pas d'une céphalée
aussi intense* que celle des tumeurs. Voir, pour les cas d'épilepsie essentielle
ou généralisée dans les tumeurs, p. 85 (faits de Brissaud, de Massary, etc.).

niennes, qui s'accompagnent de la perte du *sens stéréognostique*
ou *significatif* de la main, et prétend qu'alors le siège du néoplasme est frontal, para-rolandique, et qu'il faut faire une trépanation fronto-pariétale. — Nous croyons qu'il y a là une confusion, et qu'il ne faut croire au *siège frontal* des tumeurs que s'il
existe de l'*asymbolie-tactile*; ce qui indique une participation de
la région psychique. L'astéréognose est plutôt le fait d'une altération des régions pariétales. (Voir Tumeurs frontales et tumeurs
pariétales, p. 170 et 249).

Miraillé, dans un article du *Progrès médical*, a réuni un certain
nombre d'exemples, où des tumeurs *frontales* ou des gommes
avaient déterminé des crises d'épilepsie jacksonnienne.

Nous avons déjà interprété ces faits, et rapporté le cas de
Dieulafoy, qui a été le point de départ de la célèbre discussion de
l'Académie de médecine, en 1901. (Voir Troubles moteurs dans
les néoplasmes cérébraux, Convulsions et Épilepsie, p. 85, et
Tumeurs de la région rolandique, Causes d'erreur, p. 216). Nous
avons d'ailleurs cité nombre d'exemples de crises jacksonniennes, pour des tumeurs des lobes frontal, temporal, pariétal,
et, même, du cervelet[1].

Les recherches toutes récentes de Boué et Drivet, sous l'inspiration du professeur Pitres, sur la localisation des lésions provo-
catrices de l'épilepsie jacksonnienne, montrent : 1° que l'épilepsie jacksonnienne, *à début brachial*, indique, dans 92 p. 100
des cas, un siège de la lésion dans la région rolandique ou para-
rolandique (assez souvent elle occupe Fa, ou F¹ et F², au voisinage de la région motrice, et quelquefois la partie antérieure du
lobe frontal (2 cas) ; 2° que le *début facial* ou *crural* indique aussi,
dans 92 p. 100 des cas, un siège rolandique ou para-rolandique;
mais, quelquefois, la lésion occupait F², F³, ou T', Pa, P¹, et
même le cervelet. En somme, c'est à peu près la confirmation
de la doctrine classique.

Il faut, pour le diagnostic localisateur, attribuer la plus grande
importance au *siège de l'aura* et de la *paralysie consécutive*[2].

---

1. Raymond, Discussion à la Société de Neurologie, et Chipault, *id.* (in *Rev.
Neurol.*, 1901, p. 1219). — Miraillé (*Progrès médical*, 12 mai 1902). — L. Marchand, Épilepsie et tumeur du lobule pneumogastrique du cervelet (*Congrès
des neurologistes*, in *Rev. Neurol.*, 1901, p. 784).

2. Boué et Drivet, th. Bordeaux, 1902-1903 (*Rev. Neurol.*, 1903, p. 622 et 1052).
Dans un cas récent de van Gehuchten, l'aura indiquait manifestement le
centre du bras; par la trépanation, on tomba sur une poche kystique de
6 centimètres, au lieu supposé, et, après la guérison, les attaques cessèrent
complètement (*Journal de Neurol.*, 1900, et *Rev. Neurol.*, 1900, p. 993).
Il existe pourtant quelques cas très rares d'épilepsie jacksonnienne, sans
lésion apparente à l'autopsie; tel le fait récent de Souttar Mackendrick : le

Les crises d'épilepsie partielle, lorsque leurs caractères cliniques sont bien accusés, constituent, en définitive, une indication, *ordinairement suffisante* en pratique, pour le *choix du lieu* de l'intervention chirurgicale.

L'*épilepsie des tumeurs* n'est point toujours MOTRICE; elle est parfois précédée d'une *aura sensitive, sensorielle, psychique, vaso-motrice*, etc.; quelquefois même, elle est *uniquement* SENSITIVE OU SENSORIELLE.

Dans le premier cas, le malade éprouve, dans une extrémité, des crises paroxystiques, consistant en engourdissements douloureux, fourmillements, sensations de froid et de chaud, remontant vers la racine des membres, ou encore des douleurs de torsion, d'arrachement de la partie atteinte [1].

Dans le second cas, ce sont les *organes des sens* qui sont excités : le malade éprouvera des sensations lumineuses, des scotomes scintillants du côté des yeux; des bourdonnements, des sifflements d'oreille, des sensations d'odeurs bizarres ou désagréables, d'amertume ou de sucré, accompagnées on non d'hallucinations.

Il faut faire une place, dans la symptomatologie des tumeurs cérébrales, aux *équivalents psychiques* et aux *formes larvées* de l'épilepsie : vertiges, absences, migraine ophtalmique, attaques syncopales, tics, actes impulsifs, réminiscences vives, fureur et manie épileptiques.

Quelquefois, ce sont des sensations d'hébétude, d'engourdissement psychique, des nausées sans vomissement, que le malade éprouve; l'hébétude, d'une durée de plusieurs heures, s'accentue quelquefois jusqu'à l'inconscience; et, pendant ce temps, le malade exécute des actes automatiques, converse, etc. [2].

---

malade eut, au moment de l'attaque, de l'hémiplégie et de l'aphasie, sans perte de connaissance. On ne trouva rien à l'autopsie. (*Brain*, 1899, et *Rev. Neurol.*, 1900, p. 234.)

1. Fuchs dit qu'il a observé l'*épilepsie sensitive* dans les circonstances suivantes : 1° dans la période prodromique de la paralysie générale; 2° dans les lésions qui compriment l'encéphale (tumeurs, abcès, kystes, exsudats méningés); 3° dans l'encéphalomalacie; 4° dans l'hémicranie symptomatique de Kraft-Ebing. Les accès pouvaient en être provoqués par une lésion à distance des *centres sensitifs* de l'écorce. Jamais les symptômes moteurs ne précèdent les sensitifs, tandis que souvent les paresthésies sont suivies de phénomènes convulsifs. L'accès jacksonnien sensitif est toujours l'indice d'une LÉSION CENTRALE. (*Jarb. f. Psych.*, 1900, p. 1, et *Rev. Neurol.*, 1902, p. 337.)

2. Norman Henry (*Journ. of nerv. and mental desease*, 1899, p. 362, et *Rev. Neurol.*, 1900, p. 878). — D'après Féré (*Les épilepsies et les épileptiques*, Félix Alcan, 1890, et P. Cornu, th. Lyon, 1902), la migraine est une forme larvée, équivalente, de l'épilepsie. Les deux états se succèdent chez les épileptiques, et alternent héréditairement.

Parmi les *formes larvées*, que nous avons rencontrées dans les néoplasmes, nous rappellerons : les *actes procursifs*, l'*automatisme ambulatoire*, les *fugues*, la *poriomanie* (impulsions inconscientes aux voyages), etc.

Si l'*épilepsie* est la *seule manifestation* d'une tumeur, elle devra revêtir exactement les caractères Bravais-jacksonniens, pour avoir une *réelle valeur localisatrice*.

S'il s'agit de crises d'*épilepsie généralisées d'emblée*, et qu'on hésite sur le diagnostic avec l'*épilepsie essentielle*, on recherchera les *stigmates de dégénérescence* et les *anomalies organiques* ou *fonctionnelles*, propres aux épileptiques, bien étudiés, dans ces derniers temps, par Féré : asymétries crânienne ou faciale, voûte palatine ogivale, synostoses prématurées des sutures du crâne, tics, bégaiement, asymétrie de ton de l'iris, astigmatisme, altération du pavillon de l'oreille, anomalies des organes génitaux, vices de conformation du tronc et des membres, état mental et caractère des épileptiques, etc. [1].

On se souviendra également que l'*épilepsie essentielle* est fréquemment *héréditaire*, dans la proportion de 61 p. 100 des cas observés, d'après Lange. [2] Et, d'un autre côté, comme beaucoup d'épileptiques, porteurs de tumeurs cérébrales, sont enfermés dans les asiles, on se fera une règle d'examiner avec soin les épileptiques, et de ne pas se contenter d'un diagnostic symptomatique rapide, mais de faire un examen neurologique complet [3].

Heureusement, pour la facilité du diagnostic des *épilepsies généralisées, d'emblée*, dont nous avons rapporté ailleurs de nombreux exemples (voir les cas de Brissaud et Massary, de Magalhaes Lemos, d'Appert et Gandy, Monod, Achard et Weill, p. 11 et 41), il existe ordinairement des *manifestations associées*, telles la *céphalée*, ordinairement très intense, et qui ne se rencontre pas *à ce degré* chez les épileptiques vulgaires, et les autres signes du syndrome (vomissements, vertiges, torpeur, et souvent l'œdème papillaire).

Dans d'autres cas, lorsque les crises apparaissent, *il y a déjà*

---

1. Féré, *Les épilepsies et les épileptiques*, Paris, Félix Alcan, 1890.
2. Lange, Hérédité de l'épilepsie (*Psych. Wochens.*, 1900, et *Rev. neurol.* 1900, p. 878).
3. Vidal a indiqué les inhalations de nitrite d'amyle, comme un moyen facile de diagnostiquer les épilepsies par compression, de l'épilepsie vulgaire. Dans le premier cas, le nitrite d'amyle, agent vaso-dilatateur, augmente la compression, et fait éclater l'accès immédiatement. (*Congrès de chir.*, 1901.)

des symptômes de localisation (monoplégies, hémiplégies, anes-thésies, hémianopsies, aphasies, ataxies, etc.).

Par ces caractères concomitants, l'*épilepsie généralisée des néo-plasmes* se distingue aisément de l'*épilepsie sine materia*.

Il faut ajouter deux considérations importantes :

1° Qu'il faut savoir distinguer les *convulsions de l'épilepsie*, des *crises de l'hystérie* ;

1° Que les attaques épileptiques sont fréquemment *symptoma-tiques de lésions autres que les néoplasmes cérébraux.*

Les *caractères des crises* et les *stigmates* permettent ordinaire-ment de reconnaître l'*attaque hystérique.*

Les paroxysmes de la *petite hystérie*, dit Féré, sont constitués par des spasmes arythmiques, irréguliers, des gesticulations incohérentes, ne s'accompagnant, ni de la pâleur initiale, ni de la morsure de la langue, ni de perte de connaissance complète, ni de miction involontaire, ni de stupeur consécutive. Au lieu du cri initial des épileptiques, on a des cris incohérents, des vocifé-rations bruyantes, suivis de rire et de pleurs, de miction abon-dante, et d'un retour rapide à l'état normal, sans courbature.

La similitude des crises est bien plus accusée dans la *grande hystérie*. On y observe des convulsions qui reproduisent fidèle-ment la période tonique de l'attaque épileptique (torsion latérale de la tête, battement des paupières, grimaces rapides, rigidité trépidante des membres dans l'extension); puis surviennent les grands mouvements de la période dite de clownisme (arc de cercle, propulsion saccadée du ventre, etc.); enfin se produisent les attitudes passionnelles, avec délire[1]. Si ces trois phases de la grande hystérie se succèdent dans leur ordre régulier, le dia-gnostic est facile, d'autant que l'épreuve de la compression de l'ovaire est susceptible de suspendre l'attaque, et sert pour ainsi dire de *pierre de touche*. Mais, quand elles sont incomplètes, ou qu'il s'agit de ces *états combinés et alternants d'hystérie et d'épilepsie*, comme on en rencontre quelquefois, il faut avoir recours à la recherche attentive des *stigmates permanents* (hémi-anesthésie sensitivo-sensorielle, ovarie, points douloureux, zones hystérogènes, etc.)[2].

Presque TOUTES les *altérations du système nerveux central* peu-vent donner lieu à des *crises épileptiques* : congestions, inflam-

1. Féré, *Les épilepsies et les épileptiques*, Paris, Félix Alcan, 1890.
2. Crocq (de Bruxelles) a rapporté au Congrès de Lille un cas d'épilepsie jacksonnienne hystérique, chez un homme : les crises très violentes cédèrent à la suggestion, par des pilules de nitrate d'argent. (*Rev. Neurol.*, 1901, p. 1016.)

mations aiguës ou chroniques, méningées ou parenchymateuses, encéphalites, scléroses cérébrales, hémiplégies infantiles, pachyméningites, épanchements sanguins, hémorragies, ramollissements, etc. [1].

La similitude est grande (à cause de la céphalée et de l'œdème papillaire, et des symptômes de localisation, qui coexistent ordinairement) lorsqu'il s'agit de *plaques localisées* de *méningite chronique* ou *tuberculeuse*, d'*adhérences limitées* ou d'*abcès* : dans ces circonstances, on est souvent intervenu, croyant à l'existence d'une tumeur (cas de Crouzon, p. 216).

Parmi les *causes extrinsèques au système nerveux*, il faut mentionner surtout : les *intoxications* (urémie, albuminurie, saturnisme, alcoolisme et absinthisme, diabète, intoxications toxi-alimentaire, typhique, scarlatineuse, thyroïdienne et basedowienne, etc.); les *affections voisines* du crâne, des cavités nasales, auriculaires, etc. ; et, enfin, les *traumatismes crânio-cérébraux* [2].

1. Parmi les faits récemment publiés, présentant quelques particularités intéressantes, nous citerons : un cas de Muller, où, chez un enfant atteint d'hémiplégie cérébrale infantile avec épilepsie, on trouva des lésions uniquement microscopiques, petites cavités autour des cellules pyramidales, etc. (*Psych. Vochens.*, 1899, et *Rev. neurol.*, 1900, p. 880); — de Touche : *Pachyméningite avec épilepsie jacksonnienne* (*Soc. de neurol. et Rev. neurol.*, 1900, p. 351); Respiration de Cheyne-Stockes, et convulsions épileptiques, dans l'hémorragie méningée (*Soc. des Hôp. de Paris*, 1er août 1901); Épilepsie dans les hémorragies avec hémiplégie (*Soc. anat.*, 1900, p. 622); Épilepsie dans un cas de ramollissement (*Soc. anat.*, 1901, p. 291). — Féré : Attaques d'épilepsie, chez un hémiplégique ramolli, à la suite de miction et de défécation; auparavant, migraine ophtalmique (*Soc. de Biol.*, 1901, p. 867). — H. Jackson : Abcès du cerveau, annoncé par une epilepsie avec aura olfactive, lésion du lobe temporo-sphénoïdal (*Rev. neurol.*, 1900, p. 378). — Cassel Brown : Cas remarquable d'abcès cérébral, suite de fièvre typhoïde, occupant la zone rolandique, ayant donné lieu à des crises jaksonniennes très nettes, qui débutaient dans la main et le bras gauches. Trépanation suivie de succès (*Edimburg med.*, 1er mars 1900, p. 228, et *Rev. neurol.*, 1901, p. 21).

2. Dans ces derniers temps, on a étudié *quelques variétés d'épilepsies* utiles à signaler, à notre point de vue : 1° l'épilepsie réflexe de l'aménorrhée virginale : aménorrhée, anémie, crises convulsives *périodiques*, conjonctivites, chez une jeune fille de 20 ans (Patrello, *Gaz. degli osped.*, 1900, p. 281, et *Rev. neurol.*, 1900, p. 572), — et l'épilepsie de la puberté : démence *épileptique* paralytique et spasmodique de la puberté (G. Voisin et Legros, *Annales médico-psychol.*, 1899, et *Rev. neurol.*, 1900, p. 211). — 2° L'épilepsie cardiaque et des artério-scléreux (Stinzing, *Rev. neurol.*, 1900, p. 514); Schupfer, Épilepsie sénile et cardio-vasculaire (*Monat. f. Psych.*, 1900, p. 282, 363, et *Rev. neurol.*, 1901, p. 1057); Épilepsie cardiaque et phénomènes de rappel, auto-intoxication par Rueff (*Rev. de méd.*, 1903, p. 131); Pellisari : Tachycardie paroxystique de nature épileptique, surtout nocturne (*Riform. med.*, 1903, p. 236, et *Rev. neurol.*, 1903, p. 788). — 3° L'épilepsie toxi-alimentaire; Combemale et Huriez en ont relaté un cas, consécutif à une sténose cancéreuse du pylore (*Écho méd. du Nord*, 1900, p. 350). — 4° Épilepsie d'origine hépatique (Ballet et Faure).

Nous insisterons, en quelques mots, sur l'*épilepsie syphili-tique,* — l'*épilepsie des urémiques,* — et l'*épilepsie traumatique,* qui offrent des particularités intéressantes, au point de vue du diagnostic avec les tumeurs encéphaliques.

Les caractères cliniques de l'*épilepsie* SYPHILITIQUE ont été bien précisés par Fournier, dans ses Leçons. On doit en soupçonner l'existence, lorsqu'il s'agit d'un homme de trente à quarante ans, qui a, pour la première fois de sa vie, une crise épileptique : car l'épilepsie essentielle a son début dans l'enfance, est héréditaire.

Elle se présente : 1° tantôt sous la forme de *crises d'épilepsie généralisées,* en tout comparables à celles de l'*épilepsie essentielle* ou vulgaire ; mais bientôt s'ajoutent, d'une manière plus ou moins fixe et complète, des troubles cérébraux et intellectuels, en particulier de l'amnésie, de l'abaissement de l'intelligence, de l'hébétude, puis des parésies ; 2° tantôt sous la *forme localisée* ou *partielle,* dans laquelle le malade reste conscient au moment des crises ; elle est hémiplégique, monoplégique, et, comme la précédente, accompagnée d'abaissement intellectuel et d'amnésie [1].

Dans ces deux formes, en dehors des commémoratifs et des stigmates, le diagnostic causal est souvent impossible. Aussi Fournier, Oppenheim et, plus récemment, Lutzenberger, don-nent-ils le conseil de soumettre le malade au traitement d'épreuve, même si la syphilis est niée. Il faut retenir cependant que, même dans les néoplasmes communs, l'amélioration, sous son influence, est très fréquente [2].

L'*alcoolisme* peut provoquer des crises épileptiques semblables à celles de la syphilis ; et, lorsqu'il y a coïncidence des deux dia-thèses, le diagnostic étiologique est des plus difficiles.

L'*épilepsie* URÉMIQUE présente d'autant plus d'analogies avec celle des tumeurs cérébrales, qu'elle s'accompagne de céphalées intenses, paroxystiques (parfois atroces et occipitales,. comme nous l'avons observé dans un cas personnel), de telle sorte qu'*on croirait à une tumeur de la base ou du cervelet* ; de vomissements répétés, et d'altérations accentuées du fond de l'œil.

---

1. Nous indiquons plus loin les caractères cliniques de la gomme céré-brale : répétition des crises, marche lente, rémissions, phénomènes de loca-lisation, et signes du syndrome.

2. Fournier, *La syphilis du cerveau,* Paris, 1879, p. 142-238. — Oppenheim, *Die syphilitischen Erkrankungen des Gehirns,* Wien, 1896. — Lutzenberger, L'épilepsie syphilitique (*Pratica del medico,* 1901, n° 7, et *Rev. neurol.,* 1901, p. 756). — Feinberg (de Kowno), Contribution à la clinique de l'épilepsie syphilitique (*Neurol. Centralblatt,* 1902, p. 792, et *Rev. neurol.,* 1903, p. 222).

Les crises convulsives sont le plus souvent *généralisées*, et n
le cèdent pas en violence à celles de l'*épilepsie essentielle*.

Mais il existe aussi, *dans l'urémie*, des cas assez nombreux
d'*épilepsie partielle*, d'*attaques jacksonniennes bien caractérisées*,
ainsi que l'ont établi les recherches de Raymond, Chantemesse
et Tenneson, Chauffard, etc.

On a attribué cette localisation des troubles moteurs au rappel
à l'activité d'une *ancienne lésion* (Raymond a trouvé un ancien
foyer dans le centre moteur), ou à des *œdèmes limités* de l'écorce
cérébrale. Tout récemment Colleville, dans un cas où les crises
convulsives, d'origine urémique, étaient limitées au sterno-mastoïdien et au trapèze gauches, a trouvé à l'autopsie : un œdème,
avec un petit foyer de ramollissement, dans la région préfrontale, sur le pli de passage entre F² et F³.

La difficulté de remonter à l'action causale est parfois très
grande; car, dans certains cas de *sclérose rénale*, l'albuminurie
est légère, fugace, peut passer inaperçue, et on ne trouve que
quelques rares cylindres.

Dans un récent cas d'épilepsie jacksonnienne, d'origine urémique, relaté par Vaillard, la phase pré-albuminurique fut celle
des crises d'épilepsie (type brachio-facial avec perte de connaissance, et type brachial sans perte de connaissance); les urines
étaient blanches et pauvres en urée, mais pas albumineuses.
Dans une deuxième phase : céphalalgie intense et œdème, les
urines étaient rares, colorées, riches en albumine [1].

L'*hypertrophie du cœur* et le *bruit de galop* caractéristique,
l'augmentation de la *tension artérielle*, les *œdèmes*, les *caractères
ophtalmoscopiques* (rétinite albuminurique avec plaques blanchâtres d'exsudat ou d'atrophie), pourront contribuer à *éloigner*
l'idée de l'existence d'un néoplasme.

L'ÉPILEPSIE TRAUMATIQUE est *primitive* ou *secondaire*.

Dans le premier cas, le souvenir et les effets de l'accident initial sont trop récents, pour que le diagnostic puisse
errer.

C'est ainsi que, dans une observation de Foutoyneau, communiquée par Picqué à la Société de Chirurgie, chez un enfant de
quatre ans, après un enfoncement du pariétal, par chute sur la
tête, on vit, presque immédiatement après l'accident, survenir des

---

1. Raymond (*Rev. de méd.*, 1885, p. 705). — Chantemesse et Tenneson, De
l'hémiplégie et de l'épilepsie partielle urémique (*id.*, p. 935). — Chauffard
(*Arch. gén. de méd.*, juillet 1887). — Colleville (*Gaz. hebd.*, 1900, p. 673, et
Rev. neurol., 1900, p. 1084). — F. Vaillard (*Journ. de méd. et de chir. pratiques*, nov. 1902, et *Rev. neurol.*, 1903, p. 477).

crises d'épilepsie jacksonnienne, qui disparurent aussitôt après
l'intervention.

Dans un autre fait de Grillot, à la suite d'une chute sur la
nuque d'une hauteur de 3 mètres, on constata de la surdité verbale, de l'aphasie partielle, et une hébétude profonde; la première attaque épileptiforme eut lieu quinze jours après l'accident;
puis, il y eut des attaques subintrantes, et mort : fracture de la
base du crâne, attrition de F³ et des circonvolutions temporales
gauches [1].

Mais, le plus souvent, l'*épilepsie traumatique* est *secondaire*,
et l'accès primitif peut être ignoré ou oublié du malade, ou a
été insignifiant, en apparence. C'est quelquefois plusieurs années
après que les *attaques convulsives se manifestent* : il y eut un
intervalle de sept ans, dans le cas d'Hartley, de douze ans dans
celui de Horsley, de quatorze ans (Gross), de seize ans (Jeannet),
et de vingt ans (Holston) [2].

Les crises sont tantôt celles de l'*épilepsie généralisée*, en particulier chez l'enfant, où, d'après Chipault, « le traumatisme du
cortex le mieux localisé a une tendance extrême à susciter des
symptômes diffus [3] »; ou, plus souvent, au moins chez l'adulte,
celles de l'*épilepsie partielle* ou *Bravais-jacksonnienne* [4].

Ordinairement, il existe en même temps : des *douleurs de tête*
violentes, avec ou sans paroxysmes, un état d'*obnubilation
intellectuelle*, et de l'*œdème papillaire* (troubles visuels), qui
prêtent à confusion, lorsqu'on ne peut remonter à l'origine traumatique.

Dans le fait bien étudié d'Anglade et Chocreaux, chez un militaire qui avait eu, au Camp de Châlons, une fracture de la base
du crâne, suivie de guérison apparente, c'est seulement cinq ans
après, ayant repris les travaux des champs, que le blessé se
plaignit de maux de tête violents, et eut des accès convulsifs
généralisés, tomba peu à peu dans un état de torpeur et d'abrutissement, puis devint idiot et dément. Il mourut seulement dix-
sept ans après l'accident, dans un asile, et, à l'autopsie, la fracture de la base du crâne, pourtant accusée par les phénomènes

1. Picqué (*Soc. de chir.*, 1ᵉʳ oct. 1902). — Grillot (*Soc. anat. de Paris*, 1890,
p. 758).
2. Cités par Marion. Traitement chirurgical de l'épilepsie traumatique
(*Arch. gén. de méd.*, 1903, p. 651).
3. Chipault (*Trav. de neurologie chirurgicale*, 1900, p. 272).
4. Voir in Chipault, Chir. nerveuse, I, 1902, p. 187, les faits cités d'*épilepsies traumatiques localisées* (de Fontguyon, Fluteau, Aubertin, Reynier,
Panchet, etc.), — ou *généralisées* (Laffarel, Vignardon, 1897 à 1900) — et
Raymond (*Arch. de neurol.*, 1901, p. 369).

primitifs, et par de la surdité avec paralysie faciale persistante, parut guérie, mais on trouva des foyers de ramollissements linéaires, selon le trait de fracture, sur la partie moyenne des deux lobes temporaux, et sur la partie antérieure du lobe frontal. Il s'agit là, sans doute, d'une infection secondaire, survenue par quelque *fêlure* persistante du rocher.

De même, Bernardini, chez un alcoolique qui avait des crises d'épilepsie de cause inconnue, trouva à l'autopsie une fracture du crâne, remontant à l'enfance [1].

Le plus souvent, la *cicatrice* de la lésion traumatique, si le cuir chevelu ou le crâne ont été intéressés, surtout si on la recherche avec soin, la tète ayant été rasée (ce qu'il faut toujours faire), révélera l'*origine causale* des accidents épileptiques, apparus tardivement.

Il en fut ainsi dans les cas de Kirmisson (fillette de onze ans, chute à deux ans d'un premier étage; à cinq ans, première crise d'épilepsie jacksonnienne du côté gauche du corps; à onze ans, deuxième crise; on reconnaît un enfoncement du pariétal droit); — de Fredet (plaie pénétrante par balle de revolver un an avant; crises d'épilepsie jacksonnienne, débutant par le bras gauche; large craniectomie temporaire; esquille; cicatrice déprimée de la dure-mère; guérison); — de Duret, de Loison, de Schwartz, qui plusieurs années après l'accident enlevèrent des esquilles pénétrantes; — de Rochard et Frogé (coup de bâton sur le crâne; hémiplégie primitive, première trépanation; attaque d'épilepsie plusieurs années après, deuxième intervention heureuse); — Abadie, chez une jeune fille de seize ans, qui à sept ans avait eu un enfoncement de l'occipital, fut en présence de céphalées, d'épilepsie jacksonnienne, avec mydriase, œdème papillaire accusé, acuité visuelle très réduite, et hémianopsie latérale homonyme : tous ces accidents guérirent à la suite d'une ponction lombaire (dont le liquide renfermait de nombreux lymphocytes, indices d'une irritation méningée), sauf l'hémianopsie qui persista [2].

1. Anglade et Chocreaux, Les suites d'une fracture de la base du crâne. Guérison apparente. Mort 17 ans après, dans la démence avec épilepsie totale (*Rev. neurol.*, 1902, p. 205). — Bernardini (*Rivista di Freniatria*, 1900, p. 172, et *Rev. neurol.*, 1900, p. 680).

1. Kirmisson, *Soc. de Chir.*, 16 oct. 1901. — Fredet (Présentation du malade à la Société de neurol., *Rev. neurol.*, 1902, p. 287). — Duret (*Des Esquilles pénétrantes du crâne*, in th., J. Leplat, Paris 1898). — Loison, Schwartz (*Soc. de Chir.*, nov. 1901, et *Rev. neurol.*, 1902, p. 750). — Rochard et Frogé (*id.*, oct. 1901). — Abadie (*Gaz. hebd. des Sc. méd. de Bordeaux*, 1903, p. 498).

Les cas les plus difficiles sont ceux où l'*anamnèse est muette*, et où, malgré des recherches minutieuses, on ne trouve *aucun indice d'un traumatisme*.

Les symptômes observés pourront être : non seulement la céphalée, l'œdème papillaire, les troubles visuels, et les crises convulsives, comme dans les cas précédents, mais encore, des *symptômes de foyer*, de *localisation*, tels l'hémiplégie, une monoplégie, de l'hémianopsie, des symptômes cérébelleux et des troubles sensitifs très comparables à ceux qu'on rencontre dans les néoplasmes.

D'autre part, les lésions qui les engendrent ont été des plus variables : enfoncements, esquilles, corps étrangers, hyperostoses du crâne ou épaississement de la dure-mère ; adhérences des membranes aux os, entre elles, ou avec le cortex ; plaques de méningite ; abcès ; cicatrices étoilées du cortex ; néoformations vasculaires, angiomes ; lésions de porencéphalie ; kystes séreux, etc., et quelquefois, simple état congestif, ou altérations microscopiques de la substance nerveuse.

Les *irrégularités d'évolution*, les *rémissions nettes*, la *violence moindre des céphalées*, l'*absence de paroxysmes vrais*, le caractère *peu accentué de l'œdème papillaire* et de la *torpeur cérébrale*, souvent nulle, tandis que les *crises convulsives* sont vives et répétées, l'*apparition de la fièvre* ou l'*élévation thermométrique*, pourront cependant faire supposer qu'on n'est pas en présence d'une tumeur.

Mais, souvent, on restera perplexe, même si on a notion d'un accident antérieur ; car le *traumatisme crânien est un facteur fréquent* de néoformations réelles dans l'encéphale.

L'HYSTÉRIE est, on l'a dit, la grande simulatrice.

Il n'est pas de symptomatologie compliquée qu'elle ne puisse reproduire, et celle des néoplasmes n'échappe pas à la règle.

Quelquefois elle se surajoute simplement, et fait partie du *cortège* de leurs manifestations.

Les neurologistes décrivent une *hémiplégie hystérique*, quelquefois précédée d'une apoplexie hystérique ; elle occupe les membres supérieur et inférieur d'un côté, rarement la face ; si celle-ci est atteinte, elle y revêt le type labio-glosso-spasmodique (Charcot). Elle est ordinairement associée à une hémi-anesthésie sensitivo-sensorielle bien accusée.

Il y a aussi une *monoplégie hystérique*, mais l'anesthésie qui l'accompagne prend la forme d'un gant, d'un bas, et ne répond pas à une distribution nerveuse ou radiculaire connues.

Il existe : une *aphasie hystérique*, étudiée récemment par Mlle Gasne, qui revêt toutes les formes de l'aphasie organique (cécité verbale, surdité verbale, aphémie, etc.), une *épilepsie jacksonnienne*, une *chorée*, des *troubles cérébelleux* et de la *titubation*, une *astasie-abasie* hystériques.

Quelquefois se trouvent simulés, à s'y méprendre, les tremblements et les autres troubles de la *paralysie générale*, de la *sclérose en plaques*, etc.

On indique cependant des *caractères distinctifs*, en particulier, le *début subit* et la *disparition soudaine*, et les *stigmates* bien connus de la maladie[1]. — D'autre part, les *troubles des réflexes tendineux*, si communs dans les *lésions organiques*, sont *étrangers à la symptomatologie de l'hystérie* (où on n'obtiendra ni leur exagération, ni leur abolition).

Les *troubles hystériques oculaires*, dont l'étude vient d'être reprise avec soin par Parinaud, sont des plus variés, et méritent d'être énumérés : outre l'amblyopie, la dyschromatopsie, et le rétrécissement campimétrique du champ visuel, troubles les plus anciennement connus, il faut signaler aussi : la diplopie monoculaire; l'amaurose, parfois unilatérale; l'hémianopsie; la contracture de l'accommodation; les troubles de la convergence, des mouvements associés dans la direction du regard, l'ophtalmoplégie, le blépharospasme et le ptosis hystériques[2].

Il faudrait parler encore des *troubles psychiques* et *mentaux*, fréquents dans l'hystérie comme dans les néoplasmes. — Joffroy rapportait, il y a peu de temps, un cas remarquable d'*amnésie hystérique*, avec *apraxie*, agraphie, alexie, et anesthésie totale de la surface cutanée[3].

En un mot, avant d'établir définitivement le DIAGNOSTIC *d'une affection de l'encéphale*, surtout s'il s'*agit d'une* TUMEUR, il faut

---

1. Voir, sur le diagnostic de l'*hémiplégie hystérique* et de l'*hémiplégie organique*, les rapports des Drs Ferrier et Roth, au Congrès International de Paris, 1900 (sect. de Neurologie). — Babinski : Leçons cliniques, *in* Gaz. des hôpit., 5 et 8 mai 1900 et 11 oct. 1904. — Mlle Gasne, Aphasie hystérique, Th. Paris, 1900.

2. Parinaud, Troubles oculaires de l'hystérie (*Ann. d'oculistique*, Juillet et Septembre 1900). — Voir aussi : Max Weill (*Rev. Neurol.*, 1900, p. 959); Douath (*id.*, p. 458). — Schneck (*Rev. Neurol.*, 1902, p. 422). — Lagrange, Paralysie hystérique du droit externe et du petit oblique (*Rev. Neurol.*, 1903, p. 56). — Pleut, Amaurose hystérique (*Clin. ophtalm.*, 1898, et *Rev. Neurol.*, 1900, p. 202). — Nogués et Sirol, Paralysie associée des muscles droits supérieurs de nature hystérique (*Rev. Neurol.*, 1901, p. 290).

3. Joffroy (*Journal de Méd. et de Chir. pratiques*, 1899, p. 886, et *Rev. Neurol.*, 1900, p. 202).

toujours être prêt à *dépister la* GRANDE NÉVROSE, tant ses manifestations sont complexes et protéiformes.

L'HYSTÉRIE est souvent une MANIFESTATION ASSOCIÉE aux symptômes propres des NÉOPLASMES CÉRÉBRAUX.

Chez un malade d'Auvray, qui avait des céphalées violentes, des vomissements, de la titubation, et *tous les symptômes d'une tumeur du cervelet* (tumeurs des plexus choroïdes du quatrième ventricule), et qui avait eu, jadis, des *crises hystériques*, ces symptômes disparurent subitement et pour un temps, une fois par l'administration du traitement spécifique, et une seconde fois sous l'influence d'une potion fantaisiste. C'était là, d'après l'auteur, un effet de la suggestion.

Dans un cas de Merklen, le malade, qui avait aussi *une tumeur du cervelet*, présenta un jour un état mental hystérique, joint à de l'aboulie et à un état apathique très prononcé : ces symptômes firent penser à de l'*hystérie*. Traité par l'hydrothérapie, il en éprouva, pendant quelques semaines, les meilleurs résultats, jusqu'à ce que les symptômes graves fissent leur réapparition [1].

Parfois, il y a *alternance* ou *mélange* de crises d'épilepsie et d'attaques d'hystérie. — Chez une malade de Marchand et Leuridan, âgée de vingt ans, les crises revêtaient trois aspects : tantôt c'étaient des attaques de vertige épileptique, tantôt des accès de grand mal complets, tantôt des crises d'hystérie; il y eut des accès de céphalée, mais pas d'autres troubles, jusqu'à ce que le malade mourût dans le coma (kyste de la face interne de F^1 et du lobule paracentral, fig. 103, p. 222).

Griffiths et Steel Scheldon observèrent, chez une malade, pendant plusieurs mois, des névralgies intenses et de la céphalalgie occipitale, paroxystiques; puis, des nausées, des vomissements, de l'obscurcissement de la vue, sans autres phénomènes; et, *on crut à de l'hystérie*. Ce n'est que plus tard, qu'un léger strabisme gauche vint indiquer quelque chose de plus grave, et que l'œdème de la papille apparut; enfin, dix mois plus tard, elle mourut; il s'agissait d'une tumeur volumineuse comprimant les lobes antérieurs, ayant l'aspect d'un cervelet [2].

Ces quelques faits, pris parmi plusieurs autres, suffisent à montrer : que chaque individu, en présence d'une tumeur qui se déve-

1. A. Auvray, Tumeur du cervelet (*Soc. Anat.*, 1895, p. 182). — Merlen, cité par Auvray (*Tumeurs cérébrales*, Th. Paris, 1896, p. 115).
2. Marchand et Leuridan (*Loc. cit.*, p. 12 et 300) ; Griffiths et Steel Scheldon (*Loc. cit.*, p. 40).

loppe dans son cerveau, réagit à sa manière. Selon les expressions d'Oppenheim, « l'un, reste le témoin calme de son attaque classique d'épilepsie; l'autre, est bouleversé en un moment; un troisième, pleure ou tombe en extase, et enfin, esquisse plus ou moins le tableau de l'hystérie. — D'ailleurs, les attaques de contracture tétanique avec opisthotonos, qui surviennent dans les tumeurs de la fosse cérébrale postérieure, *sont facilement confondues avec les crises de l'hystérie* [1]. » — Nous avons, d'autre part, indiqué les caractères distinctifs de la céphalée des hystériques, et de la céphalée des néoplasmes.

La NEURASTHÉNIE est une névrose, qui présente parfois des relations assez intimes, avec les néoplasmes encéphaliques.

Les *prodromes* des tumeurs cérébrales sont, dans quelques cas, constitués par l'apparition d'un *état neurasthénique*. Ce sont, comme le dit Thoma d'Illenau, des symptômes de dépression, d'irascibilité, d'inaptitude au travail, d'incapacité de penser, qu'on observe. On peut hésiter, dans ces circonstances, entre une neurasthénie, un trouble hystérique, un début de paralysie générale, ou une tumeur. Plus tard, apparaissent la céphalée, les vertiges, les troubles de la vue, et l'œdème pupillaire, qui éclairent le diagnostic.

En un mot, il existe une *neurasthénie pré-néoplasique*, comme est signalée une *neurasthénie pré-hémiplégique*, ou *avant la paralysie générale*.

D'ailleurs, dans nombre de cas de tumeurs cérébrales, l'état psychique et mental est au premier plan, et domine pendant longtemps, avant qu'apparaissent les signes de syndromes communs des néoplasmes, ainsi que nous l'avons déjà mentionné (voir p. 46).

La *céphalée des neurasthéniques*, si elle est prononcée, peut, à un examen superficiel, être confondue avec la céphalée des néoplasmes : mais, en général, elle est moins violente et moins profonde. Le malade neurasthénique se plaint de supporter un casque plomb, de n'avoir plus le cerveau libre, d'être dans l'incapacité de penser, etc.; mais il ne parle pas de l'intensité de sa douleur. Si on a laissé supposer qu'il pourrait avoir une tumeur, il devient hypocondriaque, et exagère ses sensations subjectives. Mais, malgré ses plaintes, il n'a pas cette apparence de grande souffrance, que donne aux malades l'existence d'une tumeur dans

---

1. Voir p. 385. *Similitude des attaques d'hystérie et d'épilepsie, dans les tumeurs du cervelet* (Oppenheim).

l'encéphale : il semble, dans ce dernier cas, qu'elle imprègne toute sa personne : regard, attitude, mouvements, etc.

Lubetzki a constaté que chez les neurasthéniques à céphalée, la température du crâne est plus élevée, parfois d'un à deux degrés, que chez les individus sains, et que le maximum de céphalée siège là où la température est plus élevée; celle-ci diminue à mesure que la céphalée disparaît[1].

Les autres symptômes de la neurasthénie, tels que vertiges ordinaires ou auriculaires[2], affaiblissement de la vision, diminution de la mémoire, apathie, aboulie, faiblesse musculaire, tremblements, myoclonies, peuvent aussi se rencontrer dans la symptomatologie des néoplasmes cérébraux; mais leurs caractères y sont plus accentués, mieux définis, et l'origine en est aisément appréciable. — L'hémianopsie, signalée par Déjerine et Viallet, est plus instable, intermittente, et ses limites sont très variables[3].

Il faut rapprocher de la *neurasthénie* la NÉVROSE TRAUMATIQUE, qui lui ressemble beaucoup, et dans laquelle on observe souvent des phénomènes vaso-moteurs : congestions, vertiges en se baissant, intolérance pour la galvanisation du cerveau, etc. Ces états sont attribués à une maladie des fins vaisseaux du cerveau; il faut les connaître, pour éviter une intervention inutile (Oppenheim).

Il y a d'ailleurs, dans la névrose traumatique, des zones d'hyperesthésie ou d'anesthésie, des monoplégies, et même des hémiplégies; mais ce sont là des symptômes irréguliers, transitoires, peu accentués, qui guérissent spontanément, ou par suggestion.

Après les traumatismes crâniens, sans fracture, et sans lésion de l'encéphale, les *troubles névrosiques* peuvent, dans quelques cas, se montrer assez persistants pour faire penser à une lésion plus réelle : foyer de contusion, plaque de méningite, ou même tumeur.

Rendu a rapporté jadis un beau cas de contusion cérébrale, simulant une névrose traumatique[4]. Mais, en général, par le

---

1. Lubetzki, *Recherches cliniques et expérimentales sur la céphalie des neurasthéniques* (Th. Paris, 1899).

2. A. Fruitier, *Vertige auriculaire des neurasthéniques* (Th. Paris, 1902).

3. Déjerine et Viallet (*Rev. neurol.*, 1895, p. 54).

4. H. Rendu : Contusion cérébrale, symptômes insolites, simulant une névrose traumatique (*Soc. Méd. des Hôp.*, année 1895). — Le blessé était tombé sur la tête, d'une hauteur de 0 m. 50 ; il n'y eut ni perte de connaissance, ni choc cérébral, mais une *impotence subite* du côté droit, qui se transforma les jours suivants en hémiplégie, suivie d'anesthésie. Intégrité absolue de la mémoire, de l'intelligence et de la parole. Il y avait une légère

repos, les calmants et le traitement psychique, les troubles, toujours plus confus, moins profonds, de la névrose traumatique, *disparaissent après quelque temps*, sans laisser de traces.

Nous avons déjà indiqué les caractères différentiels, entre la céphalée des tumeurs et la MIGRAINE. Celle-ci est dimidiée, procède par accès, est plus superficielle, etc. Elle peut cependant être aussi un *phénomène prodromique* des tumeurs cérébrales. Une malade, que trépana Chipault pour un gliome sous-cortical de F², avait, outre des crises d'épilepsie à auras variables, depuis six à sept ans, des *migraines frontales, violentes,* avec vomissements, revenant chaque semaine, durant une journée et se calmant, d'ordinaire, la nuit[1].

MALADIES GÉNÉRALES.

Ce sont celles qui retentissent fortement sur les centres nerveux, qui *donnent lieu à un drame clinique assez comparable à celui des néoplasmes encéphaliques,* pour en imposer à l'observateur, mais il est souvent d'une *durée limitée.*

Au premier rang se placent les *intoxications,* en particulier l'URÉMIE.

Dans cette maladie, au moins s'il s'agit d'une forme accentuée, nous rencontrons une *céphalée* violente, rebelle, fixe, occupant le front ou l'occiput, parfois avec contracture de la nuque et opisthotonos; des vomissements incoercibles et répétés; un état de torpeur cérébral, parfois compliqué de délire et d'hallucinations, souvent profond, et, dans les derniers temps, stertoreux; des vertiges; des crises convulsives, simulant l'attaque hystérique, d'allures épileptiques ou éclamptiques; des parésies ou des anesthésies fugaces, dans la face ou dans les membres, et des troubles visuels accentués, amblyopies, scotomes, diminution de l'acuité, progressive, allant parfois jusqu'à l'amaurose complète. Dans les cas graves, *l'aspect clinique est tel* qu'on est fortement saisi, et qu'on ne peut s'empêcher de penser *à l'existence possible d'une tumeur de la base ou du cervelet.*

éraflure temporale droite. Les symptômes principaux occupaient le côté homonyme à la lésion du cuir chevelu. Ils paraissaient s'amender après une douzaine de jours, quand survint de la lourdeur de tête, une attaque d'épilepsie jacksonnienne à droite, et de l'embarras croissant de la parole. Routier trépana à gauche, et rencontra un gros foyer d'attriction cérébrale (contusion par contre-coup).

1. Chipault (*Rev. Neurol.*, 1893, p. 452).

Nous dirons que c'est souvent la *violence des crises* et la *rapidité d'évolution* qui doivent plutôt détourner le clinicien de cette hypothèse.

Pour éviter l'erreur, il importe de procéder à une analyse méthodique des faits.

L'*examen ophtalmoscopique*, parfois difficile, vu l'état des malades, montrera une NÉVRITE OPTIQUE, plutôt qu'un œdème papillaire, et les plaques blanchâtres ou sanguinolentes de la *rétinite albuminurique*.

Il est des cas cependant où la similitude est très grande; et le fait indiqué par Deyl, que dans la papillite albuminurique les pulsations des artères rétiniennes sont visibles, est rarement suffisant.

Il faut tenir compte de l'état de la langue, souvent saburrale (*langue rénale*); des troubles respiratoires, revêtant le *type asthmatique*, ou de Cheyne-Stockes; des troubles *gastro-intestinaux*.

Mais, avant tout, il importe de faire un *examen soigné des* URINES, et d'y rechercher les signes de la *néphrite* (cylindres, albumine, etc.). D'autre part, on pourra constater des œdèmes localisés des paupières, de la face, et des autres parties du corps.

Dans certaines formes de *néphrite interstitielle*, où le taux de l'albumine est minime, on restera, parfois, hésitant; l'auscultation du cœur, où l'on constatera le bruit de galop; des poumons, dont la base sera œdématiée; l'examen du pouls, souvent petit, filiforme, et les autres symptômes, pourront aider à se faire une opinion exacte.

Notons qu'on rencontre, parfois, un peu d'albumine, dans les cas de néoplasmes cérébraux; mais, en général, la quantité en est faible, et sa présence, intermittente.

Nous avons insisté, plus haut, sur le diagnostic de l'épilepsie jacksonnienne URÉMIQUE[1].

L'*encéphalopathie* SATURNINE a plus de fixité et moins de violence que celle des néoplasmes; les vomissements et les vertiges sont rares, la torpeur cérébrale souvent absente; la paralysie des extenseurs, le liséré plombique, la rétraction du ventre, la constipation opiniâtre, l'anamnèse, aideront à reconnaître l'origine des accidents.

L'ALCOOLISME produit de l'agitation maniaque, du délire, de la céphalée, parfois des congestions cérébrales et du coma. Seules

---

1. On peut en rapprocher les faits d'*épilepsie* et de *méningisme uricémiques*, observés par Carrière, chez les enfants de souche arthritique, dont le sang, les urines et le liquide céphalo-rachidien contiennent un excès d'acide urique ou d'urates. (*Arch. gén. de médecine*, 1903, p. 641.)

ses lésions papillaires prêtent à confusion ; mais elles se caractérisent par un *scotome central*, tantôt complet, tantôt seulement pour le rouge et le vert. D'ailleurs, les troubles ont une évolution aiguë.

La même marche rapide existe dans les phénomènes cérébraux du DIABÈTE, du RHUMATISME INFECTIEUX, de l'INFLUENZA. — Cette dernière maladie détermine parfois, avons-nous déjà dit, une *névrite optique*, de nature infectieuse [1].

L'ARTÉRIO-SCLÉROSE cause parfois des troubles, qui, à un examen superficiel, peuvent être attribués à une *tumeur cérébrale* : il y a de la céphalée, des vertiges, des convulsions, du ralentissement du pouls, des vomissements et, quelquefois, de la stupeur, surtout quand les reins sont altérés ; mais on n'observe guère, ni la stauungspapille, ni la névrite optique. Si on a parfois un peu de stupeur, il ne s'agit pas de celle de la compression cérébrale, avec son intensité croissante, paroxystique. Les signes de foyer s'installent tout d'un coup, dans une attaque apoplectique, tandis qu'ils se produisent *progressivement*, s'il s'agit d'une tumeur.

L'âge du patient, l'état du cœur, des artères, sont d'un grand secours. Ajoutons que l'artério-sclérose n'exclut pas le diagnostic de tumeur (Oppenheim).

Il nous faut dire, enfin, quelques mots de la CHLOROSE et des ANÉMIES GRAVES.

Elles s'accompagnent, quelquefois, de stauungspapille, dans les degrés avancés de la maladie, et peuvent même, dans quelques cas, donner lieu à de la céphalée, à des vertiges et des vomissements, phénomènes susceptibles d'en imposer un instant.

Quelques auteurs, Crawford, Thomson, Burton, Fanny, Tolly, Enghelmann, ont publié des cas où, dans l'*anémie grave*, existait non seulement de la névrite optique, mais encore d'autres symptômes cérébraux prononcés qui disparurent avec l'anémie. D'après Gowers, le diagnostic se fait grâce à l'action des médicaments et du repos, du fer, du quinquina, etc.

Chez une femme *anémique*, qui était dysménorrhéique et souffrait de céphalées intenses, quelquefois avec ralentissement du pouls, Oppenheim trouva une *névrite optique* : mais l'évolution

---

1. Nous avons vu succomber à des accidents cérébraux un de nos confrères, jeune encore, qui eut une *névrite optique* très accentuée, reconnue par un oculiste, qui amena en quelques mois une cécité complète : il fut impossible de trouver une autre cause à cet état pathologique, qu'une violente attaque d'influenza.

lui prouva que ces phénomènes étaient liés à des troubles de la circulation, survenant pendant les règles, sous l'influence de l'anémie. La méningite séreuse joue peut-être un rôle dans ces circonstances. — Chez une autre malade, le même clinicien se trouva en présence d'un diagnostic difficile : très anémiée à la suite d'un cancer du sein, elle présenta la triade : céphalée, vomissements, névrite optique. Comme la pauvreté du sang ne suffisait pas à expliquer ces accidents, et que les médicaments et le repos demeuraient sans résultat, il diagnostiqua une *métastase* : l'autopsie lui donna raison.

III. — DIAGNOSTIC TOPOGRAPHIQUE.

Après avoir reconnu l'EXISTENCE d'une tumeur cérébrale, par la présence des *signes du* SYNDROME, complets ou incomplets, et avoir exclu tous les *symptômes-sosies* des signes de ce même syndrome; après avoir écarté les *maladies du système nerveux* ou de l'*organisme*, qui peuvent conduire à une erreur, il semble que le terrain pathologique soit à peu près déblayé. — Il reste encombré, cependant, de plus d'une difficulté.

Il nous faut encore élucider la *seconde question* du problème pathologique, que nous avons posée au début de ce chapitre du diagnostic : quel est le SIÈGE *de la tumeur*?

En d'autres termes, il s'agit maintenant, pour nous, d'établir le diagnostic de la LOCALISATION.

Les hémisphères cérébraux peuvent être considérés comme deux vastes empires, ou royaumes, comprenant de grandes provinces, divisées en départements, arrondissements et cantons; leurs limites topographiques ne sont pas toujours nettement définies par des accidents extérieurs; mais on s'entend cependant sur ce point.

Si la *géographie physique* du cerveau peut être aisément reconnue, il est plus délicat de bien préciser sa *géographie économique et sociale* : il n'y a pas concordance entre les deux.

Pour la première, nous étudierons les symptômes des tumeurs, dans chacune des *divisions territoriales*; pour la seconde, nous envisagerons de grandes *régions fonctionnelles*, aux confins souvent peu déterminés.

Nous commencerons par ces dernières; et nous considérerons le diagnostic des troubles produits par les néoplasmes, dans les régions *motrices, sensitives, sensorielles,* de la *zone du langage,* etc., et dans les *voies de communication*, qui les relient aux centres bulbo-médullaires.

A. DIVISIONS FONCTIONNELLES DU CERVEAU.

1° *Région* MOTRICE. — *Diagnostic des tumeurs qui occupent cette région, ou ses* VOIES *de communication.*

Les tumeurs de cette région, *dans* LE CORTEX, s'annoncent par des *convulsions épileptiques* et des *monoplégies*.

Les *convulsions* sont ordinairement *localisées* (type Bravais-jacksonnien); mais il peut y avoir des attaques *généralisées*.

Dans certains cas, la *monoplégie* précède les convulsions; le plus souvent, elle leur succède.

Les convulsions indiquent l'irritation des centres moteurs; mais elles peuvent être produites par une *tumeur du voisinage*, qui excite l'écorce.

Nous avons insisté sur les caractères de leur *aura*, ordinairement purement *motrice*, et sur leur *mode de propagation* (voir p. 186 et 208).

La *paralysie* n'est pas toujours liée à une lésion destructive; quand elle n'est pas durable, il ne s'agit que d'un phénomène d'*inhibition*.

Elle est souvent incomplète, partielle dans le membre ou le segment de membre, qu'elle occupe.

Les *contractures* succèdent aux paralysies : dans quelques cas, rares, elles s'établissent *d'emblée*.

Les tumeurs SOUS-CORTICALES de la région, qui intéressent les expansions motrices venant du *cortex*, s'accompagnent aussi de *paralysies localisées*, comme les précédentes; mais, ordinairement, elles s'établissent plus *silencieusement*, progressivement. Si, le plus souvent, les *convulsions manquent*, elles se sont cependant accompagnées, dans un certain nombre de cas, de *crises d'épilepsie partielle* (voir p. 97).

Le diagnostic des *tumeurs sous-corticales* est souvent délicat; comme elles ne s'accusent que par des paralysies, des monoplégies, il faut considérer que celles-ci, aussi, peuvent être produites par des *lésions de déficit* (hémorragies, encéphalites, ramollissements), et rechercher les caractères propres de ces lésions (ictus, apoplexie, apparition brusque de la paralysie).

On observe encore des *paralysies localisées* (monoplégies) dans la paralysie générale, l'urémie, l'alcoolisme et les diverses intoxications, plomb, arsenic, infections intestinales (Trousseau, Chauffard, Oppenheim); mais, dans ces cas, les convulsions sont *fugaces*, se répètent suivant des *modes divers*, et les paralysies peu accusées.

Il faut encore ajouter les plaques de méningite chronique (cas de Crouzon, etc.) et de granulations tuberculeuses, les traumatismes du crâne et des méninges, parmi les causes de paralysies localisées [1].

En général, dans ces dernières et diverses circonstances pathologiques, lorsqu'il y a des convulsions, on note *l'absence de céphalée*, de *sensibilité du crâne* à la percussion, *l'irrégularité* et *l'absence de progression* des attaques ce qui aide un peu au diagnostic étiologique.

Les *tumeurs* CAPSULAIRES (capsule interne) produisent des *hémiplégies*, presque toujours accompagnées d'*hémianesthésies* (par lésion des faisceaux sensitifs, intimement mélangés aux fibres motrices, surtout en arrière).

Le néoplasme peut encore intéresser plus particulièrement le faisceau géniculé, et produire de la *dysarthrie* ou même de la *paralysie pseudo-bulbaire*.

Il n'y a ni aphasie vraie, ni épilepsie Bravais-jacksonnienne, ni ictus, et *le développement est progressif*.

Ce sont là des *signes distinctifs*, qui, joints aux phénomènes du syndrome, les séparent des hémiplégies par hémorragie ou ramollissement. — L'ictus apoplectique et paralytique existe cependant dans le cas d'hémorragies intra-gliomateuses (Bouveret).

Les *tumeurs* PÉDONCULAIRES, PROTUBÉRANTIELLES, BULBAIRES, s'accusent par des *hémiplégies* plus ou moins complètes, compliquées ou non d'*anesthésies* (selon que les faisceaux de Reil sont atteints ou épargnés), et, par les diverses formes de *paralysies alternes* (types Weber, Millard-Gubler, Foville, Revilliod-Goukowsky, etc.).

On peut d'ailleurs observer, en même temps, des paralysies *nucléaires* et *radiculaires* variées.

Il existe quelques cas d'*hémiplégie progressive*, sans paralysie alterne.

Remarquons, enfin, que ces troubles moteurs et sensitifs évo-

---

1. Oppenheim dit avoir obtenu de bons résultats de l'iodure, dans quelques-unes de ces paralysies localisées, non néo-plasiques. On signale aussi que certains accès de *migraine* se sont compliqués de convulsions et de parésies localisées, passagères, avec troubles vaso-moteurs du côté de la face (rougeurs, congestions, sueurs, œdème).

luent peu à peu, ce qui les distingue des mêmes troubles causés par les lésions de déficit.

En résumé, dans les NÉOPLASMES de toutes les régions MOTRICES (centres et faisceaux conducteurs), les troubles sont *progressifs* et *accompagnés des signes du syndrome.*

Si ceux-ci surviennent brusquement, *alors que déjà existent des signes de tumeur,* c'est que le néoplasme s'est compliqué d'*hémorragie,* de *ramollissement* ou d'*abcès,* par encéphalite ou troubles vasculaires circonvoisins (faits de Bouveret et Saqui).

2° *Régions* SENSITIVES *et* VOIES *de communication.*

Dans le CORTEX, la *zone sensitive* se superpose à la *zone motrice*; mais, nous avons pris soin de faire observer qu'elle la déborde en arrière, sur les deux lobules pariétaux, et quelques physiologistes et cliniciens lui attribuent, de plus, la circonvolution de l'hippocampe.

. Le parallélisme topographique est si grand, et les troubles moteurs et sensitifs si fréquemment associés, qu'on désigne souvent ces deux régions sous le nom unique de RÉGION SENSITIVO-MOTRICE.

Les néoplasmes de son CORTEX s'annoncent donc, ordinairement, par des troubles moteurs et sensitifs. Mais, souvent, les troubles sensitifs font défaut, ou n'ont pas été reconnus; cela n'enlève rien, d'ailleurs, à la valeur localisatrice des troubles moteurs.

Signalons, parmi les manifestations de ces tumeurs : les *crises d'épilepsie sensitivo-sensorielle,* les *monoanesthésies* (face ou membres), les *hémianesthésies.*

Le plus souvent, ce sont des *troubles d'excitation* qui dominent, et des *phénomènes subjectifs* : engourdissements, fourmillements, irradiations douloureuses.

Les troubles de la *sensibilité* TACTILE sont fréquents; elle est émoussée, confuse; il y a un retard des sensations, un élargissement des cercles de Weber, des erreurs de localisation, des hyperesthésies ou des paresthésies thermiques.

Enfin, la *sensibilité* PROFONDE, dans nombre de cas, est notablement altérée (troubles des sensations kinesthésiques, astéréognose, etc. ; voir p. 139).

Les *néoplasmes* CAPSULAIRES, qui atteignent les *faisceaux sensitifs* dans la capsule interne, provoquent l'hémianesthésie unie à l'hémiplégie.

Mais cette *hémianesthésie* ORGANIQUE diffère de l'*hémianesthésie hystérique*, ainsi que nous l'avons indiqué : 1° en ce qu'elle ne s'accompagne pas d'*hémianesthésie sensorielle*; 2° en ce que l'anesthésie, très accentuée aux extrémités, va en s'atténuant vers la racine des membres, et est plus prononcée au membre supérieur qu'au membre inférieur, qu'à la face et au tronc, où elle est à peine marquée (voir p. 130).

Les néoplasmes des PÉDONCULES, de la PROTUBÉRANCE et du BULBE, donnent lieu à des *hémianesthésies croisées* et *alternes*, des types *les plus variés* (lésion des faisceaux de Reil, de la Vᵉ paire, etc.).

En général, lorsqu'une tumeur produit des troubles de la *sensibilité* PROFONDE, il faudra penser qu'elle occupe les *régions pariétales*, ou qu'elle en est voisine.

Assez souvent, les troubles sensitifs des néoplasmes s'accompagnent d'*hémiataxie*, de *tremblement intentionnel*, d'*hémichorée*, d'*hémiathétose*, phénomènes accusés surtout dans le *membre supérieur*.

3° *Régions* SENSORIELLES *et* VOIES *de communication.*

Nous avons suffisamment parlé des néoplasmes de la *région tactile*.

Il nous reste à envisager les tumeurs des régions de la *vision*, de l'*audition*, de l'*olfaction* et de la *gustation*.

a) Les tumeurs des organes de la VISION encéphalique ont les effets suivants :

1° Sur la portion *endo-crânienne du nerf optique* : amblyopie croissante, puis cécité;

2° Sur le *chiasma* : angle antérieur ou postérieur, hémianopsie bitemporale; angle latéral, hémianopsie unilatérale et nasale;

3° Sur les *bandelettes optiques* : hémianopsie homonyme, se distinguant par des troubles associés (hémiplégie motrice, quelquefois hémianesthésie par compression du pédoncule, et paralysie des nerfs oculo-moteur commun, olfactif, trijumeau, branche de Willis, etc.);

4° Sur les *centres primaires* (corps genouillé externe, tubercules quadrijumeaux antérieurs, pulvinar) : hémianopsie homonyme, avec hémianesthésie;

5° Sur le *cortex* : hémianopsie bilatérale homonyme, associée souvent à de la cécité verbale (alexie), à de l'agraphie, à de l'aphasie sensorielle, *si le foyer est à gauche.*

b) Organes cérébraux de l'AUDITION : surdité, hyperacousie, paracousie, bruits subjectifs, hallucinalions, etc., quelquefois ataxie labyrinthique.

c) Troubles OLFACTIFS et GUSTATIFS.

d) Région de la *zone du* LANGAGE : diverses aphasies motrices et sensorielles dont nous parlerons plus loin;

e) Troubles de l'ÉQUILIBRATION, dont il sera question à propos du diagnostic des tumeurs du cervelet.

B. — DIAGNOSTIC TERRITORIAL DES TUMEURS DU CORTEX CÉRÉ-BRAL : SUBDIVISIONS EN LOBES, PROVINCES, DÉPARTEMENTS, CANTONS, ETC.

1º *Tumeurs du lobe* FRONTAL (préfrontal).
DIAGNOSTIC *avec les tumeurs des autres parties du cortex.*
Caractères généraux.

Comme symptôme particulier et caractéristique des tumeurs du lobe frontal, Oppenheim n'admet que l'*aphasie,* accompagnée de convulsions dans les muscles labio glossaux; et, il dit « qu'il est douteux que le développement précoce de troubles psychiques, et l'intensité de la démence et de la stupeur suffisent à caracté-riser une lésion du lobe frontal ».

Nos recherches précises et détaillées (voir p. 170) nous per-mettent de différer un peu d'opinion avec l'éminent clinicien allemand. — Nous admettons, comme *signes positifs* de tumeur des lobes frontaux :

a) Des troubles *psychiques, précoces* et *intenses,* la *torpeur* plus ou moins profonde, si elle *apparaît* DÈS L'ORIGINE du néoplasme; — des *psychoses,* qui affectent les formes cliniques de la *démence,* de la *confusion mentale,* de la *paralysie générale,* etc. — Nous y joindrons, comme accessoires : le *puérilisme psychique* de Bris-saud et Dupré, les états alternatifs de *dépression* avec tristesse, hypocondrie, mélancolie, et *d'excitation* avec violence, délire de persécution, délire religieux [1].

1. D'après Omiézinski (th. Paris, 1903), on doit songer à une tumeur du lobe préfrontal quand on observe des *troubles psychiques très marqués* (stu-peur, indifférence, apathie sans démence proprement dile). Mais les états dépressifs s'observent aussi dans les *intoxications* endo- et exogènes (alcoo-

Le caracture *jovial*, le *Witzebsucht* des Allemands, sont des phénomènes accidentels, qui se rapprochent cependant du puérilisme de Brissaud.

Il est certain que ces *troubles psychiques* sont *bien plus fréquents*, lorsqu'il s'agit de néoplasmes occupant les *lobes frontaux*, que lorsqu'ils sont situés partout ailleurs; mais, pour avoir de la *valeur localisatrice*, ils doivent apparaître d'abord, dès le début, ÊTRE LES PREMIERS EN DATE.

b) Des *convulsions* ou des *paralysies* des mouvements du *tronc* (emprosthotonos, pleurosthotonos), de la *tête* et du *cou*, de la *tête* et des *yeux* (mouvements associés ou conjugués). — Ce sont là des troubles moteurs particuliers au *lobe frontal*.

c) Assez souvent, des troubles du *langage* : paraphasies, paragraphies, anarthries, etc. L'aphasie motrice vraie survient dès que le pied de F³ est comprimé ou détruit.

d) Des *symptômes moteurs* dus à la compression exercée par la tumeur frontale sur la *région motrice voisine* (troubles *psychoparalytiques* de Brault et Loeper), ou sur la *capsule interne* (hémiplégies, etc.).

Le *diagnostic* avec les tumeurs *des* LOBES VOISINS reposera sur les faits suivants :

1° Si les troubles *psychiques ont débuté*, PRÉCÉDÉ *les troubles moteurs*, la tumeur est *frontale*;

2° S'ils sont CONSÉCUTIFS aux troubles moteurs, ils peuvent être le résultat d'une action de voisinage : la tumeur est *rolandique*.

3° Assez souvent, troubles *psychiques* et troubles *moteurs* sont CONTEMPORAINS, se développent parallèlement : il s'agit d'une *tumeur-frontière*, à cheval sur les régions frontale et rolandique.

Un certain nombre de néoplasmes des lobes frontaux restent *silencieux*, ou n'ont d'autres symptômes que des accès convulsifs diffus, des attaques d'épilepsie généralisée (voir p. 176).

Les principales *divisions territoriales* qu'on peut reconnaître dans le lobe frontal ont été indiquées.

Au tiers postérieur de F¹, F²; *zone motrice propre* : mouvements du tronc, mouvements associés de la tête et des yeux,

lisme chronique, ictère, insuffisance hépatique. Dans ce dernier cas, il y a déchéance de la santé générale, et tendance vers l'état comateux. Celui-ci, autrement, ne s'observe guère que dans la phase terminale des tumeurs.

agraphie motrice, peut-être par action de voisinage sur le centre du membre supérieur.

Zone psychique : tout le lobe frontal, et peut-être, plus spécialement, sa partie antérieure.

Zone du langage : le plus souvent, troubles paraphasiques, si la partie postérieure de F^3, *à gauche*, est intéressée.

Zone supra-orbitaire : les tumeurs, outre les troubles psychiques propres au lobe, se révèlent par l'action qu'elles exercent sur les nerfs olfactifs, optiques, et moteurs oculaires : amblyopie et cécité précoces; paralysies oculaires; paraphasies.

Face interne et médiane : à la partie postérieure de F^1, convulsions et paralysies dans le membre *inférieur* opposé, par action sur le lobule para-central. — Plus *en avant* : troubles psychiques et démentiels, épilepsie généralisée (voir p. 183). — Les convulsions prédominent tantôt à droite, tantôt à gauche, mais sont souvent BILATÉRALES : ceci indique le siège médian du néoplasme; ataxie frontale de Bruns. Souvent, ces tumeurs intéressent aussi le bec du corps calleux, et pénètrent dans la substance blanche des deux hémisphères.

Dans les *tumeurs du* CENTRE OVALE *du* LOBE FRONTAL, les troubles moteurs, par action sur la région motrice et l'expansion pédonculaire, sont intermittents, irréguliers, peu accusés, et ordinairement *précédés* des phénomènes du syndrome, et de *troubles intellectuels*.

Les *grosses tumeurs* des lobes frontaux donnent lieu à de la dépression et à de l'obnubilation intellectuelle, à de l'amaurose, *si elles sont superficielles* (dans les méninges). — Elles causent des troubles moteurs, par compression de la capsule interne, *si elles sont profondes*.

Oppenheim insiste sur le diagnostic des tumeurs du *lobe* FRONTAL, avec les tumeurs du CERVELET.

En effet, les tumeurs du lobe cérébral antérieur se rapprochent de celles du cervelet par deux caractères : 1° elles s'accusent par des troubles moteurs (convulsions ou paralysies), peu marqués, incomplets, variables; 2° par une certaine incoordination, que les auteurs allemands appellent *ataxie frontale*.

Voici les principaux traits distinctifs. La céphalée est *antérieure* dans les tumeurs frontales; *postérieure*, dans celles du cervelet, mais ce signe n'est pas absolu. On peut dire plutôt que, quand la céphalée est postérieure, durable et intense, le siège du néoplasme est cérébelleux.

La douleur à la *percussion* a une grande valeur.

Une *stauungspapille* précoce et durable, accompagnée de troubles visuels ou d'amaurose, fait penser que la lésion est du côté du cervelet[1].

Dans les cas où l'*aphasie* est précoce, ou se montre au premier rang, même si son caractère moteur n'est pas bien accentué et cependant reste prédominant, on est autorisé à conclure à une tumeur frontale; dans les tumeurs ponto-bulbaires, on observe plutôt de la dysarthrie.

Nous ajouterons que les *troubles psychiques* et les *psychoses*, que nous avons signalées, *ne se rencontrent pas* dans les tumeurs cérébelleuses.

L'*ataxie* peut se manifester dans les deux cas : mais, si elle s'accompagne de vertiges et de vomissements, elle rend vraisemblable une affection du cervelet.

Nous avons indiqué, d'autre part, que le trouble de la marche, dit « ataxie frontale », diffère notablement de l'ataxie cérébelleuse vraie; il s'agit d'une simple oscillation, d'un affaiblissement ou dérobement des jambes, causés par la répartition inégale de la force motrice dans les deux côtés du corps.

Il n'y a pas d'*asynergie*, et les *signes de Babinski* font défaut dans les tumeurs frontales.

Les néoplasmes du cervelet, ou para-bulbaires, entraînent une *paralysie des paires crâniennes postérieures* : mais il ne faut pas oublier que la paralysie des IIIe et IVe paires est notée dans les néoplasmes frontaux volumineux ou voisins de la base; et que, par action sur la zone motrice, on peut, dans ce dernier cas, observer une paralysie du facial et de l'hypoglosse, *du côté opposé*.

D'après Bramwel, dans les tumeurs frontales, des *paralysies bilatérales* existent quelquefois, faisant penser à une lésion *ponto-bulbaire* : mais ces paralysies sont *centrales*, tandis que celles qui existent dans les tumeurs du cervelet sont *nucléaires* ou *radiculaires*.

La tumeur frontale a des effet *croisés* : celle du cervelet a une action *homolatérale*.

L'*anosmie unilatérale* indique le lobe antérieur : *bilatérale*, elle est plutôt d'origine para-cérébelleuse.

Enfin, dans les néoplasmes cérébelleux, ou péri-ponto-bulbaires, on observe, assez fréquemment, des anesthésies, des paresthésies, et des troubles trophiques, dans le *domaine du trijumeau*.

---

1. Il y a des exceptions, témoin le cas, si caractéristique, de Dupré et Devaux.

2° *Tumeurs de la* PROVINCE ROLANDIQUE.

Les néoplasmes de cette partie de l'encéphale se révèlent par *cinq* manifestations de nature différente : les phénomènes du *syndrome*, — les *convulsions* ou les attaques épileptiques, — les *paralysies* et *contractures*, — des troubles *sensitifs* d'origine *corticale* — et, quelquefois, des troubles *aphasiques*.

a) On peut diagnostiquer une *tumeur rolandique*, sans qu'aucun des signes du syndrome ait fait son apparition, par les *convulsions* et les *paralysies localisées*.

C'est qu'en effet, les crises d'*épilepsie jacksonnienne* éclatent assez souvent, dès que le néoplasme est en voie de formation; c'est à peine si elles sont accompagnées d'un peu de céphalée; l'œdème papillaire est tardif; et, en dehors des attaques, persiste la lucidité intellectuelle. — Le *cortège symptomatique* du syndrome n'est complet que quand la tumeur a acquis un certain volume, et a produit autour d'elle la vascularisation et l'œdème collatéral. Exception doit être faite pour les *tumeurs infectantes* (tuberculomes, syphilomes, etc.), ou à accroissement rapide (certains gliomes).

b) Les convulsions ou attaques jacksonniennes, pour avoir une réelle *valeur localisatrice* au point de vue de l'existence d'un foyer dans la *région rolandique*, doivent présenter certains *caractères*, aujourd'hui bien définis : être précédées d'un *aura* distinct, purement moteur ou sensitivo-moteur; — progresser lentement des extrémités vers la racine des membres, et revêtir certains types connus (facial, brachial, crural); — avoir un ordre d'évolution régulier et en rapport avec la topographie des centres corticaux. Elles peuvent d'ailleurs être suivies de *paralysies* transitoires, paroxystiques.

Ordinairement, dans le principe, le malade conserve sa connaissance.

Les crises convulsives peuvent aussi, dans certains cas, se généraliser, et donner le tableau clinique presque complet d'une *épilepsie essentielle*.

Certaines tumeurs, d'ailleurs, produisent, dès le début, des attaques convulsives *très étendues*, surtout celles qui sont diffuses et infectantes. Il faut alors rechercher la lésion dans le *centre cortical, dont les muscles se contracturent les premiers, ou le plus violemment* (Oppenheim).

Nous pensons cependant, contrairement à l'auteur allemand,

que, lorsque les contractions sont généralisées *d'emblée*, irrégulières dans leur ordre de progression ou leur évolution, quand elles ont un début différent dans chacune des crises, il faut penser que la lésion n'est pas dans la zone motrice proprement dite, mais *dans son voisinage ou même à distance.*

Il importe de retenir, en effet, qu'un foyer pathologique, situé *hors de la zone motrice*, et même assez loin d'elle, peut provoquer des convulsions, soit dimidiées, à aspect jacksonnien, soit généralisées. Il nous suffira de rappeler ici le cas remarquable de Dieulafoy (gomme de l'extrémité antérieure du lobe frontal), les faits de Raymond, de Lépine, etc.; et la mémorable discussion de l'Académie de médecine, en 1902 (voir p. 89). — Les tumeurs des différentes parties du cerveau, du cervelet, de la base de l'encéphale, du bulbe, de la moelle épinière même, peuvent donner lieu à des attaques épileptiques; mais, en général, dans ces conditions de siège, *elles sont rapidement diffuses et violentes, et souvent s'accompagnent de perte de connaissance.* — Elles sont le résultat d'une irritation à distance de la zone motrice, qui, d'après Massalongo, est en définitive *le seul* CENTRE SISMOGÈNE [1].

D'autre part, les *lésions de l'encéphale* et les *maladies générales*, dans lesquelles on observe des attaques épileptiques, sont fort nombreuses. Je citerai, parmi les premières : les encéphalites, les méningites, les abcès, la paralysie générale, la sclérose localisée ou diffuse, etc. Nous avons déjà parlé (p. 488-495) du diagnostic des néoplasmes avec ces affections. La méningite chronique en plaques, tuberculeuse ou non, par la coexistence des symptômes de foyer auxquels elle donne lieu, est tout à fait susceptible d'induire en erreur (cas de Crouzon, p. 216; plaque de méningite à la pointe du lobe temporal). Dans les hémorragies et les ramollissements, les convulsions sont rares, et ont été généralement précédées par l'ictus et la paralysie. L'épilepsie corticale traumatique se reconnaît, avons-nous dit, par les commémoratifs et l'absence des vrais signes du syndrome. L'hystérie peut s'accompagner de convulsions localisées; et, pour la dépister, il faut avoir recours à la recherche de ses *stigmates* (plaques d'anesthésie, zones hystérogènes, dyschromatopsie, etc.; voir p. 517). C'est un *protée pathologique.*

En général, dans *ces affections de l'encéphale*, le cortège symp-

---

1. C'est aussi l'opinion exprimée par Samajan, dans un travail récent : la zone corticale motrice est le *centre exclusif* des *convulsions cloniques*; et, chez les mammifères supérieurs (chien, chat, etc.), le siège des *convulsions toniques* est essentiellement *basilaire* (Recherches expérimentales). — (Samajan : Sur le siège des convulsions épileptiformes toniques et cloniques, *Rev. méd. de la Suisse romande*, 1904, pp. 77-109 et 174-213).

tomatique *du syndrome* est fort incomplet, et souvent la torpeur et l'œdème papillaire font défaut.

Les maladies générales à manifestations convulsives, qui doivent être rappelées ici à cause de la similitude de leurs crises épileptiques avec celle des tumeurs, ont déjà été l'objet de notre étude (voir p. 522). Les principales sont : l'urémie, le mal de Bright, l'éclampsie des accouchées, le saturnisme, l'alcoolisme, le diabète, l'intoxication intestinale ou hépatique, l'influenza, etc. La céphalée est souvent intense dans ces affections; mais les convulsions sont ordinairement fugaces, irrégulières, et *ne se répètent pas dans le même ordre.* Il y a en outre, pour aider à la distinction clinique, les *symptômes propres* de ces maladies : altérations de l'urine, troubles digestifs, la déchéance progressive et souvent rapide de la santé générale, et la tendance vers un *état comateux,* qui apparaît ordinairement bien plus tardivement, dans la phase terminale, lorsqu'il s'agit de *néoplasmes cérébraux.*

c) Les *paralysies* des tumeurs rolandiques sont progressives, s'établissent peu à peu à la suite des crises convulsives; souvent incomplètes, elles laissent persister quelques mouvements dans le membre supérieur ou permettent la marche pour le membre inférieur. Rarement, elles sont aussi flasques que celles des hémiplégies par lésions de déficit; assez rapidement, elles sont suivies de contracture et d'atrophie des muscles intéressés.

Il existe, cependant, un certain nombre de cas où les paralysies et les contractures de ces néoplasmes sont PRIMITIVES, et s'installent *d'emblée,* ainsi que nous l'avons signalé. Dans ces circonstances, on peut se trouver en présence d'une hémiplégie avec contracture, qui a *toutes les apparences* de celles qu'on rencontre dans les hémorragies et les ramollissements. Mais, sauf dans les cas où il s'agit d'une hémorragie dans un gliome ou d'un ramollissement consécutif, elles *n'ont pas été précédées d'ictus* : n'importe qu'en l'absence de commémoratifs, le diagnostic est difficile ou impossible (cas de Cetan, de Cœlos, de Bervor et Ballance, etc., déjà mentionnés p. 214).

Nous avons suffisamment insisté, à propos de la séméiologie générale, sur les caractères distinctifs des *paralysies corticales* (ordinairement il s'agit de monoplégies), avec les paralysies capsulaires, protubérantielles, bulbaires, etc.

Faisons remarquer, cependant, que certaines tumeurs de la région motrice (celles qui sont voisines de la grande scissure inter-hémisphérique et empiètent sur l'hémisphère opposé ou le corps calleux) peuvent déterminer des troubles convulsifs et paralytiques *des* DEUX CÔTÉS *du corps,* comme si elles étaient ponto-bulbaires : mais, dans ce dernier cas, on observe en même temps des *paralysies alternes* à type déterminé, et des signes de compression des *paires crâniennes*, qui mettent sur la voie du diagnostic.

Il ne suffit pas qu'une *monoplégie* ait tous les caractères de celles qu'on rencontre dans les néoplasmes de la zone motrice, pour affirmer que la tumeur qui l'a produite occupe un des départements de cette zone; celle-ci siège parfois dans les parties *limitrophes* des lobes frontal, temporal, ou pariétal. Il s'agit alors d'une TUMEUR-FRONTIÈRE.

Ainsi que nous l'avons fait observer dans nos conclusions sur les tumeurs rolandiques, pour arriver à un *diagnostic suffisant*, il faut non seulement étudier avec soin les divers symptômes, moteurs et sensitifs, qui peuvent révéler ces néoplasmes, mais encore considérer leur *date d'apparition* et leur *ordre d'évolution*, et leurs rapports avec la topographie des centres corticaux. C'est ainsi qu'une tumeur du *lobe frontal*, voisine du territoire rolandique, donnera lieu à des troubles psycho-paralytiques de Brault et Lœper; l'état démentiel, la torpeur précéderont la paralysie, qui s'établira ensuite, très sourdement. — Si, au contraire, cette dernière est *d'abord apparue*, il s'agirait plutôt d'une tumeur de la zone motrice, qui comprime le lobe frontal; et, enfin, au cas où les troubles psychiques et les désordres moteurs seraient *contemporains*, il y aurait lieu de supposer que le néoplasme est à cheval sur les deux régions. — De même, pour les *tumeurs-frontières* du lobe temporal, on pourra observer des *paralysies motrices*, des *troubles auditifs*, ou de *l'aphasie sensorielle*; et celles du lobe pariétal, qui sont limitrophes, s'accompagneront en même temps de troubles de la *sensibilité profonde*, *d'alexie*, *d'hémianopsie*, etc.

Quel que soit le siège d'une tumeur dans un hémisphère cérébral, elle *peut donner lieu à une paralysie*, le plus souvent à une *hémiplégie*, si, dans les progrès de son développement, elle arrive à comprimer ou à détruire les expansions motrices pyramidales : il faut donc se garder de croire à une *corrélation* constante, entre l'existence de troubles moteurs dans les néoplasmes, et leur siège dans la région motrice. Seules, les monoplégies peuvent avoir quelque valeur locatrice, dans bon nombre de cas; car elles ne se présentent guère, à l'état isolé, dans les lésions capsulaires, pédonculaires, ou bulbo-protubérantielles.

On peut penser que le siège d'une tumeur rolandique est SUB-

CORTICAL, quand la paralysie localisée s'est établie *sourdement*, qu'elle est d'abord intermittente, irrégulière, lentement progressive, et *qu'il n'y a pas eu de convulsions* (quoique celles-ci puissent aussi être parfois observées); et que la percussion et la palpation du crâne ne sont pas douloureuses; mais ce sont là des symptômes assez incertains. Ordinairement, la céphalée est intense et bien localisée.

Les *paralysies* de la région motrice sont assez rapidement suivies de *contractures persistantes*, par irritation et dégénérescence des faisceaux pyramidaux; et les *altérations médullaires* (scléroses radiculaires et des cordons postérieurs), sur lesquelles nous avons appelé l'attention (p. 100), peuvent, dans nombre de cas, s'établir peu après le début du néoplasme (troubles des réflexes, de l'équilibre, incoordination, ataxie, signe de Romberg, etc.).

d) Les *troubles de la sensibilité*, dans les tumeurs rolandiques, consistent en des anesthésies, paresthésies, hyperesthésies, et surtout en des phénomènes d'excitation subjective; il existe fréquemment des crises paroxystiques d'*épilepsie sensitivo-sensorielle*, qui ont une réelle *valeur localisatrice*, et correspondent à la topographie corticale des différents centres sensitivo-moteurs de la région, ainsi que nous l'avons établi par nos tableanx statistiques (p. 235). Nous les avons rencontrés soixante fois sur 130 cas examinés.

Il importe d'avoir présents à l'esprit les caractères distinctifs des *anesthésies d'origine corticale*. Comme pour les hémianesthésies capsulaires, la perte de la sensibilité, plus accentuée aux extrémités, va en s'atténuant vers la racine des membres; mais, dans les cas où la tumeur occupe le *cortex*, il s'agit de mono-anesthésies plus ou moins complètes, associées à des monoplégies, ou de crises douloureuses *névralgiformes* ou d'épilepsie sensitive, dans un membre ou dans la face.

e) Les *troubles aphasiques* ou *paraphasiques* des tumeurs corticales ont des caractères spéciaux, sur lesquels nous avons suffisamment insisté (p. 232).

f) Le siège exact des néoplasmes dans les différents *départements* de la région rolandique est indiqué :

1° Pour la *partie supérieure* et le *lobule para-central*, par des troubles sensitivo-moteurs (convulsions, paralysies, contractures, atrophies musculaires, hyperesthésies, etc.), qui portent sur le

MEMBRE INFÉRIEUR; et, quelquefois, par une sorte de titubation, d'astasie-abasie, dans la station et la marche, produite par l'inégalité d'action des deux hémisphères.

2° Pour la *région moyenne*, dont l'aire est très étendue, par des troubles de même nature dans le MEMBRE SUPÉRIEUR; mais, en général, les ALTÉRATIONS DE LA SENSIBILITÉ y sont *plus prononcées* et plus variées dans leurs manifestations; leur étude doit être plus complète et plus délicate, surtout en ce qui concerne la *sensibilité tactile* et *kinesthésique*. D'autre part, on observe assez souvent de l'*ataxie*, des *tremblements*, dans les mouvements *intentionnels*.

3° Dans la *région des caps* et des *opercules*, on constatera : des troubles moteurs et sensitifs de la face, de la langue, de la mâchoire, du pharynx, des cordes vocales, etc., et parfois, des symptômes de *paralysie pseudo-bulbaire cérébrale*, et des troubles *aphasiques*.

Rappelons que ce n'est pas toujours de l'*aphasie motrice* complète qu'on observe, mais, assez souvent, des aphasies partielles, de la paraphasie, de la bradhyphasie, de la dysarthrie, et quelquefois, des troubles de l'écriture, du langage des gestes; et que, pour une localisation exacte, dans la *troisième frontale*, l'APHASIE n'a de réelle valeur, que *si elle est la* PREMIÈRE EN DATE, parmi les diverses manifestations du néoplasme.

g) Relativement au diagnostic des tumeurs rolandiques d'avec celles des AUTRES LOBES, voisins ou éloignés, il faut remarquer : que les troubles *sensoriels* y font généralement défaut; — que les troubles *psychiques*, s'ils surviennent, y sont consécutifs aux manifestations sensitivo-motrices, et indiquent une compression ou une propagation vers le *lobe frontal*; — que les troubles *aphasiques*, lorsqu'ils existent, ont été parfois confondus avec ceux d'une aphasie *sensorielle* ou inversement (et, par ce fait, ont égaré les opérateurs); — et qu'enfin, s'il survient des troubles moteurs *des deux côté du corps*, il faut penser que le néoplasme occupe le lobule *paracentral*, et agit sur les *centres* correspondants de l'*hémisphère opposé*.

La présence de *déviations conjuguées de la tête et des yeux*, de paralysies ou de contractures dans les *muscles du tronc*, indique un siège voisin de l'extrémité postérieure des deux premières frontales.

3° *Tumeurs du* LOBE PARIÉTAL.

Les tumeurs du lobe pariétal, si elles occupent le *lobule* SUPÉRIEUR, le plus souvent agissent par compression sur les centres du *membre* INFÉRIEUR, et y déterminent des troubles *moteurs*, des troubles *accusés* de la *sensibilité superficielle* et *profonde*, et souvent des troubles d'*incoordination*, qui font croire à une lésion cérébelleuse. Ce dernier fait s'observe surtout en cas de siège du néoplasme dans le *lobule quadrilatère*, dépendance du lobe pariétal [1].

Dans le *lobule pariétal* INFÉRIEUR, les manifestations portent plutôt sur le *membre* SUPÉRIEUR, et le symptôme le plus caractéristique consiste dans des troubles de la *sensibilité profonde*, dans l'*astéréognose* des doigts et de la main. On signale aussi des cas où on a constaté, uniquement au début, l'*apraxie* de Liepmann, que cet auteur regarde comme un état d'*asymbolie tactile*; il s'y joint souvent un certain degré d'*ataxie* et de *tremblement*, dans les mouvements volontaires.

Les tumeurs du PLI COURBE donnent lieu essentiellement à de l'*hémianopsie*, par lésion des faisceaux visuels ou radiations optiques de Gratiolet sous-jacentes. Ce fait entraîne l'*alexie*, l'*agraphie*, et les divers troubles de l'*aphasie sensorielle*, cette région du cortex faisant partie de la zone du langage.

Par les progrès de leur accroissement, s'ils ont acquis un certain volume, ou s'ils sont profonds, les néoplasmes des diverses parties de ce lobe font naître des *hémiplégies* et des *hémianesthésies*, par altération des irradiations capsulaires.

4° *Tumeurs du* LOBE OCCIPITAL.

L'HÉMIANOPSIE est un symptôme à peu près constant et caractéristique dans la séméiologie des tumeurs du *lobe* OCCIPITAL, surtout si elles occupent sa *face interne*, au voisinage de la *scissure calcarine*, véritable centre de la *vision* CORTICALE.

Cette hémianopsie peut rester à l'état d'isolement, et, plus souvent encore, se complique d'*aphasie sensorielle*, d'*hémiplégie* et

---

1. Comme exemple des manifestations des tumeurs qui occupent le *lobule quadrilatère*, nous citerons le fait récent de Resnikow. Chez un homme de quarante-neuf ans, après une phase de céphalalgie et d'œdème papillaire, on vit survenir une hémianopsie homonyme, de la parésie de la moitié gauche du corps avec rigidité des extrémités, incoordination des mouvements à gauche, surtout des mains; diminution de la sensibilité musculaire; affaiblissement de l'ouïe à gauche. Démence marquée, caractérisée par un affaiblissement de la mémoire et de la faculté d'orientation. — En somme, symptômes de compression du lobe occipital (hémianopsie) et du lobe pariétal (incoordination du membre supérieur, perte du sens musculaire), de la capsule interne (parésie et contracture de la moitié gauche du corps), et enfin, participation du lobe temporal (perte de l'ouïe à gauche). — A l'autopsie : kyste hydatique (échinocoque) du volume d'un œuf de poule, du lobule paracentral, s'avançant dans la substance blanche, sous le lobule pariétal supérieur et dans le sillon interpariétal. (Voir *Arch. de Neurol.*, 1901, II, p. 298.)

d'*hémianesthésie*, *comme pour les tumeurs du lobule et du pli courbe.*

Comment donc établir une distinction?

On se base sur les données cliniques suivantes : dans les néoplasmes à SIÈGE OCCIPITAL, l'hémianopsie apparaît d'abord, est précoce, et la première en date[1] : elle s'accompagne alors, assez souvent, d'*hallucinations visuelles*, de *scotomes persistants*. — Les troubles *sensitivo-moteurs* et les troubles du *langage* surviennent ensuite.

Dans quelques cas, on observe de la *cécité psychique*, si la tumeur agit sur la région visuelle de l'hémisphère opposé; ou des *phénomènes cérébelleux*, si, à travers la tente, elle comprime le cervelet ou ses pédoncules (*syndrome occipito-cérébelleux*).

Les *hémianopsies* bilatérales homonymes, temporales, ou nasales, *se rencontrent aussi* dans les lésions des *centres primaires* de la vision et des bandelettes optiques. Le diagnostic se fait par la constatation des *phénomènes associés* (compression du pédoncule cérébral, des nerfs de la base, etc.) — et aussi, par le *signe* de *Wernicke* (immobilité de la pupille dans le champ hémianopsique, en cas de tumeur basale).

5° *Tumeurs du* LOBE TEMPORAL.

L'*hemianopsie* est ordinairement *absente*, dans les tumeurs du lobe temporal.

Celles-ci, comme la partie postérieure des première et deuxième circonvolutions temporales fait partie de la *zone du langage*, s'annonçant assez souvent *par des troubles d'*APHASIE SENSORIELLE.

C'est précisément *cette* ABSENCE *de l'hémianopsie* qui permet le *diagnostic* d'avec les tumeurs du lobe occipital et du pli courbe.

L'aphasie sensorielle sera *précoce*, la *première en date*; et l'hémianopsie, *absente* ou *tardive*.

Les *troubles de l'audition* (paracousies, hyperacousies, surdité verbale), surtout s'il existe un *aura* avec *hallucinations de l'ouïe*, peuvent, un certain temps, exister à l'état d'isolement, comme unique symptôme d'un néoplasme temporal; — et les *troubles de l'odorat*, quoique mal connus et surtout peu recherchés, indiquent une lésion des voies et du lobe olfactifs.

Pour les tumeurs du *lobe temporal droit*, on n'aura souvent que les *symptômes de compression*, et les signes généraux du *syndrome*.

1. D'après Henschen, l'hémianopsie en quadrant et les scotomes persistants ont la même valeur, au début des néoplasmes occipitaux.

On a signalé quelques troubles *sensorio-moteurs*, qui donnent lieu à des déviations conjuguées, à des troubles des mouvements associés de la tête et des yeux (centre sensorio-moteur auditif).

Enfin, dans les néoplasmes de la *partie sphénoïdale* du lobe, on peut observer des *symptômes de compression des nerfs de la base* (en particulier de la IIIe et de la IVe paire, ophtalmoplégies), et des *hémianesthésies*, par compression des fibres du pédoncule cérébral.

Le fait banal et fréquent des *hémiparésies* et des *hémianesthésies*, dans les cas de néoplasmes des diverses parties des hémisphères cérébraux, tient à ce que la *tige centrale* des centres nerveux ou ses radiations intra-encéphaliques peuvent être comprimées ou détruites par le progrès de leur développement. — La *date d'apparition* des symptômes associés, leur *ordre d'évolution*, peuvent aider au *diagnostic localisateur*.

6° *Tumeurs de la* FACE MÉDIANE DES HÉMISPHÈRES, — du CORPS CALLEUX, — des NOYAUX INFRA-CORTICAUX, — des TUBERCULES QUADRIJUMEAUX, etc.

Nous ne reviendrons pas sur le diagnostic des tumeurs de la FACE MÉDIANE *des hémisphères*, qui se caractérisent par des troubles convulsifs ou paralytiques *des deux côtés du corps*, comme les *tumeurs ponto-bulbaires*, mais qui se distinguent *de ces dernières* par l'absence de paralysies alternes, de troubles de la sensibilité, de paralysies nucléaires et radiculaires.

Nous avons insisté suffisamment sur le *criterium* qui peut servir au diagnostic des tumeurs du CORPS CALLEUX : bilatéralité des troubles moteurs, inégalement répartis des deux côtés du corps; absence de symptômes de compression des nerfs de la base; absence de troubles de la sensibilité, — et nous avons dit que les néoplasmes de la *partie antérieure* de cette commissure (bec) présentaient des troubles psychiques précoces, accusés, et prédominants (fibres d'association inter-frontales), ou des troubles du langage, des troubles moteurs dans les muscles de la face, de la langue, de la tête, du cou et du tronc, rarement dans les membres supérieurs; — que ceux de la *partie moyenne* s'accusaient surtout par des troubles moteurs des membres, par de l'astasie-abasie ou de la titubation; — tandis qu'à la *partie postérieure* (genou) on constatait de l'hémianopsie et de l'ataxie cérébelleuse (faisceaux anastomotiques des lobes occipitaux et des centres visuels, voisinage du cervelet et de ses pédoncules).

Les tumeurs des NOYAUX INFRA-CORTICAUX rarement sont absolument latentes. On y observe : les phénomènes du syndrome des convulsions, des hémiplégies, des hémianesthésies, des tremblements, de l'hémichorée, de l'hémiathétose; des troubles de la vision, de l'ouïe et de l'odorat; des troubles de la mimique faciale; des paralysies pseudo-bulbaires; des accès de rire et pleurer spasmodiques; des troubles de l'automatisme (phonation, déglutition, marche, etc.). — Les paralysies sensitives et motrices *affectent d'emblée toute une moitié du corps*, ce qui permet quelquefois la distinction avec les tumeurs corticales. — Quant aux symptômes propres aux noyaux en général, ou à chacun en particulier, ils ne permettent, à l'heure présente, que dans quelques cas, un diagnostic topographique *localisateur*.

Les *tumeurs de la* COUCHE OPTIQUE sont surtout remarquables en ce qu'elles donnent lieu à *des troubles sensitifs accentués*, quelquefois à des *troubles sensoriels*, à des *tremblements spontanés* ou *intentionnels*. Elles peuvent aussi agir sur la *motricité oculaire*, à cause du voisinage des noyaux de la IIIᵉ paire (ophtalmoplégie interne et externe). La proximité du corps genouillé interne et des tubercules quadrijumeaux postérieurs explique l'apparition de *troubles auditifs* ou *olfactifs*. On a signalé des troubles de la *mimique*, de la *phonation*, de la *déglutition*, parmi leurs manifestations spéciales.

Les *tumeurs des* TUBERCULES QUADRIJUMEAUX, depuis les recherches de Bruns, de Nothnagel et de Weinland, ont aujourd'hui une symptomatologie assez précise pour qu'on puisse en faire le diagnostic avec quelque probabilité. Celui-ci repose entièrement sur la coexistence de *paralysies oculaires, doubles, homonymes, inégales*, avec des *troubles ataxiques cérébelleux* et des *tremblements*. La musculature interne et externe des yeux peut être intéressée; mais, il s'agit surtout de paralysies des *mouvements associés* des yeux, des mouvements du *regard*. La titubation, les tremblements dans les mouvements intentionnels des membres supérieurs, sont caractéristiques. — Ce syndrome, si particulier, est le résultat de la lésion simultanée des tubercules quadrijumeaux ou des noyaux sous-jacents de la IIIᵉ paire, et des fibres des pédoncules cérébelleux.

Les hémiparésies et hémianesthésies, parfois concomitantes, sont l'effet de l'atteinte des pédoncules cérébraux.

Les *troubles de l'audition* apparaissent, si les *tubercules quadrijumeaux postérieurs* sont en question.

Les *tumeurs de la* GLANDE PINÉALE ont à peu près les mêmes signes révélateurs; mais le *grand oblique* est le muscle le premier intéressé, et le *nystagmus* a été souvent observé.

7° *Tumeurs du* CERVELET.

La principale difficulté du diagnostic des *tumeurs du* CERVELET tient à ce que l'ATAXIE, leur symptôme pathognomonique, se rencontre dans *d'*AUTRES MALADIES de l'*encéphale* et de la *moelle épinière*.

Nous commencerons par établir d'abord les principales *différences* qui existent entre l'*ataxie des* TABÉTIQUES et l'*ataxie* CÉRÉBELLEUSE.

Dans les deux cas, il y a *titubation, asynergie* des mouvements, mais avec certains caractères distinctifs.

Le *tabétique* lance ses jambes de tous côtés, avec vivacité et violence; elles s'élèvent trop haut, s'abaissent trop vite; elles sont projetées en dehors ou trop loin, de telle sorte qu'il *marche en fauchant*, et qu'il applique avec force et bruit son talon sur le sol : il y a *talonnement*.

Cela n'existe pas chez le *cérébelleux*. La marche a lieu en *zigzaguant*, avec des oscillations de tout le corps, à droite et à gauche, avec une sensation de fléchissement, de dérobement des jambes. Chez lui, il y a diminution du tonus musculaire qui vient du cervelet, de l'asthénie, de l'atonie du système musculaire de sustentation et de marche; ses contractions musculaires n'ont pas la force immesurée de celles du tabétique.

Ce dernier est dépossédé de la faculté de proportionner ses mouvements, parce qu'il a perdu la sensation du sol et le sens musculaire.

Le *cérébelleux* sent parfaitement les contacts; mais, sans être paralysé, son système musculaire est affaibli à cause de la lésion du cervelet. Il est obligé de substituer l'effort de sa volonté à l'action inconsciente du cervelet, et il se fatigue vite.

Sa démarche est *ébrieuse* et *titubante*, comme celle d'un homme ivre, car il y a diminution du tonus musculaire.

Pour rétablir l'équilibre, il est obligé de faire un effort volontaire, qui compense le mode d'action des muscles affaiblis; de là des contractions, en apparence désordonnées, et des zigzags, qui résultent des changements de position du centre de gravité du corps.

Donc, chez l'ataxique : *marche en fauchant*; chez le cérébelleux : *marche en zigzags*.

Dans les deux cas, il y a, cependant, asynergie des muscles antagonistes ou associés dans le mouvement à produire; mais, chez l'un, elle résulte de la lésion des cordons sensitifs qui empêche l'excitation réflexe du cortex cérébelleux; chez l'autre, elle est l'effet de la *suppression directe* de l'action de ce même cortex et de ses noyaux centraux.

Le meilleur signe *différentiel* réside dans l'*absence du Romberg* chez les cérébelleux. Le *tabétique*, si on lui ferme les yeux, s'il est dans l'obscurité, oscille et tombe. Si on agit de même chez le cérébelleux, sa démarche n'est pas modifiée, car le sens de la vue ne lui est pas indispensable pour se diriger, puisqu'il a conservé la sensation des contacts du sol.

Il existe, cependant, une *exception* : c'est lorsque la tumeur cérébelleuse a déjà déterminé des *altérations médullaires*, qui, comme nous l'avons indiqué, portent sur les racines et les cordons postérieurs; ce qui fait du cérébelleux un véritable tabétique. Il y a alors coexistence des *deux ataxies*, et les troubles de la marche augmentent lorsque les yeux sont fermés (Bruns).

Dans ces cas difficiles, il faut avoir recours, pour le diagnostic complet, à la recherche attentive des *symptômes propres* du tabes : intégrité de la force musculaire, douleurs fulgurantes, lancinantes, en bracelet, en brodequin, en ceinture; crises vésico-rectales ou gastralgiques; symptômes encéphaliques du tabes; paralysies oculaires; amaurose avec atrophie blanche de la papille; névralgies du trijumeau (Pierret); symptômes auditifs; anesthésie plantaire et des membres inférieurs; atrophies musculaires; arthropathies, etc.

Le *réflexe patellaire* est ordinairement aboli chez les ataxiques vrais, et c'est un des symptômes précoces (signe de Westphal); *il est exagéré chez les cérébelleux.*

Le *signe d'Argyl-Robertson* (absence du réflexe irien de la pupille à la lumière; sa présence à l'accommodation) est un symptôme distinctif du tabétique.

Dans les tumeurs cérébelleuses, les paralysies oculaires qu'on observe, sont le *résultat de la compression des nerfs de la base* (par exemple, la mydriase).

Dans le cours de nos recherches, nous avons signalé une ATAXIE FRONTALE et une TITUBATION ROLANDIQUE.

L'*appareil de l'équilibration*, en effet, bien que son centre principal soit dans le cervelet, a des voies afférentes et efférentes, qui s'étendent jusque dans les hémisphères cérébraux, et vers les couches optiques, les tubercules quadrijumeaux, le noyau rouge, les noyaux de Deiters : il n'est donc pas étonnant, de le voir altéré, dans les néoplasmes de ces régions diverses de l'encéphale.

L'ATAXIE FRONTALE ou *de Bruns*, est apparue dans un certain nombre de cas. Nous en avons signalé quelques-uns, tout à fait remarquables : cas de Raymond (gliome neuro-formatif du volume d'une orange, dans la substance blanche des lobes frontaux, fig. 36, p. 126); marche et station rendues impossibles par des oscillations à droite et à gauche, en avant et en arrière (titubation), « qui rappellent celles des tabétiques, lorsqu'on leur ferme les yeux, mais l'occlusion des paupières n'avait aucune influence ». — Cas de Bruns (tumeur du lobe frontal, en dehors de la zone motrice), — de Burzio (gliome des lobes frontaux), — de Raymond, Alquier et Courtillonne (kyste dermoïde du lobe frontal), voir pp. 122 et 204.

Dans un cas, Bruns, s'appuyant sur ce symptôme, fit opérer un malade et il guérit. Mais, une autre fois, il induisit Hitzig en erreur; à cause des troubles *ataxiques*, ce médecin crut à une tumeur du cervelet et on trépana sur l'occiput; en réalité, il s'agissait d'une tumeur du lobe frontal (voir p. 204).

Il semble cependant que les symptômes *ne sont pas tout à fait identiques* dans les deux cas. Le malade ne décrit pas aussi nettement des zigzags, ne trébuche pas de la même manière que dans les lésions cérébelleuses. Debout, il oscille à droite et à gauche, et tombe, si on ne le retient pas ; d'autres fois, il se sent simplement attiré en avant ou en arrière, entraîné d'un côté. Il paraît plutôt affecté d'*astasie-abasie*. Noeli et Wernicke attribuent ces troubles de l'équilibre à une faiblesse des *muscles du tronc*, qui, comme nous l'avons indiqué, ont leurs centres dans le lobe frontal (partie postérieure de F¹).

C'est aussi l'opinion de Bruns, qui n'admet guère une *ataxie vraie*, mais une *parésie des muscles du tronc*, et quelquefois de la *tête* et du *cou*, qui *trouble la démarche et empêche de garder l'équilibre*.

La TITUBATION ROLANDIQUE est plutôt une simple perturbation dans la station et la marche, qu'une ataxie.

Il est dit, dans les observations, que le malade est chancelant, titube, qu'il a une démarche vacillante qui fait croire à de l'ivresse, ou qu'il est affecté d'astasie-abasie.

Il nous a semblé que, dans ces circonstances, le trouble de l'équilibre survenait principalement à cause de l'affaiblissement et de l'inégalité de force *des deux membres inférieurs*. Souvent, en effet, les néoplasmes occupent la *partie supérieure* de la région rolandique ou son voisinage (ex. : Cœnas, Ostéome comprimant le lobule paracentral, p. 121 ; — Patel et Mayet ; — Raymond, Cliniques, III, p. 97, et fig. 115, p. 254 ; — Guldenarm et Winkler, Dallas et Mongeri [1], etc.).

Cependant, dans les deux faits cités par Bernheim et Simon, de Nancy, il s'agissait d'un gliome du lobule pariétal inférieur et d'une tumeur fibro-plastique, située dans la scissure inter-pariétale. Rien n'empêche, toutefois, d'admettre qu'il y eût compression des *centres des membres inférieurs* ou de leurs voies conductrices. Les malades éprouvaient, en même temps, des mouvements irrésistibles du corps, tels que mouvements de manège, tendance au recul, chute dans un sens déterminé [2].

L'ataxie observée DANS LES TUMEURS des T. Q., des noyaux rouges, des noyaux de Deiters, est à peu près identique à l'ataxie cérébelleuse. On en fera le diagnostic par la constatation des *symptômes associés*. On sait, en particulier, qu'en ce qui concerne les néoplasmes quadrijumeaux, les troubles de la *motricité oculaire* PRÉCÈDENT *ordinairement les symptômes cérébelleux*, et que les tumeurs du noyau rouge s'accompagnent du *syndrome de Weber* (paralysie alterne de la IIIe paire).

Nous avons parlé ailleurs des caractères de l'ATAXIE LABYRINTHIQUE, qui accompagne la maladie de Ménière (*ataxie acoustico-cérébelleuse*). Les similitudes sont presque absolues, mais souvent l'examen des *fonctions auditives* éclairera le diagnostic [3].

Le SYNDROME CÉRÉBELLEUX PUR, qui se rencontre dans les lésions de déficit, les agénésies, et les scléroses du cervelet, ne diffère guère de l'*ataxie cérébelleuse des tumeurs* de cet organe. — Peut-être pourrait-on dire que, dans ce dernier cas, les troubles de l'équilibre sont plus accentués, la marche plus vacillante, les zigzags plus imprévus, les tendances à la chute plus grandes, les

1. Dans le cas de Raymond : Kyste pathologique, probablement tuberculeux sous F[a], P[a], ayant détruit tout le lobule pariétal supérieur (fig. 115); il y avait de la titubation, de l'incoordination motrice des membres inférieurs surtout; dès que le malade essayait de marcher, la jambe gauche était projetée dans tous les sens. Le phénomène était si prononcé que, parmi diverses hypothèses, Raymond émit celle d'une tumeur cérébelleuse.
Dans un certain nombre de faits, la tumeur est médiane et intéresse les deux hémisphères. Il en était ainsi dans le cas opéré par Elliot : « le malade était incapable de se tenir debout, les yeux fermés ». Endothéliome de la face interne des deux hémisphères cérébraux. (*Boston med. and surg. Journ.*, 1896, p. 57, et Chipault, *Trav. neurol.*, 1, p. 116.)
2. Bernheim et Simon (*Rev. méd. de l'Est*, 1887). — On peut aussi invoquer la lésion des *centres labyrinthiques* de l'*équilibre*, dont l'existence a été admise par Bonnier, dans le lobe pariéto-rolandique, et dans le lobe temporal.
3. Voir chap. XII, Tumeurs du cervelet, p. 370.

impulsions et les sensations d'entraînement plus fortes, comme nous l'avons signalé; mais l'analogie est à peu près complète.

En résumé, *pour assurer le diagnostic* DE L'EXISTENCE *d'une tumeur du cervelet*, on se basera, *non seulement sur les troubles de l'équilibre*, mais encore sur l'intensité et la rapidité d'évolution du *syndrome commun des tumeurs encéphaliques* (céphalées violentes, occipitales, à crises paroxystiques, vomissements répétés, accroissement rapide de la stauungspapille et des troubles visuels (amblyopie, amaurose); — sur les symptômes propres suivants : percussion douloureuse de la partie postérieure du crâne; roideur opisthotonique de la nuque; vertiges cérébelleux prononcés; absence de paralysie vraie, mais asthénie et atonie, au moins d'un côté; maladresse de la main; écriture tremblée, illisible; tremblements intentionnels du membre supérieur; signes de l'asynergie cérébelleuse de Babinski; ictus cérébelleux; compression des organes et des nerfs de la base; intégrité absolue de la sensibilité et de l'intelligence; etc.

Quant au *diagnostic* CANTONAL, on admettra :

a) Une tumeur du *vermis*, si les troubles de l'équilibre et les vertiges sont accentués et précoces, si le tronc et les membres inférieurs sont surtout intéressés (opisthotonos), si la station et la marche sont devenues rapidement impossibles (astasie-abasie); et si les troubles de l'équilibre, de l'incoordination, s'étendent à peu près également *des* DEUX CÔTÉS du corps, et si les réflexes rotuliens sont exagérés ou disparus.

b) Une tumeur des *hémisphères cérébelleux*, s'il y a hémiataxie, hémiasynergie, hémitremblement *plus accentués d'un côté*, quoique pouvant exister à un moindre degré, du côté opposé. De même, le sens de la chute, l'exagération des réflexes rotuliens d'un côté, les symptômes de compression unilatéraux des organes et des nerfs de la base, indiqueront le côté lésé et à opérer : tumeur et symptômes occupent le *côté homonyme*.

c) A la *face supérieure* de l'hémisphère, les tumeurs pourront déterminer des symptômes de compression du lobe occipital (hémianopsie, symptômes occipito-cérébelleux); et, à la *face inférieure*, comme sur l'*équateur*, les symptômes de compression des organes et nerfs de la base seront fréquents.

8° *Tumeurs de la* BASE.

Le diagnostic des TUMEURS DE LA BASE est si complexe, si étendu, qu'après l'exposition détaillée de leur symptomatologie que nous avons faite, nous devons nous borner à un simple aperçu.

A. Les HYPERTROPHIES SIMPLES DU CORPS PITUITAIRE se reconnaissent à leur céphalée si spéciale, à l'hémianopsie bitemporale, suivie à la longue d'amblyopie et d'amaurose, à l'affaiblissement lent progressif des facultés intellectuelles et de la force musculaire, ainsi qu'à l'acromégalie et au gigantisme pathologique, qui les accompagne. — Mais ces troubles nutritifs du système osseux et des tissus mous (gigantisme, myxœdème, infantilisme, maladie de Basedow) doivent être séparés en des catégories distinctes, selon la raison étiologique qui les produit et qui *n'est pas toujours l'hypertrophie hypophysaire.*

B. Les TUMEURS MALIGNES DE CETTE MÊME GLANDE PITUITAIRE se caractérisent, avons-nous dit, par des *dystrophies atypiques* et *rapides*, des ébauches d'acromégalie, de gigantisme, de myxœdème, très irrégulières. Il y a, en même temps, propagation et progression du néoplasme vers la partie voisine (lobes frontaux, ventricules, fosse cérébrale moyenne), et alors se développent les symptômes intensifs des *tumeurs de la base* (compression des moteurs oculaires, du trijumeau, atrophie et névrites optiques rapides, etc.). — La *radiographie* est un procédé de diagnostic très utile, en montrant l'élargissement de la selle turcique, et les autres déformations si caractéristiques du crâne (Béclère).

C. Les TUMEURS DE L'ESPACE OPTO-PÉDONCULAIRE produisent des lésions du chiasma et des bandelettes optiques (hémianopsies), des ophtalmoplégies, des paralysies alternes, et des hémiparésies, qui exposent à la confusion avec les tumeurs pédonculaires ou protubérantielles. Le diagnostic n'est pas toujours possible. — Elles se distinguent des tumeurs de l'hypophyse, en ce que, dans ces dernières, le pédoncule n'est pas, ordinairement, intéressé.

D. Les TUMEURS DE LA FOSSE CÉRÉBRALE ANTÉRIEURE sont simulées, à peu près complètement, par les néoplasmes de la face orbitaire des lobes frontaux, qui donnent lieu, comme elles : à de la compression des nerfs olfactifs et optiques; à des hyperesthésies ou anesthésies dans le domaine des nerfs de Willis; à des paralysies oculo-motrices; et quelquefois même, plus tardivement, à des hémiparésies par compression de la capsule interne; à de la dysarthrie, et à des troubles aphasiques. — On peut dire cependant que les tumeurs qui naissent *dans la substance nerveuse* du lobe frontal *produisent davantage* des troubles psychiques, de la démence, de la stupeur et de la confusion mentale, de la mélancolie et des troubles aphasiques; d'autre part, dans ce dernier cas, la compression des nerfs de la base est moins prononcée, moins étendue, et plus tardive. — Il y a, toutefois, des exceptions; car nous avons vu que quelques tumeurs de la dure-mère de la région, même très volumineuses, restent *latentes*; ou, au contraire, s'annoncent d'abord, chez les prédisposés, par des troubles psychiques.

Les *tumeurs de l'orbite*, lorsqu'elles ont pénétré dans le crâne, engendrent des symptômes psychiques ou de compression nerveuse, qui tiennent des deux variétés précédentes; mais alors, *l'exophtalmie et la paralysie oculo-motrice ont* PRÉCÉDÉ *les troubles psychiques.*

E. Dans la FOSSE CÉRÉBRALE MOYENNE existent trois variétés principales de néoplasmes.

1º Les *tumeurs du ganglion de Gasser*, à cause des névralgies violentes et rebelles de la face qu'elles déterminent, peuvent être attribuées uniquement à la lésion *du tronc nerveux lui-même.* — Mais, en cas de *tumeur* GANGLIONNAIRE *réelle*, les troubles trophiques du visage et des muqueuses, l'œdème, la kératite neuro-paralytique, sont plus accentués et précoces; et bientôt peuvent apparaître des signes de compression des nerfs *qui traversent la paroi du sinus caverneux*, des ophtalmoplégies, des troubles psychiques et cérébraux; et souvent on constate des prolongements de la tumeur vers la trompe d'Eustache et le pharynx, qui inclinent le diagnostic du côté d'une production néoplasique intra-crânienne. — Assez souvent, dans ce cas, le *syndrome général* des tumeurs encéphaliques *fait longtemps défaut* : la papille optique reste saine et la vision normale (cas de Krogius, etc.).

2º Les tumeurs *qui débutent près du sinus caverneux* s'annoncent *d'abord* par des ophtalmoplégies, de l'atrophie optique, et ce n'est que *dans une phase plus tardive*, secondaire, que surviennent les troubles du côté du trijumeau, en particulier, une *anesthésie douloureuse* de la face et de la *surdité*, par compression de la trompe d'Eustache et envahissement du pharynx. Il y a souvent de *l'anosmie* d'un côté.

3º Les *tumeurs cancéreuses des os* envahissent successivement tous les nerfs sensitifs et moteurs de la région (Iʳᵉ, IIᵉ, IIIᵉ, IVᵉ, Vᵉ, VIᵉ et même VIIᵉ et VIIIᵉ paires; dans le cas d'Erb, jusqu'à la XIIᵉ). — Il y a des *douleurs atroces* dans la face et le pharynx, des troubles anesthésiques et trophiques du trijumeau. *Il n'existe ni céphalée, ni vertiges, ni stupeur, ni œdème papillaire vrai* (en un mot, pas de syndrome commun). — Toutes les cavités osseuses sont envahies : sinus sphénoïdal, orbite, pharynx, etc.

La confusion est évidemment possible avec les tumeurs ayant pris naissance, primitivement, *dans les cavités de la face* (pharynx, sinus), de l'*orbite*, ou du *crâne*; mais l'*ordre d'évolution*, s'il est connu, ainsi que les explorations méthodiques des cavités, permettront le diagnostic.

4° Il existe, enfin, un petit nombre de néoplasmes qui donnent lieu à de la *paralysie labio-glosso-laryngée*, par compression de la région des caps et des opercules; et il est parfois difficile de les distinguer des productions qui ont leur origine dans la substance nerveuse de ces régions.

F. Le diagnostic des *tumeurs de la* FOSSE CÉRÉBRALE POSTÉRIEURE est plus laborieux encore.

Disons d'abord que, contrairement aux néoplasmes de la *fosse cérébrale moyenne*, ces tumeurs s'accompagnent de *troubles généraux intensifs* (syndrome général), à cause de leur compression sous la tente du cervelet, dans un espace fermé et inextensible.

Nous les avons classées en quatre groupes : 1° les tumeurs des nerfs auditifs; 2° les tumeurs péri-bulbo-protubérantielles antérieures; 3° les tumeurs rétro-bulbaires; 4° les tumeurs cancéreuses des *régions osseuses* correspondantes.

Les *tumeurs des nerfs auditifs* se caractérisent : tantôt par des *troubles acoustiques*, associés dès le début à une *paralysie faciale*; — tantôt par les *symptômes des tumeurs péri-bulbaires*, mais ces derniers *ayant toujours été* PRÉCÉDÉS de *troubles acoustiques*, qui restent d'ailleurs *prédominants* (surdité précoce et souvent d'*apparition ancienne*). — Dans les deux variétés, on observe à un haut degré le *syndrome acoustico-cérébelleux* (vertiges et ataxie très prononcés, bruits subjectifs, vertiges de Ménière, etc.).

La distinction avec les *maladies de l'oreille interne* se base sur l'apparition d'une *paralysie faciale* très accusée, les symptômes de compression des autres parties intra-crâniennes, et l'absence de lésions à l'examen physique des organes auditifs.

Les *tumeurs péri-bulbo-protubérantielles* doivent être diagnostiquées d'avec les *tumeurs interstitielles* du bulbe et de la protubérance, et d'avec les *tumeurs du cervelet*, s'il est possible.

Les tumeurs INTERSTITIELLES produisent des *paralysies alternes* des divers types connus, motrices ou sensitives (paralysies tout à fait exceptionnelles dans les tumeurs périphériques); des *paralysies nucléaires* avec atrophies musculaires correspondantes; et, en général, *à moins que les fibres des pédoncules cérébelleux ne soient envahis, l'ataxie cérébelleuse fait défaut* ou est peu prononcée. —

Il n'existe guère de *troubles d'hypertension cérébrale* (absence de céphalée, de vomissements, de torpeur, d'œdème papillaire), sauf dans les lésions infectantes (tuberculômes, etc.).

Les tumeurs *péri-bulbo-protubérantielles* ne causent presque jamais d'*hémianesthésies directes* ou *croisées*; mais simplement des *compressions des diverses paires nerveuses* de la Vᵉ à la XIIᵉ, en totalité ou par groupements divers. — En raison des lésions de la Vᵉ paire, il peut y avoir des anesthésies et des névralgies de la face, des troubles de la mastication. — Les *hémiparésies sont fréquentes* (et non les hémianesthésies).

Parfois, ces tumeurs sont *doubles*, et les signes de compression existent *des deux côtés* : c'est ainsi que les malades peuvent devenir, à la fois, complètement sourds et aveugles; et, dans quelques cas, il existe une paralysie des quatre membres.

Les troubles paralytiques siègent *du côté des paires nerveuses comprimées*.

La *titubation cérébelleuse* est assez fréquente.

On a signalé, dans quelques observations, des symptômes de *paralysie bulbaire progressive* (de Duchenne); ma's *ils ne sont pas nets*, ainsi que le remarque Bruns; et ils se distinguent de la paralysie de Duchenne par des *troubles sensitifs* dans le domaine du trijumeau ou de l'acoustique, par la compression d'autres paires nerveuses ou des faisceaux pyramidaux (paralysies des membres, difficulté dans la marche, symptômes cérébelleux, etc.).

Les *tumeurs cérébelleuses proprement dites* (des hémisphères ou du vermis) se distinguent des précédentes (tumeurs péri-bulbo-protubérantielles) en ce que l'*apparition des troubles cérébelleux*, de la titubation, des vertiges, de l'asynergie, des tremblements intentionnels des membres supérieurs, PRÉCÈDENT *les symptômes de compression des paires nerveuses*, et sont plus accusés. — Il faut faire exception cependant quand il existe *un engagement des amygdales* dans le trou occipital, ou une *compression d'un pédoncule cérébelleux*.

Dans les deux cas, il y a des phénomènes accentués de l'*hypertension intra-crânienne*.

Enfin, dans les *tumeurs propres du cervelet*, on constate l'*intégrité de la sensibilité et de l'intelligence* (sauf en ce qui concerne l'hypertension); seule, la compression du trijumeau peut amener des douleurs ou de l'anesthésie dans la face.

Les *tumeurs* RÉTRO-BULBAIRES, en raison de la compression qu'elles exercent sur les corps restiformes et les pyramides postérieures, produisent des *troubles de la sensibilité*, qui, joints à *l'ataxie cérébelleuse*, simulent à s'y méprendre le TABES VRAI; et, de fait, l'erreur a été commise par un neurologiste aussi compétent que Gianelli.

Il y avait eu, chez son malade, des douleurs fulgurantes, des crises gastriques, de l'incoordination des membres inférieurs, des troubles du sens musculaire, et le signe de Romberg.

Dans ces circonstances, seules les *paralysies nucléaires*, qui s'ajoutent par envahissement ou compression des noyaux du IVe ventricule, peuvent jeter *quelque lueur* sur le diagnostic, ainsi que les *symptômes d'hypertension intra-crânienne*.

Dans le cas de Paviot, la similitude fut encore plus grande *entre les deux affections nerveuses* (tabès vrai et tumeurs), et les causes d'erreur plus nombreuses; le malade était ancien syphilitique, et ne présentait ni paralysie nucléaire, ni compression des nerfs bulbaires.

Quelques *symptômes spéciaux*, par leur apparition, peuvent aiguiller l'attention vers l'existence d'une *tumeur bulbaire* : tels la polyurie, le diabète, les troubles de la respiration, le pouls lent permanent. La mort subite est une terminaison fréquente.

Les TUMEURS CANCÉREUSES DES RÉGIONS OSSEUSES *de la fosse postérieure* se traduisent parfois par des compressions péri-bulbaires. Mais, le plus souvent, elles ont des symptômes tout à fait comparables à ceux du MAL SOUS-OCCIPITAL : roideur de la nuque; immobilité de la tête, que le malade soutient entre ses deux mains, dans les mouvements; douleurs irradiées dans le cou et les épaules, et formation fréquente d'une saillie fluctuante dans le pharynx, qui fait croire à un abcès par congestion. Il existe, en même temps, une *hémiparalysie* et une *hemiatrophie de la langue*, par altération du nerf hypoglosse. — Les observations de Wenhardt, de Dercum, de Raymond, de Launois et Pierret, que nous avons relatées, sont très suggestives à cet égard. Le malade de Raymond vit une *paralysie spasmodique* envahir ses quatre membres, et il devint inerte et rigide *comme un bloc de bois*: Il mourut subitement, après avoir présenté de la dypsnée, de la tachycardie, de la paralysie vésico-rectale, des troubles de la déglutition, et un pouls lent permanent. Il n'existait pas, en réalité, de compression du bulbe par la tumeur; mais, à l'examen par le Marchi, on trouva une *dégénérescence avancée des cordons antéro-latéraux* (voir Tumeurs de la base, p. 466, fig. 205).

IV. — TUMEURS MULTIPLES.

Le diagnostic de TUMEURS MULTIPLES dans l'encéphale est difficile, souvent impossible.

Le Dr Bernhardt, qui a étudié spécialement la question, émet les propositions suivantes :

1° Il est souvent impossible de faire le diagnostic de tumeurs multiples.

2° Il est légitime d'y penser dans les *états cachectiques généralisés* (tuberculose, carcinose, ou autres tumeurs multiples), même quand il n'existe que des *symptômes généraux* du côté du cerveau.

3° S'il se présente un complexus symptomatique si étendu qu'il ne puisse s'expliquer que par la lésion de *plusieurs centres cérébraux*, il ne faudra admettre qu'avec réserve la *pluralité des néoplasmes*.

4° Si, au contraire, il existe des manifestations précises et distinctes de la lésion de *régions différentes de l'encéphale*, de telle sorte qu'on puisse sans difficulté reconnaitre la *symptomatologie propre de ces diverses parties*, on pourra, avec quelque vraisemblance, affirmer qu'on est *en présence de plusieurs tumeurs*.

Oppenheim ne fait aucune objection à ces propositions, mais il va plus loin que Bernhardt et dit : qu'il est impossible, la plupart du temps, de diagnostiquer les tumeurs multiples.

Il ajoute cependant avoir eu, dans plusieurs cas, la satisfaction de reconnaitre des tumeurs multiples, parce que la nature de ces tumeurs le permettait : il s'agissait de cysticerques multiples, ou de cancers secondaires.

Une autre fois, chez une jeune femme qui, avant son admission à l'hôpital, présentait des symptômes généraux et les signes positifs d'une tumeur du cervelet (stauungspapille, douleur de la nuque, vomissements, ataxie cérébelleuse, diminution de l'acuité auditive), il vit survenir une *aphasie* qui avait tous les caractères d'une *aphasie sensorielle* (paraphasie et surdité verbale) : ce ne fut pas là une manifestation fugitive, mais bien persistante. Il diagnostiqua une *seconde tumeur* dans la zone du langage; et le diagnostic de tumeur multiple se trouvait corroboré par la constatation d'une matité pulmonaire. A l'autopsie, on trouva une masse néoplasique dans le *cervelet*, puis une seconde dans le *lobe temporal*, et un carcinome *dans les poumons*.

Il nous semble nécessaire de reconnaître *plusieurs variétés* ou *catégories*, dans les tumeurs multiples, qu'on peut rencontrer dans le cerveau : 1° les unes sont au *nombre de deux ou trois* et n'existent que dans l'encéphale; 2° d'autres sont des *productions secondaires* d'un néoplasme de l'économie; 3° d'autres sont ordinairement *multiples de leur nature*; 4° enfin, il en est qui sont des *tumeurs généralisées du* SYSTÈME NERVEUX.

A la première variété appartient une observation fort intéressante de Bruns, que nous avons déjà signalée (p. 275). Une jeune femme présenta tous les symptômes d'une tumeur du *lobe occipital*, entre autres une *hémianopsie droite* et une *alexie sous-corticale de Wernicke*. On fit une trépanation *infructueuse* dans la région; mais la décompression améliora l'état de la malade, qui trois mois après se trouvait assez bien, quand son état s'aggrava; et, outre les symptômes précédents, on vit survenir une *surdité verbale* et une hémiplégie droite. A l'autopsie, on trouva *trois tumeurs* (glio-sarcomes) : l'une occupait l'extrémité antérieure des circonvolutions temporo-occipitales gauches, le lobule lingual, et le gyrus hyppocampi, atteignant le tractus optique (hémianopsie); une seconde avait le volume d'une pomme et était située dans la substance blanche du lobe occipital (alexie sous-corticale); la troisième, de même nature et du volume d'un marron, siégeait à l'extrémité des première et deuxième temporales gauches. Evidemment, quand on opéra, le gliome temporal n'existait pas : c'est lui qui avait provoqué consécutivement la *surdité verbale*[1]. — On peut dire que, dans ce cas, chacune des trois masses néoplasiques s'était révélée par les *symptômes de localisation propres aux territoires qu'elles occupaient.*

Un bel exemple de tumeurs multiples des hémisphères cérébraux, *du même genre*, nous est fourni par Korteweg et Winkler[2]. Il s'agit d'un homme de quarante-six ans, qui eut les signes du syndrome des tumeurs encéphaliques; mais qui présenta, en même temps, *trois groupes symptomatologiques localisateurs.* Pendant que survenaient des céphalées intenses, des vomissements, et que la vue devenait mauvaise, il eut des *troubles psychiques* : le matin et surtout la nuit, il était envahi par des idées ridicules, si grotesques qu'il lui fallait rire; en plus, il avait du nystagmus. Puis survint une *hémiparésie* à gauche; avec le bras gauche, les mouvements étaient très incertains, et le bras tombait vite. *La marche est impossible*, car il est abasique, surtout de la jambe gauche; *tendance à tomber à droite et en arrière.* Suture crânienne ouverte, bruit de pot fêlé à la percussion; tête portée obliquement, menton relevé; ouïe, goût, odorat affaiblis. Somnolence, ataxie, et hémiplégie s'accusent progressivement. On hésite entre un *siège frontal* ou *cérébelleux* de la tumeur. On l'opère tardivement par une *craniectomie occipitale*, et on recherche en vain une tumeur *dans le cervelet*. Mort le lendemain. A l'autopsie, première tumeur superficielle, assez volumineuse, dans l'extrémité antérieure du *lobe*

1. Bruns (*Neurol. Centralblatt*, janvier 1894; *Rev. neurol.*, 1894, p. 113; *Arch. de neurol.*, 1894, I, p. 459).
2. Chipault (*Chir. nerveuse*, 1902, I, p. 721).

frontal droit (troubles psychiques); deuxième tumeur dans le tiers
postérieur de la *pariétale ascendante* (troubles moteurs); et troi-

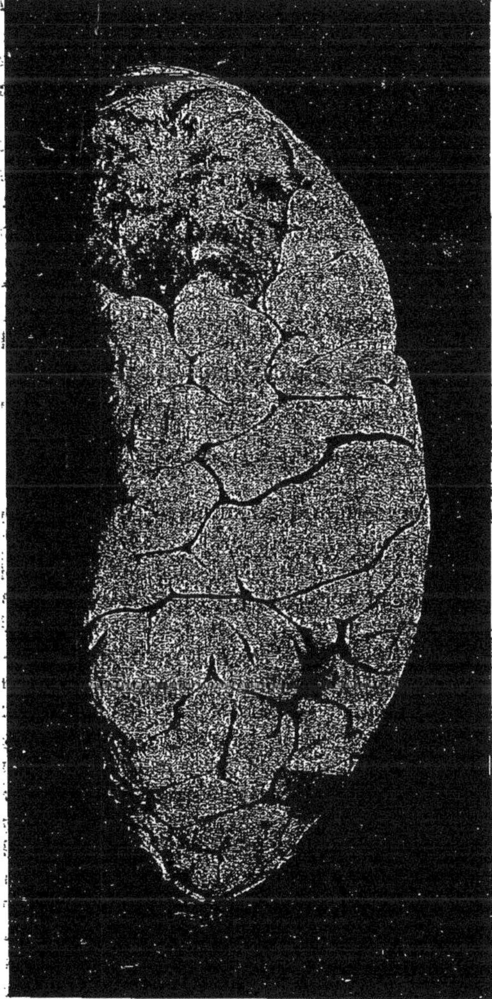

Fig. 207. — Trois tumeurs (sarcomes?) dans l'hémisphère droit du cerveau, diagnostiquées
comme tumeurs du cervelet gauche. (Korteweg et Winkler, *in* Chipault, *Chirurgie nerveuse*, 1902, I, p. 722.)

sième tumeur superficielle dans le *précunéus* (voir fig. 207, 208).
Dans ce cas, les *troubles de l'équilibre* sont un bel exemple de ces

manifestations des tumeurs des lobes antérieur et moyen du cerveau, que nous avons décrites sous les noms d'*ataxie frontale*, de *titubation rolandique*. — Le début du tableau symptomatique, par

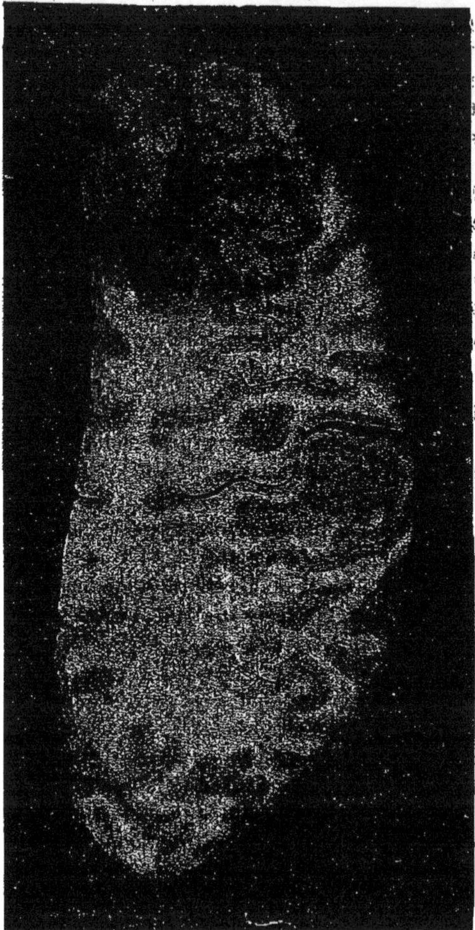

Fig. 208. — Mêmes tumeurs sur une coupe (Korteweg et Winkler, *in* Chipault, *id.*). — a, tumeur frontale; — b, tumeur dans la pariétale ascendante; — c, dans le précunæus.

les troubles *psychiques*, eût pu faire incriminer le lobe frontal; mais l'hémiparésie et l'ataxie auraient pu aussi lui être attribuées. Le diagnostic de tumeurs multiples, dans ce cas, était difficile, sinon impossible.

Dans certaines observations, les tumeurs multiples se révèlent par des *symptômes* BULBO-MÉDULLAIRES, *associés à des symptômes* CÉRÉBRAUX.

Dans un cas de Behrendsen, chez un enfant de quatorze ans, on trouva un *cholestéatome* de la pie-mère, au niveau de la moitié gauche de la protubérance, et un *gliome* de l'hémisphère gauche : la première tumeur avait eu, comme seule manifestation, un *ptosis* et une *paralysie de la VIᵉ paire gauche*, et la seconde s'était révélée par une *hémiparésie* des membres et de la face *à droite* ; le réflexe patellaire de ce côté était exagéré, et il y avait clonus du pied ; il n'y eut qu'une seule attaque convulsive, terminale[1].

Ohlmacher, chez un homme qui avait présenté des attaques d'*épilepsie secondaire* d'origine récente et une *paralysie* SPINALE *progressive* à allures rapides, trouva un *psammome* de la dure-mère crânienne, comprimant les *circonvolutions rolandiques*, et un *angiome caverneux* de la région cervicale de la moelle épinière[2].

Parmi les tumeurs *qui*, DE LEUR NATURE, *sont souvent multiples*, on peut citer les *tuberculomes*, les *gommes*, les *gliomes*, et surtout les *kystes hydatiques*. Nous rappellerons, comme exemple de ces derniers néoplasmes, le cas si intéressant de Sérieux et Mignot, déjà mentionné (fig. 132, 133, p. 286), où on trouva dans les hémisphères cérébraux plus de vingt kystes hydatiques, dont six dans les *lobes temporaux*. Le malade, âgé de soixante-quinze ans, eut des crises d'épilepsie, de l'excitation maniaque, du délire, une *surdité totale*, des *hallucinations de l'ouïe* et *de la vue*, et de la *paralexie*, accompagnée de perte de la *compréhension des mots* et de troubles de l'*écriture*[3].

Durante et Roncali eurent, dans ces derniers temps, l'occasion d'opérer des *tuberculomes encéphaliques*, qui occupaient la région rolandique, et s'étaient manifestés par des crises épileptiques ; mais ils laissèrent d'autres tuberculomes existant déjà dans le lobe occipital, sur la faux de la dure-mère, dans le corps calleux ou le cervelet. Il y avait eu cependant, dans les deux cas, une *hémianopsie bilatérale homonyme* (voir fig. 127, p. 274).

Enfin, les *tumeurs* GÉNÉRALISÉES *des* CENTRES NERVEUX présentent une allure symptomatique assez différente des précédentes : telles la *neuro-fibromatose* des centres nerveux, les *sarcomatoses* et les *carcinoses généralisées*.

---

1. Behrendsen (*Deut. med. Wochens.*, 1899, p. 710, et *Rev. neurol.*, 1900, p. 377).
2. Ohlmacher (*Journ. of nerv. and mental deseases*, 1879, p. 395, et *Rev. neurol.*, 1900, p. 881).
3. Sérieux et Mignot (*Iconogr. Salpêtrière*, 1901, p. 39). — Voir aussi : Ladrerie cérébrale de Lévi et Lemaire (*id.*, p. 39).

La *neuro-fibromatose*, ou la *neuro-fibro-sarcomatose* des centrès nerveux, signalée en 1893 par Mossé et Cavalié, au Congrès de Toulouse, et bien étudiée par Henneberg et Koch en 1902 (voir p. 438), par Raymond, Patoir et Raviart, et surtout par Cœstan dans un travail récent (1903), se caractérisent surtout : par les *symptômes généraux* d'une néoplasie intra-crânienne (céphalée, névrite optique, vomissements, torpeur); — par des *signes de com-*

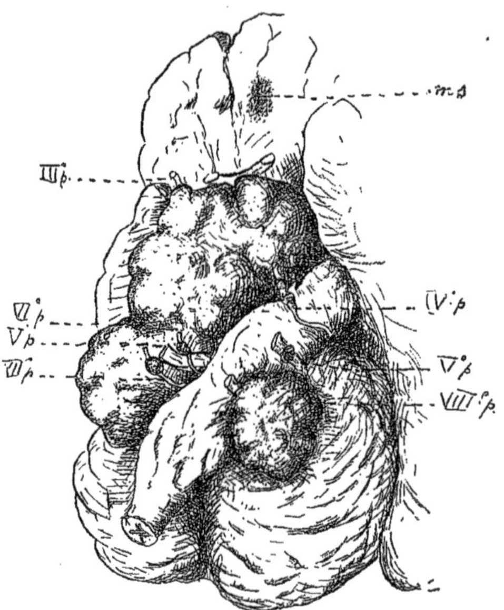

Fig. 209. — Neuro-fibro-sarcomatose cérébro-médullaire (R. Cœstan). — Nodules sarcomateux développés aux dépens des nerfs crâniens. Les tumeurs les plus volumineuses englobaient les deux VIIIe paires. — En *ms*, foyer de méningite sarcomateuse, avec infiltration sarcomateuse du cortex.

pression des nerfs basilaires; — mais, au premier plan, par de la *surdité bilatérale* et de la titubation cérébelleuse[1].

Dans le cas de Cœstan : tumeurs marronnées, énucléables, de la grosseur d'un œuf de pigeon à un grain de chènevis, dans le tissu conjonctif de la base de l'encéphale, *autour des nerfs acoustiques et des autres nerfs de la base*, en avant des lobes cérébelleux, autour du bulbe, et jusque dans la moelle épinière, et sur les nerfs rachidiens et la queue de cheval (voir fig. 209 et 210).

Dans beaucoup de ces cas se montrèrent, en outre, les symptômes cardinaux de la *maladie de Recklinghausen* (fibromes

1. Cœstan, La neuro-fibro-sarcomatose (*Rev. neurol.*, 1903, p. 745). — Henneberg et Koch (*Arch. f. Psych.*, 1903).—Raymond (*Rev. neurol.*, 1903, p. 172-173).

multiples, taches pigmentaires de la peau, nævus, etc.). A cause
de cette évolution spéciale, des manifestations du côté de la peau
et des nerfs (car il s'agit d'une même maladie, souvent congénitale), le diagnostic a pu être fait un certain nombre de fois[1].

La *sarcomatose disséminée* des méninges cérébrales et spinales,
les *carcinoses métastatiques multiples* des centres nerveux des
nerfs, et des méninges donnent lieu à des symptômes CÉRÉBRAUX,
CÉRÉBELLEUX et MÉDULLAIRES. Les premiers sont d'abord ceux
du *syndrome général* des tumeurs encéphaliques, et, s'il y a une
masse secondaire principale, surviennent des symptômes de *loca-*

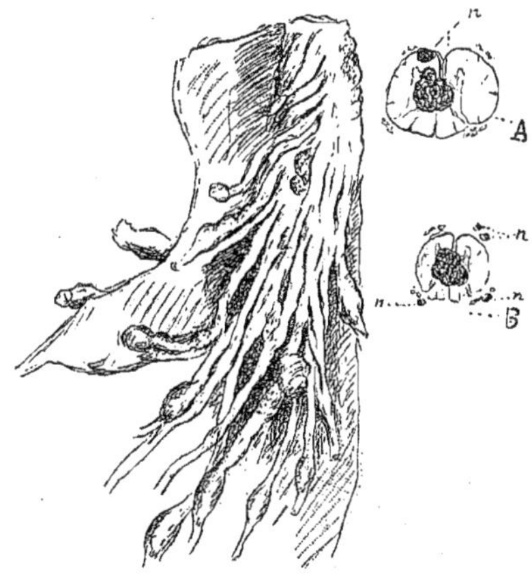

Fig. 210. — Nodules sarcomateux sur les racines de la queue de cheval (R. Cestan). —
A. Coupe de la moelle cervicale avec nodules intra-médullaires. — B. Coupe de la moelle
dorsale, avec nodules intra médullaires et radiculaires.

lisation. Les autres consistent en des *douleurs rachialgiques,*
névralgiques, ou en de l'*ataxie,* des *paralysies spasmodiques,* ou
des *paraplégies.* — Au début, il y a confusion possible avec des
symptômes d'*hystérie,* de *neurasthénie* et, plus tard, de *tabes* et de
paraylsie générale (délire et troubles de la parole, analogues à
ceux de la paralysie générale)[2].

1. Raymond, Maladie de Recklinghausen avec tumeurs encéphaliques (*Journ.
de médecine interne,* 1902, p. 165-199, et *Rev. neurol.,* 1903, p. 172 et 273).
2. Westphal, Sarcomatose disséminée des méninges cérébrales (*Arch. f.
Psych.,* 1895, p. 770, et *Rev. neurol.,* 1895, p. 342). — Kolotynski, Un cas de
sarcome multiple secondaire du système nerveux central (*Rev. neurol.,* 1895,
p. 599). — Rossolimo et Borech, Néoplasme vasculaire de la pie-mère cérébrale; symptômes cérébelleux (*Rev. neurol.,* 1896, p. 286). — Schröder, Sarcomatose diffuse de toute la pie-mère cérébro-spinale (*Monat. f. Psych.,* 1899,
p. 352, et *Rev. neurol.,* 1890, p. 448). — Lilienfeld et Benda, Carcinose métasta-
tique multiple des nerfs et des méninges (*Arch. f. Psych.,* 1901, et *Rev. neu-*

Rappelons que la *carcinomatose* VISCÉRALE s'accompagne assez souvent de symptômes cérébraux, par *intoxication* et *d'ordre banal* (coma, apathie, démence)[1], et qu'il faut savoir distinguer des symptômes de vraie néoformation encéphalique.

Comme CONCLUSION de cette rapide esquisse des TUMEURS MULTIPLES, nous pouvons dire que, au moins pour l'avenir, l'affirmation d'Oppenheim est trop absolue[2]. On peut faire, dans certains cas, le diagnostic de la PLURALITÉ *des néoplasmes encéphaliques*, soit parce qu'il existe une *figuration clinique spéciale* (neuro-fibromatose, etc.); — soit parce que le *complexus symptomatique* est *trop étendu* pour qu'une seule tumeur suffise à en rendre compte; — soit enfin, parce qu'on observe des *symptômes de localisation* qui ne peuvent appartenir *qu'à des régions différentes de l'encéphale*.

V. — DIAGNOSTIC DE LA NATURE DES NÉOPLASMES.

Nous ne donnerons ici qu'un aperçu sommaire du diagnostic clinique de la NATURE *des néoplasmes* de l'encéphale; car il en sera de nouveau question au chapitre des indications opératoires.

Il est d'abord deux variétés de *néoplasies*, qui, par le pouvoir qu'elles possèdent de produire des lésions diffuses ou infectieuses de l'encéphale, ou tout au moins de se montrer en plusieurs foyers, méritent une attention spéciale, je veux parler des *tuberculomes* et des *gommes* syphilitiques.

A. *Tuberculomes.*

Les TUBERCULOMES déterminent des *symptômes généraux* encéphaliques assez accusés, — et des *symptômes de localisation*, comme les autres tumeurs des centres nerveux.

Ils sont souvent *multiples*; et on les trouve, à la fois, dans le

rol., 1902, p. 418). — Siefert, Carcinomatose multiple du système nerveux central (*Munch. and Wochens.*, 1902, p. 826, et *Rev. neurol.*, 1903, p. 1030).

1. Voyez R. Stænger, symptômes cérébraux dans la carcinomatose (*Neurol. Centralbl.*, 1901, p. 1086, et *Rev. neurol.*, 1903, p. 1110).

2. Nous avons déjà cité le fait d'Oppenheim lui-même, où il diagnostique chez une jeune fille, une tumeur des *centres sensoriels du langage*, survenant après une tumeur du *cervelet*. — Knapp reconnut deux tumeurs bien localisées; l'une dans le pédoncule, l'autre sur l'hypophyse; une troisième fut méconnue, — Wernicke diagnostiqua deux cysticerques, l'un de la région motrice, l'autre dans la sphère visuelle. — Clarke et Landsdown, n'ayant pas vu disparaître tous les symptômes, après l'ablation d'une première tumeur, en diagnostiquèrent une seconde, qui fut aussi opérée (cités par Oppenheim).

cervelet, la protubérance, les pédoncules, les hémisphères cérébraux, et les centres ganglionnaires. Lorsqu'ils deviennent *infectants*, on voit apparaître les signes d'une *méningite tuberculeuse*.

Notons d'abord les principaux *caractères distinctifs* des *tuberculomes* d'avec la *méningite tuberculeuse diffuse* et la *méningite en
plaques*.

La *méningite tuberculeuse aiguë* a une *évolution cyclique* : début
insidieux ; période prodromique d'amaigrissement et d'anesthésie ; période d'état avec fièvre, agitation, délire, convulsions,
contractures, vomissements, ventre en bateau, constipation opiniâtre, etc., raie méningitique, signe de Kernig ; période d'oscillation et période terminale de stupeur et de coma.

La *méningite en plaques*, bien décrite par Combes et Raymond,
a une durée de quatre à six semaines, ne s'accompagne pas de
phénomènes généraux, mais est caractérisée par le début subit
d'une *paralysie d'un membre*, quelquefois précédée d'une ou deux
convulsions. Tantôt la paralysie occupe d'abord le membre inférieur (ou les deux, si la plaque est sur les deux régions para-
centrales) ; ou elle commence par une *aphasie*, suivie de paralysie de la face et des membres (forme *ascendante*) ; ou encore
elle est *rayonnante*, et du bras envahit la face et le membre inférieur. Elle procède par poussées successives, et ne s'accompagne
d'aucun symptôme de généralisation, sauf d'un peu de *fièvre*.
Quelquefois il y a des tremblements choréiques, des troubles
sensitifs (paresthésies), etc. Elle serait justiciable d'une intervention chirurgicale pour prévenir son extension [1].

Le TUBERCULOME évolue lentement, et a tous les caractères
d'une *tumeur* : il présente, à la fois, des *symptômes généraux* (syndrome) et des *symptômes de localisation* ou de *foyer* (*Herdsymp-
tome*). D'une fréquence beaucoup plus grande chez l'adulte, il
peut naître dans toutes les parties de l'encéphale. D'après la statistique de Starr, on l'a rencontré surtout dans le *cervelet* (55 fois
sur 193 cas), dans la *protubérance* (30 fois), dans l'écorce cérébrale (22 fois), dans les ganglions ou les ventricules latéraux
(17 fois), etc. On a constaté 38 fois des foyers multiples. Il entre
pour une proportion d'un tiers ou un quart dans la totalité générale des néoplasies encéphaliques ; mais ce fait est vrai surtout
de six à quarante ans.

Dans *la moitié* environ des *cas opérables*, les tuberculomes ont
leur siège dans l'aire motrice. Aussi se signalent-ils assez souvent par des *troubles moteurs et sensitifs localisés* (auras, convul-

1. Combes (*Rev. méd. de la Suisse romande*, 1898). — Raymond (*Cliniques*,
V, 1901, p. 191 et 205, leçons XII et XIII).

sions, paralysies, contractures, anesthésies ou paresthésies dans les membres ou dans la face). Comme on peut le voir dans notre tableau statistique opératoire des tuberculomes (voir le chap. des Indications), tous les cas opérés appartenaient à la région rolandique (sauf plusieurs cas propres aux lobes frontaux ou occipito-temporaux, et quelques-uns au cervelet). Ainsi que l'ont indiqué J.-B. Charcot et Souques, le *lobule paracentral* est leur siège de prédilection, d'où la fréquence des monoplégies crurales[1].

Lorsque les troubles commencent par une *monoplégie*, le diagnostic de néoplasme à *siège rolandique* ou *circonvoisin* est facile; mais il en est autrement si on est en présence d'une *hémiplégie* ou d'une *hémianesthésie*.

Celles-ci s'observent aussi lorsque les tuberculomes occupent *d'autres parties de l'encéphale*. Il en est ainsi pour les *noyaux centraux* (cas de Castaigne, de Cathelin, de Lenoble et Aubineau, voir fig. 148, 150, 151, 152).

Linget a essayé de donner les *symptômes caractéristiques* des *tuberculomes* de la couche optique, mais ils sont peu précis[2].

Nous pensons que l'existence des *hémitremblements*, des *hémianesthésies associées à des hémiplégies*, des *troubles de la mimique*, peuvent diriger l'attention de ce côté, quoiqu'il n'y ait rien d'absolument certain.

Des *hémiplégies simples*, quelquefois associées à des *hémianesthésies*, sont, *dans quelques cas*, les seuls symptômes de tuberculomes occupant le *pédoncule* ou la *protubérance* (cas de Lévi, de Levaditi, de Sano, etc.)[3]. Mais, dans le plus grand nombre des cas, avec ce siège, existent des *paralysies alternes* supérieures ou inférieures (types Weber, Benedickt, Millard-Gubler, etc.), *motrices* ou *sensitives*, et des *paralysies nucléaires* ou *radiculaires*, comme Raymond en rapporte plusieurs exemples dans ses Cliniques[4]. Contrairement à ce qui se passe communément dans les néoplasmes de la protubérance, ces tuberculomes produisent un *syndrome général accusé*.

Dans les *tuberculomes du lobe frontal*, on observe une *torpeur*

1. J.-B. Charcot et Souques (*Société anat.*, 1895). — Cecori (*Clin. Med. italiana*, 1899, et *Rev. neurol.*, 1899, p. 45).

2. Linget (*Tubercules de la couche optique*, Th. Paris, 1900).

3. Lévi (*Soc. anat.*, 1897, p. 123 et 514). — Levaditi (*Rev. neurol.*, 1899, p. 586). — Sano (*Journ. de Neurol.*, 1899, p. 228, et *Rev. Neurol*, 1899, p. 948).

4. Raviart (*Tubercules des pédoncules cérébraux*, Th. Lille, 1900). — Raymond (*Cliniques*, III, p. 169 et 203). Cas de M...., début par de la diplopie, des paralysies oculaires; puis : troubles de la statique, titubation; hémiplégie gauche avec paresthésie; paralysie faciale droite avec atrophie des muscles et réaction de dégénérescence; hémiatrophie de la langue, etc.; *tuberculomes* de la moitié droite de la *protubérance*; destruction des noyaux et filets des VIe, VIIe et XIIe paires (voir fig. 198).

primitive et des *troubles psychiques*, des *convulsions* et des *paralysies* (cas de Booth et Curtis, de Martin, etc.) [1].

Au niveau des *tubercules quadrijumeaux*, on constate le *syndrome qui leur est ordinaire* (paralysies oculaires, puis ataxie; ou surdité et ataxie, paralysies sensitives alternes), comme dans les faits si précis de L. Maestro, de Raymond (voir fig. 155, 156) [2].

Dans le *cervelet*, où ils sont assez fréquents, les *tuberculomes* produisent : la *titubation*, l'*ataxie* et les *autres troubles connus*; il s'y ajoute assez souvent de l'*hémiplégie* par compression (faits opératoires récents de Lampiasi, Nota, Poli, Durante, etc. [3]). — Un certain nombre de tuberculomes cérébelleux ne se sont, cependant, révélés *par aucun symptôme particulier*, en dehors du syndrome général.

Quoi qu'il en soit, pour *affirmer une production tuberculeuse* et rejeter toute autre espèce de néoplasme, on s'appuiera sur les *antécédents personnels et héréditaires*, l'*état général*, l'existence *d'un autre foyer tuberculeux viscéral, cutané* ou *osseux*, et enfin sur l'*âge* des sujets (fréquence de six à quarante ans).

Les difficultés et les erreurs de diagnostic sont survenues, soit parce que la tumeur est restée *silencieuse* ou *latente*, soit parce que sa *symptomatologie localisatrice* est incomplète, ou qu'on n'a pas donné *toute son importance* à un des symptômes principaux; ou enfin parce que les tuberculomes étaient *multiples*.

Ainsi, dans le cas de Cathelin, on trouva à l'autopsie un *tuberculome* de la *couche optique*, qui se manifesta, et un autre dans *le cervelet*, resté silencieux.

Les symptômes furent *incomplets* dans le cas de Salaris et Deplano, où on observa : de la céphalée avec exacerbations, des douleurs à la nuque avec irradiations le long de la colonne vertébrale, des vomissements, de la rigidité de la nuque, des convulsions épileptiques, mais les vertiges, les troubles de la motilité et de l'équilibre manquaient (tuberculome de 3 cent. 1/2 remplissant tout l'*hémisphère cérébelleux*); et dans celui de Nilus et Spillmann, où on trouva un syndrome très accusé, de l'épilepsie jacksonnienne, de la stase pupillaire, — mais *pas de symptômes cérébelleux* proprement dits [4].

1. Booth et Curtis (*Ann. of. Surg.*, 1893, p. 227, cités par Broca, *Chirurgie cérébrale*). — Martin (*Soc. Anat.*, 1897, p. 416).

2. L. Maestro : Ophtalmoplégie bilatérale précoce; rigidité pupillaire; surdité; puis ataxie. Diagnostic vérifié à l'autopsie. (*Riforma medica*, 1900, et *Rev. Neurol.*, 1900, p. 446). — Raymond (*Cliniques*, V, 1901, p. 222 et 265).

3. *In* Chipault (*Chirurgie nerveuse*, III, 1903, p. 385, 387, 391, 261 et 333).

4. Salaris et Deplano (*Rif. med.*, 1902, p. 219, et *Rev. Neurol.*, 1902, p. 1033). — Nilus et Spillmann (*Gaz. hebd.*, 1900, p. 1189).

Lampiasi trépana sur la *région rolandique*, parce que son malade avait eu de la *paraplégie* par compression; mais, une seconde fois, et dans les mêmes circonstances pathologiques, il fut plus avisé, trépana sur l'occiput, et enleva un tuberculome durcifié du cervelet, du volume d'une châtaigne[1].

Poli, chez un malade ayant une otite suppurée, crut à un abcès de la fosse cérébrale moyenne, qu'il ouvrit; il s'agissait,

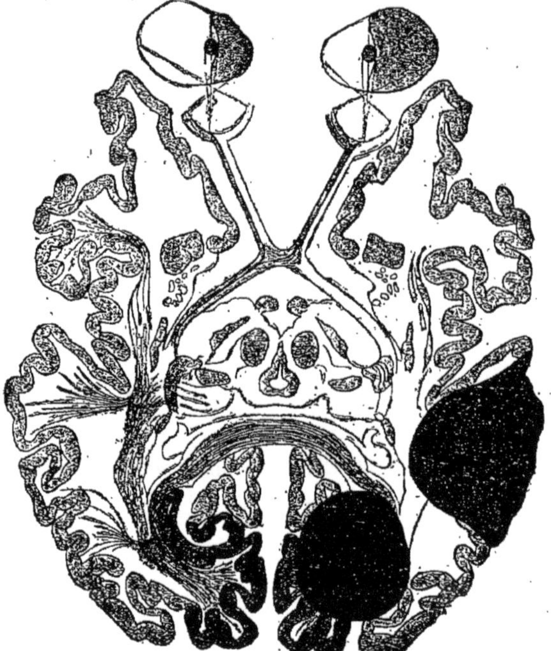

Fig. 211. — Tuberculomes de la région rolandique et de la région calcarine (Durante, *in* Chipault, *Chirurgie nerveuse*, III, p. 261).

cependant, d'un *tuberculome du pédoncule cérébral gauche*, qui s'était révélé par une *paralysie alterne*.

Enfin Durante, chez un homme qui, dès le début, quatre ans auparavant, à la suite d'une chute, avait présenté de l'affaiblissement progressif de la vue *dans les segments rétiniens de droite* et des crises caractérisées *d'épilepsie jacksonnienne*, dont les accès commençaient toujours par le membre supérieur gauche, trépana sur la *région rolandique*; il y enleva un *tubercule* du volume d'un œuf de colombe; mais, ayant négligé l'*hémianopsie*

1. Lampiasi (*in* Chipault, *Chir. nerveuse*, 1903, III, p. 385 et 387).

bilatérale homonyme, qui cependant était fort nette, il laissa un tuberculome du même volume dans le *lobe occipital*, près de la *scissure calcarine*, et qu'on rencontra, trente jours après, à l'autopsie [1] (voir fig. 211).

Dans quelques cas rares, les *tuberculomes corticaux superficiels* se sont révélés par une *ostéite tuberculeuse* du crâne ou un *abcès froid*, développés à leur niveau.

Enfin, ressource importante, il faudra, dans tous les cas, par la ponction lombaire, avoir recours au CYTODIAGNOSTIC, qui révélera des *lymphocytes*, des *bacilles*, ou d'*abondants leucocytes*, selon la variété clinique [2].

<h3 align="center">B. — Syphilomes.</h3>

Ce qui rend le diagnostic des GOMMES CÉRÉBRALES (fig. 212) particulièrement difficile et litigieux, c'est la grande fréquence des *lésions syphilitiques* DIFFUSES de l'encéphale et de ses enveloppes (pachyméningites, leptoméningites, endartérites, méningites basales, encéphalites diverses, etc.); c'est, en outre, que celles-ci ont un *tableau clinique* abondamment pourvu de manifestations symptomatiques, qu'on *rencontre aussi* dans les *syphilomes* LOCALISÉS.

Au point de vue des *signes généraux*, la céphalée, surtout *nocturne*, avec exacerbations, toujours très intense, les vomissements, les troubles oculaires, *s'observent dans les deux cas*.

Et, parmi les symptômes COMMUNS aux deux ordres d'affections, et qui s'utilisent ordinairement pour le *diagnostic* LOCALISATEUR, nous pouvons citer : l'*épilepsie jacksonnienne* ou *partielle*; les différentes variétés d'*aphasie motrice* ou *sensorielle*; les *hémiplégies* précoces, secondaires, transitoires, permanentes, tardives, définitives, avec ou sans ictus ou céphalée prémonitoires; les *hémiplégies incomplètes*, plus accentuées au bras qu'au membre inférieur, sans flaccidité absolue comme dans les lésions de déficit, avec conservation de quelques mouvements dans les membres supérieurs, perturbation dans la marche pour les membres inférieurs, etc.

Les *monoplégies pures* sont rares dans les syphilis diffuses.

Mais, comme dans les tumeurs de la base, nous y pouvons rencontrer des *paralysies des paires crâniennes*.

Qui ne sait que la *paralysie partielle ou totale de la IIIe paire*

---

1. Durante (*in* Chipault, *Chir. nerveuse*, 1903, III, p. 261 et 333).

2. Dupont et Abadie ont essayé dans des cas douteux, où on hésitait entre un tuberculome, un syphilome, ou une tumeur, de recourir, pour fixer le diagnostic, à une injection de *tuberculine* (*Soc. de Biol.*, 1902, p. 414) : le moyen semble peu recommandable.

(strabisme, diplopie, ptosis, paralysie de l'élévation ou de l'abaissement) est un *signe* PRÉCOCE, RÉVÉLATEUR et INDICATEUR *de la* SYPHILIS? Babinski n'a-t-il pas énoncé récemment, *comme un axiome*, que la *paralysie de la* PUPILLE (immobilité à la lumière, signe d'Argyl-Robertson), accompagnée le plus souvent de *myosis*, pouvait être, à elle SEULE, considérée comme un STIGMATE DE VÉROLE acquise ou héréditaire? — Dans 12 cas, suivis pendant plusieurs années, Polguère a constaté l'existence de *pupilles punctiformes* chez des syphilitiques avérés.

La IV⁰ et la VI⁰ paires ne sont pas plus épargnées; et Ricord

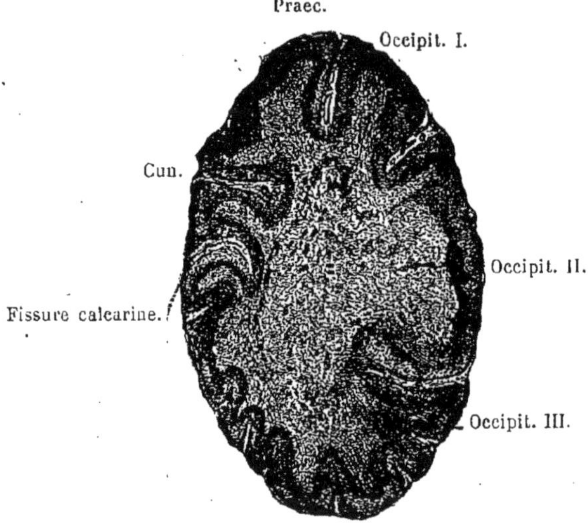

Fig. 212. — Gomme du lobe occipital gauche (Bruns).

disait « *qu'une* PARALYSIE OCULAIRE *est une* SIGNATURE DE LA VÉROLE *sur l'œil d'un malade* ».

Le nerf *facial*, l'*hypoglosse*, le *trijumeau*, le nerf *auditif*, peuvent aussi être atteints, quoique beaucoup plus rarement, et donner lieu à des *paralysies isolées* ou *associées*.

Quant aux *nerfs optiques*, leur participation est d'une *assez grande* FRÉQUENCE; car on observe des *névrites optiques*, produisant des *amblyopies* et même la *cécité complète*, comme dans les cas de néoplasmes encéphaliques vulgaires.

Les *troubles de la sensibilité* ont une importance moindre dans la syphilis cérébrale que dans les tumeurs.

Au contraire, les *troubles intellectuels* y sont presque CONSTANTS et y revêtent toutes les formes nosographiques, le plus souvent celles de l'HÉBÉTUDE incohérente, accompagnée d'AMNÉSIE; mais, quelquefois, l'indifférence, l'apathie, la lenteur de l'idéation, l'impossibilité de penser, de s'appliquer au travail, simulent la *torpeur intellectuelle*, qui survient dans les néoplasmes vrais, surtout s'ils occupent les *lobes frontaux*.

D'autre part, toutes les *formes mentales*, non rares dans les tumeurs, peuvent aussi apparaître dans la syphilis : telles la mélancolie, la manie, la lypémanie, la paranoia.

La *paralysie générale*, qui s'observe *aussi dans les tumeurs*, est TRÈS FRÉQUENTE dans la syphilis cérébrale, et la plupart des auteurs admettent qu'elle entre *comme facteur étiologique* dans la proportion de 50 à 60 p. 100 [1].

Fournier, et d'autres syphiliographes, considèrent l'*ataxie loco-motrice* comme, le plus souvent, d'*origine syphilitique*; et nous avons insisté sur la fréquence des *dégénérescences médullaires* des racines et des cordons postérieurs, avec *symptômes para-tabétiques*, dans les néoplasmes encéphaliques.

En présence des MÉFAITS *si variés*, et *si souvent* SIMULATEURS, *de la syphilis*, dans son action sur les *centres nerveux*, on conçoit combien elle doit souvent *être* MISE EN QUESTION quand il s'agit du *diagnostic*.

La *pierre de touche* du traitement peut elle-même *induire en erreur*; car l'administration de l'iodure améliore les symptômes généraux, en particulier la *céphalée*, MÊME EN CAS DE NÉOPLASMES VRAIS.

L'HÉMIPLÉGIE est moins *pure* et assez souvent lente et progressive, quand elle dépend d'une *lésion syphilitique* ; ce qui n'est pas quand elle est le fait d'une *lésion de déficit*. — Dans le *premier cas*, le sujet frappé est JEUNE, de trente à quarante-cinq ans; de plus, l'hémiplégie s'associe quelquefois à des paralysies d'un autre siège (paralysies oculaires, de la Ve paire, etc.). — Mais, le plus souvent, la véritable nature du mal sera reconnue et affirmée, en se basant sur les *commémoratifs*, ou sur la *coexistence d*'AUTRES MANIFESTATIONS SYPHILITIQUES (syphilides cutanées, muqueuses;

---

1. Sprengèles admet que, dans la *paralysie générale*, la syphilis est *certaine* dans 47 p. 100 des cas chez les *hommes*, et dans 35 p. 100 chez les *femmes* (*All. Zeit. f. Psych.*, 1899, et *Rev. neurol.*, 1900, p. 482). — Campbell trouve 62 p. 100 de paralytiques généraux syphilitiques chez les *hommes*, et 37 p. 100 chez les *femmes* (*Brit. med. Journ.*, 1899, p. 704, et *Rev. neurol.*, 1900, p. 89). — Sérieux et Farnarier disent que la syphilis est cause *certaine* ou *probable* dans 80 p. 100 des cas de paralysie générale; qu'elle peut être *affirmée* dans 50 p. 100, et *incriminée*, comme seul facteur, 35 fois sur 100. — Joffroy fait jouer le rôle principal à l'*hérédité névropathique* (*Soc. des Hôp.*, 1899, et *Rev. neurol.*, 1900, p. 90).

gommes, exostoses, périostoses; adénite spécifique, cervicale; lésions viscérales, etc.).

Quand on sera parvenu, avec plus ou moins de difficultés, au diagnostic *positif* de syphilis cérébrale, dans quelles circonstances peut-on admettre l'existence d'une GOMME, d'un *syphilome localisé?*

Il importe d'abord de remarquer que bien rarement la syphilis imprime sa lésion *dans un point exactement circonscrit* de l'encéphale. Non seulement une gomme cérébrale s'entoure assez souvent d'une *zone de ramollissement*, d'un *cercle d'encéphalite* ou de *sclérose*, qui parfois s'étend à tout un département ou à tout un lobe, par compression artérielle et ischémie consécutive; mais il existe des *gommes multiples*, et. plus fréquemment encore, des *lésions disséminées* de méningite ou de méningo-encéphalite.

Il faut considérer, en effet, que la syphilis est une *toxhémie*, qui imprègne les éléments nerveux et leur appareil vasculaire, leurs milieux. Les centres nerveux plongent, en quelque sorte, dans un bain toxique : car, c'est PAR LE LIQUIDE CÉPHALO-RACHIDIEN, au moins en partie, que se fait la *diffusion des lésions*. Les recherches importantes et suivies de Widal, Sicard et Ravaut, d'Achard et Grenet, montrent qu'on rencontre, à l'*examen cytologique*, d'autant plus de *lymphocytes*, dans le liquide céphalo-rachidien, que la méningite syphilitique est *plus intense*; mais, cette lymphocytose existe, au moins à un certain degré, à toutes les périodes de la syphilis[1]. — Dans les *hémiplégies syphilitiques*, la lymphocytose est très abondante, et on la rencontre même dans les cas de *céphalée syphilitique simple*, alors qu'aucun trouble de l'appareil de l'innervation n'est encore survenu : elle s'accompagne alors du *signe d'Argyl-Robertson*, que Babinski regarde comme *révélateur*.

On s'explique aussi la coexistence assez habituelle avec les tumeurs gommeuses de plaques de pachyméningite, d'adhérences de la dure-mère aux os, de zones de leptoméningite, d'adhérences de la pie-mère à la substance corticale, de l'épendymite granuleuse et de l'hydropisie ventriculaire.

On peut aller plus loin encore dans l'interprétation des *lésions diffuses*, et admettre, avec quelque vraisemblance, que certains troubles mentaux, la folie paralytique ou méningo-encéphalite diffuse (paralysie générale) et même le tabes, sont dans la syphilis

---

1. Widal, Sicard et Ravaut (*Soc. de neurol.* et *Rev. neurol.*, 1904, p. 289). — Achard et Grenet (*id.*, p. 344). — Ravaut (*Annales de Dermatol. et Syphil.*, 1904, p. 1).

sous l'influence des mêmes causes. C'est, en effet, dans la pie-mère et sur la substance grise que le virus syphilitique exerce de préférence son action irritante et destructive; les lésions diffuses ou localisées y sont beaucoup plns fréquentes que dans la substance blanche. — Les *gommes corticales* sont méningées, à leur origine, ainsi que le prouvent leurs fréquentes adhérences aux membranes. Elles occupent souvent les sillons, là où la pie-mère forme des replis, où les artéres sont abondantes, et où existent des sinus du liquide céphalo-rachidien.

Quoi de plus fréquent que la *syphilis de la base*, et les masses d'infiltrations méningitiques, couenneuses et lardacées, qui occupent les sinus arachnoïdiens, et entourent les paires crâniennes, *expliquant ainsi la fréquence et la précocité des paralysies de ces nerfs*, en particulier des *paralysies oculaires*, dans la syphilis.

La syphilis se fixe sur l'*endothelium* des espaces inter-nerveux, comme elle affectionne les surfaces *épidermo-cutanées*, où les éruptions de syphilides sont si abondantes : il s'agit, en effet, de deux productions du *feuillet ectodermique* de l'embryon.

De la même manière, les *irritations du virus syphilitique* descendent jusque dans les *espaces sous-arachnoïdiens* de la *moelle épinière*, dans la pie-mère qui les occupe, jusque dans les culs-de-sac qui pénètrent dans les racines des paires rachidiennes, et ainsi est engendré le TABES *syphilitique*. — C'est un processus morbide tout à fait comparable à celui que Muller, Nageotte, Raymond, Philippe, etc., ont observé dans les intoxications causées par les *néoplasmes communs* des diverses parties de l'encéphale, donnant lieu, en définitivo, à des MANIFESTATIONS PARA-TABÉTIQUES.

N'exagérons en rien, cependant, l'existence des lésions syphilitiques *diffuses* de l'encéphale : il s'y rencontre aussi des manifestations *bien localisées*, des GOMMES ISOLÉES, ou, comme on dit, des *syphilomes*, comme se voient des *tuberculomes*.

Quels sont donc les *caractères distinctifs* qui permettent de *les séparer* des lésions diffuses, de manière à autoriser une intervention chirurgicale avantageuse?

EN FAIT, nous montrerons, à propos de la discussion des indications opératoires, que dans un nombre respectable de cas, des *résultats heureux* ont été obtenus.

C'est surtout par la connaissance précise des *caractères* d'ÉVOLUTION des *gommes cérébrales*, qu'on arrivera à affirmer leur EXISTENCE, de même qu'on diagnostiquera LEUR SIÈGE par les *symptômes localisateurs* qu'elles présentent à l'instar des autres tumeurs encéphaliques.

Au point de vue *clinique*, les gommes ont un certain *polymorphisme*, qu'il faut connaître pour les dépister.

Exceptionnellement, elles sont *aiguës* et se développent dans une période de 10 à 40 jours (cas de Lépine, Cheadle, Audry, Bradley, etc.).

Dans quelques cas, elles sont *réellement chroniques*, et leur évolution dure plusieurs années (faits de Hanot, huit ans; d'Hutchinson, 4 ans; de Stenger 2 ans).

En *général*, elles ont une *marche* SUBAIGUE, constituée par une série d'*épisodes*, qui se déroulent lentement, dans une durée de 5 à 10 mois, et plus. — Elles évoluent par *poussées* à *caractères méningitiques*; il y a des phases d'*exacerbations*, séparées par des périodes de calme, avec des rémittences absolues, des *trêves*, qui font croire à la guérison.

Amélioré par le traitement, le malade sort de l'hopital, se croyant guéri; mais il y rentre quelques semaines après, *sous le coup d'une rechute*.

D'ailleurs ces trêves sont rarement de longue durée. C'est aux *syphilomes* surtout que s'applique cet adage : « *Lues insidias, pacem non fecit* ».

La marche est lente et progressive; mais, en général, à chaque crise, les accidents s'accentuent. C'est une évolution à *oscillations ascendantes*, ou même à *marche régulièrement croissante*. — D'ailleurs, toutes les *échéances* sont possibles; et, après une accalmie de plusieurs mois, d'une année ou deux, on n'est pas à l'abri de la rechute.

Quant aux *signes propres des gommes*, il y a lieu de distinguer : 1° les *symptômes initiaux*, qui sont la *céphalée*, les *crises épileptiformes*, les *accidents méningés*, ou même les *troubles mentaux*, ou encore un état d'*asthénie* ou de *neurasthénie*, ou, enfin, une *hémiparésie* soudaine et progressive.

A la *période d'état*, on constatera nettement : une *céphalée* intense, profonde, fixe, parfois douloureuse, souvent *nocturne*; des vomissements, de la constipation, des vertiges, de l'œdème papillaire et des *convulsions épileptiformes*. Celles-ci, parfois *généralisées*, revêtent fréquemment le *type Bravais-jacksonnien*.

Il importe de remarquer qu'elles (les convulsions) ne répondent pas toujours *à un* SIÈGE *rolandique* de la tumeur. Elles apparaissent aussi : dans les *gommes frontales*, comme dans le cas renommé de Dieulafoy, et dans ceux de Lépine (épilepsie brachiale pour un syphilome de F^1); de Bramwell (épilepsie crurale, pour une gomme située entre F^1 et F^2); de Faguet et Lowitz (épilepsie faciale, gomme de F⁴) ; — dans les *gommes temporales* (cas de Uthtohff : gomme de T¹, accès commençant par la langue et la face) ; de Wilson (gomme de T¹, épilepsie brachiale) ; de Wernicke et Friedländer (épilepsie brachiale, gomme de la partie postérieure de T¹).

C'est surtout dans les diverses formes de la syphilis cérébrale que *l'épilepsie localisée est un signe* TROMPEUR : car, ainsi que nous avons pris soin de le remarquer, les gommes cérébrales s'accompagnent souvent de *congestions* à distance, de *plaques* de méningo-encéphalite, lésions diverses qui peuvent être, pour leur compte personnel, *l'origine des convulsions*. On peut dire que, quel que soit le siège des tumeurs syphilitiques, *beaucoup plus fréquemment que dans les autres néoplasmes*, peuvent éclater des attaques épileptiques.

Notons encore, parmi les *autres symptômes* des gommes cérébrales, les *hémiparésies* ; des *hémiplégies*, lentes et progressives, incomplètes d'abord, soudaines, et causées parfois par une oblitération artérielle et un ramollissement.

Les *monoplégies pures* sont plutôt rares, et Herber ne cite que les cas de Dreyfus-Brissac, et de Wernicke et Friedländer (obs. 16 et 24).

Les *paralysies oculaires*, le strabisme, le ptosis, la mydriase coexistent parfois avec les autres troubles moteurs, sensitifs et sensoriels. — Les *hémianopsies*, par exemple, les *aphasies motrices et sensorielles* ne sont pas absolument rares ; et il existe presque toujours des *troubles psychiques*, telles l'hébétude incohérente, l'amnésie, et parfois des *troubles mentaux* (démence, monomanie, manie, idées de suicide, de persécution, etc.).

Quelle que soit la SURCHARGE *du tableau symptomatique* des SYPHILOMES cérébraux, et malgré l'assimilation qui peut en être faite avec les affections diffuses, on pensera surtout à leur existence : quand la marche sera lente, progressive, subaiguë ou chronique, se fera par *poussées intermittentes, entrecoupées de périodes d'accalmie, suivies de récidives de croissante gravité*.

Les *néoplasmes communs* n'ont pas ces *remittences complètes*, ces *trêves absolues*, entrecoupées d'exacerbations. Leur évolution est *continue*, souvent régulièrement ascendante ; et si quelques-uns, comme les gliomes, présentent des *épisodes pathologiques*, ceux-ci sont tout à fait distincts et accidentels (ictus, hémorragies dans les gliomes).

Quant aux *symptômes localisateurs* ou *de* FOYER des syphilomes, il nous suffira de jeter un coup d'œil rapide sur la symptomatologie de ceux qu'on a rencontrés dans les diverses régions de l'encéphale, pour reconnaître qu'ils sont tout à fait comparables à ceux qu'on observe dans les *néoplasmes communs de même siège*.

Région frontale. — Les *gommes de la région pré-frontale* sont fréquentes, puisque Herber en signale 10 cas sur 39 observations.

Elles s'annoncent quelquefois, *à leur début*, par des *troubles psychiques* : hébétude, amnésie, somnolence, changements de caractère, — ou par des troubles *mentaux*. Mais, assez souvent, ces phénomènes n'apparaissent que dans le cours de leur évolution, et surtout dans les phases terminales.

Dans quelques cas, elles simulent la *paralysie générale*, comme dans les faits : de Targoula où, pour une gomme du volume d'une noix, dans la partie inférieure et externe du lobe frontal, on observa de l'affaiblissement des facultés intellectuelles, des divagations ambitieuses, de l'embarras de la parole, de l'inégalité papillaire ; — de Lépine, où il y eut de l'excitation cérébrale, des idées ambitieuses, de la diminution de la mémoire, une parole imparfaite et de la bizarrerie de caractère (gomme de F^1) ; — de Desnos, dont le malade, à son entrée, outre une faiblesse des membres supérieur et inférieur, était atteint de ce bégaiement propre à la paralysie générale, et qui consiste principalement dans le balbutiement, l'hésitation et la lenteur dans la prononciation des mots ; il avait du délire ambitieux et de l'affaiblissement de l'intelligence, de la lenteur de l'idéation, etc. (plaque de méningite syphilitique sur F^3, et sur la pointe du lobe temporal)[1].

Dans la majorité des cas, *c'est par des* ATTAQUES CONVULSIVES, soit *généralisées*, soit du *type Bravais-jacksonnien*, que se révèlent d'abord les gommes de la *région* FRONTALE : les troubles *psycho-mentaux* sont secondaires, contemporains, ou même n'existent pas. A ce point de vue, nous rappellerons d'abord le cas de Dieulafoy, qui souleva la mémorable discussion de l'Académie de médecine en 1901, précisément parce qu'une gomme de la pointe du lobe frontal avait donné lieu à des attaques épileptiques jacksonniennes. Elle eut pour résultat d'établir, une fois de plus, que l'épilepsie partielle n'avait de valeur localisatrice que dans certaines conditions déterminées (voir p. 89) ; — et, comme le remarqua Baymond, *pour établir le diagnostic topographique*, il eût fallu, dans ce cas, attendre l'*apparition des troubles mentaux*.

Les observations du même genre ne sont pas rares, telles sont celles : de Faguet et Lowitz, où le malade, après plusieurs

---

1. Targoula (*Ann. méd.-psychol.*, 1890, p. 232, et Thèse Herber). — Lépine (*Rev. de méd.*, 1895, p. 513). — Desnos (*Soc. méd. des Hôp.*, 1885, et Th. Herber).

attaques de coma épileptique, suivies d'hémiparésie dans la face et les membres, avait des crises convulsives sans perte de connaissance, dans lesquelles la marche ascendante de la périphérie au centre était parfaitement observée; il n'y eut point de troubles intellectuels : gomme du volume d'une noix sur le tiers postérieur de F^2; — de Lévi : tremblements des doigts et du bras gauche, contracture de la mâchoire; puis, convulsions généralisées; la malade succomba dans l'état de mal; gomme de la grosseur d'une petite noix, enchâssée dans la substance de F^2; — de Byrom-Bramwell; il y eut des crises parfaitement dimidiées et une hémiparésie du bras et de la jambe gauches; gomme de la partie postérieure de F^1, F^2; — de Lépine, où les convulsions cloniques existaient dans les deux membres supérieurs; le syphilome était double, symétrique, sur la face inter-hémisphérique de la première circonvolution frontale; — de Cheadle, etc. [1].

Tous ces néoplasmes agissent par irritation sur la *zone motrice* et déterminent des *crises épileptiques*; et, d'autre part, nous savons qu'en syphilis cérébrale, il y a souvent des lésions diffuses, des troubles vasculaires à distance.

Enfin, dans plusieurs de ces cas à manifestations motrices, il existait en même temps des *troubles psychiques très manifestes*, ou encore de l'*astasie-abasie*, de l'*ataxie frontale* (2 cas de Lépine).

Région rolandique. — Dans la *région rolandique*, bien que les gommes paraissent plus rares, on peut cependant reconnaître que les *crises localisées* y sont plus RÉGULIÈRES dans leur évolution, et offrent le *type d'accès Bravais-jacksonniens*.

Exemple : observation de Brower et Bischop, où les attaques épileptiques commençaient par le petit doigt et l'annulaire, puis montaient dans l'avant-bras et le bras gauche; il n'y avait pas de perte de connaissance; elles furent suivies plus tard d'une *hémiplégie gauche* (gomme du centre ovale sous la frontale ascendante, le lobule paracentral, et la partie postérieure de F^1, F^2); — de Price : plusieurs crises convulsives, embarras de la parole du type amnésique; démarche chancelante, langue déviée (gomme gélatineuse du volume d'un œuf de poule sous la partie inférieure de P^a et du lobule supra-marginal); — de J. Dreyfus, crises à type brachial, intéressant aussi la face et le membre inférieur; parésie du bras avec prédominance au pouce; marche en fauchant;

---

1. Dieulafoy (*Acad. de méd.*, 1901). — Faguet et Lowitz (*Journ. de méd. de Bordeaux*, 1895). — Lévi (*Giornale veneito des sc. med.*, 1879, p. 209, et Th. Herber, p. 183). — Byrom-Bramwell (*Edimbourg med. Journ.*, 1879, p. 595, et Th. Herber). — Lépine (*Rev. de méd.*, 1895, p. 512 et 513).

contracture et atrophie; aucun trouble sensitif ou psychique (tumeur kystique gommeuse du volume d'un œuf de poule, sous la pariétale ascendante) [1].

Lobes temporal, occipital, etc. — Plusieurs observations de *gommes* occupant le *lobe temporal* nous offrent aussi des symptômes de localisation assez précis. Dans le cas de Wernicke et Friedländer, il y eut deux tumeurs syphilitiques : l'une occupait le centre blanc du lobe temporal et la partie postérieure et moyenne de T^1, T^2, du *côté gauche*; l'autre siégeait dans le lobule pariétal inférieur et le gyrus angularis, jusqu'au lobe occipital. La seconde, qui était la plus ancienne, dans une première phase, donna lieu à de la *maladresse de la main gauche*, et à des *convulsions* de ce côté (voisinage de la région motrice); l'autre, dans une seconde phase, après un ictus, amena de l'*aphasie* et de la *paralysie* du côté droit. A la suite de cette double lésion, la malade était devenue tellement SOURDE, qu'on ne pouvait se faire comprendre d'elle; sa parole était inintelligible.

Une malade de Wilson, dans ses crises d'épilepsie dimidiée, entendait tout à coup un *bruit terrible*, ressemblant « à un cliquetis de machinerie »; elle eut des *bourdonnements d'oreille*, des bruits dans la tête, et n'offrit jamais de paralysie. Elle avait une gomme d'un pouce de diamètre, sous les *circonvolutions temporo-sphénoïdales*, s'étendant jusqu'à la moitié externe de la scissure de Sylvius, touchant à la partie inférieure de F^a, P^4.

Nous rappellerons ici le fait de Luhrmann (déjà cité p. 285), qui, pour une *gomme temporale*, guérie par le traitement spécifique, avait observé : de la *paraphasie*, de la diminution brusque de l'ACUITÉ AUDITIVE de l'oreille droite, et des BRUITS SUBJECTIFS très violents [2].

Dans le *lobe occipital*, nous pouvons citer une observation de Pooley, dont le malade, outre une parole embrouillée, des troubles de la mémoire, des attaques transitoires d'épilepsie et de manie, présenta une *hémiopie droite* des deux yeux, et plus tard une aphasie et une hémiplégie droite. Il avait une tumeur syphilitique, ronde d'un demi-pouce, dans le *lobe postérieur* du cerveau, entourée d'un *ramollissement* étendu [3].

Ganglions centraux, pédoncules, protubérance, cervelet, etc. —

1. Brower et Bischop (*The journ. of the Americ. Associat., Chicago*, 1895, p. 397, et Th. Herber). — Price (*Lancet*, 1884, et Th. Herber). — Dreyfus, Th. Herber, p. 35.

2. Wernicke et Friedländer (*Fortschritte der Medicin*, 1883, p. 177, et Th. Herber). — Wilson (*Lancet*, 1888, II, p. 1271). — Luhrmann (*Arch. de neurol.*, 1890, II, p. 314).

3. Pooley (*Arch. f. Angen und Ohrenheilk.*, 1877, p. 27).

Les gommes des *noyaux ganglionnaires* centraux sont assez fréquentes, surtout dans le *noyau lenticulaire*, puisque Herber les a rencontrées une dizaine de fois. Elles donnent lieu, outre l'apathie et l'hébétude, à des troubles *hémiparésiques*, avec ou sans *convulsions*, à de la *dysarthrie*, de l'*amaurose*, ou à de l'*incertitude de la marche*. Quelques-unes sont restées *latentes* (obs. Hanot, Kœnig, Thebaki, Audry, Rosenthal, Hérard, Löbel, Schïtz, Ollivier Moore, Gros et Lamack). — Janeel a relaté un cas de gomme *pituitaire*.

Dans les *pédoncules*, la *protubérance* et le *cervelet*, les gommes semblent *beaucoup plus rares que les tuberculomes*.

Dans ces derniers temps, Marchand a rapporté l'histoire d'un malade, qui, pour ume gomme qu'il localisa dans la *tente du cervelet*, eut, outre les troubles généraux des tumeurs encéphaliques, des *troubles visuels*; et, dans son entier, il présenta le *syndrome occipito-cérébelleux*. La guérison fut obtenue par des injections de bi-iodure de potassium; mais les attaques épileptiques persistèrent [1].

C. — *Kystes simples.* — *Kystes hydatiques.*

Les KYSTES SIMPLES sont ordinairement d'origine traumatique et constitués par un ancien foyer hémorragique transformé; ils sont parfois accompagnés de fracture ou de fissure du crâne : il s'agit, à proprement parler, d'une *porencéphalie traumatique* [2].

La connaissance d'un traumatisme violent antérieur, suivi de perte de connaissance, la recherche et la constatation d'une lésion *au crâne* (dépression, adhérence, perte de substance, fente ou fissure), mettent sur la voie du diagnostic. Leur évolution est lentement, et parfois irrégulièrement progressive : de la céphalée, des attaques convulsives ont persisté après le traumatisme, et parfois une impuissance relative et un état d'incapacité de travail. Enfin, après plusieurs mois ou des années, apparaissent les symptômes, d'abord vagues et diffus, de l'hypertension cérébrale : céphalée, vomissements, troubles de la vue, et attaques convulsives répétées.

Chez un enfant, opéré par Kocher, il y eut, deux ou trois ans après un traumatisme, des pertes subites de connaissance, puis des crises convulsives; la marche devint difficile. L'enfant

---

1. Marchand (*Journ. de neurol.*, 1902, n° 21, et *Arch. de neurol.*, 1903, II p. 68).

2. Landouzy et Lebled ont fait une étude pathogénique intéressante de ces *porencéphalies traumatiques* (*Presse médicale*, 19 août 1899).

n'avait pas de force. Elle avait à peu près appris à lire, mais était incapable d'écrire. Dépression traumatique sur la région *occipitale*, et fissure crânienne. On découvrit, sous la dure-mère correspondante à la région motrice, un kyste, contenant un liquide séreux hématique; et à l'extrémité antérieure de la *surface cérébrale*, on vit une fissure, qui laissait passer une partie du *plexus choroïde*. Il y avait eu rupture traumatique du *ventricule gauche* très dilaté. La guérison se fit bien; mais il y eut, pendant un temps assez long, écoulement de liquide céphalo-rachidien par la plaie.

Dans un autre cas, assez semblable, le même chirurgien trouva une cavité du volume du poing, d'une contenance de 200 grammes de liquide, *communiquant également avec le ventricule latéral*. La malade, âgée de dix-sept ans, avait de la faiblesse du bras et de la jambe gauches, et le bras était un peu atrophié. Elle avait des crises convulsives, qui se reproduisaient toutes les semaines, puis plusieurs fois par jour : ce fut encore un succès complet.

Chez une enfant de six ans, qui, après une chute, était restée sans connaissance, et eut des crises convulsives, une parésie de la jambe et de l'affaiblissement intellectuel, quelques mois après, il trépana. Il y avait une cavité du volume d'un œuf de poule, d'où il s'écoulait un liquide jaunâtre, abondant; mais la mort survint[1].

Dans un cas très remarquable, chez une fillette de deux ans, arrivée à la période ultime d'un traumatisme crânien, c'est-à-dire à l'*hémiplégie spasmodique* avec *état d'idiotie* et arrêt de développement encéphalique, Chipault, après craniectomie, tomba sur un *feutrage cicatriciel* très dense, imprégné de liquide rachidien, qui s'étendait jusqu'aux ventricules latéraux. Il en pratiqua soigneusement la résection, de tous côtés, de manière à libérer l'hémisphère de ses adhérences. Deux ans après l'opération, il présentait l'enfant à l'Académie. « Elle s'était parfaitement développée, pouvait marcher, courir, parler; et elle avait l'intelligence des enfants de son âge. Les crises épileptiques, jadis au nombre de 2 ou 3 par jour, ne s'étaient pas reproduites. On ne se serait guère douté, en l'examinant, qu'il lui manquait une bonne partie de son hémisphère gauche. »

Combes, dans sa thèse, a aussi rapporté plusieurs cas de *kystes traumatiques* cérébraux, sans fractures : l'un sous F^aP^n; un autre sous le pied de F^3, et quelques autres, multiples, dans le tissu de cicatrice, ou intra-cérébraux. — Landouzy et Labbé ont insisté

1. Kocher (*Deut. Zeit. f. Chir.*, 1893, et Auvray, Thèse, 1898, p. 307).

sur ces cas de PORENCÉPHALIE TRAUMATIQUE, ordinairement d'origine infantile [1].

Dans l'évolution de tous ces *kystes traumatiques*, on relèvera *plusieurs phases* : 1° l'une, primitive, qui est celle de l'accident, et qui s'est caractérisée par des phénomènes de commotion ou de contusion cérébrale; — 2° l'autre, secondaire, qui est représentée ordinairement par des *crises épileptiques* et, souvent, par une *hémiplégie spasmodique*; — 3° la troisième indique la *présence du kyste*, et se révèle par des symptômes d'hypertension intra-crânienne, *assez semblables à ceux des néoplasmes vrais*. Mais elle s'en distingue par les commémoratifs et, le plus souvent, par une moindre intensité de la céphalée, par l'absence d'œdème papillaire, de vomissements, et de torpeur cerébrale. Il y a simplement arrêt de développement intellectuel, et état d'idiotie plus ou moins prononcé.

Les KYSTES HYDATIQUES, dans quelques cas, sont nombreux et disséminés à la surface et dans la profondeur de l'encéphale, sous forme de petites cavités du volume d'un pois ou d'une noisette, comme dans le fait de Sérieux et Mignot (p. 286). La complexité des symptômes est très grande : les malades ont de la démence, ressemblent à des paralytiques généraux, ont de l'excitation maniaque, présentent de la surdité, de la paralysie, etc.

Gohl, Jacobi et Winkler intervinrent dans un cas de ce genre, chez une femme, qui avait de l'exaltation délirante, de l'embarras de la parole, de la confusion mentale, et des crises épileptiques. Il survint de l'aphasie motrice permanente, et on crut à une tumeur du *lobe frontal*. Ils enlevèrent une vingtaine de ces kystes, sans résultat [2].

Les *kystes hydatiques* SOLITAIRES, seuls, intéressent le chirurgien. Ils sont fréquents dans certains pays, dans l'Australie et l'Amérique du Sud, bien que non absolument rares dans l'ancien continent.

Au point de vue du diagnostic, il y a lieu d'établir *deux groupes*, en se basant sur les circonstances cliniques où ils se rencontrent.

1° Chez les ENFANTS et les ADOLESCENTS, où ils s'observent fréquemment, le diagnostic est facilité, dans nombre de cas, par l'existence de *déformations crâniennes*, dues à l'épaisseur moins grande des parois osseuses; il existe une augmentation du volume général du crâne, une asymétrie, l'une des moitiés étant

---

1. Chipault (*Chir. nerveuse*, I, 1902, p. 167). — Combes (Th. de Lyon, 1898). — Landouzy et Labbé, Les porencéphalies traumatiques (*Presse méd.*, 1899, II, p. 93).

2. Gohl, Jacobi, et Winkler (in Chipault, *Chir. nerv.*, I, 1902, p. 983).

plus grande que l'autre ou décrivant une courbe anormale. En
outre, on note : l'écartement et la mobilité des sutures, l'apparition d'une saillie, d'une bosse, qui se voit surtout le crâne étant
rasé (ce qu'il ne faut jamais négliger de faire); la dépressibilité
au doigt, quelquefois avec bruit parcheminé, de la *portion saillante*, qui est souvent soulevée par des battements visibles; la
percussion donnant un son creux ou un bruit de pot fêlé. Tels
sont les signes caractéristiques, rencontrés surtout par nos con-

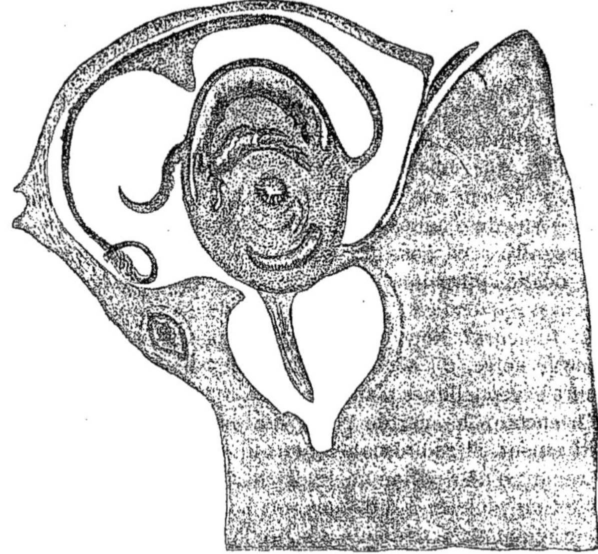

Fig. 213. — Cysticerque dans l'écorce cérébrale (Oppenheim). Coupe histologique à un
faible grossissement.

frères américains. Ils venaient confirmer un diagnostic, déjà en
partie établi, par l'anayse des caractères évolutifs et les troubles
fonctionnels.

2° Chez l'ADULTE, les déformations crâniennes font ordinairement défaut.

Les *caractères* ÉVOLUTIFS, qui peuvent faire reconnaître qu'une
tumeur cérébrale est un KYSTE HYDATIQUE, sont les suivants :
intégrité de la *santé générale*; évolution *lente* et *progressive*, de
cinq mois à plusieurs années; et, d'après Westphall, l'absence de
douleurs pongitives, et l'*intermittence* des symptômes, qui procèdent
par *paroxysmes*. — On peut encore être éclairé par la *coexistence
d'autres tumeurs hydatiques*, sous la peau, dans le système

musculaire, ou dans les viscères; et quelquefois, par l'*éruption d'urticaire généralisée*.

D'une manière générale, les *signes de l'hypertension intra-crânienne* arrivent assez rapidement *à un degré d'accentuation marquée*, et apparaissent de bonne heure; ce qui se conçoit, puisque le kyste agit comme un de ces ballons de caoutchouc qu'on introduit expérimentalement, pour déterminer les effets de la compression.

Le début se fait *par des céphalées intenses*, procédant par crises plus ou moins distantes, par un affaiblissement de la vue, des vomissements sans efforts, un état de torpeur et d'impuissance de l'intelligence qui rend l'enfant inapte au travail; puis surviennent la lenteur et l'hésitation de la parole, des crises convulsives à intervalles irréguliers, et bientôt une hémiparésie progressive.

Il est cependant des cas où l'intelligence est conservée, et où les *premiers symptômes* sont des *troubles* MOTEURS.

Voici comment s'expriment Herrera Vegas et J. Cramwel, au point de vue du diagnostic, *chez les* ENFANTS : « Le *syndrome* qui s'y rencontre rend possible le diagnostic de *tumeur cérébrale*, et le diagnostic approximatif de sa *localisation* : mais contient-il des *symptômes particuliers*, qui permettent de distinguer le *kyste* des autres tumeurs? Nous croyons que non : mais, dans un pays comme le nôtre, où *abondent* les kystes hydatiques, et où les tumeurs encéphaliques d'autre nature sont rares, il est possible, dans beaucoup de cas, de poser un diagnostic de probabilité. Effectivement, si se présente à nous un enfant de huit à quinze ans, venant d'une région où les kystes sont fréquents, avec une affection qui date de 4 à 6 mois, un bon état général; s'il offre, comme symptômes prédominants, de la céphalalgie, des vomissements, des convulsions, des perturbations motrices; si, en l'examinant, nous notons une hémiplégie, accompagnée ou non de paralysie faciale, de névrite optique, etc., et si, en plus, nous constatons qu'en un point déterminé du crâne, il y a un soulèvement limité, au sommet duquel on perçoit une sensation parcheminée, NOUS POUVONS FAIRE LE DIAGNOSTIC DE KYSTE HYDATIQUE CÉRÉBRAL, avec moins de crainte de nous tromper, s'il y a des kystes hydatiques en d'autres régions[1]. »

Ces auteurs considèrent les trois symptômes suivants comme d'une grande valeur : la *céphalalgie* localisée à une moitié du crâne, et que l'on peut éveiller par la pression en un point limité; — la *sensation parcheminée* — et le bruit particulier de la *percussion. On peut les observer* même dans les cas où les kystes sont éloignés de la paroi, dans les *kystes ventriculaires*.

---

1. Herrera Vegas (in Chipault, *Chir. nerveuse*, III, 1903, p. 861).

Chez l'ADULTE, où LES DÉFORMATIONS CRANIENNES N'EXISTENT GUÈRE, le début peut se faire par des *troubles moteurs*, comme dans le cas d'Estèves, où, chez un homme de quarante-quatre ans, il y eut d'abord des engourdissements de la main gauche, puis des convulsions dans le bras et la jambe gauches et, après une troisième attaque, une *hémiparésie* : alors apparurent les douleurs de tête, l'affaiblissement de l'intelligence, une contracture et une atrophie des membres, puis des tremblements et un état cyanosé des deux mains. On enleva un *kyste hydatique* du volume d'une orange dans la région rolandique. L'évolution symptomatique s'était faite en une centaine de jours, avec des intervalles de 20 jours, entre chaque période de crise.

Les *symptômes* LOCALISATEURS varient un peu, selon le siège du kyste, dans les divers lobes cérébraux.

Si l'on peut dire qu'à la *région frontale* l'affaiblissement intellectuel, la diminution de la mémoire, l'apathie, l'inaptitude au travail, et quelquefois les troubles mentaux, inaugurent le tableau clinique, en même temps que les symptômes d'hypertension crânienne surviennent assez rapidement des crises convulsives à ype Bravais-jacksonnien ou généralisées, et des parésies.

Estevès, chez une jeune fille de treize ans, observa de la céphalée, des convulsions, une *hémiplégie spasmodique droite*, des troubles de la sensibilité, et une *saillie de l'os frontal*. Il ouvrit une poche communiquant avec le ventricule, qui donna lieu à un écoulement persistant de liquide céphalo-rachidien. Guérison.

Herrera Vegas : chez un adoslescent de quatorze ans, saillie temporale, apathie, mémoire affaiblie au point de rendre l'étude impossible, pas de convulsions. Kyste hydatique du volume du poing [1].

Dans la *région rolandique*, aussitôt après la céphalée et les troubles généraux, quelquefois même auparavant, *apparaissent des troubles moteurs* : convulsions, parésie, contracture du côté opposé, et, si la tumeur est située en bas, de *l'aphasie motrice* partielle ou totale; mais, bientôt, il survient de *l'affaiblissement de l'intelligence* et *de la mémoire*, de telle sorte qu'après un certain temps, il est impossible de reconnaître si le kyste est *fronta* ou *rolandique* (cas de Chislehom, Llobet, Graham, Mudd, Mya et Codivilla, Parry Davenport, Tietze, Verco, Castro, Estèves, Posada, Vasallo [2], etc.).

Si le kyste occupe le *lobe temporal*, on peut observer de la

<hr>

1. Estèves (in Chipault, *Chir. nerv.*, III, 1903, p. 851 et 853). — Herrera Vegas (*id.*, p. 857).

2. Llobet (*Rev. de Chir.*, 1892, p. 970). — Auvray (Th., 1896, p. 44), et Chipault (*Chir. nerveuse*, III, 1903, 845 à 862).

diminution de l'*acuité auditive*, de l'*odorat*, de la *vue*; la *parole* est paresseuse et difficile; il y a de l'hémianesthésie et de la parésie du facial inférieur, mais l'intelligence peut être conservée plus longtemps (cas de Fritzgerald, de Castro [3ᵉ cas], d'Estèves [3ᵉ cas], etc. [1]).

Dans les VENTRICULES, les kystes hydatiques se rencontrent

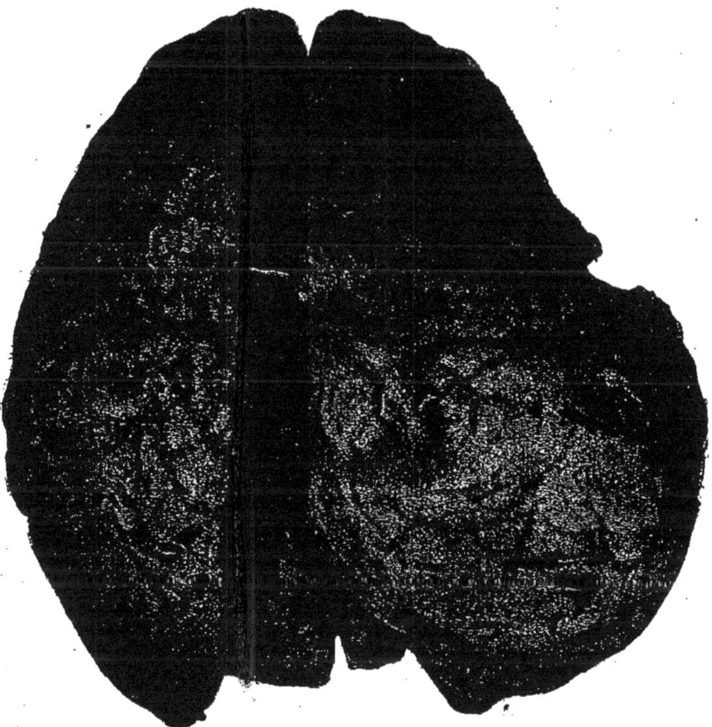

Fig. 214. — Kyste hydatique du ventricule latéral droit (Herrera Vegas, in Chipault, *Chir. nerveuse*, III, 1903, p. 859).

assez fréquemment, soit qu'ils s'y développent primitivement, soit qu'ils aient effondré leur paroi. Mais il ne semble pas que la symptomatologie offre quelque signe capable de révéler cette particularité.

Estèves opéra avec succès un kyste du *ventricule latéral droit*, recouvert par toute l'épaisseur (plus de deux doigts) de la sub-

1. Fitzgerald (in Chip., *Trav. neurol.*, cas 37, p. 342). — Castro (*Chir. nerveuse* de Chipault, III, p. 849, 853). — Estèves (*id.*, p. 854).

stance cérébrale. Son malade, âgé de treize ans, avait reçu un traumatisme de la tête, dans la région *occipitale*. Il eut : de la céphalée, des vomissements, des tremblements des membres, une double stase papillaire (mais pas de convulsions), et une

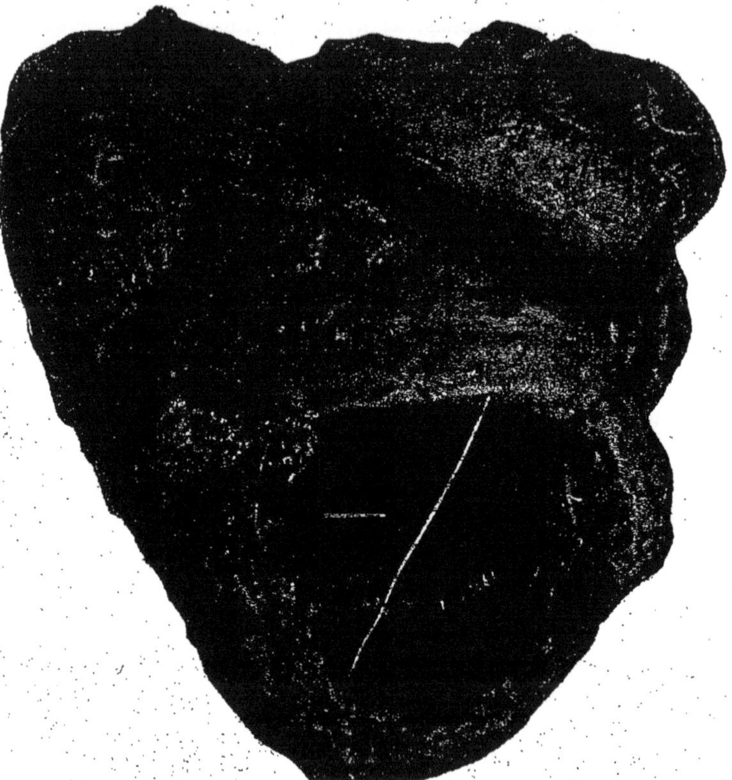

Fig. 215. — Figure montrant la cavité laissée par le kyste précédent (Herrera Vegas, *id.*).

marche vacillante; c'est en se *guidant sur le siège de la douleur* qu'il choisit le *lieu de la craniectomie*.

Posada opéra une tumeur pulsatile de la région *pariéto-occipitale* droite : le kyste avait le volume des deux poings et *communiquait avec le ventricule latéral*.

Nous reproduisons ici un *kyste ventriculaire*, du volume d'une tête de fœtus, de la même région, et dû à Herrera Vegas.

Le petit malade, âgé de huit ans, eut des céphalées, de la rigidité de la nuque, du strabisme interne. *La parole, la mémoire et l'intelligence étaient intactes.* La démarche était *vacillante*, la

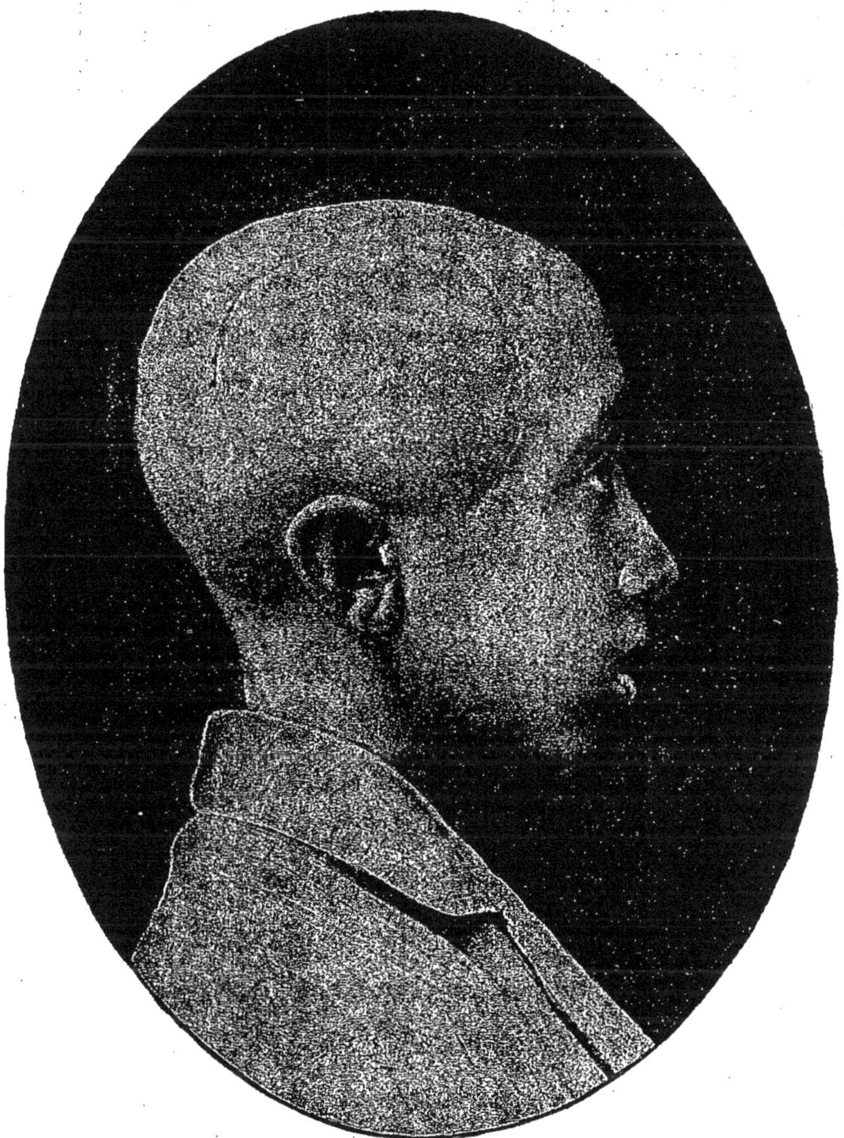

Fig. 216. — Le malade, porteur du kyste des fig. 214, 215, après la craniectomie (Herrera Vegas, *id.*).

pointe du pied gauche heurtant contre le talon de droite, et la progression ne se faisait pas en ligne droite; il avait de la tendance à tourner vers la gauche. En somme, peu de signes spéciaux dans ce cas, à moins qu'on ne considère le strabisme, la *paralysie de la III₀ paire*, comme un symptôme de *distension ventriculaire*, et les troubles de la marche comme un élément du *syndrome cérébelleux*. Sur la *région temporale droite*, il existait un point d'un centimètre de diamètre, donnant la *sensation parcheminée. Le kyste était logé dans le ventricule latéral*[1].

Le même chirurgien (Herrera Vegas) a rencontré un kyste de la même région, né *dans les os du crâne*, qui donna lieu aux mêmes symptômes que le précédent.

On le crut d'abord intra-crânien : mais la craniectomie ne le découvrit pas. Le siège exact fut reconnu seulement à l'autopsie[2].

D. — *Tumeurs diverses : sarcomes, gliomes, angiomes, endothéliomes, psammomes, cholestéatomes, fibro-neuromes, carcinomes.*

C'est ordinairement PAR EXCLUSION qu'on arrive au diagnostic des tumeurs de cette nature.

Il faut d'abord mettre *hors de cause* la SYPHILIS et la TUBERCULOSE.

On se rappellera que cette dernière entre dans une proportion de 50 p. 100 dans les néoplasmes cérébraux observés *chez les* ENFANTS, d'après les statistiques d'Allen Starr; et que, *chez* l'ADULTE, au contraire, les tumeurs communes s'élèvent au nombre de 55 à 65 p. 100.

L'évolution des *gliomes*, des *glio-sarcomes* et des *sarcomes* est souvent lente, et dure parfois plusieurs années.

L'étiologie *traumatique* est fréquente.

Si, pendant l'évolution d'une tumeur encéphalique, il survient des *poussées congestives, des ictus apoplectiques*, on pensera qu'il s'agit d'un GLIOME (fig 217). Dans ces tumeurs, cet accident est assez commun, en raison de leur grande vascularité. Mais les hémiplégies brusques peuvent aussi être le fait d'un *ramollissement périphérique*.

Si le tableau symptomatique est celui d'une *tumeur basale*, il pourra s'agir d'un ENDOTHÉLIOME, d'un PSAMMOME, ou d'un CHOLESTÉATOME.

1. Estèves (in Chipault, *Chir. nerveuse*, III, 1903, p. 854). — Posada (*id.*, p. 856, 5ᵉ obs.). — Herrera Vegas (*id.*, p. 857).
2. Herrera Vegas (in Chipault, *Chir. nerveuse*, III, p. 1903, p. 866).

Les ANGIOMES ne sont pas, dans la plupart des cas, sans offrir quelques caractères symptomatiques particuliers, qui peuvent les faire reconnaître. Ce sont : une origine traumatique fort ancienne, remontant à l'enfance, à plusieurs années ; l'*absence de céphalée*, de *stase papillaire*, et aussi des *autres symptômes généraux* ; l'existence de *douleurs hyperesthésiques localisées* et de crises

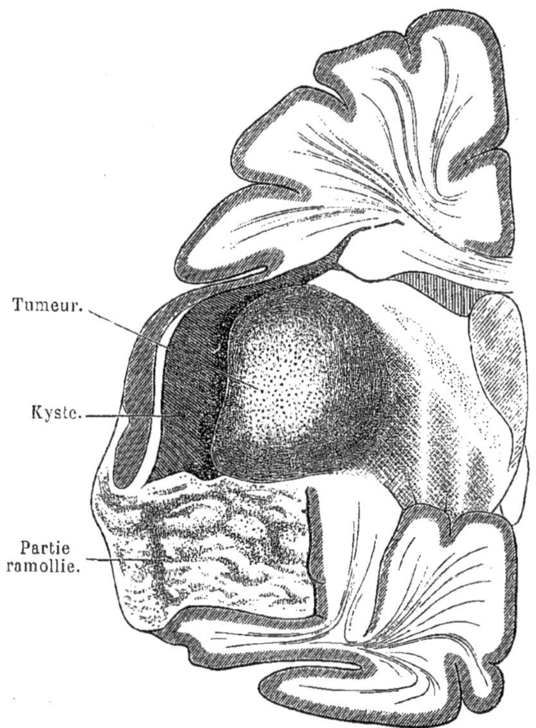

Fig. 217. — Gliome kystique. Esquisse (Oppenheim).

d'*épilepsie sensorielle* ; des *attaques jacksonniennes* limitées, se développant régulièrement, très fréquentes, *répétées*, et sans perte de connaissance. — Il n'y a d'autre évolution que celle de la PROGRESSION DES CRISES *en fréquence et en violence*.

Il en fut ainsi chez un malade de Rotgans, Hers, et Winkler, jusqu'au moment où il fut opéré ; l'affection mit *dix-sept ans* à se développer. Il y eut d'abord, chaque année, deux ou trois attaques épileptiformes ; mais pas de céphalées, pas de vertiges, pas de névrite optique. Les crises débutaient par la vision d'étincelles, par des picotements hyperesthésiques; puis, survenaient des *convulsions limitées* du pied et de la jambe, qui s'atrophia un peu. Rotgans, en l'opérant, trouva, vers la *région motrice*, « un amas de veines piales, ayant l'aspect d'un paquet de vers de terre, quelques-unes dépassant la grosseur d'une plume d'oie ».

Guldenarm, avec Lenz et Winkler, observa, chez un homme, des convulsions limitées à la main et au membre supérieur, précédées d'un aura très douloureux dans les deux doigts médians de la main, qui avaient débuté *vingt ans auparavant*. Pas de symptômes généraux. On fit l'ablation, dans la région motrice, d'une partie de l'écorce gris bleuâtre, contenant un réseau *angiomateux* à grosses mailles et à parois très minces.

Nous avons mentionné ailleurs (fig. 93, 94) l'observation de Korteweg, Van Eyk et Winkler, qui, longtemps après un traumatisme fronto-orbitaire, constatèrent, chez un individu, de violentes crises convulsives, limitées assez souvent à la *face* et au *cou*, mais toujours précédées d'un *aura intellectuel* à réminiscences vives. Quelquefois, l'attaque se bornait à des réminiscences vives, suivies d'idées incohérentes. Pas de signes généraux. Cicatrice traumatique de la dure-mère de la grandeur d'un pfennig, avec lascis vasculaire angiomateux de la pie-mère.

Dans le cas d'angiome de la région rolandique (tumeur du volume d'une mandarine), qui fut opérée en trois temps par Chipault, dans le service de Raymond, le malade, dont les troubles cérébraux *remontaient à six ans*, avait d'abord eu, pendant plusieurs années, des attaques d'épilepsie généralisée sans caractères particuliers. Puis, la dernière année, il présenta des *crises jacksonniennes* dans le bras et la jambe droites, une hémiparésie, et des crises très accentuées d'hyperesthésie dans l'avant-bras droit, avec exagération des réflexes tendineux : mais, *jamais il n'y eut de vomissements, de stase papillaire*, ou *de torpeur cérébrale*. Les accès de céphalée étaient limités à la région frontale, du côté opposé.

Il est cependant quelques cas où on peut voir apparaître de la céphalée, des vertiges, du rétrécissement du champ visuel, et même des parésies, comme dans le cas de Guldenarm et Winkler, où, pour une *grosse dilatation d'une veine piale*, survinrent une *parésie légère* autour de la bouche et dans le bras, et une *paralysie de la jambe*, qui rendait la marche impossible. Les symptômes cérébraux débutèrent à la suite d'un coup de pied de cheval, et évoluèrent en un an. C'est là un fait exceptionnel, qui explique d'ailleurs la rapidité d'évolution. La dure-mère, au niveau de la dilatation vasculaire, était adhérente au crâne, et formait une poche de la grosseur d'une noix. Il y avait donc une réelle grosseur, *d'où les phénomènes d'hypertension intra-crânienne*[1].

Une observation de Rotgans et Winkler montre toute la *série des symptômes* qu'on peut rencontrer dans les cas d'*anévrismes cirsoïdes ou racémeux* d'un hémisphère cérébral, entre autres les caractères si spéciaux de l'EXOPHTALMIE PULSATILE. Le malade, âgé de vingt-deux ans, commença, à l'âge de treize ou quatorze ans, à avoir, par accès, des tiraillements, des picotements dans le bras et la jambe droites. Ils furent suivis de *parésie* du bras droit. Plus tard, s'ajoutèrent des convulsions, suivies de perte de connaissance. On constata enfin une *exophtalmie de l'œil droit, avec pulsations isochrones aux pulsations du cœur*, de la *dilatation artério-veineuse* de la conjonctive, et des *intumescences* des paupières et de la peau de la joue. On entendait un *bruit de souffle* sur la joue et les paupières, sur le front et le pariétal gauche, qui s'affaiblissait par la compression de la carotide. Le souffle était *systolique*, mais avait des exacerbations inspiratoires très nettes. L'ophtalmoscope montrait des veines rétiniennes *animées de pulsations très intenses*. Carotides et cœur dilatés, sans souffles. Rotgans trouva, sur la région motrice, un *amas pulsatile artério-veineux*, dont il fit la ligature[2].

L'*examen* SOMATIQUE a une grande importance pour le diagnostic des diverses tumeurs, que nous venons de mentionner.

C'est ainsi que, pour les tumeurs vasculaires, les télangiectasies de la tête et du visage, les angiomes d'autres parties du corps, l'auscultation du cœur dilaté, en état d'éréthisme, l'existence de nævi multiples, pourront indiquer la véritable nature de la tumeur cérébrale observée; et celle-ci siégera, de préférence, dans la région motrice. On constatera parfois des *symptômes basedowiens*.

Les CARCINOMES du cerveau sont presque exclusivement *secondaires* : il faudra, soit par les commémoratifs, soit par l'examen direct, rechercher l'*origine de la tumeur primitive*. Tout néoplasme malin d'une des parties du corps, opéré ou non, peut avoir son retentissement dans l'encéphale.

Les *taches pigmentaires* cutanées et les *fibromes multiples* de la maladie de Recklinghausen, surtout s'il y a des *symptômes*

---

1. Rotgans, Hers et Winkler (Chipault, *Chir. nerveuse*, I, 1902, p. 694). — Guldenarm, Lenz et Winkler (*id.*, p. 697). — Korteweg, Van Eyk et Winkler (*id.*, p. 698). — Guldenarm et Winkler (*id.*, p. 693). — Raymond (Clinique IV, 1900, p. 1) et Chipault (*Chir. nerveuse*, 1902, p. 240).
2. Rotgans et Winkler (Chipault, *Chir. nerveuse*, 1902, I, p. 695).

basaux et acoustiques, feront soupçonner une neuro-fibromatose
cérébrale (voir p. 559).

De même l'*adipose douloureuse* ou *maladie de Dercum*, suggé-
rera la possibilité de rencontrer un de ces *lipomes* du corps calleux ou des espaces perforés, des plexus choroïdes, qui n'ont
souvent qu'une symptomatologie cérébrale peu accusée ou nulle.

E. — *Tumeurs bénignes. Tumeurs congénitales.*

Les tumeurs de bonne nature (ostéomes, fibromes, psammomes, cholestéatomes) sont *fort* RARES; et les statistiques leur
indiquent seulement une proportion de 3 à 6 p. 100, parmi les
néoplasmes encéphaliques.

Quelques-unes restent absolument *latentes*, et ne sont que des
trouvailles d'autopsie : tel fut le cas de Bennett, mort d'une affection intercurrente, chez lequel on trouva, dans la fosse cérébrale
antérieure, une *exostose du volume du poing*, ce qui ne l'avait
pas empêché d'être un des cliniciens les plus éminents de son
époque.

La plupart donnent lieu à un ensemble symptomatique, analogue à celui des autres néoplasmes cérébraux, mais leur évolution est *fort* LENTE.

Si les choses restent longtemps DANS LE MÊME ÉTAT, on en
soupçonnera l'existence.

Elles provoquent volontiers des *crises convulsives* qui, à certains
moments, ou du moins vers la fin, se multiplient considérablement, et arrivent à produire une aggravation qui aboutit à l'*état
de* MAL ÉPILEPTIQUE (cas d'Appert et Gandy, p. 218, fig. 97, 98).

Assez souvent, les signes ophtalmoscopiques font défaut; de
même, les vomissements, la torpeur cérébrale, etc.

Une observation de Guldenarm et Winkler est un remarquable
exemple de l'évolution TRÈS LENTE de ces tumeurs. Ils extirpèrent
avec succès un *ostéome*, dur comme de la pierre, d'environ
3 centimètres de diamètre, sphéroïdal, qui siégeait entre les deux
circonvolutions centrales, vers leur partie moyenne. Le malade,
âgé de dix-neuf ans, s'était heurté violemment la tête contre une
porte *à l'âge de huit ans*. A treize ans, il eut une première attaque
d'épilepsie violente; puis à quatorze ans, une seconde; à quinze
ans, une troisième. Les attaques se répétèrent et revinrent souvent, de telle sorte qu'au moment de l'examen, vers dix-neuf
ans, les crises se reproduisaient jusqu'à six fois par heure. Elles
étaient d'ailleurs parfaitement caractéristiques, jacksonniennes,
et commençaient par le membre inférieur (hypertension de la
jambe et du pied, convulsions à la cuisse); puis, le membre supé-

rieur se roidissait, et les convulsions apparaissaient au pouce, aux doigts de la main; l'épaule et l'angle de la bouche ne présentaient que quelques mouvements. La plupart du temps, les crises se produisaient sans qu'il y eût perte de connaissance. *L'examen ophtalmoscopique resta négatif, et l'intelligence était intacte.* Mais il y avait quelques troubles de la *sensibilité profonde*, car la tumeur était sous-corticale. Les membres étaient parésiés, atrophiés dans leur système musculaire, tandis que les os avaient subi un *arrêt de développement* très marqué. — En somme, l'accident traumatique *avait eu lieu* IL Y A ONZE ANS, et les manifestations de la tumeur s'étaient produites de treize à

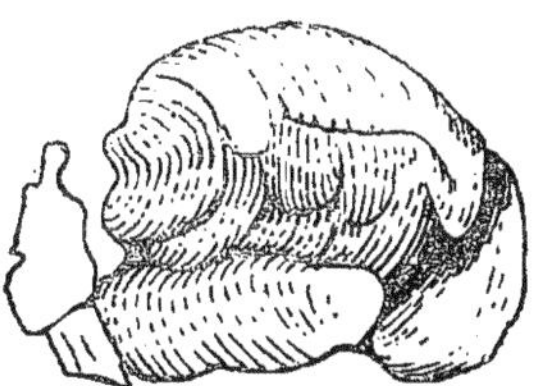

Fig. 218. — Tumeur calcifiée des circonvolutions motrices, extirpée par le Dr Guldenarm (Chipault, *Chirurgie nerveuse*).

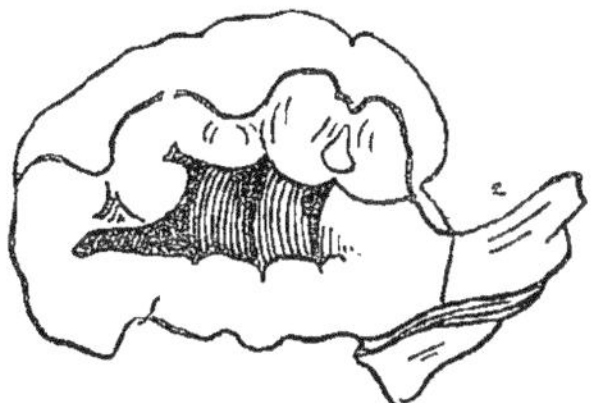

Fig. 219. — Tumeur calcifiée de Guldenarm et Winkler (*id*).

dix-neuf ans, ayant une *durée d'évolution* DE SIX ANNÉES, quand il subit l'opérat on (voir fig. 218, 219) [1].

Notons, avec Oppenheim, que la RÉTROCESSION *des symptômes cérébraux*, dans le cas de néoplasme encéphalique, indique, à part la syphilis, un *anévrisme*, ou peut-être un *tubercule solitaire* qui guérit.

Si les symptômes généraux de l'hypertension intra-crânienne *manquent ou sont peu accentués*, la tumeur est vraisemblablement *kystique* ou *vasculaire* (anévrisme, kyste).

S'ils *remontent fort loin*, dans l'enfance, on peut en inférer que *la tumeur est* CONGÉNITALE.

Dans un cas de Lannelongue et Widal, chez une petite fille de sept ans, un *kyste dermoïde* de la fosse cérébelleuse, du volume d'une orange, avait atrophié le lobe médian du cervelet et les parties voisines; il comprimait fortement les veines de Gallien, de telle sorte qu'il en était résulté une *dilatation ventriculaire* considérable avec *hydrocéphalie*, et un écartement et un amincissement des *os du crâne*. Ce n'est que quelques mois avant sa mort, au

1. Guldenarm et Winkler (Chipault, *Chir. nerv.* 1902, I, p. 702).

dire des parents, que l'enfant avait été prise de nausées, de vomissements, de vertiges et de convulsions; les membres inférieurs étaient parésiés et atrophiés, et la vue perdue (amaurose). Mais depuis sa naissance l'enfant avait toujours été *maladive, peu active*, et d'une *intelligence très obtuse*. A trois ans, seulement, *la tête était devenue énorme*, et présentait tous les caractères de l'*hydrocéphalie* [1].

1. Lannelongue et Achard (*Traité des kystes congénitaux*, 1886, p. 191).

QUATRIÈME PARTIE

CHIRURGIE DES TUMEURS DE L'ENCÉPHALE

CHAPITRE I

HISTORIQUE

Premiers opérateurs. — Les trépanations larges et les craniectomies pour néoplasmes. — Les Congrès de chirurgie de Berlin (1890) et de Paris (1891 et 1903). — Topographie cranio-cérébrale. — Recherches des points et lignes de repère. — L'hémicraniectomie. — Monographies spéciales. — Cliniques. — Derniers perfectionnements, craniectomies diverses.

Les paroles prononcées, il y a quelques années, par deux maîtres en neuropathologie, que la chirurgie des tumeurs cérébrales est « une triste chirurgie », et qu' « elle ne donne que des déceptions », doivent être laissées dans l'oubli [1], nous semble t-il, en présence des efforts incessants et des progrès réalisés, dans tous les pays, pour de plus heureux résultats. La chirurgie cérébrale des tumeurs est délicate et difficile, mais elle arrivera bientôt à la période des succès fréquents.

Les débuts de la chirurgie abdominale furent aussi assez tristes : aujourd'hui, que de vies humaines conservées par elle !

Ils ne désespèrent pas les médecins, qui, comme Allen Starr, quoique non opérateurs, écrivent un livre justement admiré sur la chirurgie de l'encéphale; qui, comme Bruns, Oppenheim,

---

1. En 1898, le professeur D. Ferrier écrivait : « The treatment of intracranial tumours forms rather a melancholy chapter in therapeutics. » (*Brit. med. Journ.*, 1898, II, p. 964. The treatment of cranials tumours.)

font suivre leur Traité des tumeurs du système nerveux d'un précis opératoire; ou encore, comme Winkler, en Hollande, forment une petite école du groupe des chirurgiens, qu'ils assistent de leurs conseils expérimentés.

Il importe de ne pas oublier que les premiers essais de la chirurgie des tumeurs encéphaliques, datent à peine d'une quinzaine d'années. Malgré ce court laps de temps, elle a franchi *plusieurs étapes*, qu'il est important, et intéressant de rappeler.

Première période : les trépanations larges. — Premières opérations. — Horsley et Lucas Championnière. — Les Congrès de chirurgie de 1890 et de 1891.

Lorsque la doctrine des *localisations cérébrales* eut atteint un développement physiologique et clinique suffisant, ce ne fut pas vers l'*extirpation des tumeurs encéphaliques* que furent dirigées les premières applications thérapeutiques : le diagnostic *topographique* des néoplasmes cérébraux était entouré de trop d'obscurités, *même aux yeux des maîtres de la neuropathologie*, pour que les entreprises allassent de ce côté.

D'autre part, la TRÉPANATION était encore ensevelie dans le discrédit où l'avaient plongée les critiques de Malgaigne et les discussions de la Société de Chirurgie. A l'étranger, l'opinion lui était aussi défavorable.

On appliqua les nouvelles notions acquises, à l'ouverture des abcès intracérébraux, ou à la cure des lésions traumatiques primitives ou secondaires, et à celle de l'épilepsie essentielle ou jacksonnienne.

BROCA, le premier, ayant fixé le centre de l'aphasie dans la 3ᵉ circonvolution frontale, fit une trépanation pour un abcès, qu'il avait prédit exister dans cette région, et l'y rencontra (1871).

Pour trouver facilement le pied de la troisième circonvolution, il s'était servi de deux mensurations, prises sur le crâne.

C'est à LUCAS CHAMPIONNIÈRE que nous devons d'avoir, le premier (1878), enseigné un moyen pratique *de fixer le siège sur le vivant de la* RÉGION MOTRICE, et d'avoir montré que le SILLON DE ROLANDO pouvait servir de CENTRE DE FIGURE pour les recherches chirurgicales, basées sur la doctrine des localisations. Il est juste de remarquer que cette première étude de *topographie* CLINIQUE fut le point de départ des entreprises ultérieures [1].

---

1. Lucas Championnière s'était appuyé sur les études *d'anatomie pure* de Broca, Turner, Féré, Heftler, etc., et sur quelques recherches personnelles (*La trépanation guidée par les localisations cérébrales*, Paris, 1878).

Les premiers chirurgiens assez audacieux pour procéder à l'ÉNUCLÉATION *d'une tumeur intracérébrale* furent : BENNETT et Richemann GODLÉE (1884), DURANTE (1885), MAC EWEN (1885), et HORSLEY (1886). — A la même époque, DEMONS extirpa un foyer de méningo-encéphalite.

En Amérique, HIRSCHEFELDER et MORSE (1886), KEEN (1887), et PÉAN, en France (1889), enlevèrent un gliome, un fibrome, et un fibro-lipome de la zone motrice [1].

1. Bennett et Godlée : Gliome encapsulé du volume d'une noix, occupant le milieu de R, enlevé à la curette : mort de méningite un mois après (*The Lancet*, 1884, II, p. 1060, et *Med. Chir. Transact.*, 1885). — Durante : Sarcome du lobe frontal, faisant saillie dans l'orbite; réopéré dix ans plus tard; la malade vit encore en 1902 (*Bollet. de la Reale Acad. di Roma*, 1885, et Roncali, *in* Chipault, *Chir. nerv.*, III, 1903, p. 252 et 322). — Mac Ewen : Tubercule de la pariétale ascendante gauche, guérison (*The Lancet*, 1885, I, p. 881). Cette première intervention de Mac Ewen date de 1879, mais a été publiée beaucoup plus tard. — Horsley : tubercule du centre du pouce, survie de 6 ans (*Brit. med. Journ.*, 1887, I, p. 863).

On peut citer encore, parmi les opérateurs qui intervinrent, jusqu'en 1890, date du Congrès de Berlin et de l'importante communication de Horsley :

1° En *Angleterre* : Bennet-May (1887) : Tubercule du lobe droit du *cervelet* trouvé et enlevé, mort quelques heures après (*Lancet*, 1887, I, p. 768). — Rannie : Gomme de la dure-mère au niveau du centre du bras, ablation, guérison (*Brit. med. Journ.*, 1888, I, p. 1057). — Mac Ewen : Tubercule méningé au niveau de F^a, guérison (*Brit. med. Journ.*, 1888, II, p. 302). — Horsley : 10 cas présentés au Congrès de Berlin : 2 cas de fibrome du centre du bras; tubercule du côté droit; gomme méningée; tumeurs du lobe temporo-sphéroïdal; tumeur de F^a; tumeur du ped. cérébelleux moyen, non trouvée, etc. — Heath (1888). — Hood (1889). — Limont et Page (1889). — Keller : Foyer actynomycosique (1890), etc.

2° En *Allemagne* : Wernike, le premier, s'appuyant sur des symptômes de foyer, indique le siège exact d'une tumeur cérébrale; et von Bergmann donne le branle par sa première monographie (1889). — Fischer (1889) enleva par fragments avec la curette, et à deux reprises, un sarcome de la région précentrale gauche; survie de 6 mois. — Dunin (1890) extirpa un gliome de F^a, survie de 2 mois. — Ce n'est qu'en 1891 qu'Oppenheim et Kohler intervinrent pour un gliome de la région motrice droite; mort 11 mois après (*Berl. klin. Wochen.*, 1891, p. 728).

3° En *France* : On fit des études précises de topographie cranio-cérébrale; et l'école de la Salpêtrière fixa, en clinique, la doctrine des localisations : mais nous n'avons à citer que les interventions de Lucas Championnière (1888) : hyperostose au niveau de la région motrice (*Journal. de méd. et chir. prat.*, 1888, p. 294) — et de Péan : fibro-lipomes de la pie-mère, au niveau de la région motrice, guérison (*Gaz. des Hôp.*, 1889, p. 299), et un angiome de la région R. (1891). Puis vinrent les observations du Congrès de Chirurgie de 1891 : Doyen, Reynier, Broca, Poirier, etc.

4° En *Italie*, en dehors de Durante, il n'y a à mentionner que les tentatives de Sciamanna et Lampiasi, jusqu'en 1890.

5° En *Amérique*, aux noms déjà cités de Keen, Hirschefelder et Morse, il faut joindre ceux de Markoe (*Méd. nerv.*, 1887, II, p. 550); Weir et Birdsall (1887), Hammond (1889), de Rodgers (1888). — Bradfort et Knapp (*Boston med. and. surg. Journ.*, 1889, id., p. 325, etc.); — de Pilcher (1889). — Thomas et Bartlett (1889); — de Bremer et Carson, Angiome kystique sous-cortical (*Saint-Louis Courrier med.*, 1890, p. 273); — de Beach, de Franck (1890). — Les premières entreprises de Starr et Mac Burney datent de 1891.

6° En *Australie* et dans *l'Amérique du Sud*, nous relevons un certain nombre

C'est à Victor Horsley que revient le mérite d'avoir, dès 1886, dans une *lecture* à la *Bristish medical Association*, esquissé, le premier, *les* RÈGLES GÉNÉRALES *à suivre pour l'*ABLATION D'UN NÉOPLASME DU CERVEAU [1]. Parmi diverses observations, il en rapporte une relative à un *tuberculome* du centre du pouce, dont il avait diagnostiqué le siège, avec Hughlings Jackson, et qu'il enleva avec succès. — Depuis, l'habile et savant chirurgien anglais extirpa bon nombre de tumeurs encéphaliques, et eut ainsi l'occasion de poser les bases de la CHIRURGIE CÉRÉBRALE DES NÉOPLASMES.

Nous lui sommes encore redevables des progrès qu'il fit faire au *diagnostic* par ses remarquables recherches avec Schäfer, sur le cerveau des singes [2], et à la *technique opératoire*.

Il montra qu'il était, selon lui, préférable d'opérer EN DEUX TEMPS, et de désunir la plaie vers le 3e ou le 4e jour, pour aller à la recherche de la tumeur.

D'autre part, il fut un des chirurgiens qui s'ingénièrent à trouver des procédés d'ouverture du crâne, larges et rapides. Il étudia, dans ce but, les scies rotatives mues par le tour ou l'électricité, bientôt modifiées, en Amérique, par Cryer et Wright.

Déjà, à cette époque, ALLEN STARR (de New-York) et KEEN (de Philadelphie) s'occupaient d'une manière suivie de la *chirurgie cérébrale* et de l'*ablation des tumeurs du cerveau* (1889) [3].

La *nécessité de l'ouverture large du crâne* fut aussi, dès le début, comprise par LUCAS CHAMPIONNIÈRE, qui apporta d'heureuses modifications au TRÉPAN, et étendit sa *couronne* jusqu'à trois centimètres : en même temps, il faisait fabriquer une série de PINCES-GOUGES destinées à agrandir encore, par morcellement, les bords de l'orifice du trépan. Quelques années plus tard, au congrès international de Rome, tout en relevant 64 cas de chirurgie cérébrale, empruntés à sa pratique personnelle, il insistait sur ces deux points : que la trépanation large, méthodique, et bien faite, n'a pas de gravité par elle-même; que la trépanation ne devient grave, que chez les sujets qui ont des lésions encéphaliques généralisées [4]. — C'était la *réhabilitation* de l'instrument crânien, condamné par les chirurgiens de la génération précédente.

d'ablations de kystes hydatiques, qui datent de la même époque; de Fitzgerald (1888). — Graham (1889). — Maunsell (1889). — Chislehm, Castro, Verco (1890), etc.

1. Cette leçon a été traduite dans *Archives de Neurologie*, 1886, p. 382.
2. Horslley et Schäfer (*Philosoph. Trans.*, 1887 et 1890).
3. Voir *in* Th. Auvray, 1896.
4. Lucas Championnière, Étude sur 64 cas de trépanation du crâne (In *Journ. de méd. et chir. pratiques*, 1894, p. 401).

C'était aussi le moment où, de divers côtés, on s'appliquait à préciser, avec soin, les rapports des nouveaux centres fonctionnels de l'écorce cérébrale avec la surface de l'hémisphère crânien, soit au point de vue de la *topographie anatomique* pure, soit à celui, plus utilitaire, de la *topographie clinique*.

On s'efforçait de fixer soigneusement des *lignes* et des *points de repère*, susceptibles de guider le chirurgien.

Ces recherches, inaugurées par P. Broca, Féré, Turner, Heftler, etc., furent continuées, en France, par Poirier, Chipault, Clado, Lannelongue et Mauclaire, Lefort et Debierre, etc., et à l'étranger, par divers auteurs que nous mentionnerons ultérieurement [1]. — L'importance de tous ces travaux devait passer au second plan, lorsqu'il fut de plus en plus établi, au moins pour l'extirpation des tumeurs, que les *voies d'accès* devaient être largement ouvertes.

C'est à la fin de cette première période que fut réellement commencée l'évolution chirurgicale vers l'ABLATION DES TUMEURS ENCÉPHALIQUES.

Elle fut l'œuvre de *trois* CONGRÈS, comme le fait remarquer le professeur TERRIER, dans son intéressante leçon clinique de la *Gazette hebdomadaire*, en 1894 [2]. Elle date du Congrès international de médecine de Berlin, en 1890, où à propos de la communication d'Horsley, s'est produite une discussion intéressante [3], qui s'est continuée en 1898 à la Société de médecine d'Édimbourg, et au *Congrès de la Bristish medical Association*, à Newcastle.

En 1891, le Congrès français de chirurgie mit à l'ordre du jour la question : « de l'*intervention chirurgicale dans les affections des centres nerveux* ».

En outre des intéressantes communications de Lannelongue, Th. Anger, Maunoury, Heurtaux, R. Boyce, sur la *craniectomie* dans la microcéphalie et l'idiotie, et de celles de Duret, Michaux, Jeannel, Picqué, Girard, sur diverses complications traumatiques cérébro-crâniennes, on y trouve la relation d'interventions pour TUMEURS CÉRÉBRALES, opérées avec succès par REYNIER, DOYEN et BROCA.

REYNIER, appuyé par le diagnostic de Charcot et Blocq, chez un enfant de dix ans, enleva un *gliome* de la région des opercules rolandiques.

DOYEN incisa largement le cerveau et draina un large *kyste*,

1. Voir in Chipault (*Chir. op. du système nerveux*, 1894, I, p. 52).
2. Terrier, Traitement chirurgical des tumeurs cérébrales (*Gaz. hebd.*, 1894, p. 573).
3. Il en avait déjà été question à la Bristish medical Association en 1888.

qui avait soulevé le crâne, et rendu presque idiot un jeune homme de seize ans ; il obtint un résultat très satisfaisant.

BROCA, sur l'avis favorable du professeur Charcot et de Marie, assisté du professeur Terrier, trépana avec succès un jeune homme de dix-huit ans, atteint de monoplégie spasmodique infantile et de sclérose cérébrale, qui présentait des crises d'épilepsie jacksonnienne, et avait un kyste du volume d'une forte noix dans la *région motrice*, au niveau du *centre* des mouvements du bras.

A peu près à la même époque, POIRIER communiqua à l'Académie de médecine la relation d'une résection temporaire crânienne faite selon son procédé, à la gouge et au maillet, à l'aide de laquelle il enleva, heureusement, un *angiome* de la *région rolandique*, siégeant au niveau du centre du membre supérieur et de la face.

Malgré ces succès, les interventions qu'on trouverait ensuite dans la littérature française sont très disséminées. C'est que l'extirpation des tumeurs encéphaliques constitue une chirurgie non seulement *délicate* et *difficile*, mais RARE. — Il faut en suivre l'évolution dans tous les pays, dans toutes les régions où l'on fait de la chirurgie, pour en avoir une idée suffisamment exacte.

Quoi qu'il en soit, les communications suggestives, faites dans les CONGRÈS que nous venons de citer, éveillèrent l'attention, et suscitèrent de nouvelles entreprises. Elles provoquèrent surtout un grand nombre d'études spéciales, et poussèrent les opérateurs à entrer plus largement dans la voie de la chirurgie nerveuse. — C'est de cette époque, que nous faisons partir notre seconde période.

Deuxième période.
Les craniectomies larges et l'hémicraniotomie. — Études spéciales.

Les communications du professeur LANNELONGUE à l'Académie en 1890 et au Congrès de chirurgie en 1891, sur la *craniectomie chez les microcéphales*, ne furent pas étrangères aux progrès de la chirurgie crânienne à cette époque ; elles montrèrent qu'on peut, sans danger, faire de larges pertes de substance à l'enveloppe rigide de l'encéphale. Les *pinces-gouges* et la *pince-trépan* de Farabœuf permettaient ces larges résections, dans tous les sens.

Ce fut cependant d'Allemagne que nous vint la modification opératoire qui devait permettre aisément de larges ouvertures, et conduire à la RÉSECTION TEMPORAIRE.

On allait pouvoir pénétrer dans l'encéphale, comme par la laparotomie on entre dans la cavité abdominale, et, l'ablation faite, refermer le crâne, quitte à laisser un orifice suffisant pour le drainage.

L'opération *mutilante* de la craniectomie ne serait plus indispensable. — Dans les premiers temps, cependant, l'ouverture fut étroite, limitée, et il sera nécessaire d'aller plus loin.

Ce fut WAGNER de Königshütte qui, en 1889, animé sans doute des préventions communes contre le trépan, imagina d'ouvrir le crâne au ciseau et au maillet, et de tailler un *lambeau ostéo-cutané*, qu'on pût ensuite réappliquer.

Il est juste, cependant, de reconnaître qu'il avait été précédé dans cette voie de la résection temporaire du crâne par OLLIER et surtout par CHALOT, qui, en 1886, trois ans auparavant, dans son *Traité de médecine opératoire*, décrit un procédé tout à fait comparable.

Le procédé de Wagner fut, d'ailleurs, modifié et perfectionné par POIRIER (1891), BRUNS (1890), TOISON (1891), MULLER (1890) et surtout par CHIPAULT (1893).

Vers la même époque, les chirurgiens italiens DURANTE, SCAFI, RONCALI, ZUCCARO, SECCHI, PADULA, CODIVILLA (1893-1900) apportèrent, successivement, quelques modifications intéressantes[1], que nous relevons ultérieurement.

NOUS-MÊME, dans notre communication au Congrès de 1891, et, plus tard, dans la thèse de LEPLAT, nous avions montré qu'on pouvait étendre considérablement les dimensions du lambeau ostéo-cutané, à la Wagner[2].

Pendant que les VOIES D'ACCÈS vers le cerveau, allaient ainsi se perfectionnant, des travaux importants et nombreux sur la *nature*, la *fréquence*, la *symptomatologie*, et l'*évolution* des TUMEURS CÉRÉBRALES, virent le jour.

Il nous suffira de rappeler les études anatomo-cliniques du *Traité* de NOTHNAGEL (1879), de HALES WHITE (1886), de BYROM-BRAMWELL (1888), qui, le premier, exposa bien les effets physio-mécaniques des tumeurs sur la masse encéphalique, de KNAPP (1891), et l'importante thèse de PEITAVY (1893), etc.[3].

---

1. Voir *in* Chipault (*Chir. nerveuse*, III, 1903, p. 112).
2. Leplat, *Des esquilles pénétrantes du crâne* (Thèse, Paris, 1898).
3. H. Nothnaghel, *Topische diagnostik der Gehirnkrankeiten*, Berlin, 1879. — H. White, On hundren cases of cerebral tumours (*Guy's, Hosp. Rep. London*, 1886). — Byrom-Bramwell, *Intra-cranial Growths*, Edinburg, 1888 — Knapp, *The pathology, diagnosis, and treatment of intra-cranials growths*, Boston, 1891. — Peitavy, *Contribution à l'état des tumeurs cérébrales* (Th., Paris, 1893).

En 1894, dans son *Traité de* CHIRURGIE OPÉRATOIRE *du système nerveux*, CHIPAULT, avec un luxe de figures, fort utile en pareille matière, exposa les principaux résultats, en divers pays, des recherches sur la TOPOGRAPHIE *cranio-cérébrale*, et de la résection du crâne : son ouvrage contient un tableau, *uniquement technique*, de 135 TUMEURS INTRACRANIENNES, traitées chirurgicalement.

La première et la seule monographie que nous possédions, en France, sur la chirurgie des tumeurs cérébrales, est la *thèse* d'AUVRAY. Elle contient une riche moisson de faits opératoires (79 cas de trépanations curatives et 66 trépanations palliatives, pour des tumeurs du cerveau ou du cervelet) ; elle expose fidèlement, et avec lucidité, l'état de la question en 1896, et renferme la description de la technique d'Horsley.

Elle avait été précédée des thèses de Muret, qui contient la relation de l'opération de Péan (1890), de Thirrion (de Lille) sur les tumeurs encéphaliques et les localisations fonctionnelles de l'encéphale (1892-93), et de celle de Decressac, qui est une revue générale de la chirurgie du cerveau, basée sur la connaissance des localisations (1890).

Le *Traité de* CHIRURGIE CÉRÉBRALE de BROCA et MAUBRAC, paru la même année que la thèse d'Auvray (1896), renferme un excellent chapitre sur la chirurgie des tumeurs intracrâniennes : les indications de l'intervention thérapeutique, les dangers et les résultats des opérations, y sont étudiés avec une grande compétence chirurgicale.

C'est à la même époque que se rattachent, tenant plus ou moins à la question des tumeurs cérébrales : les TRAVAUX NEUROLOGIQUES de CHIPAULT (1896-1902), et, un peu plus tard, ses trois beaux volumes sur l'ÉTAT ACTUEL DE LA CHIRURGIE NERVEUSE (1902-1903) ; les manuels de TERRIER et PÉRAIRE, de GLANTENAY, de SEBILLEAU ; et en particulier l'ouvrage d'ALLEN STARR, où se reflète le génie novateur, éminemment pratique et habile, des médecins et chirurgiens américains [1].

Enfin, dans une question nouvelle et aussi difficile que celle des tumeurs encéphaliques, il est juste de citer les noms des chirurgiens de tous les pays, qui, par les cas publiés et commentés, ont contribué à l'édifier.

---

1. Terrier et Péraire, *L'Opération du trépan*, 1895. — Glantenay, *Chir. des centres nerveux*, 1897. — Sebilleau, *Thérapeuthique chirurgicale des maladies du crâne*, 1898. — Allen Starr, *Brain Surgery*, 1893, et *La Chir. de l'Encéphale* (trad. Chipault, 1895).

En France : Lucas Championnière, Péan, Demons, Reynier, Doyen, Broca, Poirier, Chipault, Terrier, Jaboulay, Le Dentu, Schwartz, Monod, Duret, Mareau, Vidal, Villard, etc.

En Allemagne : Bruns, Bergmann, Czerny, Fischer, von Beck, Krönlein, Bramann, Erb, Hitzig, Beck, Sommer, Bruzelius et Berg, Friedlænder et Schlésinger, Kappeler, Heidenhain, etc.

En Angleterre : Horsley, Mac Ewen, Godlée, White, Ferrier, Bennett, Beevor et Ballance, Olliver et Williamson, Byrom-Bramwell, etc.

En Amérique : Keen, Allen Starr et Mac Burney, Knapp, Bradford, Steele, Bremer et Carson, Schaw et Busch, Putnam, Church et Franck, Diller et Buchanan, Abrams et Dudley, Syme, Diana et Conway, Lavista, et, dans ces derniers temps : Keen et Mills, Mills et Pfahler, Fitzig, qui ont fait d'heureuses applications des rayons de Röntgen.

En Australie, où sont fréquents les kystes hydatiques : Fitzgerald, Maundsley, Graham, Verco, Llobet, Castro, Vegas, Chiselhom, etc.

En Italie : Durante, Roncali, Lampiasi, Albertoni et Brigatti, Rossolimo, Sciamanna et Postempski, Obici, Codivilla, Mazzoni, de Paoli, Mugnaï, Bendandi, Cuneo, Montenovesi, Mingazzini, Lisanti, Mattoli, Bollici, Carle et Pescarolo.

Enfin, en Hollande, sous l'impulsion de Winkler; Guldenarm, Rotgans, Wertheim, Korteweg, Eiselberg, Pel, Stokvis, Hermanidès, Renssen, Gohl et Jacobi, Wayenburg et Wœstermann, Salomonsen, Ziegenweidt, etc.

La fin de cette deuxième période de l'histoire de la *Chirurgie des tumeurs encéphaliques*, qui se prolonge jusqu'à l'époque actuelle, est marquée par DEUX FAITS IMPORTANTS : l'un appartient à la *technique opératoire*, l'autre à la *pathologie et à la chirurgie des tumeurs*.

Les perfectionnements successifs, apportés par Horsley à sa méthode, à l'aide des scies circulaires ou des scies à main, eurent pour effet d'élargir, de plus en plus, la *brèche* faite à la paroi crânienne : une des pertes de substance qu'il produisit est représentée dans la thèse d'Auvray, et elle mesure une étendue de 10 centimètres sur 7 centimètres. — Le cerveau, sans doute, peut supporter sans graves inconvénients d'être ainsi dépouillé de son enveloppe osseuse : le fait précédent le prouve, ainsi que celui de Mareau, où la perte de substance est aussi de 10 centimètres sur 7 centimètres; et un cas de traumatisme, que nous avons relaté, où elle fut de 10 centimètres sur 12 centimètres.

Mais il reste, en réalité, une *mutilation*, qui, malgré la facilité de décompression qu'elle procure, expose à des accidents traumatiques.

La RÉSECTION TEMPORAIRE en met à l'abri.

La large VOIE IDÉALE, sans perte de substance, a été réalisée par l'emploi des procédés de DOYEN, par l'opération qu'il désigne sous le nom d'HÉMICRANIECTOMIE TEMPORAIRE (1897).

Cet opérateur, modernisant les *fraises* et les *mortaises* des anciens chirurgiens, les a utilisées pour perforer le crâne, et permettre un *sciage*, d'autant plus rapide, qu'il peut être actionné, au besoin, par l'*électricité*.

A côté de ces progrès *techniques*, les ouvrages de Ludwig BRUNS, *sur les* TUMEURS DU SYSTÈME NERVEUX (1897), d'OPPENHEIM, *sur les* TUMEURS DE L'ENCÉPHALE (1902), et celui d'Ernst VON BERGMANN *sur la* CHIRURGIE CÉRÉBRALE (3e édition remise à jour, 1899), font époque et apportent une contribution importante à l'étude des tumeurs encéphaliques.

Le livre de BRUNS renferme une étude assez complète de l'anatomie pathologique, de la symptomatologie et du diagnostic des NÉOPLASMES, des différentes régions du cerveau et du cervelet.

Celui d'OPPENHEIM est une réédition très augmentée de son premier ouvrage; on y remarque surtout une étude très soignée des *symptômes généraux*, et des *signes de foyer* des TUMEURS des *différents lobes*, exposés dans des chapitres successifs, en particulier les données nouvelles sur le *lobe frontal* et le *cervelet*.

Dans l'ouvrage du chirurgien, on trouve un exposé des recherches-modernes sur la *compression cérébrale*, dont Von Bergmann s'est personnellement occupé, et des *tableaux statistiques* des opérations exécutées jusqu'en 1899, le *procédé* de l'auteur pour le tracé des lignes de repère, à la surface du crâne; au point de vue opératoire, il adopte en partie, et décrit la *technique* de Doyen.

Dans ses LEÇONS CLINIQUES, depuis 1896, RAYMOND poursuit, avec prédilection, l'étude séméiologique des TUMEURS DE L'ENCÉPHALE; en particulier, on y trouve une vue d'ensemble sur le diagnostic des tumeurs cérébrales (t. III, 1898), une étude des troubles de la SENSIBILITÉ dans les lésions cérébrales, sur l'ÉPILEPSIE PARTIELLE, sur les TUMEURS DU CERVELET [1].

Tel est le bilan des efforts tentés par les médecins et chirurgiens, pendant ces quinze dernières années, sur la question diffi-

1. L. Bruns, *Die Geschwulste des Nervensystem*, Berlin, 1897; — H. Oppenheim, *Die Geschwulste des Gehirns*, Wien, 1902; — Ernst Von Bergmann, *Die chirurgische Behandlung von Hirnkrankeiten*, Berlin, 1895; — Raymond, *Leçons cliniques*, I à VI (1896-1903; O. Doin, éd.).

cile et compliquée du diagnostic et du traitement des TUMEURS
DE L'ENCÉPHALE : il nous semble que l'avenir prépare une nouvelle évolution.

Troisième période. — Derniers perfectionnements.
Congrès de chirurgie de 1903. — Craniotomies diverses.

Cette période a été inaugurée par le CONGRÈS FRANÇAIS DE
CHIRURGIE de 1903.

Nous avons présenté à cette assemblée un RAPPORT considérable exposant les principaux procédés d'ouverture du CRANE, les
méthodes d'extirpation des TUMEURS ENCÉPHALIQUES, ainsi que
les *tableaux statistiques* des résultats obtenus par les chirurgiens
des divers pays. — Ce travail a été l'origine du présent ouvrage.

Mentionnons que, dans la même réunion, nous avons aussi
interprété un cas personnel de *tumeur cérébelleuse*, et que, dans
un mémoire important, les Drs DEPAGE et MAYER (de Bruxelles)
ont fait la relation de *trois cas* intéressants de chirurgie encéphalique, relatifs à un *ostéome géant* de la fosse cérébrale antérieure, à un *sarcome volumineux* de la dure-mère, et à une *tumeur
du cervelet*[1].

Pendant l'année 1904, deux progrès remarquables ont été
réalisés dans la TECHNIQUE OPÉRATOIRE. D'une part, Marion a
montré *les avantages de la* SCIE DE GIGLI *pour la craniotomie*, et
Bercut a inventé un *moteur à ressort* qui, à l'aide des fraises,
permet de faire la perforation du crâne avec la même rapidité et
la même facilité que si on utilisait les instruments mus par l'électricité[2].

Nous aurons aussi l'occasion de mentionner, plus loin, l'étude
récente de BERT et VIGNARD, sur le craniomètre de KRONLEIN[3].

Il nous semble que de nouveaux progrès pourront encore être
réalisés, dans un avenir prochain, en se basant sur les considérations suivantes, déjà émises par nous dans notre rapport
de 1903 :

1° Il est utile de remarquer que les procédés opératoires de
CRANIOTOMIE sont susceptibles de perfectionnement, et de cer-

---

1. Duret, *Tumeurs de l'encéphale* (16ᵉ Congrès de chirurgie, 1903, p. 393). —
Sur une tumeur cérébelleuse. Du choix du côté pour opérer (*id.*, p. 612). —
Depage et Mayer (*id.*, p. 646).

2. Marion (*Arch. gén. de méd.*, 1904). — Bercut, Nouveaux perforateurs
des os (*Congrès de Chirurgie*, 1904; Journal, *La Nature*, oct. 1904).

3. Bert et Vignard, Topographie cranio-cérébrale simplifiée et craniomètre
de Kronlein (*Rev. de Chir.*, 1904, p. 562).

taines variations complémentaires. — Nous décrirons, plus loin, en détail, les règles de la *craniotomie antérieure* ou *frontale*, qui, découvrant la partie antérieure des lobes frontaux, faciliterait l'accès entre les deux hémisphères, pour extirper, aisément, les tumeurs de leur face interne, ou du corps calleux; *la craniotomie postérieure*, qui ouvre une large voie sur les fosses cérébelleuses, que nous avons utilisée dans un cas personnel, et dont nous parlerons plus loin, et enfin les diverses *craniotomies sagittales* ou *latérales*;

2° Les faits de Raymond-Poirier, de Krogius, de Guldenarm, montrent que certaines *tumeurs de la base* ne sont pas *inaccessibles*.

En présence d'une tumeur qui avait déterminé des douleurs atroces par compression du trijumeau, et des troubles dans les fonctions des deuxième, troisième et quatrième paires, RAYMOND fit appel au concours de POIRIER : celui-ci réséqua et morcela, dans ses parties profondes, l'écaille temporo-sphénoïdale, comme pour l'extirpation du ganglion de Gasser; mais il se trouva en présence de l'extrémité d'une tumeur diffuse, et il s'arrêta.

KROGIUS, dans un cas analogue, procéda de même et put enlever un *endothéliome* de 4 centimètres sur 2 cent. 1/2 de largeur et d'épaisseur. Son opéré succomba le treizième jour.

Ces deux opérations eussent pu réussir, si l'intervention avait été moins longuement retardée. Le malade de Raymond avait des symptômes assez caractéristiques depuis dix-huit mois, avant qu'il eût été soumis à son examen, et celui de Krogius, depuis deux ans et demi; le diagnostic, dit ce dernier chirurgien, pouvait être solidement établi depuis huit mois. Nous ajouterons que, dans ce dernier cas, la carotide fut mise à nu complètement, et que l'énucléation fut faite avec les doigts, sans hémorragie.

Si on attend trop, les tumeurs de la fosse cérébrale moyenne poussent des prolongements vers la fosse postérieure, la selle turcique ou la cavité de l'orbite, par la fente sphénoïdale; l'extirpation en est forcément incomplète. L'opération remédie, dans tous les cas, aux douleurs atroces éprouvées par les malades : elle devrait être assez hâtive pour être radicale [1].

Les faits de GULDENARM se sont passés dans une autre région du crâne : il s'est agi de néoplasmes, situés à la partie antérieure de la *fosse cérébrale postérieure*, aux côtés de la *protubérance* et

---

1. Poirier, in *Leçons cliniques de Raymond*, III, p. 56. — Krogius, Le traitement chirurgical des tumeurs de la fosse cérébrale moyenne (*Rev. de Chir.*, 1896, p. 434). — On pourrait rapprocher de ces faits le cas de Durante, qui, pour une tumeur faisant saillie dans l'orbite, dut pénétrer jusqu'à la selle turcique et l'apophyse crista-galli : sa malade opérée en 1884, et réopérée 11 ans après, se portait bien encore en 1902.

du *bulbe*. Deux fois, le chirurgien hollandais, pénétrant par une large porte occipitale, se dirigeant sur la crête et la face postérieure du rocher, qui lui servaient de guide, fut assez habile pour enlever, avec les doigts recourbés en crochet, des *tumeurs* qui avaient le volume d'une grosse châtaigne, et qui purent être amenées au dehors avec la plus grande facilité, sans qu'il y eut d'hémorragie. La mort survint, il est vrai, deux jours après, d'une façon imprévue, alors que tout allait bien. — On peut espérer que, dans l'avenir, avec plus de douceur encore, on obtiendra un succès complet [1].

3° Enfin, il nous semble qu'aujourd'hui, la *voie d'accès* étant largement établie par la *craniotomie à lambeau*, il convient de ne considérer celle-ci que comme une OPÉRATION PRÉLIMINAIRE. Dans l'avenir, pour obtenir des résultats réellement satisfaisants, c'est vers la technique de l'extirpation des tumeurs *hors de leur lit cérébral* que doivent se concentrer les soins de l'opérateur. — Malgré les progrès réalisés, il semble que notre outillage et nos procédés n'ont pas encore atteint tout le perfectionnement désirable. Nous reviendrons sur ce point dans le cours de cet ouvrage.

1. Guldenarm et Winkler, et Guldenarm, Hermanides, et Winkler, in *Chir. nerv.* de Chipault, 1902, I, p. 685 et 686.

CHAPITRE II

INDICATIONS

I. *Opérations curatives.*
Indications relatives à l'âge et au sexe. — Importance des manifestations symptomatiques diverses — du siège des tumeurs — de leur volume — de leur nature. — Les tuberculomes et les syphilomes opérés ; tableaux statistiques. — Les sarcomes, gliomes, endothéliomes et autres tumeurs communes. — Les carcinomes. — Kystes simples. — Indications et modes opératoires des kystes hydatiques ; tableaux statistiques. — Les tumeurs bénignes.

II. *Opérations palliatives.*
Trépanations exploratrices — décompressives. — Ponction des ventricules, ponction lombaire. — Ablations partielles.

I. — Opérations curatives.

La chirurgie abdominale, en France, n'atteignit que très lente-ment sa brillante apogée : ses débuts furent timides et quelque peu assombris. Deux simples médecins de province firent les premières ovariotomies : Kœberlé et Péan vinrent ensuite. On commença par les kystes; plus tard, on osa les hystérectomies; puis, successivement, on entreprit l'extirpation des autres viscères malades, les résections intestinales, et le reste.

En chirurgie cérébrale, cette gradation progressive est impossible. Nous ne pouvons choisir les tumeurs les plus simples, les mieux encapsulées, les mieux placées, et ne compter que des succès, dus à un choix habile.

Nous devons, toutefois, être prudents et rationnels : c'est pour cela, qu'il importe de discuter les INDICATIONS et CONTRE-INDICATIONS de l'*intervention*. Elles ont pour bases des considérations relatives à l'âge des opérés, aux manifestations symptomatiques des tumeurs, à leur siège, et à leur nature.

A. Age *et* Sexe.

Les statistiques d'ALLEN STARR établissent que, *chez les* ENFANTS *et* ADOLESCENTS de un à vingt ans, la proportion des tumeurs cérébrales est aussi grande que chez les ADULTES : sur 600 cas qu'il a recueillis, 300 appartiennent à des *enfants*.

Cela tient à la *grande* FRÉQUENCE *des tubercules* dans le jeune âge : ils représentent *la moitié des cas*, soit 50 p. 100.

Les sarcomes, gliomes, glio-sarcomes sont dans la proportion de 25 p. 100 et les kystes de 10 p. 100.

Voici d'ailleurs les chiffres indiqués par le médecin américain :

Tuberculomes	152
Gliomes	37
Sarcomes	34
Glio-sarcomes	5
Kystes	30
Carcinomes	10
Gommes	2
Indéterminées	30
	300

Il résulte de ces chiffres que les occasions d'intervenir, chez les ENFANTS, pour tumeurs cérébrales, sont relativement fréquentes, et qu'on est exposé à rencontrer surtout des *tuberculomes*, des *sarcomes*, ou des *kystes*.

Dans nos tableaux du Congrès de Chirurgie, comprenant 344 cas d'opérations, nous trouvons qu'on est intervenu 70 fois chez des enfants ou adolescents de un à vingt ans : cela représente, à peu près, *un cinquième* des opérations.

La plupart de ces trépanations ont été faites chez des adolescents de douze à vingt ans : on en trouve 20 chez des enfants au-dessous de dix ans, quelques-uns de cinq ans et demi, un de trois ans et deux ou trois de dix-huit à neuf mois.

C'est de quatre à douze ans *que la* TUBERCULOSE *atteint son maximum de fréquence*; et, d'autre part, à cet âge, les productions tuberculeuses sont souvent MULTIPLES.

Ce fait constitue une *contre-indication* assez importante : nous reviendrons sur ce point à propos des indications fournies par la nature des néoplasmes.

On rencontre aussi, chez les enfants, quelques faits d'*hérédo-syphilis* intéressants : ils sont dus à Henoch, Siemerling et Barcou [1].

Les *tumeurs* SARCOMATEUSES, qui sont dans la proportion d'*un quart*, ont une évolution comparable à celle qu'on observe chez *l'adulte*. Le développement de *l'appareil symptomatique*, au

---

1. Baginsky, *Traité des mat. des Enfants*, 1892 (Trad. Guinon et Romme), p. 87.

début, se fait d'une façon *lente* et *sourde* : l'enfant est triste, morose, irritable ; il dort mal, a des cauchemars et des terreurs nocturnes ; la céphalée fait son apparition, d'abord intermittente, puis continue ; souvent surviennent, à l'état de veille, des vertiges, des étourdissements, des troubles de la marche, et de l'obnubilation intellectuelle. Les irrégularités du pouls et de la respiration sont fréquentes. Enfin apparaissent les *convulsions cloniques* et *toniques*, qui laissent après elles des *paralysies* et des *contractures localisées*.

Ajoutons que les *sutures crâniennes* n'étant pas très resserrées, le crâne se dilate, se déforme, et quelquefois éclate sous la pression de l'*hydrocéphalie*, survenue par l'irritation du néoplasme [1].

L'*examen du fond de l'œil* révèle de l'*œdème* et de l'*étranglement papillaire*, quelquefois des *granulations tuberculeuses* (Bouchut).

Les néoplasmes conjonctifs nous ont paru avoir, après une période sourde et latente, une *extension plus rapide chez les* ENFANTS, avec *une tendance aux formes diffuses*. Il importe, si l'on s'y décide, que l'intervention ne soit pas *trop retardée*.

Eu résumé, chez les ENFANTS, lorsque surviendront des symptômes de *néoplasie cérébrale*, on devra, surtout dans la deuxième enfance, *penser à des lésions* TUBERCULEUSES, et, plus tard, dans un nombre de cas important, à des SARCOMES et GLIO-SARCOMES.

Il faut aussi noter que les KYSTES PARASITAIRES se rencontrent dans la proportion de 10 p. 100, soit que les *enfants* aient pris des viandes contaminées, soit en raison de leur contact avec les chiens.

Enfin, dernière remarque, chez eux, *les* TUMEURS DU CERVELET sont assez fréquentes, puisque ALLEN STARR relève 96 tumeurs du cervelet chez les enfants (deux fois plus fréquentes), contre 45 chez l'adulte ; et que, dans notre statistique d'opérations sur le cervelet, nous trouvons 15 enfants sur 52 cas, soit 1/3 environ.

Chez l'ADULTE, le plus grand nombre des *tumeurs cérébrales* se rencontre de *vingt à quarante ans*.

Dans la statistique de Ball et Krishaber (portant sur 172 cas), on trouve 37,1 p. 100 des cas de tumeurs se rapportant à l'âge de vingt à quarante ans, 26,7 p. 100 de quarante à soixante ; de soixante à soixante-quinze ans, on n'en trouve plus que 9,9 p. 100.

Dans notre statistique d'opérations, nous relevons environ 70 opérations de vingt à trente ans, 85 de trente à quarante ans,

---

1. Dans quelques cas il y a eu issue de liquide céphalo-rachidien par le nez ou par une fissure.

51 de quarante à cinquante ans, 14 de cinquante à soixante ans, et 5 de soixante à soixante-quinze ans; dans 45 cas, l'âge n'est pas indiqué.

Il semble donc que l'AGE de l'*intervention* la plus fréquente, chez l'adulte, est de *vingt à cinquante ans*. Passé cet âge, on n'est presque plus intervenu, parce que les tumeurs sont plus rares.

Au point de vue du SEXE, les auteurs sont d'accord pour admettre que les néoplasmes sont notablement *moins fréquents chez la femme que chez l'homme*. Ball et Krishaber indiquent la proportion de 2 à 1. Dans nos tableaux, nous ne trouvons que 70 femmes opérées sur un total de 344 cas : ce qui donne une proportion de 1/5.

B. Manifestations SYMPTOMATIQUES.

Les manifestations symptomatiques des TUMEURS CÉRÉBRALES fournissent des éléments précieux pour juger de l'*opportunité* de l'intervention.

Les phénomènes de SYNDROME *général* (céphalée, vomissements, torpeur, etc.), s'ils sont très accusés, très intensifs, sont en général défavorables aux bons résultats de l'action chirurgicale.

Ils indiquent non seulement la souffrance des centres nerveux, mais parfois une intoxication, une altération de leurs éléments.

D'où ce précepte important : *qu'il est préférable de ne pas attendre que les* SIGNES DU SYNDROME SOIENT AU COMPLET pour décider l'opération.

Il faut agir dès que le *diagnostic de tumeur* est suffisamment établi *par quelques-uns d'entre eux*, en particulier par *l'œdème papillaire caractéristique*.

Ce n'est pas à dire, cependant, que l'*existence de symptômes généraux très prononcés* soit une *contre-indication*, puisque Horsley, au Congrès de Berlin, en 1890, disait avoir opéré un malade qui, amené dans le coma, put sortir de l'hôpital en marchant. Mais, on n'est pas dans de bonnes conditions pour une *opération* CURATIVE.

Oppenheim, à cet égard, s'exprime ainsi : « Bergmann pense que le *coma* exclut le succès; c'est vrai pour le *coma final*; mais Horsley, Kohler, et moi-même avons des cas où un résultat brillant fut obtenu, au stade de somnolence » [1].

1. Oppenheim, *loc. cit.*, p. 308.

Un syndrome *accusé d'emblée*, et *rapidement progressif*, laisse supposer une tumeur de la BASE du TRONC CÉRÉBRAL, ou du CERVELET, ou encore une *grosse tumeur*, un *néoplasme diffus* ou *très infectant*.

Les tumeurs de la région ROLANDIQUE, surtout si elles sont peu volumineuses, sont, de tout l'encéphale, celles *qui ont les symptômes généraux les plus atténués* : il est assez fréquent, au moins au début, de voir la symptomatologie se limiter à des *accès d'épilepsie jacksonnienne*.

En dehors de ces faits généraux, il est utile encore, au point de vue des indications, de considérer chacun des éléments du syndrome en particulier.

La *céphalée profonde*, paroxystique, généralisée et continue, est d'un mauvais pronostic.

Si elle est *localisée*, elle est moins grave, et peut contribuer à fixer le choix du LIEU *de l'intervention*, sans cependant qu'il y ait certitude absolue.

Si elle est *occipitale*, et s'accompagne de raideur de la nuque, d'opisthotonos, elle indique, assez exactement, le siège *cérébelleux* du néoplasme.

Quand elle s'accompagne de *névralgies dans la face*, dans *l'œil*, avec *protusion* du globe, elle indique que la tumeur comprime la *base* et les *branches du trijumeau*.

Dans les tumeurs *sous-corticales*, ordinairement, la céphalée est moins intense.

Elle est plus grave, au contraire, si elle s'accompagne de *crises de vomissements*, de *vertiges*, d'*élévation de température*.

Enfin, elle est presque constamment *améliorée* par la *ponction lombaire* ou la *trépanation décompressive*.

Les *vomissements* sont accentués et fréquents dans les *tumeurs* de la *fosse cérébrale postérieure* et du *cervelet*.

Il en est de même des *vertiges* : l'état est particulièrement grave s'il s'agit de ce qu'on appelle *l'état vertigineux*.

La *torpeur intellectuelle*, qui est ordinairement le résultat de la *compression intracrânienne* (Bruns), ou de l'hypertension, de l'œdème, est *précoce* dans les tumeurs de la BASE.

Il en est de même pour les *néoplasmes du* LOBE FRONTAL, mais il s'agit plutôt, alors, d'une sorte d'engourdissement psychique, d'obnubilation intellectuelle, avec état d'inertie du sujet, immobilité du masque facial, une expression mimique d'absolue indifférence. Il semble, comme le disent Dupré et Devaux, dans leur *observation-type*, qu'il s'agisse : « d'une sorte *d'inhibition* des centres supérieurs de la *conscience intellectuelle* et de l'*activité volontaire*, parfois avec la seule persistance de l'*activité automatique*, réglée surtout par les besoins intérieurs d'*ordre végétatif* ». Lorsqu'elle offre ces *caractères particuliers*, la torpeur intellectuelle a la valeur d'un signe de *localisation frontale*, et est une indication à intervenir.

L'*œdème papillaire*, la *stauungspapille*, est un des signes *les plus précieux* des tumeurs cérébrales.

D'après Reisch, Annuske, Edmund et Lawford, elle existe dans 80 p. 100 des tumeurs cérébrales ; et la statistique de MARTIN, la plus récente, fait varier son importance selon le siège des tumeurs, entre 60 et 80 p. 100 des cas [1].

OPPENHEIM affirme qu'il a pu faire le diagnostic avec certitude, à l'aide de ce signe, dans 86 p. 100 des cas ; KRAUSS l'a fait 11 fois sur 12 ; et WILDER dit que la névrite optique vient, par rang d'importance symptomatologique, immédiatement après la céphalée. Sa fréquence est très grande (104 fois sur 140 cas, environ 75 p. 100 des cas).

Il existe, il est vrai, des causes d'erreur assez notables : car l'*œdème papillaire* s'observe aussi dans certaines méningites, dans les tumeurs de l'orbite, dans l'urémie et le mal de Bright, etc. : mais, à propos du diagnostic (p. 477), nous avons indiqué les caractères distinctifs.

Il serait désirable qu'on en arrive à *réclamer l'action chirurgicale dès que l'*ŒDÈME PAPILLAIRE *a été* CONSTATÉ, *et s'il est* ASSOCIÉ *à la céphalée ou à quelque autre symptôme caractéristique des tumeurs cérébrales, et à ne pas attendre que le syndrome s'exerce dans sa plénitude.*

Les faits recueillis par ROHMER, de Nancy, et par son élève DUPONT, suffisent à entraîner la conviction : après la *trépanation curative*, il y aurait eu 60 p. 100 de *guérisons* de la névrite optique, et 18,3 p. 100 d'*améliorations* ; dans la *trépanation décompressive*, on compterait 28,56 p. 100 de *guérisons*, et 42,85 p. 100 d'*améliorations*. Les résultats *nuls* auraient été de 26 p. 100 dans le premier cas et de 18,56 p. 100 dans le second [2].

Les *convulsions localisées*, *l'épilepsie partielle Bravais-jacksonnienne*, *sensitivo-motrice*, si elles s'associent à quelques-uns des

---

1. Martin, The localising value of optic neuritis in intra-cranial tumors (*The Lancet*, 1897, t. II).
2. Rohmer (*Rev. méd. de l'Est*, 1898, p. 251) ; — Dupont (Thèse, Nancy, 1898).

caractères propres des tumeurs cérébrales, sont non seulement des symptômes *localisateurs*; mais encore elles prennent *la valeur d'une indication* à l'opération : elles en précisent, d'ailleurs, le lieu.

Il importe, pour cela, qu'elles présentent les caractères indiqués par Pitres, Raymond, dans la discussion soulevée à l'Académie de Médecine par le professeur Dieulafoy, en 1901 (aura précurseur à début partiel, convulsions localisées, se propageant lentement et méthodiquement de la périphérie vers le centre, suivies de paralysies localisées, durables, etc. Voir p. 88).

L'*épilepsie généralisée*, qui se montre quelquefois comme symptôme isolé, unique, des tumeurs cérébrales (cas de Magalhaës, Lemos, Brissaud et de Massary), n'est pas *une contre-indication* à l'acte chirurgical, mais souvent les symptômes de localisation font défaut, ou tout au moins nécessitent une recherche minutieuse.

L'état de *mal épileptique*, lorsqu'il est accusé, met le malade dans de mauvaises conditions de résistance, soit à cause du trouble profond porté au fonctionnement de l'encéphale, soit à cause de l'élévation de température (cas d'Appert et Gandy; le malade avait jusqu'à 300 crises d'épilepsie par jour; on lui enleva une tumeur du volume d'une cerise, dans le lobule paracentral, mais il succomba la nuit avec une élévation de température[1]).

Les *hallucinations* et l'*épilepsie sensorielle* sont quelquefois le résultat de la compression ou de l'irritation des nerfs sensoriels de la base (nerfs optiques, auditifs, olfactifs).

Les *paralysies*, les *contractures*, l'*atrophie*, ne contre-indiquent pas l'intervention.

Dans beaucoup de cas, si l'opération n'a pas été destructive, elles sont améliorées, surtout *en ce qui concerne la marche*.

Parfois, il est vrai, le choc traumatique les accuse momentanément, mais ce n'est qu'un phénomène transitoire.

Les mêmes considérations s'appliquent aux *paralysies primitives* (symptomatiques des néoplasmes, qui s'établissent sans être précédées de convulsions, — monoplégies, hémiplégies).

Ce qui fait la gravité des paralysies, ce sont les *dégénérescences*, les *lésions médullaires* qui les accompagnent, surtout si elles sont anciennes et *suivies de contractures*.

Cependant les *contractures* elles-mêmes ne constituent pas une autre indication absolue : bon nombre ont été améliorées ou sont disparues, après une intervention heureuse. Dans ces cas, il faut supposer qu'il s'agissait de contractures réflexes, ou tout au moins sans altération médullaire accusée.

---

1. Appert et Gandy (*Arch. de Méd.*, 1900, I, 581).

C. Siège *de la tumeur*.

En 1896, Auvray, dans sa thèse, indique que la trépanation curative pourra être tentée toutes les fois que la tumeur sera accessible au chirurgien : « c'est-à-dire lorsqu'elle occupera la face externe des circonvolutions cérébrales, et *principalement la zone motrice*, ou encore la substance blanche sous-jacente aux circonvolutions, à condition qu'elle ne soit pas située trop profondément, lorsque enfin elle siégera à la partie postérieure des lobes latéraux du cervelet »[1].

Broca et Maubrac, dans leur *Traité de chirurgie cérébrale*, rapportent les statistiques d'Hales White, discutées par Bergmann, qui trouve seulement 9 tumeurs opérables sur 100; celle de Byrom-Bramwell, qui, sur 87 cas diagnostiqués ou vérifiés à l'autopsie, ne trouve que 5 tumeurs qui auraient pu probablement être enlevées si un diagnostic avait été posé et une opération entreprise; et encore, trois de ces tumeurs ne s'étaient accompagnées d'aucun signe de localisation; la quatrième était si étendue, que l'opération aurait été fatale; quant à la cinquième, elle guérit seule pour un temps, jusqu'à ce que le patient, mal avisé, ait fait une chute d'un lieu élevé!

Allen Starr, sur 600 tumeurs, en trouve 56 dans le jeune âge et 178 chez les adultes, qui seraient accessibles; mais il ne reconnaît que 37 ablations possibles d'après les symptômes observés, soit une proportion de 6 p. 100.

Mills et Lloyd, sur 100 tumeurs, en admettent 10 qui auraient pu être opérées.

Knapp, sur 40 cas, n'en trouve que 2, et, d'après la statistique de Bernhardt comprenant 485 cas, il estime à 7 p. 100 le nombre des cas opérables.

Mills, sur 20 tumeurs qu'il a observées personnellement, en trouve la moitié d'accessibles et un quart d'opérables[2].

Ce ne sont que des *calculs de cabinet*, et, comme le font observer Broca et Maubrac, des *études d'autopsie*, c'est-à-dire des examens portant sur des néoplasmes, *assez avancés* dans leur évolution pour avoir donné la mort, et qui, au début, n'étaient pas tous *inopérables*.

Depuis 1896, date de l'édition des ouvrages précités, la *sphère d'action opératoire sur les centres encéphaliques s'est considérable-*

1. Auvray (Thèse, 1896, p. 155).
2. Cités par Broca et Maubrac, p. 410.

ment étendue, comme le prouvent nos tableaux statistiques, où figurent 216 cas de tumeurs de la zone motrice, 46 du lobe frontal, 34 des lobes pariétal, occipital, temporo-sphénoïdal, et 52 du cervelet.

A propos de l'extirpation des tumeurs de la RÉGION MOTRICE, Oppenheim s'exprime ainsi : « Les tumeurs des parties du cerveau voisines de la voûte crânienne, qu'elles soient *corticales* ou *sous-corticales*, peuvent être enlevées facilement, sans danger pour la vie; l'opération est d'autant plus simple que la tumeur est plus voisine de la surface, est plus petite, et mieux limitée. Quoique toutes les portions de la convexité soient accessibles, c'est la zone motrice qui fournit le plus grand nombre d'interventions, les environs de la scissure de Rolando et les circonvolutions centrales, car toute cette région permet un diagnostic topographique plus facile. C'est dans ce groupe surtout qu'on rencontre les opérations suivies de succès, et la mort est rarement survenue. Ici, on peut diagnostiquer avec certitude des tumeurs, du volume d'une cerise ou d'une noisette. Chaque millimètre carré a sa signification. Les *symptômes locaux* sont si nets, que le *diagnostic de foyer* dépasse en certitude le diagnostic général ».

Ce n'est pas seulement dans la zone motrice qu'on opère, quoique le plus souvent, et encore, elle soit en question; c'est *sur les* LOBES FRONTAL, PARIÉTAL, OCCIPITAL, c'est-à-dire sur toute la surface convexe des hémisphères, et on pénètre dans la profondeur jusqu'à 6 à 8 centimètres. Heidenhain a été jusqu'à réséquer *le lobe temporal entier*, et Durante, *un lobe du cervelet*.

La SURFACE INTERNE DES HÉMISPHÈRES ne semble pas devoir rester inaccessible, puisque nous y avons enlevé un fibro-sarcome avec résection de la plus grande partie de la faux du cerveau, et que Henssen a extrait une balle, qu'il avait située très exactement *dans la scissure calcarine*. Par le procédé de résection bi-pariétal que nous avons employé, il est aisé d'observer toute cette région.

Par cette voie, ou par une large craniectomie frontale, le CORPS CALLEUX peut être atteint. Barker et Chipault ont enlevé une balle du corps calleux, dont le siège avait été révélé par la radiographie[2]. Si l'attention de Monod avait été dirigée de ce côté, il eût enlevé la tumeur encapsulée du lobe paracentral qui lui échappa, et dont Cottet et Morelly ont rapporté l'observation à la Société anatomique.

<hr>

1. Oppenheim, *loc. cit.*, p. 290.
2. Chipault, *Trav. neurol.*, V, p. 1, 1900.

Du *côté de la* BASE, dans la fosse cérébrale antérieure, des opérations radicales ont été entreprises de propos délibéré par Durante, Bastianelli, von Bergmann, Oppenheim, Bollinger, etc., et dans la fosse cérébrale moyenne, nous avons rappelé les tentatives de Krogius et de Poirier, et de P. Köning, von Bergmann, etc. Par ce chemin, on pourrait atteindre une tumeur de la face inférieure du *lobe temporo-sphénoïdal*.

Vers la région des NOYAUX (corps strié et couche optique), Chipault et Dumoulin ont fait une tentative pour ouvrir un abcès.

Il n'est resté d'intangible, à l'heure présente, que le TRONC CÉRÉBRAL et les VENTRICULES. On considère comme particulièrement périlleux d'ouvrir ces derniers, à cause de l'écoulement du liquide céphalo-rachidien, et des dangers d'infection. Cependant Heidenhain, en réséquant le lobe temporal, les a ouverts, et d'autres encore, en incisant ou en extirpant des kystes hydatiques (Estèves) : les malades n'ont pas succombé [1].

Dans la FOSSE CÉRÉBRALE POSTÉRIEURE, on aborde plus largement le cervelet par le procédé de Remy et Jeanne, ou par la craniotomie *à valve occipitale totale*; et nous avons vu Guldenarm, avec les doigts en crochet, détacher, des côtés du bulbe et de la protubérance, des tumeurs du volume d'une châtaigne.

Oppenheim, après avoir, jadis, repoussé toute intervention pour les tumeurs du cervelet, change d'opinion et écrit : « On n'a certainement pas le droit de repousser catégoriquement toute intervention. Quand le diagnostic est certain, précis, la douleur très grande, la cécité menaçante, et qu'on a de bonnes raisons de croire à une tumeur limitée à un hémisphère, on a le droit de tenter une opération. »

D. VOLUME *de la tumeur.*

Le volume des néoplasmes ne paraît pas créer une contre-indication absolue (sauf en cas de tumeurs diffuses); car Czerny, Poirier, Bramann, ont enlevé des tumeurs de 205, 270 et 280 grammes. Dans d'autres cas, elles avaient le volume d'un œuf de poule, d'une orange, d'un œuf d'oie, ou elles étaient aussi grosses que le poing (voir notre tableau).

On a, dans quelques circonstances, usé du procédé du *morcellement*.

---

1. Estèves, chez un jeune garçon de onze ans, a extrait, avec succès, un kyste hydatique du ventricule latéral, recouvert par toute l'épaisseur, plus de deux doigts, de la substance cérébrale (*In* Chipault, *Chir. nerveuse*, 1903, III, p. 854).

Il est cependant des cas, dans les statistiques anciennes surtout, où on est intervenu trop tard, et la masse néoplasique étant trop grosse, trop diffuse; et l'opérateur n'a pas osé l'enlever, ou a fait une extirpation incomplète.

Le volume le plus favorable est celui d'une cerise, d'une noix, d'une châtaigne, etc.

Il est impossible de savoir d'avance si une tumeur est encapsulée, énucléable, ou diffuse. Cependant, il semble que, *dans ce dernier cas*, les symptômes de compression et d'hypertension cérébrales sont ordinairement *plus accusés*.

Il est aussi des petites tumeurs, du volume d'une noix par exemple, qui donnent lieu à des symptômes graves, surtout quand elles occupent la fosse cérébrale postérieure, ou la base, en arrière du chiasma. C'est un effet de l'hydrocéphalie et de l'œdème, qu'elles déterminent par compression du système veineux, en particulier de la veine de Galien (Byrom-Bramwell). — Le même fait se produit, s'il s'agit de tumeurs infectantes (tubercules, gommes ou gliomes diffus).

E. NATURE *de la tumeur*.

De nombreuses statistiques, « intégrales ou en mosaïque », nous renseignent sur le degré de fréquence de chacune des variétés de néoplasmes qu'on peut rencontrer dans les centres nerveux.

Elles ont presque toutes l'inconvénient, sauf celle d'Allen Starr, de ne pas avoir établi de distinction entre les *enfants* et les *adultes* : la fréquence de la tuberculose, chez *les premiers*, si on n'en tient compte, trouble les résultats.

Toutes concordent d'ailleurs, dans leurs grands traits; et, par ordre de fréquence, en arrivent au classement suivant : tubercules, tumeurs malignes (sarcomes, gliomes, glio-sarcomes); kystes; syphilomes; tumeurs bénignes (angiomes, fibromes, ostéomes, lipomes, psammomes, cholestéatomes, etc.).

Nous partageons en 5 ou 6 groupes tous ces néoplasmes, afin de présenter, sur chacun d'eux, quelques considérations importantes.

1° TUBERCULOMES.

D'après la statistique d'Allen Starr, comprenant 600 cas, 300 pour les enfants, 300 pour les adultes, on trouve 152 tuberculomes chez les ENFANTS et 41 chez les ADULTES. — Pour les premiers, c'est une proportion de 50,66 p. 100; et, pour les seconds, de 13,66 pour 100 seulement.

Deux graves objections se présentent, lorsque se pose l'indication d'une opération cérébrale, pour tubercules des centres nerveux, *chez les* ENFANTS :

1° Le *tuberculome* y est fréquent et souvent MULTIPLE. — Il n'est pas rare de rencontrer deux ou trois foyers du volume d'un pois, d'une noisette, ou d'une grosse amande, dans les hémisphères cérébelleux, tandis que d'autres occupent les couches optiques ou les corps striés, ou encore les régions corticales ou subcorticales. Ils se compliquent parfois, à certaines périodes de leur évolution, de *méningites tuberculeuses*, d'*infiltrations diffuses, miliaires*, de la pie-mère (Voir *Diagnostic des tuberculomes*, p. 561).

2° Enfin, peuvent coexister des *tuberculoses* VISCÉRALES, GANGLIONNAIRES, ou ARTICULAIRES, plus ou moins avancées. Ces complications possibles n'ont pas empêché Mac Ewen, Horsley, Bennett, Parry, d'extirper, chez des enfants de cinq à sept ans, des tubercules des hémisphères ou du cervelet. Dans deux cas, entre autres, les résultats ont été satisfaisants, même avec guérison prolongée (huit ans dans le cas de Mac Ewen).

Chez l'ADULTE, le tubercule des centres nerveux est ordinairement SOLITAIRE. Aussi, les succès obtenus ont été plus durables.

Dans les *hémisphères cérébraux*, Czerny, Krönlein, etc., ont enlevé avec succès des tuberculomes de 205 grammes, ou du volume d'un œuf de poule, etc.; et, sur les 33 cas de notre tableau, nous trouvons 23 succès opératoires. Dans plusieurs cas, on a constaté que la guérison s'était maintenue deux, trois, cinq et huit ans.

Pour les tuberculomes du *cervelet*, les résultats opératoires sont tout à fait défavorables, à l'heure présente. Seul, Mac Ewen a eu une réussite. Dans tous les autres cas, au nombre de 9, il y a eu insuccès. Souvent, on n'a pu trouver la tumeur, bien qu'elle existât réellement[1]. Il faut attribuer ces insuccès à l'insuffisance de la technique actuelle, en ce qui concerne les opérations sur le cervelet; nous reviendrons sur ce point.

Von Bergmann dit : *qu'il ne recherchera pas les opérations de tubercules*; mais que si, croyant à une tumeur, *il en rencontre un*,

---

1. Dans une thèse récente [1904] (sur les tubercules du cervelet), et dont les principaux éléments sont empruntés à notre rapport du Congrès de chirurgie, le Dr Goublot dit : « Si la chirurgie cérébrale compte bon nombre de succès quand il s'agit de tubercules du *cerveau*, il n'en est pas de même en chirurgie *cérébelleuse*. Il est souvent difficile de localiser la tumeur, et dans bon nombre de cas, elle ne peut être trouvée à l'opération. La technique opératoire est ici plus délicate; et, si on remarque que souvent les tubercules sont étalés, volumineux, occupant parfois tout un lobe du cervelet, on comprend les difficultés d'une telle intervention. »

il l'extirpera, autant que possible. Il veut, qu'avant d'opérer, on fasse l'examen de la *choroïde* et du *liquide céphalo-rachidien* (par la ponction lombaire) : si le résultat est positif, il s'abstiendra.

Dans une excellente revue de la Suisse Romande (en 1900), le Dr Treyer [1] trouve *exagérée* l'abstention de Von Bergmann, et émet la conclusion que, dans l'état actuel de la question, « *l'opération radicale des tubercules cérébraux est justifiée, chaque fois qu'il ne s'agit pas d'un cas de tuberculose avancée ou généralisée* ».

En somme, il nous semble que dans les tuberculoses *localisées* des centres nerveux, *chez les* ENFANTS, il ne faut pas se presser d'intervenir, à raison de la multiplicité fréquente des foyers, et de la coexistence possible de lésions viscérales.

Chez les ADULTES, à partir de quatorze à seize ans, les *résultats sont* MEILLEURS. On doit opérer les tuberculoses localisées des centres nerveux, comme on opère celles des testicules, des ganglions, des articulations, des os, et pour les mêmes raisons : on évite que la *graine morbide ne se répande.*

Les TUBERCULOMES SOLITAIRES *sont de véritables* TUMEURS : ils en ont les *manifestations graves ordinaires*, et ils en acquièrent assez rapidement la constitution anatomique.

Ils forment des masses caséeuses entourées d'une coque dure, ou de véritables *fibroïdes*, dont le centre, tantôt est plein, tantôt est creusé d'une cavité contenant un liquide, résidu de la résorption caséeuse, et de sa désintégration. Dans plusieurs cas, ces *fibroïdes* ont donné lieu à des convulsions épileptiformes, et à des troubles fonctionnels graves, comme les néoplasmes vulgaires (Appert et Gandy, etc.).

1. Treyer, Résultats du traitement chirurgical des tubercules cérébraux (*Rev. Suisse Romande*, 1900, p. 229 et 289).

TUBERCULOMES OPÉRÉS.

I. — *Hémisphères cérébraux.*

N°s	AUTEURS	AGE	SIÈGE DE LA TUMEUR	RÉSULTATS	REMARQUES
1	Mac Ewen (*Lancet*, 1885, I, 1881, Auv., 60, Chip., I, 82, Berg., 8).	F., 7 ans.	Nodule tub. vol. d'une noisette, subst. corticale, partie supérieure de P°.	Guérison complète se maintenant après un an.	Hyperesthésie du gros orteil avant chaque accès.
2	Horsley, 1886 (*Brit. med. Journ.*, p. 864, Auv., 41, Chip., I, 48, Berg., 2).	H., 22 ans.	Tubercule de 2 mm. dans P³, à gauche, au centre du pouce.	Résection de la tumeur très dure, et de substance nerv. autour. Guér. Paralysie améliorée. 6 ans plus tard tuberculose vertébrale, et 18 mois après, tuberculose testic. et reins.	Spasmes, consistant en une opposition clonique, des pouce et doigts.
3	Mac Ewen (*Brit. med. Journ.*, 1888, II, 302, Chip., I, 83, Berg., 5).	H., 35 ans.	Tubercule méningé au niveau de F³.	Ablation. Guérison.	»
4	Knapp et Bradfort (*Bost. med. and Surg. Journ.*, 4 avr. 1889. Auv., 52, Chip., I, 6, Berg., 3).	H., 32 ans.	Tubercule de 63 gr. mes. 7 cm. sur 4 cm. sous-cortical, partie supérieure de scissure R.	Ablation sans hémorragie. Mort de choc.	Convulsions suivies de parésies, bras et jambe g. Contractures bras g. sensibilité tact. dim. av.-bras gauche.
5	Mercanton et Combe (*Rev. méd. de Suisse romande*, 1889, p. 436, et 1900, p. 295, in *Mém. de Treyer*, Chip., I, 90).	F., 12 ans.	Région rolandique. Céphalées. Crises jacks. bras droit, puis gauche. Aphasies transitoires. Parésies : facial inf., bras et jambe droites ; atrophie papillaire.	Extirpation d'un tubercule solitaire de la région motrice ; survie de 4 à 5 mois.	A l'autopsie, quatre tubercules en divers points du cerveau et du cervelet. Tubercules péri-bronchiques.
6	Audéoud (*Suisse Romande*, 1893, et *Rev. Neurol.*, 1894, 198).	H., 40 ans.	Tuberc. du vol. d'une noix, partie supérieure du lobule para-central. Petits tubercules sur F³ et F° (Voir fig. 101, 102).	Trépanation infructueuse. On ne trouve pas la tumeur.	Mort 6 mois après de tuberc. pulm.
7	Czerny, V. Beck (*Beitr. z. klin. chir.*, 1894, XII, 107, Auv., 19, Chip. II, 165, Berg., 1).	H., 23 ans.	Tubercule de 205 gr. dans le centre des membres gauches.	Ablation à la curette en deux portions, et avec les doigts.	Amélioration considérable des convulsions, de l'état psychique et somatique. 10 mois plus tard, trép. inutile sur la zone motrice.
8	Schwartz (*Bull. Soc. chir.*, 1894, 221, Auvray, 69, Chip., II, 246, Berg., 4).	H., 33 ans.	Tubercule du vol. d'une grosse noix, encapsulé 6 cm. sur 2 cm. à cheval sur scissure R. Centre du bras.	Trépanation en deux temps.	Mort 1 mois après, de méningite tuberculeuse et de tub. pulmonaire.
9	Krönlein (*Beitr. z. klin. chir.*, 1895, XV, 251, Chip., II, 207, Berg., 7 ; *Langenbeck's Arch.*, 1901, Bd. 64, 19, et Chip., *Chir. nerv.*, 1902, I, p. 775).	H., 43 ans.	Tubercule du vol. d'un œuf de poule, partie moy. et inf. de F³, P°, cortical et sous-cortical.	Trépanation à la Wagner. Ablation nodules tub. avec manche de bistouri.	2 mois après, marche normale. Mouvements du bras améliorés. Parole meilleure. Guérison persistant après 6 ans.
10	Broca (*Arch. gén. méd.*, 1896, 129, Chip., II, 155, Berg., 6).	H., 35 ans.	Tuberculose sur F³ et pied de F².	Trép. avec résection parcellaire. Ablation à la curette de masse violacée.	Amélioration des troubles moteurs.
11	Booth et Curtis (*Ann. o° Surg.*, 1893, 127, Broca et Maub., p. 422).	H., 24 ans.	Masse tuberculeuse diffuse du lobe frontal g. ayant envahi dure-mère et os.	Guérison opératoire, mais résultat nul. Ablation à la curette.	Tubercule du cervelet à g.
12	Roux, de Cérenville, Treyer (in *Journal de Suisse Romande*, 1900, p. 234, et Chip., *Chir. nerv.*, 1902, I, p. 775).	F., 7 ans 1/2.	Région rolandique. Épilepsie jacks. bras droit et face, quelquefois langue. Parésie du facial droit. Bras droit affaibli et incoordonné.	Trépanation région rol. gauche. Tuberculome du volume d'une mandarine de 4 cm. 5 sur 5 cm. Guérison persistant 2 ans 10 mois après.	Reste un peu de contracture de la main et du bras droit, et pied droit légèrement équin. Une seule crise. Conv. post-opératoire.
13	Roux, Bourget, Treyer (*Id.*, p. 239) et Chip. (*Id.*).	H., 38 ans.	Région rolandique. Crises précédées d'une aura sensitive (paresthésies). Mouvements convulsifs du bras droit s'étendant ensuite à la face. Puis parésie progressive du bras et jambe droites. Pas de stase papillaire.	Craniotomie à lambeau. Tuberculome du volume d'un œuf de pigeon dans P°. Enucléation avec le doigt. Guérison. Survie constatée jusqu'à 5 mois après.	Persiste une légère contracture bras droit, qui s'élève bien jusqu'à l'horizontale. Fauche légèrement du pied droit.
14	Bayerthal (*Münch. Wochens.*, n° 46, 1899 ; et *Jahresbericht*, 1899, p. 380).	»	Tubercule solitaire. Épilepsie avec paranoïa.	Trépanation. Ablation. Guérison des troubles mentaux aigus, persistant un an après.	»
15	Lunz (*Deutsche Wochens.*, n° 23, 1900).	F., 22 ans.	Tubercule du volume d'une noix, région motrice.	Après l'opération. Aphasie et paralysie transitoires.	Guérison. Les convulsions persistent.
16	Heidenhain (*Congrès allemand* et *Rev. de Chir.*, 1901, 598).	H., 30 ans.	Tubercule solitaire du lobule para-central.	Enucléation facile. Guérison.	Reste un peu de paralysie du pied, qui ne gêne pas pour la marche.

N°s	AUTEURS	AGE	SIÈGE DE LA TUMEUR	RÉSULTATS	REMARQUES
17	De Paoli (Pérouse; in Chip., *Chir. nerv.*, III, 1903, p. 330).	F., 18 ans.	Tubercule de la zone motrice droite. Parésie et tremblement clonique de l'av.-bras g. Anesthésie tactile du côté g.	Large brèche sur la zone R. droite, ablation des circ. altérées.	Mort après 5 mois, conglomérat de tubercules dans la région opérée.
18	Bendandi (Bologna; *Id.*, p. 331).	F., 8 ans.	Deux tubercules solitaires, partie post. et ext. de T³ des deux côtés, comprimant les sinus transverses. Hydrocéphalie intense.Cécité.Céphalées continues.	Trépanation sur P² gauche. Ponction ventriculaire, 100 gr. de liquide. Drainage.	Mort dans le coma après 24 h.
19	Tassi (Rome; in Chip., *Chir.nerv.*,1903,III,p.326).	F.	Tubercule de la dure-mère, région front. droite à l'union de suture coronale et temporale. Petite bosse en ce point.	Ablation de l'os à la gouge. Tumeur enlevée du volume d'une aveline, adhérente à l'os, et venant de la dure-mère.	Guérison par première intention.
20	Poli (in Chip., *id.*, p. 326).	H., 18 mois.	Tubercule solitaire gauche. Ptosis *gauche*, mydriase, strabisme externe. Sensibilité douloureuse diminuée à *droite*; parésie du facial inf. et des membres *droits*.	Complication auriculaire, suite de rougeole, on croit à une collection de fosse cérébrale moyenne. Antrectomie; exploration infructueuse du lobe temporal, du sinus, du cervelet.	Mort le 21e jour. A l'autopsie au centre du pédoncule cérébral gauche, masse caséeuse de 1 cent. 1/2.
21	Durante (Roncali,in Chip., *Chir. nerv.*, III, 1903, pp. 260 et 333). — Voir fig. 127, p. 274.	H., 23 ans.	Tubercule du volume d'un œuf de colombe, tiers supérieur de P² et partie voisine de P¹, P². — Chute auparavant; affaiblissement visuel progressif. Hémianopsie bilatérale, homonyme droite.Accès jacksonniens.Parésie et atrophie des membres gauches.	Craniectomie à la Durante sur la région R. droite. Ablation d'un tuberculome du volume d'un œuf de colombe dans P³ et P¹ P². Hémianopsie persistante.	Mort après 3 mois. Hernie cérébrale consécutive. Méningite basilaire.On trouve à l'autopsie un 2e tuberculome,dans face interne de O, et scissure calcarine, et un 3e dans la faux du cerveau.
22	Tuffier (*Soc. de Chir.*, mai 1903, p. 543).	H., 29 ans.	Tuberculome du volume d'une petite noix,d'origine pie-mérienne dans la partie moyenne de la région motrice. Crises jackson. à aura dans le membre supérieur droit. Début 3 ans auparavant. Crises dans le bras droit, moitié droite de la langue et de la tête. Céphalées violentes.	Hémicraniectomie temporo-pariétale avec instruments de Doyen.	Guérison. Les mouvements reviennent dans le membre à partir du 11e jour, et sont presque totalement rétablis le 20e jour.

II. — Cervelet.

N°s	AUTEURS	AGE	SIÈGE DE LA TUMEUR	RÉSULTATS	REMARQUES
23	Horsley (*Brit. med. Journ.*, 1887, 864, Auv., 7 Chip. I, 51, Berg., 9).	H., 18 ans.	Tubercule de l'hémisphère dr. du cervelet, du poids de 7 drachmes.	Trépanation. Mort 19 heures après.	Tuberculose généralisée.
24	Bennett May (*Lancet*,1887, T. I, 768, et Broca et Maubrac, p. 422, Berg., 11).	H., 7 ans.	Tumeur du vol. d'un œuf de pigeon, lobe droit du cervelet.	Trépanation, on trouve la tumeur à 1 pouce de profondeur. Mort de choc.	Mort de choc 4 heures après.
25	Mac Ewen, 1893 (*Brit. med. Journ.*, II, 1367, Auv., 3, Chip. I, 84, Berg., 10).	H.	Deux tubercules du cervelet.	Opération en deux temps. Ablation des 2 tubercules. Amélioration de la paralysie des membres très marquée.	Retour de la paralysie des membres. Incontinence des matières. Pas de céphalée. Mort de récidive 9 mois après.
26	Parry (*Glasgow med. Journ.*, 1893, T. XI, p. 36, Berg., 12).	Enfant 5 ans 1/2.	Tubercules conglomérés dans l'hémisph. g. du cervelet.	Trépanation. Mort de choc après quelques heures.	Ablation à la curette incomplète.
27	Terrier, 1896, in Auvray, p. 4, 2, 7.	H.	Tubercule du lobe gauche du cervelet du vol. d'une mandarine, adhérent à la tente (trouvé seulement à l'autopsie).	Trépanation large au-dessus du sinus latéral. Guérison pendant 5 jours. Reproduction d'une poche kystique qu'on ponctionne tous les 2 jours, et d'où on retire 400 à 500 gr. de liquide. On n'avait pas trouvé de tubercule, lors de l'opération.	Mort 4 mois après.
28	Jaboulay et Descot (in Jab., *Chir. des centres nerv.*, II, p. 76, 1900).	H., 30 ans.	Tubercule fibro-caséeux du vol. d'une noix, dans partie inf. et post. du lobe cérébelleux dr.	1re trép. au-dessous du sinus lat. On ne trouve pas la tumeur. 2e trépanation au-dessus.	Mort brusque après 2e trép. par arrêt de respiration, avec dissociation cardiaque et respiratoire.
29	Okynzic,Tuffier(*Soc.anat.*, 1902, 894).	H., 18 ans.	Gros tubercule dans le lobe dr. du cervelet, et faisant saillie sous la face ventrale.	2 ponctions lombaires. 2 craniectomies occipitales, l'une droite, l'autre gauche. On ne trouve rien.	Mort, le lendemain de l'opération.

N°ˢ	AUTEURS	AGE	SIÈGE DE LA TUMEUR	RÉSULTATS	REMARQUES
30	Lampiasi (in Roncali, Chip., *Chir. nerv.*, 1903, III, p. 385).	H., 9 ans.	Hydrocéphalie énorme. Tubercule du vol. d'un œuf de poule dans le lobe g. du cervelet. — Atrophie papillaire bilat. Exophtalmie. Paralysie des membres inférieurs. Convulsions généralisées ou dans les membres droits, trois fois par jour.	Trépanation de 9 mm. Ponction. 10 cent. cubes de liquide rachidien Drain.	Mort le 4ᵉ jour.
31	Lampiasi (*id.*, p. 387).	H., 45 ans.	Tubercule de l'hémisph. cérébelleux g. du vol. d'une châtaigne. — Céphalées, vertiges, vomissements, douleurs à la nuque. Astasie-abasie. Parésie du facial et des membres droits, etc.	Trépanation et craniectomie de la fosse occipitale g. Enucléation avec le doigt d'un corps dur du volume d'une châtaigne, dans l'hémisph. cérébelleux g.	Mort de schock 3 h. après.
32	Nota (Turin) (Roncali, Chip., *Chir. nerv.*, III, 1903, p. 391).	H., 7 ans.	Tuberculome du cervelet, symptômes de tumeur dans le lobe cérébelleux g.	Craniectomie de la région occipitale. On ne trouve rien.	Mort. A l'autopsie, deux tubercules solitaires, l'un dans le cervelet, l'autre dans l'hémisph. cérébral gauche.
33	Brewer (*Med. News*, 1899, p. 820, et Chip., *Ch. nerv.*, 1903, III, p. 607).	H., 26 ans.	Tubercule de la grosseur d'une noisette de 1 pouce 1/2 de la surface du cervelet près ligne médiane. — Démarche chancelante; céphalée occipitale, vomissements, vertiges, somnolence, double névrite optique et cécité.	Résection ostéoplastique occipitale. Tumeur enlevée en trois fragments. Amélioration rapide.	Après 2 mois, récidive; mort pendant une 2ᵉ opération.

2° SYPHILOMES.

L'opportunité de l'intervention chirurgicale, dans la SYPHILIS CÉRÉBRALE, a été fort discutée.

Il faut s'entendre cependant : il est certain que les syphilomes, comme les autres manifestations syphilitiques cérébrales, guérissent souvent par le *traitement spécifique*, simple ou intensif.

On s'est basé sur ce fait évident, mais *non constant*, pour élever de vives critiques contre les opérations (Voir Sur le diagnostic du syphilomes cérébraux, p. 566).

Mais, ainsi que l'ont indiqué M. le professeur Fournier et Herber dans sa thèse [1], nombre de gommes cérébrales n'ont pas cette bénignité supposée, sont *graves ou malignes*.

Dans sa forme *aiguë*, la gomme cérébrale peut tuer en quelques semaines (huit à trente-deux jours dans les observations Cheadle, Lépine, Audry, Bradley, etc.).

Dans sa forme *subaiguë* ou *chronique*, elle se complique, dans certains cas, de *ramollissements étendus, quelquefois de tout un lobe*, par endartérite et oblitération des gros troncs : elle détermine dans la substance nerveuse voisine une *encéphalite* grave, sur laquelle Charcot et Gombault ont appelé l'attention, une *méningite* de la convexité ou de la base, de l'*œdème*, de l'*hydropisie ventriculaire*; elle se propage aux méninges, aux os du crâne, qu'elle perfore (cas d'Hutchinson, région occipitale, etc.).

Son expression symptomatique, sur laquelle nous avons insisté à propos du diagnostic (voir p. 566), bien que parfois elle reste *latente*, n'est pas moins grave. Comme les tumeurs cérébrales, elle s'accompagne surtout de céphalées pénibles, de vomissements, de vertiges, d'amaurose, de paralysies oculaires, de convulsions épileptiformes plus ou moins graves, d'aphasie; et, si elle siège dans les lobes frontaux, de torpeur, de déchéance intellectuelle; elle conduit parfois jusqu'à une irrémédiable démence.

Dans d'autres circonstances, après une série de crises convulsives, le malade tombe en état de *mal comitial*, et meurt rapidement, comme dans le fait, que nous avons maintes fois cité, du professeur Dieulafoy [2].

Ces complications possibles, cet appareil symptomatique *parfois si sévère*, sont des MOTIFS puissants d'agir. Mais encore faudra-t-il le faire, *avant que les lésions graves de sclérose où de dégénérescence se soient installées*.

1. Herber, *De l'évolution clinique de la gomme cérébrale circonscrite* (Thèse, Paris, 1900).
2. Dieulafoy (*Acad. de méd.*, oct. 1901). — Voir fig. 97 et 98, p. 89 et 90.

Quel est le moment opportun? Quand pourra-t-on affirmer la *faillite* du traitement médical?

Problème difficile, car souvent la syphilis cérébrale et ses manifestations ont des *périodes d'accalmie complète*, des *trèves symptomatiques* très trompeuses.

Oppenheim s'est exprimé ainsi : « Après deux semaines d'*insuccès complet*, le traitement médical peut être considéré comme insuffisant ». Horsley est d'avis que le traitement médical ne doit pas être prolongé plus de six semaines (Congrès de Berlin).

En général, on attend *trop longtemps*, et c'est après quatre à six mois qu'on demande l'assistance de l'opérateur, quand déjà les lésions périphériques se sont étendues, que les scléroses et les dégénérescences ont fait leur apparition : c'est la plainte unanime des chirurgiens.

Ces temporisations trop prolongées des médecins s'observent d'ailleurs, même lorsqu'il ne s'agit pas de syphilis avérées, en raison des *heureux effets* qu'ont sur la marche des symptômes l'iodure et les mercuriaux, *même en cas de tumeurs vulgaires*, gliomes, sarcomes, etc.

L'attente est d'ailleurs parfois explicable; car, l'atténuation, la disparition même des symptômes, fait penser qu'on est en présence d'un *syphilome*, alors qu'il s'agit d'un *néoplasme vulgaire* : témoin le fait cité dans la thèse de Herber, où notre distingué collègue Chauffard, devant une disparition complète des accidents, crut à un syphilome : or, dix jours après, le malade revenait mourir dans le service, repris des mêmes accidents. On garda l'opinion qu'il s'agissait d'une lésion syphilitique grave, même après l'autopsie, tant la tumeur ressemblait à une gomme, jusqu'à ce que l'examen histologique, fait au laboratoire de la Salpêtrière par Philippe, démontrât que le néoplasme était un *gliome.*

Une dernière objection a été faite à l'extirpation des syphilomes cérébraux. Vous enlevez la tumeur, a-t-on dit, mais vous ne pouvez rien contre l'endartérite, la thrombose, le ramollissement qui menace, la dégénérescence et les paralysies!

Mais n'est-ce rien que de supprimer les crises de céphalée, la douleur, la torpeur intellectuelle, et de débarrasser la masse encéphalique de ce *caput mortuum* de la gomme, de ce kyste, de ce noyau de sclérose qui, d'après Charcot et Gombault, joue le rôle d'épine, et provoque autour de lui l'irritation, la congestion, et s'entoure, presque constamment, *d'une zone d'encéphalite progressive?*

D'autre part, ne l'oublions pas, les crises convulsives répétées, conduisent parfois à l'*état de mal comitial* et *à la mort*.

Friedlænder et Schlesinger ont formulé ainsi les indications de l'intervention chirurgicale dans la syphilis cérébrale.

« On doit intervenir :

1° Dans les cas d'*état stationnaire des symptômes de tumeur*, malgré le traitement spécifique.

2° Lorsqu'il y a progression prononcée de ces symptômes, *malgré un traitement spécifique énergique*.

3° En présence d'*épilepsie jacksonnienne*, même après une certaine régression des symptômes de tumeur.

Comme contre-indications, même dans les conditions précitées, ils admettent :

a) Les symptômes d'une syphilis basilaire ou d'une syphilis spinale étendue.

b) La dépression considérable des forces; la dégénération amyboïde, ou d'autres complications graves du côté des viscères[1]. »

La réelle solution appartient aux faits. Quoique peu nombreux, ils suffisent à fournir quelques indications. Ils répondent, en tout cas, à cette objection spécieuse de Bergmann, « qu'on peut enlever la gomme, mais qu'il restera une cicatrice après l'opération, et qu'on ne peut répondre si le malade aura gagné au change[2] ».

Dans les 28 faits que nous avons réunis, on compte 23 cas de guérison opératoire persistante, avec disparition des troubles généraux, et amélioration des symptômes locaux; 3 cas de mort du choc, 2 cas de mort de dix-neuf à vingt-cinq jours après l'opération; il s'agissait de foyers suppurés avant l'opération (nécroses, abcès). Quatre fois, les paralysies des membres (3 inf., 1 sup.) ont été améliorées, de telle sorte *que les malades ont pu marcher*, et faire de longues courses; trois fois, les attaques épileptiques ont cessé; deux fois, l'aphasie motrice disparaît; une fois, l'aphasie sensorielle ne s'est pas modifiée; une fois (cas d'Horsley), il y eut récidive et retour de certains accidents, *après deux ans*, sans doute parce qu'après l'opération, on avait cessé tout traitement.

1. Friedlænder et Schlesinger (*Gesellschaft der Ærtze*, 21, I, 1898; *Wien klin. Woch.*, 1898, et Chipault, *Chir. nerv.*, 1903, II, p. 354).

2. D'après M. Fournier, les gommes cérébrales périphériques seraient trois fois plus fréquentes que les gommes centrales. Herber arrive à un résultat un peu différent. Il trouve : gommes corticales 18, gommes du centre ovale 5, gomme des ganglions centraux et de la capsule interne 9. Sur 22 cas, 10 fois les gommes *siégeaient dans la région préfrontale*. En résumé, la statistique montre la fréquence des gommes dans la région frontale et dans le noyau strié, leur rareté dans la région rolandique et la capsule interne.

N°"	AUTEURS	AGE	SIÈGE DE LA TUMEUR	RÉSULTATS	REMARQUES
1	Mac Ewen (*Lancet*, 1885, vol. I, 934; *Brit. med. Journ.*, 1888, t. II, 362, Berg., 1).	F., 25 ans.	Gomme de partie moy. et sup. de F³.	Trépanation. Guérison.	Traitement spécifique avant l'opération, sans résultat.
2	Mac Ewen (*Brit. med. Journ.*, 1888, t. II, 304, Auv., 56, Berg., 7).	H.	Gomme du lobule para-central. Monoplégie brachio-crurale.	Trépanation. Guérison.	Un mois plus tard, marche convenablement, peut faire de longues courses.
3	Rannie (*Brit. med. Journ.*, 1888, I, 1057, Chip., I, 100, Berg., 5).	H. nègre, 35 ans.	Gomme de la dure-mère comprimant le centre du bras et de la face. Epil. jacks. brachio-faciale.	2 trépanations. Guérison.	
4	Parker (*Brit. med. Journ.*, 1889, II, 1212, Chip., I, 97, Berg., 4).	H., 38 ans.	Gommes des méninges sur le sillon R.	Guérison, constatée encore 4 ans après.	Après l'opération, suppuration et hernie céréb.
5	Lampiasi (*Boll. di chir. Bolog.*, 1889, 181, Chip., I, 76, Berg., 3).	H., 25 ans.	Depuis l'âge de 12 ans, épileps. jacks.. bras droit. Gomme de la zone motrice.	Trépanation. Guérison.	Aucun renseignement ultérieur.
6	K. Barton (*Ann. of Surg.*, 1889, t. IX, p. 28, Broc a et Maubrac, p. 419).	F., 30 ans.	Dépôt gommeux sur le centre du bras dr. avec nécrose syph. suppurée du frontal (signes de compr. cérébrale).	Ablation de la nécrose, puis du dépôt gommeux. Amélioration, puis infection, hernie cérébrale. Mort 25 jours après.	Mort 25 jours après de méningo-encéphalite.
7	Miller (*Lancet*, 1890, t. I, 1008, et Broca et Maubrac, p. 419).	F., 54 ans.	Céphalée depuis 1886. Epilep. jacks. depuis 1887, puis paralysie.	On fit 9 trép. dont les 5 premières ne firent rien trouver. Aux dernières : ramollissement, puis évacuation d'abcès.	La marche redevient possible. La malade meurt 4 mois après d'influenza.
8	Clarke (*Lancet*, 1890, I, 460, Broca et Maub., 419).	H., 47 ans.	Céphal., convulsions, parésie jambe dr. puis du bras.	Excision de la dure-mère, dure et épaissie (12 mm.).	Mort en 19 jours (septicité).
9	Horeley (*Brit. med. Journ.*, 93, II, 1356, Chip., I, 58, Berg., 8).	—	Gomme des méninges.	Opération. Deux ans après, récidive et dégénérescence descendante.	Aucun renseignement ultérieur.
10	Harrison (*Brit. med. Journ.*, 1897, II, 1367, Auv., 31, Chip., I, 45, Berg., 9).	»	»	»	Guérison. Aucun détail clinique.
11	Harrison (*Id.*).	»	»	Guérison.	Aucun détail clinique.
12	Harrison (*Med. New Philad.*, 1891, t. LIX, 504, et Broca et Maub., 418, Berg., II [?]).	H., 28 ans.	Syphilis cérébrale (hémiplégie, épilepsie, imbécillité). Guérison d'abord par KI, puis rechute.	Trépanation, issue d'un liquide séreux, opalescent, à l'ouverture de la dure-mère.	Guérison parfaite, constatée 5 mois après.
13	Zenenko (*Rev. de chir.*, 1889, p. 329).	»	»	Excision d'une dégénérescence kystique de la pie-mère. Guérison.	Guérison.
14	Abbe (*Soc. Chir. New-York, Presse méd.*, 13 n. 1895, et Broca et M., 419).	H., 35 ans.	Début à 18 mois, épilepsie jacks. (main droite).	Excision d'un foyer de pachyméningite adhérent à l'écorce.	Guérison, qui se maintient depuis 6 mois.
15	Gaskiewicz (*Varsovie*, Chip., II, 192, et Berg., 6).	H.	Gomme corticale de la partie inférieure de la région motrice dr.	Trépanation. Gomme enlevée. Guérison.	Surviennent après l'opér. quelques accès épileptiq. guéris par les spécifiques.
16	Lannelongue, de Bordeaux (*Arch. clin. de Bord.*, Cassaet, 1895, IV, 383, et Th. Herber, 1900).	F., 40 ans.	Épilepsie jacks. rebelle au trait. (60 crises par jour). Escarre au sacrum. Gomme de F² dr.	Trép. sur R. à dr. Mort en 24 heures. Os hyperostosé, on trouve sous dure-mère, gomme corticale, à la partie antérieure de F².	Rien à la zone motrice.
17	Beevor et Bishop (*in* Th. Herber, 1900, p. 131).	H., 52 ans.	Gomme de 6 cm. sur 3 cm. sous le lobule paracentral et la partie supérieure de F¹ et de F¹, F². Crises jacks. dans le membre supérieur; puis hémiplégie gauche.	Trépanation de la région motrice, par le D' Senn. On ne trouve pas la lésion; et on croit à un abcès otitique. Trépanation mastoïdienne.	Mort 4 jours après.

N°s	AUTEURS	AGE	SIÈGE DE LA TUMEUR	RÉSULTATS	REMARQUES
18	Le Dentu, 1893 (*in* Auvray, 54).	"	Infiltration gommeuse de 5 cm. sur 1 cm. partie inférieure et moy. de F² dr.	Trépanation sur contre des bras. Curettage sur 2 cm. de profondeur. Ablation d'un petit foyer jaune.	Guérison de la paralysie du membre supérieur, un peu affaibli encore; guérison de l'épilepsie; retour de l'athétose.
19	Durante (*Congr. de chir. it.*, *Rev. de chir.*, 1897, 315).	F.	Syphilome du lobe frontal. Céphalées. Troubles de l'idéation, mémoire et caractère.	Craniectomie.	Guérison des troubles psychiques.
20	Friedlænder et Schlesinger (*Rev. neurol.*, 1898, p. 299).	"	Gomme de la dure-mère de la grandeur d'une pièce de 2 fr. au niveau de rég. motrices, auxquelles elle adhère.	Trépanation à la Wagner. Extirp. d'un lambeau de dure-mère et de la tumeur.	3 mois après, amélioration considérable de la parole, de la face, de la paral. de l'hypoglosse, des troubles de la sensibilité.
21	Bardesco (*Revista di chir.*, 1898, p. 332 et 404, et Chipault, *Chir. nerveuse*, 1903, p. 539).	H., 36 ans.	Gomme du cortex de Fⁿ, au pied de F². D'abord céphalée nocturne, hémiparésie g.; troubles mentaux, puis hémiplégie droite totale avec convulsions à g. Aphasie. Paralysie du voile du palais.	Craniectomie sur région R., de 4 cm. sur 6 cm. Adhérence des méninges. Curettage de la gomme.	Guérison. Disparition de l'hémiplégie et des troubles de la parole. Mort 1 an plus tard, de pneumonie.
22	Briau, Dreyfus et Chandelux (*Province médicale*, 1899, p. 244. Th. Herber, 1900, p. 135).	H., 57 ans.	Syphilome hypertrophique, en arrière de partie moyenne de Fⁿ. Épileps. jacks. Monoplégie spasmodique du bras g., et parésie de jambe gauche.	1ʳᵉ trépanation par Chandelux; cessation des crises; pas de modification des troubles moteurs. 2ᵉ trépanation. Cette fois, on trouve un kyste et, en avant, une zone gommeuse de couleur jaune d'or.	Le kyste s'ouvre de lui-même et laisse couler 15 gr. de liquide clair. Pas d'extirpation, drainage. Mais, après quelque temps, retour des accidents. Mort de pneumonie.
23	W. Elder et Miles (*Brit. med. Journ.*, 1902, I, 269).	H., 47 ans.	Masse nodulaire syphilitique, occupant la pointe du lobe frontal gauche. Troubles mentaux, torpeur, perte de la mémoire, du jugement, de l'inhibition des réflexes; affaiblissement des mouvements de la face et de la langue. Dysarthrie, usage de mots impropres, mais pas d'aphasie. Léger brouillard papillaire et dilatation des veines. État de stupeur.	Carie frontale. Trépanation. Tumeur de 2 pouces sur 1 p. 1/2; excision de la substance cérébrale voisine. Cavité tamponnée, et drain.	Guérison rapide et complète.
24	Rybalkin (*Zeitschrift f. Nervenk.*, Bd. XIX).	"	Attaques d'épilepsie jacks. paraissant avoir comme départ région motrice. Traitement spécifique par Trochetenberg, reste impuiss.	5 trépanations. Ouverture de la dure-mère très altérée.	Amélioration. Mort 2 mois après de tuberculose pulmonaire. A l'aut., épaiss. et adhér. des méninges.
25	Mingazzini (*Rev. neurol.*, 1902, p. 728).	"	Gomme syphilitique du lobe temporal gauche. Aphasie sensorielle. Ataxie, etc.	Ablation. Guérison.	Guérison. L'aphasie sensorielle n'est pas modifiée.
26	Crouzon (*Soc. anat.*, 1902, p. 56).	H.	Plaque de méningite syph. à la pointe du lobe temporal s'étendant jusqu'à F³. Convulsions.	Large craniectomie. On ne trouve rien. La plaque était plus bas.	Mort 3 h. après l'intervention.
27	Giordano (Venise; *in* Chipault, *Chir. nerv.*, 1903, III, p. 327).	H., 25 ans.	Exsudat gélatineux spécifique, au niveau de la zone motrice droite. Céphalée pariétale; paralysie et contracture des avant-bras et doigts gauches fléchis; pied en varus équin. Atrophie.	Craniectomie à la Wagner sur la zone motrice. Dure-mère très adhérente, couche d'exsudat gélatineux sur les circonvolutions indurées. Large excision au bistouri et à la curette.	Guérison : le malade marche le 25ᵉ jour; et le 36ᵉ a des mouvements dans le membre supérieur. Guérison complète en 2 mois.
28	Durante (*in* Roncali, Chipault, *Chir. nerv.*, 1903, III, p. 270 et 320).	H., 39 ans.	Gomme syphilitique sous-corticale du lobe frontal gauche. Céphalées. Exophtalmie de l'œil g. Diminution progressiste de la vue et de l'ouïe. Douleurs vives, à la percussion fronto-pariétale gauche. Papilles blanchâtres.	Craniectomie à la Durante. Dure-mère adhérente au cortex. Foyer d'aspect caséeux, s'étendant vers la base du lobe frontal, dans la direction de la voûte orbitaire. Après ablation, cavité du vol. d'un œuf de poule. Endartérite syphilitique voisine.	Guérison complète au bout de 6 jours; le malade voyait de l'œil gauche.

Ces divers faits nous permettent les conclusions suivantes, relatives aux indications opératoires de la syphilis des centres nerveux :

Lorsqu'on se trouve en présence d'un SYPHILOME SOLITAIRE ET ACCESSIBLE, qui a donné lieu à des troubles fonctionnels graves, et si le traitement, après deux mois, *reste totalement impuissant*, il est indiqué d'en *pratiquer l'extirpation* par la trépanation.

On obtiendra la disparition des troubles généraux, et souvent une amélioration des troubles moteurs, et même, dans quelques cas, des troubles aphasiques. — On préviendra aussi les *désordres anatomiques* que sa présence peut produire, par irritation, dans les centres nerveux.

3° SARCOMES. GLIOMES. GLIO-SARCOMES. ENDOTHÉLIOMES.

Dans l'état actuel de la science, il est rare que nous puissions, avant l'opération, comme cela existe pour les tumeurs des régions superficielles du corps, affirmer la NATURE des tumeurs intracrâniennes *d'origine conjonctive ou endothéliale*. — On la soupçonne, par exclusion, lorsque la syphilis et la tuberculose ne sont pas en cause (Voir Diagnostic, p. 58).

Il est donc difficile de poser des indications qui puissent renseigner le chirurgien sur les difficultés qu'il rencontrera, le crâne étant ouvert, pour séparer le néoplasme des parties adjacentes, des centres nerveux : souvent il ignorera s'il se trouve en présence d'une tumeur localisée ou diffuse.

Mais il est certaines considérations générales sur la fréquence, la disposition anatomique, et les phénomènes accidentels de ces tumeurs, qu'il est utile de connaître.

En parcourant les statistiques d'Allen Starr, de Birsh Hirschfeld et de Seydel, les plus récentes, on trouve les proportions suivantes, pour les sarcomes, les gliomes et les glio-sarcomes réunis, 55 p. 100, 51,9 p. 100, et 63.9 p. 100.

On peut en conclure que, *chez l'*ADULTE, ces néoplasmes se rencontrent dans la moitié des cas.

*Chez l'*ENFANT, la proportion est moindre, et est seulement d'un quart (d'après la statistique d'Allen Starr).

Les *sarcomes* sont parfois *encapsulés*, les *gliomes* généralement diffus.

Ces derniers se distinguent à peine, par leur teinte un peu plus rosée, de la substance nerveuse; ils peuvent, dans quelques cas, envahir tout un lobe (Brissaud); leur évolution est souvent lente, dure parfois plusieurs années; de consistance très molle, ils sont aussi très vasculaires et ont des poussées congestives, qui amènent des hémorragies intérieures, et donnent lieu à des *ictus apoplectiques* (Bouveret), caractères qui, dans certains cas, permettent d'en prévoir l'existence, avec quelque probabilité. Lorsqu'ils sont très vasculaires, au moment de l'ablation, des hémorragies profuses sont à redouter. — Très fréquemment, ils subissent la *dégénérescence kystique* (voir fig. 217), et celle-ci est parfois si complète, qu'ils simulent un kyste simple, et qu'on y est trompé, si l'examen histologique ne vient apporter son contrôle. Le contenu est séreux ou séro-sanguin. Il faut se méfier, dans ces cas, de laisser dans la substance voisine une portion néoplasique.

L'*endothéliome*, d'un tissu plus grenu, plus friable, est moins diffus, et dépourvu de vaisseaux importants.

Que ces diverses tumeurs soient localisées ou diffuses, elles sont sujettes à *récidives*, plus ou moins rapides.

Comme pour les tumeurs analogues des autres parties du corps, l'indication est de *procéder à leur ablation* : outre la cessation, l'atténuation des troubles nerveux et des douleurs, on obtient ainsi des prolongations de l'existence, et quelquefois des guérisons.

Nous pourrons apprécier la réelle valeur de l'action chirurgicale, dans ces circonstances, lorsque, à la fin de ce travail, nous supputerons les résultats de nos tableaux statistiques.

4° CARCINOMES.

Ces tumeurs, dans l'encéphale, sont ordinairement *secondaires*, quelquefois ont des foyers multiples; et il n'est indiqué de les enlever que *dans quelques cas rares*, où les douleurs sont intolérables et les troubles intenses.

Une des premières opérations de la chirurgie cérébrale eut pour objet un noyau carcinomateux, consécutif à une tumeur du sein; elle eut pour auteur Mac Ewen; et, chose remarquable, la malade, huit ans après l'opération, en bon état, vivait encore.

5° KYSTES.

Les *kystes simples* sont le plus souvent d'origine traumatique, et représentent le reliquat d'un épanchement hémorragique : ils contiennent un liquide séreux ou hématique. Ils ont parfois l'évolution symptomatologique des tumeurs; mais les symptômes sont diffus, ou atténués. Ils sont justiciables de l'incision et du drainage (Voir Diagnostic, p. 576).

On trouve encore des kystes simples, dans les scléroses céré-

brales infantiles, comme dans les faits de Doyen, Broca, Oppenheim
et Kohler, etc.

Les *kystes* PARASITAIRES sont, le plus souvent, des *kystes* HYDA-
TIQUES à *échinocoques*, rarement des *cysticerques* (2 cas opérés).
Dans quelques cas, ils sont petits et multiples, et constituent une
véritable ladrerie cérébrale, non justiciable de la chirurgie [1].

Les *kystes hydatiques* CÉRÉBRAUX sont fréquents en Australie,
dans l'Amérique du Sud, et non très rares en Europe [2].

S'ils occupent une région muette du cerveau, *ils restent latents*;
c'est l'exception.

Le plus souvent, ils donnent lieu à un appareil symptomatique, qui se *rapproche de celui des tumeurs cérébrales* : céphalées,
vomissements, vertiges, névrites optiques, crises épileptiformes
généralisées, le plus souvent jacksonniennes, parésies de certains membres ou de certains groupes musculaires (voir Diagnostic, p. 578).

Il y a cependant quelques *traits distinctifs* d'avec les néoplasmes
malins : *intégrité de la santé générale, marche plus lente des accidents*, absence *de douleurs pongitives, intermittence des symptômes*
(Westphal), etc.

S'ils occupent le voisinage des *lobes frontaux*, ils donnent lieu
à un affaiblissement intellectuel progressif, tel, qu'il peut survenir de la démence, des accès de manie, de l'aliénation mentale
(cas d'Harrighton).

Leur fréquence est grande *dans l'*ADOLESCENCE, particulièrement
de seize à vingt-huit ans : alors, ils simulent assez bien la méningite tuberculeuse, de telle sorte que d'excellents observateurs s'y
sont laissés prendre (faits de Netter, Guérineau, Landouzy,
Flammarion) [3]. Cependant, dans la méningite, il y a du délire, de
l'élévation de température, de la rétraction du ventre, et une
marche plus rapide, etc.

Leur siège et leur évolution donnent lieu à quelques considérations, utiles à connaître au point de vue pratique : à la *base*, ils
compriment la protubérance, le bulbe, les nerfs; dans les *ventricules*, ils produisent une hydrocéphalie interne, progressive, qui
repousse et atrophie la substance des hémisphères, et la réduit à
une mince coque, en contact avec les méninges et le crâne. Ces
deux situations sont peu favorables à l'intervention.

1. Cas de Mousseaux, Gothard et Riche, Lévy et Lemaire; P. Sérieux et
R. Mignot (*Iconograph. Salpêtrière*, 1900, p. 19, 32, 39).
2. Voir, pour la République Argentine : Llobet (Chipault, *Chir. nerv.*, 1903,
III, p. 845 à 866) et pour l'Australasie : W. M. C. Hill (*id.*, p. 946 à 952).
3. Voir thèses de Guérineau (1893) et de Flammarion (1896) sur les *Kystes
hydatiques du cerveau*.

Dans la *partie antérieure ou moyenne des* HÉMISPHÈRES, ils causent les troubles psychiques déjà signalés et des troubles moteurs ; en même temps ils bombent dans la cavité ventriculaire, dont ils ne sont bientôt plus séparés que par une mince couche de substance nerveuse, par une membrane qui, dès l'ouverture du kyste, se rompt, et donne lieu à un abondant écoulement de liquide céphalo-rachidien.

Dans les régions *occipitales ou cérébelleuses*, ils entrent *plus rarement en contact* avec la cavité ventriculaire.

S'ils sont *voisins de la surface*, soit originairement, soit par développement progressif, ils arrivent à soulever, à amincir, à bosseler les os du crâne, et, chez les enfants, à écarter les sutures : au palper, la paroi s'affaisse, en produisant ou non le *bruit parcheminé*. On a prétendu qu'on pouvait percevoir le frémissement, la vibration hydatide, par la percussion et l'auscultation du crâne, ou dans les mouvements de la parole (Rabot).

D'après Llobet, le pronostic des kystes hydatiques de l'encéphale est des plus graves. « Spontané, il est fatal, encore aggravé par la possibilité de la mort subite notée dans un certain nombre de cas, et qui n'est pas due à la rupture du kyste, ainsi que le démontrent les constatations d'autopsies, mais à des causes inconnues. Le traitement chirurgical permet d'obtenir la guérison dans un certain nombre de cas [1]. » Ce pronostic nous paraît assombri.

Les *méthodes thérapeutiques*, employées pour tenter la guérison des *kystes hydatiques* de l'encéphale ont été :

1° La *trépanation large* et la craniectomie, avec ablation, ou ouverture et drainage du kyste ;

2° La *trépanation étroite*, avec ponction du kyste;

3° La *ponction* à travers les os amincis.

L'*extirpation* est indiquée quand le kyste est de moyen volume, celui d'une pomme ou d'une orange, et ne communique pas avec les ventricules (bien qu'Estèves et Herrera Vegas aient opéré avec succès des kystes ventriculaires); elle est d'ailleurs facile, car, ordinairement, à moins que le kyste n'ait subi des altérations inflammatoires, les adhérences sont molles, et *la poche se détache presque d'elle-même*.

S'il y a inflammation, suppuration, les dangers d'infection sont

---

1. De 1862 à 1887, J.-D. Thomas a relevé en Australie, rien que dans les statistiques hospitalières, 1212 morts par kyste hydatique. L'énorme majorité se rapporte à des kystes du foie ou du poumon, mais les *kystes hydatiques du cerveau* entrent pour un nombre notable dans le total général. (W. M. C. Hill, *in* Chipault, *Chir. nerv.*, 1903, III, p. 966.)

plus grands; et, d'ailleurs, il existe parfois un début d'infection
méningée; dans ce cas, l'incision et le drainage sont préférables.

Cette méthode de la *trépanation large, de l'incision et du drainage* a donné de beaux succès à Llobet (*Rev. de Chir.*, 1892,
p. 970; celui-ci fit en outre l'extirpation de la poche); à Sacré, à
Graham, à Mya et Codivilla, et, plus récemment, à Estèves. Ce
dernier auteur fit l'ablation, à l'aide d'une pince, de la membrane
hydatide, et draina : il y eut pendant douze jours un écoulement
de 800 grammes de liquide céphalo-rachidien par jour : la jeune
fille, âgée de treize ans, guérit [1].

Il importe, dans ces cas, que l'intervention soit assez hâtive
pour qu'il n'y ait pas encore d'*altération grave des nerfs optiques* :
autrement l'amaurose persiste.

Gohl, Jacobi et Winkler enlevèrent, avec un succès opératoire,
un conglomérat de kystes hydatiques dans le lobe frontal [2].

Pour les kystes hydatiques du cervelet, nous ne connaissons que
le cas de Maunsell. Mais Iterson, Hermanidès et Winkler rapportent des observations où ils opèrent heureusement des kystes
néoplasiques du cervelet, soit par la voie directe, soit par ouverture de l'occipital, et drainage à travers la tente du cervelet [3].

L'insuccès éprouvé par Verco l'a conduit à formuler la proposition *de la trépanation étroite* et *de la ponction*, ou encore de la
ponction simple, à travers les os amincis du crâne : il ne nous
semble pas que cette méthode aveugle présente des avantages
sérieux.

Cependant Estèves, qui a eu plusieurs succès remarquables
dans des cas de kystes hydatiques cérébraux, croit qu'il peut se
garder d'un trop grand optimisme; car, dans deux cas, il a vu,
cinq ou six mois après l'opération, survenir des accidents consécutifs graves (modifications du caractère, incontinence des urines
et des matières, convulsions) et la mort. Il serait disposé à revenir
à la ponction et à l'aspiration du liquide, qui a donné quelquefois de bons résultats dans d'autres organes.

Auvray, sur 17 cas de kystes hydatiques des centres nerveux,
qu'il a réunis dans sa thèse, mentionne 9 insuccès. — Il semble
qu'en raison des progrès de la chirurgie cérébrale et des derniers faits observés, on puisse espérer de *meilleurs résultats
dans l'avenir*.

---

1. José E. Estèves (*Progrès médical*, 1899, p. 479, et *R. N.*, 1900, p. 184).
2. Gohl, Jacobi et Winkler (*Clin. neur. Chip.*, 1902, 683).
3. Iterson, Hermanidès et Winkler (*Chip. chirurg.*, 1902, p. 610); Korteweg
et Winkler (*id.*, p. 691); Rotgans et Winkler (*id.*, 692).
4. Estèves, Conséquences éloignées des kystes hydatiques du cerveau
(*Progrès méd.*, 1902, p. 99).

D'après la statistique récente de Llobet, il y aurait environ
60 p. 100 de guérisons, par l'intervention chirurgicale (*in* Chip.,
Chir. nerv., 1903, III, p. 864). — W. M. C. Hill, en Australie,
sur 13 opérations, relève 6 guérisons complètes [1].

Dans le TABLEAU STATISTIQUE, que nous publions ci-après, et
comprennant 45 cas, nous relevons 25 guérisons et 20 morts. Il
s'agit d'interventions par la *trépanation* ou la *craniectomie*, avec
ablation de la membrane kystique, dans presque tous les cas. La
guérison, le plus souvent, a été *persistante*; il y a eu disparition
progressive des troubles moteurs et aphasiques, et retour de
l'intelligence plus ou moins complète. Quand on est intervenu
trop tard, le cécité n'a pas rétrocédé. Les crises épileptiques ont
été diminuées de nombre et de violence, quand elles existaient,
et parfois ont cessé.

La mort est survenue dans la plupart des cas relevés comme
funestes, *assez rapidement*, dans les heures qui suivent l'opération, dans les premiers jours. Assez souvent, dans ces circonstances, elle a été *soudaine* ou *subite, inopinée*. Alors, les opérateurs l'ont attribuée à une ouverture du kyste dans les ventricules,
et le fait a été plusieurs fois vérifié à l'autopsie. Dans nombre de
cas, les kystes étant *volumineux*, elle a été attribuée à des phénomènes de *décompression brusque*, et à des *troubles congestifs*.
« Ceux-ci, dit Alison Hawkes, tiennent *à ce que les vaisseaux,
ayant perdu leur contractilité, par suite de la compression à laquelle
ils étaient soumis, se trouvent en état de distension parétique.* »
Et D. Bird (de Melbourne) donne le conseil de faire *un bourrage*
à la gaze iodoformée, dans la cavité laissée par le kyste, et
d'occlure la plaie provisoirement. On éviterait ainsi les chances
d'infection, et surtout, on permettrait à l'expansion cérébrale de
se faire avec lenteur. — Il ajoute que souvent les kystes hydatiques cérébraux subissent une *aggravation subite*, nécessitant
une *prompte décision opératoire*. Dans un cas de ce genre, en
procédant comme il vient de l'indiquer, il obtint un succès
remarquable [2].

1. Le même auteur indique également que, souvent, les kystes hydatiques
du cerveau subissent une *aggravation brusque* dans leurs manifestations, et
il relate 6 cas où la mort est survenue subitement, *à la veille d'opérer*. Il en
conclut qu'en présence d'une aggravation brusque ou subite des symptômes
d'un kyste hydatique cérébral, il faut intervenir sans retard. Il relate un
succès remarquable dans ces conditions obtenu par le Dr F.-D. Bird, de
Melbourne.

2. Hawkes et Bird (*in* Chipault, *Chir. nerveuse*, III, 1903, p. 950, 951).

KYSTES HYDATIQUES ET CYSTICERQUES.

N°ˢ	AUTEURS	AGE	SIÈGE DE LA TUMEUR	RÉSULTATS	REMARQUES
1	Llobet (*in* Chipault, *Chir. nerveuse*, III, 1903, p. 845).	H., 13 ans.	Kyste hydatique comprimant la région des centres psycho-moteurs. Depuis 2 ans, céphalées surtout à g. Hémiplégie totale droite avec contractures; diminution de la vision à dr. : engourdissement intellectuel.	Craniectomie temporaire avec polytritome de Péan. Ponction avec Pravaz. Liquide clair, 200 gr. de liq. Incision de 2 cm. Ablation de la vésicule hydatique avec une pince. Drain.	Guérison. Disparition des accidents, sauf la diminution de l'acuité visuelle; défaut de mémoire persistant. Mort 2 ans après (de pneumonie?).
2	Llobet (*id.*, p. 846).	H., 8 ans.	Kyste hydat. Douleurs de tête depuis 2 ans, légers accès d'épilepsie jacks.; dans membres gauches, un peu parésiés; tête augmentée dans tous ses diamètres. Intelligence assez vive.	Craniectomie tempor. de 15 cm. de circ. sur partie saillante du pariétal droit. Incision de la dure-mère. Issue spontanée d'un kyste hydat. du vol. d'un œuf de poule. Au-dessous, 2ᵉ kyste plus grand extrait intégralement; et enfin 3ᵉ kyste du vol. d'un œuf d'autruche avec 300 gr. de liquide, également extirpé. Bourrage à la gaze.	Mort 15 h. après l'opération de congestion encéphalique.
3	Llobet (*id.*, p. 846).	H., 11 ans.	Kyste hyd. Saillie de la bosse pariét. dr. Depuis 5 ans céphalalgie. Affaiblissem. progress. de la vue depuis un mois. 1 Attaque, parésie des membres g. Attaques de vomiss. suivis de coma. Exophtalmie.	Craniectomie avec ciseau de Mac Ewen. 1ʳᵉ intervention : adhérences rompues. Ponctions sans résultat. 15 j. après 2ᵉ intervention. Extraction de 2 kystes, l'un du vol. d'un œuf de pigeon, l'autre comme une olive.	Mort 20 j. après l'opération, avec symptômes graves de méningo-encéphalite.
4	Llobet (*id.*, p. 847).	H., 7 ans 1/2.	Kyste hyd. Depuis 1 an déviation de l'œil droit; céphalalgie; vomissements, vision baissée, amaurose complète, hémiparésie g., asymétrie du crâne, bosses frontales et pariétales, plus saillantes à dr. Écartement de suture coronale.	D'abord ponction, à travers l'écartement de suture; 250 gr. de liquide. Après 48 heures, la température s'élevant, résection temporaire de 4 cm. Extract. de la poche.	Mort dans le collapsus 48 h. plus tard. Le kyste avait pris la place du lobe frontal refoulé en arrière.
5	A. Castro (*id.*, p. 848).	H., 14 ans.	Kyste hydat. Depuis 5 mois, céphalées, vomiss., paralysie jambe et bras droits. Travail devenu impossible. Tête non déformée.	Ouverture au trépan et à la pince emporte-pièce. Kyste du vol. d'une noix, enlevé. Le 9ᵉ jour, issue par la plaie d'un kyste de 7 cm. 2 jours plus tard, issue du 3ᵉ kyste gros comme un œuf de poule. Température, 40°.	Mort le 23ᵉ jour dans le coma avec tous les sympt. d'une méningite bacillaire.
6	A. Castro (*id.*, p. 849).	F., 7 ans.	Kyste hydat. région pariétale. Douleurs à la nuque, contracture, vomiss., vue baissée. Parésie du bras g.; accès convulsifs, puis parésie de jambe g. Intelligence conservée.	Hémicraniectomie. Kyste au niveau du lobe pariétal dr. dans l'épaisseur de la subst. cérébrale.	Mort après 55 j. Méningite fibreuse de la base.
7	A. Castro (*id.*, p. 849).	F., 12 ans.	Cinq mois avant, fourmillements et gène dans jambe droite, puis dans la main. Céphalées paroxsytiques et vomiss., vertiges, diminution de la vue, de l'odorat, et de l'ouïe. Intelligence conservée. Puis hémiplégie dr. avec main et doigts en flexion.	Trépanation au ciseau. Incision de la dure-mère. Saillie d'une membrane, et ablation à la pince d'un kyste du vol. d'un œuf de poule.	Guérison. Disparition des troubles généraux, et 6 mois après, hémiparésie très améliorée, ainsi que la vision.
8	M. Castro (*id.*, p. 850).	H., 10 ans.	Il y a un an, vomissements intenses, céphalée et convulsions; sourd, strabique, bouche tordue. Après 1 mois, tout disparait sauf faiblesse, jambe et bras dr. Saillie fluctuante, pulsatile et réductible, près de la bosse pariétale g. Hémiparésie flasque à dr., un peu d'ataxie des membres sup. Vision normale; pas de troubles intellectuels.	Large résection temporaire de 16 cm. de diam. Cerveau parait normal, mais la ponction amène du liquide clair. Incision de 2 cm. Extraction d'un kyste du vol. d'une orange, sous Fᵃ Pᵃ. Pariétal perforé en trois points.	Guérison. Mouvements redevenus normaux.
9	M. Castro (*id.*, p. 853).	H., 8 ans.	Depuis 7 mois; céphalées, inaptitude au travail. Il y a 2 mois, paralysie à gauche, somnolence; l'intelligence s'affaiblit. Vertiges. Chute, miction difficile et constipation. Crâne volumineux, asymétrique avec prédominance à droite, et pression douloureuse	Opération. Kyste à la surface du lobe pariétal en contact avec la dure-mère.	Mort de méningo-encéphalite septique le 12ᵉ jour.

N°s	AUTEURS	AGE	SIÈGE DE LA TUMEUR	RÉSULTATS	REMARQUES
			dans région pariétale. Parole lente, intelligence torpide, double stase papillaire. Hémiparésie flasque gauche.		
10	Estèves (*id.*, p. 853).	H., 46 ans.	Kyste hydatique rolandien, sous-cortical du volume d'une orange. D'abord convulsions suivies d'hémiplégie transitoire dans le bras et la jambe gauches. Accès de céphalée à dr. ; intelligence affaiblie, et dans les derniers temps, membres gauches immobilisés en contracture, mains cyanosées, tremblement généralisé, plus accentué à gauche. Sensibilité diminuée ; crises d'état comateux.	Découverte de la région R. F² apparaît bleuâtre ; ponction qui donne 120 gr. de liquide clair. Incision de la circonvolution, et on trouve la membrane du kyste, qu'on extrait.	Guérison. Les premiers jours la contracture disparaît, l'intelligence s'améliore. 4 mois après le malade marchait avec aisance, n'ayant plus qu'une légère rigidité de la jambe g. Le membre supérieur pouvait se mouvoir, sauf la main. Atrophie musculaire persistante.
11	Estèves (*id.*, p. 854).	F., 13 ans.	Kyste hydat. du lobe frontal, attaques convulsives et vomissements, céphalée fronto-pariétale g. Hémiplégie spasmodique dr., avec diminution de sensibilité tactile, et du sens stéréognostique. Acuité visuelle nulle à dr. Névrite optique. État de somnolence. Saillie frontale, ronde, fluctuante qui, comprimée, détermine une attaque comateuse.	Craniectomie ostéoplastique. Ponction, puis incision, et au fond d'une cavité, membrane du kyste, ayant l'épaisseur d'une peau d'orange, fut extraite facilement. Pendant les jours suivants, écoulement abondant de liquide céphalo-rachidien, jusqu'à 800 gr. par jour. Il y avait communication ventriculaire.	Guérison complète après 2 mois.
12	Estèves (*id.*, p. 854).	H., 11 ans.	Kyste hydat. du lobe pariétal et du ventricule droits. Traumatisme antérieur dans la région occipitale. Début il y a un mois par douleurs de tête, vomituritions et affaiblissement de l'intelligence. Regard vague, marche vacillante, tremblement gén. à petites oscillations. Double stase papillaire.	Craniectomie au siège de la céphalée. Kyste du ventricule latéral droit recouvert par toute l'épaisseur, plus de deux doigts, de la substance cérébrale. Ablation.	Guérison complète après 30 jours.
13	A. Posadas (*id.*, p. 855).	H., 15 ans.	Kyste hydat. du vol. du poing sous la région motrice, et communiquant avec les ventricules. D'abord attaques dimidiées, contracture et atrophie du membre supérieur g., affaiblissement du membre inférieur, paralysie faciale. Parole lente et scandée. Intelligence et mémoire intactes. Saillie de la région temporo-pariétale.	Trépanation au milieu de ligne R. Ponction : 600 c. cube de liquide. On ne peut détacher la membrane. Drain de gaze.	Mort 4 jours après, au moment où s'éliminent les membranes des kystes au nombre de deux, l'un communiquant avec le ventricule latéral.
14	A. Posadas (*id.*, p. 856).	H., 11 ans.	Kyste hydat. de l'hémisphère dr., région motrice.	Trépanation. Extract. de la membrane et drainage. Kyste unilocul. sans comm. avec les ventricules.	Guérison.
15	A. Posadas (*id.*, p. 856).	F., 3 ans.	Tumeur pulsatile de la grosseur d'une mandarine dans la région pariéto-occipitale dr., réductible. Convulsions gén. datant d'un an. Pas de troubles paralytiques.	Incision sur la partie saillante. Extr. de la membrane fertile d'un kyste hydatique. Réunion per primam.	Après 12 jours, convulsions, coma, hypothermie, mort. À l'autopsie, perforation récente du ventricule latéral.
16	Vasallo (*id.*, p. 856).	H., 9 ans.	Kyste hyd. du vol. d'un œuf de pigeon. Il y a 6 mois, convulsions bras et jambe droits. Difficulté de la parole ; puis hémiplégie droite.	Craniectomie temporaire. Extract. de la membrane.	Guérison.
17	Herrera Vegas (*id.*, p. 857).	H., 14 ans.	Kyste hyd. de la grosseur du poing dans le lobe frontal dr. : début par saillie de la région temporo-frontale dr. atteignant le vol. du poing. Céphalée, apathie. Mémoire affaiblie, mydriase droite, parésie du bras g.	Craniectomie de Doyen. Extract. de la membrane.	Guérison par 1re intention. Un an plus tard, 2e opération : semis de vésicules au siège du 1er kyste. Mort 15 jours après.
18	Herrera Vegas (*id.*, p. 857). Voir fig. 214, 215, 216, p. 582-584.	H., 8 ans.	Kyste hyd. du ventricule lat. droit de la grosseur d'une tête de fœtus. Trauma violent 3 ans auparavant. Depuis 3 mois : céphalées intenses, vomituritions, vertiges. Pas de convulsions, strabisme int. Rigidité de la nuque. Parole, mémoire, intelligence nor-	Craniectomie temporaire. Ponction avec liquide clair. Incision de 3 cm, en arrière de F². Issue d'un kyste de la grosseur d'une tête de fœtus. avec liq. clair, sans vésicule, logé dans ventric. lat.	Mort dans la nuit après convulsion et état de mal. Autopsie : dimension du ventric. dilaté, 11 cent. Circ. P² P¹ P² très distendues ; en dedans circ. du lobe quadril. et partie post. du corps calleux, rempla-

N°s	AUTEURS	AGE	SIÈGE DE LA TUMEUR	RÉSULTATS	REMARQUES
			males. Force égale des deux côtés. Marche vacillante. Saillie d'un cent. avec sensation parcheminée, à la région temp. dr.		cés par une membrane fibreuse de 4 cm.
19	Maunsell [Australasie] (*in* Chipault, *Ch. nerv.*, III, 1903, p. 946).	H., 18 ans.	Kyste hydat. des méninges sous la tente du cervelet de 4 p. sur 3 p.	Trépanation à gauche. On enlève la tumeur.	Guérison avec persistance de la cécité.
20	J.-C. Verco (*id.*, p. 946).	H., 10 ans.	Kyste de la partie inféro-post. du lobe frontal, ayant envahi le lobe temporo-sphénoïdal. Céphalées, tête inclinée à droite, vomissements, ne quitte plus le lit, tête très volumineuse et sensible. Double névrite optique, cécité. Légère saillie temporo-pariétale dr.	Craniectomie sur la saillie temporale. Ponction. Introduction du doigt dans la cavité et évacuation des vésicules filles; extraction de la poche-mère.	Mort le 4e jour.
21	L. Graham (*id.*, p. 947).	H., 16 ans.	Kyste hydat. méningé de 4 p. de diam. Paralysie du bras dr. Cécité avec névrite optique. Céphalées.	Trépanation sur centre du bras. Ablation du kyste. Drainage.	Guérison. Retour de la motilité, non de la vue.
22	P. Davenport (*id.*, p. 947).	H., 15 ans.	Kyste hyd. du centre ovale de l'hémisph. droit. Depuis 8 mois sympt. de tumeur dans l'hémisph. dr.	Trépan, partie sup. de R. Ponction, liquide clair. Agrandissement de l'ouverture cérébrale avec une pince. Extirp. de la poche.	Mort subite le 19e jour. Ouverture probable dans le ventric. lat.
23	O. Hara (*id.*, p. 947).	H., 11 ans.	Kyste hyd. de la région motrice. Paralysie du bras dr. et par. commençante du membre inf. dr. Double névrite optique. Céphalée.	Ouverture triangulaire sur R. à gauche. Le kyste se présente et est enlevé.	Guérison ininterrompue.
24	J.-B. Verco (*id.*, p. 948).	H., 9 ans.	Kyste hyd. de la partie inf. du lobe frontal, faisant saillie dans la scissure de Sylv. Depuis 2 ans, parésie bras et jambe dr., parésie faciale, tête énorme; saillie à g. 3 p. 3/4 au-dessus du méat auditif.	Trépanation au milieu de la saillie. Os très mince. Ponction. Kyste superficiel enlevé facilement.	Mort 9 h. après, et état de convulsions. Commun. du kyste avec le ventricule lat.
25	Chisholm (*id.*, p. 948).	F., 7 ans.	Kyste hyd. du centre de l'hémisphère g. Troubles moteurs droits, plus marqués dans le bras. Névrite optique; tête volumin. Diastasis de suture coronale dr.	Trépanation, partie sup. de R. Ablation du kyste occupant la plus grande partie du centre de l'hémisphère dr.	Mort brusque 6 h. après.
26	Chilsholm (*id.*, p. 948).	H., 12 ans.	Kyste hyd. dans région frontale latérale. Début, il y a 6 ans, névrite optique double, parésie intermittente dr. Saillie de la région coronale gauche.	Trépanation au niveau de la saillie coronale. Ponction, petite incision au ténotome. La paroi du kyste s'arrache mal, et sa cavité ne s'affaisse pas.	Mort rapide avec hyperthermie.
27	O. Hara (*id.*, p. 949).	H., 6 ans.	Kyste hyd. méningé. Céphalées du côté g. de la tête, qui est plus volumineux; symptôme de localisation, œdème du cuir chevelu.	Trépanation. 6 onces de liquide et nombreuses hydatides filles. Kyste méningé.	Guérison.
28	Fitzpatrick (*id.*, p. 949).	F., 9 ans.	Kyste hyd., région pariéto-occipitale. Céphalées, saillie molle et pulsatile au 1/3 supér. de suture occipito-pariétale.	Incision du kyste, qui était sub-dural, et contenait 10 onces de liquide.	Mort brusque avec hyperthermie le 11e jour.
29	I. Alison Hawkes (*id.*, p. 949).	F., 5 ans.	Kyste hyd., région motrice. Bras fléchi et contract. avec tremblem. spasmodiques, jambe rigide en extension. Parésie de la face à dr.	Trépanation sur le centre du bras à gauche. Ponction à travers la dure-mère. Incision et drainage, après suture de la poche à la dure-mère.	Mort le 3e j. avec hyperthermie. A l'autopsie, on constate que le kyste s'est ouvert dans le ventricule lat.
30	Nedwil (*id.*, p. 950).	F., 17 ans.	Kyste de la zone motrice, chute de cheval. Quelques temps après, on trouve un kyste hydat. situé au-dessous de la dure-mère dans la zone motrice.	Incision. Drainage à la gaze.	4 mois après, guérison avec vue affaiblie et spasmes des fléchiss. des membres inférieurs.
31	F.-P. Bird (*id.*, p. 950).	H., 18 ans.	Kyste hyd. région motrice. Les accidents datent d'une chute de wagon. Tête très volumineuse avec dépression au niveau du centre du bras, remplacée parfois par une saillie. Marche d'un homme ivre, vomissements et céphalées, attaques épilept. sans aphasie. Aggrav. subite des symptômes.	Lambeau découvrant la perforation, incision de la dure-mère. Ablation des kystes. Vide énorm. à parois couvertes de débris gélatineux, rempli avec une pièce de gaze iodof. Suture complète du cuir chevelu. Séries d'attaques terribles, généralisées, puis localisées. Le 6e jour, on retire gaze et débris.	Guérison. L'amélioration fut très minime pendant 3 semaines; mais, après 7 semaines, l'opéré pouvait courir et marcher. Il quitte l'hôpital.

N°s	AUTEURS	AGE	SIÈGE DE LA TUMEUR	RÉSULTATS	REMARQUES
32	Codivilla (Bologne), (*in* Chipault, *Chir. nerv.*, III, 1903, p. 325, et *Il Policlino*, 1894).	H., 24 ans.	Échinocoque du centre ovale g. Début il y a 2 mois par parésie dr. avec aphasie motrice. Convulsions, puis paralysie dr. et aphasie complète, atrophie.	Trépanation. On trouve les circonv. aplaties et pâles. Ponction exploratrice. Issue de 70 gr. de liquide limpide. Drain de gaze. 4 jours après, incision de la subst. cérébrale. On ne peut trouver la membrane.	Guérison complète de tous les symptômes.
33	Lisanti (Ferrandina), (*Rif. med.*, 1899, et Chipault, *Chir. nerv.*, 1903, III, p. 343).	H., 40 ans.	Kyste hyd. du cortex pariéto-occipital gauche. Contusion de la région. Douleurs, vomissements, accès épileptiques avec aura sensorielle à droite du corps. Papilles de stase. Hémianopsie bilat. homonyme dr. ; sensibilités affaiblies à dr. Cécité verbale et paraphasie. Perte de la mémoire des mots, mais il comprend la mimique.	Craniectomie vers l'angle postéro-inférieur du pariétal. Ponction. 100 gr. de liquide clair, que l'on reconnaît pour du liquide d'échinocoque. Injection endo-kystique de 20 gr., liqueur de Van Swieten. Dans le liquide extrait on constate des crochets.	Guéris. per primam. Amélioration progressive de tous les symptômes.
34	Jonnesco (*Soc. de chir. de Buckharest*, mars 1901, et Chip., *Chir. nerv.*, 1903, III, p. 539).	»	Kyste hydat. région motrice.	Trépanation. Membrane germinative extraite, dure-mère non suturée.	Guéris. per primam. L'hémiplégie disparaît, mais il y a persistance d'une atrophie des péroniers later. guér. par l'électricité.
35	Mudd (*Amer. Journ. med. Sc.*, 1892, et Chip., *Chir. nerv.*, III, 1903, p. 607).	»	Kyste hyd. des circonv. rolandiques.	Opération.	Guérison.
36	Hingston (*New York med. Journ.*, 1894, II, p. 318, et Chipault, *id.*).	»	Kyste hyd. de localisation non indiquée.	»	Guérison.
37	Morquio (*Rev. méd. de l'Uruguay*, et Chip., *Chir. nerv.*, 1903, III, p. 827).	H., 10 ans.	Kyste hyd. à droite du bregma du vol. d'un œuf de poule. Crises convulsives avec perte de connaissance ; hémiplégie spasmodique g. avec névrite optique double.	Trépanation sur la saillie para-bregmatique panique. Ponction. 200 gr. liquide. Kyste de la grosseur d'une orange.	Mort le 5e jour par méningite avec suppuration. A l'autopsie, toute la région rolandique détruite par le kyste.
38	W. Krajewski (Pologne), (Chip., *Chir. nerv.*, 1903, II, p. 143).	H., 72 ans.	Kystes hyd. multiples du cerveau. Trois ans avant, accès épileptiques, bras droit contracturé. Hémiparésie avec hémianesthésie droite. Nombreux cysticerques au thorax et aux extrémités.	Trépanation avec résection sur région R. On trouve 2 vésicules hyd. dans Fa, 2 dans Pa.	Dans la nuit, mort de convulsions ; à l'autopsie 58, cysticerques dans le cerveau, etc.
39	Maydl (Bohème), (*in* Chip., *Chirur. nerveuse*, 1903, II, p. 463).	H., 25 ans.	Kystes hyd. multiples. Premières crises épileptiformes à 12 ans. Accès isolés ou par séries toutes les semaines ou tous les mois. Accès débutant par la flexion forcée des doigts de la main gauche. 25 kystes dans le tissu cell. sous-cutané et les muscles.	Craniectomie de 6 cm. sur 4 cm. sur sillon R. Ablation d'un cysticerque, de la grosseur d'un pois, au niveau du centre du pouce. Celui-ci fut reconnu par la faradisation faible de l'écorce.	Guérison.
40	Gohl, Jacobi et Winkler (*in* Chip., *Chir. nerv.*, I, 1902, p. 683).	F., 32 ans.	Cysticerques multiples. Malade délirante, dans un asile d'aliénés. Accès épileptiformes. Démence accusée avec aphasie motrice permanente et souvent aphasie sensorielle et surdité verbale, névrite optique et cécité. Exaltation. On croit à une tumeur frontale gauche.	Craniectomie à la Wagner sur 1/3 inf. de R. et sur F3. Petits kystes de la grosseur d'un pois, disséminés sur le cortex ; agglomération sur F3. On en extirpe une vingtaine. Le liquide contient des corps ovalaires de cysticerques.	Guérison opératoire rapide, mais résultat thérapeutique nul. La malade reste démente, délirante et aphasique. Il y eut ensuite éruption sous-cutanée de kystes hydat.
41	Escher (*Lancet*, 1891, I, p. 1444, et Th. Auvray, 1896, p. 423).	H., 11 ans.	Kyste ayant envahi la plus grande étendue des régions frontale et pariétale de l'hémisph. droit. Souffrant depuis 8 ans d'attaques épileptif. et autres sympt. de tumeur.	Ponction, puis trépanation, évacuation des vésicules.	Mort après quelques heures en convulsions.

N[os]	AUTEURS	AGE	SIÈGE DE LA TUMEUR	RÉSULTATS	REMARQUES
42	Fitzgerald (Melbourne), (Chipault, cas 37, et Th. Auvray, 1896, p. 423).	F., 16 ans.	Échinocoque du lobe temporal.	Ponction; issue de liquide hydatique.	?
43	Sacré (*Journ. de med. et Chir. prat.*, Bruxelles, 1890, p. 738, et Th. Auvray, 1896, p. 431).	»	Kyste hydat. cérébral. Épilepsie du bras droit. Difficulté de la parole. Impossibilité de marcher.	Ouverture et drainage du kyste.	Guérison. Résultat opératoire parfait.
44	Tietze (*Centralbl. f. Chir.*, 1893, et Th. Auvray, 1896, p. 431).	H., adulte.	Deux cysticerques, l'un, partie moyenne de circ. préfrontale, l'autre dans sa partie infér. Crises d'épilepsie suivies de parésie du bras dr. d'abord intermittente, puis permanente; aphasie motrice; paralysie faciale.	Lambeau ostéo-cutané. Ablation des 2 kystes.	Guérison. Disparition de la paralysie et de l'aphasie, et diminution considérable du nombre des crises.
45	Mikulicz, 1894 (Chip., II, 222, Berg., p. 60).	H., 50 ans.	Deux cysticerques du vol. d'un pois à la partie infér. de F°. Traumatisme à 23 ans; crises d'épilepsie à longs intervalles. Parésie faciale au bras droit et surtout à la main. Anesthésie, hémiopie dr. incomplète.	Résection temporaire. Méninges adhérentes. Ablation du kyste.	Guérison. 1 an 1/2 après, troubles parétiques atténués, parole normale, vision améliorée, crises épileptiques moins étendues.

6° Tumeurs bénignes.

Elles sont fort rares; et, en compulsant les statistiques de Bernhardt, Starr, Birsch-Hirschfeld, on trouve une proportion de 3 à 6 p. 100. Elles sont ordinairement énucléables ou extirpables, et ne comportent pas d'indications particulières.

II. — Opérations palliatives.

Les opérations palliatives ont pour but de remédier aux symptômes, si pénibles et si graves, des tumeurs cérébrales, quand, à cause de leur siège, de leur étendue ou de leur nature, on ne peut les enlever. Elles soulagent, mais ne guérissent pas.

Nous les rangeons sous quatre chefs principaux : 1° trépanation exploratrice ; 2° trépanation décompressive; 3° ponction des ventricules et ponction lombaire; 4° ablation partielle de la tumeur.

1° *Trépanation* EXPLORATRICE.

La *trépanation exploratrice* ne constitue pas, à proprement parler, une méthode distincte de cure palliative : mais il arrive fréquemment, en chirurgie cérébrale, que l'opérateur, croyant avoir, comme base de son intervention, des symptômes localisateurs, se guide sur eux, et ne trouve pas la tumeur, soit que celle-ci se dérobe, soit, plus souvent encore, que la symptomatologie ait été trompeuse, ou qu'il y ait eu une erreur commise; on croyait à une tumeur de la convexité, et celle-ci siège à la base [1].

---

1. Oppenheim rapporte quelques exemples d'*erreurs* de ce genre (*loc. cit.*, p. 296). « On a opéré pour encéphalomalacie (croyant à une tumeur). V. Bergmann, Mills et Championnière trouvèrent, au lieu de tumeur, une méningo-encéphalite étendue. Cotheril prit de l'urémie pour une tumeur. Kraske opéra pour une hyperostose du crâne. Hitzig, croyant à une tumeur de la région motrice, ne trouva rien. Lexer extirpa le ganglion de Gasser pour une névralgie, et il s'agissait d'une tumeur de la fosse postérieure.

« Bien plus souvent, il y a eu *des erreurs dans le diagnostic de localisation*. Dana et Pilcher cherchèrent dans le gyrus angulaire une tumeur du lobe frontal gauche. Wood et Agnew trépanèrent sur le cuneus, et trouvèrent une tumeur du lobe temporal.

« Assez souvent, il y eût confusion entre une tumeur du cervelet et une tumeur du lobe frontal. Hermamidès opéra le cervelet, et trouva à l'autopsie une tumeur du lobe frontal gauche. De même Hitzig.

« Des tumeurs du *lobe frontal* furent cherchées dans la *zone motrice* et réciproquement; il ne faut pas s'en étonner. La chose arriva à Chipault, Henschen, Championnière.

« Des tumeurs des *ganglions centraux*, du *centre ovale*, furent prises pour des tumeurs des circonvolutions centrales (Sciamanna, Amidon, etc.).

« Très souvent, aussi, des *tumeurs du cervelet* n'ont pas été découvertes (cas

L'opération, si elle a été sagement conduite, ne sera pas inutile pour cela : elle exercera une action DÉCOMPRESSIVE, si la cavité crânienne *est laissée largement ouverte.*

Cependant, comme l'ont avec justesse fait remarquer Broca et Maubrac, les opérations exploratrices sont en général défavorables à l'évolution des tumeurs, et aux bons effets de la décompression. La palpation, les ponctions, l'incision, les recherches électriques, fatiguent et altèrent l'encéphale, irritent la substance nerveuse et ses vaisseaux, et les mettent dans de moins bonnes conditions de résistance, outre qu'elles augmentent les dangers d'infection.

Il faut être *prudent* et *sobre* dans les *fouilles intra-encéphaliques* et ne pas trop les multiplier.

Et, à ce propos, se pose une importante question : est-il licite d'entreprendre une *trépanation* EXPLORATRICE comme on fait une *laparotomie exploratrice*?

En d'autres termes, peut-on ouvrir largement le crâne, pour aller à la recherche d'une tumeur, dont on connaît l'existence certaine par ses symptômes généraux, mais *dont on ignore absolument la situation dans l'encéphale*?

En raison des dangers des explorations intempestives ou immodérées, nous croyons que c'est là une entreprise très hasardeuse, et, qu'en général, il ne faut pas entrer dans cette voie, *si on n'a pas quelques présomptions sérieuses sur le siège du néoplasme.* — Mieux vaut, dans ces cas, se contenter d'une trépanation strictement décompressive, qui n'aura pas les mêmes inconvénients.

La *trépanation exploratrice* nous semble cependant *acceptable* dans les circonstances suivantes :

1° Lorsque les symptômes observés font hésiter entre un siège frontal et une situation voisine dans la région motrice;

2° Lorsqu'on a quelques raisons sérieuses de supposer que la

de Bullard, Bradford, Knapp, etc.). Dans un cas de Postempski, malgré une trépanation sur les deux hémisphères, on ne put rien trouver. Bramwell a fait 3 trépanations sans rien trouver.

« Dans les tumeurs du 3° ventricule, de la base, du pont, du 4° ventricule, on a ouvert, se basant sur une localisation erronée. Notamment, les corps perlés ou psammomes de la base, en comprimant les parties médianes ou latérales du cerveau, peuvent simuler des néoplasmes des lobes frontal, temporal, ou occipital. »

Von Bergmann, sur 285 cas, en a trouvé 89, soit 31,2 p. 100 où la localisation était inexacte. Oppenheim, sur 371 cas, n'en trouve que 102 dans ces conditions, soit 27,5 p. 100. « Si bien, dit-il, que les connaissances actuelles semblent avoir une heureuse influence sur le diagnostic.

Sur 22 cas, qui lui sont personnels, le médecin allemand n'en a trouvé aucun où le diagnostic de la tumeur fût faux. C'est, dit-il, un joli résultat comparé aux 31,2 p. 100 d'erreurs de la statistique de von Bergmann (p. 289).

tumeur occupe le *lobe temporal*, à cause de quelques troubles *auditifs sensoriels corticaux*, ou qu'elle est voisine du *pli courbe* à cause d'une *hémianopsie transitoire*, ou encore dans le voisinage des *lobules pariétaux*, à cause des *altérations de la sensibilité*;

3° On connaît approximativement le *siège de la tumeur*, mais on ne sait si elle est corticale ou sous-corticale;

4° On soupçonne l'existence d'un kyste ou d'une distension ventriculaire, et la *ponction est nécessaire*;

5° Dans les tumeurs du *corps calleux*, de la *face interne*, du *lobule supra-orbitaire*, et du *cervelet*, quelques recherches du voisinage, faites avec prudence, sont *indispensables*.

En résumé, ce qui nous paraît très discutable à l'heure présente, c'est *la trépanation exploratrice* D'EMBLÉE, sans aucune donnée clinique sur le siège probable de la tumeur, *mais non les recherches nécessaires et rationnelles*.

2° *Trépanation* DÉCOMPRESSIVE.

La *trépanation décompressive* a vu débuter *sa période de vogue*, au Congrès de Berlin, en 1890, lors de la communication d'HORSLEY. Depuis ce temps, croyons-nous, les *progrès du diagnostic topographique* et de la *technique opératoire* ont diminué quelque peu le nombre des cas où elle est *seule* applicable.

Le célèbre chirurgien anglais, pour la préconiser, s'appuyait sur les bons effets qu'il en avait obtenus dans des cas personnels : un malade, qui lui avait été apporté dans le coma, à l'hôpital, put s'en retourner en marchant; il mourut de récidive l'année suivante, il est vrai; mais sa fin avait été très soulagée. Dans un autre cas, il s'agissait d'une tumeur du pédoncule cérébelleux moyen, qui déterminait des attaques d'épilepsie violente avec rotation du corps de droite à gauche, et des crises dyspnéiques graves. A deux reprises, Horsley résèque l'écaille occipitale, et le malade, très soulagé de sa céphalée, de ses crises et de ses attaques, vécut deux ans encore, très satisfait de ne plus souffrir.

Trois ans plus tard, à la *British medical Association*, Horsley revint sur ce sujet, et Mac Ewen l'appuya, en citant deux cas heureux de trépanation palliative pour tumeurs du cervelet.

Nous avons aujourd'hui des raisons très précises pour préconiser la trépanation décompressive dans les tumeurs encéphaliques inaccessibles ou inopérables : disparition ou atténuation de la céphalée et des douleurs, de la torpeur intellectuelle, atténuation de la fréquence et de la violence des crises convulsives, et souvent amélioration des troubles de la marche, des mouvements du bras, de l'aphasie, etc.

Mais rien ne met mieux *en évidence* les bons effets de la décompression, que le grand nombre d'observations, où on a constaté la *disparition de l'œdème papillaire*, et le retour, souvent complet, de la *fonction visuelle*. Rappelons, à cet égard, les statistiques déjà citées de Rohmer et Dupon : après les *trépanations palliatives*, on observe 28,56 p. 100 de guérisons, 42,85 p. 100 d'améliorations, contre 28,59 p. 100 de résultats nuls [1].

Dans la dernière édition de son *Traité de chirurgie cérébrale* (1899), von BERGMANN a établi une statistique de 157 cas de *trépanations* DÉCOMPRESSIVES.

En parcourant ses tableaux, nous avons pu en retirer d'utiles renseignements sur la *gravité* de cette opération, et sur ses *principaux résultats*.

Au point de vue de la gravité, nous comptons 25 cas où la mort est survenue dans les premières vingt-quatre ou quarante-huit heures après l'opération, soit 15,90 p. 100 : il s'agit là des effets du *shock*, mais il faut bien tenir compte, que souvent les malades étaient très affaiblis et très anémiés par les progrès du néoplasme; 35 opérés ont succombé dans la première semaine, soit 19,08 p. 100..

En résumé, 35 p. 100 des opérés *n'ont retiré aucun bénéfice* de l'opération palliative.

Il en *reste 65 p. 100, qui ont été plus ou moins améliorés*, parmi lesquels 21 ont survécu de un mois à un an et demi [2]; soit, si l'on retranche 46 cas où les renseignements font défaut, 18,09 p. 100, c'est-à-dire 1/5 ont eu leur existence prolongée.

La mention *amélioration* figure 32 fois, et celle d'*aggravation* immédiate ou consécutive, 12 fois; et la vue a été très améliorée 10 fois. Il est nécessaire d'ajouter, que plus de la moitié des cas manquent des renseignements suffisants.

Autre déduction intéressante de cette statistique : les tumeurs des *lobes frontaux* et celles du *cervelet* sont celles qui fournissent la plus large contribution à la trépanation décompressive : dans le premier cas, on est intervenu 18 fois, et dans le second 33 fois, contre 20 à la région rolandique, dont les tumeurs sont plus fréquentes, 12 fois pour les tumeurs de la base, 8 fois pour des tumeurs des noyaux centraux.

Il est évident, que les progrès actuels du diagnostic diminue-

---

1. Rohmer (*Rev. méd. de l'Est*, 1897), et Dupont (Thèse, Nancy, 1898).

2. Exactement : 6, 1 mois; 5, 2 mois; 4, 3 mois; 2, 4 mois; 1, 5 mois; 3, 7 mois; 1, 10 mois; 1, 11 mois; 2, 1 an et demi.

ront de plus en plus le nombre des cas de *tumeurs frontales,* qu'on n'essaie pas de rechercher.

Quant aux explorations et trépanations décompressives du *cervelet*, on a dit qu'elles étaient plus graves : cela est dû, selon nous, surtout à *l'insuffisance de la technique,* à *l'ouverture trop étroite,* qui oblige à des recherches dans un espace trop restreint.

En résumé, les malades, que torturent, jour et nuit, pendant des mois, des douleurs violentes, contre lesquelles la morphine est impuissante; qui, plongés dans une tristesse profonde, souvent dans l'obnubilation intellectuelle et physique, agités d'idées de suicide, sont les premiers à solliciter le soulagement que peut leur procurer l'intervention palliative. Après celle-ci, *tous se déclarent soulagés*; et, vu leur triste état, c'est faire œuvre d'humanité, malgré les effets incertains et précaires de l'opération, de ne pas la leur refuser.

Comment la pratiquer? Deux *procédés* sont employés.

Dans l'un, on se contente de réséquer une étendue plus ou moins grande de l'enveloppe osseuse, et *on laisse la dure-mère intacte.*

Dans l'autre, après la trépanation et la résection osseuse, on ouvre, ou on *réséque la dure-mère* : car, on suppose que cette membrane fibreuse, inextensible, s'oppose à la libre expansion de la masse encéphalique; et on redoute que les accidents d'hypertension ne continuent à manifester leurs effets. Quelques opérateurs provoquent, systématiquement, un écoulement du liquide céphalo-rachidien, de manière à diminuer encore la tension.

Il arrive parfois qu'à travers l'orifice fibreux le cerveau vient faire *hernie.* Sahli conseille de pratiquer la résection du champignon qui en résulte, de manière à augmenter encore la place libre dans l'intérieur du crâne : et, quand on a le choix, il est mieux, à cause de cela, de faire la fenêtre *sur une région indifférente* du cerveau. Kocher, ayant procédé ainsi, chez un enfant atteint d'une tumeur du cervelet, qu'on n'avait pu localiser, vit survenir une amélioration considérable de la vue à gauche, et la disparition de l'œdème papillaire : en même temps, la céphalée s'éteignit, et la marche devint plus facile; la mort survint quelques mois plus tard [1].

Quoi qu'il en soit, il nous semble qu'au moins dans les cas graves, on peut se contenter de la *seule* résection osseuse : mais elle doit être très large, de 6 à 8 centimètres; le cerveau repoussant la dure-mère vient bientôt faire, sous la peau suturée, une saillie arrondie, qui bombe plus ou moins fortement, avec ou sans battements. Il sera temps encore, après quelques jours, si les résultats paraissent insuffisants, de réséquer la dure-mère et

---

1. Cité par Broca et Maubrac, *Chir. céréb.,* p. 440.

d'en ourler les rebords de l'ouverture osseuse, en la fixant au
périoste voisin, selon le procédé de P. Berezowski[1].

Comme conclusion : *la trépanation* DÉCOMPRESSIVE *doit être pratiquée,* EN CAS DE TUMEUR INOPÉRABLE, *parce qu'elle soulage les
douleurs, prévient l'atrophie optique et la cécité, et assez souvent
prolonge la vie.*

3° *Ponction des ventricules.*

La *ponction* et le *drainage ventriculaires*, dans le but de diminuer, plus directement encore, l'hypertension, ont été faits,
dans le cas de tumeurs inaccessibles, par Reen, Hahn, Kocher,
Lampiasi, et Broca : c'est une opération grave, dont les résultats
ne paraissent pas avoir été satisfaisants (sauf dans le cas de Hahn
où l'amélioration dura dix-huit mois, et dans celui de Von Boch[2]).

Cette méthode ne saurait convenir qu'à quelques cas particuliers, par exemple, dans le cas d'*hydrocéphalie ventriculaire* très
prononcée ou localisée, par suite de la fermeture de l'aqueduc de
Sylvius, par la tumeur ou les fausses membranes de la base.

La *ponction simple*, sans drainage, est elle-même assez sérieuse,
car les malades de Dercum, de Hearn, de Wymann, ont succombé. Sænger, seul, a obtenu un beau résultat palliatif; car la
névrite optique disparut et la vision se rétablit (cité par Broca et
Maubrac). Raymond, dans un cas de tumeur rétro-bulbaire, chez
un enfant, fit faire une ponction ventriculaire, par Potherat :
l'enfant succomba le lendemain, dans le coma et l'hyperthermie,
sans qu'à l'autopsie rien ne vint expliquer ce dénouement brusque
et imprévu[3].

4° *Ponction lombaire.*

La *ponction lombaire*, selon la méthode de Quincke et Tuffier,
par la simplicité de son manuel, avait fait concevoir de réelles
espérances. Elle est insuffisante, car le liquide se reproduit rapidement, et il faut la renouveler trop souvent.

Dans *le cas de tumeurs encéphaliques*, principalement si *elles
sont à la base et voisines du bulbe*, elle a pu occasionner la mort
brusque, ainsi que le démontrent les six cas rapportés par
Fürrbringer; dans quatre cas, elle survint subitement, chez des
malades atteints de tumeurs cérébrales[4].

Il semble donc que, *dans les cas de néoplasies encéphaliques*, il
faut être très prudent, et même réservé, sur l'emploi de la ponc-

<hr>

1. Berezowski (in *Travaux neurol.* de Chip., 1899, t. IV, p. 113).
2. Cités par Raymond (*Cliniques*, 1897, t. II, p. 719, 720).
3. Raymond (*Cliniques*, II, p. 712, 713).
4. Cité par Raymond (*Cliniques*, II, p. 721).

tion lombaire : il faut éviter la décompression brusque, *en ne permettant que l'écoulement lent du liquide*. On a également, dans ces cas, attribué le dénouement fatal et subit, au déplacement de la tumeur, voisine du bulbe[1].

5° *Ablations partielles.*

L'*ablation partielle* des tumeurs encéphaliques peut être considérée comme une *opération palliative*, dans certaines circonstances. Est-elle à conseiller? Ou, vaut-il mieux laisser la tumeur *in situ*, et se contenter de la trépanation libératrice, *sans tentative d'extirpation?*

Lorsqu'il s'agit de *tuberculomes* ou de *syphilomes*, il est possible que la tumeur soit un peu diffuse, ait des irradiations à distance, des prolongements, qui échappent à la curette de l'opérateur. Mieux vaut évidemment éviter un curettage incomplet; mais, dans ces cas, comme lorsqu'il s'agit du curettage des abcès froids, ou du ruginage des os tuberculeux, l'intervention suffira souvent à enrayer l'hyperplasie; et les débris laissés peuvent subir la rétrocession, s'ils sont peu importants. D'ailleurs, un traitement général intensif pourra activer la guérison.

Les conditions pathologiques sont *tout autres*, si on est en présence d'une *tumeur maligne*, trop étendue ou trop diffuse, pour être enlevée. L'*extirpation partielle* ne donne pas, en général, de bons résultats; elle est suivie parfois d'une mort rapide, soit par shock, toxi-infection, soit parce que les malades sont trop épuisés.

Nous trouvons, par exemple, dans les observations des chirurgiens hollandais, les mentions suivantes : sarcome diffus de l'hémisphère droit. Extirpation partielle. Mort deux jours plus tard. — Glio-sarcome envahissant presque totalement l'hémisphère gauche. Extirpation partielle, mort le soir. — Trois tumeurs dans l'hémisphère droit : opération sur le cervelet gauche; mort deux jours plus tard. — Tumeur du corps calleux et du septum. Opération sur le lobe frontal. Mort le lendemain. — Ces deux derniers cas montrent, cependant, que même si on ne touche pas à la tumeur, la mort peut survenir : il s'agit dans ces faits, de malades que le shock opératoire suffit à emporter[2].

On trouvera, cependant, chez les mêmes chirurgiens, *quelques cas d'opérations partielles*, qui ont procuré une survie assez

1. Chipault a eu un succès, une amélioration pendant trois semaines et, d'autre part, un cas de mort rapide, ainsi que Lichten (*in* Raymond, *Cliniques*, 1898, t. II, 320).
2. Von Eiselberg, Hermanidès et Winkler, p. 715; Baudet, Guldenarm et

prolongée, de six mois à un an et demi : mais il s'agit de tumeurs partiellement encapsulées.

La conclusion la plus rationnelle nous paraît être celle-ci : quand il s'agit d'une *tumeur manifestement trop étendue et diffuse, mieux vaut ne faire aucune tentative d'ablation.* Avec cette remarque, cependant, qu'aujourd'hui avec les larges craniectomies dont on peut user, on a souvent enlevé des tumeurs très volumineuses.

S'il s'agit d'une tumeur RÉCIDIVANTE, et si une première opération a été suivie de succès, il nous semble, au contraire, qu'il peut être avantageux de faire de *nouvelles tentatives*, bien qu'on puisse supposer que la tumeur ait quelque peu diffusé.

Durante, chez sa première malade opérée en 1884, fit une seconde opération en 1896, et elle vit encore, aujourd'hui.

Bramann fit quatre interventions, pour un myxome kystique cérébral, et le malade vécut encore un an et demi.

Czerny opéra *trois fois* un homme de quarante-sept ans, atteint d'un gliome rolandique récidivant. Chaque fois, il y eut une amélioration considérable, et la prolongation fut de deux ans et demi.

Stokvis, Eberson et Korteweg opérèrent deux fois, à un an et demi de de distance, un glio-sarcome qui, à la première opération, pesait 120 grammes.

Güldenarm et Winkler enlevèrent un sarcome kystique récidivé un an après la première opération, et le malade survécut un an après la seconde.

Ces gliomes kystiques sont fréquemment l'objet d'interventions successives; la première fois, on extirpe le kyste presque seul; la seconde, on trouve un néoplasme solide.

La lenteur de l'évolution de certains néoplasmes permet, quelquefois, des interventions *successives*, à longues distances.

A cet égard, le fait de Mareau est instructif : ce chirurgien enleva, chez une femme de soixante-deux ans, un sarcome encapsulé de 7 centimètres sur 5 centimètres, pesant 80 grammes; la maladie remontait à une *douzaine d'années*, et deux trépanations, dans lesquelles on avait seulement rompu des adhérences, avaient été subies antérieurement [1].

1. Oppenheim : « Notre statistique prouve cependant qu'une opération partielle, l'évacuation d'un kyste, par exemple, peut donner une rémission notable, des années et des mois durant. Ainsi, dans un cas traité par Kohler et moi-même, la tumeur fut enlevée partiellement, un kyste fut vidé; et, la femme enceinte put ainsi sauver la vie de l'enfant qu'elle portait; elle-même eut pour 6 mois de répit. Ballance intervint ainsi 5 fois, et à la 5ᵉ opération, il y eut une rémission de 7 mois. » Aujourd'hui, avec les larges craniectomies, l'indication des opérations partielles se pose plus rarement.

$$\text{CHAPITRE III}$$

MÉTHODES ET PROCÉDÉS OPÉRATOIRES

Comme toutes les interventions qui ont pour but d'extraire une tumeur d'une cavité fermée, les ablations des *tumeurs encéphaliques* nécessitent *deux opérations* successives : l'une, PRÉLIMINAIRE ; l'autre, DÉFINITIVE.

La première consiste dans l'ouverture du crâne par la TRÉPANATION, la CRANIECTOMIE, ou les diverses CRANIOTOMIES.

La seconde comprend les moyens pour rechercher, isoler et extraire les tumeurs *du sein des centres nerveux*, en leur épargnant, autant que possible, toute lésion grave.

I. — OPÉRATIONS PRÉLIMINAIRES (OUVERTURE DU CRANE).

Pour ouvrir le crâne, *au bon endroit*, il ne suffit pas au chirurgien de connaître la GÉOGRAPHIE CÉRÉBRALE; il faut surtout qu'il sache, d'une manière précise, les rapports qu'affectent les divers accidents de la surface des hémisphères, les *circonvolutions*, les *sillons* et les *vaisseaux* qui les parcourent, avec l'enveloppe osseuse, *seule d'abord tangible pour lui.*

C'est à cette science qu'on a donné le nom de TOPOGRAPHIE CRANIO-CÉRÉBRALE.

Depuis l'époque où Broca, pour étudier les *rapports du crâne et du cerveau*, employait l'antique procédé des *fiches* (1861), imité aussitôt par de La Foulhouze, Bischoff, Féré, et Poirier, bien des procédés nouveaux ont été utilisés : tels ceux de Turner (1878), par l'étude des *aires successives* et *correspondantes* du *crâne* et du *cerveau*; de Muller, par les *trépanations méthodiques* et *successives*; de Zernoff, à l'aide de son *céphalomètre* (1890); de Hefer, à l'aide de *dessins anatomiques superposés* de la peau, du crâne et du cerveau, considéré comme très précis (1873); de Winkler, par les *triangulations comparées* du crâne et du cerveau (procédé mis en pratique par les chirurgiens hollandais); et enfin de Woolongham, de Fraser, d'Anderson et Makins, de Debierre et Lefort, d'Yorini, qui utilisent la *photo-* et l'*auto-gravures cérébrales* [1].

Toutes ces recherches, très intéressantes comme méthodes de *précision scientifique*, sont peu pratiques pour le chirurgien, qui, sur le vivant, NE VOIT PAS PLUS LE CRANE QUE LE CERVEAU.

Seules, *certaines parties de l'enveloppe osseuse* lui sont accessibles, et il doit simplement se contenter de POINTS et de LIGNES DE REPÈRE, d'ailleurs suffisants.

A. LIGNES DE REPÈRE.

Il existe un grand nombre de procédés, qui tous prétendent à la précision, pour tracer des LIGNES DE REPÈRE, à la surface du crâne et du cuir chevelu.

Certains chirurgiens, surtout à l'étranger, se servent d'*instruments spéciaux*, tels que :

L'ENCÉPHALOMÈTRE de Köhler, utilisé par Bergmann, dans lequel, la grande tige courbe étant appliquée sur la ligne sagittale, et les tiges perpendiculaires passant, l'une en avant du conduit auditif, l'autre en arrière de l'apophyse mastoïde, la tige oblique, dont l'angle est précisé d'avance, indique la direction de la *scissure rolandique* (voir fig. 220).

1. Voir Chipault (*Chir. opératoire du système nerveux*, 1894, I, p. 52 à 66) où tous ces procédés sont résumés. — Procédé de Winkler (in Chipault, *Chir. nerveuse*, 1902, I, pp. 660-664).

Le CYRTOMÈTRE de Chiene et de Wilson (fig. 221 et 222), com-

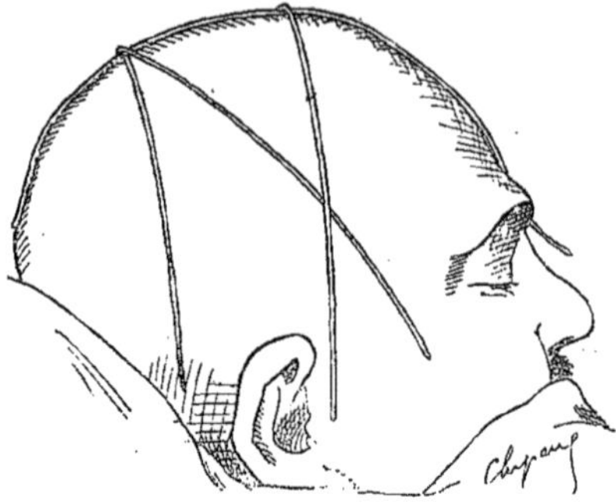

Fig. 220. — Encéphalomètre de Köhler-Bergmann (d'après Chipault).

posé de trois bandes flexibles en métal. La plus large est appliquée

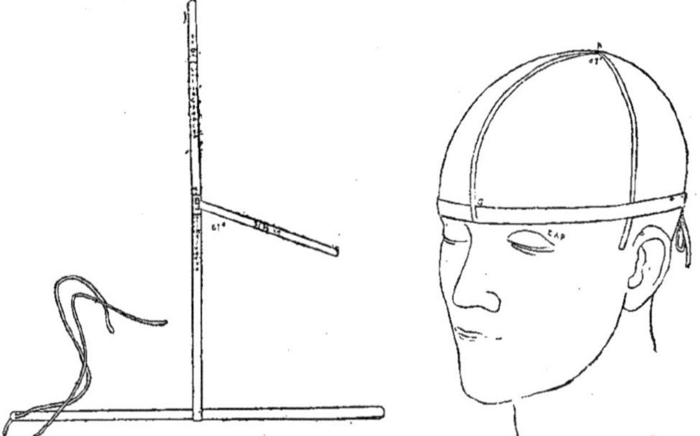

Fig. 221. — Cyrtomètre de Chiene
et Wilson (d'après Chipault).

Fig. 222. — Détermination du trajet du sillon
de Rolando avec le cyrtomètre de Wilson.

horizontalement, en passant au niveau de la glabelle, de l'apo-

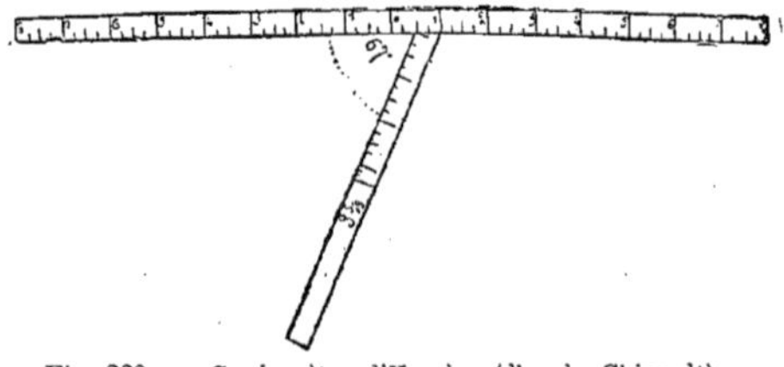

Fig. 223. — Goniomètre d'Horsley (d'après Chipault).

physe orbitaire externe, et de l'inion, et fixée solidement par
un lien pénétrant dans un œillet. La bande perpendiculaire à

celle-ci occupe la *ligne médiane*, de la glabelle à l'inion. Elle est marquée de deux séries de lettres, *capitales* vers l'extémité occipitale, *petites lettres* vers la partie moyenne (fig. 221). D'après les dispositions adoptées, lorsqu'une des *capitales* tombe sur l'inion, la *petite lettre* correspondante se trouve sur *l'extrémité supérieure du sillon de Rolando*. On fait alors glisser la troisième bande

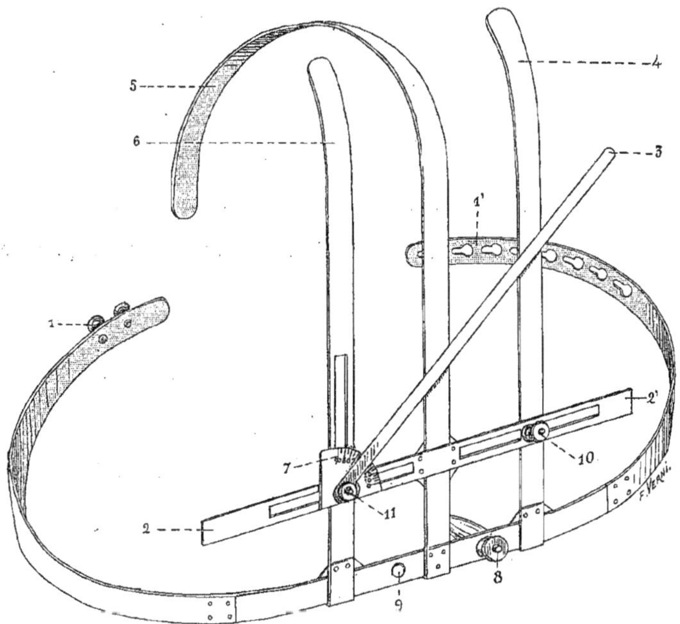

Fig. 224. — Craniomètre de Krönlein (Bert et Vignard). — 1,1', ruban métallique destiné à marquer la ligne fondamentale auriculo-sous-orbitaire, et se fixant autour du crâne par l'intermédiaire de boutonnières ; 2,2', horizontale sus-orbitaire parallèle à la précédente et mobile verticalement ; 3, règle mobile destinée au tracé des lignes rolandique et sylvienne ; 4, verticale postérieure, mobile horizontalement ; 5, verticale moyenne fixe ; 6, verticale antérieure, mobile horizontalement ; 7, cadran pour la mesure de l'angle rolandique et de sa bissectrice (le cadran doit être transporté avec la règle mobile en 10, pour l'application du côté droit) ; 8, bouton destiné à fixer l'appareil dans le méat auditif ; 9, orifice servant à fixer le bouton 8 en cas d'application de l'appareil sur le côté droit ; 10 et 11, vis de pression.

jusqu'à cette petite lettre ; et, comme elle forme un angle ouvert de 67° avec le seconde, elle détermine la direction du sillon de Rolando, et la situation de son extrémité inférieure, siégeant à 8 centimètres et demi.

Le GONIOMÈTRE d'Horsley (fig. 223), plus simple encore que le précédent, consiste en une longue tige graduée, qu'on applique sur la ligne sagittale ; et la tige oblique, qui lui est adaptée et peut glisser sur elle, indique par l'angle qu'elle forme, et sa direction, la situation du sillon de Rolando.

Les CRANIOMÈTRES de Kocher et Schenk, de Krönlein, etc.

Le procédé de craniométrie de KRÖNLEIN vient d'être l'objet d'une étude spéciale et de vérifications de la part des Drs Bert et Vignard de la Faculté de Lyon; et ces auteurs lui attribuent une exactitude assez grande[1].

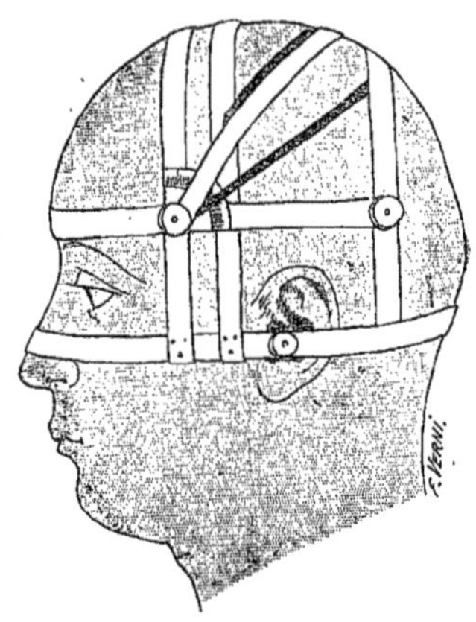

Fig. 225. — Craniomètre de Krönlein en place (Bert et Vignard).

L'instrument du professeur allemand consiste en un ensemble de rubans métalliques flexibles, reliés ensemble, qui, une fois appliqués sur le crâne rasé, permettent de tracer des *lignes de repère* et les *scissures de Sylvius et de Rolando*, SANS CALCUL PRÉALABLE (voir fig. 224 et 225).

La situation des lignes de repère et des scissures est cependant variable et proportionnelle aux rapports du crâne et du cerveau, selon les individus, tels qu'ils ont été établis par les recherches anatomiques très précises de Froriep. Il est facile de faire glisser les rubans métalliques les uns sur les autres, et de les appliquer aux *points de repère choisis* (milieu de l'arcade zygomatique, région pré-auriculaire, bord postérieur de l'apophyse mastoïde[2]).

1. A. Bert et P. Vignard, La topographie cranio-cérébrale simplifiée, et le craniomètre de Krönlein (*Revue de Chirurgie*, 1904, p. 562).

2. D'après Froriep, les rapports du crâne et du cerveau varient entre deux types extrêmes : le *type fronto-pétale*, et le *type occipito-pétale* (voir fig. 226, 227).

Dans le *premier,* le cerveau est tassé surtout vers le frontal; l'extrémité antérieure (bifurcation) de la *scissure de Sylvius*, et l'extrémité inférieure de la *scissure de Rolando*, placées en avant de l'axe transversal, autour duquel se fait la translation du cerveau, subissent un déplacement *en arrière et en haut*, dans le passage au *type occipito-pétale*, tandis que les *extrémités supérieures* des *scissures de Sylvius et de Rolando*, en même temps, se dévient *en arrière et en bas.*

Les *lignes de repère*, établies par le chirurgien allemand, *subissent un déplacement* PROPORTIONNEL, et permettent ainsi un *tracé exact* des scissures, en rapport avec le type cranio-cérébral observé, ainsi que l'ont établi les recherches personnelles de Krönlein, reprises, comme nous l'avons indiqué, par les Drs Bert et Vignard.

Les *lignes de repère* sont indiquées dans la figure 228; et, sur la figure 225, on voit le CRANIOMÈTRE de Krönlein en place, et la manière de tracer les *lignes rolandique et sylvienne.*

Avant d'appliquer le craniomètre sur le crâne préalablement rasé, on peut

D'autres chirurgiens emploient des MENSURATIONS, tracent des lignes plus ou moins compliquées; tels, dans les procédés d'Anderson et Makins, de Stockler, de Reid, de Dana, de Giacomini,

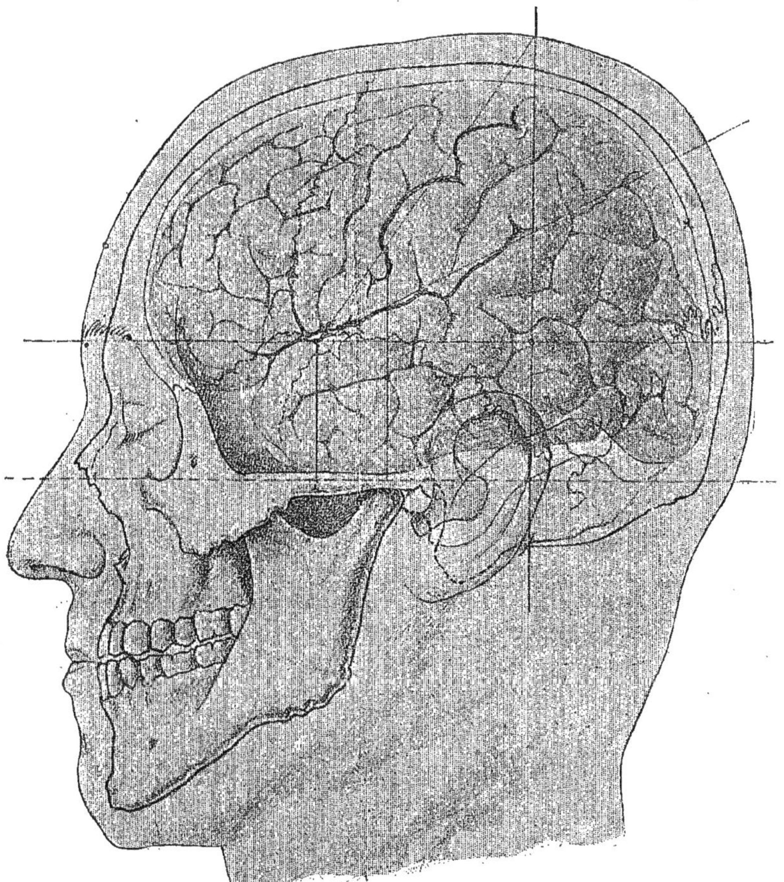

Fig. 226. — Type fronto-pétale, d'après Froriep (Bert et Vignard).

tracer, au crayon dermographique, la ligne naso-inienne, qui facilite ensuite une adaptation exacte; on fait alors mouvoir, dans leurs glissières, les tiges métalliques *verticales*, de manière à les appliquer sur leurs trois points de repère (milieu de l'arcade zygomatique, point pré-auriculaire, bord postérieur de l'apophyse mastoïde).

La *ligne rolandique* est tracée à l'aide de la *règle mobile* (fig. 224); elle joint le *point de rencontre* de la verticale *antérieure* avec l'horizontale sus-orbitaire, au *point d'intersection* de la verticale *postérieure* avec la ligne sagittale (fig. 228).

La *ligne sylvienne* est *bissectrice de l'angle* que forme la ligne rolandique avec l'horizontale supérieure (voir fig. 228).

d'Antonelli, d'Antona, d'Argento, de Titone, de Padula, de Salvi, de Bonomo, de Lefort, de Clado, de Chipault[1], etc.

En France, on utilise, plus généralement, les PROCÉDÉS DE MENSURATION de Lucas-Championnière et de Poirier, assez sim-

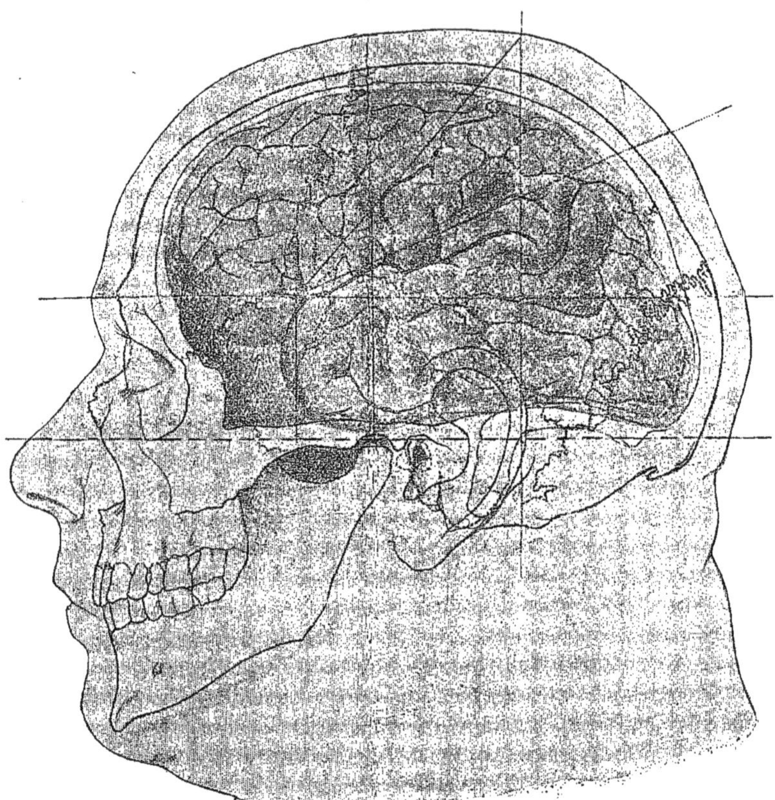

Fig. 227. — Type occipito-pétale, d'après Froriep (Bert et Vignard).

ples et suffisants. Notons qu'aujourd'hui, *en raison de la nécessité*, bien reconnue, des larges ouvertures du crâne, surtout s'il s'agit de tumeurs, *une grande précision n'est d'aucune utilité.*

Deux choses sont importantes à bien connaître et à soigneusement fixer : 1° les POINTS DE REPÈRE ; 2° les LIGNES DE REPÈRE.

1. Pour la description de ces divers procédés, voir Chipault (*Chirurgie opératoire du système nerveux*, 1894, I, p. 75 à 137); et *État actuel de la Chirurgie nerveuse*, 1903, III, p. 5-22 (chirurgiens italiens).

Les POINTS DE REPÈRE sont, sur la ligne médiane, dans le

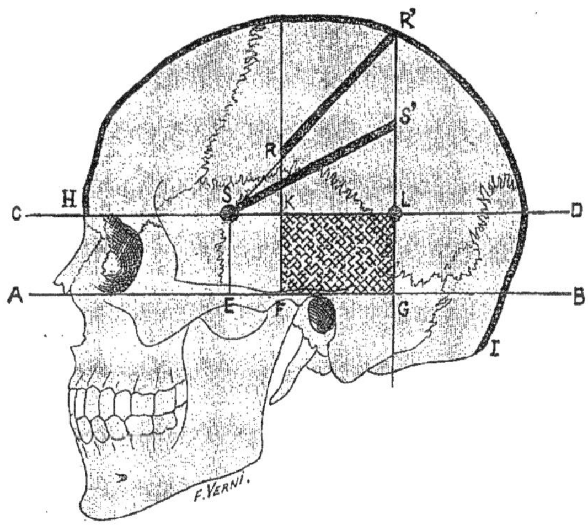

Fig. 228. — Construction de Krönlein (Bert et Viguard). AB, horizontale auriculo-sous-orbitaire; CD, horizontale sus-orbitaire; ES, verticale médio-zygomatique; RF, verticale articulaire; GR', verticale rétro-mastoïdienne; HI, ligne sagittale; RR', Rolando; SS', Sylvius; SL, points de Krönlein FKLG, Rectangle de Bergmann (pour aborder les abcès temporaux, d'origine auriculaire).

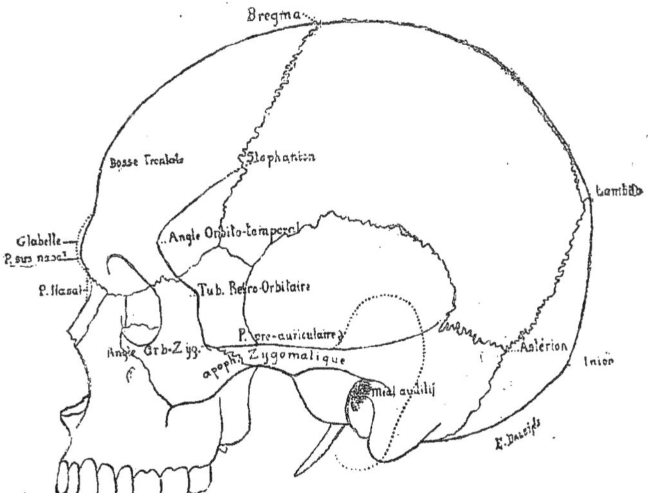

Fig. 229 (d'après Chipault). — Noms des divers points de repère de la surface du crâne, utiles pour le chirurgien.

plan sagittal : le *nasion*, le *bregma*, le *lambda* et l'*inion*; et, sur les côtés : l'*apophyse orbitaire externe*, l'*arcade zygomatique*, le *trou auditif externe*, la base et la pointe de l'*apophyse mastoïde* (voir fig. 229).

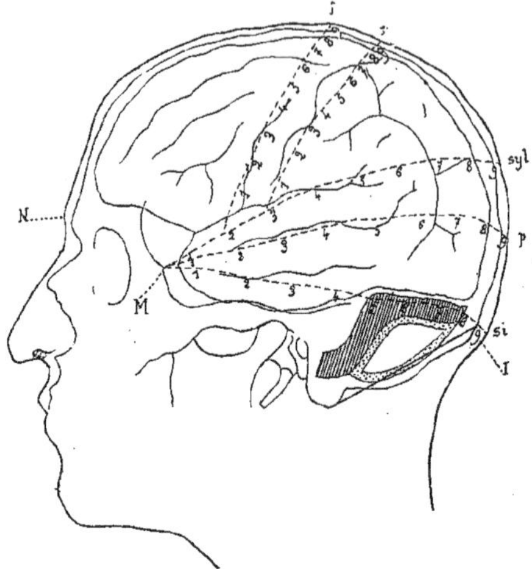

Fig. 229 *bis*. — Procédé proportionnel de Chipault (voir p. 664); N, point nasal; M, point orbito-malaire; I, inion; pr, point pré-rolandique, et 2 pr, ligne pré-rolandique; 3, point rolandique et 3 p, ligne rolandique; Syl, point sus-lambdoïdien, et M. Syl., ligne sylvienne; p, point lambdoïdien et Mp, ligne parallèle; si, point sus-iniaque, et M, si, ligne temporo-sinusale.

Les LIGNES DE REPÈRE indispensables sont : les lignes SAGITTALE, de la SCISSURE DE ROLANDO, et de la SCISSURE DE SYLVIUS.

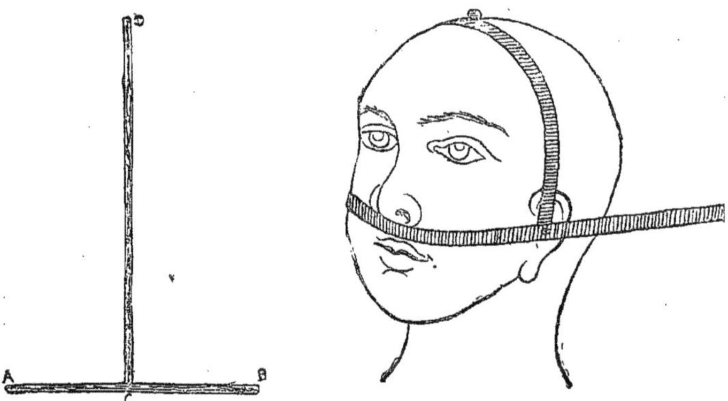

Fig. 230. — Équerre bi-auriculaire de Broca.

Fig. 231. — Équerre bi-auriculaire de Broca appliquée (d'après Lucas Championnière).

A) La LIGNE SAGITTALE s'obtient aisément, à l'aide d'un ruban métrique, étendu du *nasion* (angle que forme la racine du nez avec le front) à l'*inion* (protubérance occipitale externe).

ʙ) Pour déterminer la projection sur le crâne de la SCISSURE DE ROLANDO, il suffit de préciser la situation de ses *extrémités* SUPÉRIEURE *et* INFÉRIEURE, sur la *face externe* du crâne : on réunit les deux points par un trait.

Le POINT ROLANDIQUE SUPÉRIEUR a été recherché :
Soit en se basant sur la situation du *bregma*, en arrière duquel il est placé (procédé de l'équerre flexible de Broca, du carton échancré de Lucas-Championnière (voir fig. 230, 231, 232).

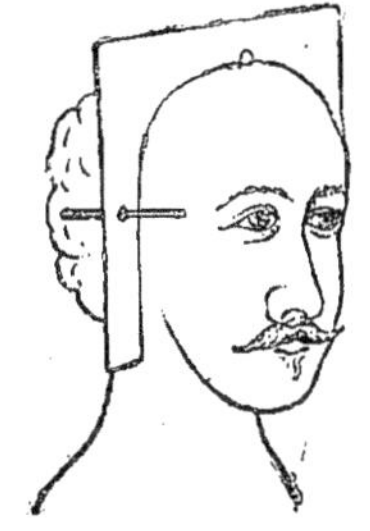

Soit en se servant du *procédé anglo-américain*, inventé par *Hare*, qui repose sur ce fait que la situation de la scissure rolandique est dans un *rapport constant*, PROPORTIONNEL, *avec la longueur du bord interne de l'hémisphère*. Ce rapport serait d'après Hare de 55,7 p. 100 ; de 53,2 p. 100 d'après Lefort ; de 52,86 p. 100 d'après Wolongham.

Ces chiffres indiquent que le point cherché se trouve *un peu en* ARRIÈRE *de la* MOITIÉ ANTÉRIEURE de la *ligne naso-iniaque*. — De ses recherches personnelles, Poirier conclut qu'il suffit d'ajouter *deux centimètres*.

Fig. 232. — Procédé de la feuille de carton (d'après Lucas Championnière).

Le POINT ROLANDIQUE INFÉRIEUR est déterminé, pour les Anglo-Américains, par la recherche, à l'aide de leurs instruments (voir fig. 221, 222), de l'ANGLE *formé par la scissure rolandique avec la ligne sagittale*; ils l'estiment égal à 65° à 70°; mais ce rapport serait variable, et difficile à préciser, en raison des inflexions de la scissure.

Sur la ligne rolandique, indiquée par le côté de cet angle, ils mesurent 9 à 10 centimètres pour avoir l'*extrémité inférieure* de la scissure.

Les CHIRURGIENS ALLEMANDS élèvent *deux perpendiculaires* (voir fig. 228), l'une *postérieure à l'apophyse mastoïde*, qui, prolongée jusqu'à la ligne sagittale, marque par son intersection avec elle l'*extrémité rolandique supérieure*; l'autre part de l'*articulation temporo-maxillaire*, et s'élève verticalement, jusqu'à une distance de 5 centimètres, point où se trouve l'*extrémité inférieure de la scissure rolandique*. — Ils se servent, pour tracer ces lignes, de l'*encéphalomètre* de Kohler-Bergmann, ou des *craniomètres* de Kocher, de Krönleïn, etc. (voir fig. 220, 224, 225, 228).

Il existe encore un grand nombre de *méthodes mensuratives*, pour trouver cette extrémité rolandique inférieure (procédés de

Reid, de Stockler, d'Anderson, d'Antona, de Padula, de Titone, de Bonomo, etc., déjà cités).

En France, on se sert généralement de celles qui ont été indiquées par Lucas-Championnière et Poirier.

Lucas-Championnière trace une ligne horizontale de 7 centimètres, partant de l'angle *orbito-temporal*, derrière l'apophyse orbitaire externe, et, sur son extrémité postérieure, élève *une perpendiculaire de 3 centimètres*, dont le sommet indique le *point cherché*.

Poirier trace, au crayon, le bord supérieur de l'*arcade zygomatique*, et perpendiculairement, dans la dépression pré-auriculaire,

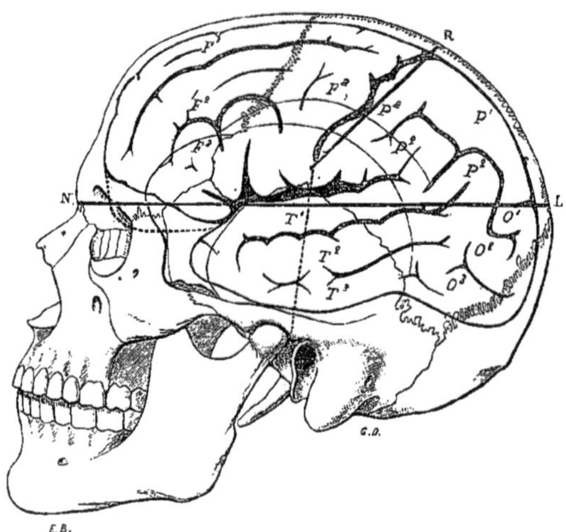

Fig. 233 (d'après Poirier). — Rapports des sutures du crâne avec les circonvolutions cérébrales, et avec les principales scissures ou sillons. — Lignes rolandique et sylvienne.

élève une ligne de 7 centimètres, distance à laquelle se trouve l'*extrémité inférieure de la scissure* (voir fig. 233).

En résumé, pour déterminer la *ligne rolandique*, le procédé de Poirier, par sa simplicité, et parce qu'il repose sur des recherches personnelles suffisantes, nous paraît recommandable.

Il consiste en ceci :

1° Pour déterminer le point rolandique supérieur, ajouter 2 centimètres *à la moitié antérieure* de la ligne naso-iniaque; un mètre en ruban suffit. — Comme contrôle, et dans les cas où, à cause de son peu de saillie, on ne peut trouver l'*inion*, mesurer sur la ligne sagittale, à partir du sillon naso-frontal, 18 centimètres sur les grosses têtes, et 17 sur les petites.

2° Pour l'EXTRÉMITÉ INFÉRIEURE, compter, à partir du trou auditif externe, 7 centimètres sur la perpendiculaire *pré-auriculaire* à l'arcade zygomatique, ou, mieux encore, prendre sur cette ligne, à partir du trou auditif, *la* MOITIÉ *moins un travers de doigt*, de la distance AURI-SAGITTALE.

On peut être plus concis encore, et adopter cette *formu'e mnémonique* :

1° *Pour l'extrémité rolandique supérieure*, AUGMENTER *la moitié antérieure de la ligne sagittale de 2 centimètres.*

2° *Pour l'extrémité inférieure*, DIMINUER *la moitié inférieure de la perpendiculaire pré-auriculaire, d'un travers de doigt environ.*

c) La *situation* et la *direction* de la SCISSURE DE SYLVIUS ont été aussi l'objet de nombreux procédés *de* MENSURATION (tels ceux d'Horsley, de Reid, de Hare, de Dana, d'Anderson et Makins, d'Antona, de Bonomo et, en France, de Lucas-Championnière, de Poirier, de Lannelongue et Mauclair, de Masse (de Bordeaux), de Clado, de Chipault, etc. [1].

Nous nous contenterons d'indiquer le *trajet de la* LIGNE SYLVIENNE, tel qu'il est décrit par Poirier.

On l'obtient à l'aide d'un ruban métrique, étendu de *l'angle naso-frontal*, à 1 centimètre au dessus du *lambda* (celui-ci est à 7 centimètres au-dessus de l'*inion*).

Cette LIGNE NASO-LAMBDOÏDIENNE, après avoir touché le cap de F [3], suit la grande branche de la scissure de Sylvius sur une longueur de 4 à 6 centimètres, rase le *lobule du pli courbe*, et traverse le *pli courbe*. Elle passe à 6 centimètres au-dessus du trou auditif (voir fig. 233).

En RÉSUMÉ : pour obtenir les renseignements de *topographie cranio-cérébrale* nécessaires, DEUX MENSURATIONS, et TROIS TRACÉS, à la surface du crâne, suffisent.

Les deux *mensurations* doivent être divisées par MOITIÉS.

1. Les procédés de CLADO et CHIPAULT sont ingénieux.
Le premier repose sur la construction d'une *ligne clé*, donnant la direction de la scissure rolandique, et sur la connaissance d'un point de la région temporale antérieure, rétro-orbitaire, désigné sous le nom de *carrefour de Sylvius*, obtenu par l'intersection, avec la première, d'une seconde ligne (ligne sylvienne); deux autres lignes de repère sont encore nécessaires.
Le second (procédé de Chipault), *dit proportionnel*, s'applique aux crânes de toutes formes, de tous volumes (voir fig. 229); mais il nécessite le souvenir de *cinq chiffres proportionnels* (pour les points pré-rolandique, rolandique, sus-lambdoïdien ou sylvien, lambdoïdien, et sus-iniaque), le tracé de *cinq lignes de repère* et une *opération arithmétique*, il est vrai très simple (multiplication).
Il nous semble que ces deux procédés, bien que logiques et suffisamment précis, n'ont pas été adoptés par la majorité des opérateurs.

A la première (*mensuration sagittale*), on ajoute 2 centimètres.

A la seconde (*perpendiculaire auri-sagittale*), on retranche un travers de doigt; on obtient ainsi les POINTS ROLANDIQUES, et la direction de la LIGNE ROLANDIQUE.

La LIGNE SYLVIENNE est fournie par le tracé de la LIGNE NASO-LAMBDOÏDIENNE.

Quand les LIGNES DE REPÈRE ROLANDIQUE ET SYLVIENNE sont connues, le chirurgien peut diriger son action, avec une sûreté suffisante, *vers les différents* CENTRES CÉRÉBRAUX.

Sur la *ligne rolandique* se trouvent : en haut, les *centres des*

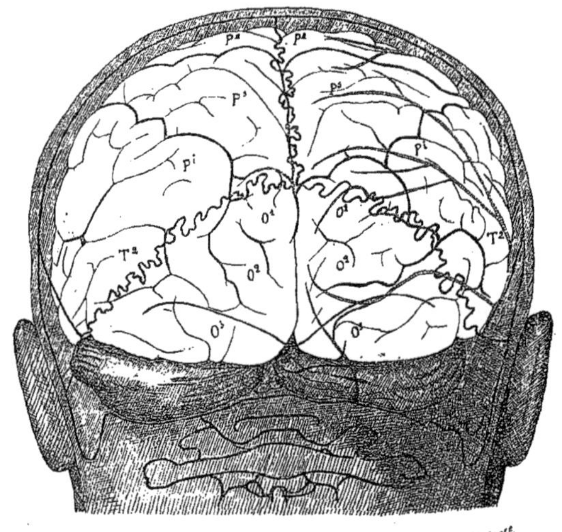

Fig. 234 (Nimier). — Région postérieure du cerveau et du cervelet. Rapports avec les sutures crâniennes.

MEMBRES INFÉRIEURS; à la partie moyenne, ceux des MEMBRES SUPÉRIEURS; en bas, ceux de LA FACE, de LA LANGUE, etc.; en avant, la *frontale ascendante*, et, dans la moitié supérieure, *le pied de F¹*, puis *celui de F²*, et en bas, le CENTRE DE BROCA (fig. 233); en arrière, la *pariétale ascendante*, et plus en arrière et en haut, le *lobule pariétal supérieur*.

Le *lobule du* PLI COURBE est sur la LIGNE SYLVIENNE, à *10 centimètres du lambda*; et le PLI COURBE, à 7 centimètres [Poirier]. (Fig. 233.)

Au-dessous de la ligne sylvienne s'étend le lobe TEMPORO-SPHÉNOIDAL.

Le lobe OCCIPITAL est au niveau de l'extrémité la plus reculée de cette même ligne.

Le CERVELET est au-dessous de la ligne *naso-inienne horizon-tale*, derrière l'occipital (voir fig. 234).

Le SINUS LONGITUDINAL SUPÉRIEUR suit la ligne sagittale; le SINUS LATÉRAL répond à la ligne courbe occipitale, au-dessous du tiers postérieur de la ligne naso-inienne; quand on veut l'éviter, on trépane, sur le milieu d'une ligne allant de la pointe mastoïdienne à la protubérance occipitale externe (inion). — Le

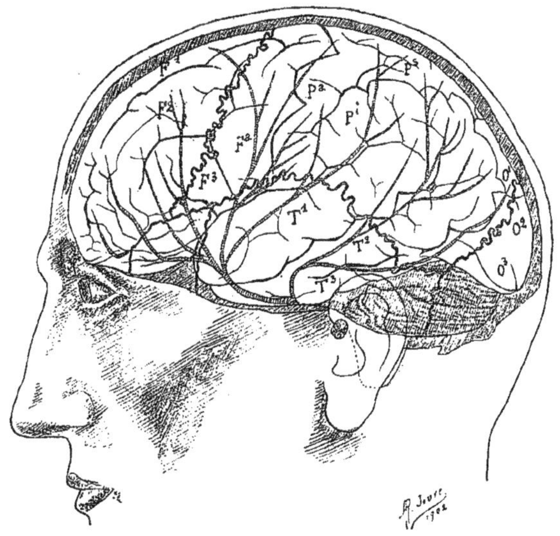

Fig. 235 (Nimier). — Circonvolutions de la face latérale du cerveau. Artère méningée et ses branches. Leurs rapports avec les sutures et les os du crâne.

pressoir d'Hérophile est derrière cette saillie. — La *portion réfléchie* du sinus latéral répond au *quadrant postéro-supérieur* de l'apophyse mastoïde (fig. 229).

Les deux branches antérieures de l'ARTÈRE SYLVIENNE (voir fig. 235) et le SINUS VEINEUX SPHÉNO-PARIÉTAL de Breschet se rencontrent, lorsqu'on trépane à 5 centimètres au-dessus de l'arcade zygomatique, *sur la perpendiculaire élevée sur cette apophyse, à mi-chemin de l'apophyse montante de l'os malaire et du trou auditif* (Poirier).

Telles sont, résumées, les notions de TOPOGRAPHIE CRANIO-CÉRÉBRALE, indispensables pour la chirurgie des néoplasmes encéphaliques.

B. Trépanations et craniectomies par morcellement.

Le TRÉPAN *à vilebrequin* classique, dit trépan de Bichat (voir fig. 236 à 238) fut le premier instrument employé, pour ouvrir le crâne, dans les ablations de tumeurs cérébrales.

On essaya de le rendre plus maniable, plus expéditif, et surtout de donner à la couronne plus d'ampleur, afin d'enlever d'une

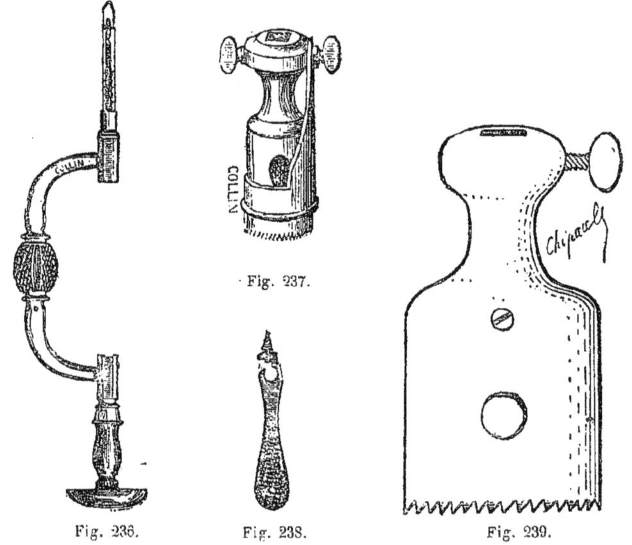

Fig. 236.   Fig. 237.   Fig. 238.   Fig. 239.

Fig. 236, 237, 238. — Trépan ancien de Bichat et Charrière à vilebrequin; couronne avec curseur; tire-fond. — Fig. 239. Large couronne de Lucas-Championnière, sans curseur.

fois une plus grande partie de la surface crânienne : de là les *trépans de Lucas-Championnière* (fig. 239), dont la couronne mesure 3 centimètres de diamètre, de *Keen* (couronne de 0 m. 038), et *de Horsley*, atteignant 5 centimètres.

Ces deux derniers instruments sont d'un maniement difficile, mordent irrégulièrement la surface convexe et inégale de la boîte crânienne, pénétrant plus profondément d'un côté que de l'autre, malgré l'habileté de l'opérateur, et blessent facilement la dure-mère ou le cortex. — Horsley a abandonné le sien.

Pour obtenir une *ouverture* PLUS GRANDE, on appliquait successivement *plusieurs couronnes juxtaposées, subintrantes*, ou en *feuille de trèfle*, selon le conseil d'Ollier.

Plus tard (1893), Jaboulay imagina son procédé de TRÉPA-NATION BILINÉAIRE *avec travée inter-médiaire*, dans lequel, entre deux ran-gées parallèles de cinq à six couron-nes de trépan, il laissait une bande intermédiaire étroite, dont il coupait ensuite les deux pédicules au ciseau (voir fig. 240).

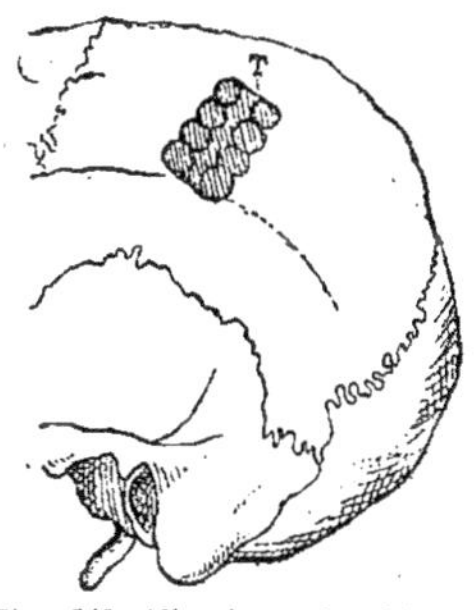

Fig. 240 (d'après Chipault). — Trépanation bilinéaire avec tra-vée intermédiaire de Jaboulay.

Farabœuf avait déjà fait construire sa PINCE-TRÉPAN, dont la couronne, quoique très petite (12 mm.), peut agir rapidement, sans danger, à cause de *la branche en plateau* introduite entre la dure-mère et le crâne : avec elle, on arrive assez vite à agrandir le premier orifice fait par le trépan ordinaire, en l'entourant d'une couronne de petites trépanations secondaires.

Mais, si le TRÉPAN, manié par une main expérimentée et pru-dente, est un instrument dont il ne faut pas médire, tous les chirurgiens reconnaissent que, quand il faut multiplier les cou-

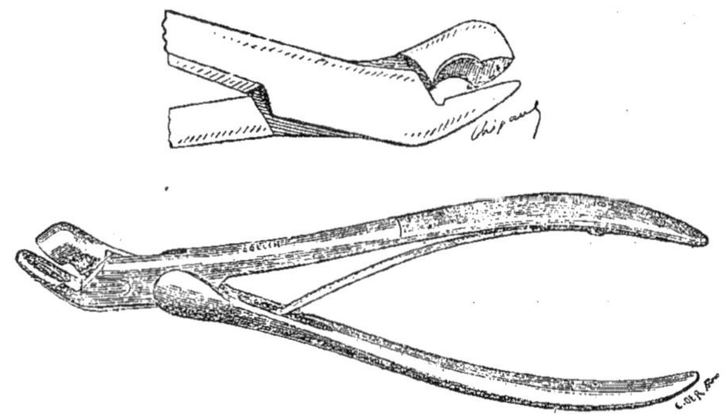

Fig. 240 *bis* et 241 (Chipault). — Pince coupante à un mors plat sans rebord, de Mathieu. Pince coupante à un mors plat avec rebord saillant, de Collin. Cette dernière, plus solide, est préférable pour les résections crâniennes.

ronnes, SON ACTION EST LENTE, et nécessite la *répétition d'une manœuvre*, qui n'est pas de la première simplicité.

On essaya d'autres moyens d'agrandir la *brèche osseuse* faite par le trépan. Dès que Lannelongue eut démontré combien était inoffensive la *craniectomie*, on employa avec plus de hardiesse et plus de largeur les PINCES COUPANTES : Horsley se servit de son « *Cranked forceps* », qui n'est qu'une pince de Lister appropriée; Lucas-Championnière, de sa *pince-gouge*; Collin inventa

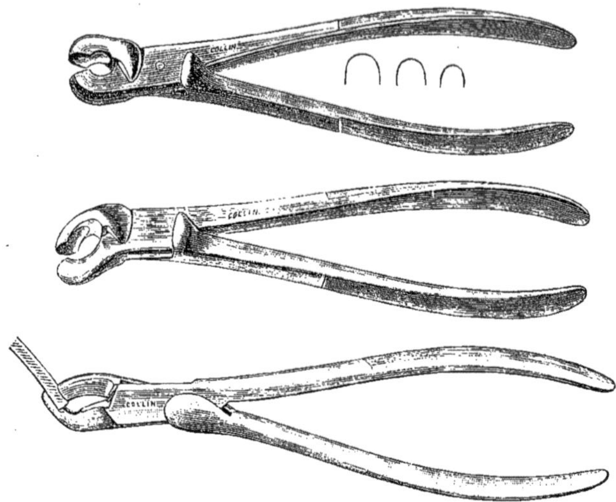

Fig. 242, 243, 244. — Pinces-gouges droite et courbe de Collin pour les craniectomies.
Pince emporte-pièce du prof. Lannelongue (mod. Collin).

des *pinces-gouges nouvelles*, et Mathieu son *emporte-pièce à tranchant unique* (fig. 240 à 244).

Plus récemment, en Scandinavie, le Dr Karl Dahlgren a imaginé

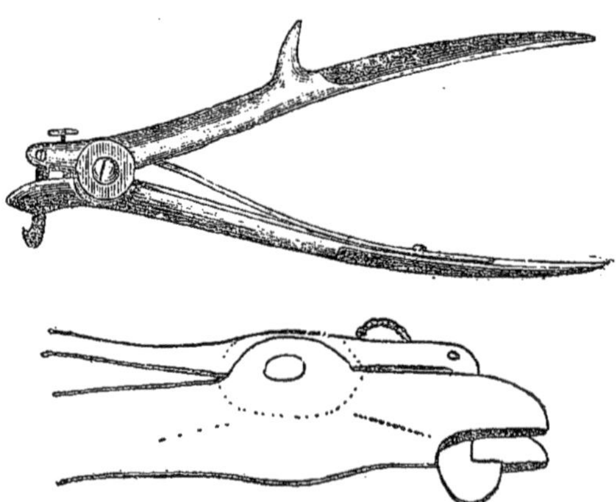

Fig. 245, 246 (d'après Chipault). — Craniotome de Dahlgren (fabricant : Albert Stille, Stockholm). —Détail du mors du craniotome de Dahlgren.

une pince, ou *craniotome*, qui peut à la rigueur couper le crâne dans toute son épaisseur et dans tous les sens, avec moins d'effort que tout autre instrument (voir fig. 245, 246); et, en Italie, s'est répandu l'usage de la *pince ossivore* de Montenovesi, dont la

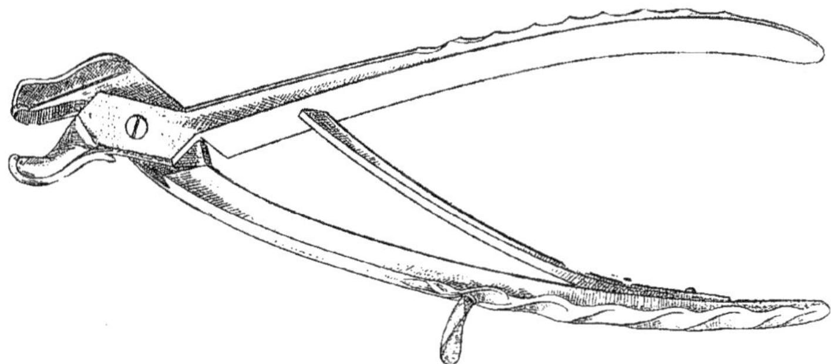

Fig. 247. — Pince ossivore de Montenovesi (d'après Chipault).

branche mâle, en bec de perroquet, est introduite dans un trou de trépan, et se glisse entre la dure-mère et la lame vitrée, et agissant comme un levier soulève le segment osseux, qui est

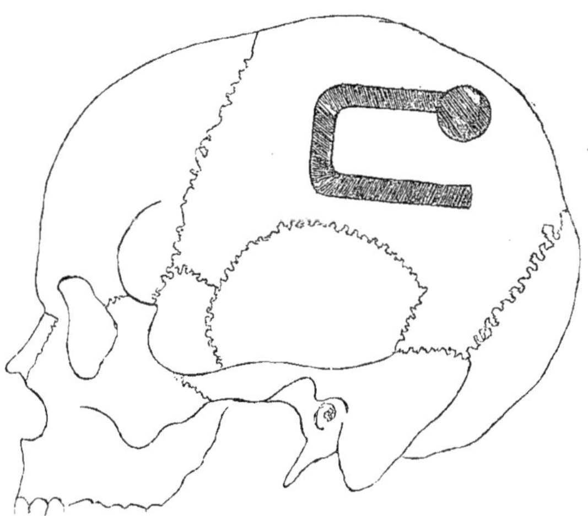

Fig. 248 (d'après Chipault). — Tracé sur le crâne avec une pince de Montenovesi.

incisé par *l'extrémité tranchante* de la branche femelle[1] (voir fig. 247, 248).

1. Dahlgren, Ein neues Trepanations-Instrument (*Centralbl. f. Chir.*, 1896, p. 217), et Chipault (*Chir. nerveuse*, 1902, II, p. 2). — Montenovesi (in Chipault, *Chir. nerveuse*, 1903, III, p. 131).

C'était, en réalité, un retour vers les *tenailles incisives* et *à bec de perroquet*, d'Ambroise Paré.

Ainsi fut créée la *méthode de* MORCELLEMENT.

Avec ces diverses *pinces coupantes*, on enlève de petits fragments de la voûte crânienne, qui *permettent d'*AGRANDIR *l'ouverture primitive*, dans la direction nécessitée par le siège du néoplasme; si le crâne est *dur* et *épais*, ces fragments sont *parcellaires*, et il faut employer de la force.

Le *morcellement* ne convient qu'aux parois crâniennes *minces*, telles qu'on les rencontre chez les enfants, les adolescents, et dans certaines régions de l'enveloppe osseuse (région temporale, etc.)

Il s'agit d'une méthode d'une *utilité complémentaire*, facile il est vrai, mais lente et laborieuse, et qui reste *loin de l'idéal*, obtenu dans la laparotomie pour les tumeurs abdominales.

Comme le dit le professeur Terrier, dans sa Leçon : « Le plus funeste, dans les procédés de morcellement, c'est certainement *la durée* de l'ouverture du crâne, alors qu'il importe d'agir le plus rapidement possible, pour éviter le shock, et aller à la recherche du néoplasme ».

C. CRANIOTOMIE A LA SCIE ET AU CISEAU.

En présence de cette *insuffisance du morcellement*, le protagoniste de la chirurgie cérébrale, Victor Horsley, l'un des premiers, chercha d'autres moyens.

Il existait, dans l'arsenal chirurgical, une scie antique dite « scie de Hey » à l'étranger, et, chez nous, « scie à crête de coq »; il l'utilisa, soit pour faire sauter les ponts intermédiaires à trois ou quatre couronnes de trépan bornant un espace crânien, soit pour tailler d'emblée une large pièce osseuse quadrilatère ou allongée.

On scie d'une main ferme, mais précautionneuse, la *table externe*, puis le *diploé*, ayant soin de vérifier les progrès de la pénétration dans l'os, avec un stylet introduit dans la rainure; on s'arrête généralement à *la table interne*, qu'on brise de quelques légers coups de ciseau.

Malgré la prudence et la souplesse de la main, comme il y a dans une même région de crâne des inégalités d'épaisseur et de résistance très grandes, il peut survenir des éraflures de la dure-mère : pour les éviter, Doyen, dans sa nouvelle instrumentation, a pourvu cette scie d'un *curseur gradué*, l'empêchant de trop avancer (voir fig. 272).

Afin d'aller plus vite dans la séparation de l'os, Horsley pensa à utiliser l'action des *scies circulaires* de l'industrie, dont il existait déjà, en chirurgie, des modèles sous les noms de *polytritome* de Péan, de *scie circulaire d'Ollier*, etc. Il eut d'abord des *moteurs à main*; puis, il employa le *tour des dentistes*; et nous le vîmes apparaître à l'un de nos congrès, pour nous présenter une ingénieuse scie circulaire, *mue par l'électricité*.

Dans la leçon de Terrier, et dans la thèse d'Auvray, nous trouvons les modèles variés de scies à mouvements rapides, qui furent employées par lui en Angleterre, ou inventées en Amérique : scie rectiligne d'Hawskley, scie circulaire et *ostéotome spiral* de Cryer; « *Bone Cuttler* », couteau des os de Wright; et enfin, *meule coupante* de Horsley, qui use l'os, et y fait presque instantanément une perte de substance.

Il semble que ces divers instruments, sans doute parce qu'il est difficile de les maîtriser, ne donnèrent pas grande satisfaction; car, vers la fin, nous voyons Horsley revenir à la simple scie à amputation, préconisée ensuite par Auvray dans sa thèse (1896).

Le CISEAU A MAIN fut aussi employé, soit pour faire sauter un pont entre des orifices de trépan, soit pour régulariser, soit pour étendre des pertes de substances : nous en parlerons, plus amplement, à propos du procédé de craniotomie de Wagner, qui le mit en faveur.

Le caractère propre de cette instrument est de créer une PERTE DE SUBSTANCE, d'enlever une partie plus ou moins étendue de l'enveloppe crânienne : la brèche produite est définitive, permanente. On fait ainsi une CRANIECTOMIE.

Quelle est la valeur de cette opération? Quels sont ses inconvénients?

Elle ouvre une large fenêtre sur le cerveau, puisque, dans un cas d'Horsley, elle mesurait 10 cent. 1/2 sur 7 centimètres, et que Terrier a vu l'opérateur anglais enlever, d'un côté de la tête, près de la moitié de la calotte crânienne. Elle permet suffisamment, dans nombre de cas, de faire les explorations, les recherches, et les manipulations nécessaires, pour trouver la tumeur, et en pratiquer l'ablation. Elle a même l'avantage de *laisser la voie à peu près ouverte*, pour combattre les récidives, auxquelles il faut souvent penser, quand il s'agit de tumeurs encéphaliques.

Mais, le centre nerveux, dépouillé de sa carapace osseuse, n'est-il pas exposé aux traumatismes, aux inflammations méningées?

On a accusé le procédé de faciliter la HERNIE CÉRÉBRALE. — Comme l'a indiqué Horsley, celle-ci est plutôt l'effet de l'*encéphalite*, qui survient si on a commis une faute d'asepsie.

Pour éviter *ces accidents possibles*, on a essayé d'établir un moyen de protection solide pour le cerveau, en introduisant, sous le tégument et le périoste, des *plaques d'os décalcifié*, de *celluloïd*, de *métal*, en *réimplantant les rondelles du trépan*, et des pièces osseuses entières ou fragmentées, en faisant de l'*hétéroplastie*, de l'*autoplastie*, tibiale ou crânienne, par les procédés de König ou de Durante, ou avec le crochet de Dahlgren[1].

Ces moyens ne réussissent pas toujours; on peut observer des rétentions, des inflammations, sous les corps étrangers ainsi ensevelis, bien qu'on les ait percés de trous; et, comme nous l'avons indiqué, *la fermeture hermétique du crâne n'est pas toujours de mise quand il s'agit de néoplasmes* susceptibles d'une nouvelle végétation.

Si, malgré ce dernier inconvénient, on emploie les méthodes de *résection temporaire*, dont nous allons parler, c'est qu'elles sont *plus rapides*, et *moins traumatisantes*.

Dans les observations, que nous avons parcourues, nous n'avons pas vu que les *craniectomies larges aient eu les inconvénients indiqués*.

Un de nos malades, opéré pour traumatisme crânien (enfoncement avec nombreux éclats), eut une perte de substance *de la largeur de la paume de la main*, dans la région frontale, toujours très exposée; il a pu reprendre, sans inconvénients, son pénible métier de manœuvre de maçon.

Reconnaissons, cependant, que, dans les régions très apparentes, la CRANIECTOMIE crée une DIFFORMITÉ PEU GRACIEUSE.

D. CRANIOTOMIE A LAMBEAU OU TEMPORAIRE.

a) Nous ne parlerons pas de la *préparation du malade*, ni des *modes d'anesthésie*, par le chloroforme ou l'éther, ni des *soins aseptiques* à donner à la région opératoire : ils sont clairement exposés dans les ouvrages classiques. Nous nous bornerons, sur ce sujet, à quelques considérations sommaires, très suffisantes.

La plupart des chirurgiens préfèrent le *chloroforme*, parce qu'il ne congestionne pas l'encéphale, comme *l'éther*; et qu'une fois le crâne ouvert, il suffit de petites doses, pour entretenir le sommeil.

1. Voyez sur ce sujet : Chipault, *Chir. op. du système nerveux*, 1894, p. 171.

Horsley, chez l'adulte. y joignait l'injection d'une petite quantité de morphine, et Keen a recherché le resserrement des vaisseaux, par un peu d'ergotine : peu d'opérateürs usent de ces moyens, non indispensables, et peu avantageux.

Broca et Maubrac, à la suite d'Horsley, donnent le conseil de tracer, la *veille de l'opération*, au crayon de nitrate d'argent, les LIGNES DE REPÈRE, toujours au nombre de deux, quel que soit le siège de l'opération : la LIGNE ROLANDIQUE et la LIGNE SYL-VIENNE. On peut ainsi prendre le temps de recherches métho-diques et précises ; on évite, pour trouver les saillies, de se livrer, le jour de l'intervention, à des manipulations exposées à moins d'asepsie.

On a dit, aussi, de marquer, avant l'opération, les *lignes de repère* par trois points dans le crâne, faits par un poinçon stérilisé, ou par l'implantation de trois petits clous sans tête. Précaution un peu inutile, quand il s'agit de craniotomie à lambeau, le fragment crânien devant être soulevé et déplacé.

D'après Broca et Maubrac, pendant l'opération, on peut se servir des antiseptiques ordinaires, tant que le cerveau n'est pas mis à nu : après, on doit en être parcimonieux, à moins qu'il n'existe un foyer d'infection. Beaucoup utilisent l'eau boriquée tiède, ou l'eau saline stérilisée. Nous avons employé, sans incon-vénient, les solutions ordinaires de sublimé, étendues d'eau.

b) CRANIOTOMIE DE CHALOT-WAGNER ; EMPLOI DU CISEAU.

Chalot est réellement le *premier chirurgien* qui, en 1886, mon-tra sur le cadavre, qu'on pouvait facilement et largement ouvrir le crâne *avec le* CISEAU : il indique, d'une manière très précise, dans son *Traité de médecine opératoire*, le procédé à suivre.

Le mérite particulier de Wagner est *d'avoir réalisé l'opération sur le vivant* (1889), et d'être, en réalité, l'initiateur de la CRANIO-TOMIE TEMPORAIRE.

Nous avons à apprécier la valeur de l'instrumentation nouvelle, et l'importance de la méthode.

On sait en quoi consiste *l'opération de Wagner* (voir fig. 249) : circonscrire, sur la partie du crâne qu'on se propose de mobiliser, un lambeau cutané en forme d'Ω ; et choisir le lieu de son pédicule, de manière à ce qu'il soit suffisamment pourvu de vaisseaux ; lorsque la peau s'est rétractée, l'appliquer fortement sur le crâne, et couper le périoste au ras de son bord.

Alors, *avec le* CISEAU, attaquer la marge osseuse, répondant à la portion arrondie de l'Ω, et ne s'arrêter que lorsque la partie osseuse a été complètement traversée.

Les branches horizontales de l'incision servent à creuser un sillon, et à introduire un ciseau étroit, pour affaiblir le pédicule osseux et le fracturer.

Puis, avec un élévateur, on soulève le *lambeau ostéo-cutané* : la dure-mère apparaît à découvert.

Plus tard, Wagner supprima les *parties horizontales* de son lambeau, qui compliquent, sans offrir de réelle utilité.

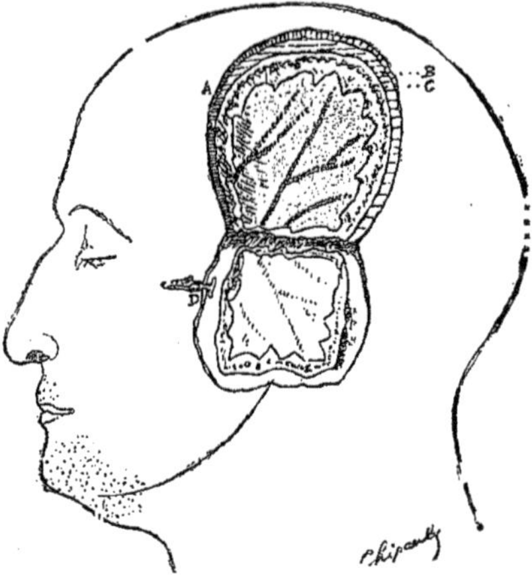

Fig. 249. — Résection temporaire de Wagner (1889). *In* Chipault. — A, incision des parties molles ; B, intervalle entre les parties molles et la section osseuse ; C, section osseuse avec les lamelles de la table interne restées adhérentes ; D, pince de Franck.

Nous allons maintenant faire connaître, sommairement, les modifications apportées ultérieurement, à l'opération de Wagner.

c) Modifications a la craniotomie de Wagner.

Poirier, en 1891, montra qu'il suffisait de faire une *incision circulaire*, et de laisser au pédicule de 3 à 4 centimètres; après section osseuse, il affaiblissait le pédicule, en faisant rétracter la

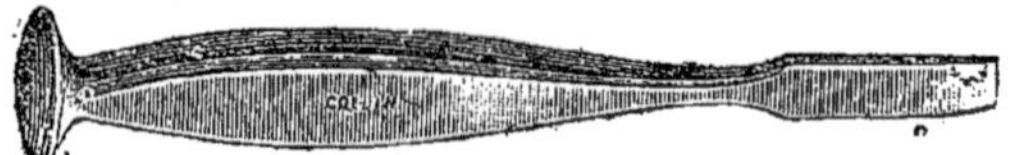

Fig. 250. — Ciseau à résection crânienne de Poirier.

peau à sa base, et en donnant quelques coups de ciseau sur sa portion osseuse : on pouvait ensuite achever de le fracturer, et soulever la pièce entière avec un élévateur.

Pour rendre la manœuvre plus facile, Poirier fit fabriquer un *ciseau spécial* et un *marteau commode* (voir fig. 250) : à la même

époque, nous utilisions, dans le même but, les CISEAUX de
MAC EWEN.

Pour réunir deux ou trois ouvertures de trépan, Poirier

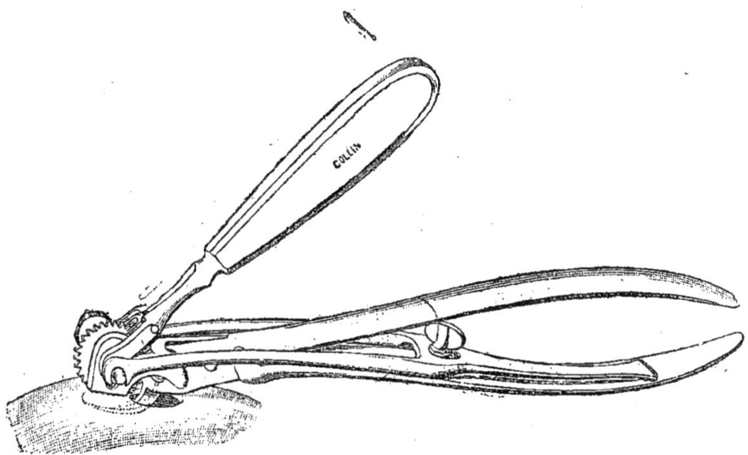

Fig. 251. — Craniotome ou pince-scie de Poirier.

se servait aussi d'une sorte de craniotome ou pince-scie
(fig. 251).

MULLER, en 1890, avait essayé de limiter le lambeau osseux à

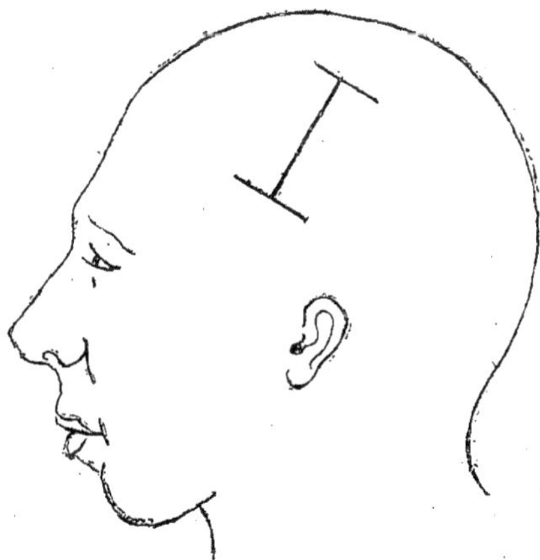

Fig. 252. — Craniotomie de Durante (Chipault). Incision du cuir chevelu et du péricrâne,
pour la formation des lambeaux ostéoplastiques.

la couche externe du crâne; procédé difficile d'exécution, et sans grand avantage, quoique DURANTE l'utilise fréquemment (voir

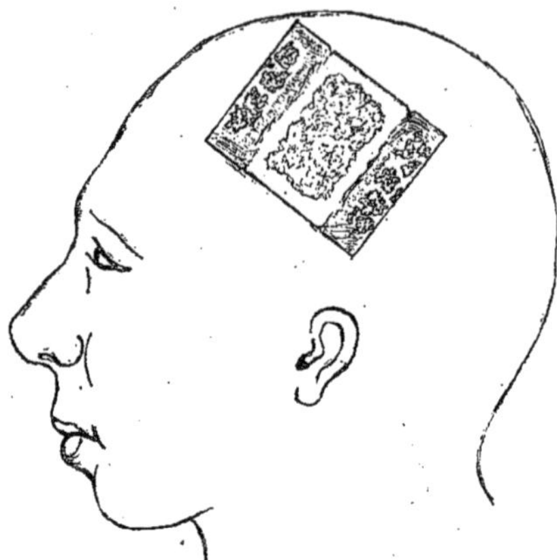

Fig. 253. — Craniotomie de Durante (id.). Rabattement des lambeaux rectangulaires, où l'on voit les pièces osseuses adhérentes au péricrâne. Les lambeaux ostéo-plastiques, à section ostéo-tangentielle discontinue, sont constitués.

fig. 252, 253). Il a été, depuis, rendu plus facile par l'usage du crochet de Dahlgren.

TOISON (de Lille), après avoir creusé, avec un fin ciseau, *quatre petites tranchées* aux angles d'un lambeau quadrilatère (voir fig. 254), coupe les parties intermédiaires, de *dedans en dehors*,

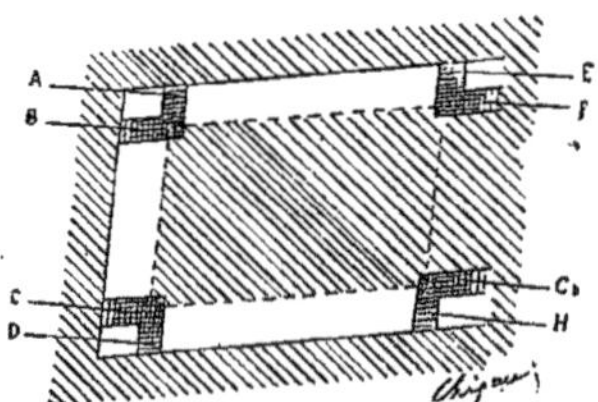

Fig. 254. — Tranchées crâniennes dans le procédé de Toison.

avec une scie linéaire flexible, et soulève d'une pièce le morceau détaché (Congrès de Chir., 1891).

BRUNS, avec un lambeau de même forme, combine le trépan, le ciseau et la scie.

Enfin CHIPAULT, en 1893, expose son procédé de CRANIOTOMIE BILINÉAIRE AVEC TRAVÉE AUTOPLASTIQUE INTERMÉDIAIRE, non sans une certaine parenté avec celui de Jaboulay (p. 668).

Au point de vue instrumental, il repose sur l'emploi simultané du *trépan* et d'un *ciseau spécial* (fig. 256).

Après taille et rétraction d'un lambeau quadrilatère, à côté étroit répondant à la base du crâne, et constituant le pédicule, il perfore ses deux angles supérieurs et inférieurs par des couronnes de trépan (fig. 255). Celles-ci lui servent d'amorce pour

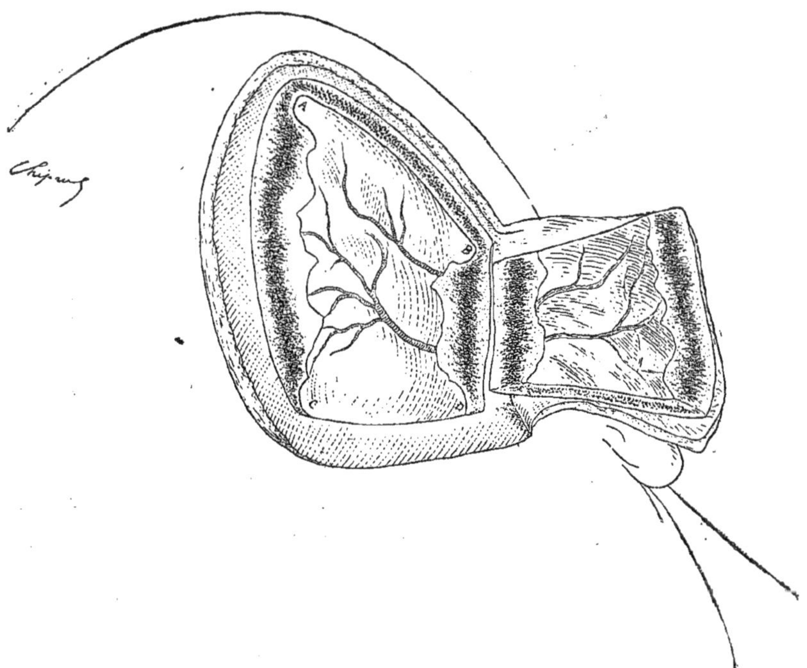

Fig. 255. — Procédé de résection temporaire de Chipault. De chaque côté du lambeau ostéo-plastique rabattu restera définitivement béante une tranchée plus ou moins large AB, CD.

creuser, soit au ciseau et au maillet, soit encore avec la pince-gouge, soit avec la pince-trépan de Farabœuf, *deux travées étroites*, qui descendent, des angles supérieurs, vers les inférieurs ou angles basaux du lambeau.

Le quadrilatère ainsi circonscrit ne tient plus au crâne que par son *bord supérieur* et par son *pédicule* : ceux-ci sont sectionnés avec le *ciseau spécial*; *en haut*, d'un orifice de trépan vers l'autre; *en bas*, d'une extrémité inférieure de la travée à l'autre.

Le *ciseau* employé par Chipault (fig. 256) a un tranchant oblique, et est pourvu de deux épaulements mousses. Il attaque le crâne *obliquement* et *sur la tranche*, l'un des épaulements étant entre la dure-mère et l'os, l'autre sous le périoste et la peau.

Chipault prétend ainsi diminuer l'ébranlement des organes encéphaliques, les orifices faits avec le trépan brisant, selon Ollier, les *vibrations transmises*, et le *martelage s'exerçant selon*

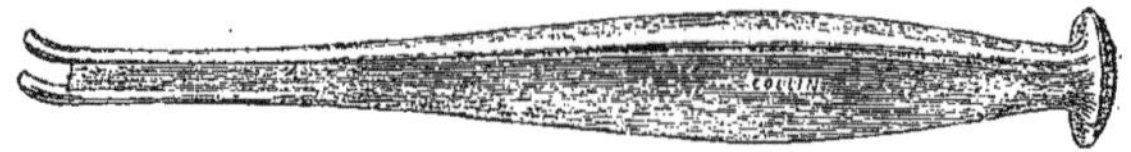

Fig. 256. — Craniotome à épaulements obliques de Chipault.

une tranche de section, et non normalement à la surface du crâne. — Nous sommes déjà loin de la simplicité du procédé de Wagner.

d) APPRÉCIATION DE LA CRANIOTOMIE DE WAGNER ET DE L'USAGE DU CISEAU.

Les différentes modifications apportées à l'opération primitive de l'auteur allemand ont l'inconvénient de prolonger la *durée du temps* nécessaire à la section de l'os.

C'est précisément un des avantages de la méthode de Wagner, d'être d'une exécution *remarquablement rapide* et, cependant, de découvrir *une surface de cerveau étendue*, qu'on peut d'ailleurs augmenter encore en faisant deux lambeaux juxtaposés, comme l'a exécuté Bramann. — Nous avons, pour notre part, taillé aisément des lambeaux de 10 centimètres, et la section de l'os proprement dite ne nous demandait que 7 à 8 minutes.

On a élevé *deux critiques* contre la trépanation au ciseau : 1° le ciseau peut avoir des *échappées*, qui blessent la dure-mère et le cortex; 2° il nécessite un *martelage*, qui ébranle et commotionne les centres nerveux.

Il est certain que le crâne a une épaisseur, une densité, une résistance variables, dans ses diverses régions, selon les individus et selon l'âge. Mince et flexible chez les enfants, il est fragile chez les vieillards, à cause de l'atrophie sénile.

Manouvrier a fait remarquer que son épaisseur est *en corréla-tion* avec le développement général du squelette : sur un sujet à os frêles, le crâne est volumineux et *mince*; si le squelette est massif, et petite la boîte crânienne, il a probablement une *épaisseur* et *une résistance plus grandes*.

Ces inégalités, ces variations, montrent que le *ciseau* doit être manié avec prudence : mais ces inconvénients existent aussi pour la *scie* et le *trépan*.

On peut éviter les *échappées* du ciseau, si on est attentif. Dans les observations que nous avons parcourues, cet accident n'est pas mentionné, ou n'a pas eu de suites sérieuses.

Ce qui effraye les assistants, ce sont les coups de marteau assez forts, que certains opérateurs donnent sur le ciseau, si le crâne est dur ; il semble qu'il doive en résulter une commotion, dont d'ailleurs personne n'a fourni la preuve, en clinique.

On pourrait lire, dans la thèse de notre interne Leplat, de nombreux exemples de *craniotomies au ciseau*, qui furent faites par nous, chez des individus, cependant, *déjà violemment traumatisés* ; ils avaient des fractures à fragments multiples avec enfoncement, des esquilles pénétrantes, et l'état cérébral était très accusé ; un enfant de quatre ans, après une chute grave, avait eu des convulsions épileptiques, produites par une esquille pénétrante et un début de méningite. Cependant, tous ces malades guérirent sans incidents. et il n'apparut pas que l'opération eût déterminé de la commotion.

Il faut apprendre à nous servir du ciseau, comme font les ouvriers, les praticiens, qui, avec un instrument un peu gros et un marteau assez volumineux, savent sculpter une arête vive, une fine saillie, sans brisure. Il faut de la souplesse dans le poignet, de la fermeté et de la sensibilité dans la main.

Nous nous servons du ciseau de Mac Ewen, à cause de son manche volumineux et octogone, qu'on a bien en main. Nous n'essayons pas de pénétrer, d'un seul coup, dans la profondeur de l'os. La tête étant bien posée sur un coussin de sable, médiocrement rempli, de manière à ce qu'elle y dessine un lit, et fermement maintenue par les mains d'un aide, nous faisons, autour du lambeau, *trois tours* successifs de sections au ciseau. Le premier a pour but de faire le tracé, et n'intéresse guère que la table externe, pénètre au plus d'un millimètre et demi ; le second coupe le diploé ; et c'est seulement dans le troisième, qu'avec *plus de prudence et de délicatesse*, nous essayons de terminer la section.

Souvent, malgré l'intégrité du pédicule, on s'aperçoit alors que la plaque osseuse se soulève d'elle-même, et elle peut paraître un peu mobile. Si cela n'est pas, nous vérifions notre ligne de section, et nous détachons ce qui tient encore.

Puis, introduisant doucement, par un léger *mouvement de reptation*, le ciseau, à l'endroit favorable, nous soulevons peu à peu le fragment osseux, en même temps que le pédicule se brise.

Dans les sections, le ciseau doit être tenu *avec une obliquité* d'au moins 45°, par rapport à la surface du crâne : on risque moins de blesser les parties sous-jacentes, et on obtient un *biseau oblique*, très favorable à la coaptation.

Nous pensons, en résumé, que la craniotomie au ciseau ne

mérite pas les critiques, trop sévères, formulées contre elle : elle nous paraît plus spécialement utilisable pour les ouvertures qui ne dépassent pas une dizaine de centimètres.

On pourrait d'ailleurs aujourd'hui, dans la plupart des cas, pour tracer *le lambeau osseux*, substituer au ciseau, après trépanation préalable, la pince-crochet de Dahlgren ou, mieux encore, la *pince coupante ossivore* de Montenovesi (voir fig. 247, 248).

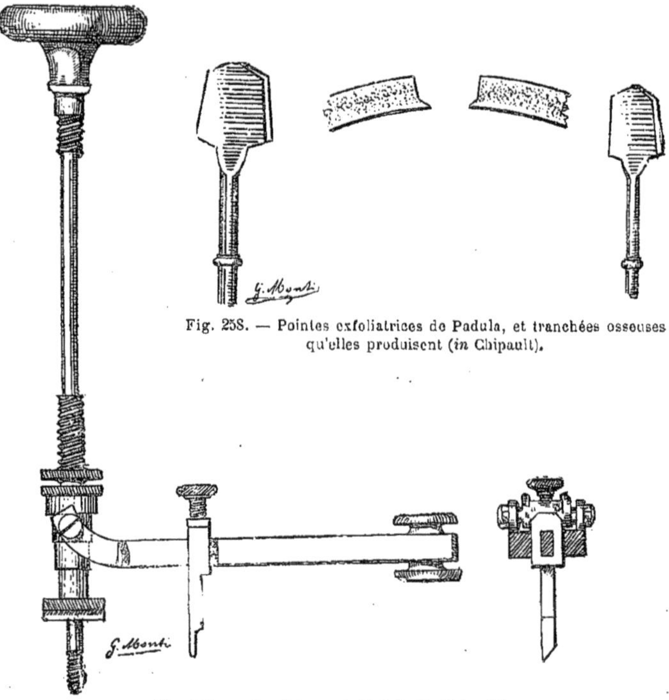

Fig. 258. — Pointes exfoliatrices de Padula, et tranchées osseuses qu'elles produisent (*in* Chipault).

Fig. 257. — Craniotome de Padula (*in* Chipault).

e) CRANIOTOMIES DES CHIRURGIENS ITALIENS (Durante, Scafi, Zuccaro, Secchi, Caselli, Padula, Codivilla, Gigli, Roncali, Montenovesi, etc.). — *Sections du crâne par l'emploi d'*INSTRUMENTS COUPANTS.

Nous avons déjà signalé le procédé de DURANTE, par *lambeau à section ostéo-tangentielle discontinue* (voir fig. 252, 253).

SCAFI se sert, pour la section des os, de *ciseaux dentés* d'une forme particulière, et taille son lambeau *ostéoplastique* en *deux temps*. Il coupe d'abord le pédicule osseux, le laisse se cicatriser; et, quinze ou vingt jours après, il taille le reste du lambeau ostéoplastique, le pédicule ayant alors un cal mobile et *faisant charnière*. Il faut un cas spécial, pour permettre une aussi longue attente.

. Le procédé de ZUCCARO, comme les suivants, est applicable *en un temps*. La section de l'os est produite par une sorte de *tréphine à gros manche*, qui porte une tige horizontale, armée d'une *lame coupante* en acier trempé, qu'on meut circulairement et d'un

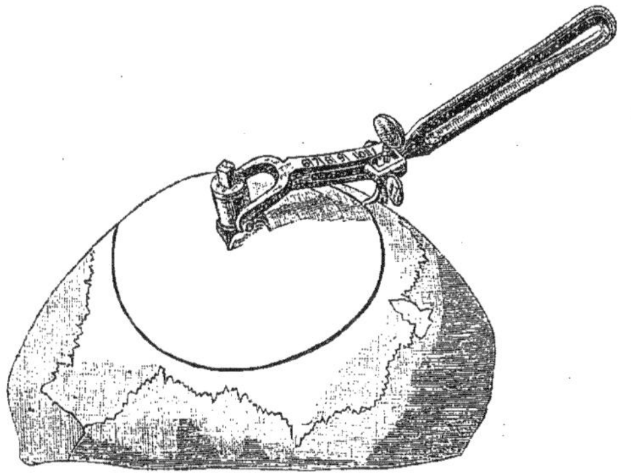

Fig. 259. — Craniotome de Codivilla.

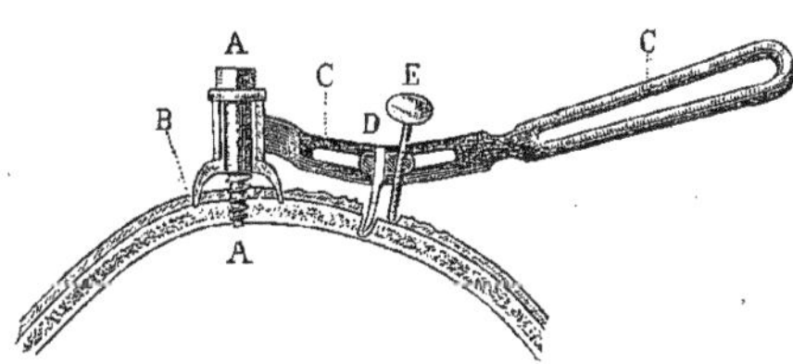

Fig. 260. — Détails du craniotome de Codivilla. A. Vis de pénétration formant axe fixe; B, trépied d'appui sur les os du crâne ; CC, bras horizontal se terminant par un manche; D. lame ostéotome dont la pénétration dans l'os est réglée par la vis E.

mouvement de va-et-vient, dans lequel l'os se trouve coupé obliquement. L'axe de la tréphine sert de pivot et de point d'appui.

SECCHI se sert d'un *manche en villebrequin*, portant aussi des languettes ostéotomes, ou une languette bistouri, à l'aide desquelles il sectionne successivement les parties molles et l'os, par un mouvement circulaire de va-et-vient.

PADULA, tantôt emploie un *craniotome à lame coupante* et *à mouvement circulaire* analogue au précédent (voir fig. 257), tantôt utilise les *pointes exfoliatrices* représentées (fig. 258), à l'aide desquelles il perfore le crâne d'une série de trous, qu'il réunit par section à l'aide d'un ciseau lenticulaire; tantôt enfin, il procède par le sciage d'un trou à l'autre, soit de *dedans* en *dehors*, soit de *dehors en dedans*, avec une *scie à chaîne* maintenue par un *portique spécial*.

CODIVILLA a heureusement modifié les *craniotomes à mouvement circulaire* des auteurs précédents, de manière à en faire un instrument assez perfectionné, qu'il a présenté au Congrès de chirurgie de Paris en 1900 (voir fig. 259, 260).

GIGLI, après avoir perforé le crâne en des points divers, selon la forme du lambeau, introduit sous les parties intermédiaires aux trous, à l'aide d'une baleine flexible, *une scie* (dite *scie de Gigli*) *formée d'un fil d'acier tordu très résistant*, et procède au *sciage* de *dedans en dehors*, comme naguère le faisait Toison. Nous reviendrons sur son procédé, étudié et perfectionné, dans ces derniers temps, par Marion.

RONCALI utilise une *scie à main* spéciale, un *cranioclaste* et un *craniotome* personnels, instruments qui lui servaient pour la *lamnectomie vertébrale*, à laquelle ils semblent mieux adaptés.

MONTENOVESI, enfin, est l'ingénieux inventeur d'*un ciseau à feuille d'olive*, d'une *pédane* (analogue à celle des tourneurs) et d'une *pince ossivore* (déjà signalée p. 670). Ces instruments peuvent rendre d'utiles services dans les craniectomies [1].

f) HÉMICRANIOTOMIE TEMPORAIRE. PROCÉDÉS DE DOYEN.

Les procédés de DOYEN réalisent la *craniotomie à lambeau de Wagner*, dans la plus grande étendue possible, puisque la section comprend toute *une moitié du crâne*.

Deux instrumentations peuvent être utilisées : l'une *à main*, l'autre *électrique*.

Cette dernière, nécessitant une *source d'énergie* et une *installation spéciales*, nous ne parlerons que de l'opération, que peuvent exécuter tous les chirurgiens.

L'HÉMICRANIOTOMIE DE DOYEN (voir fig. 273, 274) consiste essentiellement dans la taille d'un vaste lambeau convexe, commençant derrière l'apophyse orbitaire externe, s'élevant jusque près de la ligne sagittale, qu'elle suit à un centimètre de distance, et descendant en arrière sur le pariétal ou l'occipital, pour se terminer au niveau du pavillon de l'oreille; le pédicule, d'une largeur de 4 à 5 centimètres, est alimenté par les artères temporales.

Après avoir récliné, à la rugine, les bords de ce lambeau, de manière à mettre l'os à nu sur une largeur d'un centimètre, on perfore celui-ci de petits trous, avec un *trépan à cliquet* muni d'une *mèche perforatrice*; ces trous sont ensuite élargis jusqu'à la

---

1. Pour la description, en détail, des procédés et des instruments des chirurgiens italiens, voir Chipault, *Chir. nerveuse*, 1903, III, p. 112-132.

dure-mère exclusivement, par une *fraise* de 12 millimètres de diamètre (voir fig. 261, 262, 263).

Puis on sectionne les parties intermédiaires avec une *scie à*

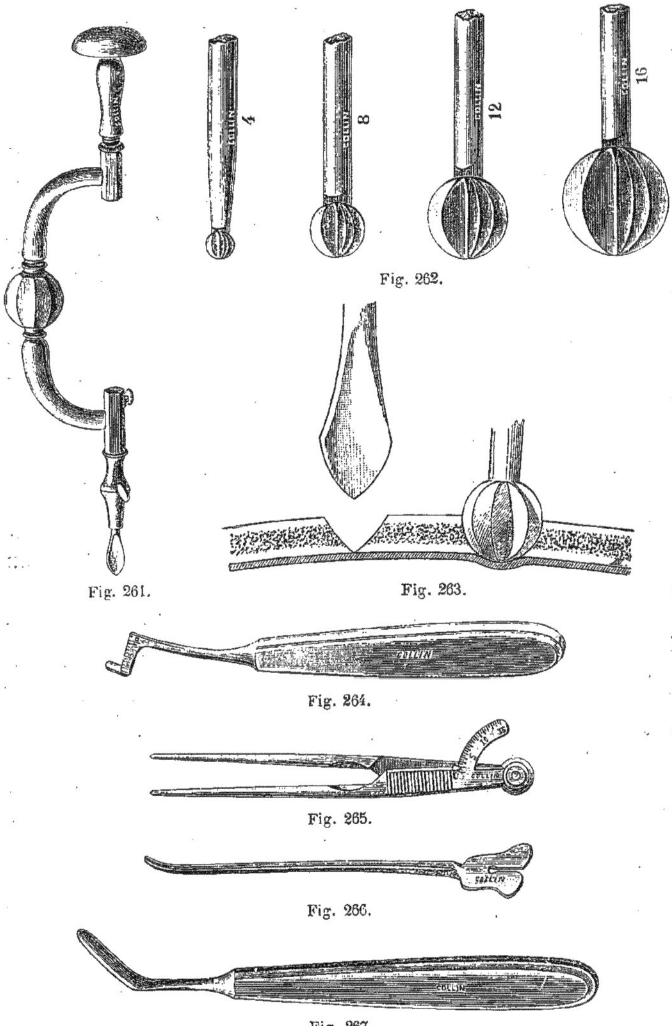

Fig. 262.

Fig. 261.

Fig. 263.

Fig. 264.

Fig. 265.

Fig. 266.

Fig. 267.

Instrumentation de Doyen (d'après Collin). — Fig. 261. Trépan à cliquet. — Fig. 262. Fraises de 4, 8, 12, et 16 millim. — Fig. 263. Effets de la mèche perforatrice et de la fraise sur les os du crâne et sur la dure-mère, qui n'est pas atteinte par la mèche et est repoussée par la fraise. — Fig. 264. Mensurateur du crâne. — Fig. 265. Compas. — Fig. 266. Sonde à bec recourbé. — Fig. 267. Spatule de Lannelongue, pour décoller la dure-mère.

main, comparable à la scie de Hey, mais munie d'un *curseur* spécial, qui ne laisse passer qu'une petite étendue de son bord denté, de manière à ne lui permettre d'intéresser l'os que dans une profondeur mesurée d'avance, à l'aide d'un petit *mensurateur* de l'épaisseur du crâne (fig. 264 à 268).

La section à la scie *respecte entièrement la table interne*, et

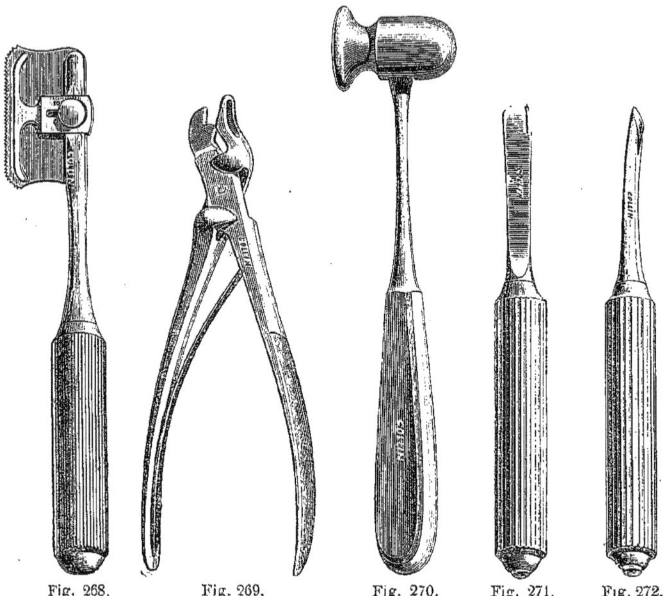

Fig. 268.   Fig. 269.   Fig. 270.   Fig. 271.   Fig. 272.

Instrumentation de Doyen (suite). — Fig. 268. Scie à curseur gradué, à tranchant rectiligne. — Fig. 269. Pince emporte-pièce de 3 millimètres, pour la table interne. — Fig. 270. Maillet en bronze mou. — Fig. 271. Ciseau à épaulement pour achever la section. — Fig. 272. Gouge perforante.

celle-ci est ultérieurement divisée à l'aide d'une *pince emporte-pièce* très étroite (3 millimètres; fig. 269).

Certains opérateurs préfèrent, dans ce but, se servir du *petit ciseau*, faisant partie de l'instrumentation, et qui peut être introduit de champ dans le sillon creusé par la scie (fig. 271).

Lorsque la section est terminée, la moitie du crâne, formant un VASTE VOLET OSSEUX, se trouve rabattue sur l'oreille (fig. 273, 274).

D'après Doyen, cette large ouverture de la cavité crânienne ne demanderait qu'une vingtaine de minutes.

Pour juger de la *valeur* de l'HÉMICRANIOTOMIE, il serait nécessaire de posséder un certain nombre de faits cliniques, provenant d'opérateurs différents. Depuis 1896, et la thèse de Marcotte, nous ne connaissons que quelques faits, ceux de Monod et de Vidal, et

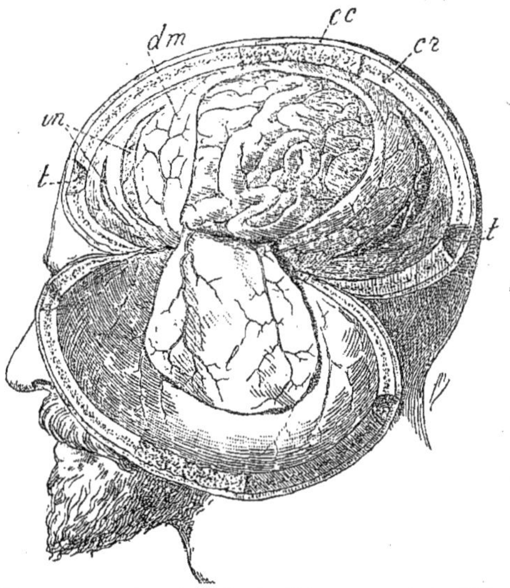

Fig. 273. — Hémicraniotomie de Doyen. Volet osseux rabattu (Chipault).

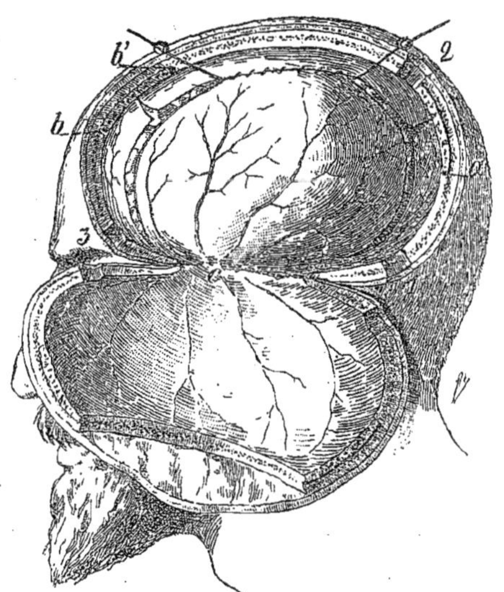

Fig. 274. — Hémicraniotomie de Doyen. Suture de la dure-mère (Chipault).

les observations du mémoire JONNESCO [1]. Ce travail contient 6 cas,

1. Marcotte, *Hemicraniectomie temporaire* (thèse, Paris, 1896). — Jonnesco, *Trav. de Chir.*, Masson édit.

dans lesquels l'hémicraniotomie a été employée comme méthode décompressive, chez des épileptiques et des microcéphales. Dans aucun des cas, la mort ne serait imputable à l'opération : un des malades est mort de gangrène pulmonaire; un autre a succombé quatre semaines après l'intervention, sans que l'autopsie en ait indiqué la cause; les quatre autres ont guéri sans incidents, et l'un d'eux avait subi une double hémicraniotomie.

Quoi qu'il en soit de cette pénurie de faits cliniques, à l'heure présente, l'opération de Doyen ne nous paraît pas, *malgré l'étendue des sections*, comporter une gravité telle, qu'elle ne puisse être *employée avec avantage, et comporter d'importantes indications*.

Elle nous paraît surtout utilisable pour la recherche des néoplasmes qu'on a des raisons de *supposer volumineux*, ou *profondément situés*.

Le *manque d'amplitude* dans l'ouverture du crâne a été souvent la cause *d'opérations imparfaites*, dans lesquelles *on a laissé des portions de tumeur*, faute d'un jour suffisant pour les découvrir.

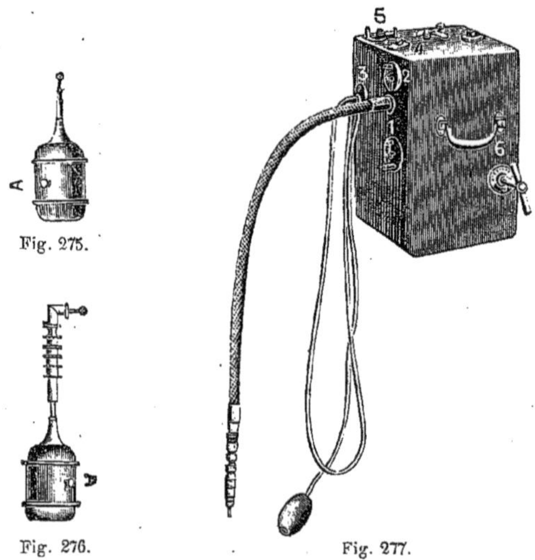

Fig. 275.

Fig. 276.   Fig. 277.

Moteurs de Bercut. — Fig. 275, 276. Petits appareils, tenus à la main, servant à perforer les os. Le ressort, contenu dans la boîte métallique, se remonte à l'aide d'une clef. Il est d'une grande puissance, et d'une mise en marche très douce. — Fig. 277. Grand appareil transportable. La mise en marche s'obtient par la pression du pied appuyant sur l'ampoule de caoutchouc.

f) Instrumentation de Bercut.

Bercut, dentiste de l'École polytechnique à Paris, a imaginé récemment et présenté au Congrès de Chirurgie de 1904 un *appareil* MOTEUR capable d'actionner *avec la même rapidité que l'électricité*, les fraises, les scies, et les instruments de perforation des os. Une trépanation simple est faite en quelques secondes.

« Le moteur est un ressort d'horlogerie très puissant, restituant l'énergie accumulée par le remontage dans un volant en mouvement, sous forme de force vive. »

Dans le *petit appareil* (fig. 275, 276) la mise en marche et l'arrêt s'obtiennent au moyen d'une vis fixée sur la boîte, et faisant pression sur le volant.

Dans le grand appareil (fig. 277), plus perfectionné, le mouvement est obtenu instantanément par la pression du pied exercée sur une poire en caoutchouc, placée à proximité sur le sol (voir fig. 277). Une tige flexible, analogue à celle du tour des dentistes, et mobile en tous sens, transmet le mouvement aux instruments de perforation, de sciage, ou de trépanation. Le freinage et la mise en train sont très doux, et l'appareil est très aisément transportable. — Ainsi se trouve réalisé un progrès réel, qui permet de faire les trous de fraisage au crâne avec une très grande rapidité et en tous lieux, et qui abrège considérablement la durée d'une craniotomie, même étendue.

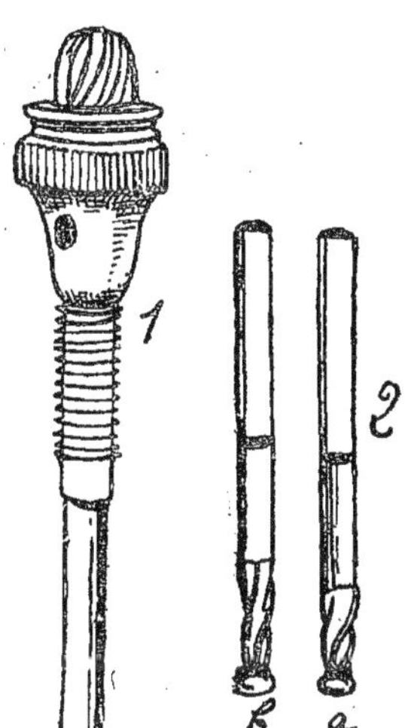

Fig. 278. — Fraises de Sudeck (Chipault). — 1. Fraise perforatrice avec rebord pour empêcher la pénétration dans le crâne ; 2. Fraises pour l'agrandissement des orifices faits avec les fraises du modèle précédent : *a*, pour les crânes de moyenne épaisseur ; *b*, pour les crânes très épais.

g) *Craniotomie de Sudeck.*

Au Congrès de Chirurgie allemande de 1900[1], Sudeck a fait connaître son procédé. Il nécessite l'action d'une force électromotrice. A l'aide d'une *grosse fraise perforatrice* avec rebord pour empêcher la pénétration (voir fig. 278), il pratique un trou dans le crâne. Puis, l'orifice fait, il y introduit une *petite fraise cylindrique à arêtes coupantes* (voir fig. 278 *a*, *b*), et pourvue d'un plateau à son extrémité, pour ne pas blesser la dure-mère ou le cerveau : celle-ci avance avec une plus grande rapidité que la scie, et découpe le lambeau ostéoplastique du crâne dans l'étendue et la direction que l'on désire. La section ainsi

---

1. Sudek, *XXIX*[sie] *Congress der deutsch. Ges. f. Chir.*, 1900 ; et Chipault, *Chir. nerv.*, II, 1903, pp. 226-228.

obtenue est plus nette que celle de la scie, et n'en présente pas les
bavures; mais, la largeur de la ligne de section a l'inconvénient
de favoriser plus tard la *dépression du lambeau*. Ces petites fraises coupantes de Sudeck se rapprochent de la meule coupante
et usante d'Horsley : peut-être, avec quelque perfectionnement,
parviendrait-on ainsi au découpage rapide et idéal d'une large
pièce du crâne. — Braatz (de Königsberg) a d'autre part fait construire un perforateur, à l'imitation de celui de Collin; il est mu
rapidement par une manette, sans engrenage (voir Chipault,
Chir. nerv., 1903. II, p. 229, fig. 52).

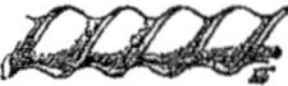

Fig. 279. — Scie de Gigli grossie cinq fois (Marion) afin de montrer la façon dont est fileté
le fil d'acier. Le diamètre de la scie est de un millimètre.

Fig. 280. — Conducteur de Marion, fabriqué par Collin (demi-grandeur). — Ce conducteur est
en même temps élastique et malléable, ce qui lui permet de s'adapter jusqu'à un certain
point à la forme du crâne, tout en conservant une résistance nécessaire à l'introduction.

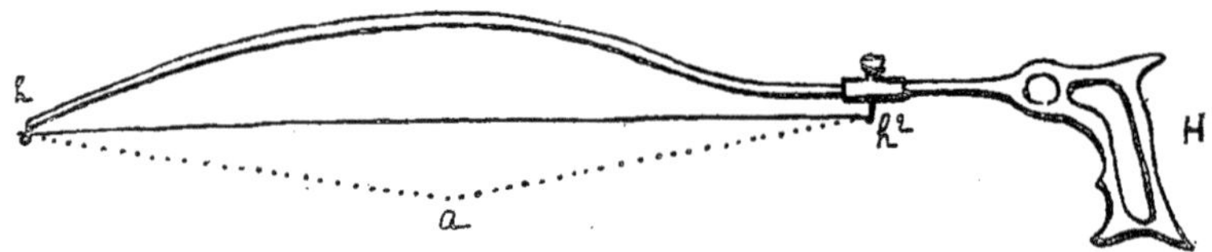

Fig. 281. — Scie de Gigli pour les résections crâniennes, modifiée par Erwin Payr.

h) CRANIOTOMIE A LA SCIE DE GIGLI. — TECHNIQUE DE MARION.

La scie de Gigli présente cet avantage, qu'elle ne fait ni bavures
ni éclaboussures de sang ou de pus, comme les scies ordinaires,
quoique sectionnant l'os *finement* et *avec rapidité* : de plus, sa
désinfection est facile. C'est Obalinski qui, contrairement à l'opinion de l'inventeur, a montré, le premier, qu'elle pouvait être
utilisée dans les sections crâniennes.

G. Marion a étudié récemment et avec soin la technique d'une
craniotomie à la scie de Gigli [1]. Pour la perforation du crâne, elle
est calquée sur celle de Doyen. Pour les autres temps opératoires,
elle en diffère en ce qu'elle ne nécessite, pour ainsi dire, aucun
instrument spécial, ni scie à curseur, ni ciseau particulier, ni

1. G. Marion, La craniectomie au moyen de la scie de Gigli (*Arch. gén. de
Médecine*, 1904, I, p. 1025, et *Chirurgie du système nerveux*, 1905, p. 29).

marteau, ni compas, ni mensurateur, etc. La *scie de Gigli*, et un *conducteur flexible* et malléable, qu'il a fait fabriquer par Collin, sont les deux seuls instruments nécessaires.

Le seul temps délicat, en effet, est l'introduction de la scie *sous les os du crâne*, d'un orifice de trépanation à l'autre. Pour la faciliter, Braatz avait imaginé une série de sondes d'acier à courbures différentes, selon l'éloignement des trous; Trnka, Lauenstein utilisent un ressort de montre, ainsi que Podretz.

Le *conducteur de G. Marion* est une lame d'acier, élastique et

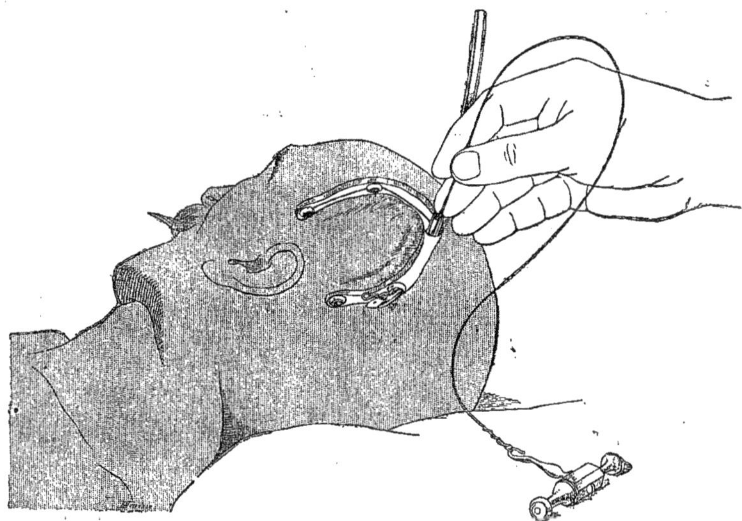

Fig. 282. — Craniotomie avec la scie de Gigli (Marion). — Introduction de la scie. L'introducteur a d'abord été introduit sous le pont osseux; puis, dans sa cannelure, est glissée la scie de Gigli.

malléable, à surface en gouttière, dont les bords sont formés de fils d'argent soudés (voir fig. 280), et dont l'extrémité porte un *renflement de forme spéciale*, qui lui permet de glisser facilement, et de décoller doucement la dure-mère, *sans y produire aucune lésion*.

Le manuel opératoire se résume dans les temps suivants :

1° *Tracé du lambeau.*

2° *Mise à nu de l'os*, sur tout le parcours du tracé et sur une largeur de 2 centimètres environ.

3° *Création d'orifices autour du lambeau*, au perforateur et à la fraise, avec les instruments de Doyen.

4° *Réunion des orifices au moyen de la scie de Gigli.*

5° *Relèvement du lambeau ostéo-cutané.*

Le seul temps, *réellement spécial,* est constitué par l'*introduction* de la scie de Gigli et le *sciage* (voir fig. 282 et 283).

Rappelons que la *scie de Gigli,* en se rapprochant des scies flexibles, telle celle qui fut jadis utilisée par Toison, en diffère en ce qu'elle *ne porte pas de dents.* Elle consiste en un fil d'acier d'un millimètre, très résistant, fileté en un pas de vis excessivement fin, et terminé à ses extrémités par *une anse,* servant à fixer les deux poignées (voir fig. 279). Pour l'engager sous la face interne du crâne, d'un orifice à l'autre, on la fait glisser dans la gouttière du conducteur de Marion, ainsi que le montre la figure 282.

Au préalable, le conducteur, *légèrement coudé,* a été glissé

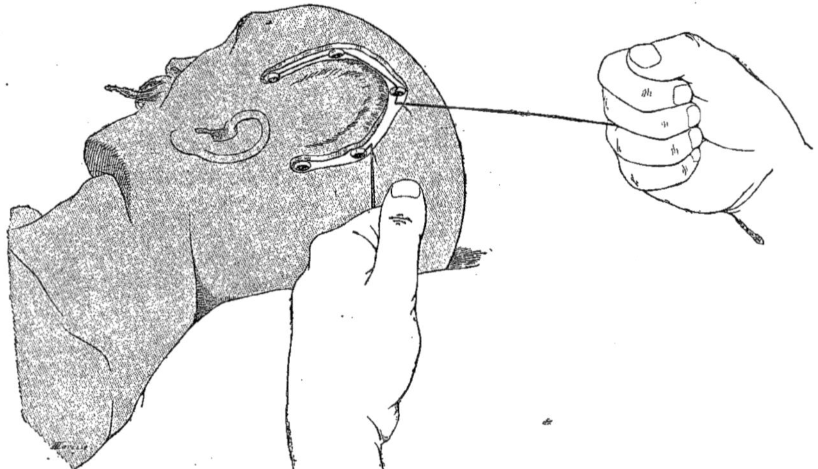

Fig. 283. — Craniotomie à la scie de Gigli (Marion). — Section d'un des ponts osseux au moyen de la scie de Gigli.

dans un des orifices et poussé doucement dans la direction de l'orifice voisin, dans lequel, après avoir décollé facilement la dure-mère, il vient ressortir. Si on éprouvait quelque peine à faire glisser la scie dans la gouttière du conducteur, comme l'extrémité mousse de celui-ci porte un petit œillet, il serait facile d'y attacher un fil de soie, qui servirait ensuite à attirer la scie. On peut laisser le conducteur en place pour effectuer le sciage; car il protégera la dure-mère. Mais, cela n'est pas indispensable; car, ainsi que l'expérience sur le vivant l'a montré à Marion, même en son absence, la scie ne blesse pas la dure-mère.

« Le sciage, dit Marion, s'effectue sans difficulté (voir fig. 283), et très rapidement, à condition que l'on ne maintienne pas les deux extrémités de la scie sous un angle trop aigu, et que, d'autre part, la section s'effectue, les deux mains et les angles de la scie dans un même plan [1].

La surface de section doit être *légèrement oblique*, afin de favoriser ultérieurement la coaptation; ce qui, d'ailleurs, s'obtient facilement, et pour ainsi dire naturellement.

Si, d'ailleurs, l'instrument vient à se briser, il est facile de le remplacer, car il est de valeur minime : il faut toujours en avoir plusieurs exemplaires à sa disposition.

En résumé, ce qui rend la scie de Gigli très recommandable, c'est la *rapidité de son action, sa douceur, la netteté de la section, l'absence absolue de perte de substance*, et la *réapplication des plus exactes du lambeau.*

Ajoutons qu'il est possible de rendre le pédicule du lambeau ostéo-plastique moins résistant, au moment du relèvement, en prenant soin de le sectionner de dedans en dehors, partiellement : ce qui est facile avec la scie de Gigli.

i) Craniotomies régionales : frontales, bipariétales ou du vertex, occipito-cérébelleuses.

Les perfectionnements introduits dans le manuel et l'instrumentation de la craniotomie, permettent d'ouvrir le crâne *dans* d'autres régions que les parties latérales.

Nous allons donner le *manuel opératoire* des diverses craniotomies, susceptibles de rendre des services *spéciaux* et *très importants.*

1° Craniotomie frontale ou antérieure.

L'ouverture du crâne, dans la région antérieure, a pour but de permettre l'accès facile et large des néoplasmes situés à l'extrémité des lobes frontaux, au voisinage du bec du corps calleux, sur les portions supra-orbitaires des hémisphères, ou en avant du chiasma.

Cette craniotomie donne sur ces diverses parties *un jour considérable,* qu'on ne saurait obtenir dans les craniotomies latérales.

Le pédicule du lambeau ostéo-cutané gardé en avant, *au niveau du nasion,* sera abondamment nourri par les branches des artères nasales, frontales, etc.

La présence du sinus osseux du frontal ne saurait être un

---

1. Erwin Payr, chirurgien autrichien, *pour éviter toute déviation pendant le sciage,* a fait monter la scie de Gigli sur un manche (voy. fig. 281). On introduit la tige sciante sous les os du crâne, et on scie en relevant avec le manche, et cela, sans difficulté (*Centralbl. f. Chir.*, 1901, p. 405, et Chipault, *Chir. nerv.*, 1903, II, p. 362).

obstacle absolu; car la fracture de ce pédicule pourra être obtenue *au-dessus d'eux*; et, s'ils sont ouverts, on pourra les

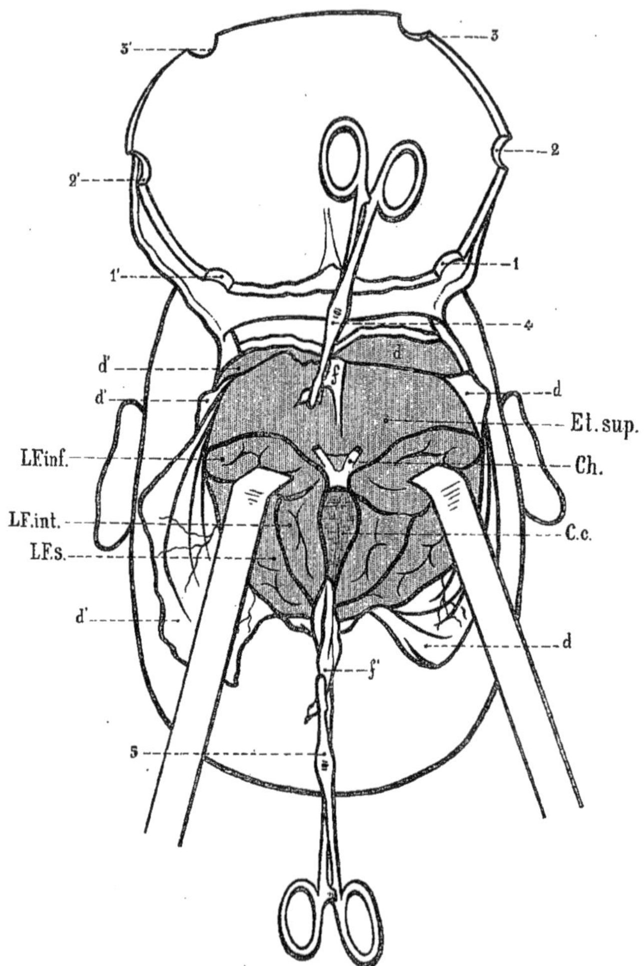

Fig. 234. — Craniotomie frontale ou antérieure (procédé personnel). — 1,1′, 2,2′, 3,3′, orifices des perforations à la fraise de 16 mm.; 4, pince à forcipressure sur la partie antérieure de la faux de la dure-mère; 5, pince sur sa partie postérieure; dd′, dd′, lambeaux de la dure-mère renversés sur le crâne; LF. inf., face inférieure des lobes frontaux relevée par des écarteurs; f,f′, faux de la dure-mère; LF. int., face interne des lobes frontaux; LFs., face supérieure des lobes frontaux; Et. sup., étage supérieur ou antérieur de la base du crâne; Ch., chiasma; Cc., partie antérieure du corps calleux.

utiliser pour le passage de drains déclives, une perforation étant faite en avant, ou vers les parois orbitaires supérieures.

Voici les temps principaux de cette craniotomie à lambeau, telle que nous l'avons pratiquée sur le cadavre (fig. 284) :

1er TEMPS. *Tracé de l'incision.*

Le pédicule pris au niveau de la *glabelle* aura, *de chaque côté de la ligne médiane*, une largeur de 3 centimètres, soit *au total* 6 centimètres.

Le malade, ayant la tête appuyée par la région occipitale sur un coussin de sable, on commence, *à 3 centimètres de la ligne médiane*, une incision cutanée-périostique à droite, à un bon travers de doigt au-dessus de l'orbite, et on se dirige, en arrondissant la courbe, vers la partie latérale et supérieure de la région temporale en croisant la *crête temporale du frontal*, à peu près au niveau du *stéphanion*. On reste à environ un ou deux centimètres au-dessous de cette crête, jusqu'à atteindre le diamètre transverse du lambeau, qui mesurera environ 12 à 14 centimètres, et dont on peut *avoir d'avance* marqué les limites. Puis on dessine une courbe arrondie, qui complète la demi-circonférence du lambeau, en montant vers la *ligne sagittale*, qu'on atteindra à environ 12 ou 14 centimètres du nasion. Enfin, on redescend *du côté opposé* (gauche), en décrivant une courbe symétrique à celle du côté opposé, et se terminant sur le côté de la glabelle, à une distance égale de 3 centimètres.

2° TEMPS. *Perforations du crâne.*

Après décollement périostique de 2 centimètres, pratiqué préférablement sous la *lèvre externe* de l'incision courbe décrite précédemment, on place deux trous de fraise à égale distance (2 cent. 1/2 à 3 centimètres) de chaque côté de la *glabelle*, et un centimètre et demi au-dessus du rebord orbitaire (1, 1', fig. 284).
— Deux autres orifices seront pratiqués, en arrière, de chaque côté de la ligne sagittale (3, 3', fig. 284) vers la convexité du lambeau, à 3 centimètres de distance de chaque côté.

Enfin, deux trous intermédiaires, correspondant aux *extrémités de l'axe transversal* du lambeau, seront aussi faits (2, 2', fig. 284). — En tout, six perforations.

3° TEMPS. *Sciage.*

Avec le conducteur de Marion, il est assez facile de passer d'un des trous sagittaux à l'autre ; la dure-mère se décolle bien, et la section de l'intervalle qui les sépare, à la scie de Gigli, est facile et rapide.

Il en est de même pour les portions crâniennes qui séparent les *trous sagittaux* des trous latéraux, et ceux-ci des *trous para-glabellaires*.

Mais si, dans le but de *diminuer la résistance du pédicule osseux*, on essaye de passer *d'un trou para-glabellaire à l'autre*, *on échoue à cause de la présence de la crête frontale interne* de l'endocrâne, qui oppose un *obstacle insurmontable.*

D'ailleurs, cette dernière section n'est pas nécessaire, et, en soulevant le lambeau ostéo-cutané avec le ciseau de Mac-Ewen, appliqué soit sur la ligne médiane, soit sur les côtés et exerçant des pesées douces et successives, on est surpris de la facilité et de la régularité avec lesquelles se fracture le pédicule, *selon une ligne exactement transversale* (voir fig. 284).

4ᵉ TEMPS. *Section de la dure-mère et de la partie antérieure de la faux du cerveau.*

Les lambeaux de la dure-mère, à droite et à gauche de la ligne médiane, doivent être taillés de façon à ce que leurs bases correspondent aux parties latérales de la section osseuse (région des tempes) : car ils conserveront ainsi intactes, dans leur épaisseur, les branches antérieures de l'*artère méningée moyenne.*

Après la taille de ces deux lambeaux latéraux, faite à un centimètre et demi, de chaque côté de la ligne médiane, la *faux de la dure-mère*, contenant les sinus longitudinaux supérieur et inférieur, apparaîtra libre entre les deux hémisphères. On la coupera verticalement entre deux pinces-clamp, ou deux ligatures faites aux sinus. Sa partie antérieure sera rabattue en avant, et sa partie postérieure relevée en arrière, avec précaution, et après ligature des veines afférentes (f, f', fig. 284).

5ᵉ TEMPS. *Recherche et ablation de la tumeur.*

S'il est nécessaire, on peut écarter doucement les *faces internes* des deux hémisphères, et on aperçoit le bec du corps calleux et sa partie antérieure, dans une étendue suffisante.

Si, au contraire, le néoplasme est à la *face supra-orbitaire*, en avant du chiasma, il est facile de l'atteindre, en soulevant l'extrémité antérieure des deux hémisphères. Alors, on a sous les yeux tout *l'étage antérieur* de la base du crâne, et les *deux nerfs optiques* jusqu'au chiasma (fig. 284).

2° CRANIOTOMIE SAGITTALE OU BI-PARIÉTALE.

Elle est surtout indiquée lorsqu'on est en présence d'une *tumeur de la faux de la dure-mère* (comme dans le cas où nous sommes intervenu) [1] ou de la *face interne des hémisphères* (fait de Monod et Cottet), qu'on aborde très difficilement par une craniotomie latérale.

De même, les *néoplasmes de la partie moyenne et postérieure*

1. Duret et Delobel (*Journ. des Sc. méd. de Lille*, 1900, p. 537, et *Bull. Soc. anatomo-clinique*, 1900, p. 262).

du corps calleux, et même des ventricules, sont accessibles par cette voie.

Il n'existe pas de difficultés opératoires insurmontables.

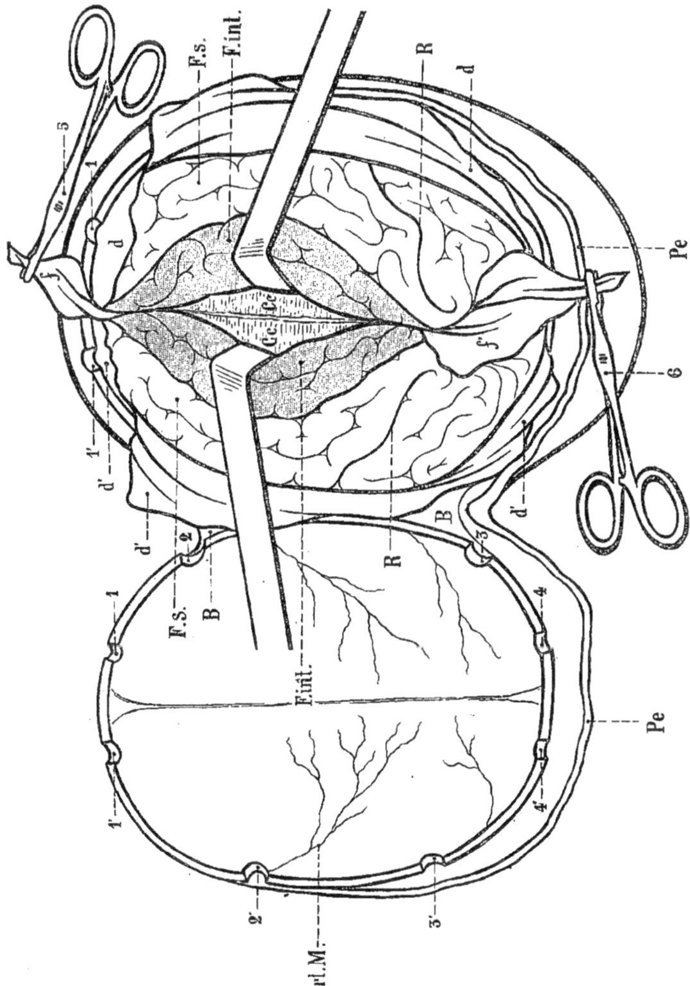

Fig. 285. — Craniotomie sagittale ou bi-pariétale, ou du vertex (procédé personnel). — 1,1′, 2,2′, 3,3′, 4,4′, perforations à la fraise de 16 mm.; leurs lieux d'élection; 5, 6, pinces à forcipressure saisissant les parties antérieure ou postérieure de la faux de la dure-mère; d,d; d′d′, lambeaux de la dure-mère, réclinés vers la section crânienne; f,f′, faux de la dure-mère; Fs, face supérieure des hémisphères cérébraux; R,R, sillon de Rolando; F. int., faces internes des hémisphères cérébraux; Art. M., artère méningée; BB, base du lambeau cutanéo-périostique, soutenant la calotte crânienne renversée au dehors; Cc, Cc, corps calleux; Pe, section de la peau.

On trouvera un pédicule très favorablement vascularisé, dans l'une ou l'autre des régions temporales; il se fracturera facilement. Enfin, par le soulèvement de la calotte crânienne, l'espace pour les manœuvres intra-cérébrales est considérable.

PROCÉDÉ OPÉRATOIRE (fig. 285) :

1ᵉʳ TEMPS. *Circonscrire le lambeau.*

On commence l'incision, à fond, au-dessus de la fosse temporale *gauche* (ou droite), *sur la crête temporale du frontal*, au niveau du *stéphanion*, et on se dirige circulairement en avant, de manière à *passer à 5 ou 6 centimètres au-dessus de la glabelle*; on gagne la partie symétrique de la crête temporale du côté opposé; puis on traverse horizontalement la fosse temporale, dans la partie supérieure du muscle crotaphyte. On continue la *section circulaire*, en se dirigeant vers un point marqué *à 10 ou 12 centimètres au-dessus de l'inion*; et on s'avance dans le même plan, pour terminer à la fosse temporale d'où on est parti en avant, *en laissant celle-ci, tout entière à peu près,* INTACTE.

La largeur du pédicule, ainsi réservé, variera entre 6 et 8 centimètres. Il comprendra *toutes les parties molles de la région temporale et les artères temporales.*

Le diamètre antéro-postérieur ou sagittal du lambeau, ainsi circonscrit, sera de 18 à 20 centimètres. Mais, selon les cas, on peut lui donner une moindre étendue, tracer une calotte elliptique, moins grande. Hémostase de toute la périphérie du lambeau, — et décollement périostique de 1 cent. 1/2 à 2 centimètres *sous la lèvre externe*, en repoussant celle-ci.

2ᵉ TEMPS. *Perforations du crâne.*

On commence par faire deux trous à la fraise, aux deux extrémités de la fosse temporale, *sur le diamètre transverse du pédicule.* L'os est peu profond en ces points (voir fig. 285, 2, 3).

On pratique ensuite deux trous, en avant, de chaque côté de *l'extrémité antérieure de la ligne sagittale*, à une distance de 2 à 3 centimètres de chaque côté de cette ligne — et de même deux autres trous, de chaque côté de son *extrémité postérieure* (voir fig. 285; 1, 1′, 4, 4′).

Entre le trou para-sagittal antérieur et le trou du pédicule, à peu près *au niveau du stéphanion*, il faut encore faire une perforation (2, 2′).

On en fait une autre en arrière, entre le trou para-temporal postérieur et le trou sagittal postérieur, *s'il est nécessaire* (fig. 289, 3′).

Du côté opposé au pédicule, il sera nécessaire de perforer au niveau du stéphanion, au milieu de la fosse temporale, et enfin, *à mi-chemin* entre ce dernier trou et le trou para-sagittal postérieur droit (fig. 285; 1′, 2′, 3′, 4′).

En tout huit perforations (quatre de chaque côté); mais disposées *un peu différemment à gauche et à droite* (voir fig. 285).

3ᵉ TEMPS. *Sciage.*

Le passage du conducteur de Marion ne présente aucune difficulté.

culté, même quand on va d'un trou sagittal à l'autre. En avant, *à cette distance de la glabelle*, il n'existe pas de crête à l'endocrâne; de même en arrière.

Le sciage se fera à la scie de Gigli, selon les règles ordinaires.

On peut amincir le pédicule, en sciant un peu, entre les deux trous situés de chaque côté de la fosse temporale, aux extrémités du diamètre transverse du pédicule.

4ᵉ TEMPS. *Soulèvement de la calotte.*

Comme il s'agit d'une pièce osseuse très vaste, quelques précautions sont nécessaires.

Il faut d'abord écarter les bords, très rapprochés (à cause de la finesse de la scie de Gigli) des sections osseuses, à l'aide du ciseau de Mac Ewen ou de Poirier. On est obligé, de donner quelques légers coups du marteau de bronze, pour introduire le tranchant du ciseau dans la ligne de section.

On commence du côté opposé au pédicule, au niveau du stéphanion, et on procède de même, circulairement, sur les sections osseuses comprises entre les diverses perforations.

Déjà la calotte se mobilise un peu, et la dure-mère commence à se décoller.

Il est alors devenu possible d'introduire doucement le ciseau entre les sections osseuses.

On en profite pour exercer, en s'en servant comme d'un levier, des pesées lentes et progressives sur chaque section, successivement.

Au besoin, on fait aussi deux tours complets de pesées; la dure-mère se décolle de plus en plus.

Alors, soit avec le même instrument, en faisant des pesées plus fortes, soit avec deux écarteurs placés à bonne distance *du côté opposé au pédicule*, on attire la calotte en haut et à gauche, et on détermine définitivement la fracture du pédicule temporal.

La calotte entière se détache, sans lésion de la dure-mère, et se renverse sur l'oreille gauche, *le muscle et les parties molles temporales servant de charnière* (fig. 285).

5ᵉ TEMPS. *Section de la dure-mère, de la faux, et recherche du néoplasme.*

La dure-mère est incisée *parallèlement à la ligne sagittale*, à deux centimètres de la ligne médiane, de chaque côté, de manière à réserver les artères méningées. — Chaque lambeau de la membrane fibreuse se renverse aisément sur les régions latérales, surtout si, en avant, près de sa base, on a fait, parallèlement à la section osseuse, du côté frontal, un petit débridement (voir fig. 285, d, d').

La *faux de la dure-mère* est saisie en avant, et sectionnée entre deux pinces-clamp.

Alors, on soulève doucement sa partie postérieure. Sur les côtés, on place des pinces sur les grosses veines, qui viennent s'aboucher dans *le sinus longitudinal*, et on les lie du côté des hémisphères en arrière, à une distance suffisante.

La face interne des hémisphères est libre alors; et, en écartant ceux-ci doucement et peu à peu, la partie moyenne du *corps calleux*, dans une grande étendue, devient tout à fait visible et accessible (voir fig. 285, Cc, Cc).

3° CRANIOTOMIE POSTÉRIEURE OU OCCIPITO-CÉRÉBELLEUSE.

Elle permet de découvrir largement le CERVELET, et d'enlever ses néoplasmes; car on sait que, si dans la recherche de ceux-ci *la léthalité est plus grande*, c'est dû surtout à l'*étroitesse de l'ouverture* qu'on a pratiquée jusqu'ici.

Ch. Remy et Jeanne, dans une communication à la Société anatomique, en 1898, ont indiqué un procédé de résection large, pour mettre à découvert la région cérébelleuse.

D'autre part, nous avons nous-même expérimenté sur le cadavre un *procédé bilatéral*, qui *donne un jour encore plus grand* et une *action plus facile*.

PROCÉDÉ DE CH. REMY ET JEANNE.

Après avoir démontré que la craniotomie par morcellement, et limitée à l'écaille de l'occipital *au-dessous du sinus*, telle qu'on la pratique ordinairement, ne donne qu'une ouverture *insuffisante* de la grandeur d'un verre de lunette, surtout en cas de néoplasme; qu'elle permet à peine l'introduction du doigt, qui déchire totalement la pulpe cérébelleuse, très friable, ces auteurs décrivent leur procédé.

Il repose sur ces deux constatations faites sur le cadavre, qu'on peut mettre aisément à découvert, à la fois, la partie postérieure du lobe occipital D'UN CÔTÉ, et le lobe cérébelleux correspondant; que la branche horizontale du SINUS LATÉRAL, qui traverse le milieu du champ opératoire, *est aisément* DÉCOLLABLE *de l'os avec la dure-mère*, et peut être réséquée entre deux ligatures.

Voici les temps principaux de l'opération de Remy et Jeanne :
1ᵉʳ TEMPS. *Incision des téguments*, en fer à cheval ouvert en

---

1. Ch. Remy et Jeanne. Deux procédés pour aborder chirurgicalement le cervelet et le lobe occipital, *Soc. anat.*, 1898, p. 12.

'bas, commençant à 2 centimètres de la BASE de l'apophyse mastoïde, montant verticalement en haut, jusqu'à 6 ou 8 centimètres *au dessus de la ligne courbe occipitale supérieure*, gagnant la ligne médiane tout en restant à 1 centimètre en dedans d'elle, et descendant verticalement pour aboutir à 1 centimètre *au-dessous de l'inion*, en s'incurvant un peu en dehors, de manière à bien dessiner la partie inférieure du fer à cheval. Un tel lambeau est bien nourri : il comprend dans son épaisseur les *vaisseaux* et *nerfs occipitaux*.

2ᵉ TEMPS. *Taille du contour du lambeau osseux.* — Selon le mode de Doyen et avec ses instruments, on fait six à sept orifices

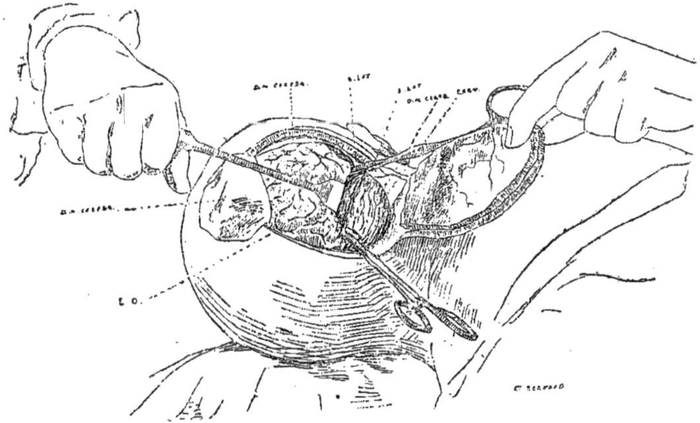

Fig. 286. — Procédé de craniotomie cérébelleuse de Remy et Jeanne.

à la fraise sur la ligne d'incision; les points intermédiaires sont sectionnés avec une pince emporte-pièce. Il est à remarquer que l'os est très épais près de la ligne médiane et au voisinage de la ligne courbe, où il atteint souvent 1 centimètre. En forant les orifices, il faut prendre garde de pénétrer dans le sinus. Pour cela, il faut faire l'orifice le plus inférieur juste à l'origine de l'incision cutanée, *au-dessous du sinus*, et celui qui lui est immédiatement sus-jacent, 5 centimètres plus haut, *au-dessus du sinus*.

3ᵉ TEMPS. *Fissuration du pédicule et luxation par en bas du lambeau ostéo-cutané.* — Le pédicule est fissuré à sa base avec le ciseau à épaulement de Doyen ou de Chipault. En rabattant le lambeau ostéo-cutané, on *décolle à la spatule, et très doucement, la dure-mère, surtout au niveau du sinus*, qu'elle entraîne avec elle en se séparant de l'os. La fracture de l'os se fait à 1 centimètre en dessous du sinus.

4ᵉ TEMPS. *Résection à la pince-gouge de la fosse cérébelleuse.*

— On morcelle à la pince-gouge, et aussi loin qu'on le désire, l'écaille de la fosse cérébelleuse restée intacte. Si les auteurs ne comprennent pas dans le lambeau ostéoplastique cette partie de l'occipital, c'est qu'ils craignent que le rabattement en soit difficile en bas, et qu'ils veulent ménager l'artère occipitale, qui, quittant le ventre postérieur du digastrique derrière la mastoïde, vient ramper à la face postérieure de l'os.

5° TEMPS. *Incision de la dure-mère. Résection du sinus et de la tente du cervelet.* — La figure 286 montre bien comment les auteurs font *deux lambeaux dure-mériens, l'un au-dessus du sinus* et correspondant à la fosse cérébrale et au lobe occipital; l'autre, *inférieur* et *cérébelleux.* Chacun des lambeaux s'obtient en incisant la dure-mère sur trois côtés, parallèlement et au-dessus ou au-dessous du sinus, et latéralement. La base des lambeaux dure-mériens est en haut, pour le supérieur, en bas, pour l'inférieur. Entre les deux apparaît la *branche horizontale du sinus latéral,* dont chacune des extrémités est saisie entre les mors d'une pince à forcipressure. On le résèque entre les deux pinces, ainsi que la partie intercalaire de la tente du cervelet. Alors *deviennent visibles et explorables* D'UN CÔTÉ, la partie postérieure du lobe occipital, qu'on peut soulever sur un écarteur, la face supérieure du cervelet, son bord postérieur, et sa face inférieure.

On peut alors commencer l'intervention proprement dite, sur le néoplasme. Des ligatures seront substituées aux pinces à forcipressure, qui oblitèrent le sinus latéral : les bons résultats obtenus dans les cas de thrombose septique, et les larges anastomoses des canaux veineux de la base du crâne montrent que ces ligatures peuvent être faites sans grave inconvénient.

Dans une observation de tumeur cérébelleuse, que nous avons communiquée au Congrès de Chirurgie de 1903, nous avons exécuté avec succès, chez un malade, l'opération conçue par Remy et Jeanne.

La crainte de la blessure de l'énorme sinus latéral arrête les opérateurs dans les interventions sur le cervelet. Cependant, avec quelques précautions, en décollant la dure-mère, on *entraîne celui-ci sans le léser*; et, il est facile ensuite, si utile, d'en faire la ligature : nous y avons pleinement réussi dans notre cas.

CRANIOTOMIE OCCIPITALE BILATÉRALE OU TOTALE (OCCIPITO-CÉRÉBELLEUSE). PROCÉDÉ PERSONNEL.

Cette opération a pour but de *découvrir* le CERVELET, *dans sa totalité,* et de permettre une exploration facile de ses faces et de ses bords.

Le procédé de Remy et Jeanne ne livre à l'examen qu'*une des moitiés du cervelet*; et nous avons vu combien il est difficile, parfois impossible, de savoir d'avance le côté qui est le *siège* de la lésion, et où on trouvera la tumeur. De là, l'importance de la *valve* TOTALE, comprenant à peu près tout l'hémisphère postérieur de l'ovoïde crânien.

La surface *cutanéo-osseuse* comprendra non seulement l'écaille *occipitale*, mais encore une partie de la région postérieure des *pariétaux*, nécessaire pour donner une forme harmonique et une large envergure au lambeau. La charnière sera au niveau du *trou occipital*, et représentée par la *membrane occipito-atloïdienne*.

Les difficultés et les dangers de la taille d'un lambeau de cette étendue résident : 1º dans la nécessité de pourvoir à sa nutrition ; 2º dans la présence, à l'intérieur de la valve, des volumineux *sinus latéraux*, qui seront nécessairement rencontrés par les lignes de section ; 3º dans l'adhérence à la lame vitrée de l'enveloppe fibreuse du cervelet, de la faux de la dure-mère, et même de la faux cérébelleuse ; 4º les crêtes et les saillies de la face interne de l'occipital semblent même offrir un obstacle sérieux.

La base ou pédicule du lambeau sera prise du côté de la nuque. Mais l'incision cutanée pourra-t-elle éviter l'ouverture des *artères occipitales* ? Celles-ci, nées des carotides externes, remontent derrière le ventre postérieur du digastrique, l'abandonnent au niveau de la pointe de l'apophyse mastoïde, et décrivent d'abord un trajet horizontal sous les insertions du splenius et du petit-complexus, entre la ligne courbe occipitale supérieure et l'inférieure, s'infléchissent brusquement d'arrière en avant pour devenir sous-cutanées, près du bord externe du splenius, et monter verticalement dans le cuir chevelu, en arrière de la partie découverte du grand complexus. — Farabœuf indique que, pour découvrir et lier l'artère occipitale, il faut la rechercher, à un travers de doigt, en arrière des rugosités du bord postérieur de l'apophyse mastoïde. Or, c'est précisément en ce point que devra passer notre incision cutanéo-périostique, des deux côtés. — Les bouts artériels pourront être saisis et liés, et l'hémostase obtenue. Mais la nutrition du lambeau sera-t-elle en danger?

Nous ne le pensons pas, en raison des nombreuses anastomoses du cuir chevelu, la base du lambeau cutanée-osseuse étant d'ailleurs représentée par toute la masse charnue de la nuque. — Il serait d'ailleurs difficile de réserver un pédicule latéral, en raison de la nécessité de faire la section profonde de tous les muscles de la région cervicale postérieure.

La présence des *sinus latéraux* et du *pressoir d'Hérophile*, dans la partie moyenne de l'écaille occipitale et selon l'axe horizontal du lambeau, a paru constituer, jusqu'en ces derniers temps, un obstacle insurmontable ; et, dans les craniotomies de la région, on restait au-dessus ou au-dessous. Mais les recherches de Remy et Jeanne, l'opération faite sur le vivant et relatée par nous au Congrès de Chirurgie de 1903, montrent que ces gros canaux veineux *sont aisément décolables avec la dure-mère*, à la face interne de l'écaille occipitale. Cette membrane fibreuse entraîne avec elle les *sinus latéraux*, le *pressoir d'Hérophile*, et le *sinus longitudinal* : si on procède avec douceur, il ne se produit *ni déchirure, ni hémorragie grave*.

La *tente du cervelet* bride cet organe et gêne l'exploration : mais elle peut être aisément réséquée ou incisée, après section entre deux ligatures du sinus latéral [1].

Enfin, les *crêtes horizontales* ou *verticales* de la face encéphalique de l'os occipital ne permettent pas, si l'on procède à la section des os *de dedans en dehors* avec la scie de Gigli, de se servir du conducteur de Marion. Celui-ci butte nécessairement contre ces saillies assez prononcées, et ne les contourne pas; et, si on insiste, on est exposé à déchirer la dure-mère avec son extrémité mousse, et à s'égarer. Nous indiquerons comment remédier à cette difficulté, très réelle, ainsi que nous l'avons constaté dans nos recherches sur le cadavre.

Voici les *différents temps* de cette CRANIOTOMIE (fig. 287).

1ᵉʳ TEMPS. *Position du malade.*

Celui-ci doit être étendu sur le côté, comme dans la position adoptée pour la néphrotomie par la voie lombaire, la jambe supérieure étant fléchie. Un aide maintient la tête à pleines mains, et l'appuie fortement sur sa poitrine, de manière à présenter la région occipitale à l'opérateur. Des coussins de sable servent d'appui au cou et à la tête.

2ᵉ TEMPS. *Tracé du lambeau.*

Il faut d'abord rechercher l'*inion* (protubérance occipitale externe); et, avec un ruban métrique, *repérer la ligne sagittale ou*

---

1. La question se pose de savoir si on peut lier, sans inconvénient, les *deux sinus latéraux*. En général, on peut se borner à la section et à la ligature d'*un seul sinus* : car, par notre procédé, on peut explorer l'hémisphère cérébelleux du côté opposé, en détachant la tente du cervelet, selon le contour, et en dedans *du sinus latéral*; et ainsi, on découvre le *second hémisphère cérébelleux* (voir fig. 287). Mais, si on était amené par la nécessité à lier les *deux sinus latéraux*, et à isoler le confluent ou pressoir d'Hérophile, les *veines de Galien* et *intra-ventriculaires* trouveraient encore un débouché : 1° par l'anastomose des *veines striées supérieures*, avec les veines striées inférieures, qui sont à la base; 2° par les *sinus occipitaux postérieurs*, qui vont du pressoir d'Hérophile au golfe de la jugulaire; 3° par les *plexus basilaires*, qui, au niveau du trou occipital, s'anastomosent largement avec les plexus rachidiens et diploïques.

médiane. La partie la plus élevée de la convexité du lambeau

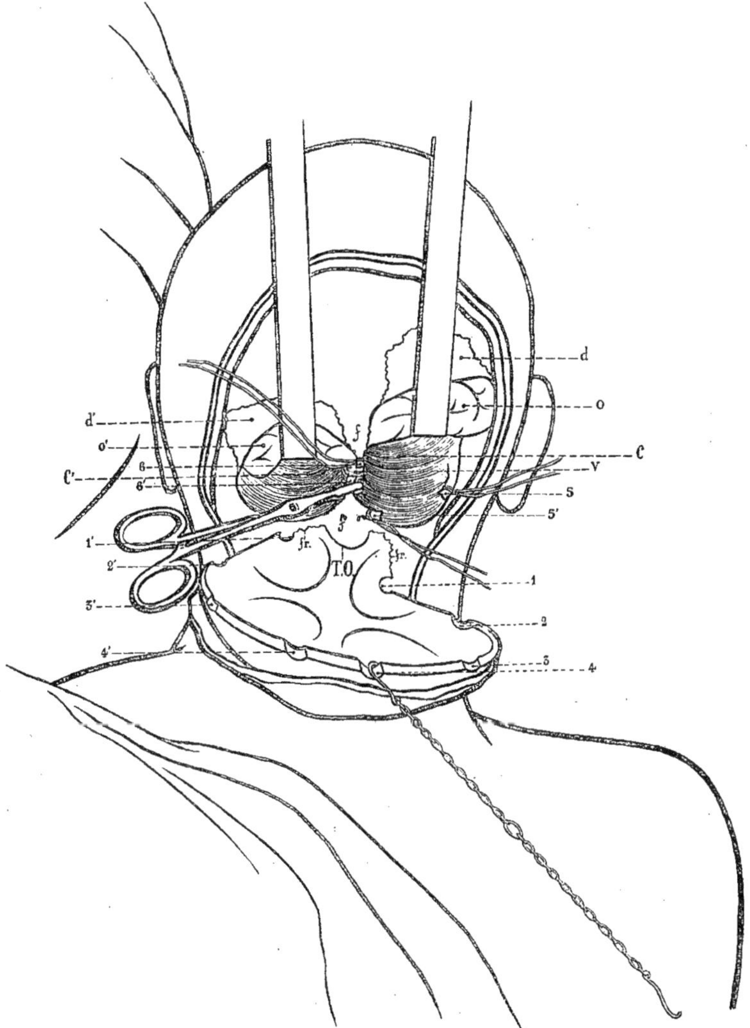

Fig. 287. — Craniotomie occipitale bilatérale ou occipito-cérébelleuse totale (procédé personnel). — 1,1′, 2,2′, 3,3′, 4,4′, perforations à la fraise de 16 mm.; leurs lieux d'élection; d,d′, lambeaux de la dure-mère réclinés; f,f′, faux de la dure-mère; 5,5′, ligatures au niveau de la partie réséquée du sinus latéral; 6,6′, ligature et pince sous la base de la faux de la dure-mère; O,O′, lobes occipitaux soulevés et réclinés avec des écarteurs; C,C′, faces supérieures des hémisphères cérébelleux, entièrement mises à découvert; T,O, trou occipital; fr, fr, fractures du pédicule, s'étendant des trous de fraise au trou occipital. Pour les rendre visibles, on a supprimé les membranes qui les recouvrent et la membrane occipito-atloïdienne, qui va du rebord du trou occipital à l'atlas.

devra en effet s'élever au-dessus du *lambda*, qui se trouve à
7 centimètres au-dessus de l'*inion* (Poirier).

D'autre part, il est indispensable d'établir sur le cuir chevelu
le *trajet du sinus latéral* des deux côtés, selon les indications de
Poirier. La direction en est fournie par le ruban métrique partant
du *nasion*, et entourant la tête en passant au niveau de l'*inion*.
Le sinus répond *au tiers postérieur* de la ligne décrite par le
ruban métrique.

Si le malade est étendu sur le *côté gauche*, le chirurgien, se
plaçant derrière lui, incisera à fond, c'est-à-dire jusqu'au
périoste, en commençant son incision en dehors des muscles de
la nuque; il la conduira en la courbant vers l'apophyse mastoïde,
et remontera verticalement, se maintenant à la distance d'un bon
travers de doigt du bord postérieur de l'apophyse mastoïde,
reconnaissable à ses rugosités; puis, il dirigera ensuite le bistouri
de dehors en dedans et en haut, par une courbe régulière, de
manière à ce que le sommet de celle-ci passe à un ou deux
travers de doigts au-dessus du *lambda*, c'est-à-dire, *à un point
marqué à 8 ou 10 centimètres au-dessus de l'inion*.

Par une courbe symétrique à celle du côté opposé, il se dirigera à droite vers la base de l'apophyse mastoïde, et descendra
ensuite verticalement, à un travers de doigt de son bord postérieur, jusqu'au côté des muscles saillants de la nuque.

La largeur du pédicule, ainsi dessiné, sera environ de 7 à
8 centimètres. Pour se donner du jour, de manière à faire aisément les perforations du crâne, on pourra faire tomber une
courte incision de 3 à 4 centimètres sur les extrémités inférieures
de la courbe totale, de chaque côté des saillies de la nuque.

On parcourra deux fois le trajet avec le bistouri, de manière à
bien inciser *jusqu'à l'os*. Si les artères occipitales sont ouvertes, on
en fera la ligature avec un fil passé à l'aide d'une aiguille courbe.
Une pince de Chipault pourra aussi être appliquée provisoirement[1].

3e TEMPS. *Perforations à la fraise des parois crâniennes.*

Ces perforations se feront avec le trépan à Cliquet, la mèche
et les fraises, selon le mode de Doyen. Il faut choisir la fraise la
plus grosse (16 mm.).

Il est important de bien fixer le *lieu* des perforations.

Deux devront être placées aux extrémités déclives de la courbe
dessinée par l'incision, de chaque côté des saillies musculaires de

---

1. On découvrira l'os avec la rugine, en décollant le périoste dans l'étendue d'un centimètre et demi à deux centimètres, dans toute la périphérie de
l'incision. Nous préférons faire cette dénudation périphérique. le long de la
lèvre *extérieure* de l'incision, afin de ménager plus complètement les adhérences cutanées du volet osseux occipital.

la nuque (voir fig. 287, 1, 1'). Elles sont destinées à faciliter la fracture du pédicule osseux.

Deux autres seront faites, *de chaque côté*, l'une au-dessus, l'autre au-dessous du *sinus latéral correspondant*, distantes environ de 4 à 5 centimètres (fig. 287, 2, 2'; 3, 3').

Et, enfin, *deux encore* seront placées vers la convexité supérieure du lambeau, à distance égale de la *ligne sagittale*, au moins à 2 centimètres de chaque côté (fig. 287, 4, 4'). — Il y aura, en tout, 8 perforations.

4° TEMPS. *Sciage et soulèvement de la valve osseuse.*

Le *sciage* de l'espace osseux compris entre les deux perforations supérieures, à droite et à gauche de la ligne sagittale, pourra être fait à la *scie de Gigli*. Le conducteur de Marion décollera aisément le sinus longitudinal de la paroi crânienne.

On pourra procéder de même pour l'espace qui sépare, *à droite et à gauche*, les trous para-sagittaux, des trous placés au-dessus des sinus latéraux.

Mais, entre les perforations, *placées au-dessus et au-dessous des sinus latéraux*, la section devra être faite avec la scie à curseur mobile de Doyen, *de dehors en dedans*. — Il est, en effet, impossible, de faire passer d'un orifice à l'autre, le conducteur de Marion. Il butte contre les crêtes occipitales transverses, et risque de déchirer les conduits veineux, si on insiste. Il sera nécessaire, évidemment, de procéder avec précaution, de ne scier que la lame externe du crâne et une partie du diploë. *On achèvera doucement la section, avec le ciseau à épaulement.*

On pourra, enfin, reprendre la scie de Gigli, dirigée par le conducteur, pour scier la partie comprise entre les trous sous-jacents aux sinus latéraux, et les trous les plus déclives, de chaque côté du milieu de la nuque.

Pour le *soulèvement du volet osseux*, la *fracture du pédicule*, on introduira doucement le ciseau de Mac Ewen, à sa partie supérieure, *entre les deux perforations para-sagittales*. On fera quelques légères pesées, destinées à commencer le décollement de la dure-mère; on en fera aussi quelques-unes de chaque côté, entre les trous suivants. La valve se soulèvera un peu. On reviendra à la partie *supérieure et médiane*; et, par un soulèvement plus accentué, *on fracturera le pédicule*.

La *rupture osseuse* se produira, d'après nos recherches, *obliquement*, des deux trous les plus déclives, vers le trou occipital, *en arrière des condyles* (fig. 287; fr, fr').

Si, en effet, les perforations inférieures ont été placées *assez bas*, il n'y a guère qu'une distance de 2 à 3 centimètres qui les sépare du pourtour du trou occipital.

5e TEMPS. *Découverte des hémisphères cérébelleux.*

On procède à peu près comme l'ont indiqué Remy et Jeanne, sauf les modifications suivantes.

Après section de la dure-mère cérébrale et cérébelleuse, parallèlement au-dessus et au-dessous du sinus latéral, on soulève un peu la partie postérieure des lobes occipitaux. On passe, avec une aiguille courbe ou l'aiguille de Reverdin, *deux ligatures* sur le sinus latéral d'un côté, qu'on coupe ensuite entre les deux ligatures.

Il est alors facile de prolonger la section sur la tente du cervelet, et de détacher celle-ci à sa périphérie, autant qu'il est nécessaire, ou de la réséquer.

En dedans, et sur le *plan médian*, se trouve l'insertion de la faux de la dure-mère. Si, pour avoir plus d'aisance, on veut sectionner celle-ci vers sa base, il faut d'abord procéder à la ligature des sinus longitudinaux, ce qui se fait facilement à l'aide d'une aiguille courbe et d'un fil de soie. Les anastomoses veineuses de la convexité cérébrale (grande anastomotique de Trolard, petite anastomotique de Labbé) assureront le retour du sang veineux vers le *golfe de la jugulaire*. Il faut éviter, à moins de raison spéciale, de prendre dans la ligature les veines de Gallien, qui occupent la base de la faux et ramènent le sang des plexus choroïdes et des ventricules.

De même, le sinus latéral du côté opposé ne devra être lié qu'en cas de nécessité : car il assure un retour plus facile du sang, des veines de Galien vers le golfe jugulaire.

Si on y était obligé, le sang veineux de ces vaisseaux trouverait encore une voie de retour par les veines striées supérieures et inférieures, par les sinus occipitaux et les plexus rachidiens.

Après résection ou section de la *tente du cervelet*, et, au besoin, de la *faux de la dure-mère*, l'exploration de la totalité de la face supérieure et des bords des hémisphères cérébelleux se fera avec facilité. Les manœuvres, nécessitées pour l'excision ou l'énucléation d'un néoplasme, pourront se faire librement.

D'autre part, il est possible de soulever les hémisphères cérébelleux et d'explorer leur face inférieure. On pourrait aussi, à l'exemple de Guldenarm, suivre les bords du rocher, et extraire avec le doigt une tumeur *pédiculée*, occupant les côtés de la protubérance et du bulbe.

Lorsqu'on devra réappliquer le lambeau ostéo-cutané, on pourra assurer aux liquides un écoulement bien déclive, par la pose de drains, sortant du crâne par les deux perforations *occipitales inférieures*.

Enfin, par la réapplication exacte de la valve osseuse, les

hémisphères cérébelleux n'*auront plus tendance à faire hernie*, comme cela s'observe dans les craniotomies cérébelleuses avec *perte de substance.*

j) HÉMOSTASE DU LAMBEAU CUTANÉ ET DU DIPLOÉ.

L'HÉMOSTASE est un temps très important de toutes les craniotomies : elle doit être complètement et rapidement exécutée, car il ne s'agit alors que d'une opération préliminaire, et le chirurgien doit la meilleure partie de son activité à l'ablation de la tumeur.

Bon nombre d'opérateurs font l'HÉMOSTASE PRÉVENTIVE des parties molles, par l'application d'un lien élastique autour de la partie inférieure de la tête : celui-ci doit être mince, et ne pas glisser; un tube de drainage ordinaire, enroulé deux fois, et fixé par une pince, remplira bien ce rôle (Doyen).

Lambotte a essayé d'une hémostase *localisée à la région opératoire*, en tendant sur quatre crochets fixés dans le cuir chevelu, en quadrilatère, un tube qui, par son élasticité, comprime les parties molles sur la convexité du crâne [1].

On peut arrêter l'écoulement de sang provenant des *artères du cuir chevelu*, qui, fortes et nombreuses, saignent beaucoup au moment de la section jusqu'à l'os, par des pinces en T, ou avec les petites pinces à mors plats, imaginées par Chipault, qui, analogues à celles qui servent à tendre le linge, se ferment d'elles-mêmes [2] (voir fig. 288).

Si l'on veut lier, il faut les saisir avec un fin tenaculum, comme le conseille Poirier, ou passer un fil avec l'aiguille de Reverdin, ou même avec une aiguille courbe à chas fendu, comme je le fais ordinairement.

L'hémorragie, qui provient des *espaces spongieux du diploé*, peut être arrêtée par un tamponnement à la gaze iodoformée, ou avec un tampon d'ouate stérilisée.

On a préconisé l'application d'un mastic fait de cire et d'huile [3], l'écrasement de l'os entre les mors d'une forte pince.

Vidal s'est bien trouvé d'arroser largement la tranche osseuse avec du sérum gélatinisé à 10 p. 100.

---

1. Lambotte, *Trav. de neurol.*, Chipault, II, p. 35.
2. Chipault, *Trav. neurol.*, II, 1897.
3: Mélange d'Horsley, Lucas-Championnière :

> Vaseline } āā 50 gr.
> Paraffine }
> Acide phénique, 5 gr.

La cire doit être légèrement fondue, de consistance malléable.

Si un vaisseau important du diploé donne beaucoup, comme cela peut se rencontrer quand l'os est parcouru par un réseau *caverneux*, on peut le bourrer à la gaze iodoformée avec un fin stylet, ou le désunir de sa paroi osseuse avec la pointe d'un bistouri, à laquelle on imprime un mouvement de rotation ; ou, enfin, l'oblitérer en enfonçant une petite pointe d'os décalcifié, ou même un morceau d'allumette asepsié par le sublimé, comme je l'ai fait avec succès.

Dans un cas, Eiselberg, Hermanidès et Winkler, pour une résection dans la région cérébello-occipitale, rencontrèrent dans

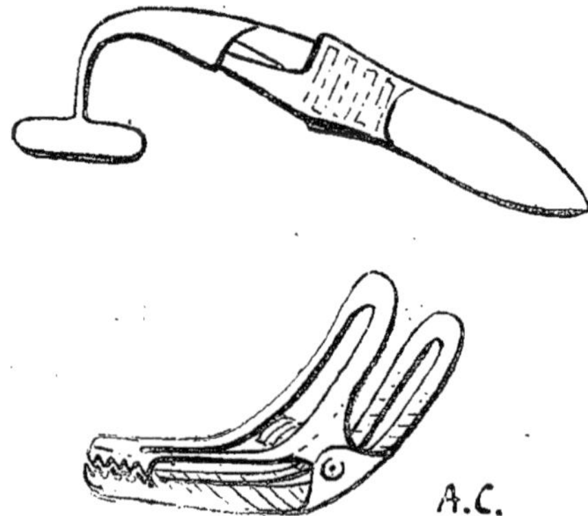

Fig. 288. — Pinces de Chipault pour la craniectomie : pince à compresses ; pince hémostatique pour les bords du lambeau.

le diploé des lacunes vasculaires, grosses comme le pouce, qui bravèrent longtemps tous les efforts du tamponnement. — Le malade mourut des suites opératoires ; et, à l'autopsie, on trouva le diploé parcouru par un canal veineux, large de 8 centimètres, qui recueillait le sang de tous les espaces caverneux de l'os, et se terminait dans une grande veine, entrant dans la tumeur, placée entre la dure-mère et l'os [1].

II. — Opération définitive (ablation de la tumeur).

Ainsi que nous avons essayé de le mettre en relief, l'ouverture du crâne n'est qu'une OPÉRATION PRÉLIMINAIRE ; le chirurgien doit réserver la meilleure part de sa sollicitude pour l'ABLATION DE LA TUMEUR.

De ce que celle-ci, couchée dans un lit mou et friable, ne néces-

1. Eiselberg, Hermanidès et Winkler; *Chir. neur.*, de Chipault, I, 1902, p. 679.

sitera pas de grands efforts pour l'extraire, il ne faut pas conclure
que l'opération ne sera ni délicate, ni périlleuse.

Nous insisterons sur les points suivants :

1° Ouverture de la dure-mère ;

2° Recherche de la tumeur ;

3° Extirpation des tumeurs superficielles ;

4° Extirpation des tumeurs profondes ;

5° Accidents de l'opération ;

6° Règles propres à l'extirpation de certaines tumeurs particulières ;

7° Pansements et phénomènes consécutifs.

L'examen des RÉSULTATS GÉNÉRAUX de l'extirpation des
tumeurs encéphaliques sera, après nos tableaux statistiques,
l'objet d'une étude spéciale.

A. Opération en deux temps.

Horsley est le premier chirurgien qui ait conseillé de ne pas
faire la craniectomie et l'ablation de la tumeur en même temps,
afin de diminuer les effets du shock traumatique. Vers le 3e ou le
4e jour il enlève les sutures, soulève le lambeau, et va à la
recherche de la tumeur.

Son avis a été suivi par plusieurs chirurgiens, entre autres
Keen, Beevor et Ballance, Bergmann, Broca, Schwartz, etc.

Il nous semble qu'il n'est pas sans inconvénient de troubler
les phénomènes de réparation, d'exposer les malades à un nouveau traumatisme, cause encore d'asepsie, et qu'il convient de
réserver l'opération en DEUX TEMPS, aux cas où le *sujet est faible*
et déprimé, ou à ceux dans lesquels on soupçonne une *tumeur
volumineuse*.

B. Examen et ouverture de la dure-mère.

Lorsque le volet osseux a été rabattu, il est utile d'inspecter la
surface de la DURE-MÈRE, pour voir si elle n'offre pas quelques
particularités dignes d'intérêt : *vascularisation, épaississements,
traces inflammatoires, changement de coloration, adhérences aux
parties sous-jacentes, absence de battements.*

Ce dernier signe indique le *voisinage de la tumeur*, dont les
saillies peuvent être apparentes, sous le voile membraneux.

En palpant légèrement, en essayant de mobiliser, on se rend
compte des rapports avec la surface cérébrale ; on choisit les
points favorables à l'incision, et on voit s'il sera nécessaire de

réséquer une partie qui, adhérente à la tumeur, devra être enlevée avec elle.

L'*incision* se fait en soulevant la dure-mère avec une pince à griffes; et, après ouverture du pli formé avec la pointe du bistouri, on introduit doucement, entre elle et le cerveau, une sonde cannelée, sur laquelle on pratique la section.

A l'*incision cruciale*, on préfère aujourd'hui le *lambeau courbe*, fait à un centimètre des bords de l'ouverture osseuse, afin de faciliter la suture.

S'il se rencontre une *branche méningée* ou une *veine importante*, on en fera la *ligature*, en passant un fil avec une aiguille.

Ensuite, le lambeau sera *soulevé doucement*, de manière à ne pas rompre *les adhérences* trop brusquement, s'il en existe, et à ne pas *déchirer la pie-mère* et le *cortex*.

C. Recherche de la tumeur.

Si elle est *superficielle* et appartient *aux* MÉNINGES, la tumeur apparaît sous la forme d'un champignon rougeâtre, framboisé, ou blanc grisâtre, qui refoule les circonvolutions, où il s'est creusé un lit. Quelquefois, c'est un petit polype fibreux, pédiculé, gros comme une noix ou une petite pomme, serti dans la substance nerveuse; il faut le sortir de sa loge, en écartant les circonvolutions, pour l'apercevoir (cas d'Appert et Gandy).

Si elle a *pris naissance dans la* PIE-MÈRE ou *le* CORTEX, la tumeur forme une masse plus ou moins saillante, à la surface de laquelle rampent des vaisseaux tortueux et des veines dilatées : autour, la pie-mère est œdématiée.

Dans d'autres cas, il s'agit d'une tumeur dure, encapsulée, énucléable.

Quelquefois, on voit à la surface plusieurs kystes transparents ou bleuâtres, contenant un liquide séreux ou hématique : il s'agit alors d'un *gliome kystique*, souvent diffus, peu distinct de la substance nerveuse.

Quand la tumeur occupe la PROFONDEUR, est SOUS-CORTICALE, elle n'est pas *apparente*; et des RECHERCHES MÉTHODIQUES sont nécessaires pour la découvrir.

A l'INSPECTION, elle peut révéler sa présence par une PLAQUE *de vascularisation*, une TACHE blanc jaunâtre, ou grisâtre, un ÉTAT PALE *et anémié* des circonvolutions.

Le cerveau tend à faire HERNIE à travers l'orifice fait aux méninges; et IL A PERDU SES MOUVEMENTS D'EXPANSION. « Si *le cerveau* NE BAT PAS, il est à peu près certain qu'au-dessous du point mis à nu, on trouvera une tumeur ou une collection ayant à peu près l'étendue de la surface qui a perdu ses battements » (Chipault).

La PALPATION, faite au niveau de la partie découverte, indique : tantôt de la *mollesse*, de la *rénittence*; et il faut penser à une tumeur molle, à un kyste, ou à une collection liquide; tantôt de la *dureté*, de la *résistance*, qui indiquent un sarcome ou un tuberculome. Il faut comparer avec la consistance des parties voisines.

L'EXPLORATION DIGITALE doit s'étendre au delà de la partie découverte, sous la dure-mère, au niveau des sillons et des circonvolutions, et même jusque dans la grande scissure interhémisphérique, si on n'en est pas trop éloigné (Terrier).

L'EXPLORATION AVEC UNE AIGUILLE PLEINE et mousse n'offre aucun inconvénient, si elle est faite avec précaution et méthodiquement. L'aiguille, moins grosse qu'un stylet de trousse, doit être enfoncée lentement et progressivement, si on veut sentir les différences de consistance. On peut la faire pénétrer à une profondeur de 4 à 5 centimètres, en divers endroits judicieusement choisis.

La PONCTION avec l'AIGUILLE CREUSE et mousse révèle parfois l'existence d'une collection liquide, dont le contenu doit être recueilli avec soin, pour être *soumis à l'analyse.*
S'il donne, par l'ébullition et les acides, un précipité albumineux, il s'agit d'un kyste néoplasique; si le précipité est nul, insignifiant, on peut avoir affaire à un kyste hydatique (Verco).

L'EXPLORATION ÉLECTRIQUE a été utilisée surtout en Angleterre et en Amérique; elle est applicable *à la* RÉGION MOTRICE, et se fait avec une tige stérilisée, pourvue de deux pointes fines; si, dans la région qu'on suppose être le siège de la tumeur, on n'obtient aucun mouvement de la face ou des membres du côté opposé, c'est une présomption en faveur de son existence.
Byrom-Bramwell, dans ces derniers temps, a appelé l'attention sur l'importance de l'*exploration électrique.* Dans deux cas, il avait diagnostiqué, à cause d'attaques jaksoniennes, très caractérisées, l'existence de tumeurs dans la zone rolandique; l'ouverture du crâne ayant été pratiquée, on ne trouva pas de néoplasmes; la surface cérébrale parut saine.

Cependant, *l'application des courants faradiques n'avait pu déterminer aucune contraction, dans les membres ou la face.*

Dans ces deux cas, la mort étant survenue peu après, à l'autopsie, on trouva des *gliomes sous-corticaux* volumineux (*Brit. med. Journ.*, 1900, II, p. 1783).

L'INCISION, avec un bistouri ou un ténotome allongé, est aussi un moyen d'exploration très utile : elle se fait sur la crête des circonvolutions, dans un endroit privé de vaisseaux, et perpendiculairement, de manière à écarter plutôt qu'à sectionner les fibres de la *couronne rayonnante.*

La résistance qu'éprouve l'instrument, l'état de la tranche de section, pâle ou saignante, si elle rencontre le tissu néoplasique, fournissent quelques renseignements.

Le DOIGT, enfoncé dans la plaie, qui doit avoir une largeur de 2 à 3 cent., et une profondeur égale, a dans certains cas révélé une *dureté*, indice de la tumeur.

Quelques opérateurs agrandissent l'incision, et en éloignent les bords avec des écarteurs plats, pour voir dans la profondeur; c'est une manœuvre délicate, dans laquelle on doit éviter toute attrition de la substance nerveuse.

Mieux vaut, peut-être, renouveler l'incision en un ou deux points; ou, comme le fit Guldenarm, *exciser* une petite partie de l'écorce, pour introduire le doigt librement et sentir la tumeur.

Tels sont nos MOYENS D'EXPLORATION[1]. — Si on ne trouve pas la tumeur, il ne faut pas toujours penser qu'elle n'existe pas, ou qu'on a commis une erreur de diagnostic.

Édinger rechercha dans la région motrice une tumeur, qui s'annonçait par des troubles moteurs des membres supérieur et inférieur gauches, et il ne la trouva pas, bien qu'il eût extirpé une portion du cortex; dix mois plus tard, Vierordt constata la persistance des symptômes, et, malgré une première intervention négative, Czerny rouvrit le crâne, et enleva un tuberculome sous-cortical, qu'il ne trouva que par l'incision et le toucher. Son poids était de 205 grammes[2].

D. EXTIRPATION DES TUMEURS SUPERFICIELLES.

Si elles appartiennent à la DURE-MÈRE, leur ablation, avec ou sans résection de la membrane, est facile : il faut quelquefois les

1. J'ai parlé ailleurs de l'emploi des rayons Röntgen, comme moyen de diagnostic (voir p. 165).
2. Vierordt (*Rev. de neurol.*, 1895, p. 445).

déloger *du lit*, qu'elles occupent dans la substance cérébrale, ou au fond d'un sillon.

Dans d'autres cas, elles sont sessiles, fongueuses, adhérentes au cortex ou à l'os, occupent la base, où la dure-mère est fixe, la faux-cérébrale, la tente du cervelet; et alors, l'opération est plus laborieuse, quand elle est possible.

Il est à noter que la *chirurgie des* MÉNINGES donne d'assez bons résultats; les chirurgiens hollandais ont obtenu cinq succès complets et définitifs, sur 10 opérés de ce genre.

Les tumeurs superficielles *de la* PIE-MÈRE, *de ses vaisseaux, et du* CORTEX (endothéliomes, sarcomes, gliomes, tuberculomes), varient de nature et d'aspect.

Si elles sont limitées, encapsulées, énucléables (principalement les endothéliomes, tumeurs de la paroi interne des vaisseaux, et les fibro-sarcomes), il suffit de les dégager doucement avec une spatule, ou avec le doigt, *en lésant*, le *moins possible*, la *substance nerveuse voisine*.

Si le néoplasme (ordinairement sessile dans ce cas) est parcouru par un *réseau vasculaire abondant*, artériel et veineux, entouré d'une zone œdémateuse, la conduite sera un peu différente. On pourra, à l'exemple de Beevor et Ballance, circonscrire la tumeur, par une série de ligatures passées à travers le cortex, et plus ou moins profondément dans la substance nerveuse, et faire une incision dans le cercle formé par les ligatures; et, ensuite, achever avec la spatule. Les auteurs précités furent contraints d'agir ainsl, parce qu'ayant commencé à dégager la tumeur avec les doigts, ils furent en présence d'une *hémorragie formidable*.

C'est un procédé analogue qui est employé par Jonnesco, pour l'extirpation d'une large portion du cortex dans l'épilepsie (voir fig. 289)[1].

Il faut d'ailleurs noter que certaines régions de la convexité cérébrale sont vasculaires, et constituent des zones, sinon dangereuses, demandant plus ou moins de précautions : tels sont, le *carrefour sylvien*, la *partie inférieure du sillon de Rolando*, l'*extrémité postérieure de la scissure de Sylvius*, d'où s'échappent des branches artérielles importantes, et le *voisinage de la grande scissure interhémisphérique*, où les veines de la convexité, parfois très volumineuses, se déversent dans le sinus longitudinal (Poirier, Chipault).

On est obligé, parfois, d'apposer un certain nombre de ligatures périphériques, dans quelques *tumeurs* ANGIOMATEUSES, ainsi que le firent Guldenarm, Rotgans (anévrysmes racémeux), et Korteweg[2].

1. In Chipault, *Chir. nerv.*, 1903, III, p. 54.
2. *Id., ibid.*, 1902, I, p. 693 à 702.

En général, on néglige trop l'HÉMOSTASE PRÉALABLE par les ligatures, sous prétexte que l'hémorragie peut être arrêtée par le tamponnement, et est rarement inquiétante; mais l'écoulement

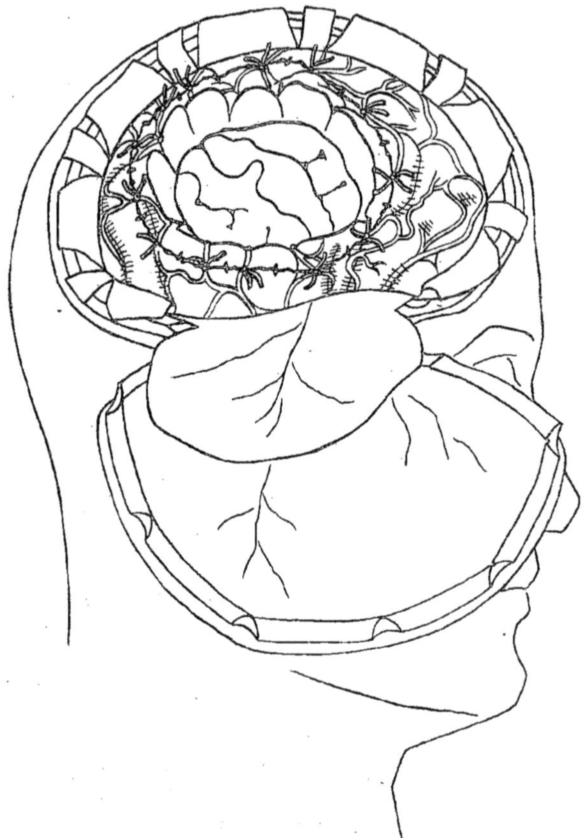

Fig. 289. — Procédé de résection temporaire du crâne et du cortex (Jonnesco). — Ligature hémostatique circulaire du cortex. A la périphérie on voit les languettes durales, qui servent à ourler les bords de la section osseuse (languettes larges); et, entre elles, les petites languettes, qui seront suturées au large lambeau de la dure-mère, rabattu avec la valve crânienne.

de sang abondant *traumatise la pulpe nerveuse*, et *favorise l'infection et l'encéphalite.*

Certains néoplasmes se manifestent à la surface des hémisphères, sous l'aspect de KYSTES *simples* ou *multiples* (sarcomes et gliomes kystiques). Il s'en écoule un liquide citrin ou hématique, soit par la ponction, soit par rupture spontanée de la poche, au moment de l'opération.

Le *kyste* paraît, dans quelques cas, *constituer* A LUI SEUL *la tumeur*, et les apparences sont si trompeuses, que certains chirurgiens ont borné à son ouverture et au drainage leur intervention.

Souvent, pièces en main, on hésite; l'examen histologique est nécessaire pour révéler la nature du néoplasme.

Reynier, chez un enfant, auquel il avait d'abord enlevé un kyste *simple en apparence*, dut faire une seconde opération à quelques mois de distance, et il enleva, cette fois, une *tumeur solide*.

Wœstermann, sur les conseils de Wertheim, ponctionne un kyste du lobe occipital, ayant donné lieu à de l'hémianopsie, et situé à un demi-centimètre au-dessous du cortex; il s'en échappa un liquide séreux, contenant 5 gr. 25 p. 100 d'albumine; deux mois et demi après, le chirurgien hollandais fut obligé de faire une seconde opération, au même endroit, et on trouva un gliome diffus : au bout de trois mois, le malade mourut.

Bramann ouvrit un *kyste de la région rolandique*, contenant 25 grammes de sérosité roussâtre, et le tamponna à la gaze iodoformée; le malade fut ensuite opéré deux fois, *pour un myxo-sarcome diffus*[1].

Dans un cas de Guldenarm et Winkler, le *kyste* siégeait dans la région du *pli courbe*, et était gros comme *un œuf de poule*; il s'en échappa un liquide clair, et on constata qu'il descendait en entonnoir dans la profondeur du cerveau; sa paroi était lisse; malgré cela, on enleva, quelques jours après, une partie de l'écorce adjacente : un an après, les accidents recommencèrent, et dans une seconde opération, on enleva 70 grammes de tissu infiltré (sarcome globo-cellulaire). Le malade survécut un an et demi encore; après quoi, la troisième récidive l'emporta.

Ces TUMEURS KYSTIQUES sont donc TRÈS RÉCIDIVANTES.

Aussi, si on a des raisons de croire qu'il ne s'agit pas d'un kyste simple, *convient-il de les extirper*, en réséquant les tissus à distance de leurs parois; il faut ensuite vérifier l'état de la cavité produite, pour voir s'il ne reste pas de noyaux néoplasiques.

Parfois, ces *kystes* sont MULTIPLES, et on est obligé d'effondrer plusieurs poches.

Ils se rencontrent *dans toutes les régions* de l'encéphale.

Vermey trouva une tumeur kystique gorgée de sang, vers la

---

1. Reynier, *Congr. chir.*, 1891; Wertheim, Salomonson et Wœstermann, Chipault, *Chir. nerv.*, 1902, I, p. 719; Bramann *in* Auvray, thèse, 1896, n° 14.

ligne sagittale ; avec un peu de prudence, il put l'attirer au dehors ; quelques kystes se rompirent ; mais il réussit à l'extirper de la face médiane de l'hémisphère, où elle occupait le lobule paracentral et la face interne de F^1. C'était un gliome du poids de 75 grammes.

Iterson, de Leyde, rencontra dans le cervelet une masse polykystique, dont il creva les poches avec le doigt ; puis il tamponna la cavité : le malade fut opéré deux fois, consécutivement, pour vider le contenu de la cavité kystique ; il vécut trois ans.

Nous ferons remarquer, en passant, qu'il existe aussi *dans la région du* CERVELET des tumeurs liquides, des *kystes de dégénérescence* de foyer sanguins traumatiques ; Korteweg en draina. un avec une petite mèche de gaze iodoformée, qu'il enferma d'une manière permanente sous le lambeau. Le malade guérit, et apprit l'écriture de Braille, parce qu'il était aveugle.

Rotgans, d'un de ces *kystes cérébelleux*, fit l'extraction d'une masse calcaire[1].

Enfin, les *néoplasmes* SUPERFICIELS, qu'ils viennent de la duremère, ou qu'ils naissent de la pie-mère et du cortex, peuvent *être* DIFFUS, au moment où on les opère : ils s'étalent en nappe, et envahissent à la fois la substance nerveuse, les enveloppes, et même la voûte crânienne : le curettage, conseillé en pareil cas, donne peu de résultats, ainsi que les extirpations partielles.

Quand on le peut, mieux vaut les enlever en totalité, par la résection simultanée du crâne et du cerveau.

Il faut, dans les cas de TUMEURS DIFFUSES, ne pas fermer le crâne, afin de pouvoir facilement opérer les RÉCIDIVES : on obtient la cessation des douleurs, et dans quelques cas, la prolongation de l'existence, par des interventions successives.

E. Extirpation des tumeurs profondes.

Les *tumeurs* PROFONDES n'apparaissent pas *à la* VUE, quand le crâne est ouvert : la ponction, si elles sont liquides ; la palpation, avec ou sans incision, si elles sont solides, en révèle l'existence.

Souvent, à leur niveau, *les circonvolutions sont aplaties, élargies,* les *sillons effacés*. Elles sont recouvertes par une couche de substance nerveuse, qui varie entre 1 et 6 centimètres (9 centimètres dans un cas). Comment les atteindre, à cette profondeur ? Quelles règles suivre, dans leur ablation ?

1. Iterson, Hermanidès et Winkler, *Chir. nerv.*, de Chip., 1902, I, p. 690 ; Korteweg et Winkler, *id.*, 691 ; Rotgans et Winkler, *id.*, 692.

Si la tumeur, ÉNUCLÉABLE, ne dépasse pas le volume d'une amande, d'une noix, d'un marron, une simple *incision* suffit : avec une spatule, ou avec le doigt, faisant écarter les lèvres de l'incision, on sépare la tumeur des parties voisines, et on l'extrait aisément de son lit cérébral.

Si la tumeur atteint le volume d'une pomme, d'une mandarine, d'un œuf de poule ou plus, une RÉSECTION de la substance nerveuse, dans une certaine étendue, est nécessaire, afin de rendre facile, *sans* ATTRITION, l'extirpation de la tumeur, et de laisser un orifice suffisant pour l'évacuation des liquides sécrétés et le tamponnement de la cavité.

Selon le conseil d'Horsley, on plonge *perpendiculairement* le bistouri, et on coupe, circulairement, la substance cérébrale, autour du néoplasme.

Cette résection peut être précédée de la ligature des vaisseaux, s'il en présente d'importants, à la surface du champ opératoire.

C'est ainsi que procéda Guldenarm, pour une *tumeur de la région motrice*. « En palpant la frontale ascendante, on sent quelque chose de dur. On ligature quelques veines pie-mériennes, et on excise un coin elliptique de l'écorce des deux circonvolutions centrales. L'hémorragie ayant cessé, on enlève la tumeur, qui était dure comme une pierre » (sarcome calcifié de 5 cm. sur 4 cm.) [1].

Les *tumeurs* DIFFUSES, qui occupent la PROFONDEUR *du centre ovale*, ne sont ordinairement reconnues que pendant l'opération.

On a fait l'incision, et on a commencé à isoler le néoplasme, mais on s'aperçoit qu'il envoie des prolongements dans la profondeur, ou à une distance qu'on ne peut atteindre : il est, en outre, mal limité, formé d'un tissu mou, peu distinct de la substance cérébrale voisine, quelquefois parsemé de kystes.

Il est de ces tumeurs qui occupent *un ou deux lobes*, une *grande partie de l'hémisphère*, ou qui peuvent être suivies jusqu'aux *noyaux centraux*, où elles ont leur origine.

Que faire en une telle occurrence?

Si l'état de l'opéré le permet, s'il n'y a pas de perte de sang notable, on continue d'enlever à la curette mousse tout ce qu'il est possible du néoplasme : mais il faut, si possible, se garder de pénétrer dans le ventricule latéral, ou ses prolongements.

Les chirurgiens hollandais ont fait un certain nombre de ces opérations.

Les malades se sont trouvés soulagés, et quelques-uns ont

1. Guldenarm, Chipault, *Chir. nerv.*, 1902, I, p. 702.

survécu plusieurs mois; l'un deux subit, pour une tumeur du pli courbe, trois opérations, et vécut six mois; chez un autre, un sarcome diffus du poids de 120 grammes fut enlevé avec les doigts, et ce n'est qu'un an après qu'on dut intervenir pour une récidive.

Ce sont évidemment des opérations qu'on n'entreprend pas de propos délibéré; mais les *extirpations partielles* sont souvent un soulagement.

Toutefois, si on reconnaît que le néoplasme est par trop étendu, il vaut mieux s'abstenir.

C'est dans ces circonstances surtout qu'il importe de *laisser le crâne ouvert*, afin de maintenir les bons effets de la *décompression*, et de surveiller la *récidive*.

F. ACCIDENTS DE L'OPÉRATION.

Ils sont au nombre de deux, méritant quelques remarques : l'HÉMORRAGIE, l'OUVERTURE DES VENTRICULES.

L'HÉMORRAGIE a sa source dans un vaisseau artériel, ou est en nappe, abondante surtout dans les tumeurs diffuses.

Tout vaisseau qui donne doit être lié DÉLICATEMENT, surtout dans le cas où il s'agit des artères et des veines, qui rampent à la surface de la tumeur et de l'hémisphère. Les pinces sont trop lourdes et déchirent.

On a dit les vaisseaux trop friables, pour supporter les ligatures : c'est exceptionnel.

Celles-ci doivent être faites avec un fil *de catgut fin*, qu'on passe avec une petite aiguille *ronde*, comme celles qui servent aux sutures intestinales; pendant qu'on lie, il faut que le fil tombe lâchement, de manière à éviter toute traction sur lui.

On néglige trop, en général, une HÉMOSTASE *bien faite*, qui a l'avantage de préserver de l'attrition de la pulpe nerveuse par le sang, ou par les lavages et tamponnements, nécessités pour l'enlever.

Très souvent, cette *hémostase* par ligature sera *préventive*; elle précédera les incisions, surtout si on a affaire à un *angiome*, à une *tumeur vasculaire*.

Si on a blessé le SINUS LONGITUDINAL, le SINUS LATÉRAL, ou une GROSSE VEINE, c'est encore à la ligature *totale* ou *latérale* qu'il faut avoir recours : les accidents de thrombose ou de phlébite, jadis redoutés, ne sont pas à craindre si le fil est *aseptique*.

Il m'est arrivé de lier latéralement, une fois, le sinus longitudinal, de réséquer le sinus latéral; je n'ai vu survenir aucun accident.

Ces complications sont plus à craindre dans les cas septiques, dans les interventions pour abcès, suppurations.

L'hémorragie abondante et en *nappe* survient principalement après l'ablation des tumeurs *profondes* ou *diffuses*. On a conseillé de l'arrêter, par le tamponnement avec des solutions de cocaïne, d'antipyrine, d'adrénaline. Ces hémostatiques doivent être employés avec discrétion.   .

L'arrosage avec l'eau chaude à 45°, avec le sérum gélatiné au 1/10 peuvent être utilisés; mais il faut se défier des lavages abondants; ils diluent la pulpe cérébrale.

Le meilleur moyen hémostatique est le *tamponnement* et la *compression* : on termine l'opération, et on introduit, dans la cavité laissée par l'ablation de la tumeur, une mèche de gaze iodoformée, repliée sur elle-même, *légèrement tassée*, et la remplissant exactement; *au-dessous-d'elle*, on a eu soin de placer un drain assez souple, de manière à ce que, *la gaze étant imprégnée*, *l'écoulement des liquides*, ordinairement assez abondant à cause du liquide céphalo-rachidien, *puisse se faire librement*, et *qu'il n'y ait pas de rétention*.

Horsley recommande de ramener le lambeau par-dessus le tamponnement, et de le fixer par quelques points de suture; . c'est un moyen de compression avantageux, à condition que le drainage soit bien assuré.

L'OUVERTURE DES VENTRICULES est considérée par beaucoup d'opérateurs comme un accident redoutable, qu'il faut absolument éviter.

Chipault et Broca, dans leurs *Traités de chirurgie des centres nerveux*, insistent sur les dangers de l'ouverture des ventricules : ils l'accusent de causer des morts rapides ou lentes, par l'écoulement trop abondant de liquide céphalo-rachidien, par l'*hyperthermie* et l'*infection*. Il se développe, en même temps, des convulsions et des contractures généralisées. Ils citent des faits relatifs surtout à l'ouverture de kystes hydatiques (Verco, Parry, Davenport), de cavités porencéphaliques, au drainage ventriculaire thérapeutique.

Mais il existe d'autres *faits contradictoires*; Poirier a pu extraire une balle de la corne d'Ammon, en traversant le ventricule latéral; Heidenhain a réséqué le lobe temporal, pour une tumeur maligne venant des plexus choroïdes; et leurs malades guérirent.

Estèves vit sa malade opérée d'un kyste hydatique du lobe frontal perdre, pendant douze jours, 860 grammes (chaque jour) de liquide céphalo-rachidien, et eut un succès complet.

Dans nos recherches, nous avons rencontré plusieurs cas,

dans lesquels les tumeurs elles-mêmes provoquèrent un écoulement abondant de liquide céphalo-rachidien, pendant plusieurs mois, à travers des fissures ethmoïdales, sans que survinssent d'accidents graves (cas de Wollenberg, Mac Caskey, etc.).

J'ai donné mes soins à un jeune confrère, qui, à la suite d'une fracture de l'ethmoïde, eut pendant longtemps « des écoulements intermittents de liquide céphalo-rachidien par le nez, et qui guérit ».

Ce n'est donc pas seulement l'abondance de l'écoulement, qui est en cause, mais *surtout* L'INFECTION. Il en est de même pour les cavités articulairés et péritonéales.

Toutefois, dans l'ablation des tumeurs cérébrales, il *faut éviter, autant que possible, l'ouverture ventriculaire*, parce que, par l'orifice créé, il pénètre du sang, des débris de la tumeur, des eaux de lavage, *qui sont la cause des infections et morts rapides*.

Si cet accident survenait, il faudrait aussitôt oblitérer l'ouverture par le tamponnement à la gaze iodoformée.

G. RÈGLES PROPRES A L'EXTIRPATION DE CERTAINES TUMEURS EN PARTICULIER.

Il s'agit de considérations relatives aux particularités que présentent les opérations, selon le VOLUME, la NATURE, et le SIÈGE des tumeurs.

Nous savons que Horsley, Czerny, Bramann, Poirier, etc., ont enlevé des tumeurs encéphaliques du poids de 150, 250 grammes et plus, et dont le VOLUME dépassait celui d'un œuf, d'une orange, et même du poing.

Quelques-uns des opérateurs ont extrait le néoplasme entier : mais la plupart ont eu recours au MORCELLEMENT. C'est là une manœuvre avantageuse, quand il s'agit de *tumeurs volumineuses* ; car elle permet une moindre dilacération de la substance nerveuse.

En cas de *tumeur diffuse*, c'est encore au morcellement avec la curette, qu'on est obligé d'avoir recours.

C'est aux *grosses tumeurs* que convient surtout la *craniotomie à lambeau*.

Si l'*hémi-craniotomie totale*, allant de l'apophyse orbitaire à la protubérance occipitale externe, n'est pas indispensable et constitue un traumatisme un peu exagéré, on peut en réduire les dimensions et ouvrir, par exemple, la moitié ou les 2/3 de la partié latérale du crâne.

Ces grandes fenêtres permettent, en réalité, une manœuvre plus facile, une extirpation des tumeurs moins traumatisante pour les centres nerveux; l'emploi simultané de la fraise, de la scie et du ciseau, ainsi que le comporte l'instrumentation de Doyen, rend l'ablation plus rapide, facile et sûre.

La NATURE *des tumeurs* influe sur le manuel opératoire, ainsi que nous l'avons suffisamment indiqué pour les néoplasmes SARCOMATEUX et GLIOMATEUX.

Les TUBERCULOMES (voir p. 561 et 615) ne sont pas toujours sous la forme de masses localisées : à la surface, ils se manifestent parfois sous l'aspect de fongosités, de substance violacée, mollasse, qu'il faut enlever à la curette, comme dans le cas de Broca.

Les SYPHILOMES (p. 566 et 623) ont, dans quelques cas, un caractère diffus. — Le Dentu trouva la couche corticale malade sur une hauteur de 4 à 5 centimètres, d'aspect gris mat; il curetta sur une épaisseur de 2 à 3 centimètres, et il rencontra alors un foyer de couleur jaune citron, et, autour de lui, des tractus fibreux, grisâtres, qui reliaient la substance nerveuse voisine (zone de tissu de néo-formation, scléro-gomme).

L'ACTINOMYCOSE affecte la forme d'abcès mal limités, contenant des grains d'actinomyces: dans le cas unique de Keller, la récidive se fit un an après, sous forme d'une collection purulente, dont l'ouverture n'empêcha pas la mort rapide du malade.

Les ANGIOMES (p. 586) sont parfois localisés, sous forme de masses fibro-caverneuses, qu'on enlève à la manière des sarcomes limités, comme dans le cas de Poirier; mais, parfois, ils sont *racémeux, cirsoïdes*, formés de vaisseaux tortueux, enlacés; il faut, avant l'excision du corps principal du néoplasme, apposer une série de ligatures sur les vaisseaux artériels et veineux qui l'entourent (observations de Guldenarm, de Rotgans, de Korteweg).

Chez un malade, qui avait de l'exophtalmie, des intumescences des paupières et de la joue droite, avec pulsations et souffle intense, s'étendant sur la joue et le pariétal, et qui présentait, en outre, des attaques jaksoniennes des membres droits, Winkler diagnostiqua un ANÉVRYSME CIRSOÏDE *de l'artère ophtalmique droite et de la sylvienne gauche*, surtout de sa branche rolandique; Rotgans se contenta de faire la ligature des plus gros vaisseaux, et d'un amas pulsatile artério-veineux, occupant la zone motrice; l'hémiparésie et l'aphasie guérirent; les attaques convulsives devinrent moins fréquentes; l'exophtalmie, un peu diminuée, avait cessé de croître; et, un an après, en 1900, le malade se portait bien [1].

S'il s'agissait d'un ANÉVRYSME VRAI, sacciforme, occupant une des branches de la sylvienne ou l'artère cérébrale postérieure, la poche pourrait être comprise entre deux ligatures et extirpée, selon la méthode actuelle de la cure des anévrysmes des membres. On sait que dans certains cas ces dilatations vasculaires peuvent être diagnostiquées par l'auscultation du crâne, qui révèle leur souffle et en indique à peu près le siège, et par la coexistence de certaines manifestations symptomatiques des tumeurs cérébrales, et enfin par *leur marche lente* et *nettement progressive*. — La ligature de la carotide primitive a été utilisée, à une époque où le diagnostic des tumeurs cérébrales était peu avancé. (Coë, 1884, Th. Gougenheim).

Les KYSTES SIMPLES (p. 576), séreux, ont une cause inconnue, ou sont d'origine congénitale, comme dans le cas de Doyen. Ils sont justiciables de l'incision et du drainage (cas de Terrier et de Broca).

Il ne faut pas les confondre avec les KYSTES NÉOPLASIQUES (p. 586), beaucoup plus fréquents, et nécessitant, comme nous l'avons indiqué, l'extirpation, avec la poche, d'une zone notable de la substance nerveuse voisine, où existent des éléments néoplasiques. — Dans le cas de Doyen, le drainage dut rester en place pendant sept semaines; la sécrétion se tarit peu à peu.

Les KYSTES TRAUMATIQUES (p. 577) sont constitués par le résidu d'un épanchement sanguin traumatique, persistant souvent pendant des années; il sont plus superficiels, entre la dure-mère et l'os, ou dans la pie-mère, et *parfois sous-corticaux*, comme dans le fait de Diller et Buchanan, qui opérèrent avec succès un homme de trente-quatre ans, ayant reçu un coup sur la tête un an auparavant.

On les observe assez fréquemment chez les enfants et les adolescents, comme le prouvent les trois cas de Kocher : ils sont quelquefois accompagnés de fractures, de dépressions du crâne, et ils peuvent communiquer avec les ventricules latéraux, qui parfois se sont rompus au moment du traumatisme (Kocher [2]).

Raymond, Landouzy ont donné à ces lésions, le nom de PORENCÉPHALIE TRAUMATIQUE.

Ces cavités doivent être incisées et drainées. Quelquefois on fait un léger curettage, si elles sont revêtues de débris membraneux.

1. Rotgans et Winkler, *Chir. nerv.*, de Chipault, 1902, p. 695.
2. Kocher, in Thèse Auvray, nᵒˢ 49, 50, 51.

Les KYSTES HYDATIQUES (p. 576 et 632) offrent le danger assez fréquent de la *communication intraventriculaire*, puisque Verco sur 52 cas a compté 15 fois une ouverture ventriculaire, soit dans 30 p. 100 des cas; et, en outre, dans 10 p. 100, il n'existait qu'une mince membrane de séparation [1]. Aussi, le chirurgien australien conseille-t-il de faire une ouverture petite, et d'exercer une compression; il parle même de faire la ponction, à travers le crâne, par une petite perforation; cette méthode est *aveugle*.

Il semble que l'*incision avec ablation de la poche*, si celle-ci est mobile, et peut venir sous les tractions d'une pince, convienne à ees tumeurs; il faut ensuite les drainer.

S'ils *sont profonds*, la ponction précédera l'incision, pour indiquer leur siège. Les faits de Graham, Llobet, Fitz-Gérald, Estèves, Végas, Castro, etc., montrent qu'on peut obtenir la réussite, malgré l'écoulement du liquide céphalo-rachidien : *des précautions aseptiques très rigoureuses et des pansements, souvent renouvelés avec un soin particulier, sont nécessaires.*

LLOBET(RépubliqueArgentine), dans un article récent, conseille, pour la cure des kystes hydatiques du cerveau, la *craniectomie temporaire*, facile, à cause de la minceur de la paroi osseuse; il préfère, après extirpation de la membrane interne de la poche, l'*occlusion complète* et le *drainage superficiel*, entre la dure-mère et les os, ou sous la peau (et non dans la cavité du kyste), afin de ne pas favoriser l'écoulement du liquide céphalo-rachidien.

Sa statistique lui donne 40 p. 100 de mortalité, tandis qu'elle est de 60 p. 100 par le procédé avec drainage. D'après lui, la guérison complète s'obtient dans un peu plus de la moitié des cas. Il relate 18 opérations, la plupart chez des enfants et des adolescents (7 de un à dix ans, et 10 de dix à quinze ans [2])

W.-Mc HILL, de Melbourne, relève 13 opérations de kystes hydatiques du cerveau, en Australie, où ils sont fréquents, avec 6 succès (Maunsell, Graham, O'Hara [2 cas], Nedwill, Bird [3]).

Nous rappelons que dans nos tableaux statistiques (p. 636), sur 45 cas, nous avons relevé 25 guérisons et 20 morts.

Le SIÈGE *des tumeurs* se prête à quelques modifications dans le manuel opératoire.

Les tumeurs de la RÉGION MOTRICE sont les plus fréquentes et les plus accessibles : la *craniotomie latérale type* leur convient. Elles n'offrent de difficulté d'extraction que si elles sont *profondes*, ou

---

1. In Chipault, *Chir. des centres nerv.*, 1894, p. 289.
2. In Chipault, *État actuel de la Chirurgie nerveuse*, 1903, t. III, p. 845.
3. *Id.*, p. 946.

si elles occupent le *lobule paracentral* et la *face interne* des hémisphères. Nous avons vu qu'un sarcome de cette région avait
échappé à Monod ; par contre, Vermey réussit à attirer en dehors
un gliome kystique qui occupait le lobule paracentral et la face
interne de la première frontale. Mais nous pensons que la voie
pour atteindre ces tumeurs, si le diagnostic topographique est fait,
est la *craniotomie* BI-PARIÉTALE, OU du VERTEX (voir plus haut,
p. 695).

Les tumeurs de la RÉGION FRONTALE, si elles sont en avant de
la zone motrice, peuvent être atteintes par la *craniotomie latérale*,
comme les précédentes.

Si elles occupent le lobule supra-orbitaire ou la face interne, il
nous semble qu'il serait plus avantageux de les aborder par la
craniotomie FRONTALE OU ANTÉRIEURE (voir plus haut, p. 692).
— Booth et Curtis eurent la plus grande peine à extraire par la
voie temporale, malgré une large craniectomie, un tuberculome
du volume d'un œuf de poule, occupant le lobule supra-orbitaire,
et s'étendant en dedans jusqu'à l'apophyse clinoïde.

Les tumeurs de la face interne envahissent, parfois, les deux
hémisphères, au-dessous du bec du corps calleux : on arrivera
plus facilement jusqu'à elles par la *voie antérieure*.

Les tumeurs des lobes PARIÉTAL et OCCIPITAL peuvent s'enlever
par une *craniotomie* POSTÉRO-LATÉRALE.

Celles du *lobe* TEMPORAL sont suffisamment accessibles par la
voie ordinaire.

Enfin les néoplasmes de la *face* INTERNE des hémisphères (les
deux côtés sont souvent envahis en même temps), de la *faux de
la dure-mère*, pourront être attaqués avec un jour suffisant, après
ouverture SAGITTALE (voir plus haut, p. 695).

Pour les tumeurs du CERVELET, qui semblent donner lieu à
plus de difficultés et à une léthalité plus grande, nous avons
indiqué la possibilité de faire une CRANIOTOMIE POSTÉRIEURE OU
OCCIPITALE en volet, permettant de découvrir la partie postérieure des hémisphères, l'insertion de la tente, et la face postéro-
inférieure des hémisphères cérébelleux (voir p. 699).

Les *tumeurs de la* BASE pourront être atteintes, selon le mode
de Krogius et Poirier, par *résection à la pince-gouge* de la FOSSE

TEMPORALE et de la FOSSE PTÉRYGOÏDIENNE, comme on le pratique dans la recherche du *ganglion de Gasser*; ou encore, on utilisera les procédés de Krause ou de Von Bergmann, qui taillent un *lambeau crânien unique*, comprenant l'écaille temporale et la paroi ptérygoïdienne (voir fig. 290).

Les *tumeurs* PÉRI-BULBAIRES, quoique difficilement accessibles, ont pu cependant, dans deux cas, être extirpées par Guldenarm,

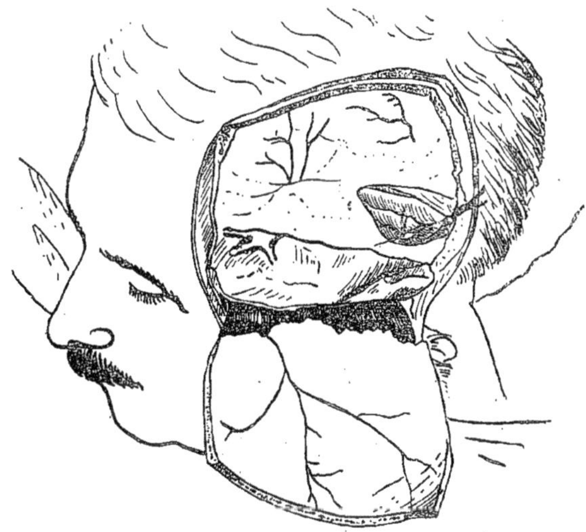

Fig. 290. — Craniotomie de la fosse cérébrale moyenne avec ganglion de Gasser
d'après von Bergmann (*in* Chipault).

avec le doigt en crochet, après large CRANIOTOMIE OCCIPITO-CÉRÉ-BELLEUSE.

Pour *les tumeurs de la* GLANDE PITUITAIRE (HYPOPHYSE), lorsque la dégénérescence maligne ou l'apparition de troubles graves indiqueraient l'ablation, deux chirurgiens italiens, GIORDANO et CASELLI, ont institué sur le cadavre deux procédés opératoires dignes de remarque.

Procédé transethmoïdien de Giordano.

Dans le *procédé transethmoïdien* de Giordano (fig. 291), on taille sur la paroi frontale un large lambeau en V, comprenant la *glabelle* et la *partie voisine des régions sus-orbitaires*, et on le rabat, avec le nez, sur la partie inférieure de la face. Après hémostase, on enlève avec une pince les fragments d'ethmoïde qui encombrent le champ opératoire, en sacrifiant les nerfs olfactifs, et on met à découvert *la paroi du cube sphénoïdien*. On reconnaît sa crête et on *ouvre le sinus* avec une gouge étroite.

Puis, *tenant bien la gouge sur la ligne médiane*, on pénètre dans la *selle turcique* par ses parois antérieure et inférieure. « La brèche

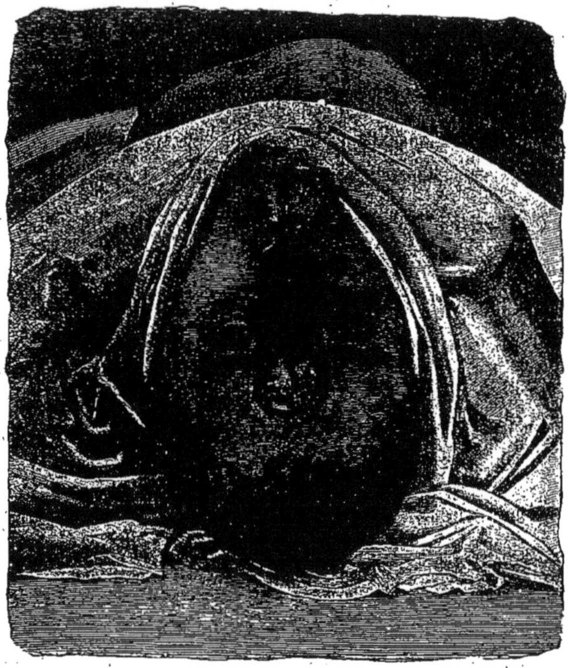

Fig. 291. — Procédé transethmoïdien de Giordano, pour l'ablation de la glande pituitaire (*in* Chipault).

est élargie prudemment, pour enlever avec les pinces et les ciseaux *le corps pituitaire*, qui se détache sans doute avec une moindre hémorragie du côté des pédoncules que du côté du corps pituitaire. »

Les carotides, refoulées sur les côtés par *l'hyperthrophie pituitaire*, ne doivent pas inquiéter outre mesure.

Giordano a ainsi enlevé l'hypophyse, chez une vieille femme morte, sans léser un anévrysme de la carotide, qu'elle portait par hasard.

Cette opération doit être pratiquée *la tête déclive*, afin d'avoir un éclairage suffisant, et sans danger d'asphyxie (voir fig. 291).

Si la vascularisation était trop grande, on pourrait d'ailleurs faire l'opération en deux temps [1].

Procédé temporal de Caselli (jeune).

Il consiste, essentiellement, dans une large *craniotomie ostéoplastique temporale* (fig. 292).

En soulevant la masse du *lobe temporo-sphénoïdal* avec un écar-

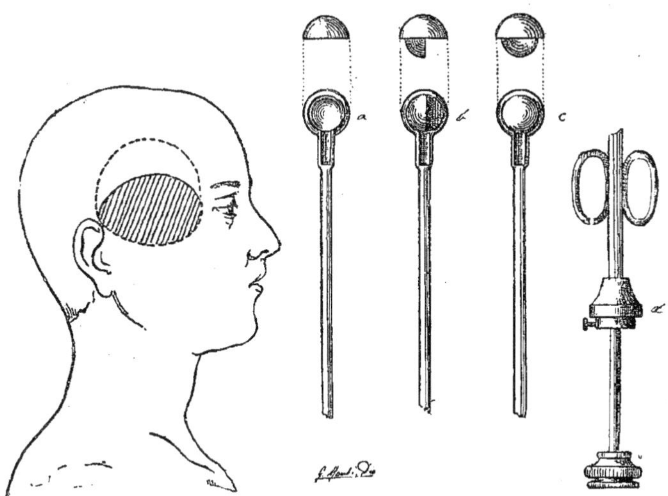

Fig. 292.　Section des parties molles et de l'os dans la méthode de Caselli jeune (*in* Chipault).

Fig. 293. — Double curette de Caselli pour l'extirpation de l'hypophyse (*in* Chipault). — a, ouverte; b, demi-fermée; c, entièrement fermée; d, manche de la curette.

teur large, on peut voir suffisamment les *apophyses clinoïdes antérieures de la selle turcique,* qui serviront de guide au doigt explorateur.

Avec celui-ci, on peut parfaitement reconnaître la *carotide* et le *sinus caverneux.*

« Sur le cadavre, dit l'auteur, j'ai pu très facilement, en passant derrière les apophyses clinoïdes antérieures, enlever *avec une curette* tout le contenu de la selle turcique. Cette méthode serait sans doute plus facile dans les cas pathologiques, car il y a *augmentation de volume de l'hypophyse*; ce qui rend l'organe plus évi-

1. Giordano, *Compendio di Chirurgia operatoria italiana*, Vol. II, Turin, 1897, et Chipault, *Chir. nerveuse*, 1903, III, p. 317.

2. Caselli Arnoldo, *Studi anatomici et sperimentale sulle Fisiopathologia della Ghlandola la pituitaria*, Reggio-Emilio, 1900; et Chipault, *Chir. nerveuse*, 1903, III, p. 320.

dent aux yeux de l'opérateur, et lui fait refouler en dehors les vaisseaux qui, plus appréciables, peuvent plus facilement s'éviter. »

Nous donnons ici l'image de l'ingénieuse curette de Caselli, pour l'extirpation de l'hypophyse (voir fig. 293).

H. Soins et phénomènes consécutifs. — Accidents post-opératoires.

Dans les *cas simples*, s'il s'agit d'une tumeur superficielle, on fera la suture de la dure-mère au catgut, et on pourra refermer.

S'il existe une *cavité profonde*, laissée par l'extirpation de la tumeur, nous avons suffisamment insisté sur l'utilité du *tamponnement à la gaze* bien fait, pour n'y plus revenir.

Dans *tous les cas*, nous sommes partisans du *drainage*, avec un tube de caoutchouc souple et de moyen calibre : on le placera sous la dure-mère ou dans la cavité, afin de permettre l'issue du liquide céphalo-rachidien : la résection des bords de la valve osseuse, ou une perforation de sa partie moyenne faite à la fraise, permettront au drain de venir à l'extérieur, sous le pansement. Ce drainage sera supprimé, après quelques jours.

Les ACCIDENTS POST-OPÉRATOIRES les plus communément observés, dans les cas graves, sont : le *choc opératoire*; l'*hyperthermie*; les *phénomènes convulsifs* et les *troubles paralytiques*; l'*encéphalo-méningite* et la *hernie cérébrale*.

Le CHOC TRAUMATIQUE ou *shock* est surtout à redouter quand la tumeur est volumineuse, profonde ou diffuse, et que son ablation a nécessité des manœuvres longues et difficiles.

Les stimulants avant et après l'opération, les injections d'éther, de caféine, de sérum artificiel, sont les meilleurs moyens de le combattre.

Sahli, d'après ses expériences, attribue le choc opératoire, qui survient quelquefois assez rapidement dans les heures qui suivent l'opération, surtout si elle est grave, au changement de la STATIQUE CÉRÉBRALE, causé par le vide laissé par la tumeur.

Quand on aura lieu de le redouter, mieux vaut recourir, selon le conseil d'Horsley, à l'OPÉRATION EN DEUX TEMPS [1].

---

1. Il existe quelques cas de MORT SUBITE, pendant les ablations de tumeurs cérébrales ou cérébelleuses. JABOULAY relate l'histoire d'un malade de trente ans, qu'il trépana deux fois pour un tubercule du lobe droit du *cervelet*, du volume d'une grosse noix. Il avait présenté tous les symptômes caractéristiques d'un néoplasme de cet organe : crises de céphalée occipitale, emprosthotonos, vertiges, titubation, tendance à osciller et à verser à gauche, asthénie très marquée, surdité légère, polyurie légère, intelligence intacte, etc. Une première trépanation, faite dans la fosse cérébelleuse droite, suivie de ponction capillaire, ne donna aucun résultat. Au moment du pansement, il y eut

L'HYPERTHERMIE, souvent excessive, survient : dans les cas d'opérations graves et laborieuses, après les ouvertures ventriculaires, et, dans nombre de cas, elle a été observée après les interventions, où on n'avait pu découvrir la tumeur, même si les recherches avaient été modérées.

Elle apparaît *à deux époques différentes* : tantôt *dans les premiers jours qui suivent l'opération*, tantôt *plus tardivement*.

Le thermomètre s'élève brusquement à une température de 40°, 41° et même 42° [faits de Verco, Parry-Davenport, de Chiselhom, pour des kystes hydatiques ; de Fraser ; de Jaboulay, pour une tumeur de la base ; de Pollosson (un cas d'ablation d'angiome chez une fillette de sept ans ; mort deux jours après avec une température de 42°,1, et un cas de drainage des ventricules), et de Broca (un cas de drainage des ventricules ; et trois cas, où après trépanation, la tumeur ne fut pas trouvée].

Nous avons vu, nous-même, la mort survenir chez le malade que nous avions opéré d'un fibrome de la faux de la dure-mère, le surlendemain de l'opération, avec une température de 43°. A l'autopsie, on ne trouva aucune trace d'encéphalo-méningite, mais les vaisseaux de la pie-mère étaient injectés.

Dans nombre de cas, l'autopsie, faite soigneusement, n'a révélé

un *arrêt inquiétant de la respiration pendant deux ou trois minutes*. Le soulagement ne dura que quelques jours. Huit jours après, on fit une deuxième trépanation au-dessus de la première, dans la région occipitale. Hypertension cérébrale accusée, hernie cérébrale à travers les incisions de la dure-mère. On allait refermer la plaie, quand on s'aperçut que *brusquement le malade cessait de respirer, pendant que le pouls était bon et que le cœur continuait à battre, d'une façon absolument normale*. Malgré la respiration artificielle, les tractions rythmées, la faradisation, on ne put ramener les mouvements respiratoires.

Cette *dissociation du pouls et de la respiration*, sur laquelle nous avons insisté dans nos expériences, montre que le malade avait succombé au *choc bulbaire*.

En général, il s'agit de patients très épuisés, chez lesquels d'ailleurs la mort peut survenir subitement, sans qu'aucune intervention ait eu lieu.

Le professeur FERRIER cite, dans sa leçon du *British medical Journal* (1898), deux faits suggestifs à cet égard. Chez un jeune homme, qui avait les symptômes caractéristiques d'une tumeur de l'hémisphère gauche, tout était préparé pour l'opération, quand il mourut soudainement ; à l'autopsie, on trouva une tumeur du volume d'un œuf sous l'écorce rolandique. Un autre malade, qui présentait aussi des signes de tumeur rolandique, fut frappé de *mort subite* dans la nuit qui précéda son transport à l'hôpital, et cependant, il présentait les apparences d'une bonne santé.

MITCHELL STEVENS relate aussi le fait d'une jeune fille de dix-huit ans, ayant eu quelques attaques convulsives, sans perte de connaissance, et devenue aveugle, qui mourut subitement, dans la salle d'attente, au moment où elle venait consulter l'oculiste. On trouva un kyste hydatique stérile, dans la substance blanche intacte, du centre ovale : aucune rupture ne s'était produite ; il avait le volume d'un œuf de dinde (*Brit. med. Journ.*, 1901, 1, p. 147). — On ne saurait donc, toujours, rendre l'opération responsable de ce funeste accident.

aucune altération des méninges ou du cerveau, et le liquide céphalo-rachidien avait sa limpidité apparente.

A quelle cause attribuer cet accident redoutable?

Notre collègue BROCA, qui expose et discute ces faits, dans son livre sur la chirurgie cérébrale, dit : « que lorsqu'elle se montre tardivement, l'HYPERTHERMIE doit être attribuée à *l'infection*; mais, si elle survient quelques heures après l'opération, ou dès le lendemain, il lui semble impossible d'évoquer cette cause, et il est disposé plutôt à incriminer l'*écoulement abondant*, la *perte du liquide céphalo-rachidien* ».

Nous ferons remarquer que la chirurgie abdominale nous a montré l'existence d'*infections suraiguës*, précoces (voir thèse de Jayle), tout à fait comparables à celles de la chirurgie cérébrale; d'autre part, l'infection n'est pas toujours le résultat d'une *faute contre l'asepsie* du chirurgien ou de ses instruments; elle peut avoir sa source dans la TOXICITÉ des produits de sécrétion des néoplasmes (toxi-infection, fièvres des néoplasmes), et ces sécrétions peuvent être TRÈS VIRULENTES.

Enfin, il existe dans certaines régions de l'encéphale, en outre de ceux du bulbe, des CENTRES THERMIQUES excitateurs ou régulateurs, dont l'étude a été reprise dans les derniers temps par J.-B. Guyon [1]; et si l'opération a été voisine de ces centres, si ceux-ci ont été lésés ou hyperexcités, il serait possible de trouver, dans ce fait, une explication adéquate à certains cas.

D'autre part, d'après les recherches de CHARCOT et BOURNE-VILLE, nous savons que les hémorragies du NOYAU CAUDÉ, des VENTRICULES et de la BASE, donnent lieu à des *élévations thermiques* plus accentuées et *plus rapides*, que dans toute autre région de l'encéphale.

Nous avons assez insisté, à propos des blessures ou ouvertures des VENTRICULES, sur la fréquence de la mort par hyperthermie.

Concluons donc, avec quelque vraisemblance : l'HYPERTHERMIE *a des origines diverses*, dans l'*infection suraiguë*, la *toxi-infection des tumeurs*, la *lésion* ou l'*irritation des centres thermiques*.

Les TROUBLES CONVULSIFS et PARALYTIQUES qu'on observe après les ablations des tumeurs encéphaliques consistent en des *attaques épileptiformes*, des *hémiplégies* ou des *monoplégies*, des

1. J.-B. Guyon, *De l'hyperthermie centrale consécutive aux lésions de l'axe cérébro-spinal* (Th. Paris, 1893).

aphasies [1], des *anesthésies*, des *pertes du sens musculaire* et de *l'incoordination des mouvements* du membre supérieur, troubles causés par l'attrition et l'ébranlement de la substance nerveuse voisine du foyer opératoire : ils sont souvent transitoires, et disparaissent après quelques jours; mais ils *peuvent persister si les lésions ont été destructives*.

Souvent encore, on constate dans les heures qui suivent l'opération, de la *somnolence* et de la *torpeur cérébrale*, qui disparaissent aussi, après un ou deux jours, si la marche se fait vers la guérison.

L'ENCÉPHALO-MÉNINGITE est le résultat de *l'attrition de la substance nerveuse* ou de *l'infection* : elle apparaît vers le deuxième ou troisième jour, ou plus tardivement.

Nous verrons, dans nos *tableaux statistiques*, que la plupart des décès par encéphalo-méningite ont lieu *dans le premier mois*; quelques-uns se produisent, la guérison de la plaie étant complète, sans doute par rétention de quelque agent septique, qui se développe consécutivement.

Elle s'annonce quelquefois par des *convulsions*, des *contractures* ou des *paralysies*, le plus souvent par de la *somnolence*, de la *torpeur*, et du *délire prolongé*.

La *résolution* est rare, et le pronostic ordinairement grave.

La HERNIE CÉRÉBRALE PRIMITIVE, qui survient dès l'ouverture du crâne, est le résultat de *l'hypertension intracrânienne* : elle est fréquente dans les *tumeurs de la base*, ou quand le néoplasme est *volumineux* et *diffus*.

La HERNIE CONSÉCUTIVE apparaît dans les jours qui suivent l'extraction. Elle n'est pas seulement sous la dépendance de conditions mécaniques : Mac Ewen, Starr, Horsley, Bergmann, et presque tous les opérateurs sont d'accord pour l'attribuer à *l'inflammation*, à *l'encéphalite*.

Elle est d'un pronostic grave.

Elle s'accompagne, en effet, de *troubles circulatoires* et de *lésions interstitielles* (Sahli, Jaboulay), qui retentissent sur les

---

1. Une opérée d'Oliver et Williamson, après l'opération (ablation d'un angiome de la région motrice) devint aphasique, mais sans cécité, ni surdité verbales. Elle pouvait lire et écrire, elle comprenait ce qu'on lui disait, et même, elle pouvait, à certains moments, chanter avec ses compagnes quelques fragments d'un hymne : ce dernier fait prouve qu'une partie du centre cortical du langage avait été épargnée. La tumeur n'était pas limitée par une enveloppe, et on avait dû exciser, autour d'elle, une zone de la substance nerveuse (*Brit. med. Journ.*, 1898, II, 1607). La malade, après dix mois, recouvra peu à peu la parole.

centres nerveux, ou sont l'expression de leur état pathologique.

Malgré les pansements journaliers et la compression, l'encéphalite s'étend, et entraîne la mort.

Les mouchetures, la cautérisation, la résection même, réussissent rarement à arrêter son évolution.

On a pu, cependant, dans un certain nombre de cas, *observer la guérison* par *rétrocession de l'inflammation* et *autoréduction*.

Pour prévenir cette funeste complication, *il faut* RESTER TRÈS FIDÈLE, *pendant l'opération, aux* RÈGLES LES PLUS ABSOLUES DE L'ASEPSIE.

CHAPITRE IV

TABLEAUX STATISTIQUES[1]

Opérations pour Tumeurs : de la Région Motrice — du
Lobe Frontal — des Lobes Pariétal, Occipital, Temporal,
du Corps Calleux, et des Ventricules — de plusieurs Lobes
— du Cervelet.

1. Abréviations. Auv., Auvray (*Tum. cérébrales*, 1896).
    Chip. I, Chipault (*Chirurgie opér. du système nerveux*,
1894).
    Chip. II, Chipault (*Travaux neurologiques*, 1899).
    Berg., Bergmann (*Die chirurgische Behandlung von Hirn-
krankeinten*, 1899).
    Chip., *Chir. nerv.*, Chipault : État actuel de la chirurgie
nerveuse, Paris, 1902-1903.

N°ˢ D'ORDRE	INDICATIONS BIBLIOGRAPHIQUES	SEXE AGE	SYMPTÔMES GÉNÉRAUX	SYMPTÔMES DE LOCALISATION	NATURE ET SIÈGE DES TUMEURS	OPÉRATIONS	SUITES ET TERMINAISONS
1	C. Beck, in Auv. 5. Chip., II, 149. Berg. 3.	H. 46 ans.		Embarras parole; parésie face et deux membres droits, avec douleurs.	Sarcome.	Trois couronnes région R. Extirpation facile.	État satisfaisant. Le malade a repris son métier de tailleur.
2	C. Beck, in Auv., Chip., II, 151.	F. 16 ans.	Depuis 6 mois névrite optique et symptômes classiques.	Symptômes classiques d'une tumeur de la zone motrice.		Trépanation et agrandissement de la brèche. On ne trouve pas la tumeur. Issue de 160 gr. de liquide.	Amélioration rapide passagère. Un an après état très peu satisfaisant.
3	C. Beck, in Auv., Chip., II, 153. Berg., 4.	H. 9 ans.	Céphalée. Cécité totale. Epilepsie jacks.	Épilepsie jacks. indiquant une tumeur de la région motrice.	Kyste fibrillaire à contenu liquide. Région motrice.	Résection ostéoplastiᵠᵘᵉ. Ponction, drainage après ablation du kyste.	Guérison se maintenant 1 an après.
4	Broca et Maubrac, *Arch. de Méd.*,1896,p.136.	H. 35 ans.	Céphalées. Vomissements.	Secousses du bras gauche et tête du côté opposé, puis parésie du bras qui ne peut être élevé au delà de la ceinture. Traîne la jambe gauche. Gêne de la parole. Bégaiement.	Tuberculome sur Fᵃ et pied de Fᵉ.	Couronne agrandie sur 1/3 moyen de R. Ablation de substance violacée à la curette.	Après guérison, le malade a mouvements plus étendus du bras et marche bien. Plus de céphalées.
5	Gajkiewicz, in Chip., II, 182.	H.	Céphalée intense au niveau de région temporale droite, exagérée par pression. Pupilles troubles;veines dilatées.	Aura sensitive dans le membre sup. gauche et attaques d'épilepsie jacksonn. gauche. Malgré spécifiques, attaques de plus en plus graves.	Gomme corticale de la région motrice dr.	Trépanation sur portion inf. de zone motrice. Gomme enlevée.	Guérison. Le retour de quelques accidents enrayé par les spécifiques.
6	Hale White. Chip., II, 193, Berg., 59.	F.		Attaques convulsives 2 ou 3 ans après ablation du sein.	Tumeur secondaire sur centre du bras.	On excise le centre du bras, sain en apparence, mais sarcomateux.	Guérison des attaques. Morte de généralisation.
	Hale White, Ch., 194, Berg., 60.				Tumeur située sous le crâne.	Ablation.	Guérison.
7	Kappeler, 1895, Auv., 44. Chip., II, 202, Berg., 22.	H. 43 ans.	Un peu d'apathie; pas d'altération du fond de l'œil.	Parésie des membres droits sans parésie de la face et sans aphasie. Attaques jacksonn. membres droits, irrégulières, commençant par bras droit, puis gauche, puis face d'un ou des deux côtés.	Endothéliome méningé comprimant partie supérieure de Fᵃ et Pᵃ.	Lambeau Wagner. Incision circ. de dure-mère, tumeur enlevée avec elle, n'ayant qu'un petit pédicule pie-mérien.	Guérison. 6 mois après, force dans la main très satisfaisante, s'occupe de jardinage; traîne légèrement la jambe, se promène avec canne. Plus d'attaques.
8	Krönlein, 1895, in Chip., II, 207. et *Centrabl. f. Ch.*, 1901, p. 48.	H. 43 ans.	A la fin, céphalée, quelques vertiges.	Attaques convulsives et crampes membre supérieur droit, puis gauche, suivies de paralysies partielles. — 6 mois après parésie faciale dr., main dr. contracturée en flexion, sudation exagérée main et avant-bras. Démarche hésitante. Parole lente et bégayante.	Tuberculome du volume d'un œuf de poule dans la partie moyenne et inférieure de Fᵃ et Pᵃ, cortical et sous-cortical.	Trépanation à la Wagner. Ablation des nodules tuberculeux avec manche de bistouri.	2 mois après marche normale; mouvements du bras s'améliorent de plus en plus; parole également.
9	Le Dentu, 1893, in Auvray,1896, p. 316, 54.	H. 29 ans.	Jamais de céphalée.	Depuis 6 ans crises d'épilepsie jacksonn. débutant par raideur du petit doigt gauche, gagnant la main, le bras et la face à g. Depuis 3 ans mouvements athétosiques. Faiblesse des jambes.	Infiltration gommeuse de 3 cm. sur 1 cm. large partie supérieure et moyenne de Fᵃ.	Couronne de trépan Farabeuf sur le centre du bras. Curettage sur 2 cm. profondeur. Au-dessous ablation d'un petit foyer jaune-citron.	2 jours après plus de paralysie du membre supérieur; un peu d'affaiblissement. Guérison de l'épilepsie; mais retour de l'athétose.
10	Mac Burney, 1895. Chip., II, 216 à 219. Berg., 64.		1ᵉʳ cas. Céphalée. névrite optique.	Spasmes du bras et main droite; parésie et anesthésie de ce membre, dans les derniers temps aphasie motrice.	Tumeur du centre du bras, gliome.	Résection au ciseau et maillet. Gliome très étendu, très saignant.	Mort d'hémorragie.
10 bis			2ᵉ cas. Céphalées.	Crises spasmodiques du bras	Gliome kystique	Trépanation sur	6 semaines après

N° D'ORDRE	INDICATIONS BIBLIOGRAPHIQUES	SEXE AGE	SYMPTÔMES GÉNÉRAUX	SYMPTÔMES DE LOCALISATION	NATURE ET SIÈGE DES TUMEURS	OPÉRATIONS	SUITES ET TERMINAISONS
				s'étendant à la face et se généralisant.	sur le centre du bras à la suite d'un coup.	centre du bras. Kyste à contenu clair. 5 mois bien, puis retour des crises. Evacuat. d'un kyste nouv. même place.	la seconde intervention brusquement coma et mort.
11	Mikulicz, 1894, Chip., II, 222. Berg., 66.	H. 50 ans.	Crises d'épilepsie.	Depuis l'âge de 23 ans, à la suite d'un traumatisme, crises d'épilepsie à longs intervalles, s'étendant des deux côtés parfois. Parésie faciale et au bras droit surtout à la main. Anesthésie. Hémiople dr. incomplète.	Deux cysticerques du volume d'un pois à la partie inférieure de F³.	Résection temporaire. Méninges adhérentes. Ablation des kystes.	1 an 1/2 après, troubles parétiques atténués, parole normale, vision améliorée, crises épileptiques moins étendues.
12	Richardson (Chip., II, 236. Berg., 68).	H.		Symptômes de compression de la zone motrice.	Tumeur encapsulée du volume d'une orange, sous-corticale.	1re intervention : on ne trouve rien. — 4 mois plus tard ablation sans grande difficulté. Hyperalgésies post-opératoires.	Symptômes atténués 6 mois plus tard.
13	Riegner, Chip., II, 239. Berg., 69.	F.	Progressivement céphalée, vomissements, hébétude, stase papillaire double, sans troubles visuels.	D'abord spasmes dans le pouce et le membre supérieur dr. qui bientôt est parésié et ataxique, puis le siège de troubles accusés de sensibilité. Parésie de la bouche et de la jambe progressives. Convulsions d'abord dimidiées, à la fin généralisées.	Tumeur molle corticale de la région motrice.	Wagner. Cerveau fait hernie avec la tumeur; kyste ponctionné; ablation par fragments.	Hernie consécutive. Lambeau replacé. 7 mois 1/2 après, plus de céphalée, ni de convulsions; parésie disparue à la face et au membre inférieur, reste limitée à l'avant-bras et à la main. L'enfant joue avec ses camarades.

N° D'ORDRE	INDICATIONS BIBLIOGRAPHIQUES	SEXE AGE	SYMPTÔMES GÉNÉRAUX	SYMPTÔMES DE LOCALISATION	NATURE ET SIÈGE DES TUMEURS	OPÉRATIONS	SUITES ET TERMINAISONS
14	Felkin et Hare, Auv., 36. Chip., II, 173. Berg., 13.	F. 17 ans.		Impotence du bras et de la jambe, puis paralysie des extrémités droites.	Kyste sub-dural comprimant la zone motrice g.	2 trépans.	Amélioration de la mobilité.
15	Rose (Chip., II, 238).	H. 56 ans.	Céphalées. Névrite optique double. Démence progressive.	Attaques suivies d'hémiplégie droite avec aphasie. Hémianopsie droite. Saillie et sensibilité à la partie inf. pariétale gauche.	Sarcome du cortex moteur gauche.	Incision elliptique, scie, tréphine, ciseau. Tumeur fongueuse partiellement enlevée. Ablation totale impossible.	Amélioration symptomatique considérable.
16	Rose (Chip., II, 240).	H. 45 ans.	Neuro-rétinite double avec atrophie optique très avancée.	Paralysie presque complète du membre inférieur droit, légère du membre sup. Langue déviée à gauche, sensibilité émoussée; acuité auditive très diminuée.	Fibrome sous-dural; à l'autopsie tumeur adhérente à la paroi, aplatissant l'hémisphère et pesant 1 livre 11 onces.	Trépanation. Masse si volumineuse qu'on n'essaye pas de l'enlever.	Mort après 48 heures.
17	Schlesinger (Chip., II, 244).	H. 30 ans.	Céphalée croissante à la fin. Stase papillaire double.	D'abord crises convulsives gauches, état de mal épileptique qui cessent avec le bromure. Après 2 ans de répit, convulsions bras gauche, puis jambe, face et cou. Paralysie de tout le côté gauche.	Gliome sous-cortical de la région motrice droite.	Hernie cérébrale; suture du cuir chevelu au-dessus de tumeur pulsatile qu'on n'enlève pas.	Amélioration considérable. Paralysies rétrogradent; attaques et céphalées disparaissent, saillie pulsatile énorme sous le cuir chevelu.
18	Schwartz (Auv., 69. Chip., II, 241).	H. 33 ans.	Céphalée nocturne et diurne très intense.	7 ans auparavant, première crise d'épilepsie jacksonn. dans membre infér. gauche. Répétitions des crises les années suivantes. Bromure. Parésie du membre supérieur gauche; le malade ne peut se servir de sa main contracturée. Parésie plus légère du membre inférieur avec contracture. Atrophie des deux membres gauches.	Tubercule sous-cortical encapsulé du volume d'une noix, partie moyenne de sillon R.	Opération d'Horsley en deux temps. Incision du cortex. Le doigt seul extirpe facilement la tumeur.	Après 1 mois, le malade peut mouvoir facilement ses membres gauches. Mort après 7 semaines. Méningite tuberculeuse.

N° D'ORDRE	INDICATIONS BIBLIOGRAPHIQUES	SEXE AGE	SYMPTÔMES GÉNÉRAUX	SYMPTÔMES DE LOCALISATION	NATURE ET SIÈGE DES TUMEURS	OPÉRATIONS	SUITES ET TERMINAISONS
19	Senenko (Chip., II,247,Berg.,71).	H. 60 ans.	Douleur profonde région pariétale gauche. Absence de sommeil. Syphilis.	Depuis quelques années, dans côté droit, parésie, contractures et névralgie; aphasie. Traitement spécifique sans résultat.	Dégénérescence kystique de la pie-mère au niveau de la zone rol.	Trépan sur point douloureux. Dure-mère adhérente à pie-mère kystique. Ablation des parties malades.	Régression de tous les symptômes qui réapparaissent seulement après 2 ans.
20	Sticglitz-Gerster, Chip., II, 252.	H.	Céphalée. Hébétude.	5 ou 6 attaques d'épilepsie jacks. côté droit face et bras dr. Aphasie motrice. Point douloureux fronto-pariétal gauche.	Sarcome fuso-cellulaire des centres de la face et du langage.	Résection. Hémorragie abondante. On s'arrête à cause d'état cachectique.	Mort le lendemain.
21	Webster (Chip., II, 264).	F. 43 ans.	Céphalée. Faiblesse de la mémoire. Névrite optique. Hébétude profonde.	Paralysie des muscles de la partie inférieure de la face à g. — Langue déviée. Paralysie complète main et bras gauches, très marquée pied et jambe.	Sarcome mou, étendu, des circonvolutions motrices droites.	Trépanation en 2 temps de 7 cm. sur 5 cm. Ablation de 1 once 1/2 de subst. cérébr. ramollie sans atteindre les limites du néoplasme. Hernies cérébr. successives.	6 mois après, amélioration de l'état mental. Vue défect. Bras et jambes restent paralysés.
22	Mareau, 1896 (in Chipault, Tr. neur., III, 1898. p. 140).	F. 62 ans.	Au moment de l'opération céphalées violentes et intermittentes. Vision œil droit affaiblie et champ visuel diminué. Mémoire diminuée et infidèle. Intelligence affaiblie. Ne peut suivre une conversation.	Début il y a 12 ans par crises épileptoïdes douloureuses orteils et jambes droits. Plus tard elles gagnent le bras, la face et deviennent très violentes. Deux interventions infructueuses. Au moment de la 3e intervention, membre sup. droit fléchi et contracturé; membre inférieur inerte; jambe en extension, pied en flexion. Atrophie musculaire apparente.	Tumeur fibro-sarcomateuse partie supérieure de la région motrice, encapsulée, mesurant 7 cm. sur 5 cm., du poids de 80 gr.	Trépanation avec pince Farabeuf et ciseau. Ouverture de 12 cm. sur 7 cm. Os épaissi, doublé de volume. Néoplasme à contours limités, décollé à la spatule et énucléé facilement avec les doigts.	9 mois après l'intervention, activité cérébr. normale. Plus de contractures. Marche bien tout en fauchant. Main très utile quoique inhabile.

N° D'ORDRE	INDICATIONS BIBLIOGRAPHIQUES	SEXE AGE	SYMPTÔMES GÉNÉRAUX	SYMPTÔMES DE LOCALISATION	NATURE ET SIÈGE DES TUMEURS	OPÉRATIONS	SUITES ET TERMINAISONS
23	Audeoud (Suisse Rom., 1893, et R. N., 1894, p. 198).	H. 40 ans.	Violentes céphalalgies. Vertiges. Changement de caractère. Vomissements. Tuberculose pulmonaire.	Crises d'épilepsie jacks. avec céphalées. Vertiges. Fourmillements dans la plante du pied. Douleur gravative au niveau du pariétal droit. Plus tard, crises d'aphasie et paralysie faciale.	Tubercule du volume d'une noix partie supérieure et interne du lobule paracentral. Foyers de petits tubercules sur F3 et Fa.	Trépanation infructueuse. On ne trouve pas la tumeur.	Mort 6 mois après dans le coma avec tub. pulm. avancée.
24	Anderson, Buchanan et Coats, Auvr., 2. Chip., I, 1. Berg., 2.	H. 17 ans.	Céphalée frontale. Névrite optique plus marquée à droite.	Crampes et paralysie du bras et de la jambe g. depuis 4 ans 1/2. Parésie faciale. Convulsions épilept. du bras, à la face et à la jambe. Réflexes exagérés côté malade.	Sarcome encapsulé du volume d'une noix partie inférieure de région rolandique.	Deux couronnes de trépan et scie de Hey.	Revu 4 mois après. Paralysie du bras moindre. Plus d'attaques.
25	H. Bennet. Auv., 9. Chip., I, 4. Berg. 6.	H. 25 ans.	Céphalée. Vue conservée; mais double névrite optique.	Fourmillements. Spasmes bras gauche. Parésie jambe gauche. Déviation langue. Réflexes exagérés à g.	Gliome 1/3 moyen scissure R.	Ablation. Hémorragie abondante. Thermocautère.	21 jours après mort de méningite.
26	Von Bergmann (Berg., Auvr., 10, 82).	H. 25 ans.	Céphalées fréquentes.	Faiblesse bras droit, puis jambe. Aphasie motrice et épilepsie. Contracture dr. avec paralysie.	Kyste par ramollissement de Fa.	Résection.	Mort 4 semaines après de méningite.
27	Bremer et Carson (Auv., 16 Chip., I, 11. Berg., 9.)	H. 23 ans.	Vomissements. Insomnie. Névrite optique commençante.	Convulsions du bras gauche s'étendant au cou; jambe gauche. Parésie et contracture du côté g.	Angiome caverneux du volume d'une noix 1/3 moyen de R.	Résection. Enlevée à la curette. Convulsions disparaissent et paralysie s'atténue peu à peu.	Il persiste un peu de contracture. Mort 26 mois après. Autopsie : cavité kystique à la place de la tum.
28	Cleghorn, Auv., 17. Chip., I, 22. Berg., 10, et Chipault, Ch. nerv., 1903, III, p. 941.	F. 26 ans.			Sarcome sous-cortical zone motrice.	Trois opérations successives à 3 et 4 mois 1/2 d'int.	Amélioration partielle non durable.
29	Czerny (Auvray, 18). Chip., I, 33. Berg., 11.	H. 47 ans.	Début 3 ans avant. Attaques épileptif. Céphalée diffuse. Papillo-rétinite prononcée.	Convulsions; parésie, puis paralysie du bras g. — puis convulsions jambe et face 1 an après jusqu'à 10 fois par heure. Réflexes plantaires g. plus forts. Atrophie du bras.	Glio-sarcome région motrice.	Deux rondelles avec trépan. Tumeur s'enfonçant de 3 à 4 cm. dans subst. cérébr. enlevée avec curette.	Peu à peu recouvrement du bras et de la jambe. Deux récidives après 10 à 11 mois. chacune. Mort 2 ans et 7 mois ap.

N° D'ORDRE	INDICATIONS BIBLIOGRAPHIQUES	SEXE AGE	SYMPTÔMES GÉNÉRAUX	SYMPTÔMES DE LOCALISATION	NATURE ET SIÈGE DES TUMEURS	OPÉRATIONS	SUITES ET TERMINAISONS
30	Diller et Buchanan (Auv., 22. Chip., I, 27. Berg., 12).	H. 34 ans.	Vomissements. Céphalée. Convulsions. Mémoire bonne.	Convulsions puis parésie face et bras dr. Aphasie partielle.	Kyste sous-cortical partie inf. de P².	Résection osseuse. Ponction, puis incision du kyste séreux.	Disparition des sympt. gén.; peu à peu disparition des convulsions.
31	Frank et Church (Auv.,28).Chip., I,38(?)Berg.,15.	H. 39 ans.	Céphalée constante.	Aura douloureuse dans l'index, convulsions envahissant membre supérieur, puis se généralisant.	Sarcome du centre des mouvements de l'index, de la grandeur d'une pièce de 5 francs.	Trépanation, 1 mois après évacuation de pus et sang.	Amélioration. Diminution des crises. Suivi jusque 3 ans après opération.
32	Richman Godlee (Auv., 30. Chip., I, 41. Berg., 84).	H. 25 ans.	Double névrite optique. Crises de céphalée et de vomissements.	Tiraillements face, langue, puis bras pendant 2 ans. Puis convulsions et parésie progressive des membres gauches. Boiterie.	Gliome sous-cortical du volume d'une noix dans F².	Résection d'une pièce triangulaire au trépan.	D'abord état satisfaisant. Plus tard méningo-encéphalite. Mort.
33	Hirschfelder (Auvray, 33. Berg., 16).	H. 31 ans.	Névrite optique droite. Céphalalgie. Vertiges. Vomissements.	Perte progressive des mouvements bras et jambes gauches. Attaques épileptiformes. Perte du sens musculaire main gauche.	Gliome d'un pouce et demi, partie moyenne de P².	Trois couronnes de trépan.	Mort le 9° jour.
34	Hirschfelder et Mosa (Auv., 34. Chip., I, 47. Berg., 17).	H. 33 ans.	Douleur occipitale. Vertiges. Symptômes généraux.	Convulsions à gauche. Hémiplégie gauche et perte du sens musculaire bras g.	Tumeur de 2 cm.1/2 partie moyenne de P².	Trépanation. Excision en partie.	Mort après 8 jours par infection de la plaie.
35	Horsley (Auv., 35. Chip., I, 49. (?) Berg., 18).	H. 8 ans.	Violente céphalalgie.	Accès épileptiformes débutant dans l'épaule gauche. Hémiplégie complète gauche; état demi-comateux.	Gliome de 140 gr. de 0,07 cm., sur 0,063.	Couronne de trépan centre du bras.	Amélioration considérable. 2 mois 1/2 après il peut marcher avec un aide. Mort 6 mois après.
36	Horsley (Auv.,36. Chip., I, 50. Berg., 19).	H. 37 ans.			Gliome du centre du bras droit.	Ablation de la tumeur.	Amélioration suivie 4 mois.

N° D'ORDRE	INDICATIONS BIBLIOGRAPHIQUES	SEXE AGE	SYMPTÔMES GÉNÉRAUX	SYMPTÔMES DE LOCALISATION	NATURE ET SIÈGE DES TUMEURS	OPÉRATIONS	SUITES ET TERMINAISONS
37	Horsley (Auvray, 33).	H. 18 ans.	Vomissements. Névrite optique.	Faiblesse progressive de tous les membres, surtout bras gauche et jambe. Attaques convulsives.	Tubercules pesant 7 drachmes.	Trépanation du côté droit.	Mort 19 heures après tub. généralisée.
38	Jaboulay (Auvray, 42. Chip., I, 63. Berg., 20).	H. 32 ans.	Céphalée gauche.	Convulsions épileptiformes. Parésie de la face et membre supérieur droit. Parfois perte de connaissance.	Tumeur du lobe frontal d'un blanc jaunâtre.	Tumeur excisée. 2° opération 15 jours après pour enlever d'autres masses néoplasiques.	Survie 6 mois. Diminution de céphalée et des crises. Aphasie secondaire améliorée.
39	Keen (Auvray, 45. Chip., 1).	H. 56 ans.			Gliome diffus de l'H. droit région rolandique.	Trépanation. On trouve tumeur diffuse à 9 cm. au-dessous du cortex. Ne peut être enlevée.	Mort 24 h. après l'opération.
40	Keen et Ch. Mills (Auvray, 46. Chip., I, 69. Berg., 213).	F. 27 ans.	Épilepsie jacks.	Première attaque hémiparesthésique il y a 10 ans. Puis accès jusqu'à 6 à 7 fois par jour. Aura part. du bras gauche. On croit d'abord à hystéro-épilepsie.	Tumeur adhérente à la dure-mère enlevée avec elle. Sarcome de corps de Pacchioni.	Excision de disque de substance corticale. Après l'opération, phénomènes parésiques qui disparaissent.	Les attaques épileptiformes sont réduites à 2 par jour, et sont moins fortes.
41	Keen (Auvray, 47. Chip., I, 67. Berg., 24).	H. 26 ans.	Chute à 3 ans.	A 23 ans, accidents épileptiques avec aphasie et paralysie du bras et jambe gauches.	Tumeur de la dure-mère de 3 pouces de long (Fibro-sarcome).	Ablation de la tumeur avec l'os largement réséqué. Réouverture pour abcès. Hernie cérébrale qui guérit.	Vit encore 8 ans après en bonnes conditions.
42	Knapp et Bradford (Auvray, 52).	H. 32 ans.	Nausées. Vomissements. Céphalée. Douleurs atroces occipitales. Vue abolie. Névrite optique double.	Convulsions. Parésie bras et jambe gauches, puis contracture des deux membres. Sensibilité diminuée face et avant-bras gauche. Pertes de notion de position.	Tumeur sous-corticale partie supérieure de R. De nature tuberculeuse.	Ablation.	Mort 3/4 h. après.
43	Langenbuch (Auvray, 53. Berg., 25).	F. 5 ans 1/2.	Épilepsie jacks. consécutive à une chute 2 ans avant.	Convulsions toutes les 5 à 6 semaines. Paralysie des muscles du péroné jambe g.	Kyste du volume d'une noisette, région rolandique.	Couronne de trépan.	Guérison. Les accès reviennent.

N°s D'ORDRE	INDICATIONS BIBLIOGRAPHIQUES	SEXE AGE	SYMPTÔMES GÉNÉRAUX	SYMPTÔMES DE LOCALISATION	NATURE ET SIÈGE DES TUMEURS	OPÉRATIONS	SUITES ET TERMINAISONS
44	Limont (Auvray, 55. Berg., 26).	F. 32 ans.	»	Convulsions débutant par le bras droit. Troubles du langage.	Gliome.	Ablation d'une partie de la tumeur.	Récidive rapide.
45	Mac Ewen (Auvray, 56).	»	»	Monoplégie brachio-crurale, sans modification de la sensibilité.	Tumeur syphilitique du lobule paracentral.	Ablation.	G. Le malade marche et peut faire longues courses.
46	Mac Ewen (Auvray, 60).	F. 7 ans.	Accès épileptiformes.	Douleur intense du gros orteil à chaque accès; spasmes de l'orteil, puis convulsions cloniques pied, jambe et cuisse droites, qui sont contracturés.	Tubercules à la partie supérieure de F² et P² avec un nodule plus gros.	Ablation.	Guérison complète.
47	Mac Ewen, *Brit. Med. J.*, 1888, II, 362. Chip., I, 83. Berg., 5.	H. 35 ans.	»	»	Tubercule méningé au niveau de F².	Ablation.	Guérison.
48	Mac Ewen, *Lancet.* 1885, I, 934. *Brit. Med. J.*, 1888, II, 362. Berg., 1.	F. 25 ans.	»	»	Gomme de partie moy. et supér. de F².	Trépanation.	Guérison. Traitement spécifique avant l'opération, sans résultats.
49	Oppenheim et Kohler (Auvray, 63).	F. 36 ans.	Céphalée frontale. Affaiblissement mémoire et intelligence.	Attaques épileptiformes. Paralysie faciale gauche. Bras totalement paralysé. Contracture de l'épaule.	Gliosarcome de F² P² avec kyste du volume d'un œuf de poule.	Résection à la Wagner. Ablation avec les doigts de toutes les parties violacées.	Accouche 3 mois après. Paralysies et contractures avaient diminué. Récidive. Mort 8 mois après.
50	Péan (Auvray, 64).Chip., I, 100. Berg., 27.	H. 28 ans.	Épilepsie jacksonn.	Attaques depuis 6 ans, commençant par le gros orteil et s'étendant ensuite à la jambe, ou au bras et à la face. Accès très fréquents à la fin.	Fibro-lipome de partie de R. centre du membre inf. droit.	Section au polytritome et pince emporte-pièce. Ablation du néoplasme par morcellement.	Guérison. 3 mois après récidive. 2e opération : guérison définitive.
51	Steiglitz et Gerster (Auvray, 71).Chip., I, 123. Berg., 31.	F. 25 ans.	Épilepsie jacks.	Attaques convulsives débutant par le pouce et la main droits; puis paralysie marquée de main droite.	Kyste au niveau du centre du bras.	Large ouv. Exploration du centre. Ponction et résection du kyste et subst. du cortex.	6 mois après, retour des spasmes.
52	Thomas et Bartlett. Auv., 73. Chip., I, 125. Berg., 33.	F.	Céphalée constante. Pas de névrite optique.	Convulsions accompagnées d'engourdissement main et bras gauches, quelquefois s'étendant à la jambe et à la face.	Tumeur de 3 pouces, sous une épine osseuse du crâne.	Ablation.	Mort 48 heures plus tard.
53	Jones et Moore (Auvray, 44. Chip., I, 65, Berg., 21).	H. 44 ans.	Convulsions.	Attaque d'hémiplégie droite suivie de convulsions et 2 ans après 2e attaque d'hémiplégie.	Tumeur rolandique.	Trépanation. Ablation.	L'hémiplégie disparait. Complète guérison.
54	Hammond (in Bergmann, 36).	F. 19 ans.	Faiblesse intellectuelle.	Hémiplégie. Epilepsie.	Kyste du lobe paracentral droit.	Opération.	Mort 6 jours après.
55	Taylor (id., 37).	H. 35 ans.	Double névrite optique.	Faiblesse du côté gauche, surtout bras et jambe. Paralysie de la jambe après accès.	Tumeur partie antérieure de R.	»	Plus d'accès. Disparition de la névrite optique. Parésie des extrémités non modifiée.
56	Bramann (*Klin. Chir.*, 1893. Auvray, 15. Chip., I, 10. Berg., 8).	H. 29 ans.	Accès de convulsions. Céphalée tenace. Double œdème papillaire.	Paralysie du bras gauche. Diplopie. Troubles de la déglutition et de la phonation.	Tumeur grosse comme une pomme, facilement curettable.	Résection.	Amélioration persistante.
57	Bieganski et Wrzeniowski (Berg., 39).	34 ans.	Convulsions épileptif. Céphalée. Atrophie optique.	Convulsions bras droit et visage. Paralysie presque complète et atrophie moitié droite du corps.	Sarcome du volume du poing région rolandique.	Résection.	Mort par méningite.
58	Steiglitz, Gerster et Lilienthal (in Berg., n° 40).	H. 29 ans.	»	Accès épileptiques, bien que 2 ans 3/4 avant on eût vidé un kyste sous-cortical.	Sarcome à la place d'un kyste de la région motrice.	Opération.	Guérison 10 mois après.
59	Dinkler (Berg., 41).	F. 40 ans.	Vomissements. Céphalée. Œdème papillaire.	Épilepsie jacksonn. droite avec parésie.	Tumeur de la subst. blanche à g. Pas diagnost. avant.	»	Mort.

N°s D'ORDRE	INDICATIONS BIBLIOGRAPHIQUES	SEXE AGE	SYMPTÔMES GÉNÉRAUX	SYMPTÔMES DE LOCALISATION	NATURE ET SIÈGE DES TUMEURS	OPÉRATIONS	SUITES ET TERMINAISONS
60	Duncan et Maylard (Berg., 42).	H. 30 ans.	Névrite optique incipiens. Céphalée.	Spasmes face gauche. Surdité, faiblesse bras et jambe gauches.	Sarcome de région motrice droite.	»	3 ans après, accès plus rares. Hémispasme gauche.
61	Schultze et Schede (Berg., 43).	H. 36 ans.	Céphalée. Perte de l'intelligence.	Accès épileptif. du côté droit. Parole difficile.	Sarcome fusiforme de F° gauche.	»	Mort par hémorragie.
62	Chilsholm (Auvray, 2. Chip., J. 19. Berg., 44, et Chip., Ch. nerv., 1903, III, 948.	F. 7 ans.	Double névrite, plus forte à gauche.	Écartement de suture coronale.	Kyste hydatique occupant une grande partie du centre de l'hém. g.	Trépanation partie supérieure de R (500 gr. liq.).	Mort 6 heures après l'opération avec hyperthermie.
63	Graham (Auvray, 7. Chip., I, 19. Berg., 45, et Chipault, Ch. nerv., 1903, III, p. 947.	H. 10 ans.	Céphalées, cécité, névrite optique.	Paralysie du bras dr.	Kyste hydatique au niveau du centre du bras.	Ablation d'un kyste de 10 cm. ; drain.	Vue reste affaiblie, mais peut gagner sa vie.
64	Parry Davemport (Auvray, 12. Chip., I, 99. Berg., 48).	H. 15 ans.	»	Depuis 8 mois symptômes de tumeur dans l'hémisphère droit.	Kyste hydatique de l'hém. droit datant de 8 mois.	Trépanation. Ponction du kyste. Dilatation orifice.	Mort subite le 20° jour après hyperthermie.
65	Sacré (Auvray, 13. Chip.. I, 114. Berg., 49).	»	»	Épilepsie bras droit. Difficulté de parole. Impossibilité de marche.	Kyste hydatique.	Trépanation. Ouverture. Drainage.	Résultat op. parfait.
66	Tietze (Auvray, 14. Chip., I, 120. Berg., 50).	H. 18 ans.	»	Crises d'épilepsie. Parésie du bras droit. Aphasie motrice. Paralysie faciale.	Deux cysticerques partie moyenne et 1/3 inf. de F°.	Lambeau ostéocutané.	Guérison des accidents. Dimin. considér. des crises.
67	Escher (Berg., 51. Chip., I, 34).	H. 11 ans.	»	»	Kyste échinococ. hém. dr.	»	Mort de convulsions quelques heures après.
68	Lucas-Championnière (Chip. I, 81. Berg., 52).	H. 29 ans.	»	Troubles de la parole. Parésie main et jambe droites.	Hyperostose du crâne dans le domaine de zone motrice gauche.	»	Amélioration rapide et guérison.
69	Péan, Bull. Acad., 1891, et Chip., I, 101. Berg., 53.	H. 15 ans.	»	Épilepsie partielle.	Angiome des méninges, région motrice droite.	Ablation.	Guérison.
70	Severin (Chip.. II, 117, et Berg., 54).	»	Douleurs de tête insup.	»	Excroissance fongueuse, zone mot.	Ablation.	Guérison.
71	Annandale (Berg., 55, et Chip. II, 141).	H. 43 ans.	»	»	Sarcome encapsulé superficiel, zone motrice.	Opération.	Survie.
72	Annandale (Berg., 56. Chip., II, 142).	H. 17 ans.	»	»	Kyste sarcomateux. zone motrice, partie inf. de F°P°, à droite.	»	Amélioration considérable.
73	Kammerer (Berg., 61. Chip., I, 66).	»	»	»	Sarcome de la dure-mère dans zone du sinus long.	Ablation. Sinus lié.	Guérison complète.
74	Lavista (Berg., 63. Chip., II, 209).	H.	Coma.	Accès épileptif. Paralysie oculomot. dr.	Tum. du vol. d'un œuf hémisph. g.	Ablation.	Mort.
75	Mac Cosh (Berg., 65. Chip., II, 221).	Enf.	»	Épilepsie avec crises maniaques. Point douloureux du sommet de la tête.	Angiome de piemère région du sommet à g.	Trépanation.	Guérison complète.
76	O'Hara (Berg., 67. Chip., II, 225, et Chip., Ch. nerv., 1903, III, 949.	H. 6 ans.	Douleurs côté g. de la tête.	Côté g. de la tête plus volumineux, quelques symptômes localisateurs.	Kyste hydatique méningé.	Ouverture. Il s'échappe de nombreuses hydatides filles.	Guérison.
77	Roth (Berg., 70. Chip., II, 242).	»	Épilepsie jacks.	Attaques commençant par le pouce et l'index. Parésie du bras droit.	Épithélioma piemérien au niveau de zone motrice.	Lambeau ostéoplastique. On enlève des granulat. de dure-mère. 2° opér. découverte et ablat. de la tum.	Hémiplégie disparaît progressivement, ainsi que les attaques d'épilep. et la céphalalgie.

N° d'ordre	Indications bibliographiques	Sexe Age	Symptômes généraux	Symptômes de localisation	Nature et siège des tumeurs	Opérations	Suites et terminaisons
78	Sweeney (Berg., 73.Chip.,II,255).	H.	"	"	Kyste du bord post. de P° partie moyenne.	Ablation. Accidents de compression trèsatténués.	Amélioration considérable.
79	Syme (Berg., 74, Chip., II, 256).	H. 30 ans.	Vomissements. Céphalée. Névrite optique double et hémorrhagies.	Spasmes et parésie bras et jambe g. Attaques de tremblement dans la jambe commençant par l'orteil. Jambe traîne. Parésie face à gauche. Acuité auditive diminuée à gauche. Doigts demi-fléchis, pouce en add.	Sarcome partiellement encapsulé zone motr. droite.	Résect. trépan et scie de Hey. Tumeur lobulée enlevée en partie.	Récidive rapide. Mort 3 mois après.
80	Wood (Berg., 75. Chip.,II,262).	"	"	"	Gliome sous-cortical.	1re opération : ablation. Récidive. 2e opération.	2 opérations. Guérison.
81	Bremer d'Antona (Berg., 76).	H. 20 ans.	"	Convulsions commençant avec spasmes dans le pouce.	Angiome caverneux de zone motrice.	Opération.	Plus d'attaques.
82	Jeannel d'Antona (Berg ,77).	H.	Céphalée à gauche.	Convulsions avant-bras et 1/2 du visage. Aphasie incomplète.	Tumeur région rolandique gauche.	Trépanation.	Insuccès.
83	Murray et Richardson (Berg., 78).	H. 36 ans.	OEdème papill.	Paralysie bras et jambe gauches.	Sarcome dans le contre du bras dr.	Opération.	8 mois après, la paralysie et l'œdème papill. sont revenus, le malade marche.
84	Gibson (Berg., 79).	H. 45 ans.	Céphalée. Névrite optique.	Faiblesse bras g. et jambe. Spasmes dans visage, troubles parole.	Gliosarcome de la région rolandique droite.	Opération.	Guérison jusqu'aux plus petits mouvements de la main.
85	Nason (Berg., 80).	"	"	Signes d'une tumeur de la région motrice droite.	Kyste région rolandique.	Opération.	Mort 10 h. après.
86	Seydel (Berg.,81).	H. 49 ans.	Céphalée. Vertiges. Stauungspapille. Apathie. Nausées.	Manque d'assurance de la main droite, parésie de la jambe droite. Contractions commençant dans la main dr. Réflexes tend. exagérés. Aphasie légère. Agraphie.	Fibrome dure-mère au niveau du centre du bras g.	Résection.	Guérison, sauf un peu de vertige; faiblesse de mémoire et de la jambe.
87	Dunin (Berg., 83. Anv. 94 Chip, I, 30).	H.	Double névrite optique	Épilepsie jacks. Hémiplégie et aphasie. Troubles, sensibilité. Ataxie légère.	Gliome de F° gauche.	Trépanation.	Amélioration. Mort 4 m. après de récidive, avec kystes hémorragiques.
88	Godlee (Auvray, 30. Chip., I, 41. Berg., 84).	H. 25 ans.	Douleurs de tête terribles allant jusqu'au délire. Vomissements incessants.	Légères convulsions dans la moitié gauche du visage et langue. Accès épileptiques débutant par paresthésie 1/2 gauche du visage et langue, avec perte de connaissance. En outre petits accès. Début de parésie dans le bras gauche. Faiblesse du facial g. Langue déviée à g.	Gliome du volume d'une noix dans F° dr.	Trépanation.	4 mois après, amélioration notable; puis méningo-encéphalite. Mort.
89	Von Schrötter (Berg., 86).	H. 30 ans.	Accès épileptif.	Hémiparésie gauche, surtout du bras.	Tumeur de la dure-mère.	Trépanation.	Cessation des accès.
90	Colqhoun (Berg. 87).	F. 42 ans.	Epilepsie jacks. Céphalée. Faiblesse de la mémoire.	Hémiparésie gauche.	Sarcome. On n'indique pas le siège.	Opération.	Guérison, sauf la parésie jambe gauche.
91	Horsley (Arch. de Neurol., 1886, II,396,et Auvray, 41).	H. 22 ans.	Souvent maux de tête intenses occupant surtout rég. pariétale droite. Papilles un peu vascularisées.	Début par spasme d'opposition entre pouce et index. 1 an 1/2 plus tard spasme s'étendant au poignet, coude, épaule, puis face, puis membre inf. gauche, puis membre inf. droit et membre sup. droit.	Tubercule fibreux à l'union du 1/3 moyen et 1/3 inférieur de F°P°.	Couronne de trépan agrandie. Tumeur de 12 mm. et excision de 1 cm. de subst. nerveuse autour.	Guérison. Un peu plus de faiblesse dans la main. Plus d'attaques.
92	Fischer (Rev. de Chir., 1889, p. 850. Auv., 27. Chip., I, 36. Berg., 14).	H. 39 ans.	Vertiges et attaques épileptiformes. Céphalalgie g.	Paralysie du bras droit, puis aphasie et parésie du membre inférieur droit.	Masse rouge plongeant dans cerveau.	1re trépanation infructueuse. 2e trépanation : guérison. 2 mois après récidive à travers la plaie.	2 trépanations. 2 mois après, récidive. Mort peu de temps après.

N° D'ORDRE	INDICATIONS BIBLIOGRAPHIQUES	SEXE AGE	SYMPTÔMES GÉNÉRAUX	SYMPTÔMES DE LOCALISATION	NATURE ET SIÈGE DES TUMEURS	OPÉRATIONS	SUITES ET TERMINAISONS
93	Rannin (*Brit. med. Journ.*, 1888, I, 1057. Chip., 1, 100, Berg., 5, p. 286).	H. nègre 35 ans.	»	Épilepsie jacks. brachio-faciale.	Gomme de la dure-mère comprimant les centres du bras et de la face.	2 trépanations.	Guérison.
94	Parker (*Brit. med. Journ.*, 1889, II, 1212. Chip., 1, 97, Berg., 4, p. 286).	H. 38 ans.	»	»	Gomme des méninges sur le sillon R.	Trépanation.	Guérison constatée encore 4 ans après. Après l'opération, suppuration et hernie.
95	Lampiasi (*Bull. de Chir.*, Bologne, 1889, 181. Chip., 1, 76. Berg., 3, p. 286).	H. 25 ans.	»	Depuis l'âge de 12 ans épilepsie jacks. bras droit.	Gomme de la zone motrice.	Trépanation.	Guérison.
96	K. Barton (*Ann. of Surg.*, 1889, IX, 22. Broca et Maubrac, 419).	F. 30 ans.	»	Signes de compression cérébrale.	Dépôt gommeux sur le centre du bras dr. avec nécrose supér. f. du frontal.	Ablation de la nécrose, puis du dépôt gommeux.	Mort 20 j. après. Infection et hernie cérébrale.
97	Miller (*Lancet*, 1890, I, 1008, et Broca et Maubrac, 419).	F. 54 ans.	Céphalées depuis 1886.	Épilepsie jacks. depuis 1887, puis paralysie.	Suppurations de gomme.	9 trépanations, 5 infructueuses, évacuation d'abcès.	Marche redevenue possible. Mort 4 mois après d'influenza.
98	Clarke (*Lancet*, 1890, I, 660, et Broca et Maubrac, 419).	H. 47 ans.	Céphalées.	Convulsions, parésie de la jambe droite, puis du bras.	Épaississement de la dure-mère 12 mm.	Excision.	Mort en 19 jours par septicité.
99	Beevor et Bishop (*In* Th. Herber, 1900, 131).	H. 52 ans.	»	Crises jacks. dans le membre supérieur, puis hémiplégie g.	Gomme de 6 cm. sur 5 cm. dans le lobule paracentral et la partie sup. F², et de F¹, F².	Trépanation de la région motrice. On ne trouve pas la lésion.	Mort 4 j. après.
100	Doyen (*Congr. Chir.*, 1891, p. 120).	H. 15 ans.	Crises épileptiformes à g. Torpeur intellectuelle. Hébétude complète. Œil droit, vision perdue.	Convulsions à droite. Hébétude. Intelligence complètement disparue. Voussure considérable région temporale droite. Parésie des membres gauches accentuée. Atrophie du nerf optique du côté de la lésion (compression). Ouïe, goût, odorat intacts ainsi que moteurs des yeux. Peu de signes de compression des organes de la base.	Kyste congénital latéral de l'hémisphère gauche. Issue de plus de 600 grammes de liquide albumineux.	Ouverture à la gouge sur la saillie temporale. Kyste dure-mère. Vidé. Drainage. Évacuations successives avec drains. Affaissement après 6 semaines.	Intelligence revenue entièrement; paralysie des membres cesse : va en bicyclette. Seule persiste la névrite optique.
101	Reynier (*Congr. Chir.*, 1891, p. 116. Auv., 67. Chip., I, 110. Berg., 30).	H. 10 ans 1/2.	Intelligence très vive. Pas de troubles visuels à l'ophtalmoscope (Parinaud).	Début 2 ans avant. Crises de tiraillement de la bouche, puis langue déviée, convulsions du bras droit élevé et fléchi. Puis convulsions diminuées, puis généralisées jusqu'à 5 et 6 par jour. Puis parésie et légère contracture du bras après la crise.	Gliome kystique du volume d'une noix partie inférieure de R sur 1/3 inférieur de F² et pied de F³.	Deux interventions de trépan et pince-gouge. Dans la première, résection du kyste. Dans la seconde, ablation de la tumeur.	5 mois après la 2° intervention, il n'y avait plus de crises convulsives.
102	Broca (*Congr. Chir.*, 1891, p. 150).	H. 18 ans.	Développement intellectuel très insuffisant. Mémoire bonne cependant. Instruction d'un enfant de 7 à 8 ans. Imbécillité simple.	Depuis l'âge de 2 ans, bras gauche faible, froid, puis flasque et enfin contracturé. A 13 ans crises convulsives main gauche à intervalles réguliers; tremblement des doigts, pouce surtout. Puis membre supérieur gauche paralysé, en contracture, en demi-flexion. Mouvements athétosiques dans la main. Hémiplégie spasmodique infantile, surtout au membre supérieur.	Kyste cérébral du volume d'une noix 1/3 moyen de R.	2 couronnes de trépan réunies à la pince-gouge sur 1/3 moyen de R. centre du pouce. Liquide incolore et transparent. Drainage; guérison de l'opération, sans incidents.	Crises épileptiformes diminuées. Sommeil revenu. Vue améliorée. *Peut travailler, écrire.* Amélioration *très marquée dans le caractère.*
103	Llobet (*Rev. de Chir.*, 1892, p. 970. Auv., 8. Chip., I, 79. Berg., 46) et Chip., *Ch. nerv.*, 1903, III, p. 845.	H. 13 ans.	Céphalalgie depuis 2 ans. 4 attaques d'épilepsie jacksonn. par jour en ces derniers temps. Intelligence et mémoire presque complètement abolies.	Épilepsie jacksonn. Hémiplégie totale droite, facial inférieur seul atteint. Contracture bras et jambe en flexion, pied en varus équin. Aphasie partielle.	Kyste hydatique volumineux de la région rolandique.	Large résection temporaire temporo-pariétale de 8 cm. sur 10 cm. avec polytritome de Péan, puis ciseau. Ponction expl. puis incision dure-mère et cerveau sur 2 cm.	Guérison rapide. Disparition de tous les symptômes : hémiplégie, contracture, aphasie. 6 mois après, vision encore affaiblie, et mémoire encore incomplète.

N° D'ORDRE	INDICATIONS BIBLIOGRAPHIQUES	SEXE AGE	SYMPTÔMES GÉNÉRAUX	SYMPTÔMES DE LOCALISATION	NATURE ET SIÈGE DES TUMEURS	OPÉRATIONS	SUITES ET TERMINAISONS
			Vision diminuée à droite. Pouls lent. Respiration irrégulière.			200 gr. liquide clair. Extraction de la vésicule avec une pince.	
104	Poirier (*Rev. de Chir.*, 1892, et Acad. de Méd. juill. 1892). Auvray, 63. Chip., I, 104. Berg., 28.	H. 34 ans.	Depuis 9 ans crises d'épilepsie. Douleurs de tête intolérables. Diminution acué visuelle.	Crises d'épilepsie jacksonn. à gauche, jusqu'à 4, 5 par jour. Paralysie complète face et membres à gauche.	Angiome région rolandique siégeant au niv. de membres sup. et face.	Trépanation large à la gouge et au maillet sur région R. Énucléation.	Reste guéri, 4 ans après, très amélioré. Marche facilement; bras rend des services. Quelques légères ébauches de crises. Est concierge.
105	Girard (*Congr. Chir.*, 1892, p. 320).	H. 26 ans.	Coup de revolver oreille droite. Accidents primitifs. Coma. Hémiplégie. Crises de céphalalgie intenses.	6 mois après paralysie du bras collé le long du tronc, main et bras contracturés; mouvements choréiformes : jamais de crise épileptique.	Vaste kyste traumatique suppuré sur l'hém. droit très aplati, et formé par des fausses membranes.	Hémicraniectomie, série de couronnes de trépan Farabeuf et section intermédiaire au ciseau. Ouv. du kyste. Issue d'un liquide trouble avec grumeaux.	Amélioration de la céphalalgie, de la contracture, des mouvements choréiformes. Puis retombe après 1 mois dans le même état.
106	Postempski et Sciamana (*Rev. de Chir.*, 1892, p. 887, et Th. Auvray, 66. Berg., 29, et Chipault, *Ch. nerv.*, 1903, III, p. 323).	F. 58 ans.	Douleurs intermittentes bras droit depuis 10 ans. Troubles de la parole, de l'intelligence, de l'attention.	Monoplégie brachiale droite avec épilepsie jacksonn. brachio-faciale. Aphasie avec amnésie verbale transitoire. Parésie faciale et hypoglosse.	Endothéliome alvéolaire du volume d'un œuf de pigeon, partie moyenne de région rolandique.	Ablation.	Guérison. État mental normal. Pas d'aphasie. Troubles moteurs disparus (3 mois après).
107	Bramann (*Rev. de Chir.* 1893, p. 61, et Th. Auvray, 1896, 14), et Chip., I, 9. Berg., 7.	H. 46 ans.	Rétine normale.	Paralysie et convulsions du bras gauche. Paralysie de la partie correspondante de la face. On diagnostique tumeur de F3 et partie inférieure de R.	Sarcome kystique. 1re op. kyste, 2e op. myxosarcome diffus, 3e op. enlève tumeur 90 gr.	Wagner à base supérieure de 7 cm. sur 6 cm.; puis 2e lambeau à base du kyste : 50 gr. liq. séreux. Retour des accidents, 2e opération, ablat. d'un sarcome, puis 3e intervention.	4 récidives. Amélioration notable chaque fois. La dernière persistant 3 mois. Depuis la 1re opération jusqu'à la mort, environ 2 ans.
108	Warnots (*Congr Chir.*, 1893, p. 481).	H. 40 ans.	*	Traumatisme du crâne. Crises d'épilepsie jacksonn. au membre supérieur droit, puis membre inférieur et face à droite.	Anévrysme artério-veineux du volume d'une amande. Trace ancienne de fracture crânienne.	Trépanation. On ne replace pas la rondelle.	Depuis 6 mois, plus d'accès.
109	L. Carter-Gray (*Arch. de Neurol.*, 1893, II, p. 239).	H. 38 ans.	Céphalée à g. Insomnies.	Pas de convulsions. Parésie jambe et bras droits. Sensibilité tactile et à la douleur diminuée. Perte du sens musulaire complète.	Sarcome du vol. d'une noisette à l'union du 1/3 sup. et du 1/3 moyen de Pa.	Large trépanation découvrant T1 et pied de Pa.	Mort. Tumeur non trouvée.
110	Erb (*Arch. de Neur.*, 1893, I, p. 275).	H. 44 ans.	Céphalée. Vomissements. Névrite optique.	Épilepsie jacksonn. typique suivie d'hémiparésie.	Gliosarcome hémorragique.	2 interventions. 1re tumeur; 2e kyste dans le même point.	Après 1re, amélioration, puis récidive, retour d'hémiparésie. 2e intervention : guérison. 6 mois après, encore hémiparésie, mais Intelligence bonne. Vaque à ses occupations. 18 m. de prolongation.
111	Albertoni et Brighetti (*Arch. de neurol.*, 1894, I, 194, et R.N. 1893, p. 323. An. I). Chip., I, 12, Berg., 9), et Chipault, *Chir. nerv.*, 1903, III, p. 324.	F. 15 ans.	Céphalée. Névrite optique, bilatérale.	Épilepsie jack. et épilepsie généralisée. Paralysie des membres supér. et infér. g. progressive.	Gliome du volume d'un œuf de poule.	Extirpation fait cesser accès épileptiques. La paralysie s'améliore surtout au membre inférieur. Guérison de la névrite optique bilat.	Guér. se maintenant 13 m. après.

N°s D'ORDRE	INDICATIONS BIBLIOGRAPHIQUES	SEXE AGE	SYMPTÔMES GÉNÉRAUX	SYMPTÔMES DE LOCALISATION	NATURE ET SIÈGE DES TUMEURS	OPÉRATIONS	SUITES ET TERMINAISONS
112	Rossolimo (*Rev. de neurol.*, 1894, p. 487, et Chip., *Chir. nerv.*, 1903, II, p. 45).	H. 38 ans.	Traumatisme antérieur.	Amnésie verbale, paragraphie; parésie des membres gauches, accès épileptiformes commençant par la main gauche, froide et cyanosée. Impulsions psychiques.	Kyste séreux sur centre main, partie moyenne F^a et P^a. Glio-sarcome.	Ouverture d'un kyste séreux traumatique de 4 cm.	Amélioration de la force musculaire, parole et écriture et de l'entendement. Reste un peu d'amnésie. Récidive 2e opérat. Mort 2 ans 1/2 après. Glio-sarcome kystique.
113	Rémond et Bauby (*Arch. prov. de Chir.*, 1894, II, 634).	H. 24 ans.	Crises douloureuses dans la tête. Névrite optique double. Cécité absolue.	Aura des doigts vers l'épaule. Convulsions généralisées plus intenses dans bras droit.	Sarcome du volume du poing au bas de scissure de Sylvius.	3 couronnes de trépan réunies à l'emporte-pièce. On ne trouve pas la tumeur.	Mort 2 mois après de méningo-encéphalite.
114	Graser (*Rev. de neurol.*, 1895, p. 358, et Chipault. *Tr. Neur.*, 1896, II, 185).	H. 45 ans.	Céphalée frontale plus intense à dr. Stase papillaire à droite. Crises épileptiformes localisées.	Parésie successive auriculaire, annulaire, puis main, enfin jambe parésiée. Paralysie du membre supérieur droit.	Kyste sarcomateux épithélial sur centre du bras et lobe frontal.	Trépanation et ablation du kyste. Amélioration puis rechute. 2 interventions secondaires pour enlever un caillot, et ponctionner les ventricules.	Mort 1 mois après.
115	Syme (*Rev. de neurol.*, 1895, p. 475, et Chip., *Tr. Neur.*, I, 256, et Chipault., *Chir. nerv.*, 1903, III, p. 943.	H. 29 ans.	Céphalée localisée à région pariétale gauche. Quelques veines rétiniennes dilatées.	Engourdissement de la langue et du côté droit de la face. Convulsions du côté droit, puis paralysie complète et parésie du bras droit.	Sarcome de la dure-mère s'étant creusé un lit profond dans partie inf. de F^a et pied F^a. Volume du poing pesant 2 onces 1/2.	Trépanation sur centre de la face et agrandissement à la pince. Tumeur détachée avec les doigts et un élévateur.	4 mois après, disparition de la paralysie faciale, de l'aphasie. Marche parfaite. — Guérison persistant en 1899, 5 ans après.
116	Mya et Codivilla *Rev. de neur.*, 1895, 446. Auv. 11 (c). Berg. 47, et Chip., *Chir. nerv.*, 1903, III, p. 325).	H. 24 ans.	»	Hémiparésie et hémihypoesthésie droites. Réflexes rot. exagérés et réflexes cutanés diminués. Atrophie des muscles paralysés. Début des accidents il y a 4 ans.	Kyste hydatique.	Couronne de trépan sur R, agrandie. Ponction et évacuation du liquide.	Guérison parfaite; le malade peut marcher 12 kil., se servir de son bras, écrire, jouer mandoline. Sensibilité totalement revenue.
117	Steele (*Rev. Neur.*, 1895, p. 418, et Chipault, II, 251, Berg., 72).	H. 41 ans.	Céphalées occipitales.	Depuis 4 ans crises de douleurs dans le mollet qui bientôt s'étendent à tout le côté droit, et parésie du membre inférieur droit.	Sarcome encapsulé des méninges du poids de 80 gr. de 7 cm. de diamètre sur 1/3 sup. de R.	Trépan et pince-gouge. Énucléation facile avec les doigts. Hémorragie des tissus. Parésie du bras transitoire.	Le malade peut marcher et retourner chez lui 20 jours après.
118	Keen (*Rev. Neur.*, 1895, p. 418, et Chipault, II, 203-205).	H. 42 ans.	Pas de stase papillaire. Crises de céphalée.	D'abord spasmes index et main, contraction de la bouche, parole perdue qqs minutes. Parésie progressive du côté droit du corps.	Ramollissement tuberculeux partie sup. de R.	Trépanation de partie supér. de R. On ne trouve rien.	Mort après 8 mois.
119	Von Beck (*Rev. Neur.*, 1895, 419. Auv., 5. Chip., II. Berg., 349).	H. 46 ans.	Douleurs.	Paralysie de la moitié de la face et des deux extrémités.	Gliosarcome région motrice.	3 opérations; 3 récidives en 1 an 1/2. Trépan et pince.	Mort après 2 ans 1/2 et deux récidives.
120	Vierordt Czerny (*Rev. Neur.*, 1895, 445. Auv., 19. Chip., II, 165).	H. 23 ans.	Exophtalmie. Stase papillaire et stupeur.	Accès épileptiformes dans la jambe g., précédés d'aura depuis 1 an. On diagnostique : tubercule près limite du centre du membre sup. et du membre inf. Parésie du bras et du membre inf. g. Après 1re opér. infructueuse du Dr Edinger, retour des accidents. Atrophie du membre inférieur.	Tubercule solitaire du poids de 205 gr. dans région rolandique sur partie supérieure de F^a et pied de F^a.	1re tentative infructueuse d'Edinger. 8 mois plus tard large trépanation à la scie et au ciseau par Czerny. Ablation en 2 parties d'une masse du vol. du poing.	1 an après, exophtalmie et stase papillaire complètement disparues. L'hémiplégie s'améliore et le malade marche sans fatigue jusqu'à la clinique.
121	Diana et Conway (in Chip., II, 166. Berg., 57).	H. 16 ans.	Céphalalgie. Névrite optique double plus tard. Vomissements.	Mouvements convulsifs dans bras gauche, puis paralysie et paresthésie. Face et jambe légèrement affectées.	Sarcome fusiforme région motrice partie inférieure, s'étendant jusque sur les frontales.	Ablation de 2 pouces 1/2 de la tumeur. Il en reste un peu.	Guérison. 11 mois après: crises convuls. unilat. Paralysie du bras diminuée; un peu de parésie face g. et jambe faible. Céphalée disp. Vue devenue bonne.

N° D'ORDRE	INDICATIONS BIBLIOGRAPHIQUES	SEXE AGE	SYMPTÔMES GÉNÉRAUX	SYMPTÔMES DE LOCALISATION	NATURE ET SIÈGE DES TUMEURS	OPÉRATIONS	SUITES ET TERMINAISONS
122	Beevor et Ballance (*Arch. de Neur.*, 1896, I, p. 59, et *Rev. Neur.*, 1895, p. 473, et Chip., II, 144. Berg., 5).	F. 39 ans.	A la fin: céphalée, vomissements. Névrite optique. Etat mental s'altère. Absence de crises convulsives.	Paralysie progressive membre inférieur (cou-de-pied, genou, hanche successivement), puis envahissant le membre supérieur. Altération de la sensibilité. Hypoesthésie.	Tumeur du volume d'une 1/2 orange sous-corticale, partie supérieure F^a, P^a et P^1.	Lambeau en V. Large ouverture quadrilatère à la scie de 3 p. sur 2 p. Intervention 2 temps. Ligatures périphériques. Ablat. à la cuiller.	Guérison. Plus de céphalée. Amélioration des mouvements qui sont recouvrés au membre sup. où il y a un peu de rigidité dans les doigts. Marche possible en traînant un peu la jambe. Etat mental meilleur.
123	Shaw et Bush (*Rev.Neur.*,1896, p. 28).	H. 34 ans.	Attaques convulsives. Névrite optique.	D'abord douleurs et spasmes convulsifs, perte de sensibilité dans cou et jambe gauche, de notion de position bras-gauche. Anesthésie et analgésie à gauche. Atrophie des muscles du bras et de l'épaule.	Sarcome sous F^a et pied de F^1 d'un pouce de diam.	Craniectomie triangulaire avec 3 couronnes, en deux temps. Ablation incomplète de la tumeur, dont une partie reste sous partie supérieure de F^a et pied de F^1.	Hémiplégie devient complète. Anesthésie absolue de ce côté. Mort 15 j. après.
124	Brugelius et Berg. (*Rev. Neur.*, 1896, p. 154).	»	Céphalée d'abord temporale, puis diffuse. Stase papillaire. Attaques convulsives.	Attaques convulsives à droite surtout. Parésie des membres droits et du facial inférieur, bras surtout. Aphasie, puis agraphie, déviation de la langue.	Gliomatose kystique diffuse de partie inférieure F^a et pied de F^3.	Lambeau en fer à cheval partie inf. région motrice.	Amélioration passagère mouvements du bras et parole. Mort 2 m. après avec aggravation de l'état primitif.
125	Monod, Cottet et Morelly (*Soc. anal.*, 1897, p. 907).	H. 29 ans.	Crises. Céphalée persistante région frontale et pariétale gauches, avec exacerbations. Vertiges. Bourdonnements. Vomissements. Vue conservée.	Hémiparésie du côté droit, puis crises toniques et cloniques à droite, commençant par le *pied*. On pense à une tumeur du membre inférieur droit, dans l'hémisphère g.	Sarcome du volume d'une mandarine à la face interne de l'hémisphère, dans le lobule paracentral.	Large hémicraniectomie avec l'instrumentation de Doyen. On ne trouve rien à la surface externe de l'H. qui cependant ne bat plus.	Mort 15 jours après dans le coma. Tumeur non trouvée.
126	Dallas et Mongeri (*Rev. Neur.*, 1897, p. 193, et Chipault, *Chir. nerv.*, 1903, II, p. 613.	H. 25 ans.	Céphalées, vomissements. Papillite optique double.	Épilepsie jacks. et affaiblissement de tout le côté droit, plus marqué au membre supérieur.	Sarcome d'aspect hépatique sous 1/2 post. F^1 et F^2, et sous F^a, au-dessus de F^3.	Deux trépanations. Après 2e, ablation de tumeur du vol. d'un œuf de poule.	Mort 28 jours après l'opération, dans le marasme. Voûte du ventricule détruite par la suppuration.
127	Czerny (*Rev. neur.*, 1897, p. 290).	H. 41 ans.	Violentes céphalées 5 ans avant.	Secousses cloniques dans jambe gauche, plus tard atteignant le bras et la face.	Sarcome de 4 cm. sur 3 cm. 1/2 partie sup. de P^a, avec membrane d'enveloppe.	Résection temporaire linguiforme sur pariétal.	Amélioration. 4 m. après, faiblesse marquée des membres g.
128	Abrams et Dudley Tait (*Arch. de Neur.*, 1898, p. 320, I).	H. 32 ans.	Chute sur skating-rink.	Hémiplégie droite, puis contracture et convulsions du membre inférieur droit s'étendant aussi au bras. Faiblesse muscul. consécutive.	Tumeur adhérente à dure-mère.	Enucléation. Hémorragie veineuse abondante.	Mort de shock.
129	Friedländer et Schlesinger (*Rev.Neur.*,1898, p. 290, et Chip., *Chir.nerv.*,1903, II, p. 354).	H. 43 ans.	Céphalée intense. Apathie. Mémoire affaiblie. Névrite optique. Troubles psychiques.	Paresthésie moitié droite de langue, main, joue et bras droits. Mouvements cloniques, id. — Ataxie du membre infér. dr. Troubles de la parole, puis parésie faciale et bras droit. Pariétal sensible à la percussion et proéminent.	Gomme de la dure-mère de la grandeur d'une pièce de 2 fr. au niveau des régions motrices, adhérente aux régions nerv. sous-jacentes.	Trépanation à la Wagner. Extirpation de lambeau dure-mérien et tumeur.	8 mois après il reste : parésie hypoglosse et quelques troubles de sensibilité (ataxie, douleur, températ. et vaso-moteurs).
130	Thomas Oliver et Williamson (*Arch. de Neur.*, 1899, p. 165, 1er cas, et *Brit. med. J.*, 1898, II, 1607).	H. 34 ans.	Céphalalgie. Vertiges. Puis vomissements. Névrite optique, attaques de convuls. jacksonniennes, membres gauches.	Paralysie g. (bras, main), parésie de jambe. Convulsions à g. Anesthésie et analgésie bras et main, diminution de sensibilité à la jambe.	Sarcome du volume d'une 1/2 orange dans une région motrice.	Craniectomie à la pince coupante. Guérison : 6 jours après recouvre mouvements à g. et 8 mois. après reste légère parésie.	Dans ces derniers temps 1 attaque convulsive faisant craindre récidive.

N⁰ˢ d'ordre	INDICATIONS BIBLIOGRAPHIQUES	SEXE AGE	SYMPTÔMES GÉNÉRAUX	SYMPTÔMES DE LOCALISATION	NATURE ET SIÈGE DES TUMEURS	OPÉRATIONS	SUITES ET TERMINAISONS
131	Thomas Oliver et Williamson, 2ᵉ cas.	F. 23 ans.	Maux de tête. Vomissements. Convulsions. Névriteoptique, 1ʳᵉ période.	Paralysie partielle à la jambe dr., complète au bras avec flexion des doigts, facial infér. Langue déviée à dr. sensibilité émoussée.	Angiome région motrice. On enlève autour de la tumeur une certaine zone de la substance nerveuse voisine.	Extirpation. Aphasie post-opératoire transitoire mais sans surdité et cécité verbale. Amélioration de paralysie du bras, mais non avant-br., jambe et face.	Revue 1 ans après, paral. des doigts persiste; marche comme une hémiplégique; n'est plus aphasique.
132	Kortewegt Winkler (*Chir. nerv.* de Chipault, 1902, I, p. 675).	H. 48 ans.	Céphalée. Vertiges. Pas de stase papillaire.	D'abord convulsions cloniques jambe, puis bras, une dizaine d'accès. Puis bras et main en contracture légère, doigts repliés; mouvements laborieux. Pied paralysé, jambe en contracture. Sensibilité tactile, musc., thermique, atténuées dans membre inf. gauche.	Sarcome fusiforme du volume d'une pomme.	Lambeau à la Wagner sur R. Enucléation facile. Parésie pendant quelque temps, puis guérison de la céphalée et de la paralysie du pied.	Guérison se maintenant 14 mois après. Un peu de raideur dans la marche.
133	Sissing. Rensseen et Winkler (*Chir. nerv.*, I, 676).	F. 36 ans.	Céphalée et stase papillaire tardive peu prononcée, puis léger état de démence.	Elle devient incapable de lire bien avant. Aphasie motrice complète. Paralysie de l'angle de la bouche. Hémiplégie droite.	Endothéliome adhérent à la dure-mère du volume d'un petit œuf de poule.	Lambeau à la Wagner. La dure-mère incisée, la tumeur tombe d'elle-même; molles adhérences.	La céphalée et l'aphasie disparaissent bientôt. Elle guérit rapidement : guér. constaté 2 ans après.
134	Pal et Korteweg (*Chir. nerv.*, I, 678, et *Rev.neur.*, 1894, p. 285).	F. 46 ans.	Pas de syndrome. Légère céphalée les derniers jours.	Crises d'épilepsie débutant par aphasie, nystagmus et mouvements du pouce, des doigts, coude, face et épaule dr. Plus tard paraphasie et aphasie amnésique. Contracture et atrophie bras et épaule, parésie de la jambe. Œdème de la main.	Fibrome de la pie-mère de 6 cm. sur 4 cm², au niveau du pied de F³ et sur partie voisine de F¹ et F².	Ouverture scie et ciseau. Hémorragie abondante. Enucléation avec les doigts de la tumeur très adhérente.	Morte de shock.
135	Jacobi, Gohl et Winkler (*Chir. nerv.*, I, 679).	F. 35 ans.	Céphalée intense. Pas de névriteoptique.	1 crise convulsive commençant au pouce, bras, face et langue; puis paralysie brachio-faciale. Enfin paralysie moitié langue et hémiplégie.	Sarcome fuso-cellulaire sur genou infér. de sillon R.	Lambeau Wagner. Os scié. Tumeur adhérente au cerveau enlevée avec cortex.	Guér. de la céphalée. Mouvements revenus dans la jambe. Récidive 1 an après : hémisphère tout envahi.
136	Wertheim, Salomonsen et Korteweg (*Chir. nerv.*, I, 681).	E. 6 ans.	A la fin stase papillaire bilatérale.	Début: spasmes orteils d. gagnant jambe et bras, tous les 3 et 4 jours. Flexion latérale de la tête. Après 6 mois parésie bras et jambe. Membres contracturés, pieds en équinisme. 4 mois plus tard convulsions à gauche.	Sarcome du volume d'un œuf de poule de la dure-mère, diffus dans le cerveau. A l'autopsie, tum. égale de l'autre côté.	Ouverture trépan ciseau, scie. Ablation de la tumeur à gauche. Hémorragie abondante.	Mort de collapsus 1 heure après. Une portion du côté opéré et une tumeur de l'autre côté laissées en place.
137	Guldenarm et Winkler (*Chir. nerv.*, I, 693).	H. 29 ans.	Céphalée. Vertiges. Chancelle quand il marche. Diplopie. Nystagmus. Rétrécissement des champs visuels surtout pour les couleurs.	Parésie du bras gauche et paralysie de la jambe g. Perte du sens musculaire et de la sensibilité dans la jambe. Hyperesthésie de tout le côté g. Aggravation; hémiplégie. Douleur sur pariétal, au milieu, à 2 cm. de suture sagittale.	Poche veineuse du volume d'une noix en rapport avec une grosse veine et le sinus sagittal.	Trépanation de 5 cm. carrés. Ablation de la poche entre 2 ligatures. Hémorragie abondante.	Guérison de la monoplégie crurale. Vision améliorée. 9 ans après le malade va bien et a repris ses occupations de paysan.
138	Rotgans, Hers et Winkler (*Chir. nerv.*, I, 694).	H. 31 ans.	Pas de céphalée ni de vertiges, ni de névrite optique.	A 14 ans, attaques de sommeil. Depuis cet âge, attaques d'épilepsie sensorielle sans mouvements; picotements pied, jambe et bras gauches. Puis nombreuses attaques convulsives pied et jambe g.; puis parésie et atrophie. 2 attaques avec perte de connaissance.	Angiome veineux sur partie supérieure de F² avec grosses veines afférentes.	Trépanation et lambeau. Ligature des veines afférentes, et ablation en partie du paquet vasculaire.	Amélioration, moins de crises depuis 3 ans, a repris sa profession d'instituteur.
139	Rotgans et Winkler (*Chir. nerv.*, I, 695).	H. 22 ans.	"	A 14 ans, tiraillements et picotements bras et jambes dr. Plus part. parésie et convulsions du bras droit toutes les 5 à 6 semaines. Exophtalmie pulsatile dr. Intumescence pulsatile paupières et face. Souffle intense sur face et pariétal. Attaques jacks. du côté droit.	Anévrysme cirsoïde de l'ophtalmique et de la sylvienne.	Craniectomie sur R. Vue d'un amas pulsatile artério-veineux. Ligature des plus gros troncs.	Amélioration de l'exophtalmie et des attaques. Diminution des pulsat. persistant 1 an après.

N°ˢ D'ORDRE	INDICATIONS BIBLIOGRAPHIQUES	SEXE AGE	SYMPTÔMES GÉNÉRAUX	SYMPTÔMES DE LOCALISATION	NATURE ET SIÉGE DES TUMEURS	OPÉRATIONS	SUITES ET TERMINAISONS
140	Guldenarm, Lenz, Winkler (*Chir. nerv.*, I, 697).	H. 32 ans.	Pas de névrite optique. Attaques d'épilepsie partielle.	A 11 ans, blessure du nerf médian au doigt, attaques convulsives pendant plusieurs mois. Élongation sans résultat; attaques de 3 degrés : douleur intense aux 2ᵉ et 3ᵉ doigts; flexion doigt, main, av.-bras, tête et cou en rotation. Qqs convulsions du côté opposé sans perte de connaissance. Attaques très répétées.	Angiome du cortex moteur droit.	3 couronnes de trépan et ablation des ponts. Excision d'une zone bleuâtre, formée de vaisseaux très dilatés à parois fines.	Amélioration des attaques pendant quelque temps, puis rechute. On ne réopère pas parce que flots d'altér. disséminés sur le cortex.
141	Korteweg, Van Eyk et Winkler (*Chir. nerv.*, I, 698).	H. 21 ans.	Quelquefois un peu de céphalée. Pas de névrite optique.	8 ans avant, coup et plaie frontale. 3 ans après attaques convulsives nocturnes et diurnes, fréquentes, précédées d'une aura intellectuelle (réminiscences très vives). Parfois état de mal.	Cicatrice, rupture de l'écorce. Angiome sur F1 et F2.	Lambeau triangulaire, 4 couronnes de trépan. Ablation d'une plaque de pachyméningite durale de la grandeur d'un florin, d'un épais lascis vasculaire angiomateux et du cortex sous-jacent	Amélioration momentanée, et 3 m. après, retour des attaques.
142	Guldenarm et Winkler (*Chir. nerv.*, I, 702).	H. 19 ans.	Rien à l'ophtalmoscope.	Coup sur la tête à 8 ans. Attaques d'épilepsie partielle, bras droit, surtout à 11 ans, jusqu'à 8 par heure. Puis à 13 ans, attaques convulsives très fréquentes jambe et bras. Atrophie et arrêt de développement des os du bras droit. Hémiparésie et hémiatrophie dr.	Tumeur calcifiée de 3 à 4 cm. (12 gr.) dans centre blanc de F2, partie sup. et moyenne.	Résection temporaire sur partie supérieure de F2 et P2. Au toucher, corps dur dans F2. Excision en coin de la subst. cérébr. comprenant la tumeur.	Amélioration progressive. Plus de convulsions. Mort subite 3 ans après.
143	Wermey et Winkler (*Chir. nerv.*, I, 706).	H. 48 ans.	Céphalée extrême. Névrite optique très intense. Un peu dément.	Coup à 12 ans sur pariétal. Vers 46 ans, attaques d'épilepsie partielle avec monoplégie de jambe dr. — 2 ans plus tard, hémiplégie presque totale des extrémités, mais rien face et langue.	Gliome kystique de 75 gr. dans lobule paracentral face interne de F1 et partie vois. de F2.	Résection temporaire avec scie électrique sur partie sup. de la région motr. Ablation en coin de kyste et tumeur.	Céphalée disparue; malade gai, marche; amélioré progressivement. Etat persistant 2 ans 1/2 après.
144	Wayenburg et Westermann (*Chir. nerv.*, I, 708).	H.	Indolent. Vue affaiblie. Pas de névrite optique. Accès de migraine et vomissements.	En 1889, coups sur la tête. En 1893 jambe paralysée et parésie du bras droit. Puis embarras parole pour la lecture, écriture impossible. En 1897 paralysie jambe à peu près complète. Parésie face et bras dr. Aphasie motrice et sensorielle incomplète. Jamais d'attaques convulsives.	Sarcome fuso-cellulaire de 120 gr. partie sup. de région R et pied de F1 F2 F3.	Craniectomie triangulaire, fraises et sciage. Hémorragie diffuse. 3 jours plus tard énucléation de la tumeur, diffuse dans subst. cérébr. en un point.	2 mois plus tard plus d'aphasie; parole améliorée. Lecture à haute voix. Hémiplégie dimin. Revu en 1900 : 3 ans après même état. Réserves.
145	Stokvis, Eberson et Korteweg (*Chir. nerv.*, I, 712).	H. 40 ans.	Douleurs frontales et à la nuque, à la pression. Stase papillaire légère.	En 1894, faiblesse, secousses et engourdissement bras; jambe g. lourde. En 1895 main g. contracturée et paralysée avec sudations exagérées. Raideur dans jambe g. cyanosée et froide.	Gliosarcome du poids de 120 gr. dans 1/3 post. du lobe frontal jusqu'au lobe occipital.	Lambeau Wagner 12-13. Trépan et sciage. Enucléation de tumeur avec les doigts qui entraine un peu de subst. cérébr. Collapsus momentané, etc.	Amélioration. Récidive 1 an 1/2 plus tard. 2ᵉ opération. Mort dans coma après 7 semaines.
146	Van Eiselberg, Hermanidès et Winkler (*Chir. nerv.*, I, 712).	H. 53 ans.	Douleur pariétale. Céphalée. Vertiges. Percussion douloureuse. Névrite optique double. Semble dément. Protrusion des globes oculaires surtout à dr.	Depuis 4 ans, convulsions gauches avec aphasie, surtout bras; parfois convulsions face et langue déviée et serrée entre les dents. Dans les derniers temps, sensation tactile et stéréognostique diminuées dans main gauche. Les 2 membres supérieurs et jambe gauche affaiblis, parésiés.	Sarcome diffus partie inf. de F2 et P2, infiltrant l'hémisphère dr. jusqu'au noyau caudé et la couche optique.	Craniectomie région inf. R. à cause des troubles dans les doigts g. Enucléation de la partie superficielle de la tumeur avec les doigts.	Mort 4 heures après dans le coma.
147	Baudet, Guldenarm et Winkler (*Chir. nerv.*, I, 717).	F. 20 ans.	Céphalée intense et vomissements dans les derniers temps. Papille et rétine gonflées.	D'abord, l'année précédente, plusieurs attaques d'épilepsie avec rigidité bras droit et aphasie transitoire. Puis hémiparésie et hémianesthésie à dr. Aphasie motrice complète. Plusieurs attaques de coma prolongées.	Glio-sarcome diffus occupant partie inf. de R, P2 et T1 et s'étendant jusqu'aux noyaux de la base.	Craniectomie à lambeau sur R. P2 et T1 selon scissure sylvienne. On extirpe 230 gr. de tumeur.	Mort le soir.

N°° D'ORDRE	INDICATIONS BIBLIOGRAPHIQUES	SEXE AGE	SYMPTÔMES GÉNÉRAUX	SYMPTÔMES DE LOCALISATION	NATURE ET SIÈGE DES TUMEURS	OPÉRATIONS	SUITES ET TERMINAISONS
148	Wertheim, Salomonsen et Rotgans (*Chir. nerv.*, I, p. 720).	H. 33 ans.	Névrite optique double avec hémorragie rétinienne.	En 1899 difficulté de lire. Attaque convulsive joue droite; parésie faciale, paraphasie. Convulsions bras dr. — 5 accès, puis parésie faciale, langue paral. à dr., parésie bras dr.	Kyste de F^3 et zone mot. de 3 à 4 cm.	Lambeau 2/3 inf. de F^3 et P^2. F^3 paraît plus jaunâtre. Incision. Liquide jaune sans crochets 5 0/0 d'albumine. Paroi chamoisée.	Guérison maintenue jusqu'en 1902 un an après.
149	Esquerdo (Espagne, *in* Chip., *Chir. nerveuse*, I, 1902, p. 830).	H. 37 ans.	Céphalalgie.	Aphasie, parésie du bras et de la jambe droites, épilepsie jacksonnienne.	Sarcome diffus sous F^3 ayant envahi plus tard tout le lobe frontal.	Craniectomie. Ablation d'une masse néoplasique.	Amélioration; puis repullulation sous cuir chevelu. Mort.
150	Van Gehuchten (*Arch. de neurol.*, 1900, p. 221, et *Rev. Neur.*, 1900, p. 993).	H. 28 ans.	Crises d'épilepsie.	Épilepsie jacks. débutant par la main dr., s'étendant au bras, épaule, et moitié dr. du visage. Perte de connaissance; aura; morsure de la langue.	Vaste cavité kystique remplie de liquide; substance cérébrale refoulée à 6 cm. de paroi osseuse.	Quatre couronnes de trépan.	Crises d'épilepsie disparues. Pas de nouvelles depuis 6 semaines.
151	Raymond, Chipault, *in* Raymond. Cliniques III, p. 1, 1900.	H. 30 ans.	1re phase de grandes attaques d'épilepsie généralisée. Après plusieurs accès, apparition de crises de céphalée localisée. Pas de troubles intellectuels, ni de troubles visuels.	Après 2 à 3 ans les attaques rares se réduisent à un léger étourdissement. Puis attaques d'épilepsie sensitivo-motrice bras dr. et au membre inférieur. Hyperalgésie, atrophie et parésie du bras droit, plus légère à la jambe. Légère parésie du facial inférieur.	Angiome du vol. d'une 1/2 orange sur centre du bras, 2/4 moyens de R, et s'étendant un peu en bas et en haut.	Trois interventions avec trépan et pince-gouge à des intervalles de 1 mois ou 15 jours. Chaque fois hémorragie formidable. La 3e fois, résection au bistouri des méninges et de la tumeur et de l'écorce avoisinante.	Résultats 1 mois après la 3e intervention : attaques convulsives et céphalées très diminuées, presque disparues. Parésie motr. totalement guérie; mais faits nouveaux: parésie du voile du palais; perte du sens stéréognostique. Un degré assez prononcé d'aphasie motrice et de paragraphie.

N° D'ORDRE	INDICATIONS BIBLIOGRAPHIQUES	SEXE AGE	SYMPTÔMES GÉNÉRAUX	SYMPTÔMES DE LOCALISATION	NATURE ET SIÈGE DES TUMEURS	OPÉRATIONS	SUITES ET TERMINAISONS
152	Raymond, Chipault. Cliniques, IV, p. 18, 1900.	H. 36 ans.	Pas de céphalées vraie. Tristesse. Pleurs.	Attaques de fortes douleurs dans la main gauche, suivies de convulsions de la main jusqu'à une chaque nuit.	gîte tuberculeuse sur F^a et pied de F^1 F^2 F^3.	...beau sur partie inférieure de R. trop bas. Lésion non trouvée.	...ration. Plus de crises douloureuses et convulsives. Mort de tuberculose pulmonaire.
153	Raymond, Doyen. Cliniques, V, p. 3, 1901.	H. 35 ans.	"	Spasmes convulsifs des deux derniers doigts, puis de la main qui se tord en même temps que la face grimace du même côté (gauche).	Gliome, région du centre de la main.	Large volet crânien; recherche du centre de la main avec courant électr.; large résection en cône des circonvolutions sous-jacentes.	La résection a été incomplète, paralysie de la main puis crises réapparaissent plus graves, puis paralysie de tout le côté. Apparition du syndrome. Mort. L'ablation avait été tout à fait incomplète.
154	Briau, Dreyfus et Chandelux (Thèse Herber, 1900, p. 235).	H. 57 ans.	"	Épilepsie jacks. Monoplégie spasmodique du bras g. et parésie de la jambe g.	Syphylome hypertrophique, en arrière de partie moy. de F^a.	Trépanation à deux reprises. La 2e fois on trouve la zone gommeuse.	Guérison; puis, retour des accidents. Mort de pneumonie.
155	O. Hara (Chip., *Chir. nerv.*, III, 1903, p. 947).	H. 11 ans.	Double névrite optique, céphalées.	Paralysie du bras dr. et paralys. commençante du membre inf. droit.	Kyste hyd. de la région motrice.	Craniectomie. Le kyste se présente et est enlevé.	Guérison ininterrompue.
156	Apert, Gandy, et Marion) *Arch. de Méd.*, 1900, 1, p. 581).	H. 45 ans.	A peine un peu de céphalée les jours précédents.	Crises d'épilepsie jacks., depuis la veille, 12 par heure : 300 par jour. Bras et jambe g. contraction et extension, puis atteints de convulsions, et après qq temps dans le membre inf. droit. Jamais dans la face. T. 38°,8.	Tumeur du volume d'une cerise, ovoïde, sertie dans la subst. nerv. du lobule paracentral droit. Petit fibroïde dur, de nature parasitaire (?).	Hémicraniectomie temporaire large. Extraction avec les pinces.	Les crises cessent; état de bien-être. Le malade meurt dans la nuit, perdant des flots de sang par le nez et la bouche.
157	Duret et Delobel. *Journal des Sc. Méd.*, Lille, 1900, p. 537, et *Bull. Soc. anatom.*	H. 32 ans.	"	Début il y a 7 ans. Crises douloureuses et névralgies face, cou et membre sup. du côté droit. Crises d'épilepsie partielle tous les 8 jours : convulsions cloni-	Fibro-sarcome du volume d'une orange de la partie moyenne de la faux de la dure-	Ablation au ciseau de la voûte du crâne envahie et excision de la tumeur en liant	Le malade meurt 48 h. après dans le coma avec hyperthermie (43° dans l'aisselle).

N°s D'ORDRE	INDICATIONS BIBLIOGRAPHIQUES	SEXE AGE	SYMPTÔMES GÉNÉRAUX	SYMPTÔMES DE LOCALISATION	NATURE ET SIÈGE DES TUMEURS	OPÉRATIONS	SUITES ET TERMINAISONS
	Clinique Lille, 1900, 262.			ques d'emblée débutant à droite et prédominant aux membres inférieurs. Syphilis.	mère, s'étant creusé un lit profond dans la face interne et externe de la partie moyenne des hémisphères.	la faux de la dure-mère en avant et en arrière. «	Pas d'encéphalite. Vascularisation modérée.
158	Potel, Mayet et Jaboulay (*Arch. de Méd.*, 1900, II, p. 216).	H. 26 ans.	2 crises d'épilepsie. Céphalée paroxystique et douleur tempe gauche très précise. Cécité complète à gauche. Intelligence diminuée. Caractère devient violent.	Syndrome de tumeur cérébrale très accentué. Pas d'autre symptôme de localisation que douleur violente à la tempe gauche, subjective et objective très nette. Crises d'automatisme ambulatoire avant et après les interventions.	Gliome malin étendu sur partie moyenne de F² et pied de F². F³ indemne.	Deux trépanations: la 1re à la gouge très facile, os aminci abrasé. On ne peut enlever la tumeur. Céphalée seule disparaît. Troubles visuels persistent.	Pas d'ablation de la tumeur; regardée comme impossible.
159	Carle et Pescarolo (*Rev. de Neur.*, 1901, 690).	H. 38 ans.	Convulsions. Névrite optique. Altération psychique. Douleur frontale à g.	Convulsions. Aphasie motrice la 1re au date avec paralysie de l'hypoglosse droit. Parésie du facial inf. droit, et des membres (légère).	Tumeur de la grosseur d'un œuf de poule dans F². Hémiplégie et hémianesthésie post-opératoire de courte durée. Hernie cérébr. Réduction.	Guérison des troubles parétiques. Papillite et aphasie améliorées.	Guérison.
160	Sciamanna et Postempski (*Rev. neur.*, 1901, p. 240).	F. 38 ans.	«	Hallucinations tactiles de la face, paresthésie face et bras droit, aphasie transitoire. Troubles des mouvements des doigts, parésie du facial inférieur. Hyperesthésie surtout paume de main et pulpe des doigts.	Tumeur pie-mérienne grosseur d'une noix, logée dans 1/3 moyen de R.	Guérison.	Guérison.
161	Heidenhain (*Rev. de Chir.*, 1901, 598, et *Deutsch. Med. Zeitung*, 1901, 393).	H. 32 ans.	Ni céphalalgie ni vertiges, ni ralentissement du pouls. Puis troubles intellectuels, perte de connaissance. Double papillite.	Épilepsie jacks. Paralysie du membre inf. gauche. Secousses cloniques du bras gauche. Paranoia hallucinatoire.	Tubercule solitaire du lobule paracentral.	Énucléation facile.	Guérison. Reste un peu de paralysie du pied qui ne gêne pas pour la marche. Paranoia disparue après 2 ans.
162	Heidenhain (*id.*).	H. 32 ans.	Céphalalgie. Neuro-retinite double, surtout à gauche.	Puis paresthésie et anesthésie de la main gauche; puis paralysie, perte du sens musculaire. Paralysie faciale.	Sarcome kystique occupant le centre moteur du bras droit.	Extirpation de la tumeur avec une mince couche de subst. encéphalique ambiante.	Guérison sans accident. Reste un peu de faiblesse du membre sup. g. Céphalée et troubl. oculaires disparus.
163	Krönlein (*Rev. de Chir.*, 1901, II, 598, et *Centralblatt Chir.*, 1901, n° 29, p. 46).	»	Après l'opération, apathie, somnolence, coma.	Crises épileptiformes. Ensemble symptomatique fait diagnostiquer tumeur région motrice.	Sarcome central de la région motrice droite, diagnostiqué.	Large résection ostéoplastique de toute la région pariéto-temporale droite; ablation de la dure-mère, mise à nu du sillon R., de F² et P². Palpation attentive ne révèle rien d'anormal. Excitation électrique de l'écorce, résultat négatif.	Non trouvé. Guérison de la trépanation. Mort 1 an 1/2 après. A l'autopsie : Sarcome du volume d'une pomme, gagnant P¹ et lobule paracentral.
164	Krönlein (*id.*, et Chipault, *Chir. nerv.*, 1902, I, p. 775).	H. 42 ans.	»	»	Tubercule du cerveau, du volume d'un œuf de poule, région rolandique.	Deux trépanations.	Guérison persistant dep. 6 ans.
165	Krönlein (*Rev. de Chir.*, 1902, 523).	»	»	»	Sarcome de la zone motrice.	On ne trouve rien.	1 an 1/2 après, mort. A l'autopsie on trouve le sarcome à la place indiqu.
166	Lannois, Villard et Paviot (*Soc.*	H. 41 ans.	Épilepsie généralisée, ayant	En 1901 à la suite de crises très fortes il se constitue une hémi-	Kyste gliomateux sous la partie	Trépan et élargissement à la pince-	Guérison se maintenant en mai 1903

N° D'ORDRE	INDICATIONS BIBLIOGRAPHIQUES	SEXE AGE	SYMPTÔMES GÉNÉRAUX	SYMPTÔMES DE LOCALISATION	NATURE ET SIÈGE DES TUMEURS	OPÉRATIONS	SUITES ET TERMINAISONS
	méd. des Hóp. de Lyon, 19 avril 1902).		débuté il y a 10 ans. Crises par séries, se répétant alors à un jour ou deux d'intervalle.	plégie gauche totale avec gène de la parole et de la mastication. Membre supérieur paralysé, ne peut s'en servir, marche en traînant la jambe et en fauchant. Parole lente, mémoire diminuée, intelligence peu développée. Pas de troubles visuels.	moyenne de P², d'une contenance de 2 à 3 cm. cubes. — (L'examen histolog. a montré la nature gliomateuse de la poche.)	gouge. Ponction et ouverture du kyste; extirpation d'une partie de la paroi. Tamponnement à la gaze stérilisée. Guérison, sans incidents.	14 mois après. Il n'a plus eu de crises épileptiques depuis l'intervention.
167	J. Stenwart, *Rev. de Neur.*, 1902, p. 455).	»	»	Pas d'aphasie, mais de la disarthrie en même temps qu'une sorte d'ataxie graphique, sans perte de force du bras et de la main.	Gliome sous-cortical du bas de F² gauche.	Trépanation.	Guérison.
168	Mingazzini (*Rev. neur.*, 1902, p. 728).	1	Épilepsie jacks.	Épilepsie jacks. Hémiparésie gauche, face comprise.	Gros sarcome dans partie moyenne des circ. rolan. dr.	Ablation.	Guérison.
	Id.	2	Épilepsie jacks.	Hémiplégie g. spasmodique : un peu de diminution de sensibilité.	Gliome de la partie moyenne de la région roland. dr.	Après l'opération, hémiplégie flaccide.	Mort.
169	Crouzon (*Soc. anat.*, 1902, p. 145).	H.	Coma.	Convulsions commissure gauche. Déviation tête et cou à gauche. Mouvements dans le pouce, le poignet et le membre sup. gauche. Réflexe palpébral supprimé à gauche. Secousses fréquentes.	Plaque de méningite syphilitique à la pointe du lobe temporal et s'étendant jusqu'à F³.	Large craniectomie. On ne trouve rien, la plaque était plus bas.	Mort 3 h. après l'intervention.
170	Poirier (*Soc. de Chir.*, 1902, p. 56).	»	»	»	Tumeur plus grosse que poing, 270 gr. dans lobe frontal et pariétal. 2 parties : l'une susmérienne, l'autre intracérébrale.	Os amincis. Ouverture du ciseau sur le temporal, agrandie avec pince-gouge. Tumeur saillante sur dure-mère; celle-ci incisée autour du pédicule, par traction et par dégagement avec l'index, extraction de 2 gros lobes dont chacun a le vol. d'un œuf de poule.	Guérison 7 j. après.
171	W. Lezynski et F. Glass (*Med. Record*, 1904, II, 485).	H. 56 ans.	Pas de symptômes généraux, ni céphalée, ni vertiges, ni vomissements, ni troubles visuels.	Depuis 2 ans crampes et spasmes douloureux dans le mollet et la jamb. g., suivis d'impuissance momentanée. Dans les derniers mois, attaques se répétant jusqu'à 2 fois par jour. Faiblesse et parésie du membre augmentant progressivement. Quelques secousses dans la main et l'avant-bras gauches.	Endothéliome sphéroïdal de 2 cm. de diamètre, partie supérieure de la région motrice, adhérent à ce sinus longitudinal et à la dure-mère.	Trépanation à lambeau. Ligne de repère Kocher-Sanck de Berne. Vascularisat. très grande du diploé de la dure-mère et de la tum. Énucl. et dissection du sinus, sans le léser. Guérison.	2 mois après, encore paralysie et légère contracture du membre supérieur, vue s'améliorant, reprend ses occupations. Guérison se maintenant 2 ans après.
172	Mercanton et Combe (*Rev. med. de Suisse romande*, 1889, p. 436, et 1900, p. 95, in *Mem.* de Treyer, Chipault, I, 90).	F. 12 ans.	Céphalées. Atrophie papillaire.	Crises jacks. dans bras droit, puis gauche; Aphasies transitoires. Parésies du facial inf., bras, et jambe droites.	Tubercule solitaire de la région motrice.	Extirpation.	Survie de quatre à cinq mois; à l'autopsie, 4 tuberc. en divers points du cerveau et du cervelet; tub. péribronchiques.
173	Roux, de Cérenville. Treyer (*Suisse rom.*, 1900, p. 234, et Chip., *Ch. nerv.*, 1902, I, 775).	F. 7 ans 1/2.	»	Épilepsie jacks. bras droit et face, quelquefois langue. Parésie du facial dr. Bras droit affaibli et incoordonné.	Tuberculome du vol. d'une mandarine de 4 cm. sur 5 cm.	Trép. région R. gauche.	Guérison persistant 2 ans 10 mois après. Reste un peu de contractures.
174	Roux, Bourget Treyer (*id.*, 239, et Chip., *id.*).	H. 38 ans.	Pas de stase papillaire.	Crises précédées d'une aura sensitive (paresthésies). Mouvements convulsifs du bras dr. : s'étendant ensuite à la face. Parésie progressive bras et jambe dr.	Tuberculome du vol. d'un œuf de pigeon dans P².	Craniectomie à lambeau. Énucléation avec le doigt.	Guérison. Survie constatée jusqu'à 5 m. après. Persiste une légère contracture, marche un peu en fauchant.

N^{os} D'ORDRE	INDICATIONS BIBLIOGRAPHIQUES	SEXE AGE	SYMPTÔMES GÉNÉRAUX	SYMPTÔMES DE LOCALISATION	NATURE ET SIÈGE DES TUMEURS	OPÉRATIONS	SUITES ET TERMINAISONS
175	Lunz (*Deutsch. Wochensch.*, n° 23, et *Jahresbericht*, 1900, II, 1re part., p. 362).	F. 22 ans.	»	Convulsions motrices.	Tubercule du volume d'une noix région motrice.	Après l'opération, aphasie et paralysie, qui disparaissent après 5 semaines.	Guérison. Convulsions persistent.
176	Bayerthal (*Muns. Wochens.*, n°46, 1899), et *Jharesbericht*, II, 380, 1899).	»	»	Troubles mentaux. Épilepsie avec paranoia.	Tubercule solitaire.	Extirpation.	Guérison des troubles mentaux aigus persistant un an après.
177	J. Putnam et Richardson (*Boston Med. and surg. Journ.*, 1899, CXL, 129, et Keen in Chipault, *Chir. nerv.*, 1903).	H. 33 ans.	Céphalées. Attaques de vomissements suivies de prostration. Névrite optique sans altération de la vue.	Début par embarras de la parole, 3 mois auparavant. Écriture devient impossible. Main et pied droit s'engourdissent et se paralysent partiellement.	Sarcome occupant la totalité de l'hémisphère g. sauf lobe occipital et partie inférieure du lobe frontal.	Résection ostéoplastique. Opération ne peut être achevée à cause état grave. 3 mois après l'opération, excision d'à peu près la moitié de l'hémisphère g.	Après 1re opération, amélioration très marquée. De même, après 2e, pendant 6 mois, puis mort avec symptômes de coma.
178	Krause (*Med. Zeitung*, 1902, p. 260).	H. 31 ans.	»	Paralysie de la main et du facial inférieur, après un trauma sur le crâne, cicatrice marquée arrière du sillon rolandique. On pouvait penser à un kyste hémorragique ou à une tumeur.	Kyste hydatique région motrice.	Dure-mère épaissie : il s'échappe un liquide clair, 1er kyste siégeant sous l'écorce. Au-dessous, 2e kyste ponctionné, d'où s'échappe une membrane de cysticerque.	Le malade, porté guéri, avait son exeat, quand il mourut dans une attaque violente, stertoreuse. A l'autopsie, plusieurs kystes hydatiques à la base, entre autres dans la fosse sylvienne.
179	Fraenkel (*Med. Zeitung*, 1902, p. 213).	H. 20 ans.	Céphalées violentes dans la ... temporale gauche. Double œdème papillaire.	Coup sur la tête; il tombe ensuite dans l'imbécilité, paralysie faciale à dr., faiblesse du bras et de la jambe dr. Répond aux questions avec difficulté. Comme la par. faciale est plus accusée que celle des extrémités, Korte diagnostique tumeur partie inférieure de région motrice. État comateux.	Tumeur de partie inférieure de F' et P', du volume d'un œuf de poule.	Craniotomie à lambeaux. Ablation de la tumeur. Paralysie post-op. du côté dr. du corps, qui disparaît.	Guérison.
180	Sonderbaum (Scandinavie, in Chip., *Chir. nerv.*, 1903, II, p. 11).	F. 11 ans.	Céphalées, convulsions, vomissements.	Paralytique d'abord du bras g. puis de la jambe g. et face à g.	Kyste de la région motrice, dont la nature néoplasique est douteuse.	Lambeau ostéoplastique sur R. En incisant le cortex on fit sortir du liquide.	Cicatrisation. Amélioration progressive.
	Berg., (Scandinavie, *Id.*, p. 12).	H. 58 ans.	Depuis 18 mois, accès vertigineux. Névrite optique.	Convulsions de la moitié droite de la face et du bras dr. Aphasie, agraphie croissantes. Hémiplégie.	Gliome diffus rég. motrice.	Lambeau ostéoplastique de 9 cm. sur 8 cm. Gliome infiltré; on évacue un kyste.	Amélioration passagère.
181	Rossolimo (Moscou, 1894, in Chip., *Chir. nerv.*, 1903, II, p. 45).	»	»	•	Angiome caverneux du cortex et du sous-cortex dans la région para-centrale.	Opér. faite par Klein, ne peut être terminée à cause de l'hémorragie.	Mort, 15 heures plus tard.
182	Bornhaupt (Kiev, 1891, in Chip., *Chir. nerv.*, 1903, II, p. 45).	»	»	•	Gommes en arrière du sillon R.	Opération.	Mort de méningite suppurée, 15 j. après.
183	Pribytkov (Moscou, 1903, II, p. 45).	»	»	•	Sarcome parvicellulaire dans la scissure de Sylvius 1/3 inf. de F'a P'a et T1 T2.	La tumeur pénètre dans la subst. du cerveau et atteint le gyrus uncinnatus.	Mort 5 h. 1/2 après, de collapsus.
184	Zeidler (St-Pétersbourg, 1896, in Chip., *Chir. nerv.*, 1903, II, p. 45).	»	»	•	Gliome.	Trép. ostéo-plastique, sur région inférieure F'. Contre facial. Réunion par 1re intent.	Gangrène pulm. Mort le 20e jour.

N°s d'ordre	INDICATIONS BIBLIOGRAPHIQUES	SEXE AGE	SYMPTÔMES GÉNÉRAUX	SYMPTÔMES DE LOCALISATION	NATURE ET SIÈGE DES TUMEURS	OPÉRATIONS	SUITES ET TERMINAISONS
185	Kosinski (Pologne, 1894, *Chir. nerv.*, II, 1903, p. 142).	H. 36 ans.	"	"	Tumeur du cerveau (sarcome).	Extirpation, avec perte de subst. de dure-mère de 5 cm.	Mort.
186	Wrzèsniowski (Pologne, 1896, Chip., *Chir, nerv.*, 1903, II, p. 142).	H. 34 ans.	Céphalée intense; atrophie des deux nerfs optiques.	Traumatisme sur la tête, plusieurs années avant. Convulsions jambe droite d'abord, puis bras, puis face. Hémiparésie et atrophie musculaire droite.	Sarcome du volume du poing.	Tumeur énucléable, extirpée assez facilement.	Résultat d'abord favorable, puis fièvre, mort 12° jour. Méningite.
187	J. Kosinski (Pologne, in Chip., *Chir.nerv.*, 1903, II, p. 142).	H. 26 ans.	Névrite optique, surtout du côté dr. Myosis dr.	Accès épileptiforme, toutes les 2 ou 3 sem. Gêne de la parole. Par. du facial dr., affaiblissement du bras dr.	Angio-sarcome, partie infér. de F^a de 20 gr. 4.	Trépanation. Extirpation avec un élévateur et une curette.	Parole moins gênée, bras plus fort, paral. faciale dissipée. OEdème pap. moindre. Plus d'attaque. Mort, 8 mois après, de récidive et généralisation.
188	J. Raum (1896, Pologne, in Chip., *Chir. nerv.*, II, p. 143).	H. 31 ans.	Amaurose.	Épileps. jacks. Convulsions, toutes les 3 ou 4 sem., du côté gauche.	Gliome du volume d'une noix.	Extirpation.	Mort 19 j. après, dans accès de convulsions.
189	W. Krajewski (1891, Pologne, in Chip., *Chir. nerv.*, 1903, II, p. 143).	H. 72 ans.	Facultés mentales déprimées.	Accès convulsifs dans le bras droit, qui resta contracturé au niveau du coude et du poignet. Hémiparésie avec hémianesthésie. Nodosités sous-cut. à cysticerques.	Vésicules hydat. 1/3 sup. de F^a, et dans P^a.	Cinq vésicules furent enlevées.	Dans la nuit, accès de convulsions et mort. On trouva à l'autopsie 200 vésicules dans le cerveau.
190	H. Oberfeld (1900, Pologne, in Chip., *Chir. nerv.*, II, p. 144).	H. 34 ans.	3 ans avant, céphalalgies violentes. Diplopie. Stase papillaire.	Attaques d'épilepsie partielle; convulsions dans les deux extrémités g. et moitié g. du visage, malgré traitement spécifique, jusqu'à 30 attaques par jour.	Pachy- et lepto-méningite, syph. au voisinage de R.	Trépanation. On ne trouve que les lésions précédentes.	Mort le 3° jour. A l'autopsie, gommes considérables dans le lobe front.
191	Maydl (Bohème, 1896, in Chip., *Ch. nerv.*, 1903, II, p. 463).	H. 25 ans.	Depuis sa jeunesse, douleurs crâniennes et vertiges. Plusieurs crises d'épilepsie, avec perte de connaissance.	Accès d'épilepsie, isolés ou par séries. Accès commence par petit doigt, annulaire, puis pronation et élévation du bras. Perte de connaissance. Nombreux cysticerques du tissu cellulaire.	Cysticerque de la grosseur d'un pois dans le centre cortical du pouce g.	Section ostèpériostique quadrilatère. Trépan et scie de Gigli. Ablation du cysticerque.	Guérison; quitte l'hôpital sans avoir présenté de crises.
192	Ferrier et Turner (Brain, 1901, p. 666, et Chip., *Ch. nerv.*, 1903, II, p. 758).	F. 34 ans.	Névrite optique.	En 1894, spasmes côté g. de la face. En 1895, deux attaques sur membres g. et face. En 1898, crises fréquentes. En 1900, hémiplégie et névrite optique, qq. crises généralisées.	Tumeur fibreuse, partie inférieure, région rolandique droite.	Énucléation par Cheadle.	Guérison ininterrompue avec cessation des crises, disparition de l'hémiplégie, et résolution de la névrite optique.
193	Giordano (Venise; *Gaz. di Torino*, 1890, et *Ch. nerv.*, 1903, III, p. 323).	H. 21 ans.	"	Il y a 3 ans, plaie en arrière de la bosse frontale g. Six jours avant l'examen, tombe par terre et reste paralysé des membres droits.	Angiome de la zone rolandique gauche.	Deux couronnes de trépan. Blessure du sinus longitudinal. Amas de veines lié.	Guérison. De tous les symptômes, il ne reste qu'une difficulté à étendre les doigts.
194	Codivilla (Bologna, *Il Policlinico*, 1894, et Chip., *Ch. nerv.*, 1903, III, p. 325).	H. 68 ans.	Pas de lésions du fond de l'œil. Céphalalgie.	Il y a un an et demi, perte de connaissance suivie de céphalalgie surtout à droite. Parésie droite. Accès épileptif. d'abord partiels g., puis généralisés.	Kyste séreux de la région rolandique droite.	Large résection temporale. Kyste au milieu de R. avec liquide jaune séreux.	Guérison complète.
195	Postempski (Rome; *Acad. di Roma*, 1896, et Chip., *Chir. nerv.*, III, p. 326),	H. 14 ans.	A 7 mois, contracture de la main dr., qui disparoît à 11 ans.	Depuis 3 ans membre inf. parésié et sensibilité diminuée, à droite ainsi qu'au memb. sup. Depuis 2 ans, accès jacks. des membres droits. Atrophie musculaire, par. de main. Saillie des bosses, pariét. et occipit. g.	Kyste séreux de zone roland. g. communiquant avec le ventricule lat.	Craniotomie à la Scafi. Kyste du vol. d'un œuf de poule dans R. et ses deux circonv.	Guérison complète.
196	Giordano (Venise, *Clin. Chir.*, 1896, et Chip., *Chir. nerv.*, 1903, III, p. 327).	H. 25 ans.	Céphalalgie région pariétale droite.	Paralysie des membres g., doigts raidis en flexion et pied en varus. Atrophie. Contracture av.-bras et doigts en flexion, réflexe rot. et clonus plus forts à g.	Exsudat gélatineux syphilitique au niveau de la zone motrice.	Excision au bistouri et à la curette, jusqu'à ce que la paralysie remplace la contracture.	Après deux mois, guérison complète.

N°s D'ORDRE	INDICATIONS BIBLIOGRAPHIQUES	SEXE AGE	SYMPTÔMES GÉNÉRAUX	SYMPTÔMES DE LOCALISATION	NATURE ET SIÈGE DES TUMEURS	OPÉRATIONS	SUITES ET TERMINAISONS
197	Mugnai et Sciamanna (Arezzo; *Congrès Ital.*, 1892, et Chip., *Chir.nerv.*,1903. p. 328).	H. 42 ans.	»	Tremblements et parésie du membre inférieur droit. Un peu à g. du vertex intumescence pulsatile : quand on le réduit, convulsions dans le membre inf. dr. Paral. augmente.	Sarcomes à petites cellules comprimant zone motrice g. Volume d'un œuf de poule, partant de la faux du cerveau.	Lambeau ovale. Hémorragie. Trois jours plus tard on énuclée la tumeur. Réunion.	Mort de collapsus en 24 h.
198	Spadari (Bari, 1897, et Chip., *Chir.nerv.*,1903, III, p. 329).	H. 42 ans.	Traumatismes antérieurs. Céphalée. Amblyopie et mydriase bilatérale. Stase papillaire bilat. Dépression psychique.	Anxiétés dans membre inférieur. Parésie du membre sup. g. et du facial inf. g. Convulsions du membre inf. g. et de tout le côté. 2 fois par jour. Démarche vacillante. Atrophie.	Sarcome de la zone rolandique dr.	Couronnes de trépan. Hernie cérébrale brune. Ponctions. Par la piqûre s'échappe une petite tumeur qui s'isole avec facilité.	Guérison de tous les sympt., sauf parésie du bras g.
199	Postempski (Rome), et Chip., *Chir.nerv.*,1903, III, p. 330.	F.	»	Depuis 1 an sympt. de tumeur de la zone rolandique gauche.	Gliome de la zone psycho-motrice g.	Ouv. à la gouge et au maillet. Ablat. d'une tumeur énucléable du vol. d'un œuf de colombe.	Guérison complète.
200	De Paoli (Perouse), in Roncali, *Cong.Ital.*,1897, et Chip., *Chir. nerv.*, 1903, III, p. 330.	F.	Céphalées. Douleurs continuelles dans les membres inférieurs.	Tremblements et parésie du bras g. Tremblement clonique perpétuel des muscles de l'avant-bras. Sensibilité tactile diminuée dans tout le côté g. sauf le pied.	Tubercule de la zone motrice dr.	Large brèche sur zone roland. Excision des circ. grisâtres altérées, et Paquelin.	Résultat nul. Mort au bout de 5 mois.
201	De Paoli (Perouse), Chip., *Chir. nerv.*, 1903, III, p. 329.	H. 48 ans.	Céphalée frontale prédom. à dr., douleur frontale.	Traumatisme et plaie frontale, 2 mois auparavant : Parésie et contracture des membres g., dilatation des pupilles, parole inintelligible, état stertoreux. Cicatrice au niveau de la suture coronaire dr., diminution de la vue à dr.	Glio-sarcome dans lobe moyen de l'hémisph. dr. du vol. d'un œuf de poule, comprimant la capsule interne et le pédoncule cérébral.	Trois couronnes de trépan, réunies avec pince Montenovesi, 4 ponctions exploratrices. Pas de résultat.	Mort après 6 h.
202	De Paoli (*Id.*, Chip., p. 331).	H. 38 ans.	Depuis 18 mois, vertiges, puis céphalées frontales. Stase papillaire bilat., ne voit plus de l'œil gauche.	Aphasie et troubles moteurs de la jambe dr. Jambe traine. Aphasie et agraphie. Goût diminué.	Gliome de la région rolandique g.	Lambeau ostéoplastique. Ponction d'un kyste. Tumeur vasc. inextirpable. Excision d'un frag.	Amélioration passagère des sympt. gén.
203	Durante, inédite, Chip., *Chir. nerv.*, 1903, III, p. 332.	H. 40 ans.	Douleurs de tête à gauche. Affaiblissement de la vue surtout à g., puis stase papillaire et rétrécis. du champ visuel bilat.	Faiblesse des membres dr. et sensations paresthésiques dans tout le côté, commençant sous forme d'accès par le gros orteil. Parésie du facial dr. Astéréognose, sensibilités dim., réflexes. Troubles psychiques, lenteur de perception, dim. volonté, etc.	Sarcome dural comprimant la partie sup. de la zone motrice, du poids de 150 gr.	Lambeau à la Durante. Brèche de 7 cm. Sect. circul. de la dure-mère et ablation avec les doigts.	Disparition de tous les sympt., excepté parésie du bras.
204	Durante (Chip., *Chir. nerveuse*, 1903, p. 331).	H.	»	Convulsions cloniques gauches, commençant par le membre inf. Atrophie musc. gauche. Intelligence affaiblie. Excitation violente.	Néoplasme probable de région motrice dr.	Couronne de trépanation. On ne trouve rien.	Mort au bout du 2° mois. A l'autopsie; subst. grise rougeâtre; subst. blanche hypertrophiée.
205	Cunéo (Gênes; *Congr. It. de Chir.*, 1899, et Chip., *Chir. nerv.*, 1903, III, p. 335).	H. 34 ans.	»	Il y a un an et demi, accès convulsifs avec aura visuelle, limités à gauche. Ils deviennent si fréquents, qu'ils mettent la vie en danger.	Gliome diffus de la zone rolandique droite.	Ablation en deux séances à quelques jours d'intervalle du tiers moyen, du tiers inférieur, et du tiers supér. de Pᵃ.	Guérison. Les crises cessent, hémiplégie, qui disparait laissant un peu de parésie et d'atrophie des muscles de l'avant-bras et de la main.
206	Bendandi (Bologne), *Bull. Science méd.*, Bologne, 1900, et Chip., *Chir., nerv.*, 1903, III, p. 336.	F. 32 ans.	Début, il y a 1 an, par douleurs de tête rémittentes. Vertiges. Début de papillite.	Parésie du bras droit et aphasie passagères. Tremblement de la langue. Douleur à la percussion, côté g. du bregma.	Endothéliome de la faux, comprimant le lobe frontal g. et une partie du droit.	Vaste lambeau fronto-temporal g. Résection de la faux du sinus entre deux ligatures avec tumeur de 80 gr. du vol. d'un œuf de poule.	Mort de shock ap. 40 minutes.

N° d'ordre	INDICATIONS BIBLIOGRAPHIQUES	SEXE AGE	SYMPTÔMES GÉNÉRAUX	SYMPTÔMES DE LOCALISATION	NATURE ET SIÈGE DES TUMEURS	OPÉRATIONS	SUITES ET TERMINAISONS
207	Mingazzini et Montenovesi (*Rivist. di Fren., et Chip., Chir. nerv.*, 1903, III. p. 337, et *Revue neurol.*, 1902, p. 628).	H. 15 ans.	15 mois avant, pièce de bois sur la tête. Céphalées, bourdonnem. convulsions dans la face, puis le bras gauch. Vue affaiblie.	Accès convulsifs gauches précédés d'aura dans l'épaule gauche, atrophie et légère contract. du membre g., sensibilité très dim. à gauche.	Sarcome fusiforme du vol. d'une poire dans la région rolandique.	Trépanation sur 1/3 moyen de zone R.	Guérison, avec persistance de la parésie faciale et des membres g.
208	Mingazzini (*id.*).	F. 49 ans.	Depuis 3 mois, céphalalgies, vomiss. Papille de stase à g.	Apathie, difficulté de la mémoire. Parésie de la main g. et affaiblss. des membres droits. Convulsions des membres gauches, réflexes tardifs, exagérés à g.	Cérébrome sous-cortical. de la région rolandique.	Brèche osseuse sur région R. Incision du cortex. Ablation d'une tumeur fusiforme entourée d'une cavité avec coagulum fibrineux.	Disparition des secousss, de la céphalée; après qq. jours, mort rapide par œdème cérébral.
209	Mattoli (Tolentino), inédite, in Chip., *Chir. nerv.*, 1903, III, p. 344.	F. 43 ans.	Dix-huit mois avant ablation de ganglions néoplasiques dans l'aisselle. Céphalée pariéto-temp. g., intense, 4 mois après.	Accès Bravais-Jacks. commençant par la main et l'avant-bras droits. Douleur de percussion région temporo-pariétale g. Faiblesse des membres droits.	Épithéliome second. du cortex rolandique dr.	Brèche osseuse de 7 cm. Dure-mère englobée par une masse fongiforme, avec digitation néoplasique qui pénètre dans le cortex R.	Guérison fonctionnelle complète qui se maintient 8 mois. Après, récidive diffuse, et mort au bout de quelques mois.
210	Bollici (Ferrare; *Riforma med.*, 1899, et Chip., *Chir.nerv.*,1903, III, p. 345).	F.	»	Symptômes de tumeur de la région rolandique droite.	Néoplasme pré-rolandique.	Craniectomie dr. Extirp. d'un volumineux néoplasme, siégeant à la région pré-rolandique.	Guérison complète de tous les symptômes.
211	Postempski et Mingazzini (*Deust. Zeits.*, vol.XIX, et Chip. *Chir. nerv.*,1903, III, p. 345).	F. 38 ans.	Absence de papille de stase.	5 ans avant, épilepsie sensitive consistant en paresthésies au niveau de la joue droite. Parésie clonique du bras dr. et rotation de la tête à dr. Hémiparésie dr. surtout membre supérieur. Hyperesthésie tactile, thermique et douloureuse. Douleur crânienne au-dessus du pavillon de l'oreille gauche. Épilepsie s'aggrave.	Myxome pie-mérien au niveau de la région rolandique gauche.	Craniect. à dr. Ablation d'une tumeur du vol. d'un œuf de colombe contenant un kyste.	Guérison. Il persiste une légère parésie à droite, et de l'astéréognose à gauche.
212	Bardesco (Roumanie; *Rev. di Chir.*,1898,p.352 et Chip. *Chir., nerv.*, 1903, III, p. 539).	H. 36 ans.	Céphalées nocturnes.	Hémiparésie g., puis troubles mentaux, puis hémiplégie dr. totale avec convuls. Aphasie. Paral. du voile du palais. Traitement spécifique infructueux.	Gomme syph. d. F^n, au pied de F^3.	Extirp. à la curette de Volkmann.	Guérison de tous les accidents. Un an plus tard, mort de pneumonie. Méningo-encéph. diffuse.
213	Jonnesco (*Soc. de Chir. Bucharest*, 1901, et Chip. *Chir.nerv.*,1903, III, p. 539).	»	»	Hémiplégie.	Kyste hydatique du cerveau.	Membrane germinative extraite. Dure-mère non suturée.	Guérison. Disparit. de l'hémiplégie. Persistance de l'atrophie des péroniers latéraux.
214	Lanphear (*Journ. Amer. med. Ass.*, 4 mai 1895, et Chip., *Chir., nerv.*, 1903. III, p. 607).	»	»	»	Circonvolutions rolandiques.	»	Guérison.
215	Mudd (*Amer. j. med. sc.*, 1892, et Chip., *Chir. nerv.*, 1903, III, p. 607).	»	»	»	Kyste hydat. des circ. rolandiques.	»	Guérison.
216	Hingston (*New-York med. J.*, 1894, et *Chir. nerv.*, 1903, III, p. 607).	»	»	»	Kyste hydatique, localis. non indiquée.	»	Guérison.
217	Morquio (Uruguay). Chipault,	H. 40 ans.	Crises convulsives. Névrite op-	Les crises cessèrent et furent remplacées par une hémiplégie	Kyste hydatique du vol. d'une	Ponction, puis ablation du kyste	Mort de méningite le 5e jour. A l'au-

N° D'ORDRE	INDICATIONS BIBLIOGRAPHIQUES	SEXE AGE	SYMPTÔMES GÉNÉRAUX	SYMPTÔMES DE LOCALISATION	NATURE ET SIÈGE DES TUMEURS	OPÉRATIONS	SUITES ET TERMINAISONS
	Chir. nerv.,1903, III, p. 827.		tique double.	spasmodique g., tumeur fluctuante de la grosseur d'un œuf de poule à droite du bregma et communiquant avec la cavité crânienne.	orange sur la région rolandique.	implanté sur la face int. de la dure-mère.	topsie, on trouva toute la région rolandique détruite par le kyste.
218	Palma (République Argentine), in Chipault, Chir. nerv.,1903, III, p. 843.	H. 7 ans 1/2	Céphalées, vomissements, convulsions.	État parétique gauche puis hémiplégie complète. Diplopie. Déviation de l'œil g. en dedans. Exophtalmie. Réflexes exagérés, surtout à g. Intelligence conservée.	Gliome diffus du lobe moyen de l'hémisphère dr. se prolongeant jusqu'aux noyaux centraux.	Craniectomie au niveau de R. Incision du cerveau, exploration avec le doigt jusqu'au ventricule lat. Tumeur non reconnue.	Hernie cérébrale considérable. Extirpation à la curette. Mort le 11e jour. A l'autopsie, méningo-encéphalite, et gliome diffus.
219	Springshorpe (Melbourne) (Austral. med. Journ., 1903, et Chip., Ch. nerv., 1903, p. 941).	H. 30 ans.	Céphalée et vomissements depuis 3 semaines. Névrite opt. double avec hémorragies.	Tremblement jambe g. commençant par l'orteil, puis bras. Parésies bras et jambe g. Atrophie. Main contracturée. Parésie de la face.	Volumineux sarcome.	Enlevé en partie.	Récidive rapide. Mort après 3 mois.
220	Bird (Austral. med. J., 1893, et Chip., Chir. nerv., III, 942).	F. 32 ans	Pas de céphalées. Névrite optique double.	Crises épileptiques précédées de raideur de l'angle g. de la bouche, démangeaisons dans le pouce et av.-bras. Ensuite, convulsions généralisées.	Gliome volumineux.	Trép. sur 1/3 inf. de R. Hémorr. formidable. Veines diploïques énormes. Tumeur non enlevée.	Amélioration jusqu'à 9 mois après. La tumeur envahit le cuir chevelu.
221	G. A. Syme (Intercol. med. journ., 1899, et Chip., Chir. nerv., 1903, III, p. 944).	H. 38 ans	Depuis 15 jours, céphalée occipitale. Affaiblissement de la vue, atrophie du disque optique g. Rétréc. pour les couleurs.	Spasmes du pied et jambe dr. jusqu'à 3 ou 4 fois par jour et attaques généralisées.	Gliome partie sup. de R.	Trépanation. Cortex incisé. Tumeur enlevée de la subs. blanche à la curette sur l'étendue de 1 p. 1/2.	Malade quitte l'hôpital 2 mois après en parfait état.
222	G. A. Syme (Id.).	F. 25 ans.	Disques optiques surtout le droit congestionnés.	En 1898, attaques d'épilepsie gén. Mémoire et intelligence affaiblies. Parole hésitante. Parésie face dr. et bras dr. Réfl. rot. exagérés.	Tumeur infiltrée.	Largement enlevée à la curette.	La malade quitte l'hôpital 3 mois après. Améliorée.
223	Moore (Id.).	»	»	"	Tumeur profonde et volumineuse	Ablation.	Guérison opérat. Récidive et mort au bout de 4 mois.
224	Llobet (Ann. de sant. milit., 1900, et Chip., Chir. nerv.,1903, III, p. 846.	H. 3 ans.	Céphalées.	Accès d'épilepsie jacks. limités aux membres g. Tête augmentée dans tous ses diamètres.	Trois kystes hydatiques,2 vol.d'œuf de poule, i œuf d'autruche.	Craniectomie temporaire. Enucléation des 3 kystes successivement.	Mort 15 h. après avec 41°,1.
225	Llobet (Id.).	H. 11 ans.	Céphalée intense depuis 3 mois. Affaiblissement de la vue progressif.	Attaque convuls. Parésie des 2 membres g. Vomissements, attaque coma. Bosse pariétale plus saillante.	Deux kystes hyd. l'un. vol. d'un œuf de pigeon, l'autre petite olive, dans l'épais.du cerveau.	Deux interventions successives, ablation.	20 jours après mort d'encéphalo-méningite,sansdoute par., autre kyste suppuré.
226	Llobet (Id., p. 847).	H. 7 ans 1/2.	Céphalalgies incessantes. Vomissements. Peu à peu amaurose compl.	Hémiparésie g. Asymétrie du crâne, saillie des bosses frontales et pariétales à droite. Sutures écartées.	Kyste hydatique avec liquide en voie de décomposition.	Ponction de 250 gr. Elév. de température. 4 j. après craniectomie. Poche extraite.	Mort après 48 h. dans le collapsus.
227	A. Castro (Revista Hosp. Minos., et Chip., Chir. nerv.,Id.,p.848).	H. 14 ans.	Depuis 4 mois, céphalées, vomissement.	Paralysie, jambe et bras dr., incapable de tout travail. Pas de déformation du crâne. On croit à une tumeur.	Plusieurs kystes de la région motrice, les derniers évacués spontanément.	Craniectomie. Ablation d'une masse sup. vol. d'une noix.Le 12e j. évacuation spontanée d'un kyste de 7 cm. contenant 200 gr. de liquide.	Le 32e jour mort dans le coma par méningite.
228	A. Castro (Id.).	F. 12 ans.	Céphalées dans région temp. g. Vertiges. Vue altérée.	Intelligence conservée. Hémianesthésie et hémiplégie dr. Mains et doigts contracturés en flexion. Parésie du facial inf. dr.	Kyste hyd. du volume d'un œuf de poule.	Trép. tempor.-pariétale g. Sous mince couche cérébrale, extract. du kyste avec une pince.	Guérison. 6 mois après mouvements bras et jambes meilleurs, vision améliorée. Va bien.

N°⁸ d'ordre	Indications bibliographiques	Sexe Age	Symptômes généraux	Symptômes de localisation	Nature et siège des tumeurs	Opérations	Suites et terminaisons
229	M. Castro (*Id.*, p. 850).	H. 10 ans.	L'année précédente céphalalgie intense, vomissements, convulsions.	Saillie pulsatile à la région pariétale g. Hémiparésie flasque dr. Ataxie des membres supér. Pas de troubles intellectuels.	Kyste hydatique du vol. d'une orange sous P^a et F^a.	Résection. Os d'un cent. d'épaisseur. Ponction. Extract. à la pince.	Guérison complète.
230	Estèves (*Revista de la Soc. med. Argentine*, 1899, et Chip., *Chir. nerv.*, III, 893).	H. 44 ans.	Douleurs côté droit de tête. Vomissements. Intelligence affaiblie. Mictions involontaires.	Attaques convuls. bras et jambe g. qui tombent en contracture, jambe en extension. Atrophie marquée. Dans le dern. j., coma.	Kyste hydatique.	Trép. Ponction. 120 gr. de liquide. Incision de Cère. Ext. de membrane du kyste.	Guérison. Le malade marche avec aisance; seule la main ne peut se mouvoir. Atrophie persiste.
231	Posadas (Chip., *Chir. nerv.*, III, 855).	H. 15 ans.	»	Convulsions des mâchoires, du bras et jambe gauches. Paralysie faciale. Membre inférieur atrophié. Membre sup. contracturé.	Kyste hydat. région motrice.	Trépanation. Ponction, drainage à la gaze. Qqs jours après extraction d'une membrane kystique.	4 jours après. Coma, mort. Cavité du vol. du poing. Comm. avec ventricule.
232	Posadas (*Id.*, p. 856).	H. 11 ans.	»	»	Kyste hyd. comiss. dr. région motrice.	Extraction.	Guérison.
233	Posadas (*Id.*).	F. 3 ans.	»	Convulsions généralisées par accès. Tum., puls. de la région pariétale.	Kyste hyd. vol. des 2 poings.	Trép. Extraction.	Après 12 j. convuls. hypothermie, mort.
234	Vasallo (*Id.*, p. 856).	F. 9 ans.	Depuis 6 mois convuls. membres droits.	Difficulté de la parole. Hémiplégie dr.	Kyste hydatique.	Craniectomie. Extraction. Volume d'un œuf de pigeon.	Guérison.
235	O'Hara (Australie), in Chip., *Chir. nerv.*, 1903, III, p. 947.	H. 11 ans.	Double névrite optique, céphalées persistantes.	Paralys. du bras dr. Paralys. commençante de membre inf. dr.	Kyste hydatique.	Ouverture sur R. à g. Le kyste se présente et est enlevé.	Guérison ininterrompue.
236	Alison Hawkes (Australie), in Chipault, *Chir. nerv.*, 1903, III, p. 949.	F. 5 ans	Céphalée depuis 1 an. Vomiss. convulsions face et main.	Tête volumineuse. Parésie du côté dr. de la face. Bras droit fléchi au poignet et au coude avec tremblement spasmodique. Membre inf. rigide, tête tournée à g. et rapprochée de l'épaule. Tendance à tomber en arrière et à g.	Kyste hydatique de la région motrice.	Trépanation sur R. Ponction, 8 onces de liquide. Kyste vidé et extirpé facilement.	Mort le 3ᵉ j. avec hyperthermie. A l'autopsie : Kyste ouvert dans le ventricule latéral.
237	Nedwill (Australie), in Chip., *Ch. nerv.*, 1903, III, p. 950.	F. 17 ans.	»	Chute de cheval.	Kyste de la zone motrice de 4 p. situé sous la dure-mère.	Trépanation et drain à la gaze iodof.	Guérison avec vue affaiblie et contract. spasm. des fléchisseurs des membres infér.
238	F. Bird (Australie), in Chipault, *Ch. nerv.*, 1903, III, p. 950.	H. 18 ans.	Vomiss., céphalées.	Tête volumineuse, 24 pouces, surtout à g. A ce niveau dépression répondant au centre du bras, yeux saillants. Marche ébrieuse. Légères attaques épileptif. sans aphasie; aggravation subite.	Volumineux kyste hydatique de la région motrice.	Lambeau recouvrant la perte de substance, incision, ablation des kystes. Reste un vide énorme à parois gélatineuses rempli avec une pièce de gaze iodof. Suture du cuir chevelu, ablation des sutures et de la gaze le 6ᵉ jour.	Guérison. Après 7 semaines, l'opéré pouvait causer et marcher.
239	Lannois et Paviot (*Rev. neurol.*, 1903, p. 772).	H. 41 ans.	»	Épilepsie à l'âge de 31 ans, 10 ans plus tard hémiplégie g. augmentant après chaque attaque.	Kyste gliomateux de zone motrice.	Trépanation sur R. Kyste extirpé et excis. de la poche. Paviot reconnaît des cellules gliomateuses.	Guérison. Plus de crises depuis 1 an.
240	Mills (*Philadelphie Med. Journ.*, 27 sept. 1902 et *Rev. neurol.*, 1903, p. 417).	F. 21 ans.	Début il y a 3 ans. D'abord crises de faiblesse et d'engourdissement du côté g. Céphalée, atrophie des 2 nerfs optiques, céci-	Hémiparésie g. plus accentuée au membre sup. Ataxie. Exagération des réflexes à g., sensibilité au tact, à la douleur, température non modifiée. Légères dimin. du sens stéréognostique à g. Intelligence et émotivité normales. Radiographie : ombre	Sarcome de la rég. motrice très vasculaire, ovoïde, de 3 pouces de long, d'origine pie-mérienne.	Trépanation. Hémorragie, ablation secondaire d'une vaste tumeur encapsulée. Opération en 2 temps.	Mort un an après l'intervention.

N° d'ordre	INDICATIONS BIBLIOGRAPHIQUES	AGE SEXE	SYMPTÔMES GÉNÉRAUX	SYMPTÔMES DE LOCALISATION	NATURE ET SIÈGE DES TUMEURS	OPÉRATIONS	SUITE ET TERMINAISONS
			té. Vertiges et vomissements.	de 3 p. au niveau de scissure R.			
241	Tuffier (*Soc. de Chir.*, mai 1903, p. 543).	H. 29 ans.	Céphalées, douleurs atroces depuis 3 mois. Crises depuis 3 ans, tuberculose pulmonaire. Épididymie et prostate bacillaires.	Crises convulsives dans le bras, la tête et la langue à dr., toutes les 3 ou 4 semaines; paralysies transitoires de la langue.	Tubercule du volume d'une noix, d'une dureté cartilagineuse, en forme de champignon dans le tiers inférieur de la région rolandique.	Hémicraniectomie gauche et temporo-pariétale à la Doyen. Excision au bistouri avec un peu de substance cérébrale périphérique, et une agglomérate tuberculeuse piemérienne.	Guérison. Hémiplégie post-opératoire; les mouvements commençant à revenir au 13° jour dans les membres supérieurs.
242	Lucas Championnière (*Soc. de Ch.*, avril 1903, p. 384).	H. 53 ans.	Céphalées du côté droit et crises convulsives.	Premiers accidents convulsifs, 6 ans auparavant, caractérisés par une douleur vive dans le pouce gauche, et des secousses qui gagnent la main, le poignet et le bras. Plus tard, elles s'étendent à la jambe g. et enfin au côté g. et à tout le corps. Elles s'accompagnent d'un véritable accès d'aliénation mentale, au cours duquel il crie, menace, devient effrayant. Crises devenues d'une intensité croissante dans les derniers temps.	Tumeur du volume très grosse, dans le lobe frontal droit, n'intéressant ni F² ni P², occupant le siège de la gomme du cas de Dieulafoy.	Craniectomie très large dans la région des centres, agrandie par morcellement sur le lobe frontal. Énucléation. Hémorragie abondante, arrêtée par tamponnement.	Mort 4 h. après. Celle-ci est attribuée à l'hémorragie, chez un sujet hémophile. Les injections de sérum furent infructueuses.
243	Baillet et Jaulin (*Annales médico-ch. du Centre*, mai 1904, et *Rev. neurol.*, 1904, p. 740).	"	Hémiplégie g. Épilepsie bilatérale.		Gliome infiltré sans limites nettes, avec kystes et ramollissement contigu, sous une partie de la zone rolandique et au delà.	Opération. Tumeur reconnue profonde, étendue ne peut-être enlevée. Hernie cérébrale.	Mort le 10° jour.

N° d'ordre	INDICATIONS BIBLIOGRAPHIQUES	SEXE AGE	SYMPTÔMES GÉNÉRAUX	SYMPTÔMES DE LOCALISATION	NATURE ET SIÈGE DES TUMEURS	OPÉRATIONS	SUITES ET TERMINAISONS
1	Mac Burney et Allen Starr (in th. Auv., 70. Chip., I, 119. Berg., 92).	H. 40 ans.	Céphalée frontale gauche intense, sensibilité locale; cécité partielle, plus intense à g., hébétude; lenteur de la compréhension et des réponses.	Torpeur cérébrale; affaiblissement intellectuel très marqué. Légère hémiplégie droite; moins faible à gauche. Orteils traînant pendant la marche; l'état mental s'aggrave rapidement.	Sarcome ovale de 3 p. 1/2 sur 1 3/4, à la partie postérieure de F² et moitié supérieure de Fª. Compression de F³.	Opération à lambeau de 3 pouces 1/2, à l'union des tiers supér. et moyen de R. Néoplasme encapsulé facile à énucléer.	Mort de shock, huit heures après l'opération.
2	A. Booth et Curtis (in th. Auvray, 1896, 4).	H. 35 ans.	Vision réduite; névrite optique avec traces d'hémorragie.	Physionomie sans expression; parole lente, difficile, sans aphasie vraie; affaiblissement de la mémoire. Dépression; changement de caractère. Convulsions gén. plus marquées à droite. Depuis un an, proéminence de la région temporale, douloureuse.	Tubercule de 25 gr.; partie antérieure du lobe frontal; kystique.	Incision en fer à cheval sur l'os frontal, ciseau et gouge. Séparation de la tumeur avec le doigt.	Amélioration; puis récidive. Mort un mois après. Foyers multiples.
3	Carl Beck (Auv., 6. Chip., II, 152. Berg. 88).	H. 28 ans.	Névrite optique. Cécité. Céphalée intense.	Symptômes classiques des tumeurs cérébrales avec signes de compression de la région motrice. Parésie g. de main et faciale.	Gliome dans la substance blanche sous les circonvolutions frontales.	Résection ostéo-plastique. Tumeur considérable. Ablation avec peine.	Portion de la tumeur restée près de la couche optique. Hémorragie dans le foyer. Mort 12 jours après.
4	Bernays (Auvr., 11. Berg., 89.	"	Céphalée.	Convulsions de la main droite et de la jambe. Aphasie.	Myxogliome de F³ à gauche.	"	Mort 48 heures après de méningite.
5	Mac Ewen (in Auvr., 57. Berg., 91).		Céphalée.	Démence. Convulsions dans le bras et le visage à droite.	Sarcome métastatique du lobe frontal gauche.	"	Guérison.

N° D'ORDRE	INDICATIONS BIBLIOGRAPHIQUES	SEXE AGE	SYMPTÔMES GÉNÉRAUX	SYMPTÔMES DE LOCALISATION	NATURE ET SIÈGE DES TUMEURS	OPÉRATIONS	SUITES ET TERMINAISONS
6	Weir et Séguin (Auv., 74. Berg., 93).	»	Céphalalgie avec rotation de la tête à droite 2 ans avant.	Attaque épileptiforme type : face, bras, main à droite. Hémiparésie droite. Langue déviée : parole embarrassée et traînante.	Tumeur du volume d'une amande dans le pied de F² et bord de F³.	Ouverture de 7 cm. sur 5. Palpation avec le doigt. Incision à 2 cm. de profondeur, ablation.	Résultat favorable. Mort après 2 ans 1/2. Récidive 8 mois avant la mort.
7	Eskridge (in Chipault, *Chir. opérat.*, I, 1894, n° 35).	»	"	»	Large gliome de 3 à 4 pouces dans le lobe frontal.	Trépanation. Tumeur trop volumineuse pour être enlevée.	Mort en 8 jours.
8	Verco (in Chipault, *id.*, 127, et *Chir. nerv.*, 1903, III, p. 946).	H. 10 ans.	Douleurs de tête depuis 5 ans, après un traumatisme. Double névrite opt.	Tête volumineuse inclinée à dr. (24 cm.). Reste couché sur le côté g. Parésie de main gauche.	Kyste hydatique, lobe frontal droit, volumineux.	Trépanation. Drainage.	Mort, le 4ᵉ jour.
9	Chipault (*Revue neurologique*, 1893, p. 152).	F. 46 ans.	Migraines. Crises d'épilepsie localisée. Pas d'œdème papillaire.	Crises convulsives à *auras* variables; tête et cou, puis membre supérieur. Paralysie et contracture du bras.	Gliome kystique du volume d'une cerise dans substance blanche de F²; action périphérique sur les centres voisins.	Couronne de trépan sur milieu de ligne R.; agrandissement de 6 cm. sur 9 cm. à la pince-gouge. Tumeur non trouvée.	Morte vingt jours après dans le gâtisme.
10	Inglis (in Chipault, *Trav. Neurol.*, I, 197).	H. adulte.	Tête douloureuse à droite.	Hémiparésie droite. Tombe dans le coma.	Gliome sous-cortical du lobe gauche. A droite tumeur symétrique.	Trépanation sur une dépression supposée traumatique.	On ne trouve rien. Mort.
11	Lannelongue, de Bordeaux (in Cassaet. *Arch. Clin. de Bordeaux*, 1895, p. 385).	F. 40 ans.	»	Attaques convulsives, d'abord 5 à 6 par semaine, puis 30 à 60 par jour; violents mouvements et tremblements main et bras, puis jambe gauche, puis généralisés. Après attaques, membr. g. flasques et paralysés, côté parésié.	Gomme corticale superficielle de 2 cm. d'épaisseur; sur 1/3 postérieur de F².	Fenêtre osseuse de 5 cm. sur 2 cm. 1/2.	Crises convulsives persistent. Mort après 15 jours.
12	Lucas-Championnière (*Soc. de Chir.*, 1891, p. 434).	H. 30 ans.	État semi-comateux.	Crises d'épilepsie jacksonnienne dans bras droit, qui après reste inerte. Faiblesse du membre inférieur gauche.	Tumeur corticale du pied de F¹ et face interne, déprimant l'hémisphère opposé.	Trépanation gauche. Incision de la dure-mère. On ne trouve rien.	Soulagement. Mort 4 jours après.
13	G. Obici (*Il polyclin.*, 1885, et *Rev. de neurol.*, 1895, p. 498).	F.	Depuis 7 ans, troubles nerveux. Céphalée	Troubles de l'intelligence et du caractère.	Lobe frontal.	Trépanation. Ablation.	Morte un an après.
14	Rossolimo (*Arch. f. Psych.*, 1897, et *Rev. neur.*, 1897, 423. Chip., II, 241. Berg., 94).	H. 40 ans.	»	Parésie gauche. Aphasie. Amnésie; paraphasie, épilepsie jacksonnienne. Troubles mentaux. Troubles de la parole chez un droitier.	Lobe frontal. Kyste. Glio-sarcome.	On vide le kyste.	Amélioration cinq mois. Mort par accidents apoplectiformes et mentaux.
15	J. Estèves (*Prog. méd.*, 1899, 479, et *R. N.*, 1900, p. 185, et Chip., *Ch. nerv.*, 1903, III, p. 853).	F. 13 ans.	Céphalalgie frontale g. intense. Vomissements; névrite optique double.	Convulsions. Côté droit et face à droite paralysés. Hémi-analgésie dr. Saillie ronde, fluctuante sur l'os frontal.	Kyste hydatique du lobe frontal gauche (anté-rolandique).	Résection temporo-frontale. Aspiration du liquide. 300 gr. Extraction de membrane à échinocoques.	Guérison de la paralysie et de la contracture. Écoulement de 800 gr. de liquide céphalorachid. pendant 9 jours. Communication avec les ventricules.
16	Wayenburg et Gillavry (*Jahresb.*, 1902, II, 372).	»	"	»	Tumeur sur F¹ F².	Ablation avec les doigts.	Guérison persiste depuis 4 ans.
17	Bramann (*Rev. Chir.*, 1893, p. 16. Chip., I, 10. Berg., 8).	H. 29 ans.	Céphalalgie. Vertiges. Troubles visuels depuis 1 an.	Parésie faciale et brachiale gauche depuis quelques mois.	Tumeur du lobe frontal droit, de 280 grammes.	Résect. ostéoplastique de Wagner. 2 lambeaux, l'un frontal, l'autre fronto-pariétal. Énucléat. facile.	Amélioration. Parésie du bras persiste.
18	Thomas et Keen (*Amer. Jour. of Méd. Sc. Nov.*, 1896, et Bergmann, 96).	H. 17 ans.	Céphalée. Double névrite optique plus forte à gauche.	Douleur frontale. Légère parésie faciale dr. Légère faiblesse de main dr. Protrusion de l'œil g.	Grand glio-sarcome du lobe frontal gauche.	Opération.	Guérison. Reste une légère parésie faciale et les troubles visuels.

N° D'ORDRE	INDICATIONS BIBLIOGRAPHIQUES	SEXE AGE	SYMPTÔMES GÉNÉRAUX	SYMPTÔMES DE LOCALISATION	NATURE ET SIÈGE DES TUMEURS	OPÉRATIONS	SUITES ET TERMINAISONS
19	Bremer et Carson (*Amer. Journ.*, 1895, p. 120, et Bergmann, 97).	H. 47 ans.	Dilatation des veines rétiniennes.	Épilepsie jacksonnienne. Parésie de la moitié dr. du visage. Exagération des réflexes tendineux à dr. Monoplégie du bras dr.	Endothéliome de la dure-mère au niveau de F^2.	Opération.	Mort au 17e jour.
20	Shaw et Bush, 1895, in Chipault (*Trav. Neur.*, I, p. 136).	H. 24 ans.	Œdème léger de la papille gauche. Névrite optique à dr.	Attaques convulsives dans les membres gauches. Parésie gauche et anesthésie. Attaques et paralysie du deltoïde surtout marquées (épaule).	Sarcome rondo-cellulaire de partie supérieure de F^a et pied de F^2.	Plusieurs trépanations au trépan et au ciseau. Incision sur 1/3 moyen de F^a. Tumeur d'un pouce, énucléée avec le manche d'une cuiller.	Tumeur incomplètement enlevée. Mort 19 jours après.
21	Eskridge et Mac Naught (*Arch. Neur.*, 1896, p. 69).	H. 35 ans.	Plusieurs crises de céphalalgie et d'inconscience, après un traumatisme du jeune âge, 9 ans.	Cas de troubles intellectuels. Crises convulsives générales. Affaiblissement intelligence et mémoire. Hébétude.	Lobe frontal. Kyste traumatique, l'accident primitif datant de 27 ans.	Résection de l'os déprimé. Ouverture d'un kyste volumineux traumatique à contenu séreux jaune paille.	Guérison rapide des troubles de l'intelligence et de la mémoire. S'il fait un léger excès, retour des convulsions.
22	Jaboulay in Devic et Courmont (*Rev. Médec.*, 1897, p. 260).	F. 46 ans.	Céphalalgie diffuse. Œdème papillaire double.p	Troubles mentaux, deux ans avant troubles moteurs; d'abord affaiblissement de la mémoire; accès de sommeil. Automatisme ambulatoire. Apathie profonde et progressive. Pas d'épilepsie. Hémiplégie dans les derniers temps.	Gliome circonscrit du volume d'un gros marron dans le pied de F^2 et de F^1 sans intéresser F^3.	Trois rondelles de trépan en ligne oblique. Cerveau immobile. Énucléation facile avec ciseaux courbes. Hémorragie importante.	Disparition rapide des troubles mentaux. Dimin. de l'hémiplégie. Intelligence et parole normales. Après 4 mois foyer d'encéphalite dans la région frontale et mort.
23	Aldibert (*Rev. de Chir.*, 1895, p. 139).	F. 75 ans.	Pas de syndrome. Pas de phénomènes de compression.	Début brusque. Crises convulsives très nettes d'épilepsie partielle. Parésie des membres droits. Peu de troubles intellectuels. Pas d'aphasie.	Sarcome globo- et fusocellulaire pied de F^1 et F^2. Atrophie de F^a. Volume d'une grosse noix. Rien dans F^3.	Deux couronnes de trépan, région motrice. Agrandissement à pince-gouge (7 cm. sur 5 cm.). On ne trouve pas la tum.	Pas de résultats. Tumeur non trouvée. Mort 2 mois après.
24	Durante (*Congrès it. de Chir.*, 1900, et *Brit. Med. Journ.*, 1900, II, p. 1462).	H. 20 ans.	Céphalée, région frontale dr. Névrite optiq. Convulsions avec perte de connaissance à 3 ou 4 reprises. Vue très diminuée.	Troubles psychiques. Diminution du goût et de l'odorat.	Tumeur de la partie du lobe frontal qui occupe la fosse cérébrale antérieure. 1re opération : guérison de tous les symptômes, sauf des troubles de la vue qui empirent jusqu'à la cécité.	2e opération 8 mois après. Retour des troubles psychiques. La tumeur a récidivé plus volumineuse. Extirpation jusqu'au milieu de la fosse cérébrale, ventricule étant ouvert, et partie antérieure du lobe temporal atteinte.	Guérison par seconde intention ; mais 8 mois après, retour des symptômes et mort dans le coma.
25	Carles (Turin), 13e Congrès ital. (*Rev. de chirurgie*, 1899, 266, et *Chip.. Ch. nerv.*, 1903, III, 327).	H.	»	Troubles graves de l'intelligence avec aphasie motrice très marquée. Paralysie de l'hypoglosse et du facial inférieur.	Sarcome de la partie infér. du lobe frontal, surtout F^3.	Craniectomie sur la région frontale gauche.	Après 2 ans 1/2, intelligence normale, caractère gai. Bradyphasie.
26	Eiselberg, H., et Winkler, in *Chirurg. nerv.*, Chipault, 1902, I, p. 879.	H. 25 ans.	Céphalée. Vertiges intenses. Vue diminuée. Névrite optique double.	Démence. Ataxie. Ptosis. Parole lente, scandée. On croit à une tumeur du cervelet.	Sarcome du volume d'une petite orange sur F^2, F^3 et partie infér. de F^a.	Erreur de diagnostic. Craniectomie à lambeau sur l'occipital. Blessure d'un gros sinus veineux anormal.	Mort le lendemain.
27	Eiselberg in Chipault, *Trav. de Neurol.*, I, 169.	H. 51 ans.	Vertiges. Pertes de connaissance, céphalée.	Attaques convulsives. Spasmes des bras, surtout du gauche.	Résection crânienne dans zone précentrale.	On ne trouve pas la tumeur.	Aucune amélioration.
28	Goldenarm et Winkler (*Chir. nerv.* de Chipault, I, p. 717).	F. 40 ans.	Céphalée légère, vomissements, névrite optique double.	Démence. Titubation cérébelleuse. Parole non altérée. Convulsions main et bras droits, suivies de monoplégie. Parfois attaques débutant dans la jambe g., bientôt jusqu'à 20 par jour.	Gliome symétrique dans chaque lobe frontal au niveau de F^1 F^2. Tumeur bilatérale des lobes frontaux.	Incision en H : branche horizontale sur suture sagittale. Deux lambeaux ostéo-cutanés. A gauche	Mort le lendemain dans le collapsus.

N° D'ORDRE	INDICATIONS BIBLIOGRAPHIQUES	SEXE AGE	SYMPTÔMES GÉNÉRAUX	SYMPTÔMES DE LOCALISATION	NATURE ET SIÈGE DES TUMEURS	OPÉRATIONS	SUITES ET TERMINAISONS
29	Rotgans et Winkler, in *Chir. nerv.* de Chipault, 1902, I, p. 677.	F. 41 ans.	Névrite optique double. Rétrécissement du champ visuel. Vertiges. Chutes. Cécité absolue. Céphalée Vomissements.	Démence. Point douloureux à dr. du crâne, et à ce niveau, sou tympanique et bruit de pot fêlé. Parésie de la face et du bras g. OEil gauche saillant. Odorat aboli.	Tumeur du volume d'une orange (180 gr.) dans le lobe frontal droit.	on enlève la tumeur, mais à dr. impossible à cause du collapsus. Trépanation à la Wagner avec point douloureux au centre, de manière à mettre à nu tout le lobe frontal. On énuclée, sans difficulté, une tumeur sarcomateuse.	Pneumonie. Mort après 3 semaines.
30	Ruland et Vankleef, in *Chir. nerv.* de Chipault, I, p. 680.	F. 21 ans.	Céphalées frontales. Vertiges. Hémorragies nasales. Vomissements.	Tumeur de la région frontale. Après deux ans, mouvements spasmodiques du facial gauche, non suivis de parésie.	Tumeur de la dure-mère et du cortex.	Résection.	Disparition de tous les symptômes, persistant 8 mois après.
31	Gobl, Jacobi et Winkler, in *Ch. nerv.* de Chipault, I, p. 683.	F. 32 ans.	Céphalées. Vomissements. Vertiges. Troubles de la vue progressifs, etc.	Délirante, puis démente. Accès épileptiformes suivis de paralysie du côté droit. Démence de plus en plus accusée avec aphasie motrice et aphasie sensorielle; surdité verbale, cinq accès épileptiformes par jour.	Nombreux cysticerques du volume d'un pois, conglomérés sur F³. Extirpation d'une vingtaine de ces kystes.	Lambeau de Wagner au niveau de F² et partie inférieure de Fª.	Guérison rapide; mais résultat thérapeutique nul. Démence plus accusée.
32	Wayenburg et Westermann, 1897, in *Chir. nerv.* de Chipault, I, p. 708.	H.	Vue affaiblie; pas de névrite optique. Accès de migraines avec vomissements.	Paralysie jambe droite. Embarras de la parole pendant la lecture. Ecriture impossible; il a oublié ses lettres. Paralysie du bras droit. Aphasie motrice et sensorielle incomplète.	Sarcome globo- et fusocellulaire de 120 grammes dans les lobes rolandique et frontal.	Lambeau triangulaire sur régions rolandique et frontale. Perforation à la fraise et sciage.	Deux mois après, plus de céphalée. plus d'aphasie; peut lire et comprendre. Hémiplegie reste. Guér. partielle se maintient 3 ans après.
33	Guldenarm et Winkler, 1889. *Chir. nerv.* de Chipault, I, p. 714.	H. 56 ans.	Pas de syndrome. Ni céphalée; ni vomissements; ni troubles visuels.	Convulsions dans les orteils et la jambe droite, 2 mois plus tard jambe paralysée, bras parésié.	Angio-sarcome dans partie postérieure de F¹ et F² et partie supérieure Fª.	Carré de 6 cm. à la scie, partie supérieure de R. On extirpe deux morceaux, comme des dés, de la tumeur.	Mort 18 jours après.
34	Guldenarm et Zeigenweidt, *id.*, p. 721.	H. 35 ans.	Vers la fin, céphalée, vomissements. Vertiges.	D'abord impulsion vers la gauche, perte de mémoire, conduite déréglée. Attaques jacksoniennes face et bras gauches, parfois jambe. Malade hilare. Diagn. tum. du lobe frontal droit.	Gliome du lobe frontal.	Craniectomie à lambeau sur la région frontale. Ponction d'un kyste. Extirpation d'une masse violette (gliome).	Mort 10 mois après.
35	Verco (Australie), in Chipault, *Chir. nerv.* 1903, III, p. 948.	H. 9 ans.		Parésie bras, jambe et face à dr. Tête mesurant 22 pouces de circonférence. Saillie à 3 pouces au-dessus du méat, dans région temporo-pariétale.	Kyste hydatique né dans la partie inf. du lobe frontal avait gagné la scissure S.	Très superficiel. Résect. de la paroi osseuse très mince. Extirp. facile de la paroi kystiq. avec des pinces.	Mort 9 h. après avec hyperthermie.
36	Chislohm (Australie), in Chipault, *Chir. nerveuse*, 1903, III, p. 948.	H. 12 ans.	Double névrite optique.	Début à 6 ans, parésie intermittente dr. Saillie marquée de partie g. du crâne, douloureuse.	Kyste hydatique région frontale.	Trépanation en avant de la suture coronale. Incision au ténotome. Paroi du kyste s'arrache mal et cavité ne s'affaisse pas.	Mort dans l'hyperthermie.
37	O'Hara (id).	H. 6 ans.	Céphalées g.	Côté g. de la tête plus volumineux. OEdème du cuir chevelu, symptômes de localisation.	Kyste hydatique méningé.	Trépanation, 6 onces de liquide, nombreuses hydatides filles.	Guérison.
38	Jaboulay, in Patel et Mayet (*Arch. de Méd.*, 1900, II, p. 216).	H. 26 ans.	Céphalées gauches paroxystiques; battements région temporale. OEdème papillaire très marqué et cécité à g.	Douleurs subjectives et à la pression bien localisées dans la région temporale avec battements. Pas de troubles de la motricité et de la sensibilité. Marche titubante. Intelligence et mémoire diminuées. Caractère irritable, violent, défiant.	Gliome partie moyenne de Fª et pied de F².	Os très amincis : trépanation à la rugine. Deux tentatives pour enlever la tumeur non encapsulée. On en résèque des fragments.	Le malade sort 5 mois après, amélioré, au point de vue des symptômes généraux.

N° D'ORDRE	INDICATIONS BIBLIOGRAPHIQUES	SEXE AGE	SYMPTÔMES GÉNÉRAUX	SYMPTÔMES DE LOCALISATION	NATURE ET SIÈGE DES TUMEURS	OPÉRATIONS	SUITES ET TERMINAISONS
39	Vidal (*Congrès de Chir.*, 1901, p. 348).	F. 17 ans.	Crises d'épilepsie généralisée totales d'emblée et de vertiges.	Quelques contractions à peine perceptibles dans le muscle sterno-mastoïdien gauche.	Fibrome de la dure-mère du volume d'une noisette, pédiculisé.	Hémicraniectomie, en partie par la fraise et la scie, en partie au ciseau. Hémostase avec sérum gélatiné au 1/10e.	Guérison rapide. Pas de retour des crises.
40	W. Elder et Miles (*Brit. med. journ.*, 1902, I, p. 269).	H. 47 ans.	Céphalées frontales, gauches. Vomissements. Affaiblissement intellectuel. Brouillard du disque optique, dilatations veineuses.	Dépression, torpeur, garde constamment le lit. Perte de l'attention, du pouvoir d'inhiber, diminution de la mémoire; impuissance des contrastes et des comparaisons. Absence de jugement. Affaiblissement des mouvements de la face, de la langue, dysarthrie. Mots impropres. Pas d'aphonie. Respiration stertoreuse, demi-coma. Saillie sur le frontal g. dépressible et douloureuse.	Masse nodulaire syphilitique occupant la pointe du lobe frontal g. Tumeur de 2 p. de long. sur 1 p. 1/2 large et 1 p. 1/4 épaisseur. Carie frontale syph.	Masse circonscrite et enlevée avec une épaisse couche du cortex.	Guérison persistante.
41	Gabszewicz (*Gaz. de Lekorska*, n° 41, et *Jahresbericht*, 1899, II, 1, p. 380).	»	Élévation de température et céphalées violentes.	Céphalées.	Cholestéatome dans le lobe frontal droit, communiquant avec la cavité de l'orbite, adhérent à la dure-mère.	Trépanation du frontal et extirpation de la tumeur.	Guérison.
42	Armitage (*Lancet*, 1898, n° 25, et *Jahresbericht*, 1898, II).	»	»	Convulsions bras g. et face. Trajet fistuleux près de la région frontale, au-dessus de l'orbite, à la suite d'un coup.	Tumeur au pied de F1 et F2.	Trépanation sur la fistule, exploration, on ne trouve rien. L'autopsie révéla une tumeur au lieu même où avait été faite la trépanation (?).	Pas de résultat.
43	Von Bergmann (*Berliner medinisch Geselschaft* et *Deutsche med. Zeitung*, 1901, p. 151).	H. 34 ans.	Depuis 2 ans, violentes douleurs de tête et de la nuque, jusque dans la profondeur du cou. Œdème papillaire, sans extravasat. plus à droite qu'à gauche.	Développement d'un réseau veineux très marqué sur le front, peu à peu voit moins distinctement, démarche incertaine, ataxie. Modification du caractère, devient colère, querelleur, tombe dans une profonde mélancolie; difficulté de penser, parole lente, parfois loquacité. Percussion douloureuse à droite, très marquée.	Sarcome du volume d'un demi-poing dans le lobe frontal.	Opér. 2 déc. 1900, par méthode de Wagner. Tumeur apparaît de suite, facilement enlevée, énucléable. Hernie cérébr. consécutive, qui disparaît peu à peu.	Guérison. Troubles mentaux et visuels améliorés, œdème papillaire effacé, surtout à gauche.
44	Montenovesi (Rome), Chip., *Ch., nerv.*, 1903, II, p. 336.	H. 51 ans.	Chute il y a 3 mois. Céphalée diffuse. Vertiges. Convulsions cloniques des membres g.	Parésie des membres g., sensibilité dim. à g.; réflexes rot. affaiblis à g. Accès débutant par fourmillements dans le pied.	Néoplasme du centre ovale de l'hémis. dr. du vol. d'un œuf de pigeon infiltrant tout le lobe frontal et le centre ovale du lobe pariétal.	Trépanation. Cerveau tendu et congestionné. Ponctions sans résultat. On ne trouve pas la tumeur.	Mort le 3e jour.
45	Mazzoni et Sciamanna, 1885 (*Acad. di Roma* et Chip., *Chir. nerv.*, 1903, III, p. 323).	H. 46 ans.	Convulsions. Vomissements.	Traumatisme 7 mois avant sur région sus-orbitaire. Parésie des membres g., démarche hésitante. Hyperesthésie g., puis blépharoptose et paral. faciale à dr. Paral. IIIe paire dr., déviation langue à dr.	Volumineuse tumeur, gliome du centre ovale dr. du lobe frontal, s'étendant jusqu'à Pa à gauche.	Deux couronnes de trépan sur frontal croyant à un abcès post-traumatique. On ne trouve rien.	Mort après 2 jours.
46	Codivilla (Bologne). Il policlinico, 1894, et Chip., *Ch. nerv.*, 1903, III, p. 324.	F.	Début il y a 4 ans 1/2. Céphalées, vomiss. Papillite optique.	Prédominance des sympt. psychiques, négligence, irritabilité, affaiblissement de mémoire et intelligence.	Gliome du vol. d'un œuf de poule dans région frontale.	Trépanation, art. méningée blessée et liée. Extraction de la tumeur huit jours après.	Amélioration. Mort 11 mois après avec des sympt. d'infection cérébrale.

N° D'ORDRE	INDICATIONS BIBLIOGRAPHIQUES	SEXE AGE	SYMPTÔMES GÉNÉRAUX	SYMPTÔMES DE LOCALISATION	NATURE ET SIÈGE DES TUMEURS	OPÉRATIONS	SUITES ET TERMINAISONS
47	Codivilla (Chip., Ch. nerv., 1903, III, p. 325).	H. 18 ans.	Céphalée. Vomiss., névrite optique bilat.	Début il y a 3 ans. Accès épileptiques. Hémiplégie permanente dr. et aphasie.	Kyste hématique du vol. du poing occupant les lobes frontal et pariétal.	Trois couronnes de trépan et aggr. à la pince ossivore. Incision et évacuation du kyste, liquide jaunâtre trouble.	Pas d'amélioration. Mort d'épuisement au bout de 8 mois.
48	Tassi (Roma), in Chip., Chir. nerv., 1903, III, p. 326.	F.	»	Petite bosse au niveau de la tumeur.	Tubercule de la dure-mère, région frontale dr. à l'union de suture coronale et temporale. Tumeur du vol. d'une aveline.	Ablation de l'os à la gouge. Extirpation.	Guérison par première intention.
49	Durante (Bull. delle Acad. Roma, 1885 et 1896, et Chip., Chir. nerv., 1903, III, p. 322 et 328).	F. 46 ans.	•	Depuis 1 an, perte de l'odorat et affaiblissement notable de la mémoire, mélancolique et taciturne. OEil g. abaissé et dévié en dehors.	Sarcome de la dure-mère comprimant le lobe frontal g.	Brèche à la gouge. Dure-mère perforée par la tumeur. Extirpation laborieuse.	Guérison complète. Récidive 12 ans après. 2e opération. Résection de la faux de la dure-mère. Guérison persistant en 1903.
50	Durante (Cong. de Chir. et Rev. de Chir., 1897, p. 351).	F.	Céphalées.	Troubles de l'idéation, de la mémoire, et du caractère.	Syphilome du lobe frontal.	Craniectomie.	Guérison des troubles psychiques.
51	Durante (Acad. di Roma, 1896, et Chip., Chir. nerv., 1903, III, p. 329).	H. 39 ans.	Douleurs de tête plus intenses à g. Exophtalmie de l'œil g. Diminution de la vue et de l'ouïe.	Vive douleur à la percussion fronto-pariétale g. Papille de l'œil g. blanchâtre.	Gomme syphilit. sous-corticale lobe frontal gauche.	Lambeau à la Durante. Pus. Foyer d'aspect caséeux, s'étendant vers la base du lobe frontal.	Après 6 jours le malade voit de l'œil g. Guérison complète.
52	Durante (inédite, in Chir. nerv., 1903, III, p. 334).	H. 19 ans.	Début il y a 13 mois par accès épileptiques, rares. Depuis 2 mois stase papillaire bil. et retr. des champs visuels.	Céphalée et douleur à la percussion sur la région fronto-pariétale droite. Tendance à la rot. de tête à droite. Difficulté de compréhension. Indifférence profonde. Ouïe, goût et odorat diminués à g.	Glio-angio-fibro-sarcome du lobe frontal droit, du poids de 90 gr.	Lambeau à la Durante. La tumeur énucléée avec les doigts avait détruit presque tout le lobe frontal et la partie ant. de la faux.	Guérison de tous les symptômes. La vue seule reste complètement perdue.
53	H. Vegas (in Chip., Chir. nerv., 1903. III, p. 857.)	H. 14 ans.	Saillie temporo-frontale, il y a 2 ans. Depuis 1 mois, céphalée continue, puis exacerbations.	Devenu apathique, mémoire affaiblie au point de rendre l'étude impossible. Tumeur de la grosseur du poing à la région frontale dr. avec sensation parcheminée. Bouche d'adénoïdien; dim. légère de la force du bras gauche.	Kyste hydat. de la dure-mère dans le lobe frontal dr.	Craniectomie Doyen. Extraction de la membrane.	Guérison. Retour 1 an plus tard : ablation d'un semis de vésicules au même point. Mort 15 j. après.
54	Souques et J.-L. Faure (Rev. neurologique, 1904, p. 727).	H. 40 ans.	Céphalée violente. Vomiss. amaurose. Papilles œdémateuses. Aucune lésion de l'oreille sauf surdité bilatérale attribuée à l'hypertension.	Début il y a un an, affaiblissement progressif de la vue, cécité complète. Bientôt après, surdité d'un côté, puis de l'autre. Dérobement des jambes, vertige labyrinthique. Aucun trouble moteur, pas de titubation; pas de roideur de la nuque. Hyperesthésie de la branche ophtalmique. Intelligence et mémoire bonnes; quelquefois emporté, violent, puéril dans son raisonnement; ni tristesse, ni jovialité.	Tumeur du lobe préfrontal g. du vol. d'une mandarine, gélatineuse, dans substance blanche, respectant la substance grise.	Craniectomie infructueuse par J.-L. Faure.	Mort le lendemain, en état de délire, sans que la température ait dépassé 38°.

N° D'ORDRE	INDICATIONS BIBLIOGRAPHIQUES	SEXE AGE	SYMPTÔMES GÉNÉRAUX	SYMPTÔMES DE LOCALISATION	NATURE ET SIÈGE DES TUMEURS	OPÉRATIONS	SUITES ET TERMINAISONS
				I. — Lobe pariétal.			
1	Ch. K. Mills, W. Keen et Spiller (*Brit. med. Journ.*, 1901, p. 196, et Chip., *Chir. nerveuse*, 1903, III, p. 608).	H. 57 ans.	Quelques accès de céphalée. Absence du syndrome. Pas de vertiges, de nausées, de crises épileptiformes, un peu de rétrécissement du champ visuel.	En 1894, picotements et lourdeur dans bras droit, tension dans région pariéto-occipitale gauche, ataxie bras dr. et jambe; puis parésie et paralysie. Altération de la sensibilité cutanée sous toutes formes. Hémianopsie dr. partielle et temporaire. Amnésie verbale et fatigue à la lecture.	Tumeur *sous-corticale* de 5 cm. sur 4 cm. dans région de P^2 avec kyste contenant 50 gr. de liquide. *Endothéliome.*	Volet osseux de 10 cm. dans région pariétale gauche, agrandi en avant.	Guérison; 3 mois après l'opération malade redevenu normal, sauf un peu de gêne dans jambe dr.
2	Ch. Mills et Pfahler (*Rev. Neur.*, 1902, p. 687, et *Philadelp. med. journ.*, 1902, p. 268).	F. nègre 32 ans.	Céphalée violente, continue. État mental intact. Vision 5/25°. Double névrite optique. Hémor. en flammèches.	Paralysie bientôt généralisée à dr. marquée à la jambe, moins accusée à la face. Anesthésie accusée au bras, presque nulle à la jambe. Astéréognose, de plus en plus prononcée. Hémianopsie homonyme. Réflexes exagérés. Examen aux rayons Röntgen.	Tumeur dans substance blanche de P^1 et P^2 et partie moyenne de P^3 (*fibro-sarcome*). Il n'entame ni thalamus, ni capsule interne.	Trépanation par le Dr W. Hearn. On enlève un néoplasme de 4 cm. 5 dans le haut de P^2. Ce n'est qu'une faible partie de la tumeur.	Mort deux heures après.
3	Guldenarm et Winkler (*Chir. nerv.* de Chipault, 1902, I, p. 704).	H. 23 ans.	Céphalée intense. Vomissements. Vertiges. Névrite optique double un an avant l'opération.	Deux ans avant, picotements bras et jambe g. et quelques spasmes dans la main. Attaques épileptiformes dans le bras gauche : la tête se tourne à g. Pas de paralysie après 2 ans, mais sensation tactile perdue dans les doigts et partie du bras. Perte de notion de position des doigts. Hémianopsie inférieure double.	Kyste du volume d'un œuf de poule et néoplasme dans P^1 et P^2.	Résection temporaire à la scie de 5 cm. sur région P. Ablation du kyste et d'une portion de l'écorce cérébrale voisine.	Légère amélioration de l'hémianopsie. Insensibilité persiste. Crises épileptiques moindres. Récidive 6 mois après. Nouvelle opérat. : on enlève 70 gr. de tumeur. Mort 10 mois après.
4	Baudet, Guldenarm, Winkler (*Chir. nerv.* Chip., 1902, I, p. 19).	F. 20 ans.	Plusieurs accès d'épilepsie avec rigidité du bras droit. Œdème papillaire.	Plusieurs attaques convulsives et aphasie transitoire, puis attaque de coma. Hémiplégie droite. Aphasie motrice et sensorielle.	Glio-sarcome volumineux développé d'abord dans les lobules pariétaux et partie inférieure de R., sur la scissure sylv. puis ayant envahi tout l'hémisphère et les ganglions basaux.	Lambeau sur scissure sylv. et pariétale inférieure et partie infér. de P^2. 240 gr. de tumeur enlevés; plusieurs kystes à contenu chocolat.	Mort le soir.
5	L. Michell Clarke et R. G. P. Lansdown (*British. med. Journ.*, 1901, I, 879).	H. 28 ans.	Vertiges. Céphalées, tempe gauche et région occipitale. Perte progressive de la vue, ne distingue plus que la lumière, quelques absences sans convulsions. Pas de vomissements. Affaiblissement de la mémoire, stupeur, somnolence.	Diminution de sonorité manifeste, région pariéto-occipitale gauche sur l'étendue d'une couronne, sans sensibilité plus vive à la pression. — Névrite optique plus accusée à gauche. — Paralysie de la VIe paire gauche (mot. ocul. ext.). — Pas de paralysie dans les membres, ni dans la face; il marche bien. Pas de troubles de la sensibilité, ni de goût ni de l'odorat. Un peu de surdité. Parfois contracture des mâchoires et bâillements. Langage peu altéré, sauf un peu de bredouillement de quelques mots occasionnellement. Affaiblissement gén. du système musculaire et troubles mentaux ordinaires des tumeurs cérébrales.	Sarcome, puis myxosarcome à la 2e opération du poids de 6 onces 3/4 (environ 195 gr.), volume d'une orange, occupant vraisemblablement la région des lobules pariétaux, à cause de l'absence de troubles mentaux spéciaux, de paralysies; hémianopsie constatée après la 2e opération.	1re trépanation région pariéto-occipitale inférieure g. On se guide sur le résultat de la percussion, le siège de la douleur, et on trépane sur la région sonore. On agrandit à la pince coupante et la première fois, on enlève une tumeur encapsulée de 1 p. 3/4 sur 1 p. 1/4. Accidents persistent, qq. semaines après, 2e opération. Ablation au même point en 3 ou 4 morceaux de la grosse tumeur de 195 gr.	Après la 2e opération, il y eut pendant quelques jours de la torpeur intellectuelle, de la parésie des membres droits; de la perte du sens musculaire et des mouvements ataxiques du bras droit, des réflexes exagérés à droite. A plusieurs reprises, il y eut des écoulements abondants de liquide rachidien avec élévation de température. Après 25 jours, il sort de l'hôpital; 2 mois après, il pouvait marcher. se servait bien de son bras, n'avait plus de maux de tête : il avait une hémianopsie droite très marquée, avec perte de la vision dans les

N° d'ordre	Indications bibliographiques	Sexe / Age	Symptômes généraux	Symptômes de localisation	Nature et siège des tumeurs	Opérations	Suite et terminaison
							deux moitiés inférieures des rétines. État mental et langage satisfaisants, plus d'amnésie verbale. Guérison se maintient 7 mois après.
6	Scheffenson (*Med. News.*, 1900, p. 175).	H. 32 ans.	Céphalées, vomissement à jet, obnubilation mentale. Névrite optique. Nystagmus latéral. Iridoplégie partielle.	Engourdissement transitoire du bras droit et aphasie complète. Convulsions cloniques, puis toniques. Atrophie. Aphasie et alexie. Stupidité mentale.	Tumeur centrale envahissant le gyrus angulaire et la base de T^1 à gauche.	Trépanation par Rogers. La tumeur pesait 3 onces et mesurait 7 pouces, et s'enfonçait de 3 p. 1/2 dans le tissu cérébral.	Mort 2 h. après d'hémorragie et de shock.
7	Durante (inédite, in Chip., *Chir. nerv.*, 1903, III, p. 333).	H. 23 ans.	Début il y a 4 ans, à la suite d'une chute sur occipit. droit, affaiblis. progres. de la vue et accès d'épilep. jacks.	Accès épileptiques à gauche, d plus en plus graves et fréquents. Hémianopsie bilat. homonyme dr.; pas de stase papillaire. Abolit. réflexes membre sup. et exgér. au membre inférieur g.	Tubercule du 1/3 sup. de P^3 et de la portion antérieure de P^1 et P^2. Tumeur du volume d'un œuf de colombe, poids 30 grammes.	Lambeau à la Durante, ciseau et maillet. Ablation tum. adh. à dure-mère et dans subst. blanche.	Hernie cérébrale volumineuse. Mort après 3 mois. Tubercule nombreux dans le cerveau.
8	Mac Burney (New-York, *Med. Rec.*, 1896, Chip., II, 217. Berg, 64).	F.	Céphalées.	Contractions des bras, affectant ensuite la face, puis généralisées.	Angiome de la pie-mère dans la région pariétale g.	Trépanation à deux reprises.	Guérison complète.
9	A. Castro (Chip., *Chir. nerv.*, III, 849).	F. 7 ans.	Douleurs à la nuque. Vomissements. Vue baisse. Cépha... [...] paroxystiques.	Parésie du bras g. qui s'accentue. Jambe parésiée. Marche vacillante. Intelligence conservée. Pas d'altération du crâne.	Kyste hyd. du lobe pariét. dr. dans l'épaisseur de la subst. cérébrale.	Craniectomie. Pas de drainage.	Mort après 55 jours.
10	M. Castro (id., p. 853).	H. 8 ans.	Céphalées. Vertiges. Double papillite.	Crâne augmenté à dr. Parole difficile. Intelligence torpide. Hémiplégie flasque.	Kyste hyd. surface du lobe pariétal.	Opération.	Mort de méningite après 12 j.

II. — *Lobe occipital.*

N° d'ordre	Indications bibliographiques	Sexe / Age	Symptômes généraux	Symptômes de localisation	Nature et siège des tumeurs	Opérations	Suite et terminaison
11	Birdsall et Weir, 1887 (Berg., 98. Auvray, 12. Chip., I, 130).	42 ans.	Céphalée. Vertiges. Vomissements. Névrite optique.	Engourdissement des membres, troubles de la marche. Diplopie passagère. Hémianopsie.	Sarcome fusiforme du lobe occipital droit adhérent à la faux, pesant 140 gr.	2 couronnes de trépan. Enucléation doigt et spatule. Morcellement.	Mort d'hémorragie 12 heures après.
12	Birdsall et Weir, 1887 (Berg. 99. Auvray, 13. Chip., I, 132).	H. 39 ans.	Attaques épileptiques.	Attaques épilep. précédées d'une aura dans la main, le bras dr. et le côté dr. de la face. Parésie de ces parties. Hémianopsie. Aphasie.	Sarcome du volume d'une demi-amande, non encapsulé.	2 couronnes de trépan. Ablation à la curette.	Guérison. Diminution de la parésie et de l'aphasie au bout de quatre mois. Récidive trois ans après et mort.
13	Rodgers (Berg., 100. Auvray, 68. Chip., I, 112).	"	"	"	Gliosarcome de la région occipitale gros comme un œuf d'oie.	Ablation. Hémorragie considérable.	Un mois après quitte l'hôpital amélioré. Pas de renseignements ultérieurs.
14	Bruns (*Arch. de neur.*, 1894, p. 159 et *R. N.*, 1894 p. 113).	F.	Somnolence. Vomissements. Céphalée. Papille étranglée.	Hémianopsie droite et alexie sous-corticale de Wernicke. Alexie verbale, non littérale. Pas d'agraphie. Plus tard surdité verbale et hémiplégie droite.	Gliosarcome du lobe occipital gauche sur circonvolution occipito-temporale supérieure et moyenne, sur gyrus hyppocamp. et lingual. Deuxième tumeur sur circonvolut. temporales.	Trépanation. Tumeur non trouvée. Amélioration des troubles du syndrome. Persistance des symptômes localisateurs.	Amélioration, puis aggravation des symptômes. Mort 3 mois après.

N° D'ORDRE	INDICATIONS BIBLIOGRAPHIQUES	SEXE AGE	SYMPTÔMES GÉNÉRAUX	SYMPTÔMES DE LOCALISATION	NATURE DU SIÈGE DES TUMEURS	OPÉRATIONS	SUITES ET TERMINAISONS
15	Saenger (in Chip. *Tr. neur.*, I, p. 243).	H. 27 ans.	Névrite optique double avec stase papillaire.	Hémianopsie latérale homonyme droite. Alexie. Parésie du facial droit. Accès épileptiformes.	Tumeur du cunéus.	Résection ostéo-plastique. On ne trouve pas le néoplasme. Ponction ventriculaire.	Disparition de la stase papillaire, arrêt de la névrite optique et le fond de l'œil reprend son aspect normal.
16	Kocher in Chip., *Ch. nerv.*, I, 774.	»	»	Crises épileptiques répétées et symptômes de compression cérébrale.	Ostéome isolé de 6 cm. sur 2 cm. lobe occipital g.	Extirpation.	Guérison.
17	Fitzpatrick. (Australie), in Chipault, *Chir. nerveuse*, 1903, III, p. 949.	F. 9 ans.	Violentes céphalées frontales. Cécité depuis 2 ans. Nystagmus.	Au 1/3 de suture occipito-pariétale zone molle pulsatile.	Kyste hydatique occipital.	Kyste subdural vidé, contenant 10 onces de liquide. Drain.	Mort le 11e jour avec hyperthermie.
18	B. Kader. Pologne (Chip. *Ch. nerv.*, 1903, III, p. 144).	H. 50 ans.	Céphalalgie dr.	Depuis dix-huit mois attaques d'épilepsie. Surdité dr. Tumeur plate indolente grande comme un écu au niveau de la 1/2 dr. de l'occipital.	Sarcome du vol. du poing intéressant l'os, les méninges et pénétrant dans l'hémisphère dr.	Trépanation. Extirpation.	Mort le 5e jour de pneumonie.
19	J. Raum (Pologne) 1894, Chipault, *Chir. ner.*, 1903, II, p. 142.	H. 9 mois 1/2.	»	Tête volumineuse, fontanelles et suture persistantes. Hydrocéphalie.	Gliome ramolli suppuré du lobe occipital dr.	Ponction d'une tumeur saillante au niveau de la suture lambdoïde. Pus. Trépanation cavité remplie de pus, drainage.	Mort 3 jours après. Méningite tuberculeuse et épendymite chronique.
20	Schœnborn (Chip. *Tr. neur.*, I, p. 245).	F. 24 ans.	Céphalée frontale. Affaiblissement de la vue allant à la cécité complète. Vertiges. Vomissements.	A gauche hémianopsie à limite verticale bien tranchée. Strabisme convergent de l'œil droit.	Myxosarcome kystique du cunéus. A l'autopsie cavité occupant le cunéus, et, sur la face externe, la partie moyenne de 0¹0²0³.	Lambeau à la Wagner sur l'occipital droit. Incision du cerveau, dans le kyste avec noyau néoplasique. Ablation avec tissu environnant. Plusieurs hernies cérébrales. Ponction ventriculaire.	Amélioration des symptômes généraux, mort le 12e jour. La tumeur totalement enlevée.
21	Werthelm Salomonsen et Wœsterman (*Ch. nerv.*, 1902. Chip., I, p. 719).	H. 32 ans.	Céphalée et vomissements. Névrite optique progressive.	Début par troubles aphasiques : ne peut calculer, lecture difficile, parole confuse. Puis hémianopsie droite totale. Ensuite cécité littérale, non verbale. Attaque apoplectiforme avec hémiplégie dr. passagère.	Gliome kystique du lobe occipital.	Lambeau à la Wagner au niveau des circ. occipitales. A 1 cm. sous les cortex, kyste contenant 90 cc. liq. séreux sans crochets.	Guérison rapide. Amélioration notable. Hémianopsie disparaît dans les quadrants inférieurs. Récidive 2 mois après. 2e opérat. On trouve gliome diffus. Mort 3 mois après.
22	Thiem (*Rev. de Chir.*, 1902, p. 301, II).	H. 38 ans.	Neuro-rétinite hémorragique.	Hémianopsie droite. Diagnostic par exclusion.	Kyste séreux de 0² gauche paraissant développé au-dessous des méninges.	Trépanation.	Guérison.
23	J. Bausn (1894, Pologne, in Chip., *Chir. nerv.*, 1903, II, p. 143).	H. 9 mois et demi.	Tête volumineuse, hydrocéphalie.	Au niveau de suture lambdoïde, tumeur molle, donnant par la ponction un liquide trouble.	Gliome ramolli du lobe occipital droit.	Trépanation au niveau de la tumeur. On pénètre dans une cavité à contenu puriforme. Drainage.	Mort 3 jours après. A l'autopsie : gliome ramolli, méningite tub., épendymite.
24	Lisanti (*Riforma med.*, 1899, et Chip., *Chir. nerv.*, 1903, III, p. 343).	H.	Chute, douleur pariéto-occipitale, vertiges. Vomissements, papillite de stase à droite.	Accès épileptiques précédés d'une aura sensorielle du côté dr. du corps. Affaiblissement intellectuel progressif. Hémianopsie bilat. homonyme droite. Sensibilités affaiblies à dr. Cécité verbale et paraphasie ; ne comprend que la mimique.	Kyste hydatique du cortex pariéto-occipital g.	Trépanation pariéto-occipitale. Ponction. Liquide clair d'échinocoque. Présence de crochets. Injection de liquide Van Swieten. Fermeture.	Guérison. Amélioration très marquée et progressive de tous les symptômes.

Nᵒˢ D'ORDRE	INDICATIONS BIBLIOGRAPHIQUES	SEXE AGE	SYMPTÔMES GÉNÉRAUX	SYMPTÔMES DE LOCALISATION	NATURE ET SIÈGE DES TUMEURS	OPÉRATIONS	SUITE ET TERMINAISONS
25	Bullard et Bradford (Chip., *Chir. nerv.*, III, p. 607).	»	»	»	Angiome de la région occipitale.	»	Guérison.

III. — *Lobe temporal.*

Nᵒˢ D'ORDRE	INDICATIONS BIBLIOGRAPHIQUES	SEXE AGE	SYMPTÔMES GÉNÉRAUX	SYMPTÔMES DE LOCALISATION	NATURE ET SIÈGE DES TUMEURS	OPÉRATIONS	SUITE ET TERMINAISONS
26	Bruns et Kredel (Berg., 101, 1893).	F. 50 ans.	Céphalée extrêmement grave avec délire et syncope. Vomissements.	Aphasie. Douleurs et faiblesse de tout le côté droit. Douleur à la percussion de la région temporale gauche.	Sarcome du lobe temporal gauche.	Résection.	D'abord amélioration. Mort de récidive six mois après.
27	Fitz-Gerald, 1888 (Berg., 102, et Chip., I, 37).	F. 16 ans.		»	Echinocoque de la région temporale gauche.	Trépanation et ponction.	Pas de renseignements.
28	Sommer (*Arch. de Neur.*, 1894, I, p. 208, et *R. N.*, 1893, p. 657. Berg., 103.)	H. 42 ans.	Céphalalgie violente. Papille étranglée. Malade indifférent.	Paraphasie en répétant. Ne peut trouver le nom des objets (cécité psychique), ni lui, architecte, reconnaître les figures géométriques. Cécité verbale à la lecture. Agraphie.	Endothéliome du volume du poing sur partie moyenne T^1 et T^2 sur P^2 et insula.	Ablation suivie de paralysie des extrémités droites et d'aphasie.	Mort 5 jours après par phénomènes bulbaires de décompression brusque.
29	Broca (*Soc. Chir.*, 1896, p. 406. Berg., 104).	H. 31 ans.	Céphalée intense, continue localisée région pariétale inf. Vomis. Amblyopie progressive. Stase papillaire.	Pas de troubles moteurs, ni sensibles. Cécité verbale. Amnésie verbale pour les noms propres. Paraphasie sensorielle. Acuité auditive diminuée à g.	Tumeur du lobe temporal de 7 cm. sous-corticale. Neurogliome.	Petite couronne de trépan au-dessous et en avant du pli courbe. Résection à la gouge de 7 cm. sur 5 cm. Opération en 2 temps : tumeur énucléée avec le doigt et enlevée après morcellement en 2 parsion du cortex jusqu'à 1 cm. de profondeur.	Guérison sans accidents. Pas de troubles cérébr. post-opératoires. Disparition de la céphalée. Amblyopie très diminuée, peut-être hémianopsie. Diminut. de la paraphasie et de l'amnésie. le malade vivait encore; le seul symptôme persistant était une diminution grave del'acuité visuelle à cause de la névrite optique trop prononcée au moment de l'opération.
30	Rotgans et Winkler (in Chipault, *Chir. nerv.*, 1902, I, p. 702).	F. 33 ans.	Céphalée. Vomissements. Quelques accès épileptiformes avec convulsions des 4 membres. Névrite double avec hémorragie rétinienne. Aveugle.	Début par léger degré de surdité verbale il y a 5 mois. Voussure localisée du temporal aminci. Percussion douloureuse. Bruit de pot fêlé. Paraphasique. Ne peut nommer les substantifs. Souvent n'entend pas ce qu'on lui demande, quoique non sourde. Intoxication des actes et des mots. Nerf facial droit paralysé. Yeux déviés à gauche. Langue à droite. Anosmie. Membres dr. non paralysés. Somnolence.	Tumeur diffuse du lobe temporal (gliôme).	5 trous à la fraise réunis par scie de Gigli. Os mince comme feuille de papier. Dure-mère non perforée. Ablation de tumeur molle non circonscrite, par fragments, avec la curette.	Un mois après la malade quitte l'hôpital très améliorée. Aveugle avec pharaphasie et légère surdité verbale, sans hémiplégie. Meurt 11 mois après.
31	Heidenhain (*Rev. Chir.*, 1901, 24, p. 598, et *Deutsch. Med. Zeitung*, 1901, p. 393).	H. 19 ans.	Accidents très graves de compression cérébrale. Céphalée intense. Vomis. pouls lent, œdème pap. bilat. Profonde stupeur.	Tumeur diagnostiquée dans le lobe temporal. Parésie du facial inf. Pas de troubles de la parole.	Carcinome mélanique de la toile choroïdienne et de l'épendyme. Hydropisie consécutive de la corne sphénoïdale droite.	Résection de tout le lobe temporal droit. Le malade recouvre toute son intelligence, est musicien, comme avant. Pas d'anosmie.	Guérison avec hémiplégie incomplète. Mort 3 mois après. Noyaux disséminés mélaniq. dans le cerveau.
32	Hildebrand (Chipault, *Chir. nerv.*, 1, p. 774).	»	»	Accidents épileptiques graves.	Sarcome du lobe temporal g.	Trépané 2 fois en 1896, sans résultat. En 1899, trépané en 2 séances.	Ablation de masses kystiques. Somnolence. Pas d'amélioration. Démence.

N° d'ordre	Indications bibliographiques	Sexe Age	Symptômes généraux	Symptômes de localisation	Nature et siège des tumeurs	Opérations	Suites et terminaisons
33	Lampiasi (Trapani, 1897, in Chipault, Chir. nerv., 1903, III, p. 328).	H. 49 ans.		Depuis 7 mois, névralgie très vive de la 4e branche droite.	Sarcome comprimant le lobe temporal droit et envahissant la 4e branche du trijumeau.	Craniectomie temporale; lobe temporal sans battements. Néoplasme d'un cent. de diamètre au niveau du trou rond. On excise le nerf, et on enlève la tumeur.	Guérison complète.
34	Bendandi (Bologne), (Chipault, Chir. nerv., III, p. 331).	F. 8 ans.	Céphalées continues. Cécité.	Hydrocéphalie intense.	Deux tubercules solitaires partie ext. de T^2, des deux côtés, comprimant les sinus transverses.	Trépanation sur P^1. Ponction ventriculaire, 100 gr. liquide. Drainage.	Mort dans le coma, 24 heures après.
35	Springthorpe (Australie), in Chipault, Chir. nerv., 1903, III, p. 942).	H. 25 ans.	Traumatisme à 8 ans. Céphalée occipitale g. Vomissements. Affaiblissement progressif de la vue. Névrite optique double.	Hémianopsie, moitié externe de rétine dr. Mémoire affaiblie. Sensibilité à la percussion de la région temporale droite.	Fibro-sarcome de 3 cm. sur i cm. 1/2 émergeant du lobe temporo-sphénoïdal droit et pénétrant profondément dans le lobe occipital.	Trépanation sur F^2. Hernie cérébrale.	Mort le 14e jour.
36	Mingazzini (R. N., 1902. et Chipault, Ch. nerv., 1903, III, p. 340).	H. 33 ans.	Névralgie sus-orbitaire d'abord, à cause d'ostéite fosse cérébrale moy. Crises d'épilepsie. Syphilis.	Aphasie sensorielle, associée à la paraphasie, à l'alexie verbale et syllabaire, et à l'écriture servile.	Gomme syphilitique du lobe temporal gauche. A l'autopsie, pachyméningite. Ramollissement partiel du lobe temporal. Kyste ocreux du thalamus g. Ramoll. récent du pont de Varole, etc.	Ablation et traitement spécifique.	Guérison opératoire. L'aphasie sensorielle n'est pas modifiée. Mort 9 mois après l'opération. La tumeur siégeait sur tiers post. de T^1, et tiers moy. de T^2.
37	Durante (inédite), in Chip., Chir. nerv., 1903, III, p. 334.	H. 18 ans.	Opéré en 1899 par Durante pour néoplasme du lobe frontal droit. Retour des douleurs. Cécité complète. Vomissements. Accès convulsifs généralisés.	Douleurs au niveau du point opéré. Faiblesse du membre inf. Diminution de l'ouïe et de l'odorat à gauche. Indifférence extrême, absence de tout sentiment de respect, tendance à tourner tout en ridicule. Réflexes tend. sup. presque abolis, inférieurs plus vifs.	Glio-angio-fibro-sarcome des lobes frontal et temporo-sphénoïdal droits.	Deux opérations à 4 jours de distance. Lobe frontal détruit, et à la place du lobe temporo-sphénoïdal, détruit en partie, on enlève un néoplasme du poids de 260 gr.	État grave pendant 20 j. Guérison. Seuls disparurent troubles psychiques et parésie faciale. Pas de récidive 8 mois après.

IV. — *Corps calleux et Ventricules.*

N° d'ordre	Indications bibliographiques	Sexe Age	Symptômes généraux	Symptômes de localisation	Nature et siège des tumeurs	Opérations	Suites et terminaisons
38	Jacobi, Goblet, Winkler (in Chip., Chir. nerv., 1902, I, p. 723).	F. 42 ans.	Vertiges. Céphalée intense à la fin. Somnolence passagère. Début de névrite optique.	Crises épilept. depuis 3 ans, une par semaine. Parole troublée sans aphasie vraie. Titubation, puis parésie du facial et de la langue à g. Bras gauche faible. Démence progressive avec hilarité. Scoliose lombaire gauche.	Sarcome du septum lucidum, se dirigeant vers le lobe frontal dr. Dégénérescence kystique de la substance blanche frontale moyenne droite.	Lambeau ostéo-cutané sur région frontale droite. Tumeur non trouvée.	Succombe le lendemain par le shock.
39	Estèves (id., p. 855).	H. 11 ans.	Vomituritions. Douleurs de tête continuelles. Double stase papillaire.	Marche vacillante. Parésie du facial inf. Douleur plus intense sur le pariétal dr.	Kyste hydat. du ventricule latéral droit sous une épaisseur de deux doigts de substance cérébrale.	Craniectomie au niveau du point douloureux pariétal. Ablation du kyste.	Guérison après 30 j.

N°s D'ORDRE	INDICATIONS BIBLIOGRAPHIQUES	SEXE AGE	SYMPTÔMES GÉNÉRAUX	SYMPTÔMES DE LOCALISATION	NATURE ET SIÈGE DES TUMEURS	OPÉRATIONS	SUITES ET TERMINAISONS
40	Herrera Vegas (Chip., *Chir. nerv.*, 1903, III, p. 857).	H. 8 ans.	Céphalées intenses, vomituritions.	Rigidité de la nuque. Face immobile, déviée à g., faiblesse des membres gauches. Intelligence normale. Marche vacillante.	Kyste hydatique du ventricule latéral de la grosseur d'une tête de fœtus.	Craniectomie temporaire. Ponction. Incision, qui donna issue au kyste.	Mort le 3ᵉ jour.
41	Leszinsky, *Med. Record.*, janv., 1904, et *Rev. neurol.*, 1904, p. 437.	F. 19 ans.	Violents maux de tête, vomissements, vertiges; en quelques mois, amaurose.	Astéréognose de la main g. Légère hémiparésie g., avec hyperesthésie. Attaques convulsives limitées à la face pendant plusieurs mois, qui gagnent le bras, la jambe et deviennent générales. Paralysie de l'abducens g. Incontinence rectale et vésicale.	Tumeur de la grosseur d'un œuf, ayant pour point de départ le ventricule latéral.	Opération.	Mort.

V. — *Tumeurs de deux et trois lobes.*

1° Lobe pariétal et lobe temporal.

N°s D'ORDRE	INDICATIONS BIBLIOGRAPHIQUES	SEXE AGE	SYMPTÔMES GÉNÉRAUX	SYMPTÔMES DE LOCALISATION	NATURE ET SIÈGE DES TUMEURS	OPÉRATIONS	SUITES ET TERMINAISONS
42	Korteweg, Rotgans et Von Mello (in Chip. *Chirurgie nerveuse*, 1902, 1, p. 710).	H. 25 ans.	Céphalée violente. Névrite optique double sans rétrécissement des champs visuels.	Premiers phénomènes : céphalée et usage de mots inexacts. 1° Symptômes propres au lobe pariétal : hémiparésie légère à droite avec paresthésie, surtout dans les doigts. Contacts mal localisés bras et pied droits. Position des doigts et mouvements passifs non reconnus. — 2° Symptômes propres au lobe temporal : ouïe diminuée à dr. 3° Symptômes communs (sympt. du langage) : comprend mal les mots; ne comprend pas les mots écrits et imprimés. Paraphasie. Prend les mots les uns pour les autres. Lecture à haute voix mauvaise. Agraphie. Parésie du pathétique droit.	Sarcome diffus du pli courbe et de la temporale supérieure gauche.	1ʳᵉ opération : grand lambeau sus-pariétal inférieur. Tumeur extirpée en partie. Diminution de la névrite optique et amélioration notable des troubles aphasiques. Hémiparésie et hémihyperesthésie aggravées. Céphalée disparue.	Récidive 2 mois 1/2 après. 2ᵉ Opération : ablation de 100 gr. de la tumeur. 2ᵉ récidive et 3ᵉ opération 2 mois plus tard. Mort huit jours après.

2° Lobes occipital, temporal, et pariétal.

N°s D'ORDRE	INDICATIONS BIBLIOGRAPHIQUES	SEXE AGE	SYMPTÔMES GÉNÉRAUX	SYMPTÔMES DE LOCALISATION	NATURE ET SIÈGE DES TUMEURS	OPÉRATIONS	SUITES ET TERMINAISONS
43	Guldenarm et Winkler (in Chip., *Chir. nerv.*, 1902, 1, p. 718).	F. 38 ans.	Céphalalgie. Vomissements. Ralentissement au pouls. Pas de trace de névrite optique.	Symptômes du début 10 mois avant. Paraphasie suivie d'hémianesthésie droite. — Symptômes *pariétaux* : hémianesthésie à droite absolue (contact, douleur, chaleur). Contractures douloureuses dans le bras droit dont les mouvements sont incertains. Symptômes *occipitaux* : hémianopsie droite incomplète. Symptômes *temporaux* : ouïe mauvaise à dr. Paraphasie. Surdité verbale. Ne comprend pas les phrases. Ne peut nommer les objets. Lecture à haute voix et écriture impossibles. Ne comprend pas les mots, et copie bonne.	Gliome du thalamus ayant envahi à peu près complètement les lobes pariétal, temporal et occipital gauches. Le diagnostic de tumeur débutant au voisinage du thalamus avait été porté à cause du début par l'hémianesthésie; et la paraphasie avait fait penser à un envahissement voisin s'étendant sur P. O. et T.	2 couronnes de trépan et pont intermédiaire. Excision d'un petit fragment de cortex.	Prolapsus cérébral consécutif. Hémiplégie droite. Strabisme droit. Accidents s'aggravent. Mort 2 mois après l'intervention.

N° D'ORDRE	INDICATIONS BIBLIOGRAPHIQUES	SEXE AGE	SYMPTÔMES GÉNÉRAUX	SYMPTÔMES DE LOCALISATION	NATURE ET SIÈGE DES TUMEURS	OPÉRATIONS	SUITES ET TERMINAISONS
1	Annandale (in Chipault, Tr. neur., I, 1896, 143. Berg., 110).				Sarcome du lobe cérébelleux droit.	Ablation.	Amélioration marquée 2 mois plus tard.
2	GraingerStewart (in Chip., id., 183).	H. adulte.		Douleurs atroces.	Tumeur du cervelet.	Trépanation.	Disparition des douleurs jusqu'à la mort.
3	Munn (in Chip., id. 224. Berg., 112).		Affaiblissement de la vue. Hébétude.	Douleur violente région occipitale droite. Convulsions. Tournoiement sur axe de dr. à gauche.	Gliome diffus du lobe droit du cervelet.	Trépanation et pince gouge de 5 cm. sur 3 cm. 1/2. Tumeur gélatineuse fait saillie. Ablation à la curette.	Mort 36 heures après.
4	Stieglitz (in Chip., id., p. 137, n° 252).		Céphalée. Névrite optique. Vomissements. Vertige.	Giration à droite. Surdité droite.	Glio-sarcome du cervelet du volume d'une grosse noix, comprimant 7e et 8e paires à leur entrée dans le méat auditif.	Trépanation occipitale. On se propose de pénétrer à travers la tente du cervelet dans la fosse crânienne post. On ne peut à cause de hernie cérébrale considérable.	Méningite purulente. Mort.
5	Parkin (Brit. Med. J.. 1896. Berg., 105).	H. 4 ans.	Céphalées intenses. Pouls irrég. Temp. au-dessous de la normale. Névrite optique.	Marche difficile. N'apprend pas à parler. Pas de vivacité. Ataxie. Tendance à tomber en arrière. Exagération du réflexe rotulien. Convulsions.	Gliome du cervelet.	Opération.	Guérison complète 2 ans 1/2 après l'opération.
6	Bennet May (cité par MM. Burney et Starr. Amer. Journ. of Med. Sc., 1893, avril. Berg., 106).	H. 7 ans.	Céphalée. Vomissements. Amblyopie. Double rétinite.	Paralysie de l'abducens dr. Ataxie cérébelleuse avec tendance à tomber en arrière. Nystagmus.	Tumeur de l'hémisph. cérébelleux droit. Pas de diagn. avant.	Opération.	Mort de shock.
7	Suckling (id. n°3. Chip., I, 80. Berg., 107).	F. 12 ans	Céphalée. Vertiges. Vomissements. Névrite optique des deux côtés.	Faiblesse de toutes les extrémités. Ataxie cérébelleuse. Diplopie. Nystagmus. Dimin. du réflexe patellaire. Tremblement du bras dr. Légère parésie de la face à g. Langue déviée à droite.	Gliome de l'hémisph. cérébelleux gauche ayant envahi une partie du vermis.	Deux couronnes de trépan. Cervelet fait hernie. Hémorragie. Tissu ramolli. Résection de partie herniée.	Collapsus opératoire de 12 heures. Mort en 48 heures.
8	Maunsell (id., n°4. Chip., I, 89, et Berg., 108, et Chipault, Chir., nerv., 1903, III, p. 946).	H. 18 ans.	Céphalée. Vertiges. Vomissements. Névrite optique.	Ataxie cérébelleuse. Surdité g. Perte de l'odorat. Contract. du bras et jambe g. Paralysie des sphincters.	Kyste hydatique des méninges situé sous la tente du cervelet à g.	Trépanation. On enlève le kyste.	Guérison, mais reste sourd et aveugle.
9	Springthorp et Fitz-Gerald. (Chip., I, 118, Berg., 109, et Chipault, Chir. nerv., 1903, III, p. 940).	H. 13 ans.	Céphalée. Vomissements. Atrophie optique.	Démarche chancelante. Accès commençant par déviation de la tête et des yeux à dr.	Gliome hémorragique du vermis.	Trépanation au niveau du lobe dr. du cervelet. Tumeur non trouvée.	Mort de shock.
10	Gibson (Jahresbericht. 1895, p. 437; Berg., 114).	F. 25 ans.	Vomissements. Maux de tête. Œdème papillaire.	Démarche titubante. Nystagmus. Paralysie du palais. Pupille plus large à gauche qu'à droite.	Fibro-sarcome kystique de l'hémisphère cérébelleux droit.	Trépanation.	Guérison.
11	Lampiasi (Jahresbericht, 1895, 437. Berg., 115).	H. 45 ans.	"	Symptômes de tumeur cérébelleuse.	Pas de tumeur cérébelleuse. Pas diagnostic avant.	Opération. On ne trouve pas de tumeur.	Mort treize heures après l'opération.
12	Keen (Rev. de neur., 1895, p. 418).	H. 14 ans.	Double névrite optique. Stupeur.	Titubation avec tendance à tomber en arrière et à gauche. On diagnostique tumeur du lobe moyen du cervelet avec envahissement du lobe gauche.	Gliome du plancher du IIIe ventricule.	Trépanation sur fosse cérébelleuse dr. Incision du cervelet. Recherche infructueuse.	Mort neuf heures après.

Nᵒˢ D'ORDRE	INDICATIONS BIBLIOGRAPHIQUES	SEXE AGE	SYMPTÔMES GÉNÉRAUX	SYMPTÔMES DE LOCALISATION	NATURE ET SIÈGE DES TUMEURS	OPÉRATIONS	SUITES ET TERMINAISONS
13	Maundsley et Fitz-Gerald (*Lond. med. Record.*, juin 1890, et Berg., 116), et Chipault, *Chir. nerv.*, 1903, III, p. 940).	H. 28 ans.	Céphalée. Vertiges. Vomissements. Névrite optique.	Démarche titubante. Cécité. Surdité. Parésie faciale gauche et faiblesse du côté gauche.	Tumeur de l'hémisph. cérébelleux g. Pas de diagnostic avant.	Opération.	Guéri, mais reste sourd et aveugle.
14	Schonborn Hirsh. dissert., Wurtsburg, 1891, Chip., II, 245, et Berg., 113. Il s'agit plutôt d'une tumeur du lobe occipital. (Voir lobe occipital.)	F. 24 ans.	Céphalée. Etourdissements. Vomissements. OEdème papillaire double.	Perte de la vision. Pupilles sans réactions. Paralysie du droit externe. Hémianopsie gauche. Amaurose dr.	Myxosarcome kystique de l'hémisphère cérébelleux droit, du cunéus et du précunéus.	Opération.	Hernie du cerveau. D'abord légère amélioration. Mort 8 jours après.
15	Mac Ewen. Auvray, 3, p. 394.	H.	Céphalée avec exacerbations. Vomissements. Atrophie du disque optique.	Finalement paralysie des membres inférieurs. Incontinence urines et mat. féc. Parésie marquée des membres supérieurs et difficulté de déglutition.	Tubercule cérébelleux.	Trép. en 2 temps. Large ouverture. Trois jours après, ablation de deux tubercules.	Amélioration progressive marquée. 6 mois après paralysie revient. Mort le 9e mois.
16	Horsley (*Brit. M. Journ.*, 1887, p. 864, Auv. 37. Chip., I, 51. Berg., 9).	H. 18 ans.	"	"	Tubercule de l'hémisph. dr. du cervelet du poids de 7 drch.	Trépanation.	Mort 19 heures après. Tuberculose généralisée.
17	Bennett May (*Lancet*, 1882, I, 768, et Broca et Maubrac, p. 422, Berg., 11).	H. 7 ans.	"	"	Tumeur du vol. d'un œuf de pigeon, lobe dr. du cervelet.	Trépanation. On trouve la tumeur.	Mort de choc. 4 heures après.
18	Parry (*Glascow med. journ.*, 1893. T. XI, p. 36, Berg. 12).	Enf. 5 ans 1/2.	"	"	Tubercules conglomérés dans l'hémisphère g. du cervelet.	Trépanation.	Mort de choc, après quelques heures.
19	Starr et Burney. Auvray, 4, p. 395.	H. 10 ans.	Céphalée frontale. Vomissements. Dimin. de l'intelligence. Devient irrit. Bientôt cécité complète.	Démarche titubante. Odorat aboli à g. Légère paralysie faciale dr. Audition moindre à droite. Titubation vers la gauche.	Gliome kystique friable, très vasculaire, à droite.	Craniectomie en fer à cheval au ciseau par Burney. Ablation à la curette. Cavité d'un pouce 7/8.	Amélioration jusqu'au 10e jour, puis coma et mort. L'ablation avait été partielle.
20	Terrier, in th. Auvray, p. 412.	H.	Céphalée tous les matins. Crises de vomissements et de céphalées. Rien au fond de l'œil. Amaigrissement rapide.	Douleur occipitale atroce. Tête en opisthotonos. Démarche ébrieuse, mais c'est un phénomène fugitif. Apathie.	Tubercule du lobe gauche du cervelet du volume d'une mandarine adhérent à la tente du cervelet, énucléable.	Trépan. Brèche osseuse agrandie jusqu'au volume d'une mandarine contiguë en bas au sinus latéral.	Guérison complète pendant 5 jours, puis retour de céphalée. Réouverture d'une poche kystique. On la ponctionne tous les 2 jours et on retire 400 à 500 gr. de liq. Mort 4 mois après. La poche communique avec corne ventriculaire hydropique.
21	Guidenarm et Winkler (in *Chir. nerv.*, Chipault, I, 1902, p. 681).	H. 38 ans.	Douleur occipitale et vertiges ayant débuté 2 ans avant. 1 an avant, névrite optique intense. Cécité complète. Vertiges.	Ataxie cérébelleuse. Exagération des réflexes. Démarche ébrieuse. Chute à droite. Anosmie. Polyurie simple. Percussion douloureuse à gauche. On croit la tumeur à gauche.	Endoth. de 82 gr. appendu par un péd. de 8 cm. au côté droit tente du cervelet. Compression de l'hémisph. dr. cérébelleux et de protubérance.	Craniectomie à 2 lambeaux à la Wagner, l'un au dessus, l'autre au-dessous du sinus transverse, à *gauche*. On ne trouve rien.	Amélioration passagère. Le malade meurt 3 mois après.
22	Guidenarm et Winkler (id., 685).	H. 29 ans.	Début il y a 14 mois. Céphalée intense. Névrite double. Vomissements.	Marche impossible à cause de propulsion à g. et en arrière. Surdité gauche. Parésie bouche et joue gauche. Hypoesthésie Ve paire gauche. Hémiparésie droite. Tendance à opisthotonos. Strabisme droit.	Endothéliome du volume d'une châtaigne comprimant lobe cérébelleux gauche et protubérance, près de l'origine	Deux lambeaux Wagner; sinus transverse au milieu. Le chirurgien glisse deux doigts sous le lobe gauche du cerve-	Grand soulagement au réveil. Le malade sent qu'on lui a enlevé la tumeur. Le soir tout allait bien. Le lendemain à

Nᵒˢ D'ORDRE	INDICATIONS BIBLIOGRAPHIQUES	SEXE AGE	SYMPTÔMES GÉNÉRAUX	SYMPTÔMES DE LOCALISATION	NATURE ET SIÈGE DES TUMEURS	OPÉRATIONS	SUITES ET TERMINAISONS
				des VIIᵉ et VIIIᵉ paires.		let, suit les bords du rocher sous la tente, et arrache, sans lésion grave, la tumeur. Pas d'hémorragie.	minuit, mort subite. Autopsie non permise.
23	Guldenarm, Hermanidès et Winkler (id., p. 686).	F. 53 ans.	Migraines, puis vomissements, vertiges. Névrite optique surtout à gauche. Cécité absolue dans les derniers temps.	Évolution en 3 ans. D'abord d'une gaîté maladive et perpétuelle. Tendance à chuter en arrière et à g. Titubation. Dans 2ᵉ période, paralysie de VIᵉ paire gauche, strabisme, paralysie faciale g. Surdité g. Hypoesthésie Vᵉ paire gauche.	Gliome du pédoncule cérébelleux moyen gauche, du volume d'une noix, en partie dur, en partie kystique.	Lambeau Wagner sus-occipital, 2 doigts glissés le long du rocher extirpent la tumeur sans hémorragie.	D'abord bien. Le surlendemain, succombe brusquement. Début de myélite aiguë sur les coupes de la région.
24	Guldenarm, Hermanidès et Winkler (id., p. 689).	H. 31 ans.	Céphalée intense. Vomissements. Névrite optique double très accusée avec amblyopie légère.	Contraint d'aller à dr. quand il marche. Manège en cercle. Rigidité de nuque; autres muscles flasques. Puis marche impossible et céphalée plus intense.	Tumeur du cervelet (?).	Lambeau à la Wagner, sinus latéral au milieu. Excision d'une portion prolabée du cervelet. Pas de tumeur trouvée.	Guérison, névrite optique très diminuée. Tendance à aller à droite. 2 ans plus tard, en bon état.
25	Iterson, Hermanidès et Winkler (id., 690).	H. 13 ans.	Vertiges. Névrite optique double. Vomissements.	Titubation. Diplopie. Surdité. Position forcée de la tête à g. et en haut. Tronc incliné à g. Debout, tombe en arrière et à g. Parésie des muscles g. Parole inintelligible.	Kystes du cervelet.	Lambeau en fer à cheval. Ouverture d'un kyste; liquide séreux abondant. Plusieurs kystes. Lobe gauche du cervelet en grande partie détruit.	Guérison opératoire. Un an après, côté gauche faible, flasque, mouvements incertains. Chancelant. Marche le tronc courbé en avant. Névrite optique disparue. Mort 3 ans après.
26	Korteweg et Winkler (id., p. 691).	H. 20 ans.	Céphalalgie. Vertiges. Vomissements, puis cécité absolue.	Raideur de la nuque. Marche chancelante. Puis, ne peut ni marcher, ni se tenir assis dans son lit. Miction et défécation invol. Somnolence. Paralysie VIᵉ paire. Muscles du tronc et des extrémités sans force.	Kyste du cervelet, lobe gauche et vermis.	Large lambeau au-dessous du pressoir d'Hérophile et du sinus transverse. Cervelet fait hernie. Ponction. Issue d'un liquide jaunâtre, albumineux. Drainage permanent sous-cutané avec mèches de gaze iodoformée.	Guérison. 1 mois après, le malade peut se lever, s'asseoir, marcher dans la salle. Paralysie oculaire disparue. Persiste un peu d'incertitude des mouvements et cécité complète. Guérison persiste 1 an 1/2 après.
27	Rotgans et Winkler (id., p. 692).	H. 21 ans.	Accès de céphalalgie. Vomissements. Cécité complète. Vertiges.	Ne peut plus marcher. Bruit de pot fêlé. Écaille temporale mobile. Yeux tournés à g.; tête déviée à dr. Ataxie marquée à dr., même membre supérieur. Asthénie et astasie dr. marquées. Ouïe diminuée des deux côtés. Odorat aboli.	Kyste du cervelet droit ayant mobilisé l'écaille temporale et repoussé la protubérance en avant.	Large lambeau transversal au-dessous du sinus. Cervelet prolabé. jet de liquide. On pénètre dans le kyste avec le doigt et on extirpe une masse calcaire.	Guérison rapide. Ataxie, asthénie et flaccidité diminuées. Un mois après, il peut marcher. Mouvements des yeux plus amples. Cécité persiste.
28	Guldenarm et Ziegenweidt (id., 720).	H. 41 ans.	Céphalée. Diminution de la vue. Vertiges. Névrite optique double. Diminution du champ visuel, et scotome central.	Névralgie faciale g.; surdité g., parésie faciale g. Titubation avec tendance à tomber à g. Goût diminué.	Fibro-sarcome du volume d'une pomme entre l'hémisphère *droit* et tente du cervelet, refoulant la protubérance. Vᵉ et VIIIᵉ nerfs adhérents à tumeur, croisée par VIIᵉ.	Lambeau et trépanation partie *gauche* du crâne, qui est élargi jusqu'au sinus transverse. On ne trouve pas la tumeur que l'autopsie démontre être à droite.	Mort 9 jours après l'opération.
29	Lampiasi Trapani) 1895 (In Chipault, *Chir. nerv.*, 1903, III. p. 387).	H. 45 ans.	Vertiges. Céphalées occipitales, vomissements, stase papillaire.	Douleur à la percussion et cicatrice dans région occipitale g. Ne peut marcher que soutenu. Tombe en arrière. Parésie du facial et des membres droits. forces musculaires diminuées des deux côtés. Réflexes rot. affaiblis surtout à dr.	Tubercule de l'hémisphère cérébelleux g. du volume d'une châtaigne.	Trépanation sur la fosse occipitale g. et craniectomie de Montenovesi. Énucléation avec le doigt après incision du lobe cérébelleux.	Mort de schock. après 13 h. A l'autopsie, hémisphère cérébelleux g. très volumineux comprimant le vermis et le bulbe tordu sur son axe.

N° D'ORDRE	INDICATIONS BIBLIOGRAPHIQUES	SEXE / AGE	SYMPTÔMES GÉNÉRAUX	SYMPTÔMES DE LOCALISATION	NATURE ET SIÈGE DES TUMEURS	OPÉRATIONS	SUITES ET TERMINAISONS
30	Lampiasi(Chip. Chir.nerv.,1903, III, p. 385).	H. / 45 ans.	Céphalées, vertiges, vomissements.	Douleurs à la nuque. Astasie, abasie. Parésie du facial et des membres droits, etc.	Tubercule de l'hémisphère cérébelleux g. du volume d'une châtaigne.	Trépanation et craniectomie de la fosse occipitale g. Énucléation avec le doigt.	Mort de shock. 3 h. après.
31	A. Guttierez, Rép. Argentine. In Chip., Chir. nerv., 1903, III, p. 844.	H. / 7 ans.	Vomissements périodiques. Céphalée occipitale parxoystique, neuro-rétinite double, puis cécité.	Contract. de la nuque. Strabisme converg. par paralysie des droits externes. Pas de troubles moteurs ou sensitifs. Intelligence conservée. Marche impossible. Le malade s'affaisse dès qu'on le met debout.	Tumeur secondaire du vernis, faisant une saillie plus forte à la partie inférieure.	Trépanation à la pointe de l'occipital. Ponction et exploration digitale sans résultats positifs, ablation à la curette de la substance cérébelleuse.	Hernie consécutive de la substance cérébrale. Abondant écoulement de liquide rachidien. Mort le 8e j. A l'autop. : dilat. ventriculaire. Hydropisie. Rupture du ventricule lat.
32	Raymond (Cliniques, III, 1898, p. 77 et Iconogr. Salp., 1898, p. 213).	F. / 22 ans.	Céphalalgies violentes. Délire maniaque. Convulsions. D'abord œdème papillaire permettant de lire, puis cécité complète. Apathie.	Début par démarche titubante et fatigue des jambes. Puis véritable titubation ébrieuse. Ictus cérébelleux syncopal ou attaques épileptiques. Surdité complète des deux côtés. Réflexes tend. exagérés. On croit d'abord à une tumeur sur pédoncule cérébelleux moyen intéressant VIIIe paire.	Tumeur bilobée, chacun des 2 lobes ayant le volume d'une mandarine sur le bord antérieur de chaque lobe cérébelleux comprimant la protubérance allongée verticalement. Les 3 pédoncules cérébelleux, nerf acoustique et autres comprimés en masse.	Trépanation agrandie par pince-gouge sur la région occipitale par Chipault. Tumeur non trouvée. Trépanation palliative.	Mort peu de temps après.
33	Raymond (Cliniques, III, 1898, 129).	F. / 25 ans.	Vertiges violents. Diminution de l'acuité visuelle.	Douleurs violentes région occipitale. Titubation. Vertiges. Nystagmus. Parésie VIIe et VIIIe paires g. Exagération des réflexes à g. Perte de l'odorat. Hémiparésie gauche.	Tumeur du cervelet. Lobe gauche.	Lambeau région occipitale, agrandissement à la gouge. Par toucher digital, reconnaît tumeur volum. dans lobe g., inext. Aucune tentative d'extirp.	Diminution des douleurs.
34	Jaboulay et Destot (in Jaboul. Chir. des centres nerv., 1902, II, p. 76).	H. / 30 ans.	Crises de céphalées et de douleurs occipitales très violentes. Vomissements. Vertiges forts et fréquents. Œdème papillaire bilat., plus à g., et amblyopie. Intelligence intacte.	Crises de douleurs occipitales jusqu'à 16 par jour. Titubation, est comme ivre. Ataxie très nette. Tendance à osciller et à verser à g. Impulsions. Oscillations debout. Asthénie marquée. Réflexes rotuliens droits exagérés; audition supprimée à droite.	Tubercule fibro-caséeux du volume d'une noix dans partie infér. et post. du lobe cérébelleux droit.	1re trépanation, fosse cérébelleuse au-dessous du sinus. Tension cérébr. On ne trouve pas la tumeur. Amélioration, surtout vue, ne persiste pas. 2e trép. au-dessus.	Après 2e trépanation, mort brusque par arrêt de la respiration avec dissociation cardiaque et respiratoire.
35	Personali (Rev. Neur., 1901, p. 408).	"	Céphalée. Stase papillaire.	Démarche titubante. Parésie musculaire du côté de la lésion. Réflexe patellaire exagéré. Asynergie des mouvements.	Tumeur intéressant le noyau dentelé.	Extirpation à peu près complète d'un lobe latéral du cervelet.	Amélioration, puis amaigrissement rapide. Méningite. Mort.
36	Heidenhain (Rev. de Chir., 1901, p. 598. Deut. med. Zeit., 1901, 393).	F. / 12 ans.	Enfant aveugle. Hydrocéphale.	Symptômes cérébelleux.	Sarcome du lobe médian.	Tout l'occipital fut réséqué. Ne peut être trouvé à l'opération.	L'enfant se rétablit de l'opération. Meurt plus tard.
37	Okynzic-Tuffier (Soc. Anat.,1902, p. 894).	H. / 48 ans.	Céphalalgies. Nausées. Vomissements. Hébétude. Intelligence conservée. Rétinite œdémateuse. Cécité complète.	Céphalalgie occipitale. Strabisme ext. de l'œil g. Raideur de la nuque. Jamais de titubation ni de démarche ébrieuse. On croit à une tumeur de la base.	Gros tubercule siégeant dans le lobe droit du cervelet et faisant saillie vers la face ventrale.	2 ponctions lombaires. 1re craniectomie droite qui ne découvre rien. 2e craniectomie gauche : exploration infructueuse de la base.	Mort le lendemain de 2e opération.
38	Duret (Congrès fr. de chir. 1903).	H. / 45 ans.	Céphalées fréquentes. Vomissements. Crises douloureuses. Vertig. Papilles œdémateuses.	Crises douloureuses, violentes dans l'occiput. Nuque contracturée. Astasie. Ataxie cérébelleuse. Titubation; marche les jambes écartées, tombe du côté droit, réflexes rot. exagérés à dr.	Sarcome du lobe g. du cervelet en partie détruit et de la dure-mère de la fosse cérébel. Volume d'une	Large résection à g. de 7 cm. sur 6. Au-dessus et au-dessous du sinus lat. rés. entre deux ligat. Malgré large	Se rétablit bien de l'opérat. d'abord. Meurt après 16 jours, sans complications opératoires.

Nᵒˢ d'ordre	INDICATIONS BIBLIOGRAPHIQUES	SEXE AGE	SYMPTÔMES GÉNÉRAUX	SYMPTÔMES DE LOCALISATION	NATURE ET SIÈGE DES TUMEURS	OPÉRATIONS	SUITES ET TERMINAISONS
					grosse châtaigne.	expl., tumeur non trouvée, tout proche.	
39	Depage et Mayer (Bruxelles) Congrès de chir. français, 1903, p. 655).	F. 38 ans.	Accès de migraine de plus en plus fréquents depuis 2 ans. Vomissements. D'abord amaurose passagère; amblyopie progressive, puis cécité complète.	Traumatisme pariétal, il y a 6 ans. Depuis 2 ans, secousses musculaires sans contracture dans le côté dr. (face, bras et jambe), surtout la nuit. Marche vacillante. Dans ces derniers temps : douleurs violentes dans la nuque. Dans la station debout, la malade élargit sa base de sustentation; elle marche difficilement, mais sans tituber. Parole trainante, mais articulation des mots parfaite. Léger degré d'hémiparésie dr. totale. Jambe dr. atrophiée, muscles flasques. Réflexes tendineux exagérés à dr. : sensibilité normale. Mémoire et intelligence, non affaiblies. Ouïe abolie à dr. Plusieurs accès convulsifs, localisés à la moitié dr. du corps, et débutant dans le bras. Attaques d'ictus comateux.	Gliome du volume d'un œuf de poule sur la face ventrale de l'hémisphère cérébell. dr. Bulbe, protubérance, pédoncule cérébelleux moyen refoulés; IVᵉ ventricule en partie effacé.	Trépanation sur la région motrice au niveau d'une cicatrice pariétale. En raison de la lésion et des troubles moteurs convulsifs, on avait cru à une tumeur de la zone rolandique. Tumeur non trouvée.	Mort le 5ᵉ jour avec hyperthermie (40°), et bronchopneumonie (Hépatisation des deux lobes inférieurs).
40	Guthrie et Collier (Soc. clinique de Londres, 27 oct. 1899, et Med. News, 1899).	F. 9 ans.	A l'âge de 3 ans, coup sur la tête, épistaxis. 4 ans après, violents maux de tête qui empirent, somnolence, bâillements. Double névrite optique.	Démarche chancelante, cérébelleuse; ataxie du bras droit.	Kyste du lobe gauche du cervelet.	Opération en deux temps. Trois j. après, ponction, une once de sérosité claire, albumineuse, ne réduisant pas le Fehling.	Guérison persistant 18 mois plus tard : mais l'enfant est resté aveugle.
41	Steele (M. News, 1900, I, p. 29).	H. 14 ans.		Nombreux skyagraphes. On croit à une tumeur du lobe frontal gauche. Steele pense à une tumeur du cervelet.	Gliome du cervelet, lobe g. de 2 p. sur 1 p., près de la ligne médiane, repoussant le lobe d. et le lobe médian.	On trépane à droite. A l'autopsie, tumeur du côté opposé.	Mort 40 h. après.
42	Jaboulay (Lyon méd., 11 août 1902, Gaz. hebd., id., p. 68, et Chir. des centres nerveux, p. 108).	H. 40 ans.	Depuis 1 an 1/2, céphalées occipitales. Vue baisse progressivement. Il y a 3 mois vomissements, titubation, vertiges, œdème papillaire bilatéral et hémorragies en flammèches.	Il titube, chaque fois qu'il veut se lever de son lit — sifflements et surdité de l'oreille gauche. — Parésie du facial inférieur gauche, et des membres du côté droit (paralysie alterne par compression de la protubérance).	Gliome rougeâtre, à grandes cellules, formé de deux masses principales, dans le lobe gauche.	Opération en deux temps. Trépanation au-dessous de la ligne mastoïdo-iniaque, incision de la dure-mère. Écoulement abondant de liquide rachidien pendant 10 jours.	25 jours après, 2ᵉ opération. Résection de la surface du cervelet sphacélée, tumeur enlevée avec doigts. Disparition de céphalées et vertiges. Névrite opt. pers. : dim. de la vision O. G. et att. de parésie alterne.
43	Von Bergmann (Berl. m. Geselschaft, 6 février 1901, et Deutsche Med. Zeit., 1901, p. 151).	F. 12 ans.	Céphalées dans le côté droit de la tête, surtout le matin. Convulsions dans le côté droit, surtout dans la face, parfois contracturée 5 minutes. Perte de connaiss. Abcès otitique ouvert par trép. mast.	A plusieurs reprises, après la 1ʳᵉ opération, il y eut des retours de céphalées, de vomissements, de vertiges et de convulsions, qui cessaient dès qu'on rouvrait la plaie, pour donner issue à un liquide clair. Après un dernier accès, Bergmann reconnut que le liquide était albumineux, et devait appartenir à un kyste ou plutôt à un néoplasme kystique.	Kyste sous la tente du cervelet. Dépendant d'une tumeur, reconnue gliomateuse au microscope.	Bergmann, en explorant, reconnut un kyste sous la tente; il l'enleva avec une grande quantité de substance nerveuse.	Guérison. Intelligence devenue bonne; l'enfant peut réciter une poésie assez longue. Marche facile, assurée; plus de céphalée, ni de crises, ni d'étourdissements.
44	Ferrier et Burghard (Brain, 1901, p. 665).	H. 12 ans.	Depuis plusieurs mois, céphalée et vomissements. Double névrite optique.	Démarche cérébelleuse. Partie droite de l'occipital sensible à la pression et saillante.	Fibro-endothéliome du lobe droit du cervelet.	Tumeur remplissant le lobe droit, énucléée avec le doigt. Excision d'un prolongement suspect.	Guérison, après traitement par le sérum, d'un collapsus hémorragique. Névrite optique diminue. L'enfant va à l'école.
45	A. Bruce (Scott. med. and Surg.	H. 34 ans.	Céphalalgie au côté g. de l'occi-	Quelques années avant surdité g. complète. Incertitude des mou-	Fibro-sarcome de la dure-mère et	L'extirpation de la tumeur nécessite	Mort 3 jours après.

N°ˢ D'ORDRE	INDICATIONS BIBLIOGRAPHIQUES	SEXE AGE	SYMPTÔMES GÉNÉRAUX	SYMPTÔMES DE LOCALISATION	NATURE ET SIÈGE DES TUMEURS	OPÉRATIONS	SUITES ET TERMINAISONS
	Journ., 1899, II, p. 218, et Chip., Chir.nerv.,1903, II, p. 758).		pital. Névrite optique plus prononcée à droite.	vements des membres g.; tendance à tomber à g.; parésie côté g. de face; agucusie dans tiers post. de langue.	tente, en arrière du méat auditif.	l'enlèvement de l'hémisph. g. du cervelet.	
46	Fison et Luckham (Lancet, 1900, II, 320, et Chip., Chir. nerv., 1903, II, 758).	H. 16 ans.	Céphalées dans partie g. de l'occipital. Vomissements.	Déviation légère de la bouche à droite. Rétraction de la nuque. Attitude en flexion, couché sur le côté g., attaques de rigidité des membres et du tronc, qui durent 3 ou 4 minutes.	Tubercule du lobe gauche du cervelet, entouré d'une zone de ramollissement. Ventric. très dilatés.	Au moment de l'incision, devient livide. Arrêt de la respiration.	Mort de shock, au moment de l'incision des parties molles.
47	Lampiasi (Trapani) (Congrès It., 1886, Berg., 115, et Chip., Chir. nerv.,1903, III, 385).	H. 9 ans.	Deux ans avant, céphalée. Depuis 5 mois, cécité quasi complète. Stase papillaire avec atrophie.	Ne peut marcher, par paralysie des membres inférieurs. Exophtalmie g. Convulsions générales ou locales, à dr., 3 ou 4 fois par jour.	Tubercule du lobe g. du cervelet de la grosseur d'un œuf de poule.	Trépan. Par ponction, 10 cent. cub. liquide céphalo-rachidien.	Mort le 4ᵉ jour. Hydrocéphalie énorme.
48	Postempski (Rome),Congrès It.,1891 etChip., Chir.nerv.,1903, III, p. 385.	H. 22 ans.	Il y a 3 ans, douleurs quotidiennes s'étendant à la colonne vertébrale, fièvre, vomissements; acuité visuelle diminuée à g.	Faible dévelop. intellectuel. Ptosis léger. Nystagmus. Légère parésie faciale g., langue tremblante. Démarche spasmodique. Clonus du pied, léger à dr., aboli à g.; réflexe plantaire aboli des deux côtés.	Néoplasme du lobe g. du cervelet.	Brèche au ciseau de 3 cm. sur 8 cm. Issue de liquide. En deux tentatives, on ne trouve pas la tumeur.	Amélioration de l'incoordination, de la vue, de la par. faciale, des réflexes.
49	Bondani et Murri (Bologne)inOresiano Revista di path.nerv.,1901, et Chip., Chir. nerv., III, p.386.	H. 17 ans.	Il y a un an et demi, vertiges, céphalées, nausées, vomissements.	Démarche ébrieuse. Depuis 1 an, trouble de la parole, surdité à g. Chute en avant. Incoordination plus nette à g., réflexes tend. exagérés à g. Dim. des sensibilités côté g. de la face; odorat, ouïe, goût abolis à g. Démarche ataxique, en zigzag.	Fibro-sarcome du lobe g. du cervelet du vol. d'une noix.	Résection ciseau et tenaille. Extirpation. Excision d'une hernie cérébelleuse le 5ᵉ jour.	Amélioration pendant 3 mois; puis récidive. 2ᵉ tentative. Mort de shock. A l'autopsie : ramollissement étendu du cervelet.
50	D'Alloco et Sajanti (Ternio)Riform. med.,1896 et Chip., Chir. nerv., 1903, III, p. 388.	H. 19 ans.	Céphalées frontales, puis occipitales. Vomissements. Stase papillaire. Dim. du pouvoir visuel des 2 yeux.	Démarche hésitante. Tendance à tomber à dr. : parésie plus marquée des membres droits. Nystagmus latéral et rotatoire. Stranguric. Réflexes pat. abolis. Autres réflexes très faibles.	Glio-sarcome kystique, télangiectasique, de tout le cervelet.	Deux couron. de trépan, qu'on réunit. Ponction, liquide jaune citron. Cavité anfractueuse ramollie, énorme.	Mort le 6ᵉ jour.
51	Durante (Rome) Congrès It.,1897 in Roncali et Chip., Chir. nerv., 1903, III, 388.	F. 11 ans.	Début, il y a 2 ans, par fortes céphalées tous les 15 j. Vomissements. Depuis 1 mois, dim. de la vue à dr. Stase papillaire à dr.	Depuis 1 an 1/2, démarche hésitante, ébrieuse, avec tendance à se diriger à g. Ouïe dure à dr. Réflexe pat. exagéré des deux côtés.	Gliome du lobe médian, diffusé des deux côtés, surtout à g.	Lambeau à la Durante. Issue de 200 g. liq. rachidien. Troubles respiratoires.	Mort de shock après 20 minutes. Hydropisie énorme des ventricules et de l'aqueduc de Sylvius.
52	Cunéo (Congr. de chir. It., 1899 et Chip., Chir. nerv., 1903, III, p. 388).	H. 32 ans.	Céphalée à g. surtout occipitale. Stase papillaire bilat.	Début, il y a un an, par incertitude de la marche et de l'équilibre, cécité et surdité complète à g. Douleur à la pression sur la rég. occipitale dr. Nystagmus lat.	Sarcome du lobe g. du cervelet et de la rég. pédonculaire.	Craniectomie. Lig. du sinus lat. On soulève la tente, et on extrait une tum. mamelonnée dans lobe gauche.	Mort le 20ᵉ jour. Méningo-encéphalite. Hydrocéphalie.
53	Montenovesi (Rome) inédite, in Chip., Chir. nerv., 1903, III, p. 389.	H. 43 ans.	Début, il y a 10 m. par céphalées et vertiges, tendance à tourner à g. par accès. Stase papillaire bilat. Ret. du champ visuel.	Plusieurs secousses convulsives dans les jambes qui restent faibles. Debout, tendance à tourner vers la gauche. Parésie du facial inf. Faiblesse musc. bras et jambe g. Ouïe affaiblie des 2 côtés, surtout à g. A la fin marche titubante et difficulté de s'orienter.	Tumeur du lobe g. du cervelet.	Brèche petite, grandeur d'une pièce de 0,50 cent. Cervelet fait hernie, et on ne voit rien d'anormal.	Résultat nul.
54	Nota (Turin) (Chip., Chir. nerv., III, 391).	H. 7 ans.		Symptômes de tumeur du cervelet.	Tubercule du cervelet.	Craniectomie. On ne trouve rien.	Mort. A l'autopsie : tub. du cer. et de l'hém. cérébral g.
55	Durante (Rome), inédite. Chip., Chir.nerv.,1903, III, p. 391.	F. 37 ans.	Début il y a 5 mois, par céphalées surtout occipitales. Vertiges forts. Vomissements. Hallucinations visuelles, fantômes	Affaiblissement de toute la moitié droite du corps, qui l'oblige à garder le lit. Impotence du membre sup. dr. qui laisse tomber les objets. Strabisme convergent. Nystagmus transversal. Ptosis droit, hypotonie du facial inf. dr. Hypokinésie et ato-	Tumeur du lobe cérébelleux dr.	Brèche de 8 cm. sur 5 cm. au ciseau. Incision du lobe. Tumeur extraite avec le doigt. Jet de sang. Tamponnement.	Mort 1 h. après. Lobe cérébel. droit détruit, et hémorragie péri-bulbaire. Déviation du bulbe. Mort de shock.

N^os D'ORDRE	INDICATIONS BIBLIOGRAPHIQUES	SEXE AGE	SYMPTÔMES GÉNÉRAUX	SYMPTÔMES DE LOCALISATION	NATURE ET SIÈGE DES TUMEURS	OPÉRATIONS	SUITES ET TERMINAISONS
			blancs en série. Affaiblissement de la vue des deux côtés.	nie des muscles du côté dr. du corps. Debout, oscillation, les yeux ouverts; assise, inclinée à dr. Démarche en zigzag, jambes écartées. Dév. à dr., si elle tourne, perd l'équilibre. Astasie à dr. surtout membre sup. Réfl. tend. exag. Sensibilité, état psychique norm. Paresth. de l'orientation.			
56	Tricomi (Bologne) (*Riform. med.*, 1899, et Chip., *Chir. nerv.*, 1903, III, p. 306).	F. 9 ans 1/2.	Deux chutes à 5 ans. Depuis douleurs de tête. Vomissements. Vertiges. Stase papillaire bilat.	Légère parésie du facial dr. Asthénie et atonie des muscles de la face à dr. Tremblement bras et mains des deux côtés. Démarche ataxique type. Réflexes rot. exagérés, sensibilité normale, et bon état psychique.	Gliome des tubes quadrijumeaux et du péd. cérébelleux supér. dr.	Brèche à la gouge de la dim. de 5 fr. Enorme tension. Exploration négative.	Mort le lendemain.
57	Brewer (*Med. News.*, 1899, et Chip., *Chir. nerv.*, 1903, III, p. 607).	H. 26 ans.	Céphalée occipit. Vomiss. Vertiges. Somnol. Double névrite opt. avec cécité presque comp.	Démarche chancelante. Pas d'hyperesthésie. Pas d'anesthésie, ni altérat. du goût et de l'odorat.	Tubercule de la grosseur d'une noisette, près de la ligne médiane à 1 p. 1/2 profondeur.	Tumeur enlevée en 3 fragments.	Amélioration. Récidive 2 mois après. Mort après 2° opér. Tub. pulm.
58	G. A. Syme (*Inter Colonial med Journ.* 1899, et Chip., *Chir. nerv.*, 1903, III, p. 945).	H. 26 ans.	Chute il y a 2 ans. 1 an après céphalées locales à droite. Névrite optique double. Vomissements.	Incoordination dans le bras droit. Réflexes rotuliens diminués.	Kyste gliomateux occupant tout le lobe g. du cervelet, comprimant le vermis.	A chaque tentative, incision de la peau, du périoste, syncopes respiratoires.	On renonce à opérer; mort le lendemain dans une syncope respiratoire.
59	G. A. Syme. (*Id.*).	H. 47 ans.	5 ans avant, coup de pied de cheval. 6 mois apr., début. Crises de céphalée. Né-	6 mois après l'accident, démarche chanc. Bourdonn. Surdité comp. à g. et à dr. Paralysie légère côté g. de la face, où la sensibilité est dim. dans 2/3 sup. Mémoire dim.	Tumeur dure du lobe g. à sa face infér. et en avant. Compression des V°, VII° et VIII° pai-	Trépan sur le lobe g. Trocart négatif. Doigt introduit, syncopes respiratoires successiv.	Mort de syncope resp. pendant l'opération. A l'autopsie : tumeur naissant des mé-

CHAPITRE V

RÉSULTATS DES OPÉRATIONS

Nombre des opérations, en totalité, ou par lobes. — Sexe des opérés ; influence
du traumatisme. — Ages ; tableau statistique. — Siège des tumeurs opérées. — Leur nature ; tableau statistique des sarcomes, gliomes, angiomes,
kystes simples et hydatiques, des tuberculomes, des syphilomes, des tumeurs
bénignes, etc. — Des morts rapides après les opérations (shock, hémorragie, hyperthermie). — Morts par encéphalo-méningite. — Décès survenus
le premier mois après l'opération ; proportion des insuccès. — Améliorations
et guérisons ; tableau statistique. — Récidives. — *Conclusions générales.*

Les statistiques, quand il s'agit d'une question nouvelle et difficile, comme celle des TUMEURS CÉRÉBRALES, projettent une
clarté utile sur la voie parcourue, et montrent la valeur des
RÉSULTATS.

Elles ne sauraient être *intégrales*, car l'opérateur le plus favorisé
(tel Horsley) ne pourrait guère présenter que 10 à 15 opérations
à son actif. Il s'agit, en effet, d'une chirurgie *rare* et un peu
spéciale.

La STATISTIQUE OPÉRATOIRE la plus importante est celle de
Von Bergmann (1899). Elle comprend 104 cas d'*opérations curatives* pour le cerveau, et 12 pour le cervelet, en tout 116 observations.

Notre statistique porte sur 400 opérations ainsi réparties [1] :

    Région motrice.. 244
    Lobe frontal...........................,................. 54
    Autres lobes...   43
    Cervelet...   59
                                                            ————
                                                             400

Elle comprend les faits de Chipault, d'Auvray, déjà réunis par
von Bergmann, et ceux de l'auteur allemand.

1. Les chiffres, indiqués dans les pages qui suivent diffèrent un peu de
ceux qui figurent dans notre rapport au Congrès de chirurgie de 1903, en
raison des cas nouveaux que nous avons ajoutés.

Nous avons ajouté aux 116 cas des auteurs précédents 284 cas trouvés en divers recueils, et dans les trois volumes de la *Chirurgie nerveuse* de Chipault, 1902-1903.

Telle quelle, cette statistique permet d'importantes déductions.

A. SEXE. INFLUENCE DU TRAUMATISME.

Nous relevons 92 opérations faites chez des FEMMES, et 264 chez des HOMMES : dans 44 cas, les renseignements manquent sur le sexe de l'opéré. C'est une proportion de 23 p. 100 pour les *femmes*, de 66 p. 100 pour les *hommes*, et 11,25 p. 100 de *renseignements insuffisants* [1].

SEXE DES OPÉRÉS.

RÉGION DU CERVEAU	HOMMES	FEMMES	NON INDIQUÉS
Région motrice.....................	166	50	27
Lobe frontal......................	32	15	7
Autres lobes.....................	24	14	6
Cervelet	42	13	4
TOTAUX..........	264	92	44

Il y a donc, à peu près, *trois fois plus d'hommes que de femmes,* qui subissent l'opération.

On a attribué la prépondérance des tumeurs cérébrales, dans le sexe masculin, aux *traumatismes*; car il y est plus exposé.

Mais le TRAUMA est-il cause efficiente?

C'est là, comme le remarque Bergmann, une question très importante au point de vue *médico-légal*, en raison des faits que soulèvent aujourd'hui les questions d'assurances et les lois ouvrières.

On ne saurait nier, à notre avis, certaines relations entre le trauma et les néoplasmes cérébraux, surtout quand il a été violent, *suivi de perte de connaissance*, de *coma*, accompagné de *fracture* ou d'*enfoncement*, et que les accidents nerveux, *débutant aussitôt après*, suivent une *progression continue*.

Il en était ainsi, dans les faits de Guldenarm, Hermanidès et Winkler, de Rotgans et Winkler, de Wayenburg et Westermann, de Guldenarm et Ziegenweidt [2], où on voit, après une chute grave, le choc d'une poutre, un coup de pied de cheval ou de bœuf,

---

1. Proportions de von Bergmann : Femmes 18, 10 p. 100 ; hommes 66, 38 p. 100.
2. In Chip., *Chir. nerv.*, 1902, p. 689, 692, 702, 704, 708, 920.

apparaître : de la céphalée, des vomissements, des vertiges, des crises d'épilepsie, et tous les symptômes des tumeurs cérébrales se développer progressivement.

D'ailleurs, d'autres faits des mêmes chirurgiens hollandais nous montrent, outre les épanchements sanguins et les enfonce· ments, d'autres lésions intéressantes, produites par les traumatismes crâniens, telles que : des *dilatations vasculaires*, des *angiomes*, des *cicatrices de la dure-mère* et des *ruptures du cortex*, avec *aréole angio-néoplasique* (voir p. 200-201, fig. 92-93).

En résumé, si le *trauma*, à lui seul, ne saurait faire naître un néoplasme, il en favorise l'apparition, sous *l'influence héréditaire*, ou, s'il en existe, des *prédispositions de terrain*.

B. Age.

Le tableau suivant, groupant les tumeurs opérées, par *décades*, montre que c'est entre *vingt* et *cinquante* ans qu'ont été entreprises le plus grand nombre des opérations, soit 52,25 p. 100, surtout entre *vingt* et *quarante* ans.

Pendant l'*enfance* et l'*adolescence*, jusqu'à vingt ans, on trouve une proportion un peu au-dessus de 25 p. 100 ; elle n'est plus que de 7,5 p. 100 chez les vieillards qui *ont dépassé la cinquantaine*.

Age des opérés.

0 à 10 ANS	10 à 20	20 à 30	30 à 40	40 à 50	50 à 60	60 à 75	PAS DE RENSEIGNEMENTS
33	67	65	83	59	18	5	70
8,25 0/0	16,75 0/0	16,25 0/0	20,75 0/0	14,75 0/0	4,50 0/0	1,25 0/0	17,5 0/0

C. Siège.

Les tumeurs de la RÉGION MOTRICE fournissent, de beaucoup, le plus fort contingent des tumeurs opérées, puisqu'il atteint environ 61 p. 100 : les *facilités* plus grandes du *diagnostic*, l'*accessibilité*, et peut-être la *fréquence assez grande*, expliquent cette prédominance.

Dans ces dernières années, les opérations sur le LOBE FRONTAL ont notablement augmenté ; en 1899, von Bergmann, dans son Traité, en a réuni seulement 26 cas ; nous en présentons aujourd'hui 54. — Cependant, nous avons, autant que possible, adopté, comme limite, le *sillon préfrontal*, laissant ce qui est en arrière à la région motrice. Autre remarque intéressante : le nombre des tumeurs de ce lobe, opérées dans le sexe féminin, se rapproche de celui du sexe masculin : 15 chez les femmes, 32 chez les hommes, et 7 où l'indication du sexe fait défaut.

Aujourd'hui, les cliniciens arrivent, plus vite et mieux, à reconnaître les tumeurs des lobes frontaux : c'est ce *progrès du diagnostic* qui explique les chiffres de notre statistique.

Pour les lobes PARIÉTAL (lobule pariétal supérieur, lobule du pli courbe), OCCIPITAL et TEMPORO-SPHÉNOÏDAL, nous arrivons au chiffre déjà intéressant de 43 cas.

Ils se répartissent ainsi : *lobe pariétal*, 10 cas ; *lobe occipital*, 15 cas ; *lobe temporal*, 12 cas ; *plusieurs lobes et ventricules*, 6 cas.

Les tumeurs du CERVELET opérées s'élèvent à 59, dont *presque la moitié appartiennent à des enfants*, ou au moins à des sujets au-dessous de vingt ans.

	Bergmann.			Duret.		
Région motrice.	87 cas.	75	p. 100	244 cas.	61	p. 100
Lobe frontal....	10 —	8,61	—	54 —	13,50	—
Autres lobes....	7 —	6,04	—	43 —	10,75	—
Cervelet........	12 —	10,35	—	59 —	14,75	—
	116	100,00		400	100,00	

D. NATURE DES TUMEURS OPÉRÉES.

Les tumeurs les plus fréquemment rencontrées par les chirurgiens, dans leurs interventions, sont, en première ligne, les SARCOMES et les FIBRO-SARCOMES, au nombre de 83 ; viennent ensuite les GLIOMES et les GLIO-SARCOMES, avec un total de 83.

Nous relevons ensuite 13 ENDOTHÉLIOMES.

Il en résulte, que la classe des TUMEURS MALIGNES est représentée par 179 cas ; soit à peu près la moitié, et même plus de la moitié, si l'on tient compte des 53 cas sur lesquels nous ne possédons pas de renseignements, et qui sont, presque tous, dénommés « tumeurs » sans autre qualificatif.

Il ne faut donc pas se montrer trop sévère au point de vue de la possibilité des RÉCIDIVES.

NATURE DES TUMEURS OPÉRÉES.

RÉGIONS DE L'ENCÉPHALE	SARCOMES ET FIBRO-SARCOMES	GLIO-SARCOMES	GLIOMES	ENDO-THÉLIOMES	ANGIOMES	KYSTES SIMPLES	KYSTES HYDATIQUES	TUBER-CULOMES	SYPHILOMES	FIBROMES	OSTÉOMES	CARCINOMES	TUMEURS INDÉ-TERMINÉES	TOTAL PAR CHAQUE RÉGION
Région motrice.	54	8	33	5	16	19	32	23	18	6	2	3	27	244
Lobe frontal...	9	4	11	1	1	2	7	3	3	1	»	»	11	54
Autres lobes...	11	5	6	4	2	1	6	2	1	»	1	1	3	43
Cervelet........	9	2	14	3	»	4	1	12	»	»	»	1	12	59
TOTAUX...	83	19	64	13	19	26	46	40	22	7	3	5	53	400

Les ANGIOMES figurent au nombre de 19 : sous cette dénomination sont compris les fibro ou sarco-angiomes, et toutes les dilatations vasculaires : veines dilatées, tumeurs caverneuses, anévrysmes cirsoïdes, anévrysmes.

Les KYSTES dits SIMPLES, au nombre de 26, comprennent également, outre quelques kystes d'origine traumatique (bien que nous ayons éliminé tous ceux qui sont une simple transformation de l'épanchement sanguin), les kystes séreux congénitaux, et sans doute quelques kystes néoplasiques non reconnaissables.

Les KYSTES HYDATIQUES sont représentés par 46 observations, dont deux appartiennent aux *cysticerques* [1].

Nous avons gardé, dans nos tableaux généraux, la plupart des cas de TUBERCULOMES et de SYPHILOMES, où les renseignements étaient suffisants [2].

Il s'agit, en somme, de véritables tumeurs, qui, comme les autres, nécessitent l'ouverture du crâne, et des manœuvres intra-cérébrales.

Enfin il se rencontre 7 cas de FIBROMES PURS, 3 OSTÉOMES ou TUMEURS CALCIFIÉES, 3 cas de TUMEURS SECONDAIRES, un cas de CARCINOME MÉLANIQUE; et, dans 53 observations, la nature histologique de la tumeur est restée *indéterminée*.

E. MORTS RAPIDES (Shock, Hyperthermie, Hémorragies).

La mort rapide, par SHOCK, est survenue 58 fois; c'est une proportion de 14,05 p. 100; et, si on ajoute 10 cas où la mort par

1. Voir notre statistique spéciale des kystes hydatiques p. 636.
2. Voir p. 618 et 626, les tableaux résumés, spéciaux aux *tuberculomes* et aux *syphilomes*.

HÉMORRAGIE est indiquée, et 10 cas où on invoque l'HYPER-
THERMIE précoce, on arrive au chiffre de 78 morts rapides, soit
19,5 p. 100 : ce qui n'est pas aussi considérable que quelques-
uns auraient pu le penser.

Si on analyse les faits, on voit : que 16 fois la tumeur était
volumineuse, diffuse; 4 fois s'étendait jusqu'aux *noyaux centraux*
et qu'on ne put l'extirper; 8 fois, on signale une *hémorragie*
abondante pendant l'opération, etc.

La tumeur ne fut pas trouvée, et le diagnostic était incertain,
13 fois; 4 fois, le néoplasme avait envahi les deux hémisphères, etc.

En définitive, on observe surtout la mort par shock *dans les*
CIRCONSTANCES GRAVES.

Mais, ce qu'il importe de remarquer, c'est que la *proportion la
plus forte de beaucoup* est fournie par les TUMEURS DU CERVELET,
qui donnent 24 cas de morts rapides sur 59 opérations, soit près
du tiers : ces insuccès sont évidemment le résultat de la *profondeur* à laquelle on agit, et d'une *technique insuffisante.*

Il y a progrès, cependant, au point de vue de la fréquence des
accidents rapides et mortels, car Von Bergmann, dans sa statistique, indique 25 p. 100 de morts par le shock.

La mention spéciale, « *mort d'hémorragie* », n'existe que 10
fois : mais il est probable qu'elle a joué un rôle important, dans
la terminaison funeste, un plus grand nombre de fois.

F. ENCÉPHALO-MÉNINGITE.

L'encéphalo-méningite, ordinairement, est un accident relativement *tardif*.

Nous ne la trouvons signalée *expressément* que 20 fois. La mort
est survenue le plus souvent du huitième au vingtième jour.
Mais elle a été observée 4 fois, quatre mois après l'opération, et
2 fois après deux mois.

Là encore, on peut remarquer qu'un certain nombre de fois
on n'a pas trouvé la tumeur.

Ce sont les *manœuvres prolongées* et pas assez prudentes qui
entraînent cet accident, ou encore l'*ablation incomplète* du néoplasme.

L'*infection* joue sans doute un rôle important : mais elle n'est
pas toujours seule en cause.

G. Décès dans le 1ᵉʳ mois après l'opération.

Nous relevons 47 cas de mort dans le 1ᵉʳ mois, qui a suivi l'intervention.

Ils sont ainsi répartis : région motrice, 23 ; région frontale, 10 ; autres régions, 6 ; cervelet, 8.

On remarquera la grande proportion d'insuccès qui accompagne les opérations de tumeurs du *lobe frontal*. La raison en est évidente : *symptomatologie mal connue* jusque dans ces derniers temps, et *diagnostic tardif*, quand déjà la tumeur est volumineuse et diffuse.

En additionnant, avec ces 47 *décès* du 1ᵉʳ mois, les 20 cas de *méningo-encéphalite*, et les 78 cas de *mort rapide*, on obtient un TOTAL de 145 cas : ce qui donne une proportion de 36,25 p. 100 de malades opérés, n'*ayant retiré aucun avantage réel de la trépanation*.

· Nous avons recherché quelles étaient les causes les plus fréquentes de ces insuccès, en dehors du shock et de l'hémorragie.

On peut les indiquer ainsi : 30 fois, tumeurs *volumineuses, infiltrées, mauvais diagnostic*, la tumeur *n'est pas trouvée*, ou l'extirpation a été *incomplète*; 7 fois, elle était sous-corticale; adhérente aux méninges, 6 fois (scissure de Sylvius, partie profonde, ou voisinage immédiat du bulbe).

Il y a eu 6 fois hernie cérébrale.

Enfin, dans les deux tiers de ces cas malheureux, il s'agissait de *sarcomes* et de *gliomes*.

Et, d'autre part, presque tous les cas de *mort rapide par hyperthermie* sont la suite d'ablations des *kystes hydatiques* (8 fois sur 10).

H. Améliorations et guérisons.

Nous avons, à l'exemple de von Bergmann, recherché *consciencieusement* et *avec soin* quels avaient été les résultats obtenus *chez les opérés ayant dépassé le 1ᵉʳ mois*.

Nous avons trouvé 258 améliorations notables, persistantes, ou guérisons.

Dans 35 cas, en outre, il y eut peu d'amélioration ou une amélioration passagère; et dans 18 cas, aucune amélioration [1].

1. En dehors des cas suivis de mort rapide par schock, hyperthermie, hémorragie, etc.

Le TABLEAU ci-dessous permet de se rendre compte de ces faits, d'un simple coup d'œil.

RÉSULTATS DES OPÉRATIONS : DURÉE DES GUÉRISONS.

AMÉLIORATIONS NOTABLES ET GUÉRISONS.	Malades guéris opératoirement sans avoir été revus.	GUÉRISONS, LEUR DURÉE				PEU D'AMÉLIORATION	AUCUNE AMÉLIORATION
		3 mois à 1 an	1 an à 2 ans	2 ans à 3 ans	3 ans et plus		
Région motrice.	183	116	26	18	14	9	21	12
— frontale..	32	18	6	1	4	3	3	4
Autres lobes....	19	12	5	»	1	1	7	1
Cervelet........	24	14	4	2	3	1	4	1
TOTAUX...	258	160	41	21	22	14	35	18

On peut donc dire, avec certitude, qu'il y a *guérison* ou *amélioration notable*, DANS PLUS DE LA MOITIÉ DES CAS.

Il ne s'agit pas, il est vrai, de guérisons radicales, DÉFINITIVES (sauf quelques exceptions); mais qui pourrait affirmer que nous obtenons mieux dans les extirpations de sarcomes et d'épithéliomes des membres?

Il faut aussi ajouter que, dans la plupart des cas de tumeurs encéphaliques, les malades ne sont pas suivis un temps suffisant, quelquefois pas du tout.

D'autre part, en général, les observations sont incomplètes, se limitent à des renseignements sommaires, et sont publiées par morceaux : c'est là un grand embarras pour les recherches, et pour apprécier les résultats.

Le TABLEAU indiquant la DURÉE *des* GUÉRISONS (dans ces cas, il s'agit de malades suivis) est très encourageant, puisque nous constatons que : dans 44 cas la guérison persiste de trois mois à un an; dans 21 cas, de UN AN à DEUX ANS; dans 22 cas, de DEUX ANS à TROIS ANS; et, dans 14 cas, PLUS DE TROIS ANS.

EXEMPLES [1] :

Région rolandique : Keen (n° 41); tumeur de la dure-mère, le malade est dans de bonnes conditions *huit ans après*; — Parker (n° 94); gomme, guérison persistant *quatre ans après*; — Poirier (n° 104); angiome de la région motrice, le malade exerce facilement son métier de concierge, *quatre ans après*; — Syme (n° 115); sarcome de la dure-mère, guérison persistant *cinq ans après*; —

---

1. Tirés de nos tableaux statistiques avec renvoi aux numéros d'ordre.

Guldenarm (n° 137); tumeur veineuse du volume d'une noix, *neuf ans de survie* constatés et peut-être plus; Kronlein (n° 164), tuberculome volumineux, vit encore *cinq ans après*; — Broca (n° 137) (neurogliome), malade existant encore *après quatre ans.*

Lobe frontal : Durante (n° 149); sarcome réopéré à *dix ans* de distance, la malade vit encore *douze ans* après la première opération; Wayenburg (n° 16), survie de *quatre ans.*

Survie de PLUS de *trois ans* : 14 cas.

Ajoutons que, dans la catégorie de deux à trois ans, il en est encore 6 à 8, qui atteignent trois ans.

EN TOUT : *vingt à trois ans, et au delà.*

En résumé, si sur les 400 cas recueillis par nous, aux 258 cas de guérisons ou d'améliorations notables et durables, on joint les 35 cas, où il y eut une amélioration passagère, on voit que 73,25 p. 100 OBTIENNENT QUELQUE BÉNÉFICE DE L'INTERVENTION [1].

I. RÉCIDIVES.

Dans 41 observations de nos tableaux, il est mentionné des RÉCIDIVES.

Elles sont apparues : rapidement, de deux à trois mois après l'opération, 6 fois; 12 fois, de 5 mois à un an; 4 fois, après un an; 3 fois, après deux ans; et 3 fois, après trois ans, etc.

Il s'agit presque toujours de *sarcomes* ou de *gliomes*, et souvent de *gliomes kystiques* : pour ces derniers, on avait d'abord opéré un *kyste*, et, la seconde fois, on se trouve en présence d'une *tumeur solide.*

On note aussi, parmi les récidives, 2 cas d'*épithélioma*; 2 tuberculomes; 1 syphilome; 1 fois, il s'agit d'un *kyste hydatique* opéré par Herrera Vegas (lobe frontal n° 54), qui récidive un an après; et, on trouve au point où il a été enlevé, un semis de vésicules hydatides.

Certains de ces malades ont été RÉOPÉRÉS 2, 3, et 4 fois.

Le plus curieux sous ce rapport est le fait de Bramann. Il s'agit d'un homme de quarante-six ans; on l'opère d'un kyste contenant 50 à 60 grammes de sérosité roussâtre; quatre semaines après, première récidive, on le réopère et on trouve un myxo-sarcome diffus; deux mois après, deuxième récidive et troisième

---

1. Ces chiffres sont le *résultat exact* de notre statistique. Il est probable, cependant, qu'un certain nombre d'insuccès ne sont pas publiés.

opération. Il est présenté au Congrès allemand de chirurgie (1892), comme débarrassé de tous ses accidents; mais deux mois après une quatrième opération devient nécessaire; il y survécut quatre mois : depuis la première opération jusqu'à la mort, il s'était écoulé environ quinze mois.

Dans plusieurs cas, par ces opérations successives on a obtenu des prolongations d'existence variant de quelques mois à un an, un an et demi, deux et même trois ans, dans un cas.

A titre exceptionnel, on pourrait enfin rappeler le cas remarquable de la malade de Durante, qui, opérée une première fois en 1885, d'un fibrome de la dure-mère comprimant le lobe frontal, fut réopérée *douze ans après*, en 1896; et *elle vit encore aujourd'hui*.

CONCLUSIONS GÉNÉRALES

La chirurgie des *tumeurs de l'*ENCÉPHALE est une chirurgie RARE *et* DIFFICILE [1].

Quoiqu'elle paraisse plus lente, dans son *évolution*, que les autres branches de la chirurgie viscérale, elle fait, cependant, *des* PROGRÈS NOTABLES ET CONTINUS.

Ceux-ci sont sous la dépendance d'un DIAGNOSTIC HATIF, et d'une INTERVENTION PRÉCOCE.

L'emploi de la RADIOSCOPIE peut, à cet égard, rendre des services, comme le montrent quelques faits récents [2].

Il serait désirable, en effet, *qu'on parvînt à reconnaître l'existence des tumeurs encéphaliques* AVANT QU'ELLES N'AIENT EU UN RETENTISSEMENT DÉFAVORABLE SUR TOUT L'ENCÉPHALE, c'est-à-dire *avant que tous les phénomènes de leur* SYNDROME *se soient* COMPLÈTEMENT INSTALLÉS.

La *localisation topographique*, quoique nécessaire, *peut évoluer dans les limites* MOINS ÉTROITES *que jadis*, en raison de la facilité d'ouvrir le crâne PLUS LARGEMENT.

Cependant, tous les faits démontrent que les résultats *sont meilleurs*, quand on se trouve rapidement en présence de la tumeur, c'est-à-dire quand le DIAGNOSTIC EST EXACT ET PRÉCIS.

---

1. Starr s'exprime ainsi : « I can support the dictum of Keen, that this is not operation to be rashly undertaken, by the novice in surgery ». (Brain, Tumours and their removal, *Brit. med. Journ.*, 1897, II, 1049.)

2. Voir p. 165.

D'après la STATISTIQUE que nous avons établie, en colligeant 400 cas de tumeurs encéphaliques, les malades succombent aux accidents PRIMITIFS de l'opération, dans la proportion de 19,5 p. 100. — C'est un pourcentage meilleur que celui indiqué par Von Bergmann dans sa statistique (1899), où il s'élevait à 25 p. 100.

Le nombre des malades qui ont obtenu un BÉNÉFICE RÉEL de l'intervention s'élève à 73,25 p. 100.

Les uns *voient disparaître les douleurs si violentes* de la *céphalée*, les *vertiges*, la *torpeur intellectuelle*, et s'améliorer leurs *crises convulsives* et leurs *paralysies*.

Un grand nombre, *recouvrent complètement* (60 p. 100 d'après Rohner de Nancy et Dupont) ou *partiellement* (18 p. 100), LA VISION.

Un examen sévère et consciencieux montre que 258 opérés sur 400, c'est-à-dire PLUS DE LA MOITIÉ (3 sur 4), ont eu des AMÉLIORATIONS DURABLES ou des GUÉRISONS.

On possède des *documents* sur 134 d'entre eux, qui permettent d'affirmer qu'ils *y ont gagné une* PROLONGATION DE L'EXISTENCE, assez souvent *pendant plusieurs années* : pour un certain nombre, la guérison paraît devoir être *définitive*.

Il ne faut pas oublier que *dans près de la moitié des cas qu'on opère, il s'agit de* SARCOMES *et de* GLIOMES; *et, nous n'obtenons pas de meilleurs résultats, pour ce genre de néoplasmes, dans les autres régions de l'économie.*

Les progrès réalisés dans la TECHNIQUE OPÉRATOIRE, et dans la SÉCURITÉ *et la* RAPIDITÉ *de l'ouverture du crâne*, permettent de bien augurer de l'avenir de la chirurgie cérébrale, en particulier de celle de l'ABLATION DES NÉOPLASMES.

Un certain nombre de chirurgiens préfèrent pratiquer, pour la recherche des tumeurs, la CRANIECTOMIE, de manière à laisser la *brèche ouverte*, pour combattre les récidives.

D'autres font la CRANIOTOMIE A LAMBEAU, pour conserver au cerveau son organe de protection.

Cette dernière opération est plus *rapide*, et donne *un jour plus grand*; mais il ne paraît pas indispensable de l'étendre, dans tous les cas, à une moitié entière du crâne; comme pour la laparotomie, une ouverture *de la moitié* ou d'*un tiers* d'un côté du crâne, souvent paraît suffisante.

Les *craniotomies*, d'autre part, peuvent varier d'*emplacement*, selon le siège occupé par le néoplasme, et être LATÉRALES, FRONTALES, SAGITTALES, OCCIPITO-CÉRÉBELLEUSES, selon divers procédés que nous avons décrits avec soin.

La nouvelle instrumentation avec les *fraises* permet de faire l'ouverture avec *rapidité* et *sans danger* pour la substance nerveuse : la scie à curseur et le ciseau, ou mieux encore la scie de Gigli, guidée par le conducteur de Marion, complètent son action.

La CRANIOTOMIE n'est qu'une opération PRÉLIMINAIRE : le chirurgien doit réserver une bonne part de sa sollicitude pour le temps délicat de la *recherche* et de l'*ablation du néoplasme* du sein des centres nerveux (OPÉRATION DÉFINITIVE).

Le plus grand nombre des extirpations de tumeurs encéphaliques a eu pour champ d'action la RÉGION MOTRICE, où on relève 244 opérations.

Dans ces dernières années, les progrès du diagnostic le permettant, on s'est porté vers d'autres régions des hémisphères : on compte 54 cas d'ablations de tumeurs du LOBE FRONTAL, 43 dans les *lobes* PARIÉTAL, OCCIPITAL, et TEMPORO-SPHÉNOÏDAL et 59 pour le CERVELET.

TABLE DES MATIÈRES

CHAPITRE IV

TUMEURS DE LA RÉGION ROLANDIQUE OU SENSITIVO-MOTRICE

CHAPITRE V

TUMEURS DU LOBE PARIÉTAL

CHAPITRE VI

TUMEURS DU LOBE OCCIPITAL

CHAPITRE VII

TUMEURS DU LOBE TEMPORO-SPHÉNOÏDAL

CHAPITRE VIII

TUMEURS DE LA FACE INTERNE OU MÉDIANE DES HÉMISPHÈRES

CHAPITRE IX

TUMEURS DU CORPS CALLEUX

CHAPITRE X

TUMEURS DES GANGLIONS INFRA-CORTICAUX (COUCHES OPTIQUES; NOYAUX CAUDÉS, LENTICULAIRES; CAP-SULES INTERNES)

CHAPITRE XI

TUMEURS DES TUBERCULES QUADRIJUMEAUX ET DE LA GLANDE PINÉALE

CHAPITRE XII

TUMEURS DU CERVELET

CHAPITRE XIII

TUMEURS DE LA BASE DU CRANE ET DE L'ENCÉPHALE

TROISIÈME PARTIE

DIAGNOSTIC

QUATRIÈME PARTIE

CHIRURGIE DES TUMEURS DE L'ENCÉPHALE

CHAPITRE I

HISTORIQUE

CHAPITRE II

INDICATIONS

CHAPITRE III

MÉTHODES ET PROCÉDÉS OPÉRATOIRES

CHAPITRE IV

TABLEAUX STATISTIQUES

CHAPITRE V

RÉSULTATS DES OPÉRATIONS

338-04. — Coulommiers. Imp. Paul BRODARD. — 5-05.

FÉLIX ALCAN, Éditeur
ANCIENNE LIBRAIRIE GERMER BAILLIÈRE ET Cie

MÉDECINE — SCIENCES

CATALOGUE

DES

Livres de Fonds

TABLE DES MATIÈRES

*On peut se procurer tous les ouvrages
qui se trouvent dans ce Catalogue par l'intermédiaire des libraires
de France et de l'Étranger.*

*On peut également les recevoir franco par la poste,
sans augmentation des prix désignés, en joignant à la demande
des TIMBRES-POSTE FRANÇAIS ou un MANDAT sur Paris.*

108, BOULEVARD SAINT-GERMAIN, 108
Au coin de la rue Hautefeuille

PARIS, 6e

MAI 1904

TRAITÉ MÉDICO-CHIRURGICAL
DE GYNÉCOLOGIE

PAR LES DOCTEURS

F. LABADIE-LAGRAVE
Médecin de la Charité.

F. LEGUEU
Professeur agrégé à la Faculté de médecine de Paris
Chirurgien des hôpitaux.

Troisième édition revue et augmentée.
1 fort volume gr. in-8, avec 378 figures en noir et en couleurs, cart. à l'angl. **25 fr.**

MANUEL POUR L'ÉTUDE
DES MALADIES DU SYSTÈME NERVEUX

Par le Dr Maurice de **FLEURY**

1 fort vol. gr. in-8, avec 133 gravures en noir et en couleurs, cart. à l'angl. **25 fr.**

BLESSURES
DU CRANE ET DE L'ENCÉPHALE
PAR COUP DE FEU
CHIRURGIE NERVEUSE

Par le Dr **H. NIMIER**
Professeur au Val-de-Grâce, Médecin principal de 1re classe.

1 fort vol. grand in-8, avec 158 gravures .... **15 fr.**

GUIDE PRATIQUE
DE CHIRURGIE INFANTILE

Par **E. ESTOR**
Professeur à la Faculté de médecine de Montpellier.

1 fort vol. in-8, avec gravures .... **10 fr.**

TRAVAIL ET PLAISIR
ÉTUDES EXPÉRIMENTALES DE PSYCHO-MÉCANIQUE

Par le Dr **Ch. FÉRÉ**
Médecin de Bicêtre

1 fort vol. grand in-8, avec 200 gravures .... **12 fr.**

ISOLEMENT ET PSYCHOTHÉRAPIE
TRAITEMENT DE L'HYSTÉRIE ET DE LA NEURASTHÉNIE
PRATIQUE DE LA RÉÉDUCATION MORALE ET PHYSIQUE

PAR LES DOCTEURS

Jean CAMUS ET **Ph. PAGNIEZ**
Anciens internes de la Salpêtrière.
Préface du **Professeur J. DÉJERINE**
Médecin de la Salpêtrière.

1 fort vol. grand in-8 .... **9 fr.**

TRAITÉ DE BIOLOGIE

Par **F. LE DANTEC**
Chargé du cours d'embryologie générale à la Sorbonne.

1 fort vol. grand in-8, avec 101 gravures .... **15 fr.**

COLLECTION MÉDICALE

Volumes in-16, cartonnés à l'anglaise, à 4 et à 3 francs

Naissance et mort. *Etude de socio-biologie et de médecine légale*, par le Dr G. MORACHE, prof. de médecine légale à l'Univ. de Bordeaux, associé de l'Académie de médecine... **4 fr.**

Grossesse et accouchement. *Etude de socio-biologie et de médecine légale, par le même.* **4 fr.**

Le mariage. *Etude de socio-biologie et de médecine légale, par le même*............ **4 fr.**

La profession médicale. *Ses droits, ses devoirs, par le même*.................... **4 fr.**

Les nouveaux traitements, par le Dr J. LAUMONIER. 2ª édit.................... **4 fr.**

Manuel d'électrothérapie et d'électrodiagnostic, par le Dr E. ALBERT-WEIL, avec 80 gravures.. **4 fr.**

L'hystérie et son traitement, par le Dr PAUL SOLLIER.................... **4 fr.**

Manuel de psychiatrie, par le Dr J. ROGUES DE FURSAC, médecin adjoint à l'asile de Clermont (Oise).. **4 fr.**

L'instinct sexuel. *Évolution, dissolution*, par le D^r Ch. FÉRÉ, médecin de Bicêtre, 2ª éd. **4 fr.**

L'intubation du larynx chez l'enfant et l'adulte, par le Dr A. BONAIN, avec 42 gr. **4 fr.**

Les maladies de l'urèthre et de la vessie chez la femme, par le Dr KOLISCHER, professeur de gynécologie à Chicago Clinical School. Traduit de l'allemand par le Dr *Beuttner*, privat-docent à l'Université de Genève, avec gravures.................... **4 fr.**

L'éducation rationnelle de la volonté. *Son emploi thérapeutique*, par le Dr P.-E. LÉVY, préface de M. le *Professeur Bernheim*. 3ª édition .... **4 fr.**

Manuel théorique et pratique d'accouchements, par le Dr A. POZZI, professeur à l'Ecole de médecine de Reims, avec 138 gravures. 4ª édition.................... **4 fr.**

Eléments d'anatomie et de physiologie génitales et obstétricales, par *le même*, avec 219 gravures.. **4 fr.**

La mort réelle et la mort apparente. Nouveaux procédés de diagnostic et traitement de la mort apparente, par le Dr S. ICARD, avec gravures. *(Ouvrage récompensé par l'Institut.)* **4 fr.**

La fatigue et l'entraînement physique, par le D^r PH. TISSIÉ, préface de M. le *Professeur Bouchard*, avec gravures. 2ª édition................................ **4 fr.**

Morphinisme et morphinomanie, par le Dr P. RODET. *(Ouvrage couronné par l'Académie de médecine.)*.. **4 fr.**

Hygiène de l'alimentation dans l'état de santé et de maladie, par le Dr J. LAUMONIER, avec gravures. 3º édition.. **4 fr.**

L'alimentation des nouveau-nés. *Hygiène de l'allaitement artificiel*, par le Dr S. ICARD, avec 60 gravures. *(Ouvrage couronné par l'Académie de médecine.)*............... **4 fr.**

L'hygiène sexuelle et ses conséquences morales, par le Dr S. RIBBING, professeur à l'Université de Lund (Suède). 2º édition.. **4 fr.**

Hygiène de l'exercice chez les enfants et les jeunes gens, par le Dr F. LAGRANGE, lauréat de l'Institut, 7e édition.. **4 fr.**

L'exercice chez les adultes, par *le même*. 4ª édition............................ **4 fr.**

Hygiène des gens nerveux, par le Dr LEVILLAIN. 4ª édition.................... **4 fr.**

L'Idiotie. *Psychologie et éducation de l'idiot*, par le Dr J. VOISIN, médecin de la Salpêtrière, avec gravures.. **4 fr.**

La famille névropathique. *Hérédité, prédisposition morbide, dégénérescence*, par le D^r CH. FÉRÉ, médecin de Bicêtre, avec gravures. 2º édition........................ **4 fr.**

L'éducation physique de la jeunesse, par A. MOSSO, professeur à l'Université de Turin.. **4 fr.**

Manuel de percussion et d'auscultation, par le Dr P. SIMON, professeur à la Faculté de médecine de Nancy, avec gravures.. **4 fr.**

Le traitement des aliénés dans les familles, par le D^r CH. FÉRÉ, médecin de Bicêtre. 2º édition.. **3 fr.**

Dans la même Collection :

MÉDECINE OPÉRATOIRE

par M. le Professeur FÉLIX TERRIER

Membre de l'Académie de médecine,
Professeur de clinique chirurgicale à la Faculté de médecine de Paris.

Petit manuel d'anesthésie chirurgicale, par les Drs FÉLIX TERRIER et M. PÉRAIRE, avec 37 gravures.. **3 fr.**

Petit manuel d'antisepsie et d'asepsie chirurgicales, par *les mêmes*, avec 70 gravures.. **3 fr.**

L'opération du trépan, par *les mêmes*, avec 222 gravures........................ **4 fr.**

Chirurgie de la face, par les Drs FÉLIX TERRIER, GUILLEMAIN, chirurgien des hôpitaux, et MALHERBE, avec 214 gravures.. **4 fr.**

Chirurgie du cou, par *les mêmes*, avec 101 gravures............................ **4 fr.**

Chirurgie de la plèvre et du poumon, par les Drs FÉLIX TERRIER et E. REYMOND, avec 67 gravures.. **4 fr.**

Chirurgie du cœur et du péricarde, par *les mêmes*, avec 79 gravures.......... **3 fr.**

RÉCENTES PUBLICATIONS
MÉDICALES ET SCIENTIFIQUES

Pathologie et thérapeutique médicales.

ALBERT-WEIL (E.), chargé du service d'é'ectrothérapie de la Clinique chirurgicale infantile de l'hôpital Tenon. **Manuel d'électrothérapie et d'électrodiagnostic.** 1902. In-16, avec 80 fig. Cart. à l'angl. 4 fr.

BONAIN (A.), chirurgien de l'hôpital civil de Brest. **Traité de l'intubation du larynx chez l'enfant et chez l'adulte.** 1902. 1 vol. in-18, avec 50 fig. Cartonné à l'anglaise. 4 fr.

BOUCHUT ET **DESPRÈS**, professeurs agrégés à a Faculté de médecine de Paris. **Dictionnaire de médecine et de thérapeutique médicale et chirurgicale,** comprenant le résumé de la médecine et de la chirurgie, les indications thérapeutiques de chaque maladie, la médecine opératoire, les accouchements, l'oculistique, l'odontotechnie, les maladies d'oreille, l'électrisation, la matière médicale, les eaux minérales, et un formulaire spécial pour chaque maladie. 6° édit., très augmentée, 1895. 1 vol. in-4, avec 1001 figures dans le texte et 3 cartes : broché. 25 fr. — Relié. 30 fr.

CORNIL (V.), membre de l'Académie de médecine, professeur à la Faculté de médecine de Paris et **BABES**, professeur à la Faculté de médecine de Bucarest. **Les bactéries,** leur rôle dans l'histologie pathologique des maladies infectieuses. 2 vol. gr. in-8, contenant la description des méthodes de bactériologie. 3° édit., 1890, avec 385 fig. en noir et en couleurs dans le texte et 12 planches hors texte. 40 fr.

CORNIL (V.), **RANVIER** (L.), **BRAULT** et **LETULLE**. **Manuel d'histologie pathologique.** Tome I, 1901. 1 vol. grand in-8, avec gravures en noir et en couleurs. 3° édit., 25 fr. — Tome II., 1902. 1 vol. grand in-8, avec gravures en noir et en couleurs, 25 fr. (Voir détails page 2.)

DAVID, chirurgien-dentiste des hôpitaux de Paris. **Les microbes de la bouche.** 1 vol. in-8, avec 113 gravures en noir et couleurs, lettre-préface de M. **Pasteur**. 10 fr.

FÉRÉ (Ch.), médecin de Bicêtre. **L'instinct sexuel.** *Évolution. Dissolution.* 2° édit. 1902. 1 vol. in-12, cart. 4 fr.

FINGER (Ernest), professeur à l'Université de Vienne. **La syphilis et les maladies vénériennes,** traduit de l'allemand, avec notes, par les docteurs **Doyon** et **Spillman**. 2° édit., 1900. 1 vol. in-8, avec 6 pl. en chromolithographie hors texte. 12 fr.

GLÉNARD, correspondant de l'Académie de médecine. **Les Ptoses viscérales.** 1899. 1 fort vol. in-8. 20 fr.

HÉRARD, CORNIL et **HANOT. La phtisie pulmonaire,** étude anatomo-pathologique et clinique. 2° édit. 1 vol. in-8, avec 65 fig. en noir et en couleurs et 2 planches. 20 fr.

ICARD (S.). **La femme pendant la période menstruelle,** étude de psychologie morbide et de médecine légale. 1 vol. in-8. 6 fr.

KOLISCHER, professeur de gynécologie à Chicago Clinical School. **Les maladies de l'urètre et de la vessie chez la femme,** traduit de l'allemand par le Dr **Beuttner**. 1900. 1 vol. in-12, avec grav. Cartonné à l'anglaise. 4 fr.

LABADIE-LAGRAVE, médecin de la Charité, et **LEGUEU,** professeur agrégé à la Faculté de médecine de Paris, chirurgien des hôpitaux, **Traité médico-chirurgical de gynécologie.** 1 vol. gr. in-8. avec 378 gr. dans le texte, cart. à l'angl. 3° édit., 1904. (*Couronné par l'Académie des sciences et par l'Académie de médecine*). 25 fr.

LABORDE (J.-V.), de l'Académie de médecine. **Les tractions rythmées de la langue** (traitement physiologique de la mort). 2ᵉ éd., 1897. 1 vol. in-12, avec gravures.　　5 fr.

LAGRANGE (Fernand), lauréat de l'Académie des sciences et de l'Académie de médecine. **La médication par l'exercice.** 2ᵉ éd., 1904. 1 fort vol. in-8, avec 69 gravures dans le texte et une carte coloriée hors texte.　　12 fr.

— **Les Mouvements méthodiques et la « mécanothérapie ».** 1899. 1 vol. grand in-8, avec 57 gravures.　　10 fr.

— **Le traitement des affections du cœur par l'exercice et le mouvement.** 1903. 1 vol. in-8, avec figures dans le texte et une carte coloriée hors texte　　6 fr.

LAUMONIER (J.). **Les nouveaux traitements.** 2ᵉ édit. 1904. 1 vol. in-16, cartonné à l'anglaise.　　4 fr.

LEGUEU (Voir plus haut : LABADIE-LAGRAVE).

MARVAUD (A.), médecin inspecteur de l'armée, professeur agrégé au Val-de-Grâce. **Les maladies du soldat,** étude étiologique, épidémiologique, clinique et prophylactique. 1 vol. in-8. 1894. (*Ouvrage couronné par l'Académie des sciences*).　　20 fr.

MOSSÉ (A.), professeur de clinique médicale à l'Université de Toulouse. **Le diabète et l'alimentation aux pommes de terre.** 1903. 1 vol. grand in-8, avec graphiques.　　5 fr.

RILLIET et BARTHEZ. **Traité clinique et pratique des maladies des enfants.** 3ᵉ édition, refondue et augmentée par BARTHEZ et SANNÉ. — TOME Iᵉʳ. *Maladies du système nerveux, maladies de l'appareil respiratoire.* 1 fort vol. gr. in-8.　　16 fr.

　　TOME II. *Maladies de l'appareil circulatoire, de l'appareil digestif et de ses annexes, de l'appareil génito-urinaire, de l'appareil de l'ouïe, maladies de la peau.* 1 fort vol. gr. in-8.　　14 fr.

　　TOME III, terminant l'ouvrage. *Maladies spécifiques, maladies générales constitutionnelles.* 1 fort vol. gr. in-8.　　25 fr.

SIMON (P.), professeur à la Faculté de médecine de Nancy. **Manuel de percussion et d'auscultation.** 1895. 1 vol. in-12, avec gravures, cartonné à l'anglaise.　　4 fr.

SPRINGER. **La croissance.** Son rôle en pathologie. Essai de pathologie générale. 1 vol. in-8. 1890.　　6 fr.

WIDE (A.), directeur de l'Institut orthopédique de l'État à Stockholm. **Traité de gymnastique médicale suédoise,** traduit, annoté et augmenté par le Dʳ BOURCARD, préface du Dʳ F. LAGRANGE. 1 vol. gr. in-8, avec 128 grav. dans le texte. 1898.　　12 fr. 50

Revue de Médecine. Directeurs, MM. BOUCHARD, CHAUVEAU, LANDOUZY et LÉPINE ; Rédacteurs en chef, MM. LANDOUZY et LÉPINE ; Secrétaire de la rédaction, Dʳ JEAN LÉPINE (v. p. 30).

Maladies nerveuses et mentales

BERNARD-LEROY. **L'illusion de fausse reconnaissance.** 1 vol. in-8. 1898.　　4 fr.

BINET. **Les altérations de la personnalité.** 2ᵉ édit. In-8, cart. 6 fr.

CAMUS (J.) et PAGNIEZ (Ph.). **Isolement et psychothérapie.** *Traitement de l'hystérie et de la neurasthénie, pratique de la rééducation morale et physique.* Préface de M. le Pʳ DEJERINE. 1904. 1 vol. gr. in-8.　　9 fr.

DAREL. **La Folie.** *Ses causes. Sa thérapeutique.* 1 v. in-8. 1901. 4 fr.

DEGA (Mˡˡᵉ G.). **Essai sur la cure préventive de l'hystérie féminine par l'éducation.** 1 vol. in-8. 1898.　　3 fr.

DUMAS, chargé du cours de psychologie expérimentale à la Sorbonne. **La tristesse et la joie.** 1 vol. in-8. 1900.　　7 fr. 50

FÉRÉ (Ch.), médecin de Bicêtre. **Le traitement des aliénés dans les familles.** 1 vol. in-18. 2ᵉ éd. Cart. à l'angl.   3 fr.

— **Les épilepsies et les épileptiques.** 1 vol. gr. in-8, avec 67 gravures et 12 planches hors texte.   20 fr.

— **Pathologie des émotions,** études cliniques et physiologiques. 1 vol. grand in-8, avec fig.   12 fr.

— **La Famille névropathique.** Théorie tératologique de l'hérédité et de la prédisposition morbides et de la dégénérescence. 1 vol. in-12. 2ᵉ éd., 1898, avec 25 grav. dans le texte, cart. à l'angl. 4 fr.

— **Dégénérescence et criminalité.** 1 vol. in-12. 3ᵉ édit. 1895.   2 fr. 50

FLEURY (Maurice de). **Introduction à la médecine de l'esprit.** 1 vol. in-8, avec fig. 6ᵉ éd., 1901. *(Couronné par l'Académie française et par l'Académie des sciences).*

— **Les grands symptômes neurasthéniques.** *Pathogénie et traitement.* 2ᵉ éd., 1902. 1 vol. in-8, avec figures.   7 fr. 50

— **Manuel pour l'étude des maladies du système nerveux.** 1904. 1 vol. gr. in-8, avec 133 grav. en noir et en couleurs, cart. à l'anglaise.   25 fr.

GRASSET, professeur de la Faculté de médecine de Montpellier. **Les maladies de l'orientation et de l'équilibre.** 1901. 1 vol. in-8, avec grav., cart. à l'angl.   6 fr.

ICARD (S.). **La femme pendant la période menstruelle,** étude de psychologie morbide et de médecine légale. 1 vol. in-8.   6 fr.

JANET (Pierre), professeur au Collège de France, et RAYMOND (F.), professeur de la clinique des maladies nerveuses à la Salpêtrière. **Névroses et idées fixes.** — I. *Études expérimentales sur les troubles de la volonté, de l'attention, de la mémoire, sur les émotions, les idées obsédantes et leur traitement,* par P. JANET. 1 vol. gr. in-8, avec 92 fig. 2ᵉ édit. 1904.   12 fr.

II. — *Névroses, maladies produites par les émotions, les idées obsédantes et leur traitement,* par F. RAYMOND et Pierre JANET. 1899. 1 vol. gr. in-8, avec 97 grav.   14 fr.

(Ouvrage couronné par l'Académie des sciences et par l'Académie de médecine.)

— **Les obsessions de la psychasthénie.** I — *Études cliniques et expérimentales sur les idées obsédantes, les impulsions, les manies mentales, la folie du doute, les tics, les agitatures, les phobies, les délires du contact, les angoisses, les sentiments d'incomplétude, la neurasthénie, les modificatures des sentiments du réel, leur pathogénie et leur traitement.* 1903. 1 vol. grand in-8, avec gravures. 18 fr.

II. — *États neurasthéniques, aboulies, incomplétude, agitations et angoisses diffuses, algies, phobies, délires du contact, tics, manies mentales, folies du doute, idées obsédantes, impulsions.* 1903. 1 vol. grand in-8, avec gravures.   14 fr.

LANGE, professeur à l'Université de Copenhague. **Les émotions.** Étude psychophysiologique, traduit de l'allemand par G. DUMAS. 2ᵉ édit., 1902. 1 vol. in-12.   2 fr. 50

LÉVY (P.-E.) **L'Éducation rationnelle de la volonté,** *son emploi thérapeutique.* Préface de M. le Prof. BERNHEIM. 4ᵉ édit., 1902. 1 vol. in-12, cart. à l'angl.   4 fr.

MAUDSLEY. **Le crime et la folie.** 1 vol. in-8. 6ᵉ édit. Cart.   6 fr.

RAYMOND (Le prof. F.). Voyez JANET (Pierre) et RAYMOND, ci-dessus.

RODET (P.) **Morphinisme et morphinomanie.** 1 vol. in-12, cart. à l'angl. *(Couronné par l'Académie de médecine.)*   4 fr.

ROGUES DE FURSAC (J.), ancien chef de clinique à la Faculté de Médecine de Paris. **Manuel de psychiatrie.** 1903. 1 vol. in-16, cartonné à l'anglaise.   4 fr.

SOLLIER (P.). **Genèse et nature de l'hystérie.** 2 vol. in-8. 1897. 20 fr.
— **L'hystérie et son traitement.** 1 vol. in-12, cart. 1901. 4 fr.
TISSIÉ (Ph.). **Les rêves,** pathologie, physiologie. 1 v. in-18. 2 fr. 50
VOISIN (Jules), médecin de la Salpêtrière. **L'idiotie,** *psychologie et éducation de l'idiot.* 1893. 1 vol. in-12. 4 fr.
— **L'Epilepsie.** 1 vol. gr. in-8. 1897 (*Cour. par l'Acad. de méd.*). 6 fr.

Psychologie expérimentale.

BINET (Alfred), directeur du laboratoire de psychologie physiologique à la Sorbonne. **La psychologie du raisonnement.** *Recherches expérimentales par l'hypnotisme.* 3e édit., 1903. 1 vol. in-18. 2 fr. 50
CRÉPIEUX-JAMIN (J.). **L'écriture et le caractère.** 4e édit., 1896. 1 vol. in-8. 7 fr. 50
DANVILLE (Gaston). **Psychologie de l'amour.** 3e édit., 1903. 1 vol. in-18. 2 fr. 50
EGGER (V.), professeur adjoint à la Sorbonne. **La parole intérieure.** 2e édit., 1904. 1 vol. in-8. 5 fr.
GLEY (E.), professeur agrégé de la Faculté de Médecine de Paris. **Etudes de psychologie physiologique et pathologique.** 1903. 1 vol. in-8. 5 fr.
GODFERNAUX (A.). **Le sentiment et la pensée et leurs principaux aspects physiologiques.** 1894. 1 vol. in-8. 5 fr.
HOFFDING, professeur à l'université de Copenhague. **Esquisse d'une psychologie fondée sur l'expérience,** trad. POITEVIN, préface de PIERRE JANET. 2e édit. 1903. 1 vol. in-8. 7 fr. 50
JAMES (William). **La théorie de l'émotion.** 1903. Trad. de l'anglais. Introd. par G. DUMAS, prof. à la Sorbonne. 1 vol. in-18. 2 fr. 50
JANET (Pierre), professeur au Collège de France. **L'automatisme psychologique.** 4e édit., 1904. 1 vol. in-8. 7 fr. 50
MALAPERT (P.). **Les éléments du caractère et leurs lois de combinaison.** 1897. 1 vol. in-8. 5 fr.
MOSSO, professeur à l'Université de Turin. **La peur.** *Étude psycho-physiologique.* 2e édit., 1902. 1 vol. in-18, avec grav. 2 fr. 50
— **La fatigue intellectuelle et physique,** traduit de l'italien par P. LANGLOIS. 3e édit., 1903. 1 vol. in-18, avec grav. 2 fr. 50
PHILIPPE (J.), chef des travaux au laboratoire de psychologie physiologique à la Sorbonne. **L'image mentale.** 1903. 1 vol. in-18, avec figures. 2 fr. 50
PIDERIT. **La mimique et la physiognomonie,** traduit de l'allemand par M. GIROT. 1888. 1 vol. in-8, avec 100 grav. 5 fr.
RIBOT (Th.), de l'Institut, directeur de la *Revue philosophique.* **La psychologie de l'attention.** 6e édit., 1903. 1 vol. in-18. 2 fr. 50
— **L'hérédité psychologique.** 7e édit., 1904. 1 vol. in-8. 7 fr. 50
— **La psychologie des sentiments.** 4e édit., 1904. 1 vol. in-8. 7 fr. 50
SAINT-PAUL (G.), médecin-major de l'armée. **Le langage intérieur et les paraphasies** (*la fonction endophasique*). 1904. 1 vol. in-8. fr.
SERGI, professeur à l'Université de Rome. **Éléments de psychologie.** 1888. 1 vol. in-8, avec grav. 7 fr. 50
SOLLIER (P.). **Le problème de la mémoire.** *Essai de psycho-mécanique.* 1900. 1 vol. in-8. 3 fr. 75
— **Les phénomènes d'autoscopie.** 1903. 1 vol. in-18, avec gravures. 2 fr. 50
TARDIEU (Emile). **L'ennui.** *Etude psychologique.* 1903. 1 vol. in-8. 5 fr.
THOMAS (P.-F.). **La suggestion,** *son rôle dans l'éducation.* 1895. 1 vol. in-18. 2 fr. 50

WUNDT. **Hypnotisme et suggestion**, traduit de l'allemand par
  E. KELLER. 2ᵉ édit., 1902. 1 vol. in-18.   2 fr. 50
Journal de psychologie normale et pathologique, par les
  professeurs PIERRE JANET et G. DUMAS. (Voir page 31.)

Psychologie pathologique.

DUPRAT. **L'instabilité mentale**, essai sur les données de la psycho-
  pathologie. 1 vol. in-8. 1899.   5 fr.
— **Les causes sociales de la folie.** 1900. 1 vol. in-12. 2 fr. 50
DURKHEIM (Em.), chargé de cours à la Sorbonne. **Le suicide.** 1 vol.
  in-8. 1897.   7 fr. 50
GURNEY, MYERS et PODMORE. **Les hallucinations télépathiques**,
  adaptation de l'anglais par L. MARILLIER, avec préface de
  M. Ch. RICHET 3ᵉ édit., 1899. 1 vol. in-8.   7 fr. 50
MURISIER, professeur à l'Université de Neufchâtel. **Les maladies du
  sentiment religieux.** 2 vol. in-12. 1903.   2 fr. 50
NORDAU (Max). **Dégénérescence.** 2 vol. in-8, 6ᵉ édit., 1903. 17 fr. 50
RIBOT (Th.), de l'Institut. **Les maladies de la mémoire.** 17ᵉ édit.,
  1903. 1 vol. in-18   2 fr. 50
— **Les maladies de la volonté.** 19ᵉ édit., 1904. In-18. 2 fr. 50
— **Les maladies de la personnalité.** 10ᵉ édit., 1903. In-18. 2 fr. 50
SOLLIER (P.). **Psychologie de l'idiot et de l'imbécile.** 2ᵉ édit.,
  1904, 1 vol. in-8, avec planches.   5 fr.

Hygiène. — Thérapeutique. — Pharmacie.

BOSSU. **Petit compendium médical.** Quintessence de pathologie,
  thérapeutique et médecine usuelle. 6ᵉ éd., 1901. 1 vol. in-32, cart.
  à l'angl.   1 fr. 25
BOUCHARDAT (A.) et (G.), membres de l'Académie de médecine.
  Nouveau Formulaire magistral, 1904, 33ᵉ édition, revue et
  augmentée de formules nouvelles, d'une *Note sur l'alimentation dans
  le diabète sucré* et de la *Liste complète des mets permis aux glyco-
  suriques.* 1 vol. in-18, cartonné à l'anglaise.   4 fr.
BOUCHARDAT (A.) et DESOUBRY. **Nouveau formulaire vétérinaire.** 6ᵉ édit. conforme au nouveau Codex, revue et augmentée.
  1904. 1 vol. in-18, cartonné à l'anglaise.   4 fr.
BOUCHARDAT (A.). **De la glycosurie ou diabète sucré**, son
  traitement hygiénique. 2ᵉ édition. 1 vol. grand in-8, suivi de notes
  et documents sur la nature et le traitement de la goutte, la
  gravelle urique, sur l'oligurie, le diabète insipide avec excès
  d'urée, l'hippurie, la pimélorrhée, etc.   15 fr.
— **Traité d'hygiène publique et privée** basée sur l'étiologie.
  3ᵉ édition, 1 fort vol. gr. in-8.   18 fr.
DEMENY (G.), professeur du cours d'éducation physique de la Ville de
  Paris et de gymnastique appliquée à l'école de gymnastique militaire
  de Joinville-le-Pont. **Les bases scientifiques de l'éducation
  physique.** 2ᵉ édition, 1903. 1 vol. in-8, avec 198 fig. Cart. 6 fr.
— **Mécanisme et éducation des mouvements.** 2ᵉ édit., 1904.
  1 vol. in-8, avec 565 figures, cartonné à l'anglaise. 9 fr.
DUFOUR (L.), pharmacien de 1ʳᵉ classe. **Manuel de pharmacie
  pratique.** 2ᵉ édit., 1903. 1 vol. in-18.   3 fr. 50
ICARD (S.). **L'alimentation des nouveau-nés.** Hygiène de l'allaitement artificiel. 1894. 1 vol. in-12, cart. à l'angl., avec 60 grav. 4 fr.
LAGRANGE (F.). **L'hygiène de l'exercice chez les enfants et les
  jeunes gens.** 7ᵉ éd., 1901. 1 vol. in-12, cartonné à l'angl. 4 fr.
— **De l'exercice chez les adultes.** 5ᵉ édit., 1904, 1 volume in-12,
  cart. à l'angl.   4 fr.

LAUMONIER (J.). **Hygiène de l'alimentation dans l'état de santé et de maladie.** 1 vol. in-12, 3ᵉ édit. 1904, cart. à l'angl., avec grav. 4 fr.

LAYET, professeur à la Faculté de médecine de Bordeaux. **Traité pratique de la vaccination animale,** préface du prof. BROUARDEL. 1 vol. gr. in-8, avec 22 pl. hors texte. 12 fr.

LEVILLAIN. **Hygiène des gens nerveux,** 1 vol. in-12. 4ᵉ éd., 1904, cart. à l'angl. 4 fr.

MACÉ, professeur à l'École de pharmacie de Rennes. **Traité pratique et raisonné de pharmacie galénique.** 1 vol. in-8. 6 fr.

Manuel d'hygiène athlétique, à l'usage des lycéens et des jeunes gens des associations athlétiques. 1 broch. in-32. 1895. 50 c.

MOSSO, professeur à l'Université de Turin. **L'éducation physique de la jeunesse.** 1 vol. in-12, cart. à l'angl. 1895. 4 fr.
— **Les exercices physiques et le développement intellectuel.** 1904. 1 vol. in-8°. Cartonné. 6 fr.

POSKIN (A.), ex-médecin de la Cⁱᵉ des Chemins de fer du Congo. **L'Afrique équatoriale,** climatologie, nosologie, hygiène. 1 vol. in-8, avec fig. 1898. 12 fr.

RIBBING, prof. à l'Univ. de Lund (Suède). **L'hygiène sexuelle et ses conséquences morales.** 2ᵉ éd., 1901. In-12, cart. 4 fr.

TISSIÉ (Ph.). **La fatigue et l'entraînement physique.** 2ᵉ édit., 1 vol. in-12, cart. à l'angl. 1904. (*Couronné par l'Acad. de méd.*) 4 fr.

WEBER. **Climatothérapie,** traduit de l'allemand par MM. les docteurs DOYON et SPILLMANN. 1 vol. in-8. 6 fr.

YVERT (A.), médecin principal de l'armée en retraite. **Causeries sanitaires.** Tome I. 1903. 1 vol. in-8. 5 fr.

Pathologie et thérapeutique chirurgicales

BŒCKEL (Jules). **De l'ablation de l'estomac.** 1903. 1 vol. in-8, avec planches. 3 fr. 50

CHAUVEL, de l'Académie de médecine. **Études ophtalmologiques.** 1 vol., in-8, 1896. 5 fr.

CORNET. **Pratique de la Chirurgie courante.** Préface du professeur OLLIER. 1 fort vol. in-12, avec 111 gravures. 1900. 6 fr.

DE BOVIS, professeur à l'École de médecine de Reims. **Le cancer du gros intestin,** *rectum excepté.* 1901. 1 vol. in-8. 5 fr.

DELBET, professeur agrégé de la Fac. de méd. de Paris, chirurgien des hôpitaux. **Du traitement des anévrysmes.** 1 vol. in-8. 5 fr.

DELORME, médecin inspecteur de l'armée, directeur du Val-de-Grâce. **Traité de chirurgie de guerre.** — I. *Histoire de la chirurgie militaire française, plaies par armes à feu des parties molles.* 1 vol. gr. in-8, avec 95 fig. dans le texte et 1 planche hors texte. 16 fr.
II. *Lésions des os par les armes de guerre. — Blessures des régions. — Service de santé en campagne.* 1 fort vol. grand in-8, avec 397 gravures dans le texte. 26 fr.
(*Ouvrage couronné par l'Académie des sciences.*)

ESTOR (L.), professeur à la Faculté de médecine de Montpellier. **Guide pratique de chirurgie infantile.** 1904. 1 vol. in-8, avec gravures. 10 fr.

FRAISSE. **Principes du diagnostic gynécologique.** 1901. 1 vol. in-12, avec gravures. 5 fr.

GAYME (L.). **Essai sur la maladie de Basedow.** Gr. in-8. 6 fr.

LABADIE-LAGRAVE, médecin des hôpitaux de Paris, et LEGUEU, prof. agrégé à la Fac. de méd. de Paris, chirurgien des hôpitaux. **Traité médico-chirurgical de gynécologie.** 1 vol. gr. in-8, avec 387 gravures dans le texte. 3ᵉ édit., 1904. Cart. à l'anglaise. (*Couronné par l'Académie des sciences et par l'Académie de médecine.*) 25 fr.

LE FORT (Léon), professeur à la Faculté de médecine de Paris. **Œuvres complètes**, publiées par le Dr LEJARS (1895-1896). Tome I : *Hygiène hospitalière, démographie, hygiène publique.* 1 vol in-8, 20 fr. Tome II : *Chirurgie militaire, enseignement.* 1 vol. in-8, 20 fr. Tome III : *Chirurgie.* 1 vol. in-8. 20 fr.

LEGUEU (Félix), professeur agrégé à la Faculté de médecine de Paris, chirurgien des hôpitaux. **Leçons de clinique chirurgicale.** 1902. 1 vol. grand in-8, avec gravures. 12 fr.

LEGUEU (voir ci-dessus LABADIE-LAGRAVE).

MALGAIGNÈ et LE FORT, professeurs à la Faculté de médecine de Paris. **Manuel de médecine opératoire.** 9e édit. 2 vol. gr. in-18, avec 787 fig. dans le texte. 16 fr. Cart. à l'anglaise. 17 fr. 50

NIMIER (H.), médecin principal de l'armée, professeur au Val-de-Grâce. *Chirurgie nerveuse.* **Blessures du crâne et de l'encéphale par coup de feu.** 1904. 1 vol. gr. in-8, avec 158 grav. 15 fr.

NIMIER, médecin principal de l'armée, professeur au Val-de-Grâce, et DESPAGNET. **Traité élémentaire d'ophtalmologie.** 1894. 1 vol. gr. in-8, avec 432 gravures, cart. à l'angl. 20 fr.

NIMIER, médecin principal de l'armée, professeur au Val-de-Grâce, et LAVAL. **Les projectiles des armes de guerre.** *Leur action et leurs effets vulnérants.* 1898. 1 vol. in-12, avec gravures. 3 fr.

— **Les explosifs, les poudres, les projectiles d'exercice,** *leur action vulnérante.* 1899. 1 vol. in-12, avec gravures. 3 fr.

— **Les armes blanches.** *Leur action et leurs effets vulnérants.* 1899. 1 fort vol. in-12, avec gravures. 6 fr.

(*Ces trois volumes ont été couronnés par l'Académie des sciences.*)

— **De l'infection en chirurgie d'armée.** *Évolution des blessures de guerre.* 1900. 1 fort. vol. in-12, avec gravures. 6 fr.

— **Traitement des blessures de guerre.** 1901. 1 fort vol. in-12, avec gravures. 6 fr.

(*Ces cinq volumes ont été récompensés par l'Académie de médecine. — Prix Laborie.*)

POZZI (A.), professeur à l'École de médecine de Reims. **Manuel théorique et pratique d'accouchements.** 4e édit., 1904. 1 vol. in-12, avec 136 grav., cart. à l'angl. 4 fr.

REBLAUB (Th.). **Des cystites non tuberculeuses chez la femme** (étiologie et pathogénie). 1 vol. in-8. 1892. 4 fr.

TERRIER (F.), professeur à la Faculté de médecine de Paris, et PÉRAIRE. **Manuel de petite chirurgie de Jamain.** 8e éd., refondue. 1901. 1 vol. gr. in-18, avec 572 fig., cart. à l'angl. 8 fr.

— **Petit Manuel d'antisepsie et d'asepsie chirurgicales.** 1 vol. in-18, avec 70 grav., cart. à l'angl. 1893. 3 fr.

— **Petit manuel d'anesthésie chirurgicale.** 1 vol. in-18, avec grav., cart. à l'angl. 1893. 3 fr.

— **L'opération du trépan.** 1 vol. in-12, avec 222 grav., cart. à l'angl. 1895. 4 fr.

TERRIER (F.) et E. REYMOND. **Chirurgie de la plèvre et du poumon.** 1 vol. in-12, avec 67 gravures, cart. à l'anglaise. 1899. 4 fr.

— **Chirurgie du cœur et du péricarde.** 1 vol. in-12, avec 79 grav., cart. à l'anglaise. 1898. 3 fr.

TERRIER (F.), GUILLEMAIN, chir. des hôp., et MALHERBE. **Chirurgie du cou.** 1 vol. in-12, avec 101 grav., cart. à l'angl. 1898. 4 fr.

— **Chirurgie de la face.** 1 vol. in-12, avec 214 grav., cart. à l'angl. 1896. 4 fr.

TERRIER (F.) et AUVRAY, prof. agrégé à la Faculté de médecine de Paris. **Chirurgie du foie et des voies biliaires.** *Traumatismes du foie et des voies biliaires. — Foie mobile. — Tumeurs du foie et des voies biliaires.* 1901. 1 vol. gr. in-8, avec 50 gravures. 10 fr.

VALOIS. Blessures par grains de plomb de l'organe de la vision. 1896. 1 vol. in-8.   3 fr.

VIALET. Les centres cérébraux de la vision et l'appareil nerveux visuel extra-cérébral. Avec figures. In-8.   15 fr.

Congrès français de Chirurgie. *Procès-verbaux, mémoires et discussions,* publiés sous la direction de MM. S. Pozzi et Picqué, secrétaires généraux (Chaque session forme un vol. in-8, avec figures). 1re session, 1885, 14 fr.; 2e session, 1886, 14 fr.; 3e session, 1888, 14 fr.; 4e session, 1889, 16 fr.; 5e session, 1891, 14 fr.; 6e session, 1892, 16 fr.; 7e session, 1893, 18 fr.; 8e session, 1894, 20 fr.; 9e session, 1895, 20 fr.; 10e session, 1896, 20 fr.; 11e, session, 1897, 20 fr.; 12e session, 1898, 20 fr.; 13e session, 1899, 20 fr.; 14e session, 1901, 20 fr.; 15e session, 1902, 20 fr. ; 16e session, 1903, 20 fr.

Revue de Chirurgie. Directeurs : MM. F. Terrier, Berger, Quenu, Poncet; Rédacteur en chef : M. F. Terrier. (Voir p. 30.)

Anatomie. — Physiologie

ALEZAIS, professeur à l'École de médecine de Marseille. **Contribution à la myologie des rongeurs.** 1 vol. gr. in-8, avec grav.   10 fr.
— **Etudes anatomiques sur le cobaye.** 1903. 1 vol. grand in-8, avec figures.   8 fr.

ARLOING, professeur à la Faculté de médecine de Lyon. **Les virus.** 1 vol. in-8, avec grav., cart.   6 fr.

BEAUNIS (H.), professeur à la Faculté de médecine de Nancy. **Les sensations internes.** 1 vol. in-8, cart.   6 fr.

BERNSTEIN. Les sens. 1 vol. in-8, avec 91 fig., 5e édit., cart.   6 fr.

BERT (A.) et PELLANDA. La nomenclature anatomique et ses origines. *Explication des termes anciens employés de nos jours.* 1904. 1 vol. in-8.   2 fr.

BOURDEAU (L.). Le problème de la mort. 3e édit., 1900. 1 vol. in-8.   5 fr.
— **Le problème de la vie.** 1901. 1 vol. in-8.   7 fr. 50

CHARLTON BASTIAN. Le cerveau. 2 vol. in-8, avec grav. cart. 12 fr.

CORNIL, professeur à la Fac. de méd. de Paris, RANVIER, de l'Institut, professeur au Collège de France, BRAULT et LETULLE. **Manuel d'histologie pathologique.** 3e édit., entièrement refondue.
  Tome I. *Généralités. — Inflammations. — Tumeurs. — Bactéries. Lésions des os, des tissus, des membranes séreuses,* par MM. RANVIER, CORNIL, BRAULT, F. BEZANÇON, M. CAZIN. 1 vol. gr. in-8, avec 369 grav. en noir et en couleurs. 1900.   25 fr.
  Tome II. *Muscles. — Sang et hématopoïèse. — Cerveau et moelle. — Nerfs,* par MM. DURANTE, JOLY, DOMINICI, COMBAULT, PHILIPPE. 1 vol. gr. in-8, avec grav. en noir et en couleurs. 1902. 25 fr.
  L'ouvrage complet formera 4 volumes.

CORNIL et BABES, professeur à la Faculté de médecine de Bucarest. **Les bactéries** et leur rôle dans l'histologie pathologique des maladies infectieuses. 2 vol. gr. in-8, contenant la description des méthodes de bactériologie. 3e édit., 1890, avec 385 figures en noir et en coul. dans le texte, et 10 pl. hors texte.   40 fr.

DEBIERRE (Ch.), professeur à la Faculté de médecine de Lille. **Traité élémentaire d'anatomie de l'homme** (anatomie descriptive et dissection, avec notions d'organogénie et d'embryologie générale). 2 vol. grand in-8, avec 965 grav. en noir et en couleurs dans le texte. 1890-91. (*Couronné par l'Académie des sciences*). 40 fr.
  On vend séparément :
  Tome I. Manuel de l'amphithéâtre : *Système locomoteur, système vasculaire, nerfs périphériques.* 1 vol. in-8, avec 450 fig. 1890. 20 fr.
  Tome II. *Système nerveux central, organes des sens, splanchno-*

logie, système vasculaire, système nerveux périphérique. 1 vol. in-8, avec 515 gravures, 1891. 20 fr.

Les mêmes, en cart. anglais, 1 fr. 50 de plus par volume.

DEBIERRE (Ch.), professeur à la Faculté de Lille. **Atlas d'ostéologie**, comprenant les articulations des os et les insertions musculaires. 1 vol. in-4, avec 253 grav. en noir et couleurs, cart., 1895. 12 fr.

— **Leçons sur le péritoine.** 1900. 1 vol. in-8, avec 58 figures. 4 fr.

— **L'embryologie en quelques leçons.** 1902. 1 vol. in-8, avec figures. 4 fr.

DUVAL (Mathias), de l'Académie de médecine, prof. à la Fac. de méd. de Paris. **Le placenta des rongeurs.** 1 fort vol. in-4, avec 106 fig. dans le texte et un atlas de 22 pl. en taille-douce hors texte. 1893. 40 fr.

— **Le placenta des carnassiers.** 1 fort vol. in-4, avec 46 grav. dans le texte et un atlas de 13 planches en taille-douce. 1895. 25 fr.

— **Études sur l'embryologie des cheiroptères.** *L'ovule, la gastrula, le blastoderme et l'origine des annexes chez le murin.* 1 fort vol. in-8, avec 29 fig. dans le texte et 5 pl. en taille-douce, 1899. 15 fr.

FAU. **Anatomie des formes du corps humain**, à l'usage des peintres et des sculpteurs. 1 atlas in-folio de 25 planches, avec texte explicatif. Prix : fig. noires. 15 fr. — Figures coloriées. 30 fr.

FÉRÉ (Ch.), médecin de Bicêtre. **Travail et plaisir.** *Études expérimentales de psycho-mécanique*, 1904. 1 fort vol. gr. in-8, avec 200 figures. 12 fr.

GALIPPE (V.), de l'Académie de Médecine. **Étude sur l'hérédité des anomalies des maxillaires et des dents.** 1902. 1 vol. in-8. 1 fr. 50

GELLÉ (E.-M.), membre de la Société de biologie. **L'audition et ses organes.** 1 vol. in-8, avec grav., cart. à l'angl. 1899. 6 fr.

HERZEN. **Causeries physiologiques.** 1899. 1 vol. in-12. 3 fr. 50

KŒNIG (C.-J.). **Contribution à l'étude expérimentale des canaux semi-circulaires.** 1 vol. in-8. 1897. 3 fr. 50

LAGRANGE (F.), lauréat de l'Institut. **Physiologie des exercices du corps.** 1 vol. in-8 7e édition, cart. à l'angl. 6 fr.

LANGLOIS (P.), professeur agrégé à la Faculté de médecine de Paris. **Les capsules surrénales.** 1 vol. in-8. 1897. 4 fr.

LE DANTEC (F.), chargé du cours d'embryologie générale à la Sorbonne. **Traité de biologie.** 1904. 1 fort vol. gr. in-8, avec 101 figures. 15 fr.

LIEBREICH (R.). **Atlas d'ophtalmoscopie.** 1 atlas in-4, avec 12 pl. en chromolithographie et texte explicatif. 3e édition. 40 fr.

MAYER (A.), **Essai sur la soif.** 1900. 1 vol. in-8. 3 fr.

NOÉ (Dr Joseph). **Recherches sur la vie oscillante.** *Étude de biodynamique.* 1903. 1 vol. in-8, avec figures. 7 fr.

POZZI (A.), professeur à l'École de médecine de Reims. **Éléments d'anatomie et de physiologie génitales et obstétricales**, à l'usage des sages-femmes. 1 vol. in-12, av. 219 grav. 1894. Cart. 4 fr.

PREYER, professeur à l'Université d'Iéna. **Éléments de physiologie générale**, traduit de l'allemand par M. Jules SOURY. 1 vol. in-8. 5 fr.

— **Physiologie spéciale de l'embryon.** 1 vol. in-8, avec fig. et 9 pl. hors texte. 7 fr. 50

RICHET (Ch.), professeur à la Faculté de médecine de Paris. **La chaleur animale.** 1 vol. in-8, avec fig., cart. 6 fr.

— **Physiologie**, travaux du laboratoire du prof. CH. RICHET.

Tome I. *Système nerveux, Chaleur animale.* (Épuisé.)

Tome II. *Chimie physiologique, Toxicologie.* In-8, avec 129 grav. dans le texte. 1893. 12 fr.

Tome III. *Chloralose, Sérothérapie*, etc. In-8, avec grav. 1894. 12 fr.

Tome IV. *Appareils glandulaires, nerfs et muscles, sérothérapie, chloroforme.* In-8, avec gravures. 1898.   12 fr.

Tome V. *Muscles et nerfs, Épilepsie, Zomothérapie, Réflexes psychiques.* In-8, avec gravures. 1902.   12 fr.

RICHET (Ch.), professeur à la Faculté de médecine de Paris. **Dictionnaire de physiologie,** publié avec le concours de savants français et étrangers. Formera 8 à 10 volumes gr. in-8, se composant chacun de 3 fascicules; chaque volume, 25 fr.; chaque fascicule, 8 fr. 50. 6 volumes parus.

Tome I (*A-Bac*). — Tome II (*Bac-Cer*). — Tome III (*Cer-Cob*). — Tome IV (*Coc-Dig*). — Tome V (*Dig-Coc*). — Tome VI (*Fiam-Gal.*).

SNELLEN. **Échelle typographique** pour mesurer l'acuité de la vision, 17e éd., 1904.   4 fr.

TOURNEUX (F.), prof. à la Faculté de médecine de Toulouse. **Atlas d'embryologie des organes génito-urinaires.** 1 vol. in-4. 40 fr.

Journal de l'anatomie et de la physiologie normales et pathologiques de l'homme et des animaux, dirigé par les prof. MATHIAS, DUVAL, RETTERER et TOURNEUX. (Voir p. 30.)

Physique. — Chimie.

BERTHELOT, de l'Institut. **La synthèse chimique.** 1 vol. in-8. 8e édit., cart.   6 fr.

— **La Révolution chimique, Lavoisier.** 1 vol. in-8, 2e éd., cart. 6 fr.

BLASERNA, prof. à l'Univ. de Rome, et HELMHOLTZ, prof. à l'Univ. de Berlin. **Le son et la musique.** 5e édit. 1 vol. in-8, avec fig., cart.   6 fr.

FUCHS. **Les volcans et les tremblements de terre.** 1 vol. in-8, avec fig. et 1 carte en couleurs. 6e édit., cart.   6 fr.

GRIMAUX, de l'Institut. **Chimie organique élémentaire.** 8e édit., 1901. 1 vol. in-12, avec figures, cart.   5 fr. 50

— **Chimie inorganique élémentaire.** 8e édit., 1901. 1 vol. in-12, avec figures, cart.   5 fr. 50

GUILLEMAIN, professeur de physique à l'Ec. de méd. d'Alger. **Génération de la voix et du timbre.** Préface de J. VIOLLE, de l'Institut, 2e édition, avec 122 gravures, 1 vol. in 8.   10 fr.

— **Les premiers éléments de l'acoustique musicale.** 1904. 1 vol. in-8, avec 53 gravures.   10 fr.

MALMEJAC (F.), pharmacien de l'armée. **L'eau dans l'alimentation.** 1902. 1 vol. in-8, avec figures, cartonné à l'anglaise.   6 fr.

PISANI. **Traité pratique d'analyse chimique qualitative et quantitative,** suivi d'un *traité d'Analyse au chalumeau.* 5e éd., 1900. 1 vol. in-12.   3 fr. 50

PISANI et DIRVELL. **La chimie du laboratoire.** 1 v. in-12, avec fig. dans le texte. 2e édit. revue. 1893.   4 fr.

ROOD, professeur à Columbian-College, de New-York. **Théorie scientifique des couleurs.** 1 vol. in-8, avec figures et une planche en couleurs hors texte. 2e édit. Cart.   6 fr.

SCHUTZENBERGER, de l'Institut. **Les fermentations,** avec figures dans le texte. 1 vol. in-8. 6e édit., 1895. Cart.   6 fr.

STALLO. **La matière et la physique moderne.** In-8. 3e éd. Cart. 6 fr.

TYNDALL. **Les glaciers et les transformations de l'eau,** avec fig. 1 vol. in-8. 7e édit. Cart.   6 fr.

WURTZ, de l'Institut. **La théorie atomique.** In-8. 9e édit. Cart. 6 fr.

Botanique. — Géologie

BERTRAND (C.-Eg.), professeur à la Faculté des sciences de Lille. **Remarques sur le Lepidodendron Harteourtti de Wittham.** 1 vol. in-8, avec planches.   10 fr.

CANDOLLE (de), correspondant de l'Institut. **L'origine des plantes cultivées.** 1 vol. in-8. 3e édition. Cart. 6 fr.

COOKE et BERKELEY. **Les champignons,** avec 140 figures dans le texte. 1 vol. in-8. 4e édit. Cart. 6 fr.

COSTANTIN (J.), professeur au Muséum d'histoire naturelle. **Les végétaux et les milieux cosmiques.** (Adaptation, évolution). 1 vol. in-8, avec 171 grav., cart. à l'angl. 1898. 6 fr.

— **La nature tropicale.** 1 vol. in-8, avec 166 gravures. Cartonné à l'angl. 1899. 6 fr.

DAUBRÉE, de l'Institut. **Les régions invisibles du globe et des espaces célestes.** In-8, avec 89 fig. 2e éd. 6 fr.

HALLEZ (Paul), professeur à la Faculté de médecine de Lille. **Morphologie générale et affinités des turbellariées.** 1 vol. in-8. 2 fr.

HOUDAILLE, prof. à l'école d'agriculture de Montpellier. **Minéralogie agricole.** 1 vol. in-12, avec gravures. 3 fr. 50

DE LANESSAN, professeur agrégé à la Faculté de médecine de Paris. **Introduction à la botanique** (*le Sapin*). 1 vol. in-8, avec fig. 2e édit., 1898. Cart. 6 fr.

MEUNIER (Stanislas), professeur au Muséum d'histoire naturelle. **La géologie comparée.** 1 vol. in-8, avec grav. 1895. Cart. à l'angl. 6 fr.

— **La géologie expérimentale.** 1 vol. in-8, avec grav. 2e édit. 1904. Cart. à l'angl. 6 fr.

— **La géologie générale.** In-8, avec 36 grav. Cart. à l'angl. 6 fr.

MOUILLEFERT (P.), professeur de sylviculture à l'Ecole nationale d'agriculture de Grignon. **Traité de sylviculture.** I. *Principales essences forestières.* 1903. 1 vol. in-12, avec 630 gravures. 7 fr.

— II. *Exploitation et aménagement des forêts.* 1904. 1 vol. in-12, avec 100 gravures. 6 fr.

DE SAPORTA, correspondant de l'Institut, et MARION, professeur à la Faculté des sciences de Marseille. **L'évolution du règne végétal.** Tome I : *Les Cryptogames.* In-8, avec 85 fig., 6 fr. Tomes II et III : *Les Phanérogames.* 2 vol. in-8, avec 136 fig. 12 fr.

TROUESSART. **Les microbes, les ferments et les moisissures.** 1 vol. in-8, avec 107 fig. 2e édit. revue. Cart. 6 fr.

Histoire naturelle de l'homme et des animaux

BELZUNG, professeur agrégé des sciences naturelles au Lycée Charlemagne, docteur ès sciences. **Anatomie et physiologie animales.** 1 vol. in-8, avec 540 figures. 10e édit.; 1904. 6 fr.

— **Anatomie et physiologie végétales.** 1900. 1 fort vol. in-8, avec 1700 gravures dans le texte. 20 fr.

— **Précis d'anatomie et physiologie végétales.** 1 vol. in-8, avec 730 grav. 1904. 6 fr.

GRASSET, professeur à la Faculté de médecine de Montpellier. **Les limites de la biologie.** 1 vol. in-16. 2e édit. 1903. 2 fr. 50

HERBERT SPENCER. **Principes de biologie.** 2 vol. in-8. 20 fr.

HUXLEY (Th.), de la Société royale de Londres. **L'écrevisse,** introduction à l'étude de la zoologie. 1 vol. in-8, avec 89 fig. 2e éd. Cart. 6 fr.

LE DANTEC (F.), chargé du cours d'embryologie générale à la Sorbonne. **Traité de biologie.** 1904. 1 vol. gr. in-8, avec 101 grav. 15 fr.

LUBBOCK (Sir John). **Les sens et l'instinct chez les animaux,** principalement chez les insectes. 1 vol. in-8, avec grav. Cart. 6 fr.

PERRIER, de l'Institut, directeur du Muséum d'histoire naturelle de Paris. **La philosophie zoologique avant Darwin.** 1 vol. in-8. 2e édit. Cart. 6 fr.

QUATREFAGES (de), de l'Institut. **L'espèce humaine.** 1 vol. in-8.
10ᵉ édit. Cart.   6 fr.
— **Darwin et ses précurseurs français.** 1 vol. in-8. 2ᵉ édit.,
1892. Cart.   6 fr.
— **Les Émules de Darwin**, avec préface de MM. PERRIER et HAMY,
de l'Institut. 1893. 2 vol. in-8. Cart.   12 fr.
ROCHÉ (G.), inspecteur général des Pêches maritimes. **La culture des
mers en Europe.** 1898. 1 vol. in-8, avec 84 gr., cart. à l'angl. 6 fr.
ROMANES. **L'intelligence des animaux.** 2 vol. in-8. 3ᵉ édit., avec
préface de M. Ed. PERRIER, de l'Institut. Cart.   12 fr.
SCHMIDT (O.), professeur à l'Université de Strasbourg. **La descendance de l'homme et le darwinisme.** In-8, 5ᵉ édit. Cart. 6 fr.
— **Les mammifères dans leurs rapports avec leurs ancêtres
géologiques.** 1887. 1 vol. in-8, avec 51 fig. Cart.   6 fr.
VAN BENEDEN, professeur à l'Université de Louvain. **Les commensaux et les parasites dans le règne animal.** 1 vol. in-8,
avec figures. 4ᵉ édit. Cart.   6 fr.
VIANNA DE LIMA. **L'homme selon le transformisme.** In-12. 2 fr. 50

Anthropologie.

BRUNACHE. **Le centre de l'Afrique.** *Autour du Tchad.* 1 vol. in-8,
avec gravures. Cart.   6 fr.
CARTAILHAC. **La France préhistorique.** 1 vol. in-8, avec 162 gravures. 2ᵉ édit., 1895. Cart.   6 fr.
GROSSE. **Les débuts de l'art.** 1901. 1 vol. in-8, avec gravures et
planches. Cart.   6 fr.
LUBBOCK (Sir John). **L'homme préhistorique**, avec 256 fig.
4ᵉ édit., 1898. 2 vol. in-8. Cart.   12 fr.
MORACHE (G.), professeur à la Faculté de médecine de Bordeaux. **Le
mariage**, étude de socio-biologie et de médecine légale. 1 vol.
in-12. Cartonné.   4 fr.
— **Grossesse et accouchement.** 1903. 1 vol. in-16. Cartonné.   4 fr.
— **Naissance et mort.** 1 vol. in-16. Cartonné.   4 fr.
MORTILLET (G. de), professeur à l'École d'anthropologie. **La forma-
tion de la nation française.** 2ᵉ édit., 1900. 1 vol. in-8, avec
150 grav. et 18 cartes. Cartonné à l'angl.   6 fr.
PIÉTREMENT. **Les chevaux dans les temps historiques et pré-
historiques.** 1 vol. gr. in-8.   6 fr.
TOPINARD. **L'homme dans la nature.** 1 vol. in-8, avec grav.
1891. Cart.   6 fr.
Revue de l'École d'anthropologie. (Voir p. 30).

Anthropologie criminelle.

AUBRY (Dʳ P.). **La contagion du meurtre.** 3ᵉ édit., 1896. Préface
de M. le Docteur CORRE. 1 vol. in-8.   5 fr.
FÉRÉ (Ch.), médecin de Bicêtre. **Dégénérescence et criminalité.** 2ᵉ édit., 1895. 1 vol. in-18, avec 21 graphiques. 2 fr. 50
FLEURY (Dʳ Maurice de). **L'Ame du criminel.** In-18. 1898. 2 fr. 50
FOREL (A.), ancien professeur à l'Université, et MAHAIM, professeur à
l'Université de Lausanne. **Crime et anomalies mentales constitutionnelles.** 1902. 1 vol. in-8.   5 fr.
GAROFALO, président à la Cour d'appel de Naples. **La crimino-
logie.** 1 vol. in-8, 4ᵉ édit., 1895.   7 fr. 50
LOMBROSO, professeur à l'Université de Turin. **Nouvelles recherches
de psychiatrie et d'anthropologie criminelle.** In-18. 2 fr. 50

LOMBROSO, professeur à l'Université de Turin. **Les applications de l'anthropologie criminelle.** 1 vol. in-18.   2 fr. 50

— **L'anthropologie criminelle et ses récents progrès.** 5ᵉ éd., 1904. 1 vol. in-18.   2 fr. 50

— **L'homme criminel** (criminel-né, fou-moral, épileptique). 2ᵉ édit., 1895. 2 vol. in-8, avec atlas.   36 fr.

— et FERRERO. **La femme criminelle et la prostituée.** 1 vol. in-8, avec 13 pl. hors texte.   15 fr.

— et LASCHI. **Le crime politique et les révolutions.** 2 vol. in-8, avec planches hors texte.   15 fr.

PROAL (Louis), conseiller à la Cour de Paris. **La criminalité politique.** 1895. 1 vol. in-8.   5 fr.

— **Le crime et la peine.** 3ᵉ édit., 1899. 1 vol. in-8.   10 fr.

— **Le crime et le suicide passionnels.** 1900. 1 vol. in-8.   10 fr.

SIGHELE, professeur à l'Université libre de Bruxelles. **La foule criminelle.** 2ᵉ édit., 1901. 1 vol. in-8.   5 fr.

TARDE (G.), de l'Institut. **La criminalité comparée.** 5ᵉ édit., 1902. 1 vol. in-18.   2 fr. 50

Hypnotisme et magnétisme. — Sciences occultes.

AZAM, professeur à la Faculté de médecine de Bordeaux. **Hypnotisme et double conscience,** avec préfaces et lettres de MM. PAUL BERT, CHARCOT et RIBOT. 1893. 1 vol. in-8.   9 fr.

BINET. **La psychologie du raisonnement,** étude expérimentale par l'hypnotisme. 3ᵉ édit. 1903. 1 vol. in-18.   2 fr. 50

— et FÉRÉ. **Le magnétisme animal.** 4ᵉ éd., 1894. 1 vol. in-8, avec fig. Cartonné.   6 fr.

CAHAGNET. **Méditations d'un penseur,** 2 vol. in-18.   10 fr.

DELBOEUF (J.), professeur à l'Université de Liège. **Le magnétisme animal.** In-8, 1889.   2 fr. 50

— **Magnétiseurs et médecins.** 1 broch. in-8, 1890.   2 fr.

DU POTET. **Traité complet de magnétisme,** cours en douze leçons. 5ᵉ édition. 1 vol. in-8.   8 fr.

— **Manuel de l'étudiant magnétiseur,** ou Nouvelle instruction pratique sur le magnétisme, fondée sur *trente années* d'expériences et d'observations. 4ᵉ édit. 1 vol. gr. in-18.   3 fr. 50

— **Le magnétisme opposé à la médecine.** In-8.   6 fr.

DURAND DE GROS. **Le Merveilleux scientifique.** Mesmérisme, Braidisme, Fario-Grimisme. 1894. 1 vol. grand in-8.   6 fr.

— **Les mystères de la suggestion.** 1 br. in-8. 1896.   1 fr.

ELIPHAS LEVI. **Histoire de la magie,** avec une exposition de ses procédés, de ses rites et de ses mystères. In-8, avec 90 fig. 2ᵉ éd. 12 fr.

— **La clef des grands mystères,** suivant Hénoch, Abraham, Hermès Trismégiste et Salomon. 1 vol. in-8.   12 fr.

— **Dogme et rituel de la haute magie.** 2ᵉ édit. 2 vol. in-8, avec 24 fig.   18 fr.

— **La science des esprits,** révélation du dogme secret des cabalistes, esprit occulte des Évangiles, appréciations des doctrines et des phénomènes spirites. 1 vol. in-8.   7 fr.

ENCAUSSE (Papus). **L'occultisme et le spiritualisme.** 2ᵉ édit. 1903. 1 vol. in-16.   2 fr. 50

GYEL (E.). **L'être subconscient.** 1 vol. in-8. 1898.   4 fr.

JANET (Pierre), professeur au Collège de France. **L'automatisme psychologique.** 1 vol. in-8. 4ᵉ édit. 1904.   7 fr. 50

LAFONTAINE. **L'art de magnétiser**, ou le magnétisme vital au point
de vue théorique, pratique et thérapeutique. 7e édit. in-8.   5 fr.
— **Mémoires d'un magnétiseur.** 2 vol. in-18.   7 fr.
MAXWELL (J.), docteur en médecine, avocat général à la Cour d'appel
de Bordeaux. **Les phénomènes psychiques.** Recherches, obser-
vations, méthodes. Préface du professeur Ch. RICHET., 2e édit. 1904.
1 vol. in-8.   5 fr.
MESMER. **Mémoires et aphorismes**, suivis des procédés de d'Eslon.
Nouv. édit. avec des notes par J.-J.-A. Ricard. In-18.   2 fr. 50
NIZET (A.). **L'Hypnotisme**, étude critique. 1 vol. in-12, 2e éd. 2 fr. 50
SAGE (M.). **Le sommeil naturel et l'hypnose.** 1904. In-18. 3 fr. 50
WUNDT. **Hypnotisme et suggestion.** 2e éd. 1902. 1 vol. in-18. 2 fr. 50

Histoire des sciences.

ALEZAIS, professeur à l'École de médecine de Marseille. **Les anciens
chirurgiens et barbiers de Marseille.** 1900. 1 vol. in-8. 3 fr. 50
BOUCHUT, prof. agrégé à la Fac. de méd. de Paris. **Histoire de la
médecine et des doctrines médicales.** 2 vol. in-8.   16 fr.
FERRARI (Dr). **Une chaire de médecine au XVe siècle à l'Université de Pavie.** 1 vol. in-8.   8 fr.
FIGARD (L.), docteur ès lettres. **Un médecin philosophe au XVIe
siècle.** Jean Fernel. 1903. 1 vol. in-8.   7 fr. 50
GRIMAUX (Ed.), de l'Institut. **Lavoisier (1743-1794)**, d'après
sa correspondance, ses manuscrits, ses papiers de famille et d'autres
documents inédits. 3e édit., 1899. 1 beau vol. grand in-8, avec
10 gravures hors texte, en taille-douce et en typographie.   15 fr.
MAINDRON (E.). **L'Académie des sciences.** Histoire de l'Académie;
fondation de l'Institut national; Bonaparte, membre de l'Institut.
1 fort vol. grand in-8, avec 53 gravures dans le texte, portraits,
plans, etc., 8 planches hors texte et 2 autographes.   12 fr.
NICAISE, de l'Académie de médecine. **La grande Chirurgie de
Guy de Chauliac**, chirurgien, maître en médecine de l'Université de
Montpellier, composée en l'an 1363, revue et collationnée sur les manuscrits et imprimés latins et français, ornée de gravures avec notes, une
introduction sur le moyen âge, sur la vie et les œuvres de Guy de
Chauliac, un glossaire et une table alphabétique, par E. NICAISE.
1 fort vol. grand in-8. 1891.   28 fr.
— **Traité de chirurgie de Henri de Mondeville**, revu et
collationné d'après les manuscrits du XIVe siècle. 1 vol. grand
in-8, avec introduction et notes, par E. NICAISE. 1892.   28 fr.
— **Chirurgie de Pierre Franco de Turriers en Provence**,
composée en 1561, nouvelle édition, avec une introduction historique, une biographie et l'histoire du collège de chirurgie, par
E. NICAISE. 1 vol. gr. in-8, avec grav. 1894.   20 fr.
TANNERY (P.). **Pour la science hellène**, de Thalès à Empédocle.
1 vol. in-8.   7 fr. 50
TRIAIRE (P.). **Bretonneau et ses correspondants**, ouvrage comprenant la correspondance de TROUSSEAU et de VELPEAU avec BRETONNEAU,
et une introduction du Dr LEREBOULLET. 2 beaux volumes in-8. 25 fr.

BIBLIOTHÈQUE SCIENTIFIQUE
INTERNATIONALE
Publiée sous la direction de M. Émile ALGLAVE

Les titres marqués d'un astérisque * sont adoptés par le *Ministère de l'Instruction publique de France* pour les bibliothèques des lycées et des collèges.

LISTE DES OUVRAGES

102 VOLUMES IN-8, CARTONNÉS A L'ANGLAISE, OUVRAGES A 6, 9 ET 12 FR.

1. TYNDALL (J.). * **Les Glaciers et les Transformations de l'eau**, avec figures. 1 vol. in-8. 7ᵉ édition.   6 fr.
2. BAGEHOT. * **Lois scientifiques du développement des nations** dans leurs rapports avec les principes de la sélection naturelle et de l'hérédité. 1 vol. in-8. 6ᵉ édition.   6 fr.
3. MAREY. * **La Machine animale,** locomotion terrestre et aérienne, avec de nombreuses fig. 1 vol. in-8. 6ᵉ édit. augmentée.   6 fr.
4. BAIN. * **L'Esprit et le Corps.** 1 vol. in-8. 6ᵉ édition.   6 fr.
5. PETTIGREW. * **La Locomotion chez les animaux,** marche, natation et vol. 1 vol. in-8, avec figures. 2ᵉ édit.   6 fr.
6. HERBERT SPENCER. * **La Science sociale.** 1 v. in-8. 13ᵉ édit.   6 fr.
7. SCHMIDT (O.). * **La Descendance de l'homme et le Darwinisme.** 1 vol. in-8, avec fig. 6ᵉ édition.   6 fr.
8. MAUDSLEY. * **Le Crime et la Folie.** 1 vol. in-8. 7ᵉ édit.   6 fr.
9. VAN BENEDEN. * **Les Commensaux et les Parasites dans le règne animal.** 1 vol. in-8, avec figures. 4ᵉ édit.   6 fr.
10. BALFOUR STEWART. * **La Conservation de l'énergie,** suivi d'une *Étude sur la nature de la force,* par M. P. de SAINT-ROBERT, avec figures. 1 vol. in-8. 6ᵉ édition.   6 fr.
11. DRAPER. **Les Conflits de la science et de la religion.** 1 vol. in-8. 10ᵉ édition.   6 fr.
12. L. DUMONT. * **Théorie scientifique de la sensibilité. Le plaisir et la douleur.** 1 vol. in-8. 4ᵉ édition.   6 fr.
13. SCHUTZENBERGER. * **Les Fermentations.** 1 vol. in-8, avec fig. 6ᵉ édit.   6 fr.
14. WHITNEY. * **La Vie du langage.** 1 vol. in-8. 4ᵉ édit.   6 fr.
15. COOKE et BERKELEY. * **Les Champignons.** 1 vol. in-8, avec figures. 4ᵉ édition.   6 fr.
16. BERNSTEIN. * **Les Sens.** 1 vol. in-8, avec 91 fig. 5ᵉ édit.   6 fr.
17. BERTHELOT. * **La Synthèse chimique.** 1 vol. in-8. 8ᵉ édit.   6 fr.
18. NIEWENGLOWSKI (H.). * **La photographie et la photochimie.** 1 vol. in-8, avec gravures et une planche hors texte.   6 fr.
19. LUYS. * **Le Cerveau et ses fonctions,** avec fig. 1 v. in-8. 7ᵉ édit. 6 fr.
20. STANLEY JEVONS. * **La Monnaie et le Mécanisme de l'échange.** 1 vol. in-8. 5ᵉ édition.   6 fr.
21. FUCHS. * **Les Volcans et les Tremblements de terre.** 1 vol. in-8, avec figures et une carte en couleurs. 5ᵉ édition.   6 fr.
22. GÉNÉRAL BRIALMONT. * **Les Camps retranchés et leur rôle** dans la défense des États, avec fig. dans le texte et 2 planches hors texte. 3ᵉ édit. *Épuisé.*
23. DE QUATREFAGES. * **L'Espèce humaine.** 1 v. in-8. 13ᵉ édit.   6 fr.

63-64. SIR JOHN LUBBOCK. *L'Homme préhistorique. 2 vol. in-8, avec 228 figures dans le texte. 4ᵉ édit. **12 fr.**

65. RICHET (CH.). La Chaleur animale. 1 vol. in-8, avec figures. **6 fr.**

66. FALSAN (A.). *La Période glaciaire. 1 vol. in-8, avec 105 figures et 2 cartes. *Épuisé*.

67. BEAUNIS (H.). Les Sensations internes. 1 vol. in-8. **6 fr.**

68. CARTAILHAC (E.). La France préhistorique, d'après les sépultures et les monuments. 1 vol. in-8, avec 162 figures. 2ᵉ édit. **6 fr.**

69. BERTHELOT. *La Révol. chimique, Lavoisier. 1 vol. in-8. 2ᵉ éd. **6 fr.**

70. SIR JOHN LUBBOCK. * Les Sens et l'instinct chez les animaux, principalement chez les insectes. 1 vol. in-8, avec 150 figures. **6 fr.**

71. STARCKE. *La Famille primitive. 1 vol. in-8. **6 fr.**

72. ARLOING. * Les Virus. 1 vol. in-8, avec figures. **6 fr.**

73. TOPINARD. * L'Homme dans la Nature. 1 vol. in-8, avec fig. **6 fr.**

74. BINET (Alf.). *Les Altérations de la personnalité. 1 vol. in-8, avec figures. 2ᵉ édit. **6 fr.**

75. DE QUATREFAGES (A.). *Darwin et ses précurseurs français. 1 vol. in-8. 2ᵉ édition refondue. **6 fr.**

76. LEFÈVRE (A.). * Les Races et les langues. 1 vol. in-8. **6 fr.**

77-78. DE QUATREFAGES (A.). *Les Emules de Darwin. 2 vol. in-8, avec préfaces de MM. E. PERRIER et HAMY. **12 fr.**

79. BRUNACHE (P.). *Le Centre de l'Afrique. Autour du Tchad. 1 vol. in-8, avec figures. **6 fr.**

80. ANGOT (A.). *Les Aurores polaires. 1 vol. in-8, avec figures. **6 fr.**

81. JACCARD. *Le pétrole, le bitume et l'asphalte au point de vue géologique. 1 vol. in-8, avec figures. **6 fr.**

82. MEUNIER (Stan.). *La Géologie comparée. 2ᵉ éd. In-8, avec fig. **6 fr.**

83. LE DANTEC. *Théorie nouvelle de la vie. 3ᵉ éd. 1 v. in-8, avec fig. **6 fr.**

84. DE LANESSAN. *Principes de colonisation. 1 vol. in-8. **6 fr.**

85. DEMOOR, MASSART et VANDERVELDE. *L'évolution régressive en biologie et en sociologie. 1 vol. in-8, avec gravures. **6 fr.**

86. MORTILLET (G. de). *Formation de la Nation française. 2ᵉ édit. 1 vol. in-8, avec 150 gravures et 18 cartes. **6 fr.**

87. ROCHÉ (G.). *La Culture des Mers (piscifacture, pisciculture, ostréiculture). 1 vol. in-8, avec 81 gravures. **6 fr.**

88. COSTANTIN (J.). *Les Végétaux et les Milieux cosmiques (adaptation, évolution). 1 vol. in-8, avec 171 gravures. **6 fr.**

89. LE DANTEC. L'évolution individuelle et l'hérédité. 1 vol. in-8. **6 fr.**

90. GUIGNET et GARNIER. *La Céramique ancienne et moderne. 1 vol., avec grav. **6 fr.**

91. GELLÉ (E.-M.). * L'audition et ses organes. 1 v. in-8, avec gr. **6 fr.**

92. MEUNIER (St.). *La Géologie expérimentale. 2ᵉ éd. In-8, av. gr. **6 fr.**

93. COSTANTIN (J.). *La Nature tropicale. 1 vol. in-8, avec grav. **6 fr.**

94. GROSSE (E.). *Les débuts de l'art. Introduction de L. MARILLIER. 1 vol in-8, avec 32 gravures dans le texte et 3 pl. hors texte. **6 fr.**

95. GRASSET (J.). Les Maladies de l'orientation et de l'équilibre. 1 vol. in-8, avec gravures. **6 fr.**

96. DEMENŸ (G.). *Les bases scientifiques de l'éducation physique. 1 vol. in-8, avec 198 gravures. 2ᵉ édit. **6 fr.**

97. MALMÉJAC (F.). *L'eau dans l'alimentation. 1 v. in-8, av. grav. **6 fr.**

98. MEUNIER (Stan.). *La géologie générale. 1 v. in-8, av. grav. **6 fr.**

99. DEMENŸ (G.). Mécanisme et éducation des mouvements. 2ᵉ édit. 1 vol. in-8, avec 565 gravures. **9 fr.**

100. BOURDEAU (L.). Histoire de l'habillement et de la parure. 1 vol. in-8. **6 fr.**

101. MOSSO (A.). Les exercices physiques et le développement intellectuel. 1 vol. in-8. **6 fr.**

102. LE DANTEC. Les lois naturelles. 1 vol. in-8. avec gravures. **6 fr.**

LISTE PAR ORDRE DE MATIÈRES
DES 102 VOLUMES PUBLIÉS

DE LA BIBLIOTHÈQUE SCIENTIFIQUE INTERNATIONALE

Volumes in-8, cartonnés à l'anglaise à 6, 9 et 12 francs.

SCIENCES SOCIALES

* Introd. à la science sociale, par HERBERT SPENCER. 1 vol. in-8. 13° éd. 6 fr.
* Les Bases de la morale évolutionniste, par HERBERT SPENCER. 1 vol. in-8. 6° édit. 6 fr.
Les Conflits de la science et de la religion, par DRAPER, professeur à l'Université de New-York. 1 vol. in-8. 10° édit. 6 fr.
* Le Crime et la Folie, par H. MAUDSLEY, professeur de médecine légale à l'Université de Londres. 1 vol. in-8. 7° édit. 6 fr.
* La Monnaie et le Mécanisme de l'échange, par W. STANLEY JEVONS, professeur à l'Université de Londres. 1 vol. in-8. 5° édit. 6 fr.
* La Sociologie, par DE ROBERTY. 1 vol. in-8. 3° édit. 6 fr.
* La Science de l'éducation, par Alex. BAIN, professeur à l'Université d'Aberdeen (Écosse). 1 vol. in-8. 9° édit. 6 fr.
* Lois scientifiques du développement des nations, par W. BAGEHOT. 1 vol. in-8. 6° édit. 6 fr.
* La Vie du langage, par D. WHITNEY, professeur de philologie comparée à Yale-College de Boston (États-Unis). 1 vol. in-8. 3° édit. 6 fr.
* La Famille primitive, par J. STARCKE, prof. à l'Univ. de Copenhague. 1 vol. in-8. 6 fr.
* Principes de colonisation, par J.-L. de LANESSAN, prof. à la Faculté de médecine de Paris, ancien gouverneur de l'Indo-Chine. 1 vol. in-8. 6 fr.

PHYSIOLOGIE

* Les Illusions des sens et de l'esprit, par James SULLY. 1 v. in-8. 2° édit. 6 fr.
* La Locomotion chez les animaux (marche, natation et vol), par J.-B. PETTIGREW, professeur au Collège royal de chirurgie d'Édimbourg (Écosse). 1 vol. in-8, avec 140 figures dans le texte. 2° édit. 6 fr.
* La Machine animale, par E.-J. MAREY, membre de l'Institut, prof. au Collège de France. 1 vol. in-8, avec 117 figures. 6° édit. 6 fr.
* Les Sens, par BERNSTEIN, professeur de physiologie à l'Université de Halle (Prusse). 1 vol. in-8, avec 91 figures dans le texte. 4° édit. 6 fr.
* Les Organes de la parole, par H. DE MEYER, professeur à l'Université de Zurich, traduit de l'allemand et précédé d'une introduction sur l'*Enseignement de la parole aux sourds-muets*, par O. CLAVEAU, inspecteur général des établissements de bienfaisance. 1 vol. in-8, avec 51 grav. 6 fr.
La Physionomie et l'Expression des sentiments, par P. MANTEGAZZA, professeur au Muséum d'histoire naturelle de Florence. 1 vol. in-8, avec figures et 8 planches hors texte. 3° édit. 6 fr.
* Physiologie des exercices du corps, par le docteur F. LAGRANGE. 1 vol. in-8. 7° édit. (Ouvrage couronné par l'Institut.) 6 fr.
La Chaleur animale, par CH. RICHET, professeur de physiologie à la Faculté de médecine de Paris. 1 vol. in-8, avec figures dans le texte. 6 fr.
Les Sensations internes, par H. BEAUNIS. 1 vol. in-8. 6 fr.
* Les Virus, par M. ARLOING, professeur à la Faculté de médecine de Lyon, directeur de l'Ecole vétérinaire. 1 vol. in-8, avec fig. 6 fr.
* Théorie nouvelle de la vie, par F. LE DANTEC, chargé du cours d'embryologie générale à la Sorbonne. 3° édit. 1 vol. in-8, avec figures 6 fr.
L'évolution individuelle et l'hérédité, par *le même*. 1 vol. in-8. 6 fr.
* L'audition et ses organes, par le Dr É.-M. GELLÉ, membre de la Société de biologie. 1 vol. in-8, avec grav. 6 fr.
* Les bases scientifiques de l'éducation physique, par G. DEMENY, chargé du cours d'éducation physique de la Ville de Paris, professeur à l'Ecole de gymnastique militaire de Joinville-le-Pont. 1 v. in-8, av. 196 gr. 2° édit. 6 fr.
Mécanisme et éducation des mouvements, par *le même*. 1 vol. in-8, avec 565 gravures. 2° édit. 9 fr.
Les exercices physiques et le développement intellectuel, par A. Mosso, professeur à l'Université de Turin. 1 vol. in-8. 6 fr.

PHILOSOPHIE SCIENTIFIQUE

* Le Cerveau et ses fonctions, par J. LUYS, membre de l'Académie de médecine, médecin de la Charité. 1 vol. in-8, avec fig. 7° édit. 6 fr.
* Le Cerveau et la Pensée chez l'homme et les animaux, par CHARLTON BASTIAN, prof. à l'Univ. de Londres. 2 v. in-8, av. 184 fig. 2° édit. 12 fr.

Les Maladies de l'orientation et de l'équilibre, par J. GRASSET, professeur
à la Faculté de médecine de Montpellier. 1 vol. in-8, avec gravures. 6 fr.
* Le Crime et la Folie, par H. MAUDSLEY, prof. à l'Univ. de Londres. In-8,
6° éd. 6 fr.
* L'Esprit et le Corps, considérés au point de vue de leurs relations, suivi
d'études sur les *Erreurs généralement répandues au sujet de l'esprit*, par
Alex. BAIN, prof. à l'Université d'Aberdeen (Écosse). 1 v. in-8. 6° éd. 6 fr.
* Théorie scientifique de la sensibilité : *le Plaisir et la Douleur*, par
Léon DUMONT. 1 vol. in-8. 3° édit. 6 fr.
* La Matière et la Physique moderne, par STALLO, précédé d'une pré-
face par M. Ch. FRIEDEL, de l'Institut. 1 vol. in-8. 2° édit. 6 fr.
Le Magnétisme animal, par Alf. BINET et Ch. FÉRÉ. 1 vol. in-8, avec figures
dans le texte. 4° édit. 6 fr.
* L'Intelligence des animaux, par ROMANES. 2 v. in-8. 2° éd. précédée d'une
préface de M. E. PERRIER, directeur du Muséum d'histoire naturelle. 12 fr.
* L'Évolution des mondes et des sociétés, par C. DREYFUS. In-8. 6 fr.
* L'Évolution régressive en biologie et en sociologie, par DEMOOR, MAS-
SART et VANDERVELDE, prof. des Univ. de Bruxelles. 1 v. in-8, avec grav. 6 fr.
* Les Altérations de la personnalité, par Alf. BINET, directeur du labo-
ratoire de psychologie à la Sorbonne. In-8, avec gravures. 6 fr.
Les lois naturelles, *réflexions d'un biologiste sur les sciences*, par F. LE
DANTEC, chargé du cours d'embryologie générale à la Sorbonne. 1 vol.
in-8, avec gravures. 6 fr.

ANTHROPOLOGIE

* L'Espèce humaine, par A. DE QUATREFAGES, de l'Institut, professeur au
Muséum d'histoire naturelle de Paris. 1 vol. in-8. 12° édit. 6 fr.
* Ch. Darwin et ses précurseurs français, par A. DE QUATREFAGES. 1 v.
in-8. 2° édition. 6 fr.
* Les Émules de Darwin, par A. DE QUATREFAGES, avec une préface de
M. EDM. PERRIER, de l'Institut, et une notice sur la vie et les travaux de
l'auteur par E.-T. HAMY, de l'Institut. 2 vol. in-8. 12 fr.
* Les Singes anthropoïdes et leur organisation comparée à celle de l'homme,
par R. HARTMANN, prof. à l'Univ. de Berlin. 1 vol. in-8, avec 63 fig. 6 fr.
* L'Homme préhistorique, par SIR JOHN LUBBOCK, membre de la Société royale
de Londres. 2 vol. in-8, avec 228 gravures dans le texte. 3° édit. • 12 fr.
La France préhistorique, par E. CARTAILHAC. In-8, avec 150 gr. 2° édit. 6 fr.
* L'Homme dans la Nature, par TOPINARD, ancien secrétaire général de la
Société d'anthropologie de Paris. 1 vol. in-8, avec 101 gravures. 6 fr.
* Les Races et les Langues, par André LEFÈVRE, professeur à l'École d'an-
thropologie de Paris. 1 vol. in-8. 6 fr.
* Le centre de l'Afrique. Autour du Tchad, par P. BRUNACHE, adminis-
trateur à Aïn-Fezza (Algérie). 1 vol. in-8, avec gravures. 6 fr.
* Formation de la Nation française, par G. de MORTILLET, professeur
à l'Ecole d'anthropologie. In-8, avec 150 grav. et 18 cartes. 2° édit. 6 fr.

ZOOLOGIE

* La Descendance de l'homme et le Darwinisme, par O. SCHMIDT, professeur à l'Université de Strasbourg. 1 vol. in-8, avec figures. 6° édit. 6 fr.
* Les Mammifères dans leurs rapports avec leurs ancêtres géologiques,
par O. SCHMIDT. 1 vol. in-8, avec 51 figures dans le texte. 6 fr.
* Les Sens et l'instinct chez les animaux, et principalement chez les insectes, par Sir JOHN LUBBOCK. 1 vol. in-8, avec grav. 6 fr.
* L'Écrevisse, introduction à l'étude de la zoologie, par Th.-H. HUXLEY, mem-
bre de la Société royale de Londres. 1 vol. in-8, avec 82 grav. 6 fr.
* Les Commensaux et les Parasites dans le règne animal, par P.-J. VAN
BENEDEN, professeur à l'Université de Louvain (Belgique). 1 vol. in-8, avec
82 figures dans le texte. 3° édit. 6 fr.
* La Philosophie zoologique avant Darwin, par EDMOND PERRIER, de l'Institut, directeur du Muséum. 1 vol. in-8. 2° édit. 6 fr.
* Darwin et ses précurseurs français, par A. de QUATREFAGES, de l'Institut.
1 vol. in-8. 2° édit. 6 fr.
* La Culture des mers en Europe (Pisciculture, piscifacture, ostréiculture),
par G. ROCHÉ, insp. gén. des pêches maritimes. In-8, avec 81 grav. 6 fr.

BOTANIQUE — GÉOLOGIE

* L'Évolution du règne végétal, par G. DE SAPORTA et MARION, prof. à la
Faculté des sciences de Marseille :
* I. *Les Cryptogames*. 1 vol. in-8, avec 85 figures dans le texte. 6 fr.
II. *Les Phanérogames*. 2 vol. in-8, avec 136 fig. dans le texte. 12 fr.

* **Les Champignons,** par COOKE et BERKELEY. 1 v. in-8, avec 110 fig. 4ᵉ éd. 6 fr.
* **Les Volcans et les Tremblements de terre,** par FUCHS, prof. à l'Univ. de Heidelberg. 1 vol. in-8, avec 36 fig. 5ᵉ éd. et une carte en couleurs. 6 fr.
* **La Période glaciaire,** principalement en France et en Suisse, par A. FALSAN. 1 vol. in-8, avec 105 gravures et 2 cartes hors texte. *Épuisé.*
* **Les Régions invisibles du globe et des espaces célestes,** par A. DAUBRÉE, de l'Institut. 1 vol. in-8, 2ᵉ édit., avec 89 gravures. 6 fr.
* **Le Pétrole, le Bitume et l'Asphalte,** par M. JACCARD, professeur à l'Académie de Neuchâtel (Suisse). 1 vol. in-8, avec figures. 6 fr.
* **L'Origine des plantes cultivées,** par A. DE CANDOLLE, correspondant de l'Institut. 1 vol. in-8. 4ᵉ édit. 6 fr.
* **Introduction à l'étude de la botanique** (*le Sapin*), par J. DE LANESSAN, professeur agrégé à la Faculté de médecine de Paris. 1 vol. in-8. 2ᵉ édit., avec figures dans le texte. 6 fr.
* **Microbes, Ferments et Moisissures,** par le docteur L. TROUESSART. 1 vol. in-8, avec 108 figures dans le texte. 2ᵉ édit. 6 fr.
* **La Géologie comparée,** par STANISLAS MEUNIER, professeur au Muséum. 1 vol. in-8, avec figures. 6 fr.
* **La Géologie expérimentale,** par *le même.* 1 vol. in-8, avec fig. 6 fr.
* **La Géologie générale,** par *le même.* 1 vol. in-8, avec fig. 6 fr.
* **Les Végétaux et les milieux cosmiques** (adaptation, évolution), par J. COSTANTIN, prof. au Muséum. 1 vol. in-8, avec 171 figures. 6 fr.
* **La Nature tropicale,** par *le même.* 1 vol. in-8, avec fig. 6 fr.

CHIMIE

* **Les Fermentations,** par P. SCHUTZENBERGER, memb. de l'Institut. 1 v. in-8, avec fig. 6ᵉ édit. 6 fr.
* **La Synthèse chimique,** par M. BERTHELOT, secrétaire perpétuel de l'Académie des sciences. 1 vol. in-8. 8ᵉ édit. 6 fr.
* **La Théorie atomique,** par Ad. WURTZ, membre de l'Institut. 1 vol. in-8. 8ᵉ édit., précédée d'une introduction sur *la Vie et les Travaux* de l'auteur, par M. Ch. FRIEDEL, de l'Institut. 6 fr.
* **La Révolution chimique** (*Lavoisier*), par M. BERTHELOT. 1 v. in-8. 2ᵉ éd. 6 fr.
* **La Photographie et la Photochimie,** par H. NIEWENGLOWSKI. 1 vol., avec gravures et une planche hors texte. 6 fr.
* **L'eau dans l'alimentation,** par le Dʳ F. MALMÉJAC. 1 v. in-8, av. grav. 6 fr.

ASTRONOMIE — MÉCANIQUE

* **Histoire de la Machine à vapeur, de la Locomotive et des Bateaux à vapeur,** par R. THURSTON, professeur à l'Institut technique de Hoboken, près de New-York, revue, annotée et augmentée d'une introduction par M. HIRSCH, professeur à l'École des ponts et chaussées de Paris. 2 vol. in-8, avec 160 figures et 16 planches hors texte. 3ᵉ édit. 12 fr.
* **Les Etoiles,** par le P. A. SECCHI, directeur de l'Observatoire du Collège romain. 2 vol. in-8, avec 68 figures et 16 planches. 2ᵉ édit. 12 fr.
* **Les Aurores polaires,** par A. ANGOT, membre du Bureau central météorologique de France. 1 vol. in-8, avec figures. 6 fr.

PHYSIQUE

La Conservation de l'énergie, par BALFOUR STEWART, prof. de physique au collège Owens de Manchester (Angleterre). 1 vol. in-8, avec fig. 6ᵉ édit. 6 fr.
* **Les Glaciers et les Transformations de l'eau,** par J. TYNDALL. 1 vol. in-8, avec fig. et 8 planches hors texte. 5ᵉ édit. 6 fr.
* **La Matière et la Physique moderne,** par STALLO, précédé d'une préface par Ch. FRIEDEL, membre de l'Institut. 1 vol. in-8. 3ᵉ édit. 6 fr.

THÉORIE DES BEAUX-ARTS

* **Les Débuts de l'art,** par E. GROSSE. Traduit de l'allemand par A. DIRR. Préface de L. MARILLIER, 1 vol. in-8, avec gravures. 6 fr.
* **Le Son et la Musique,** par P. BLASERNA, prof. à l'Université de Rome, suivi d'une étude sur le même sujet, par HELMHOLTZ, prof. à l'Université de Berlin. 1 vol. in-8, avec 41 fig. 5ᵉ éd. 6 fr.
* **Principes scientifiques des Beaux-Arts,** par E. BRUCKE, professeur à l'Université de Vienne. 1 vol. in-8, avec fig. 4ᵉ édit. 6 fr.
* **Théorie scientifique des couleurs** et leurs applications aux arts et à l'industrie, par O. N. ROOD, professeur à Colombia-Collège de New-York. 1 vol. in-8, avec 130 figures et une planche en couleurs. 6 fr.
* **La Céramique ancienne et moderne,** par MM. GUIGNET, directeur des teintures à la Manufacture des Gobelins, et GARNIER, directeur du Musée de la Manufacture de Sèvres. 1 vol. in-8, avec grav. 6 fr.
Histoire de l'habillement et de la parure, par L. BOURDEAU. 1 v. in-8. 6 fr.

LIVRES SCIENTIFIQUES
(par ordre alphabétique de noms d'auteurs)
NON CLASSÉS DANS LES SÉRIES PRÉCÉDENTES
(MÉDECINE — SCIENCES)

AGASSIZ. **De l'espèce et des classifications en zoologie.**
1 vol. in-8. 5 fr.

ANTHEAUME (A.). **De la toxicité des alcools**, prophylaxie de
l'alcoolisme. 1 vol. in-8. 1897. 3 fr. 50

ARMAIGNAC. **Études cliniques et anatomo-pathologiques sur
les ophtalmoplégies.** In-8. 1 fr. 50

— **Mémoires et observations d'ophtalmologie pratique.**
1 vol. in-8, avec gravures. 12 fr.

AVIRAGNET. **De la tuberculose chez les enfants.** in-8. 4 fr.

AXENFELD et HUCHARD. **Traité des névroses.** 2° édition, par HENRI
HUCHARD, médecin des hôpitaux. 1 fort vol. in-8. 1882. 20 fr.

BARTELS. **Les maladies des reins**, préface et notes du professeur
LÉPINE. 1 vol. in-8, avec fig. 7 fr. 50

BEAUREGARD (H.). **Les insectes vésicants.** 1 vol. gr. in-8, avec
34 planches et 44 gravures. 25 fr.

BELZUNG. **Recherches sur l'ergot de seigle.** In-8. 1 fr. 50

BÉRAUD (B.-J.). **Atlas complet d'anatomie chirurgicale topographique**, composé de 109 planches sur acier, avec texte. In-4.
1886. Prix : fig. noires, relié. 60 fr. — Fig. color. relié. 120 fr.

BERNARD (Claude). **Les propriétés des tissus vivants.** In-8. 2 fr. 50

BERTAUX (A.). **L'humérus et le fémur**, considérés dans les espèces,
dans les races humaines, selon le sexe et selon l'âge. 1 vol. in-8,
avec 89 figures en noir et en couleurs dans le texte. 1891. 8 fr.

BOECKEL (Jules). **Sur les kystes hydatiques du rein au point
de vue chirurgical.** 1 vol. in-8. 2 fr.

— **Des kystes du pancréas.** In-8. 1891. 3 fr.

— **Considérations sur la résection du genou**, d'après 140 opérations. 1 br. in-8. 1892. 1 fr. 25

BOREL (V.). **Nervosisme et neurasthénie.** 1894. 1 vol. in-8. 3 fr.

BOURDEAU (Louis). **Théorie des sciences.** 2 vol. in-8. 20 fr.

— **La conquête du monde animal.** In-8. 5 fr.

— **La conquête du monde végétal.** In-8. 5 fr.

BOURDET (Eug.). **Des maladies du caractère.** In-8. 5 fr.

— **Principes d'éducation positive.** In-18. 3 fr. 50

— **Vocabulaire des principaux termes de la philosophie
positive.** 1 vol. in-18. 3 fr. 50

BOUSREZ (L.). **L'Anjou aux âges de la pierre et du bronze.**
Grand in-8, avec pl. hors texte. 1897. 3 fr. 50

BRAULT. **Contribution à l'étude des néphrites.** In-8. 2 fr.

BRIERRE DE BOISMONT. **Du suicide et de la folie-suicide.** 2° édition. 1 vol. in-8. 2 fr. 25

BUNGE (C.-O.). **Principes de psychologie individuelle et sociale.**
1903. 1 vol. in-16. 3 fr.

BURDON-SANDERSON, FOSTER et LAUDER BRUNTON. **Manuel du
laboratoire de physiologie.** In-8, avec 184 figures. 7 fr.

CHARCOT ET CORNIL. **Contributions à l'étude des altérations
anatomiques de la goutte.** In-8, avec pl. 1 fr. 50

CORNIL (V.). **Découvertes de Pasteur et leurs applications à
l'anatomie et à l'histologie pathologique.** In-8. 1 fr.

— **Des différentes espèces de néphrites.** In-8. 3 fr. 50

— **Leçons d'anatomie pathologique**, professées pendant le premier
semestre de l'année 1883-1884. 1 vol. in-8. 4 fr.

GOURMONT (Fr.). **Le cervelet et ses fonctions.** 1 vol. in-8. 12 fr.
Récomp. par l'Acad. des Sciences (Prix Mège), 1891, *et par l'Acad. de Méd.*, 1892.
— **Le cervelet**, organe psychique et sensitif. In-8. 1 fr. 50
DALLEMAGNE (J.). **Dégénérés et déséquilibrés.** In-8. 12 fr.
DAMASCHINO. Les maladies des voies digestives In-8. 1888. 14 fr.
DÉJERINE. Sur l'atrophie musculaire des ataxiques (névrite
périphérique des ataxiques), étude clinique et anat.-path. In-8. 3 fr.
DÉJERINE-KLUMPKE (Mme). **Des polynévrites et des paralysies et
atrophies saturnines**, étude clinique et anat.-path. In-8, av. gr. 6 fr.
**DEMANGE. Étude clinique et anatomo-pathologique sur la
vieillesse.** 1 vol. in-8, avec 5 planches hors texte. 4 fr.
DESCHAMPS (d'Avallon). **Compendium de pharmacie pratique.**
Guide du pharmacien établi et de l'élève en cours d'études. 20 fr.
DESPAUX (A.), Inspecteur divisionnaire du travail. **Cause des éner-
gies attractives.** *Magnétisme, Électricité, Gravitation.* 1902.
1 vol. in-8. 5 fr.
— **Genèse de la matière et de l'énergie.** *Formation et fin d'un
monde.* 1900. 1 vol. in-8. 4 fr.
DESPRÉS. Traité théorique et pratique de la syphilis, ou infec-
tion purulente syphilitique. 1 vol. in-8. 7 fr.
DUCKWORTH (Sir Dyce). **La goutte,** hygiène et traitement, traduit
de l'anglais par le Dr RODET. Gr. in-8, avec grav. 10 fr.
DURAND DE GROS. L'idée et le fait en biologie. In-8. 1 fr. 50
— **Physiologie philosophique.** 1 vol. in-8. 8 fr.
— **Ontologie et psychologie physiologique.** In-18. 3 fr. 50
— **De l'hérédité dans l'épilepsie.** 50 c.
— **Les origines animales de l'homme.** 1 vol. in-8. 5 fr.
— **Genèse naturelle des formes animales.** In-8. 1 fr. 25
DURAND-FARDEL. Traité pratique des maladies chroniques.
2 vol. gr. in-8. 20 fr.
— **Traité des eaux minérales** de la France et de l'étranger,
et les maladies chroniques. 3e édition. In-8. 10 fr.
FERRIER. Les fonctions du cerveau. 1 vol. in-8, traduit de l'an-
glais par M. H.-C. de VARIGNY, avec 68 fig. dans le texte. 3 fr.
— **De la localisation des maladies cérébrales,** traduit de
l'anglais par M. H.-C. DE VARIGNY, suivi *d'un* mémoire de MM. CHAR-
COT et PITRES sur *les Localisations motrices dans les hémisphères de
l'écorce du cerveau.* 1 vol. in-8 et 67 fig. dans le texte. 2 fr.
FERRIÈRE. L'âme est la fonction du cerveau. 2 vol. in-12. 7 fr.
— **La matière et l'énergie.** 1 vol. in-12. 4 fr. 50
— **La vie et l'âme.** 1 vol. in-12. 4 fr. 50
— **Les mythes de la Bible.** 1 vol. in-12. 1893. 3 fr. 50
— **Plantes médicinales de la Bourgogne,** emploi et doses.
1892. 1 br. in-18. 1 fr. 75
FIAUX (Louis), ancien membre du Conseil municipal de Paris. **La
prostitution cloîtrée.** 1902. 1 vol. in-18. 3 fr.
GALEZOWSKI. Desmarres, sa vie et ses œuvres. In-8. 2 fr.
— **Les troubles oculaires dans l'ataxie locomotrice.** In-8. 1 fr. 50
— **Sur l'emploi de l'aimant pour l'extraction des corps
étrangers métalliques de l'œil.** In-8. 2 fr.
GILBERT (Dr V.). **Pourquoi et comment on devient phtisique.**
1 vol. in-12. 1896. 5 fr.
GIRARD (H.). **Le chlorure d'éthyle en anesthésie générale.**
In-8. 1 fr. 50
GLATZ (P.). **Dyspepsie nerveuse et neurasthénie.** In-12. 4 fr.
GOLDSCHMIDT (D.). **De la vaccine animale.** In-8. 4 fr.
HERRERA (A.-L.). **Recueil des lois de la biologie générale.**
1 br. in-8. 1898. 2 fr.

HIRIGOYEN. **De l'influence des déviations de la colonne vertébrale sur la conformation du bassin.** In-8.   4 fr.

HIRTH (G.). **Les localisations cérébrales en psychologie.**
Pourquoi sommes-nous distraits? 1 vol. in-18. 1895.   2 fr.

— **La vue plastique, fonction de l'écorce cérébrale**, trad. de
l'all. par L. ARRÉAT. Gr. in-8, avec fig. et 34 pl. hors texte.   8 fr.

**Hommage à M. Chevreul à l'occasion de son centenaire
(31 août 1886).** In-4, contenant sept mémoires de MM. BER-
THELOT, DEMARÇAY, DUJARDIN-BEAUMETZ, A. GAUTIER, GRIMAUX,
Georges POUCHET et Ch. RICHET.   1 fr. 50

HUCHARD (H.). **Étude critique sur la pathogénie de la mort
subite dans la fièvre typhoïde.** 1 br. in-8.   1 fr. 25

HUXLEY. **La physiographie**, introduction à l'étude de la nature,
traduit et adapté par M. G. LAMY. 1 vol. in-8, avec figures dans le
texte et 2 planches en couleurs, broché. 2ᵉ édition.   8 fr.

JACQUES. **L'intubation du larynx.** In-8.   2 fr. 50

JAMAIN et F. TERRIER. **Manuel de pathologie et de clinique
chirurgicales.** 3ᵉ édition.

TOME PREMIER. 1 fort vol. in-18. 8 fr. — *Maladies qui peuvent se
montrer dans toutes ou presque toutes les parties du corps :* lésions
inflammatoires, traumatiques; lésions consécutives au traumatisme
ou à l'inflammation. Maladies virulentes. Tumeurs. — *Affections des
divers tissus et systèmes organiques.* Affections du tissu cellulaire,
maladies des bourses séreuses. Affections de la peau, des veines, des
artères, des ganglions lymphatiques, des nerfs, des muscles, des
tendons, des os.

TOME DEUXIÈME. 1 vol. in-18. 8 fr. — Maladies des articulations. —
Affections des régions et appareils organiques : affections du crâne
et du cerveau, du rachis, maladies de l'appareil olfactif, de l'appareil
auditif, de l'appareil de la vision.

TOME TROISIÈME, p. MM. TERRIER, BROCA et HARTMANN. 1 vol. in-18. 8 fr.
Malad. de l'appareil de la vision (suite), de la face, des lèvres, des dents.

TOME QUATRIÈME, par MM. TERRIER, BROCA et HARTMANN. 1 vol. in-18.
8 fr. — Maladies des gencives, des maxillaires, de la langue,
de la région parotidienne, des amygdales, de l'œsophage, des
voies aériennes, du larynx, de la trachée, du corps thyroïde, du cou,
de la poitrine, du sein, de la mamelle, etc.

JANOT. **Contribution à l'étude des rapports morbides de l'œil
et de l'utérus, œil utérin.** 1892. 1 br. in-8.   2 fr. 50

KOVALEVSKY. **L'ivrognerie**, causes, traitement. In-8.   1 fr. 50

LANCEREAUX. **Traité historique et pratique de la syphilis.**
2ᵉ édition. 1 vol. gr. in-8, avec fig. et planches coloriées.   17 fr.

LEFEBVRE. **Des déformations ostéo-articulaires**, consécutives à
des maladies de l'appareil pleuro-pulmonaire (ostéo-arthropathie
hypertrophiante de Marie). 1 vol. in-8, avec gravures. 1891.   4 fr. 50

LE FORT. **La chirurgie militaire** et les Sociétés de secours en
France et à l'étranger. In-8, avec gravures.   10 fr.

LE NOIR. **Histoire naturelle élémentaire.** In-12, avec grav. 5 fr.

LÉPINE. **Le ferment glycolitique et la pathogénie du diabète.**
In-8. 1891.   1 fr.

MAC CORMAC. **Manuel de chirurgie antiseptique**, traduit de
l'anglais par le docteur LUTAUD. 1 fort vol. in-8.   2 fr.

MANNHEIMER (M.). **Le gâtisme au cours des états psychopa-
thiques.** 1 vol. in-8. 1897.   3 fr. 50

MAREY. **Du mouvement dans les fonctions de la vie.**
1 vol. in-8, avec 200 figures dans le texte.   3 fr.

MARREL (Dʳ Paul). **Les phobies**, essai sur la psychologie pathologique
de la peur. 1 vol. in-8. 1895.   4 fr. 50

MENIÈRE. **Cicéron médecin.** Étude médico-littéraire. In-18. 4 fr. 50
— **Les consultations de madame de Sévigné.** Étude médico-littéraire. 1 vol. in-8.   3 fr.
— **Du traitement de l'otorrhée purulente chronique,** considérations sur la maladie de Menière. In-18.   1 fr. 25
— **Les moyens thérapeutiques employés dans les maladies de l'oreille.** Gr. in-8.   2 fr.
MOREL. **Traité des champignons.** In-18, avec grav. col.   8 fr.
MORIN (Ch.). **Structure anatomique et nature des individualités du système nerveux, causes réflexes physio-psychiques.** 1892. 1 vol. in-8.   4 fr. 50
MOURAO-PITTA. **Madère,** station médicale fixe. In-8, cart.   2 fr.
MURCHISON. **De la fièvre typhoïde.** 1 vol. in-8.   3 fr.
NÉLATON. **Éléments de pathologie chirurgicale,** par A. Nélaton, membre de l'Institut, prof. de clinique à la Faculté de médecine, etc. *Seconde édition complètement remaniée par MM. les docteurs* Jamain. Péan, Després, Gillette et Horteloup, chirurgiens des hôpitaux. Ouvrage complet en 6 vol. gr. in-8, avec 795 fig. dans le texte. 32 fr.

On vend séparément les volumes :

Tome premier, revu par le docteur Jamain. *Considérations générales sur les opérations. — Affections pouvant se montrer dans toutes les parties du corps et dans les divers tissus.* 1 fort v. gr. in-8. 3 fr.

Tome deuxième, revu par le docteur Péan. *Affections des os et des articulations.* 1 fort vol. gr. in-8, avec 288 fig. dans le texte.   5 fr.

Tome troisième, revu par le docteur Péan. *Affections des articulations (suite), affections de la tête, des organes de l'olfaction.* 1 vol. gr. in-8, avec 148 figures.   4 fr. 50

Tome quatrième, revu par le docteur Péan. *Affections des appareils de l'ouïe et de la vision, de la bouche, du cou, du corps thyroïde, du larynx, de la trachée et de l'œsophage.* 1 vol. gr. in-8, avec 208 figures dans le texte. — Ne se vend pas séparément.

Tome cinquième, revu par les docteurs Péan et Després. *Affections de la poitrine, de l'abdomen, de l'anus, du rectum et de la région sacro-coccygienne.* 1 vol. gr. in-8, avec 61 fig. dans le texte. 4 fr. 50

Tome sixième, par les docteurs Després, Gillette et Horteloup. *Affections des organes génito-urinaires de l'homme. — Affections des organes génito-urinaires de la femme. — Affections des membres.* 1 vol. gr. in-8, avec 90 figures.   10 fr.

NICAISE. **Des lésions de l'intestin dans les hernies.** In-8. 3 fr.
ONIMUS et LEGROS. **Traité d'électricité médicale.** 1 fort vol. in-8, avec 275 fig. dans le texte. 2ᵉ éd. par le Dʳ Onimus.   17 fr.
PAGET (Sir James). **Leçons de clinique chirurgicale.** Introduction du prof. Verneuil. 1 vol. gr. in-8.   8 fr.
PANSIER. **Les manifestations oculaires de l'hystérie, œil hystérique.** 1892. 1 vol. in-8, 3 pl. hors texte.   4 fr.
PARISOT (P.). **Études d'hygiène sur Nancy** et le département de Meurthe-et-Moselle. 1893. In-8, avec 2 pl.   1 fr. 50
PETIT (L.-H.). **Des tumeurs gazeuses du cou.** 1 vol. in-8. 3 fr.
PETIT (Raymond). **De la tuberculose des ganglions du cou.** 1 vol. in-8. 1897.   4 fr.
PHILIPS (J.-P.) (Durand de Gros). **Influence réciproque de la pensée, de la sensation et des mouvements végétatifs.** In-8.   1 fr.
PONCET. **De l'hématocèle péri-utérine.** In-8 (thèse d'agr. 1878). 4 fr.
PORAK (Ch.). **Sur l'ictère des nouveau-nés** et le moment où il faut pratiquer la ligature du cordon ombilical. In-8.   2 fr.
— **De l'influence réciproque de la grossesse et des maladies de cœur.** 1 vol. in-8.   4 fr.

POSKIN (A.). **Préjugés populaires relatifs à la médecine et à l'hygiène.** In-18. 1898. 1 fr. 50

POUCHET (G.). **Charles Robin, sa vie et son œuvre.** In-8. 3 fr. 50

— **La biologie aristotélique.** 1 vol. in-8. 3 fr. 50

PRÉAUBERT (E.), professeur au lycée d'Angers. **La vie, mode de mouvement.** 1 vol. in-8. 1897. 5 fr.

RETTERER (Ed.). **Développement du squelette des extrémités et des productions cornées chez les mammifères.** 1 vol. in-8, avec 4 pl. hors texte. 4 fr.

RICHARD. **Pratique journalière de la chirurgie.** 1 vol. gr. in-8, avec 215 grav. 2e édit. 5 fr.

RICHET (Ch.). **Structure des circonvolutions cérébrales** (Thèse d'agrégation, 1878). In-8. 5 fr.

RIETSCH. **Reproduction des cryptogames.** In-8, avec fig. 5 fr.

ROISEL. **Les Atlantes.** Études antéhistoriques. In-8. 7 fr.

ROMIÉE. **De l'amblyopie alcoolique.** In-8. 2 fr.

SABOURIN (Ch.). **Anatomie normale et pathologique de la glande biliaire de l'homme.** In-8, avec 233 figures. 8 fr.

SANNÉ. **Étude sur le croup après la trachéotomie,** évolution normale, soins consécutifs, complications. In-8. 4 fr.

SERGUEYEFF. **Physiologie de la veille et du sommeil,** le sommeil et le système nerveux. 2 forts vol. in-8. 20 fr.

SIMON (P.). **Des fractures spontanées.** 1 vol. in-8. 4 fr.

SŒLBERG-WELLS. **Traité pratique des maladies des yeux.** 1 fort vol. gr. in-8, avec figures. Traduit de l'anglais. 4 fr. 50

TARDIEU. **Manuel de pathologie et de clinique médicales.** 4e édition, corrigée et augmentée. 1 vol. gr. in-18. 2 fr. 50

TAYLOR. **Traité de médecine légale,** traduit sur la 7e édition anglaise, par M. le docteur HENRI COUTAGNE. 1 vol. gr. in-8. 4 fr. 50

TERRIER (F). **De l'œsophagotomie externe.** In-8. 3 fr. 50

— **Des anévrismes cirsoïdes.** In-8. 3 fr.

— **Éléments de pathologie chirurgicale générale.** 1er fascicule: *Lésions traumatiques et leurs complications.* 1 v. in-8. 7 fr. 2e fascicule : *Complications des lésions traumatiques. Lésions inflammatoires.* 1 vol. in-8. 6 fr.

THÉVENIN et DE VARIGNY. **Dictionnaire abrégé des sciences physiques et naturelles.** In-18. 5 fr.

THULIÉ. **La manie raisonnante du docteur Campagne.** In-8. 2 fr.

TRUC. **Essai sur la chirurgie du poumon.** 1 vol. in-8. 2 fr. 50

VARIGNY (H. de). **Recherches expérimentales sur l'excitabilité électrique des circonvolutions cérébrales et sur la période d'excitation latente du cerveau.** In-8. 2 fr.

VASLIN (L.). **Études sur les plaies par armes à feu.** 1 vol. gr. in-8 de 225 pages, accompagné de 22 pl. en lithogr. 6 fr.

VIRCHOW. **Pathologie des tumeurs.** TOME I, grand in-8, avec 106 fig. 3 fr. 75. — TOME II, avec 74 fig. 3 fr. 75. — TOME III, avec 49 fig. 3 fr. 75. — TOME IV (1er fasc), avec fig. 1 fr. 50

WIET. **De l'élongation des nerfs.** In-8, avec figures. 4 fr.

YVERT. **Traité pratique et clinique des blessures du globe de l'œil.** Introduction du Dr GALEZOWSKI. 1 vol. gr. in-8. 12 fr.

PUBLICATIONS PÉRIODIQUES

Les Abonnements partent du 1er Janvier

Revue de médecine

Directeurs : MM. les Professeurs BOUCHARD, de l'Institut ;
CHAUVEAU, de l'Institut ; LANDOUZY ; LÉPINE, correspondant de l'Institut.
Rédacteurs en chef : MM. LANDOUZY et LÉPINE.
Secrétaire de la rédaction : Dr JEAN LÉPINE.

Revue de chirurgie

Directeurs : MM. les Professeurs FÉLIX TERRIER, BERGER, PONCET et QUÉNU.
Rédacteur en chef : M. FÉLIX TERRIER.

24e année, 1904

La *Revue de médecine* et la *Revue de chirurgie*, qui constituent la 2e série de la *Revue mensuelle de médecine et de chirurgie*, paraissent tous les mois ; chaque livraison de la *Revue de médecine* contient de 5 à 6 feuilles grand in-8 ; chaque livraison de la *Revue de chirurgie* contient de 8 à 9 feuilles grand in-8.

PRIX D'ABONNEMENT :

Pour la Revue de Médecine		Pour la Revue de Chirurgie	
Un an, Paris..........................	20 fr.	Un an, Paris..........................	30 fr.
Un an, départements et étranger.....	23 fr.	Un an, départements et étranger....	33 fr.
La livraison : 2 francs		La livraison : 3 francs	

Les **deux Revues** réunies : un an, Paris, **45** francs ; départements et étranger, **50** francs.

Les quatre années de la *Revue mensuelle de médecine et de chirurgie* (1877, 1878, 1879 et 1880) se vendent chacune séparément **20** francs ; la livraison, **2** francs.

Les années écoulées de la *Revue de médecine* se vendent **20** francs chacune ; les dix-huit premières années de la *Revue de chirurgie* se vendent le même prix et, à partir de l'année 1899, **30** francs chacune.

Journal de l'Anatomie
et de la Physiologie normales et pathologiques

DE L'HOMME ET DES ANIMAUX

Fondé par Ch. ROBIN, continué par Georges POUCHET
Dirigé par MATHIAS DUVAL,
Membre de l'Académie de médecine, Professeur à la Faculté de médecine de Paris.
Avec le concours de MM. les Professeurs RETTERER et TOURNEUX.

40e année, 1904

Ce journal paraît tous les deux mois et a pour objet : la *tératologie*, la *chimie organique*, l'*hygiène*, la *toxicologie* et la *médecine légale* dans leurs rapports avec l'anatomie et la physiologie, les applications de l'anatomie et de la physiologie à la *pratique de la médecine, de la chirurgie et de l'obstétrique*.

Il forme à la fin de l'année un beau volume grand in-8, de 700 pages environ, avec de nombreuses gravures dans le texte et des planches lithographiées en noir et en couleur hors texte.

Un an : pour Paris, **30** francs ; pour les départements et l'étranger, **33** francs. — La livraison, **6** francs.

La première année, 1864, est épuisée ; les suivantes, 1865 à 1869, 1870-71, 1872 à 1877, sont en vente au prix de 20 francs l'année, et de 3 fr. 50 la livraison. Les années ultérieures, depuis 1878, coûtent **30** francs chacune, la livraison, **6** francs.

Revue de l'École d'Anthropologie de Paris

RECUEIL MENSUEL PUBLIÉ PAR LES PROFESSEURS
(14e année, 1904)

La **Revue de l'École d'Anthropologie de Paris** paraît le 15 de chaque mois. Chaque livraison forme un cahier de deux feuilles in-8 raisin de 32 pages.

Abonnement : Un an (à partir du 15 janvier), pour tous pays, **10** francs ; la livraison, **1** franc.

Journal de Psychologie
normale et pathologique

DIRIGÉ PAR LES DOCTEURS

Pierre JANET   et   **G. DUMAS**

Professeur de psychologie au Collège de France.   Chargé de cours à la Sorbonne.

Paraît tous les deux mois, par fascicules de 100 pages environ.

ABONNEMENT : Un an, 14 fr.

Programme du Journal de Psychologie

Les travaux concernant les études psychologiques sont aujourd'hui disséminés, en France et à l'étranger, dans un grand nombre de recueils spéciaux; les uns ne sont lus que par les philosophes, les autres que par les médecins, les jurisconsultes, les psychologues de l'éducation ou les sociologues. Il a paru important de grouper les analyses de ces divers travaux dans un seul journal qui pourra devenir une sorte de *Centralblatt* pour tous ceux qui s'intéressent aux études de psychologie normale et pathologique. Les médecins et en particulier les aliénistes y trouveront toutes les études et les recherches faites par les psychologues de laboratoire et les physiologistes; ceux-ci, à leur tour, y trouveront toutes les observations pathologiques indispensables pour leurs études. Un chapitre spécial tiendra le lecteur au courant des recherches curieuses entreprises aujourd'hui de tous côtés sur ces phénomènes dits supranormaux, situés sur les frontières de la science.

Une première partie du *Journal*, la plus courte, rapporte des expériences pathologiques et des observations relatives aux psychoses et aux névroses, particulièrement intéressantes pour l'étude des problèmes actuels de la psychologie.

Recueil d'ophtalmologie

Dirigé par MM. les docteurs GALEZOWSKI et CHAUVEL.

Mensuel. — 3e série. — 24e année, 1904. — Abonnement : Un an, France et étranger, 20 francs.

Revue de thérapeutique médico-chirurgicale

Publiée sous la direction de MM. les professeurs BOUCHARD, GUYON, LANNELONGUE, LANDOUZY et FOURNIER. — Rédacteur en chef: M. le docteur RAOUL BLONDEL.

74e année, 1904

Paraît les 1er et 15 de chaque mois. — Abonnement : Un an, France, 12 francs; étranger, 13 francs.

Annales des Sciences Psychiques

RECUEIL D'OBSERVATIONS ET D'EXPÉRIENCES

Dirigé par le docteur DARIEX (14e année, 1904)

Les Annales des Sciences psychiques paraissent tous les deux mois. Chaque livraison forme un cahier de quatre feuilles in-8 de 64 pages.

Abonnement : Un an, du 15 janvier, 12 francs; la livraison, 2 fr. 50.

Revue Médicale de l'Est

PARAISSANT LE 1er ET LE 15 DE CHAQUE MOIS (31e année, 1904)

Comité de Rédaction : MM. les professeurs BARABAN, BERNHEIM, DEMANGE, GROSS, HERGOTT, HEYDENREICH, SCHMITT, SPILLMANN, de la Faculté de médecine de Nancy.

Rédacteur en chef: M. P. PARISOT, professeur agrégé à la Faculté de médecine de Nancy.

Abonnement : Un an, du 1er janvier, 12 francs. — Pour les étudiants, 6 francs.

Archives italiennes de Biologie

Publiées en français par A. MOSSO, professeur à l'Université de Turin.

Tomes I et II, 1882, 30 francs. — Tomes III à XL (1883 à 1904), chacun 20 francs.

Ces *Archives* paraissent sans périodicité fixe; chaque tome, publié en 3 fascicules, coûte 20 francs, payables d'avance.

TABLE ALPHABÉTIQUE DES NOMS D'AUTEURS

14404. — L.-Imprimeries réunies, 7, rue Saint-Benoît, Paris.

www.ingramcontent.com/pod-product-compliance
Ingram Content Group UK Ltd.
Pitfield, Milton Keynes, MK11 3LW, UK
UKHW022321090726
13658UKWH00001B/5